Schmid-Ott ■ Wiegand-Grefe ■ Jacobi ■ Paar
Meermann ■ Lamprecht

Rehabilitation in der Psychosomatik

2. Auflage

Mit Beiträgen von

Oliver Ahlswede	Norbert Klinkenberg	Heinz Rüddel
Dina Barghaan	Axel Kobelt	Gerhard Schmid-Ott
Markus Bassler	Uwe Koch	Jürgen Schmidt
Jana Bastin	Stefan Koch	Wolfgang Schneider
Ulrike Beckmann	Uwe Koch-Gromus	Katrin Schröder
Karla Bergers	Volker Köllner	Ulrike Schröder
Matthias Berking	Reinholde Kriebel	Michael Schulte-Markwort
Paul Bernhard	Klaus Lang	Holger Schulz
Claus Bischoff	Klaus Limbacher	Michael F. Schuntermann
Christiane Bleich	Joachim Lindner	Scott Stock Gissendanner
Ernst-Jürgen Borgart	Rainer Lutz	Ingvild Stodtmeister
Anke Bramesfeld	Elmar J. Mans	Rolf Süllwold
Ralf Bückers	Rolf Meermann	Volker Tschuschke
Susanne Chytrek	Robert Mestel	Rolf Wahl
Jochen Eckert	Manfred Nosper	Jochen von Wahlert
Margit Ehrhardt	Rüdiger Nübling	Ulla Walter
Thomas Fröhlich	Eberhard Okon	Teresia Widera
Sascha Gönner	Dieter Olbrich	Silke Wiegand-Grefe
Susanne Grohmann	Michel Oppl	Michael Winkler
Elfi Gründel	Gerhard Paar	Susanne Wortmann
Timo Harfst	Silke Pawils	Manfred Zielke
Andreas Hillert	Franz Petermann	Annika Zingel
Claus Jacobi	Martina Plaumann	
Stephan Kawski - ter Haseborg	Iris Pollmann	

Rehabilitation in der Psychosomatik

Versorgungsstrukturen – Behandlungsangebote – Qualitätsmanagement

Herausgegeben von

Gerhard Schmid-Ott
Silke Wiegand-Grefe
Claus Jacobi
Gerhard Paar
Rolf Meermann
Friedhelm Lamprecht

Mit einem Geleitwort von Volker Köllner

Mit 58 Abbildungen und 65 Tabellen

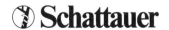

Dieses Buchprojekt wurde nachhaltig unterstützt von folgenden Einrichtungen:
Deutsche Gesellschaft für Klinische Psychotherapie und Psychosomatische Rehabilitation e. V., Saarbrücken
Hardtwaldklinik II – Werner Wicker KG, Bad Zwesten
Karlsruher-Sanatorium-AG, Hamburg
Lielje Gruppe, Löhne/Bad Oeynhausen
Paracelsus-Roswitha-Klinik, Bad Gandersheim
Psychosomatische Fachklinik Bad Pyrmont
St. Franziska-Stift, Bad Kreuznach

Ihre Meinung zu diesem Werk ist uns wichtig! Wir freuen uns auf Ihr Feedback unter www.schattauer.de/feedback oder direkt über QR-Code.

Bibliografische Information der Deutschen Nationalbibliothek
Die Deutsche Nationalbibliothek verzeichnet diese Publikation in der Deutschen Nationalbibliografie; detaillierte bibliografische Daten sind im Internet über http://dnb.d-nb.de abrufbar.

Besonderer Hinweis:
Die Medizin unterliegt einem fortwährenden Entwicklungsprozess, sodass alle Angaben, insbesondere zu diagnostischen und therapeutischen Verfahren, immer nur dem Wissensstand zum Zeitpunkt der Drucklegung des Buches entsprechen können. Hinsichtlich der angegebenen Empfehlungen zur Therapie und der Auswahl sowie Dosierung von Medikamenten wurde die größtmögliche Sorgfalt beachtet. Gleichwohl werden die Benutzer aufgefordert, die Beipackzettel und Fachinformationen der Hersteller zur Kontrolle heranzuziehen und im Zweifelsfall einen Spezialisten zu konsultieren. Fragliche Unstimmigkeiten sollten bitte im allgemeinen Interesse dem Verlag mitgeteilt werden. Der Benutzer selbst bleibt verantwortlich für jede diagnostische oder therapeutische Applikation, Medikation und Dosierung.
In diesem Buch sind eingetragene Warenzeichen (geschützte Warennamen) nicht besonders kenntlich gemacht. Es kann also aus dem Fehlen eines entsprechenden Hinweises nicht geschlossen werden, dass es sich um einen freien Warennamen handelt.

Das Werk mit allen seinen Teilen ist urheberrechtlich geschützt. Jede Verwertung außerhalb der Bestimmungen des Urheberrechtsgesetzes ist ohne schriftliche Zustimmung des Verlages unzulässig und strafbar. Kein Teil des Werkes darf in irgendeiner Form ohne schriftliche Genehmigung des Verlages reproduziert werden.

© 2008, 2015 by Schattauer GmbH, Hölderlinstraße 3, 70174 Stuttgart, Germany
E-Mail: info@schattauer.de
Internet: www.schattauer.de
Printed in Germany

Lektorat: Tina Schneider, Sonja Steinert
Projektleitung: Dr. Sandra Schmidt
Umschlagabbildung: Claude Monet „Hôtel des roches noires. Trouville", 1870, Musée d'Orsay, mauritius images/United Archives
Satz: Fotosatz Buck, 84036 Kumhausen/Hachelstuhl
Druck und Einband: PHOENIX PRINT GmbH, 86167 Augsburg

Auch als E-Book erhältlich:
ISBN 978-3-7945-6727-0

ISBN 978-3-7945-2894-3

Geleitwort

Der vorliegende Band von Schmid-Ott et al. „Rehabilitation in der Psychosomatik" ist die erste zusammenfassende Darstellung, die einen Überblick über die Struktur, das Leistungsangebot und den Stellenwert der psychosomatischen Rehabilitation im Gesundheitswesen gibt. Es wundert daher nicht, dass bereits nach wenigen Jahren eine 2. Auflage dieses Bandes erforderlich wurde. Dies spricht nicht nur für die weite Verbreitung, die die 1. Auflage gefunden hat, sondern auch für den lebendigen Entwicklungsprozess in der psychosomatischen Rehabilitation.

Die Initiative zu diesem Buch ging von mehreren (Gründungs-)Mitgliedern der DGPPR aus, auch um die Ziele der Fachgesellschaft zu fördern, wie die nachhaltige Optimierung der Patientenversorgung, die Weiterbildung und die Qualitätssicherung. Zwischen dem Erscheinen der 1. und der 2. Auflage liegt die Aufnahme unserer Fachgesellschaft in die Arbeitsgemeinschaft der Wissenschaftlichen Medizinischen Fachgesellschaften e. V. (AWMF), was die Bedeutung der psychosomatischen Rehabilitation als eigenständiges Forschungs- und Praxisfeld unterstreicht. Der vorliegende Band kommt somit dem Stellenwert eines Standardwerks oder eines Handbuchs gleich – und er wird diesem Anspruch in vollem Umfang gerecht. Konzeptuelle Grundlagen, unterschiedliche Bereiche der Rehabilitation, strukturelle Anforderungen, Prozesse und Verfahren, Indikation und Differenzialindikation, Prozessqualität, sozialmedizinische Aspekte, Qualitätsmanagement sowie Reha-Forschung werden umfassend und auf wissenschaftlich hohem Niveau dargestellt.

Bei der Lektüre dieses Bandes wird deutlich, wie sehr sich die psychosomatische Rehabilitation in den vergangenen Jahren zu einem eigenständigen Bereich in der Versorgung von Patienten mit chronischen psychischen und psychosomatischen Erkrankungen entwickelt hat. Hierzu hat die zunehmende Bedeutung dieser Gruppe von Erkrankungen für die Arbeitswelt ebenso beigetragen wie die Entwicklung eines eigenen, an der Internationalen Klassifikation der Funktionsfähigkeit, Behinderung und Gesundheit (ICF) orientierten Profils der psychosomatischen Rehabilitation. Die Bedeutung der Arbeitswelt für die seelische Gesundheit und sozialmedizinische Aspekte wurden in der Psychosomatik lange Zeit zu wenig beachtet – die Psychosomatische Rehabilitation hat hier eine Vorreiterrolle und steht dafür, dass das „Soziale" im bio-psycho-sozialen Modell in Patientenversorgung, Ausbildung und Forschung umgesetzt wird. Für die Psychosomatik wurde der Stellenwert der Rehabilitation in der Versorgungskette in der kürzlich erschienenen Denkschrift „Psychosomatische Medizin und Psychotherapie Heute" nachdrücklich dargestellt.

Die Möglichkeiten der psychosomatischen Rehabilitation kann der jeweilige Behandler seinen Patienten jedoch nur dann aufzeigen, wenn er über die Inhalte der Leistungsfähigkeit dieses Versorgungsangebotes informiert ist. Hierfür ist das vorliegende Buch hervorragend geeignet. Gleichzeitig stellt es Qualitätsstandards für die psychosomatischen Rehabilitationen dar, was in Zeiten, in denen in der Gesundheitspolitik zunehmend Wettbewerb propagiert wird und ökonomische Aspekte eine immer größere Rolle spielen, von nicht zu unterschätzender Bedeutung ist.

Psychosomatische Rehabilitation hat inzwischen einen festen Stellenwert im Medizinstudium ebenso wie in der ärztlichen Fort- und Weiterbildung. Deshalb wünsche ich dem Buch nicht nur eine Verbreitung unter denjenigen, die in einer psychosomatischen

Rehabilitationsklinik arbeiten und sich über den state of the art informieren wollen. Auch Kolleginnen und Kollegen, die in psychosomatischen und/oder psychiatrischen Praxen oder Krankenhäusern für die effiziente Gestaltung der Behandlungspfade von chronisch kranken Patienten verantwortlich sind, werden es mit Gewinn lesen.

Herzlichen Dank an die Herausgeber und Autoren für ihre hervorragende Arbeit.

Blieskastel, im September 2013

Prof. Dr. m Volker Köllner
Vorsitzender der Deutschen Gesellschaft für klinische Psychotherapie und Psychosomatische Rehabilitation (DGPPR) e. V.

Literatur:

Broda M, Hildebrand G, Köllner V. Versorgungsstrukturen und Schnittstellen psychotherapeutischer Versorgung. In: Senf W, Broda M, Wilms B. (Hrsg.): Techniken der Psychotherapie. Stuttgart: Thieme 2013; 312–320.

Kruse J, Bassler M, Beutel ME, Franz M, Gündel H, Herzog W, Hildenbrand G, Janssen PL, Köllner V, Menzel H, Pfaffinger I, Söllner W, Timmermann J. Das Fachgebiet Psychosomatische Medizin und Psychotherapie in der Versorgung. In: Herzog W, Beutel ME, Kruse J (Hrsg.): Psychosomatische Medizin und Psychotherapie heute – Zur Lage des Fachgebietes in Deutschland. Stuttgart: Schattauer 2012; 55–82.

Schuntermann MF. Einführung in die ICF. Landsberg/Lech: ecomed, 3. Aufl. 2009.

Vorwort zur 2. Auflage

Seit dem Erscheinen der 1. Auflage des Buches „Rehabilitation in der Psychosomatik" sind sechs Jahre vergangen. Die freundliche Aufnahme der 1. Auflage hat uns ermutigt, nunmehr eine aktualisierte 2. Auflage herauszugeben. Die Psychosomatische Rehabilitation findet im wissenschaftlichen Diskurs wie in der universitären Lehre in Deutschland zwar zunehmend mehr, aber u. E. insgesamt immer noch zu wenig Widerhall. Dies ist objektiv schwer nachvollziehbar – einmal vor dem Hintergrund der quantitativen Bedeutung der Psychosomatischen Rehabilitation für die Patientenbehandlung mit mehr als 13 500 Betten in den Rehabilitationskliniken (Belegung nach § 111 SGB) im Vergleich zu ca. 5 000 Betten in den psychosomatischen Akutkrankenhäusern bzw. -abteilungen (Belegung nach § 108 SGB). Aber auch vor dem Hintergrund der schon seit längerer Zeit immer wieder dokumentierten Behandlungserfolge dieser Einrichtungen in Bezug auf klinische und sozialmedizinische Parameter (vgl. z. B. das Kap. 2.2 „Grenzen der ICD und Ansatz der ICF" und das Kap. 7 „Sozialmedizin") erscheint diese geringe Resonanz schwer nachvollziehbar. Besonders hervorzuheben sind in diesem Zusammenhang die konsequenten und auch für viele Gebiete der Akutmedizin beispielhaften Qualitätssicherungsprogramme der Regionalträger der Deutschen Rentenversicherung bzw. der Deutschen Rentenversicherung Knappschaft-Bahn-See und speziell der Deutschen Rentenversicherung Bund.

Die in diesem Buch versammelten Beiträge stellen keine evidenzbasierte (S3-)Leitlinie zur Rehabilitation in der Psychosomatik dar. Dieses Buch hat vielmehr auch in der 2. Auflage den Anspruch, einen – soweit notwendig aktualisierten – umfassenden Überblick über die multidisziplinären und multimodalen Behandlungsansätze dieses Gebietes zu geben. Neue Themen der 2. Auflage sind – unter anderem – die Qualität bzw. die Qualitätssicherung der Psychosomatisch-Psychotherapeutischen Rehabilitation aus Sicht der Deutschen Rentenversicherung incl. (evidenzbasierter) Rehabilitations-Therapiestandards sowie die medizinisch-beruflich orientierte Rehabilitation (MBOR) mit einer noch intensiveren Schwerpunktsetzung auf die spezifischen Problemlagen des momentanen oder angestrebten Arbeitsplatzes. Dazu kommen von A (Dipl.-Psych. Oliver Ahlswede) über W (Frau Prof. Dr. phil. Ulla Walter) bis Z (Prof. Dr. phil. Dipl.-Psych. Manfred Zielke) viele namhafte Autorinnen und Autoren der Felder Rehabilitation psychischer bzw. psychosomatischer Störungen zu Wort. Naturgemäß können dabei nicht alle hier langjährig und erfolgreich Tätigen Berücksichtigung finden.

Wir möchten folgende Punkte besonders hervorheben: Obwohl die Rehabilitation in der Psychosomatik immer einen multimodalen und methodenintegrativen Behandlungsansatz hat, ist der Rehabilitationsansatz in den jeweiligen Institutionen doch durch eine bzw. maximal zwei Psychotherapieschulen wesentlich geprägt. In diesem Buch werden dennoch sehr unterschiedliche Psychotherapieschulen, z. B. die psychodynamische bzw. die Verhaltenstherapie sowie die Humanistische Psychotherapie bzw. die Gesprächspsychotherapie, gleichberechtigt dargestellt.

Ein besonderes Merkmal dieses Buches ist außerdem, dass neben der in entsprechenden Werken regelhaften Einbeziehung von Diplom-Psychologen und Ärzten der betreffenden Institutionen zum einen auch Kollegen der Deutschen Rentenversicherung bzw. des Medizinischen Dienstes der Krankenversicherung vertreten sind. Zum anderen finden viele weitere Berufsgruppen Gehör, deren Arbeit immer entscheidend zum Gelingen Psychosomatischer Rehabilitationsbehandlungen beiträgt, die aber tendenziell eher seltener zu Wort kommen, wie Diätassistenten, Gesundheits- und Krankenpfleger, Diplom-Pflegewirte sowie Diplom-Sozialarbeiter bzw. Diplom-Sozialpädagogen. Deshalb wendet sich dieses Buch nicht nur an in der Praxis und an Kliniken arbeitende Ärzte der einschlägigen Gebiete (vor allem Psychosomatische Medizin und Psychotherapie bzw. Psychiatrie und Psychotherapie) bzw. der verschiedenen „somatischen" Gebiete, welche die Zusatzbezeichnungen Psychotherapie – fachgebunden – bzw. Spezielle Schmerztherapie führen, sowie an Psychologische Psychotherapeuten bzw. Diplom-Psychologen, sondern auch an Hausärzte und an niedergelassene bzw. an Akut- wie an Rehabilitationskrankenhäusern tätige Fachärzte der verschiedenen „somatischen" Gebiete und an niedergelassene Psychologische Psychotherapeuten, bei denen die Psychosomatische Rehabilitation im beruflichen Alltag von Relevanz ist. Aber die anderen zitierten Berufsgruppen und Studierenden mögen sich ebenfalls angesprochen fühlen.

Schließlich muss sich auch die Psychosomatische Rehabilitation an dem schon 1949 von Weiss und English formulierten Anspruch an die Psychosomatik messen lassen, nicht dem Körperlichen weniger, sondern dem Seelischen – und heute muss man außerdem zwingend hinzufügen – wie dem Sozialen mehr Aufmerksamkeit zu schenken.

Dank gebührt den Familienangehörigen der Herausgeberin und der Herausgeber für ihr Verständnis sowie vielen Kolleginnen bzw. Kollegen für die langmütige Unterstützung bei der Erstellung bzw. Überarbeitung dieses Buches. Besonders sollen hier außerdem Frau Susanne Gottschalk und Frau Verena Linnenkamp sowie die Lektorin Frau Sandra Schmidt positiv erwähnt werden.

Löhne bei Bad Oeynhausen, im Mai 2015

Gerhard Schmid-Ott
im Namen der Herausgeber

Vorwort zur 1. Auflage

Die Rehabilitation in der Psychosomatik findet im wissenschaftlichen Diskurs wie in der universitären Lehre in Deutschland immer noch eher wenig Resonanz. Dies ist objektiv schwer nachvollziehbar – zum einen vor dem Hintergrund der quantitativen Bedeutung der psychosomatischen Rehabilitation für die Patientenbehandlung mit ca. 16 000 Betten in den Rehabilitationskliniken (Belegung nach § 111 SGB) im Gegensatz zu 25 000 Betten in den psychosomatischen Akutkrankenhäusern bzw. -abteilungen (Belegung nach § 108 SGB), zum anderen vor dem Hintergrund der schon seit längerer Zeit immer wieder dokumentierten Behandlungserfolge dieser Einrichtungen in Bezug auf klinische und sozialmedizinischen Parameter (vgl. Kap. 2.2 „Grenzen der ICD und Ansatz der ICF" und Kap. 7 „Sozialmedizin"). Besonders hervorzuheben sind in diesem Zusammenhang die konsequenten und auch für viele Gebiete der Akutmedizin beispielhaften Qualitätssicherungsprogramme der Deutschen Rentenversicherungen und speziell der Deutschen Rentenversicherung Bund. Die in diesem Buch versammelten Beiträge stellen keine evidenzbasierte (S3-)Leitlinie zur Rehabilitation in der Psychosomatik dar. Dieses Buch hat vielmehr den Anspruch, einen umfassenden Überblick über die multidisziplinären und multimethodalen Behandlungsansätze dieses Gebietes zu geben. Dazu kommen von A (Dipl.-Psych. Oliver Ahlswede) über W (Frau Prof. Dr. phil. Ulla Walter) bis Z (Prof. Dr. phil. Dipl.-Psych. Manfred Zielke) viele namhafte Autorinnen und Autoren der Felder Rehabilitation psychischer bzw. psychosomatischer Störungen zu Wort. Naturgemäß können dabei nicht alle hier langjährig und erfolgreich Tätigen Berücksichtigung finden.

Wir möchten folgende Punkte besonders hervorheben:

Obwohl die Rehabilitation in der Psychosomatik immer einen multimodalen und methodenintegrativen Behandlungsansatz hat, ist der Rehabilitationsansatz in den jeweiligen Institutionen doch durch eine bzw. maximal zwei Psychotherapieschulen wesentlich geprägt. In diesem Buch werden dennoch sehr unterschiedliche Psychotherapieschulen, z.B. die psychodynamische bzw. die Verhaltenstherapie sowie die Humanistische Psychotherapie bzw. die Gesprächspsychotherapie, gleichberechtigt dargestellt.

Ein besonderes Merkmal dieses Buches ist außerdem, dass neben der in entsprechenden Werken regelhaften Einbeziehung von Diplom-Psychologen und Ärzten der betreffenden Institutionen zum einen auch Kollegen der Deutschen Rentenversicherung bzw. des Medizinischen Dienstes der Krankenversicherung vertreten sind. Zum anderen finden viele weitere Berufsgruppen Gehör, deren Arbeit immer entscheidend zum Gelingen psychosomatischer Rehabilitationsbehandlungen beiträgt, die aber tendenziell eher seltener zu Wort kommen, wie Diätassistenten, Gesundheits- und Krankenpfleger, Diplom-Pflegewirte sowie Diplom-Sozialarbeiter. Deshalb wendet sich dieses Buch nicht nur an in der Praxis und an Kliniken arbeitende Ärzte der einschlägigen Gebiete bzw. Bereiche (vor allem Psychosomatische Medizin und Psychotherapie, Psychiatrie und Psychotherapie bzw. Zusatztitel Psychotherapie) sowie an Diplom-Psychologen, sondern auch an Hausärzte und an niedergelassene und an Akut- wie Rehabilitationskrankenhäusern tätige Fachärzte der verschiedenen somatischen Gebiete, bei denen die psychosomatische Rehabilitation im beruflichen Alltag von Relevanz ist.

Aber die anderen zitierten Berufsgruppen und Studierende mögen sich ebenfalls angesprochen fühlen.

Schließlich muss sich auch die psychosomatische Rehabilitation an dem schon 1949 von Weiss und English formulierten Anspruch an die Psychosomatik messen lassen, nicht dem Körperlichen weniger, sondern dem Seelischen – und heute muss man außerdem zwingend hinzufügen – wie dem Sozialen mehr Aufmerksamkeit zu schenken.

Die Aktivierung von Selbsthilfepotenzialen und die Hilfe zur Selbsthilfe in der Rehabilitation finden in der Psychosomatik wie in diesem Buch im Sinne eines, wie es Frau Dr. Korsukéwitz von der Deutschen Rentenversicherung Bund explizit fordert, Paradigmenwechsels von einer paternalistischen zu einer patientenorientierten Medizin durchaus Resonanz. Eine Herausforderung für die Zukunft besteht jedoch darin, die Patientenselbsthilfe im Rahmen entsprechender Selbsthilfeorganisationen auch zur Unterstützung der Nachsorge systematischer zu fördern, wie das bei somatischen Erkrankungen schon realisiert ist.

Dank gebührt den Familienangehörigen der Herausgeberin und der Herausgeber für ihr Verständnis sowie vielen Kollegen für die geduldige Unterstützung bei der Erstellung dieses Buches. Besonders erwähnt seien hier die Diplom-Psychologinnen Frau Janina Bronisch-Holtze und Frau Anna-Vanessa Goldmann sowie die Lektorin Frau Marion Lemnitz.

Löhne bei Bad Oeynhausen, im Oktober 2007

Gerhard Schmid-Ott
im Namen der Herausgeber

Anschriften der Herausgeber

Prof. Dr. med. Gerhard Schmid-Ott
Berolina Klinik GmbH & Co. KG
Ärztlicher Direktor
Ltd. Arzt der Abteilung Psychosomatik
Bültestraße 21, 32584 Löhne
E-Mail: g.schmid-ott@uglielje.de

Prof. Dr. habil. Silke Wiegand-Grefe
MSH Medical School Hamburg
University of Applied Sciences and Medical University
Lehrstuhl für Klinische Psychologie und Psychotherapie
Zentrum für klinisch psychologische Forschung und Familienforschung (ZKPF) und Hochschulambulanz (Leitung)
Am Kaiserkai 1, 20457 Hamburg
E-Mail: silke.wiegand-grefe@medical-school-hamburg.de

Dr. med. Claus Jacobi
Ärztlicher Direktor
der Paracelsus-Roswitha-Klinik
Fachklinik für Psychotherapie, Psychosomatik und Verhaltensmedizin
Dr. Heinrich-Jasper-Straße 2a,
37581 Bad Gandersheim
E-Mail: claus.jacobi@paracelsus-kliniken.de

Dr. med. Gerhard H. Paar
Waldsaum 123
45134 Essen
E-Mail: praxis.dr.paar@t-online.de

Prof. Dr. med. Dipl.-Psych. Rolf Meermann
Ärztlicher Direktor und Chefarzt der
AHG Psychosomatische Fachklinik
Bad Pyrmont
Bombergallee 10, 31812 Bad Pyrmont
E-Mail: meermann@ahg.de

Prof. Dr. med. Friedhelm Lamprecht
Klingelhüttenweg 62, 69118 Heidelberg
E-Mail: friedhelm.lamprecht@gmx.de

Anschriften der Autoren

Dipl.-Psych. Oliver Ahlswede
Friedrich-Naumann-Straße 14
35032 Marburg

Dipl.-Psych. Dina Barghaan
Universitätsklinikum Hamburg-Eppendorf
Zentrum für Psychosoziale Medizin
Institut und Poliklinik für Medizinische Psychologie
Martinistraße 52, S35, 20246 Hamburg
E-Mail: d.barghaan@uke.uni-hamburg.de

Jana Bastin
Chefärztin Psychosomatik
Klinik Lindenberg-Ried
Ried 1a, 88161 Lindenberg im Allgäu
E-Mail: jana.bastin@drv-schwaben.de

Dr. med. Ulrike Beckmann
Bereich 0430 Reha-Qualitätssicherung,
Epidemiologie und Statistik
im Geschäftsbereich 0400 Sozialmedizin und
Rehabilitation
Deutsche Rentenversicherung Bund
Ruhrstraße 2, 10709 Berlin
E-Mail: ulrike.beckmann@drv-bund.de

Karla Bergers
Diplom-Pflegewirtin, Pflegedirektorin
Gelderland-Klinik Geldern
Fachklinik für Psychosomatik und
Psychotherapie
Clemensstraße 10, 47608 Geldern
E-Mail: k.bergers@gelderlandklinik.de

Prof. Dr. Matthias Berking
Institut für Psychologie
Department für Psychologie und
Sportwissenschaften
Universität Erlangen-Nürnberg
Bismarckstraße 1, 91054 Erlangen
E-Mail: matthias.berking@fau.de

Dr. med. Paul Bernhard
Am Langen Berg 25, 34560 Fritzlar
E-Mail: paulbernhard@gmx.net

Prof. Dr. med. Dipl.-Psych. Claus Bischoff
AHG Klinik für Psychosomatik
Bad Dürkheim
Kurbrunnenstraße 12, 67098 Bad Dürkheim
E-Mail: bischoff@ahg.de

Dr. phil. Christiane Bleich
Universitätsklinikum Hamburg-Eppendorf
Zentrum für Psychosoziale Medizin
Institut und Poliklinik für Medizinische
Psychologie
Martinistraße 52, S35, 20246 Hamburg
E-Mail: c.bleich@uke.uni-hamburg.de

Dr. phil. Dipl.-Psych. Ernst-Jürgen Borgart
AHG Psychosomatische Fachklinik
Bad Pyrmont
Bombergallee 10, 31812 Bad Pyrmont
E-Mail: borgart@ahg.de

Dr. med. Anke Bramesfeld
Medizinische Hochschule Hannover
Institut für Epidemiologie, Sozialmedizin
und Gesundheitssystemforschung
Carl-Neuberg-Straße 1, 30623 Hannover
E-Mail: bramesfeld.anke@mh-hannover.de

**Dipl.-Sozialarbeiter Dipl.-Sozialpädagoge
Ralf Bückers**
Gelderland-Klinik Geldern
Fachklinik für Psychosomatik und
Psychotherapie
Clemensstraße 10, 47608 Geldern
E-Mail: r.bueckers@gelderlandklinik.de

Susanne Chytrek
Berolina Klinik GmbH & Co. KG
Bültestraße 21, 32584 Löhne
E-Mail: diaet-bk@uglielje.de

Prof. Dr. phil. Dipl.-Psych. Jochen Eckert
Emeritus der Universität Hamburg
Stellvertretender Geschäftsführender Direktor
des Instituts für Psychotherapie (IfP)
Von-Melle-Park 5, 20146 Hamburg
E-Mail: jeckert@uni-hamburg.de

Dipl.-Psych. Margit Ehrhardt
AHG Klinik für Psychosomatik Bad Dürkheim
Kurbrunnenstraße 12, 67098 Bad Dürkheim
E-Mail: mehrhard@ahg.de

Dr. med. Thomas Fröhlich
Lange Straße 21, 96047 Bamberg

Dr. Sascha Gönner
Grafengasse 2, 88212 Ravensburg
E-Mail: praxis@drgoenner.de

Anschriften der Autoren

Dipl.-Psych. Susanne Grohmann
Gelderland-Klinik Geldern
Fachklinik für Psychosomatik und
Psychotherapie
Clemensstraße 10, 47608 Geldern
E-Mail: s.grohmann@gelderlandklinik.de

Dr. med. Elfi Gründel
Rehazentrum Oberharz
Klinik Am Hasenbach
Schwarzenbacher Straße 19–21,
38678 Clausthal-Zellerfeld
E-Mail: elfi-gruendel@rehazentrum-oberharz.de

Dipl.-Psych. Timo Harfst
Bundespsychotherapeutenkammer
Klosterstraße 64, 10179 Berlin
E-Mail: harfst@bptk.de

Prof. Dr. med. Dr. phil. Andreas Hillert
Schön Klinik Roseneck
Fachklinik für psychische & psychosomatische
Erkrankungen
Am Roseneck 6, 83209 Prien am Chiemsee
E-Mail: ahillert@schoen-kliniken.de

Dipl.-Psych. Stephan Kawski – ter Haseborg
Praxis für Psychotherapie
Am Rathausplatz 4, 25462 Rellingen
E-Mail: mail@kawski.de

Dr. med. Dr. theol. Norbert Klinkenberg
Sophienstraße 10, 76530 Baden-Baden
E-Mail: mail@praxisnorbertklinkenberg.de

PD Dr. rer. biol. hum. Dipl.-Psych. Axel Kobelt
Deutsche Rentenversicherung
Braunschweig-Hannover
Abt. Rehamanagement und Rehasteuerung
Rehastrategie – Psychosomatik
Lange Weihe 2-4, 30875 Laatzen
E-Mail: axel.kobelt@drv-bsh.de

Dr. rer. nat. Dipl.-Psych. Stefan Koch
Psychologischer Psychotherapeut (VT)
Schön Klinik Roseneck
Fachklinik für psychische & psychosomatische Erkrankungen
Am Roseneck 6, 83209 Prien am Chiemsee
und Paracelsus Medizinische
Privatuniversität (PMU) Salzburg
E-Mail: skoch@schoen-kliniken.de

Prof. Dr. med. Dr. phil. Uwe Koch-Gromus
Universitätsklinikum Hamburg-Eppendorf
Zentrum für Psychosoziale Medizin
Institut und Poliklinik für Medizinische
Psychologie
Martinistraße 52, S35, 20246 Hamburg
E-Mail: koch@uke.uni-hamburg.de

Prof. Dr. med. Volker Köllner
Chefarzt der Fachklinik für Psychosomatische Medizin
MediClin Bliestal Kliniken
Am Spitzenberg, 66440 Blieskastel
E-Mail: volker.koellner@mediclin.de

Dr. rer. nat. Dipl.-Psych. Reinholde Kriebel
Halbe Höhe 8, 45147 Essen
E-Mail: reinholde.kriebel@gmx.de

Dr. phil. Dipl.-Psych. Klaus Lang
Sendlinger-Tor-Platz 11, 80336 München
E-Mail: mail@klauslang-online.de

Dr. med. Klaus Limbacher
Chefarzt der AHG Klinik für Psychosomatik
Bad Dürkheim
Kurbrunnenstraße 12, 67098 Bad Dürkheim
E-Mail: limbacher@ahg.de

Joachim Lindner
Ärztlicher Direktor und Chefarzt der Klinik
am Hainberg
Ludwig-Braun-Straße 32, 36251 Bad Hersfeld
E-Mail: j.lindner@klinik-am-hainberg.de

Dr. rer. nat. Dipl.-Psych. Rainer Lutz
Raingasse 10, 35085 Ebsdorfergrund
E-Mail: lutz.dreihausen@gmx.de

Dr. phil. Dipl.-Psych. Elmar J. Mans
Am Schloßberg 9, 55585 Altenbamberg
E-Mail: e.mans@t-online.de

Dr. biol. hum. Dipl.-Psych. Robert Mestel
HELIOS-Klinik Bad Grönenbach
Akut- und Rehabilitationsklinik für
Psychosomatische Medizin
Abteilungsleiter Forschung und
Qualitätsmanagement
Sebastian-Kneipp-Allee 3a/5,
87730 Bad Grönenbach
E-Mail: robert.mestel@wittgensteiner-kliniken.de

Dr. phil. Dipl.-Psych. Manfred Nosper
Medizinischer Dienst der Krankenversicherung
Rheinland-Pfalz
Albiger Straße 19d, 55232 Alzey
E-Mail: manfred.nosper@mdk-rlp.de

Dr. phil. Dipl.-Psych. Rüdiger Nübling
Gesellschaft für Qualität im Gesundheitswesen GfQG
Wendtstr. 1, 76185 Karlsruhe
E-Mail: nuebling@gfqg.de

Dipl.-Psych. Eberhard Okon
AHG Psychosomatische Fachklinik
Bad Pyrmont
Bombergallee 10, 31812 Bad Pyrmont
E-Mail: eokon@ahg.de

Dr. med. Dieter Olbrich
Ärztlicher Direktor des Rehabilitationszentrums Bad Salzuflen
Am Ostpark 1, 32105 Bad Salzuflen
E-Mail: Drmed.Dieter.Olbrich@drv-bund.de

Dr. med. Michel Oppl
Marienplatz 1, 70178 Stuttgart
E-Mail: aerztezentrum@marianum.de

Dr. phil. Silke Pawils
Universitätsklinikum Hamburg-Eppendorf
Zentrum für Psychosoziale Medizin
Institut und Poliklinik für Medizinische
Psychologie
Martinistraße 52, W26, 20246 Hamburg
E-Mail: s.pawils@uke.uni-hamburg.de

Prof. Dr. phil. Dipl.-Psych. Franz Petermann
Universität Bremen
Zentrum für Klinische Psychologie und
Rehabilitation
Grazer Straße 6, 28359 Bremen
E-Mail: fpeterm@uni-bremen.de

Dr. PH Dipl. oec. troph. Martina Plaumann, MPH
Medizinische Hochschule Hannover
Institut für Epidemiologie, Sozialmedizin
und Gesundheitssystemforschung
Carl-Neuberg-Straße 1, 30623 Hannover
E-Mail: plaumann.martina@mh-hannover.de

Iris Pollmann
Medizinische Hochschule Hannover
Klinik für Psychosomatik und Psychotherapie
Carl-Neuberg-Straße 1, 30623 Hannover
E-Mail: pollmann.iris@mh-hanover.de

Prof. Dr. med. Dipl.-Psych. Heinz Rüddel
Rheingrafenstraße 48, 55543 Bad Kreuznach
E-Mail: wissenschaft-rueddel@gmx.de

Dr. phil. Dipl.-Psych. Jürgen Schmidt
Gesellschaft für Qualität im Gesundheitswesen GfQG
Wendtstr. 1, 76185 Karlsruhe
E-Mail: schmidt@gfqg.de

Anschriften der Autoren

Prof. Dr. med. Dr. rer. nat. Wolfgang Schneider
Medizinische Fakultät der Universität Rostock
Zentrum für Nervenheilkunde
Klinik und Poliklinik für Psychosomatik und Psychotherapeutische Medizin
Gehlsheimer Straße 20, 18147 Rostock
E-Mail: wolfgang.schneider@med.uni-rostock.de

Dr. rer. nat. Dipl.-Psych. Katrin Schröder
Waisenhausdamm 4, 38100 Braunschweig
E-Mail: gesundheitspraxis-schroeder@arcor.de

Ulrike Schröder
Berolina Klinik GmbH & Co. KG
Bültestraße 21, 32584 Löhne
E-Mail: diaet-bk@uglielje.de

Prof. Dr. med. Michael Schulte-Markwort
Universitätsklinik Hamburg-Eppendorf
Klinikdirektor der Klinik für Kinder- und Jugendpsychiatrie, -psychotherapie und -psychosomatik
Martinistraße 52, W35, 20246 Hamburg
E-Mail: schulte-markwort@uke.de

Prof. Dr. phil. Dipl.-Psych. Holger Schulz
Universitätsklinikum Hamburg-Eppendorf
Zentrum für Psychosoziale Medizin
Institut und Poliklinik für Medizinische Psychologie
Martinistraße 52, W26, 20246 Hamburg
E-Mail: schulz@uke.uni-hamburg.de

PD Dr. rer. pol. Michael F. Schuntermann
Odenwaldstraße 6, 12161 Berlin
E-Mail: mschuntermann@aol.de

Prof. Scott Stock Gissendanner, Ph. D.
Berolina Klinik GmbH & Co. KG
Bültestraße 21, 32584 Löhne
E-Mail: stockgissendanner@googlemail.com

Dipl.-Päd. Ingvild Stodtmeister
Gelderland-Klinik Geldern
Fachklinik für Psychosomatik und Psychotherapie
Clemensstraße 10, 47608 Geldern
E-Mail: i.stodtmeister@gelderlandklinik.de

Rolf Süllwold
Chefarzt der Abteilung Psychosomatik der Berolina Klinik GmbH & Co. KG
Bültestraße 21, 32584 Löhne
E-Mail: r.suellwold@uglielje.de

Univ.-Prof. Dr. Dipl.-Psych. Volker Tschuschke
Emeritus der Universität Köln
Sigmund Freud PrivatUniversität Berlin
Columbiadamm 10, Turm 9,
12101 Berlin – Tempelhof
E-Mail: volker.tschuschke@uk-koeln.de

Prof. Dr. med. Dipl.-Psych. Rolf Wahl †
Luisenklinik
Zentrum für Verhaltensmedizin
Luisenstraße 56, 78073 Bad Dürrheim
E-Mail: dr-wahl@luisenklinik.de

Dr. med. Jochen von Wahlert
Ärztlicher Direktor
Akutklinik Urbachtal
Badstrasse 32c, 88339 Bad Waldsee
E-Mail: Jvonwahlert@akutklinik.de

Prof. Dr. phil. Ulla Walter
Medizinische Hochschule Hannover
Direktorin des Instituts für Epidemiologie, Sozialmedizin und Gesundheitssystemforschung
Carl-Neuberg-Straße 1, 30623 Hannover
E-Mail: walter.ulla@mh-hannover.de

Dr. Teresia Widera
Bereich 0430 Reha-Qualitätssicherung,
Epidemiologie und Statistik im Geschäfts-
bereich 0400 Sozialmedizin und Reha-
bilitation
Deutsche Rentenversicherung Bund
Referat 0431, Ruhrstraße 2, 10709 Berlin
E-Mail: teresia.widera@drv-bund.de

Dr. med. Michael Winkler
Chefarzt AWO Psychiatriezentrum Königs-
lutter
Vor dem Kaiserdom 10, 38154 Königslutter
am Elm
E-Mail: poststelle@awo-apz.de

Susanne Wortmann
Berolina Klinik GmbH & Co. KG
Bültestraße 21, 32584 Löhne
E-Mail: diaet-bk@uglielje.de

Prof. Dr. phil. Dipl.-Psych. Manfred Zielke
Baltic Bay Clinical Consulting
Forschung-Beratung-Ausbildung
Lange Koppel 10, 24248 Mönkeberg
E-Mail: zielke@baltic-bay-clinical-consulting.de

Annika Zingel
Medizinische Hochschule Hannover
Päd. Gastroenterologie, Hepatologie
und Lebertransplantation
Carl-Neuberg-Str. 1, 30625 Hannover
E-Mail: zingel.annika@mh-hannover.de

Inhalt

1	**Einleitung**	1	2.3	**Prävention und Gesundheitsförderung**	21
	Alle HerausgeberInnen			U. Walter, A. Bramesfeld und M. Plaumann	
2	**Grundlagen, Definitionen und Abgrenzungen**	5	2.3.1	Prävention depressiver Erkrankungen	22
			2.3.2	Lebensphase Kindheit und Jugend	25
2.1	**Gesundheits- und Krankheitsmodelle**	5	2.3.3	Zielgruppe Erwerbstätige: Lebensbereich Arbeitswelt	26
	R. Lutz und O. Ahlswede				
2.1.1	Gesundheit und Krankheit als eigenständige Gegenstandsbereiche	5	2.3.4	Prävention psychischer Erkrankungen in der Mehrgenerationenperspektive	28
2.1.2	Das bipolare Modell	6		S. Wiegand-Grefe und M. Schulte-Markwort	
2.1.3	Das Unabhängigkeitsmodell	7			
2.1.4	Zwei Modelle, zwei Wahrheiten?	7	2.3.5	Das Präventionsprogramm „Gesundheitsförderung und Selbstregulation durch individuelle Zielanalyse – GUSI®"	34
2.1.5	Gesundheitsmodelle und klinische Praxis	8		Dr. Dieter Olbrich	
2.2	**Grenzen der ICD und Ansatz der ICF**	9			
	M. F. Schuntermann		2.4	**Medizinische Rehabilitation**	47
2.2.1	Begrifflichkeit und Modell der ICF	11		G. H. Paar, S. Grohmann und R. Kriebel	
2.2.2	Das bio-psycho-soziale Modell der ICF	12	2.4.1	Definitionen, Theorie, Abgrenzungen	47
2.2.3	Konzepte der ICF	13	2.4.2	Aufgaben der medizinischen Rehabilitation	50
2.2.4	Umsetzung der Konzepte der ICF in die Praxis der Rehabilitation	17	2.4.3	Formen der medizinischen Rehabilitation	54
2.2.5	Beurteilungsmerkmale	18	2.4.4	Einleitung der Rehabilitation	54
2.2.6	Ziele und Grenzen der ICF	20	2.4.5	Diagnostik in der medizinischen Rehabilitation	55
			2.4.6	Therapie in der medizinischen Rehabilitation	56

2.4.7	Evaluation und Reha-Qualitätssicherung	58	2.7.4	Stationäre psychosomatische Rehabilitation	88

2.5 Psychotherapie in der Rehabilitation 61
W. Schneider

- 2.5.1 Phasen der Psychotherapieforschung 61
- 2.5.2 Die Psychotherapeuten 65
- 2.5.3 Die Patienten 66
- 2.5.4 Die besondere Perspektive: Psychotherapie und Rehabilitation 70
- 2.5.5 Die differenzielle Indikation zur Psychotherapie 73

2.6 Ambulante psychosomatische Rehabilitation 76
H. Rüddel und R. Wahl

- 2.6.1 Rechtliche Rahmenbedingungen 76
- 2.6.2 Indikationen, Voraussetzungen und Kontraindikationen 78
- 2.6.3 Behandlungselemente 80
- 2.6.4 Personalbemessung 80
- 2.6.5 Schnittstellenproblematik zu anderen Behandlungs- bzw. Rehabilitationsmöglichkeiten . . . 80

2.7 Stationäre psychosomatische Rehabilitation 82
G. H. Paar, R. Kriebel und S. Grohmann

- 2.7.1 Theoriemodell der Rehabilitation 83
- 2.7.2 Aufgaben und Ziele in der psychischen bzw. psychosomatischen Rehabilitation 84
- 2.7.3 Strukturqualität, Konzeptqualität und Qualifikation des Personals 86
- 2.7.4 Stationäre psychosomatische Rehabilitation 88
- 2.7.5 Rehabilitationsdiagnostik 89
- 2.7.6 Prozessqualität 89
- 2.7.7 Behandlungsdauer bzw. Therapiedosis 90
- 2.7.8 Ergebnisqualität 90
- 2.7.9 Qualitätssicherung 91
- 2.7.10 Zertifizierungen 91

3 Strukturelle Anforderungen 109

3.1 Allgemeine Rahmenbedingungen 109

- 3.1.1 Versorgungsforschung 109
  H. Schulz, D. Barghaan, T. Harfst, C. Bleich, S. Pawils, S. Kawski und U. Koch
- 3.1.2 Stellung der psychosomatischen Rehabilitation im Gesundheitswesen 110
  H. Schulz, D. Barghaan, T. Harfst, C. Bleich, S. Pawils, S. Kawski und U. Koch
- 3.1.3 Qualifikation und Arbeitszufriedenheit des Personals 114
  H. Schulz, D. Barghaan, T. Harfst, C. Bleich, S. Pawils, S. Kawski und U. Koch
- 3.1.4 Personalanhaltszahlen 121
  P. Bernhard und R. Süllwold
- 3.1.5 Patientenzufriedenheit 125
  H. Schulz, D. Barghaan, T. Harfst, C. Bleich, S. Pawils, S. Kawski und U. Koch

3.2	**Konzeptqualität und Therapieschulenmodelle** 128		4.2.2	Psychodynamische Einzeltherapie (Kurz- und Fokaltherapie) ...	227
3.2.1	Psychodynamische Psychotherapie	128		S. Wiegand-Grefe und M. Winkler	
	G. H. Paar, R. Kriebel und S. Wiegand-Grefe		4.2.3	Gruppentherapie .... S. Wiegand-Grefe, J. Lindner und V. Tschuschke	236
3.2.2	Störungsspezifische Psychodynamische Psychotherapie .... R. Kriebel, G. H. Paar und S. Wiegand-Grefe	141	4.2.4	Entspannungsverfahren .... N. Klinkenberg	246
			4.2.5	Psychopharmakotherapie .... A. Hillert, I. Pollmann und T. Fröhlich	249
3.2.3	Verhaltenstherapeutische Psychotherapie .... R. Meermann, E.-J. Borgart und E. Okon	145	4.2.6	Körperorientierte Verfahren .... N. Klinkenberg	259
3.2.4	Störungsspezifität im kognitivbehavioralen Behandlungsmodell .... M. Zielke	150	4.2.7	Aktive und passive physiotherapeutische Verfahren sowie Sporttherapie .... E. Gründel	262
3.2.5	Andere Therapieverfahren ...... J. Eckert	173	4.2.8	Psychoedukation – Gesundheitspsychologie und Patientenschulung .... G. Schmid-Ott und F. Petermann	264
4	**Prozesse und Verfahren**	**211**	4.2.9	Ernährung in der Rehabilitation A. Zingel, U. Schröder, S. Chytrek und S. Wortmann	268
4.1	**Multimodale Organisation**	**211**			
4.1.1	Der Bezugstherapeut in der psychosomatischen Rehabilitation .. S. Wiegand-Grefe und E. Mans	211	4.2.10	Sozialarbeit/Sozialpädagogik.... R. Bückers	272
4.1.2	Gruppenbehandlung als Grundprinzip .... S. Wiegand-Grefe, J. Lindner und V. Tschuschke	221	4.2.11	Gesundheits- und Krankenpflege .... K. Bergers	276
			4.2.12	Rekreative Verfahren.......... I. Stodtmeister	279
4.2	**Multimethodale Behandlungsprinzipien und beteiligte Berufsgruppen**	**224**			
4.2.1	Der Arzt in der psychosomatischen Rehabilitation .... J. Bastin und G. H. Paar	224			

4.3	**Berufsbezogene Behandlungsangebote in der psychosomatischen Rehabilitation** 282		5.1.2	Indikationen und Kontraindikationen für eine psychosomatisch-psychotherapeutische Rehabilitation 327
	Stefan Koch und Andreas Hillert		5.1.3	Abgrenzung der psychosomatischen Rehabilitation zur kurativen Psychotherapie 331
4.3.1	Hintergrund 282			
4.3.2	Berufsbezogene Behandlungskonzepte 284		5.1.4	Fazit 335
4.3.3	Bewertung berufsbezogener Behandlungsmaßnahmen 290		5.2	**Differenzialindikation zwischen verhaltenstherapeutischer und psychodynamischer Psychotherapie in der psychosomatischen Rehabilitation** 337
4.3.4	Fazit 291			
4.4	**Medizinisch-beruflich orientierte Rehabilitation (MBOR) in der Psychosomatik** 293			
	V. Köllner und S. Stock Gissendanner			H. Rüddel
			5.2.1	Empirische Untersuchungen 338
			5.2.2	Klinische Konsequenzen 339
4.4.1	Begriff 293			
4.4.2	Hintergrund und Entwicklung .. 294		**6**	**Prozessqualität** 345
4.4.3	Inhalte 296			
4.4.4	MBOR in der Orthopädie 300		6.1	**Prästationäre Motivierung von Patienten zur stationären psychosomatischen Rehabilitation** 345
4.4.5	Umsetzung in der Psychosomatik 300			
4.4.6	Fazit und Perspektive 305			
				C. Bischoff, S. Gönner, M. Ehrhardt und K. Limbacher
5	**Differenzialindikation psychosomatischer Rehabilitation** 325		6.1.1	Theoretischer/konzeptueller Rahmen 345
			6.1.2	Vorbereitungsmöglichkeiten 346
5.1	**Kriterien zur Indikation psychosomatischer Rehabilitation und Abgrenzung zur kurativen Psychotherapie** 325		6.1.3	Evaluation der Literatur 347
			6.1.4	Fazit 348
			6.2	**Psychometrische, klassifikatorische Diagnostik und Dokumentation** 349
	J. v. Wahlert und R. Mestel			R. Mestel
5.1.1	Psychosomatisch-psychotherapeutische Rehabilitation 326		6.2.1	Basisdokumentation 349
			6.2.2	Klassifikation 350
			6.2.3	Dimensionale störungsbezogene Diagnostik................... 352

6.2.4	Persönlichkeits- und Beziehungsdiagnostik 355		6.6	Transferförderung klinischer Behandlung .... 378 K. Schröder	
6.2.5	Diagnostik von Lebensqualität und Ressourcen 355		6.7	Nachsorge .... 380 A. Kobelt	
6.2.6	Spezifische Diagnostik nach psychotherapeutischen Orientierungen 356		6.7.1	Nachsorgeangebote 382	
6.2.7	Therapiebezogene Diagnostik ... 356		6.7.2	Fazit 392	
6.3	**Therapieziele** .... 358 M. Berking		7	**Sozialmedizin** .... 407 G. H. Paar, R. Bückers und R. Kriebel	
6.3.1	Kriterien „wohlgestalteter" Therapieziele 358		7.1	Einleitung und Problemaufriss . 407	
6.3.2	Prozess der Zielformulierung ... 359		7.2	Besonderheiten der psychosomatischen Rehabilitation 409	
6.3.3	Probleme bei der Zielfindung ... 360				
6.3.4	Erfassung von Therapiezielen und Messung der Zielerreichung 361		7.3	Grundlagen und Begriffe 410	
6.3.5	Fazit 362		7.3.1	Sozialrechtliche Bestimmungen und Begriffe 410	
6.4	**Die Dauer psychosomatischer Rehabilitation – Regelungen, Einflussfaktoren und Empfehlungen** .... 363 M. Nosper		7.4	Diagnostik und Methodik der Beurteilung der sozialmedizinischen Leistungsfähigkeit in der Psychosomatik 415	
6.4.1	Methode 363		7.4.1	Störungsbezogene Diagnostik (ICD-10), Schädigung in Struktur und Körperfunktion (ICF) ... 415	
6.4.2	Ergebnisse 364				
6.4.3	Diskussion 368				
6.4.4	Fazit 371		7.4.2	Prozess der gutachterlichen Entscheidungsfindung 418	
6.5	**Behandlungsabbrüche in der Rehabilitation und Beschwerdemanagement** .... 372 H. Schulz, K. Lang, D. Barghaan und U. Koch		7.5	Standardisierung des leistungsdiagnostischen Vorgehens: Entwicklung von Algorithmen, Checklisten und Leitlinien 421	
			7.5.1	Medizinische Rehabilitation 421	
6.5.1	Empirische Untersuchungen 372		7.5.2	Psychosomatische Rehabilitation 421	
6.5.2	Gründe für eine vorzeitige Behandlungsbeendigung 374				
6.5.3	Prädiktoren des Behandlungsabbruchs 374		7.6	Die Begutachtungssituation 425	
6.5.4	Fazit 376		7.6.1	Der Patient 425	

7.6.2	Der Gutachter	427	8.5	Interne QS-Maßnahmen als Bestandteil des internen QM ... 457
7.6.3	Die Rentenversicherungsträger als Auftraggeber	430	8.6	Externe Qualitätssicherung und internes Qualitätsmanagement in der psychosomatischen Rehabilitation – Bewertung des derzeitigen Umsetzungsstands ... 461
7.7	Empirische Untersuchungen zur sozialmedizinischen Leistungsbeurteilung	432		

8 Qualitätsmanagement und Qualitätssicherung 441

8.1 Einleitung 441
J. Schmidt, R. Nübling und G. Schmid-Ott

8.2	Einige Grundbegriffe	442
8.2.1	Qualität	442
8.2.2	Qualitätskriterien und Qualitätsindikatoren	442
8.2.3	Qualitätsmanagement (QM)	444
8.2.4	QM-Systeme (Modelle)	444
8.2.5	Qualitätssicherung (QS)	446
8.3	Gesetzliche Grundlagen und ergänzende Vereinbarungen	447
8.3.1	Gesetzliche Vorgaben	447
8.3.2	Vereinbarung zum internen Qualitätsmanagement nach § 20 Absatz 2a SGB IX	447
8.3.3	Weitere Vereinbarungen und Regelungen	452
8.4	Externe QS durch die Rehabilitationsträger	453
8.4.1	Kurzdarstellung der Programme	453
8.4.2	Gemeinsamkeiten und Unterschiede	455

8.6.1	Zum Stand der externen QS	461
8.6.2	Internes QM und Zertifizierung von Rehabilitationskliniken	464
8.7	Resümee und Ausblick	470

8.8 Qualität der psychosomatisch-psychotherapeutischen Rehabilitation aus Sicht der Deutschen Rentenversicherung 473
T. Widera und U. Beckmann

8.8.1	Rehabilitation durch die Rentenversicherung	473
8.8.2	Reha-Qualitätssicherung der Rentenversicherung	474
8.8.3	Versorgungsstrukturen der psychosomatisch-psychotherapeutischen Rehabilitation	475
8.8.4	Prozessqualität der psychosomatisch-psychotherapeutischen Rehabilitation	476
8.8.5	Ergebnisqualität der psychosomatisch-psychotherapeutischen Rehabilitation	480
8.8.6	Ausblick	484

Inhalt

9 Kosten-Nutzen-Relation der psychosomatischen Rehabilitation aus gesundheitsökonomischer Perspektive 493
M. Zielke

9.1 Evaluationsforschung und Programmevaluation im Gesundheitswesen 493
9.1.1 Umdenken hin zu entscheidungsorientierter Versorgungsforschung 493
9.1.2 Zum Problem der Wirtschaftlichkeit von Behandlungsmaßnahmen und Programmen 494
9.1.3 Methoden der Effektivitäts- und Effizienzmessung 495

9.2 Krankheitsverhalten und Inanspruchnahme gesundheitsbezogener Leistungen (Ressourcenverbrauch) 498

9.3 Die wachsende Bedeutung psychischer Erkrankungen in der Gesundheitsversorgung 500
9.3.1 Arbeitsunfähigkeitsgeschehen ... 500
9.3.2 Medizinische Rehabilitation 504
9.3.3 Krankheitsbedingtes Berentungsgeschehen 507

9.4 Monetäre Bewertung des Krankheitsgeschehens 511
9.4.1 Gesamtübersicht der Gesundheitsausgaben für psychische Erkrankungen 511
9.4.2 Hochnutzeranalyse von Gesundheitsausgaben 512
9.4.3 Krankheitsgeschehen vor der medizinischen Rehabilitation ... 513

9.5 Nutzen der medizinischen Rehabilitation in der Psychosomatik 514
9.5.1 Sozialmedizinischer 5-Jahres-Verlauf 514
9.5.2 Krankheitsgeschehen nach der medizinischen Rehabilitation ... 516

9.6 Kosten-Nutzen-Bilanzen 524
9.6.1 Amortisationsverläufe der psychosomatischen Rehabilitation 524
9.6.2 Kosten-Nutzen-Analyse und Return of Investment 524
9.6.3 Kostenvergleiche bei standardisierten Effektstärken zwischen medizinischer Rehabilitation und Akutpsychosomatik 531
9.6.4 Früherkennung und Risikomodifikation in der Behandlung und Rehabilitation von psychischen Erkrankungen in Verbindung mit einem „Pay-for-Performance"-Ansatz 532

9.7 Behandlungsdauer und Ergebnisqualität in der medizinischen Rehabilitation ... 535
9.7.1 Ausgangslage 535
9.7.2 MESTA-Studie: Einflussfaktoren auf die Behandlungsergebnisse .. 536
9.7.3 Stationäre Behandlungsdauer im Langzeitverlauf bei Essstörungen 536

9.8 Das Fallpauschalensystem in der Behandlung psychischer Erkrankungen und „Diagnosis Related Groups" (DRG) 541

9.9 Fazit 542

10 Weiterentwicklung in der psychosomatischen Rehabilitation 547
U. Koch und H. Schulz

10.1 Hintergrund: Entwicklung und Einordnung der psychosomatischen Rehabilitation in das Gesundheitssystem 547

10.2 Behandlungsergebnisse der psychosomatischen Rehabilitation 549

10.3 Aktuelle Weiterentwicklungen in der psychosomatischen Rehabilitation 553
10.3.1 Ansätze zur Verbesserung des Zugangs zur stationären psychosomatischen Rehabilitation 553
10.3.2 Maßnahmen zur medizinisch-beruflichen Orientierung in der psychosomatischen Rehabilitation 554
10.3.3 Die Entwicklung eines ambulanten rehabilitativen Angebotssystems für psychisch und psychosomatisch Kranke 556

10.4 Fazit und weitere Entwicklungstendenzen 560

Abkürzungsverzeichnis.............. 564

Sachverzeichnis 565

1 Einleitung

Alle HerausgeberInnen

In diesem Buch soll es ausschließlich um die psychosomatische Rehabilitation gehen, obwohl die von der Internationalen Klassifikation der Funktionsfähigkeit, Behinderung und Gesundheit (ICF 2006) geforderte Teilhabe und Aktivität in allen medizinischen Fachgebieten eine vermehrte Berücksichtigung psychosozialer Faktoren erforderlich machen, um nach § 1 SGB IX die Selbstbestimmung und gleichberechtigte Teilhabe am Leben in der Gesellschaft zu fördern bzw. entsprechende Benachteiligungen zu vermeiden.

Durch die nationalsozialistische Vergangenheit haben wir in Deutschland eine besondere Situation. Zumindest in den 1950er und 1960er Jahren entwickelten sich Psychotherapie und Psychosomatik zunächst hauptsächlich außerhalb der Universitäten (Lamprecht et al. 1998). In diese Zeit fällt auch die Gründung der ersten großen psychosomatischen Rehabilitationskliniken (häufig über 200 Betten) und der ersten Universitätsabteilungen (mit im Schnitt 10–20 Betten). Heute haben wir etwa 9500 Betten in der sogenannten Akutversorgung (bei Krankenhäusern nach § 108) und etwa 13 500 Betten in den Rehabilitationskliniken (Belegung nach § 111), sodass die stationäre psychosomatische Behandlung, zumindest was die Breitenwirkung angeht, überwiegend in diesen Rehabilitationskliniken stattfindet. Diese Entwicklung findet sich nirgendwo auf der Welt. Vieles wird im Ausland unter Psychiatrie subsummiert, aber die niedrigere Kontaktschwelle zur Psychosomatik und das breit gefächerte, qualifizierte Psychotherapieangebot sind für einen Großteil der Patienten hierzulande die bessere Alternative. Daraus folgt, dass wir uns bei der Literaturrecherche nur auf überwiegend deutsche Arbeiten beziehen können.

Ein Vorteil der „Großkliniken" (meist fernab vom Wohnort) ist die Tatsache, dass sie individuell angepasste Therapieangebote in einem störungsarmen Milieu anbieten können. Die Problematik der Unterscheidung von Krankenhaus- und Rehabilitationsbehandlung hat in den letzten 30 Jahren häufig die Diskussion bestimmt, ohne zu eindeutigen Festlegungskriterien zu kommen.

Das in der Psychosomatik vorherrschende bio-psycho-soziale Krankheitsmodell (Engel 1977) beginnt sich auch in anderen medizinischen Fachgebieten langsam durchzusetzen. Die „Krankenkarriere", bevor ein Patient in eine psychosomatische Klinik kommt, liegt seit langem zwischen sechs und sieben Jahren. Daraus folgt, dass die Patienten, die in eine Rehabilitationsklinik kommen, zuvor häufig in Akutkrankenhäusern waren. Wir haben bei einer großen gesetzlichen Krankenversicherung festgestellt, dass unter denselben Diagnosen einmal die gesetzliche Rentenversicherung und ein anderes Mal die gesetzliche Krankenversicherung zuständig ist, sodass sich über die Diagnosen eine Unterscheidung zwischen Krankenhausbehandlung und Rehabilitationsbehandlung teilweise nur schwer herstellen lässt (Lamprecht et al. 1999). Bei der Krankenhausbehandlung stehen Diagnostik, Linderung des Leidens und Verhüten einer Verschlimmerung im Vordergrund, und zwar unmittelbar, während es bei der Rehabilitationsbehandlung darauf ankommt, den Gesundheitszustand zu bessern, Krankheitsfolgen zu verhindern und abzumildern und ggf. zur Neuorientierung, Ich-Stärkung und Förderung einer selbstständigen Lebensführung beizutragen. Inhaltlich steht bei der Krankenhausbehandlung ein ärztlich geleitetes Therapieprogramm mit ständiger ärztlicher Präsenz im Vordergrund, während in der Rehabilitation, neben der ärztlichen Verantwortung, zusätzlich andere Berufsgruppen gleichrangig beteiligt sind. Bei den Patienten in der Rehabilitationsklinik ist die diagnostische Klärung, zumindest was die somatische Seite angeht, weitgehend abgeschlossen und es muss eine hinreichende psychische und körperliche Stabilität im Sinne einer Rehabilitationsfähigkeit vorhanden sein. Dagegen ist im Krankenhaus die diagnostische Klärung noch nicht abgeschlossen und eine akute psychische und körperliche Instabilität steht mehr im Vordergrund. Häufig muss die Krankheitseinsicht und Motivation für eine mögliche Psychotherapie erst geweckt werden. Daraus folgt, dass in einem Krankenhaus eine entsprechende apparative und personelle Ausstattung vorhanden sein muss, während in einer Rehabilitationsklinik mit ärztlicher Aufsicht eher ein multiprofessionelles Team arbeitet, welches mit spezialisierten Angeboten die Abrufung von Wartelisten bedient. In diesem Zusammenhang muss auch erwähnt werden, dass aufgrund der längeren Lebenserwartung vor allem Menschen in der zweiten Lebenshälfte mit zum Teil chronischen Krankheiten in die Rehabilitation kommen; hier ist häufig die Krankenkasse als Leistungsträger zuständig.

Seit Inkrafttreten des SGB IX wurde von der Bundesarbeitsgemeinschaft für Rehabilitation auch die ICF für die weiteren Empfehlungen berücksichtigt. Die ICF stellt eine Weiterentwicklung der ICIDH (*International Classification of Impairments, Disabilities and Handicaps*) dar. Dies beinhaltet im Wesentlichen die Abkehr von einem rein linearen Modell der Krankheitsfolgen hin zu einem dynamischen Modell der funktionalen Gesundheit bzw. Beeinträchtigung. Das heißt, die ICF ist vielmehr **ressourcenorientiert**. Dadurch rücken die Kontextfaktoren bei der Beurteilung wesentlich deutlicher in den Vordergrund. Die Flexibilisierung der Rehabilitation hat einmal zu Rahmenempfehlungen zur ambulanten medizinischen Rehabilitation von der Bundesarbeitsgemeinschaft für Rehabilitation (BAR 2004) geführt, zum anderen auch zu spezifizierten Nachsorgeprogrammen seitens der Rentenversicherung (IRENA; Kobelt et al. 2002). Auch wird die berufliche Rehabilitation durch Kooperationspartner vor Ort zunehmend mehr miteinbezogen. Hier gibt es Überschneidungen zur neu etablierten Medizinisch-beruflich orientierten Rehabilitation (MBOR) für Rehabilitanden mit besonderer beruflicher Problemlage (Deutsche Rentenversicherung Bund 2012). Schließlich wurden Reha-Therapiestandards der Rentenversicherung, z. B. in Form der Reha-Therapiestandards für die Behandlung Depressiver Störungen, für die Psychosomatische Rehabilitation (Deutsche Rentenversicherung 2011) zunehmend relevant.

Obwohl also vieles im Fluss ist, haben wir uns dennoch zu einer Überarbeitung unserer umfassenden Bestandsaufnahme der Rehabilitation in der Psychosomatik in Deutschland entschlossen. Die ursprüngliche Initiative zu dieser Bestandsaufnahme ging von der Deutschen Gesellschaft für Klinische Psychotherapie und Psychosomatische Rehabilitation (DGPPR) aus.

Literatur zu Kapitel 1

Bundesarbeitsgemeinschaft für Rehabilitation (BAR). Rahmenempfehlungen zur ambulanten Rehabilitation bei psychischen und psychosomatischen Erkrankungen vom 22. Januar 2004. http://www.bar-frankfurt.de/fileadmin/dateiliste/publikationen/empfehlungen/downloads/Rahmenempfehlung_psychische_Erkrankungen.pdf, abgerufen am 23.10.2013.

Deutsche Rentenversicherung 2011. Reha-Therapiestandards Depressive Störungen, Leitlinie für die medizinische Rehabilitation der Rentenversicherung. http://forschung.deutsche-rentenversicherung.de/ForschPortalWeb/ressource?key=rts_depression.pdf, abgerufen am 23.10.2013.

Deutsche Rentenversicherung Bund, Geschäftsbereich Sozialmedizin und Rehabilitation, Bereich Reha-Wissenschaften (Hrsg.). Anforderungsprofil zur Durchführung der Medizinisch-beruflich orientierten Rehabilitation (MBOR) im Auftrag der Deutschen Rentenversicherung. Berlin. 3. überarbeitete Auflage (10/2012). http://www.deutsche-rentenversicherung.de/cae/servlet/contentblob/207024/publicationFile/24437/mbor_datei.pdf, abgerufen am 23.10.2013.

DIMDI (Hrsg.). DIMDI, ICF – Internationale Klassifikation der Funktionsfähigkeit, Behinderung und Gesundheit. Köln 2006.

Engel GL. The need for a new medical model: a challenge for biomedicine. Science 1977; 196: 12936.

Kobelt A, Grosch EV, Lamprecht F. Ambulante psychosomatische Nachsorge. Integratives Trainingsprogramm nach stationärer Rehabilitation. Stuttgart, New York: Schattauer 2002.

Lamprecht F, Schueffel W, Maoz B. Psychosomatic medicine and primary care in Germany. Isr J Psychiatry Relat Sci 1998; 35: 97–103.

Lamprecht F, Schmid-Ott G, Dörning H. Stationäre Versorgung von Patienten mit psychosomatischen und psychogenen Erkrankungen bzw. von Suchtpatienten in der Regelversorgung und in der Rehabilitation – ein empirischer Vergleich. In: Kröger F, Petzold ER (Hrsg). Selbstorganisation und Ordnungswandel in der Psychosomatik. Frankfurt: VAS 1999; 525–38.

2 Grundlagen, Definitionen und Abgrenzungen

2.1 Gesundheits- und Krankheitsmodelle

R. Lutz und O. Ahlswede

2.1.1 Gesundheit und Krankheit als eigenständige Gegenstandsbereiche

Seelische wie auch somatische Gesundheit und Krankheit werden oft als zwei voneinander unabhängige Zustände verstanden. Dieser Denktradition folgend ist ein Mensch entweder „gesund" oder „krank". Eine solche Separierung ist nicht nur von sozialrechtlichem Interesse (z. B. Krankschreibung), sie hat auch zahlreiche Vorteile, beispielsweise bei der Entwicklung eines symptomorientierten Behandlungsprogramms oder auch eines Forschungsparadigmas. Bei der getrennten Definition von Seelischer Gesundheit und Krankheit werden abhängig von der jeweiligen Anwendungsdisziplin und Forschungstradition ganz unterschiedliche Aspekte herangezogen (zur Übersicht s. Becker 1982), wie Normen (ein Zustand bzw. Verhaltensweisen außerhalb einer Verteilung gelten als krank, innerhalb der Verteilung als gesund), das Funktionsniveau (ein nicht angemessenes Funktionsniveau gilt als krank, ein angemessenes als gesund) oder das Befinden (schlechtes Befinden indiziert Krankheit, gutes Gesundheit).

Bei der Auseinandersetzung mit Gesundheit wird eher von Krankheit ausgegangen. Viele der Autoren, die von Becker (1982) zur Beschreibung von Seelischer Gesundheit herangezogen werden, entwickeln ihre Kriterien aus einem Krankheitsmodell. Zwar plädieren Autoren wie Becker oder Antonovsky (1987) für eine Eigenständigkeit von Gesundheit und Krankheit, jedoch verwenden sie zur Operationalisierung von Seelischer Gesundheit Skalen, die zum Großteil aus negativ valenten Items, also Indikatoren von Krankheit, bestehen. Diese werden durch rechnerische Invertierung zu Indikatoren von Gesundheit „umgedeutet", das heißt: Wenn ein Merkmal von Krankheit nicht beobachtet wird, ist das nach dieser Empirie ein Hinweis auf Gesundheit!

Ansätze und Modelle, die zur Klärung der Frage „Warum wird eine Person krank bzw. warum bleibt eine Person gesund?" beitragen sollen, machen ganz unterschiedliche Bedingungen verantwortlich: genetisch-physiologische Ausstattung, soziale Umgebung, „Life events" (im Sinne plötzlicher schwerwiegender Belastungen), „Labelling" („psychosoziale Etikettierung"), Selbstfürsorge, Genussfähigkeit, Lebensführung, Ressourcen, Stress, materialisierten Wohlstand, Balance, Kindheitsentwicklung, Lernbedingungen.

Ist aber eine Person, deren Krankheit mithilfe eines dieser Aspekte erklärt wird, auch bezüglich aller anderen Aspekte als krank zu bezeichnen? Oder können die in den genannten Ansätzen betrachteten Gesichtspunkte sogar dazu beitragen, dass eine Person trotz belastender Umstände gesund bleibt?

Die meisten Definitionssätze von Gesundheit und Krankheit basieren auf biomedizinischen oder psychologischen oder soziologischen Modellen und sind somit gewissermaßen reduktionistisch für ihre jeweilige Disziplin ausgelegt. Weitsichtiger scheint dagegen ein integrativer Ansatz, wie das bio-psycho-soziale Störungs- bzw. Krankheitsmodell nach Engel (1977), welches von einer multifaktoriellen

Pathogenese ausgeht. Dieses Modell ist nicht nur für das Verständnis psychosomatischer Phänomene wegweisend, sondern auch „rein" somatische Vorgänge können damit besser verstanden werden (Frey 1992), wie z. B. körperliche Heilungsprozesse von Unfallopfern in Abhängigkeit von psychologischen („Psycho"-) Merkmalen.

Neben der Berücksichtigung einer multifaktoriellen Pathogenese ist für das psychosomatische Verständnis von Seelischer Gesundheit und Krankheit bedeutsam, in welche Relation Gesundheit und Krankheit zueinander gesetzt werden. Es bieten sich die folgenden Modelle an:
- das bipolare Modell: Seelische Gesundheit und Krankheit sind gegensätzliche Pole eines Kontinuums.
- das Unabhängigkeitsmodell: Seelische Gesundheit und Krankheit sind zwei voneinander unabhängige Faktoren.

2.1.2 Das bipolare Modell

Im bipolaren Modell werden Gesundheit und Krankheit als Gegensatzpaar auf einem Kontinuum verstanden.

Diese Annahme wird von prominenten klinischen Schulen geteilt (Hambrecht 1986). Das Kontinuumsmodell erscheint intuitiv plausibel, da wir ohne Schwierigkeiten in der Lage sind, sowohl das Befinden eines Patienten als auch unsere eigene Verfassung auf einem Kontinuum anzuordnen. Diese Sichtweise, auch als Infektionsmodell bezeichnet (Weiner 1978), ist kulturhistorisch neueren Datums und entstand nach den Entdeckungen von Louis Pasteur (1822–1895) und Robert Koch (1834–1910): Ein Erreger, ein Bakterium, infiziert einen gesunden Menschen und macht diesen krank. Ein Gegenmittel tötet den Erreger ab, der Patient gesundet wieder; ein Dorn im Fuß schmerzt, wird der Dorn gezogen, lässt der Schmerz nach.

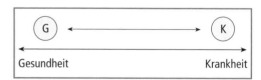

Abb. 2-1 Bipolares Modell von Gesundheit und Krankheit

Durch eine symptomorientierte Intervention wandert ein Patient auf dem Kontinuum weg vom Pol „krank" hin zum Pol „gesund". Nach diesem Modell wird also ein kranker Mensch (K) zwangsläufig zu einem gesunden Menschen (G), wenn seine Krankheit „entfernt" wird (Abb. 2-1).

Augenscheinlich trifft dieses Modell bei umschriebenen seelischen Beschwerden die konzipierten Prozesse von symptomzentrierten (programmgesteuerten) Interventionen gut und ist Klinikern dann unmittelbar einsichtig, wenn sie in ihrem Denken pathologisch orientiert sind. Das Kontinuumsmodell wird durch Evaluationsstudien validiert, wenn – wie weitgehend üblich – als Kriterium der Besserung lediglich symptomzentrierte Maße herangezogen werden.

Allerdings gilt die Gleichsetzung der Abwesenheit von Krankheit mit Gesundheit als eine unzulässige Vereinfachung (Schorr 1995); sie widerspricht sowohl klinischer Evidenz als auch den Forschungsergebnissen zu therapiewirksamen Faktoren: Symptome sind nicht selten funktional „gesund"; der Behandlungsplan einer stationären psychosomatischen Behandlung sieht heute regelhaft auch Förderung gesunder Anteile, Stärkung von Ressourcen etc. vor, was genau genommen nach einem bipolaren Modell weder vorgesehen noch zur Gesundheit notwendig ist. Nach einer Behandlung berichten Patienten nicht nur von einer Besserung ihrer Beschwerden, sie sind auch wohlgestimmter; „unspezifische" Wirkfaktoren klären mehr Varianz auf als die „spezifischen" (Hubble et al. 2001). Man beachte, dass

2.1 Gesundheits- und Krankheitsmodelle

die Definition der *World Health Organization* (WHO) von 1946 bereits darauf hinweist:

> „Gesundheit ist (…) nicht nur die Abwesenheit von Krankheit (…)" (WHO 1946)

2.1.3 Das Unabhängigkeitsmodell

Im Unabhängigkeitsmodell (Lutz 1992; Lutz u. Mark 1994) werden Gesundheit und Krankheit als unabhängige Dimensionen einander gegenübergestellt.

Dem Modell liegt der Gedanke zugrunde, dass Kranke immer auch über gesunde Anteile verfügen und Gesunde über kranke Anteile. „Krank sein" im Sinne von Behandlungsbedürftigkeit, ist dann gegeben, „… wenn die Balance zwischen gesund erhaltenden und krank machenden Bedingungen zu Ungunsten von Gesundheit verschoben ist. Man fühlt sich dann gesund, wenn gesunderhaltende Bedingungen überwiegen. Ob man krank wird oder nicht, hängt nach diesem Konzept nicht allein von der Anzahl und Schwere von Noxen oder negativen Life events ab. Entscheidend ist, ob, wie viele und wie hoch bewertete positive Bedingungen einer Belastung gegenüber stehen" (Lutz u. Mark 1994).

Die Abbildung 2-2 soll diesen Zusammenhang erläutern: Bei einer Person K besteht ein Ungleichgewicht zwischen gesund erhaltenden und krank machenden Bedingungen zu Ungunsten der Gesundheit. Sie fühlt sich subjektiv krank und behandlungsbedürftig. Die Person G ist vergleichbar wie die Person K belastet. Da sie über mehr gesunde Anteile verfügt, fühlt sie sich gesund und nicht behandlungsbedürftig.

Nach dem Unabhängigkeitsmodell sind somit zwei Interventionsansätze theoretisch begründet:
1. die (klassische) Reduktion von Krankheitssymptomen und Belastungen
2. die Förderung von Gesundheitsressourcen und Positiva

Im Rahmen einer Psychotherapie sind sicherlich beide Vorgehensweisen gleichermaßen indiziert.

2.1.4 Zwei Modelle, zwei Wahrheiten?

Es stellt sich nun die Frage, welches der beiden Modelle das „zutreffendere" ist. Zur Überprüfung können Skalen miteinander korreliert werden, die als Indikatoren von Gesundheit und Krankheit gelten. In der Literatur sind zwei typische Ergebnisse zu finden: Indikatoren von Gesundheit und Krankheit korrelieren entweder zu einem Betrag um Null oder sie korrelieren substanziell negativ. Der erste Befund stützt das Unabhängigkeitsmodell, der zweite das Kontinuumsmodell. Dieser scheinbare Widerspruch lässt sich durch eine Inspektion der Items der jeweiligen Gesundheits- und Krankheitsskalen auflösen. Sind die Items verhaltenszentriert (vz) formuliert, dann korrelieren Indikatoren von Gesundheit und

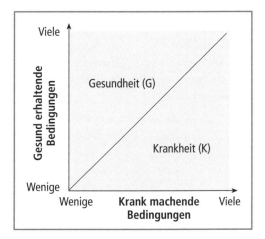

Abb. 2-2 Unabhängigkeitsmodell von Gesundheit und Krankheit

Krankheit nicht miteinander. Sind die Items dagegen personzentriert (pz) formuliert, wird eine substanzielle Kovariation gefunden (zur Erklärung s. Lutz 1992).

Durch die beiden Itemformate wird ein jeweils anderes Antwortverhalten provoziert. Das eine (vz) ist quasi objektiv und beobachtend, während das andere (pz) subjektiv und wertend ist. Durch die Art der Formulierung werden also für einen identischen psychodiagnostischen Sachverhalt zwei unterschiedliche Aspekte hervorgehoben, nämlich entweder eine eher objektive Beobachtung oder eine eher subjektive Bewertung.

! Durch das Unabhängigkeitsmodell werden Aspekte von Gesundheit und Krankheit als beobachtbare Einheiten dargestellt, während im Kontinuumsmodell subjektiv bewertende Aspekte von Gesundheit und Krankheit abgebildet werden. Demzufolge sind beide Modelle „richtig", haben aber einen anderen Bezug.

2.1.5 Gesundheitsmodelle und klinische Praxis

Beide Modelle sind in der klinischen Praxis leicht wiederzuentdecken. So ist z. B. bei der Exploration eines Patienten davon auszugehen, dass dieser seine subjektive Gestimmtheit eher auf einem Kontinuumsmodell wiedergibt. Zugespitzt formuliert: Wenn Patienten ihre Welt nur noch in schwarz oder weiß sehen, so nutzen sie implizit das bipolare Modell.

Das orthogonale Modell ist für einen Kliniker allerdings in vielfacher Weise hilfreicher, da in einer diagnostischen Phase nicht nur pathologische, sondern leichter auch gesunde Anteile entdeckt werden. Das Modell fordert neben einer am Symptom orientierten Therapie auch eine Förderung von gesunden Anteilen und beschreibt damit sehr viel besser den Anspruch des klinischen Therapeuten.

In diesem Sinne ist eine Gegenstandsdefinition der 1986 gegründeten *International Association for Health Psychology* zu sehen:

„Gesundheitspsychologie ist ein wissenschaftlicher Beitrag der Psychologie zur
- Förderung und Erhaltung von Gesundheit,
- Verhütung und Behandlung von Krankheiten,
- Bestimmung von Risikoverhaltensweisen,
- Diagnose und Ursachenbestimmung von gesundheitlichen Störungen,
- Rehabilitation und
- Verbesserung des Systems gesundheitlicher Versorgung.

Sie befasst sich vor allem mit der Analyse und Beeinflussung gesundheitsbezogener Verhaltensweisen des Menschen auf individueller und kollektiver Ebene sowie mit den psychosozialen Grundlagen von Krankheit und Krankheitsbewältigung" (Schwarzer 1990, S. 2).

Diesen Ansprüchen kann ein Kliniker dann gerecht werden, wenn seine Lösungsheuristiken berücksichtigen, dass Gesundheit und Krankheit jeweils multifaktoriell bedingt sind und als zwei eigenständige Faktoren zusammenwirken.

2.2 Grenzen der ICD und Ansatz der ICF

M. F. Schuntermann

Die Internationale Klassifikation der Krankheiten (*International Statistical Classification of Diseases and Related Health Problems*; ICD) kann vor dem Hintergrund ihres bio-medizinischen Modells als eine international anerkannte und einheitliche Sprache aufgefasst werden, mit der Krankheiten in einer für alle professionellen Gruppen im Gesundheitswesen gleichen Weise benannt und verstanden werden. Erst hierdurch wird eine eindeutige Kommunikation über Krankheiten innerhalb und zwischen Professionen und Institutionen möglich.

Die Kommunikation mithilfe der ICD findet dort ihre Grenzen, wo nicht über Krankheiten selbst, sondern über die mit ihnen einhergehenden funktionalen Probleme, d. h. über die negativen Auswirkungen von Krankheiten auf das Leben eines Betroffenen, gesprochen wird. Funktionale Probleme sind z. B. Beeinträchtigungen in den Bereichen der Mobilität, der Kommunikation, der Selbstversorgung, des häuslichen Lebens, der Interaktionen mit anderen Menschen oder des Erwerbslebens.

Die Notwendigkeit, auch für funktionale Probleme eine international anerkannte und einheitliche Sprache zu verwenden, die von allen professionellen Gruppen im Gesundheits- und Sozialwesen in gleicher Weise verstanden wird, ergibt sich insbesondere aus der zunehmenden Bedeutung funktionaler Probleme, deren Management im Gesundheits- und Sozialwesen und der Intervention gegen diese Probleme.

Funktionale Probleme gehen meist einher mit chronischen Krankheiten und dem Altern. In den 90er Jahren waren bereits nahezu 80 % der Patienten in Allgemeinpraxen wegen chronischen Krankheiten und den daraus resultierenden funktionalen Problemen in Behandlung (Grigoleit u. Wenig 1995). Die Lebenserwartung ist in den letzten 50 Jahren erheblich gestiegen. So hatte 2002 eine 60-jährige Frau eine durchschnittliche weitere Lebenserwartung von 24,7 Jahren und wurde also 84,7 Jahre alt. Für einen 60-jährigen Mann lag die fernere Lebenserwartung bei 19,9 Jahren. Vor 50 Jahren lag die Lebenserwartung für 60-jährige Frauen noch bei 17,5, für 60-jährige Männer bei 16,2 Jahren. Von den im Jahr 2002 geborenen Mädchen werden voraussichtlich 50 % ein Alter von 88,8 Jahren, 25 % sogar mindestens das Alter von 93,8 Jahren erreichen (Bomsdorf 2002).

Eine einheitliche Sprache dient in diesen Fällen der eindeutigen Beschreibung krankheits- oder altersbedingter funktionaler Probleme als Voraussetzung für eine gezielte Prävention und Intervention. Eine solche Sprache stellt die Internationale Klassifikation der Funktionsfähigkeit, Behinderung und Gesundheit (*International Classification of Functioning, Disability and Health*; ICF) zur Verfügung (Tab. 2-1). Diese Klassifikation wurde im Jahr 2001 von der Vollversammlung der Weltgesundheitsorganisation (WHO 2001) verabschiedet.

Die ICF ist die Nachfolgerin der Internationalen Klassifikation der Schädigungen, Fähigkeitsstörungen und Beeinträchtigungen (*International Classification of Impairments, Disabilities and Handicaps*; ICIDH) der WHO (1980) und ergänzt die ICD.

Die ICF befindet sich in Deutschland in der Implementierungsphase. Im Neunten Buch des Sozialgesetzbuches (SGB IX) – Rehabilitation und Teilhabe behinderter Menschen – wurden wesentliche Aspekte der ICF unter Be-

Tab. 2-1 Die wichtigsten Begriffe der ICF

Aktivitäten	Durchführung von Aufgaben oder Handlungen durch eine Person (siehe auch Leistungsfähigkeit, Leistung)
Barrieren	Kontextfaktoren (insbesondere Umweltfaktoren), die sich negativ auf die funktionale Gesundheit (insbesondere auf die Teilhabe) auswirken
Beeinträchtigungen der Aktivität	Schwierigkeiten, die eine Person bei der Durchführung einer Aktivität haben kann
Beeinträchtigungen der Teilhabe	Probleme, die eine Person beim Einbezogensein in eine Lebenssituation oder einen Lebensbereich erlebt
Behinderung	jede Beeinträchtigung der funktionalen Gesundheit einer Person (der Behinderungsbegriff der ICF ist wesentlich weiter als der des SGB IX)
Beurteilungsmerkmale	dienen der näheren Qualifizierung der dokumentierten Items der verschiedenen Teilklassifikationen; das allgemeine Beurteilungsmerkmal, das für alle Klassifikationen gleich ist, gibt den Schweregrad des Problems an, bei den Umweltfaktoren besteht das Problem in Barrieren, es können jedoch auch die Funktionsfähigkeit förderliche Faktoren (Förderfaktoren) kodiert werden; die weiteren Beurteilungsmerkmale sind klassifikationsabhängig
Domäne	sinnvolle und praktikable Menge von Items aus einer beliebigen Teilklassifikation der ICF
Förderfaktoren	Kontextfaktoren (insbesondere Umweltfaktoren), die sich positiv auf die funktionale Gesundheit (insbesondere auf die Teilhabe) auswirken
Funktionale Gesundheit	umfasst die Aspekte der Körperfunktionen und -strukturen des Organismus einer Person sowie die Aspekte der Aktivitäten und Teilhabe der Person an Lebensbereichen vor dem Hintergrund ihrer Kontextfaktoren; funktionale Gesundheit ist kein expliziter Begriff der ICF
Funktionsfähigkeit	umfasst alle Aspekte der funktionalen Gesundheit
Kategorien	bilden die Einheiten der vier Teilklassifikationen der ICF auf Item-Ebene
Komponente	der zu klassifizierende Gegenstand, also Körperfunktionen und -strukturen, Aktivitäten und Teilhabe, Umweltfaktoren und personbezogene Faktoren (in der ICF nicht klassifiziert)
Kontextfaktoren	alle Gegebenheiten des Lebenshintergrundes einer Person, sie sind in Umweltfaktoren und personbezogene Faktoren gegliedert
Körperfunktionen	physiologische Funktionen von Körpersystemen (einschließlich psychologische Funktionen; siehe auch Schädigungen)
Körperstrukturen	anatomische Teile des Körpers, wie Organe, Gliedmaßen und ihre Bestandteile (siehe auch Schädigungen)
Lebensbereiche	Domänen der Klassifikation der Aktivitäten und Teilhabe
Leistung	die tatsächliche Durchführung einer Aufgabe oder Handlung einer Person in ihrem gegenwärtigen Kontext; Leistung ist ein Aspekt des Aktivitätskonzeptes

2.2 Grenzen der ICD und Ansatz der ICF

Tab. 2-1 Fortsetzung

Leistungsfähigkeit	das maximale Leistungsniveau einer Person bezüglich einer Aufgabe oder Handlung unter Test-, Standard- oder hypothetischen Bedingungen; Leistungsfähigkeit ist ein Aspekt des Aktivitätskonzeptes
Partizipation	siehe Teilhabe
Personbezogene Faktoren	sind der besondere Hintergrund des Lebens und der Lebensführung einer Person (ihre Eigenschaften und Attribute) und umfassen Gegebenheiten des Individuums, die nicht Teil ihres Gesundheitsproblems oder -zustands sind (derzeit nicht in der ICF klassifiziert)
Schädigungen	Beeinträchtigungen einer Körperfunktion oder -struktur wie z. B. eine wesentliche Abweichung oder ein Verlust
Teilhabe	das Einbezogensein einer Person in eine Lebenssituation oder einen Lebensbereich
Umweltfaktoren	bilden die materielle, soziale und einstellungsbezogene Umwelt ab, in der Menschen leben und ihr Dasein entfalten; Umweltfaktoren sind in der ICF klassifiziert

rücksichtigung der in Deutschland historisch gewachsenen und anerkannten Besonderheiten aufgenommen. Die zum 1. April 2004 in Kraft getreten „Richtlinien über Leistungen zur medizinischen Rehabilitation (Rehabilitations-Richtlinien) nach § 92 Abs. 1 Satz 2 Nr. 8 SGB V" des Gemeinsamen Bundesausschusses stellen auf die ICF ab. Die Gemeinsame Empfehlung nach § 13 Abs. 1 i. V. m. § 12 Abs. 1 Nr. 4 SGB IX für die Durchführung von Begutachtungen möglichst nach einheitlichen Grundsätzen (Gemeinsame Empfehlung „Begutachtung") der Bundesarbeitsgemeinschaft für Rehabilitation, die am 1. Juli 2004 in Kraft getreten ist, basiert ebenfalls auf der ICF.

2.2.1 Begrifflichkeit und Modell der ICF

Der wichtigste Grundbegriff der ICF ist der Begriff der **funktionalen Gesundheit**. Danach gilt eine Person als funktional gesund, wenn vor ihrem gesamten Lebenshintergrund (Konzept der Kontextfaktoren)

- ihre körperlichen Funktionen (einschließlich des geistigen und seelischen Bereichs) sowie
- ihre Körperstrukturen allgemein anerkannten (statistischen) Normen entsprechen (Konzept der Körperfunktionen und -strukturen),
- sie all das tut oder tun kann, was von einem Menschen ohne Gesundheitsproblem (ICD) erwartet wird (Konzept der Aktivitäten), und
- sie ihr Dasein in allen Lebensbereichen, die ihr wichtig sind, in der Weise und dem Umfang entfalten kann, wie es von einem Menschen ohne Beeinträchtigung der Körperfunktionen oder -strukturen oder der Aktivitäten erwartet wird (Konzept der Teilhabe an Lebensbereichen bzw. Partizipation).

Das „Normalitätskonzept", auf welchem das Modell der funktionalen Gesundheit basiert, dürfte in den meisten Fällen angemessen sein. Andererseits kann die unkritische Übernahme des Normalitätskonzeptes als normative

Forderung für den Betroffenen zu erheblichen Problemen führen.

Der ICF-Begriff der „Funktionsfähigkeit" („functioning") umfasst alle Aspekte der funktionalen Gesundheit. Mit dem Begriff der funktionalen Gesundheit wird die rein bio-medizinische Betrachtungsweise verlassen. Zusätzlich zu den bio-medizinischen Aspekten (Körperfunktionen und -strukturen), die die Ebene des Organismus betreffen, werden Aspekte des Menschen als handelndes Subjekt (Aktivitäten) und als selbstbestimmtes und gleichberechtigtes Subjekt in Gesellschaft und Umwelt (Teilhabe) einbezogen. Diese Sichtweise ist für die Rehabilitation von zentraler Bedeutung.

Die genannten Aspekte gleichsam umhüllend, werden die **Kontextfaktoren** der betreffenden Person in die Betrachtung einbezogen, d. h. alle externen Gegebenheiten der Welt, in der die betreffende Person lebt (Umweltfaktoren, z. B. Verfügbarkeit von Hilfsmitteln oder angepassten Technologien, Möglichkeiten der Arbeitsplatzanpassung), sowie ihre persönlichen Eigenschaften und Attribute (personbezogene Faktoren, z. B. Alter, Geschlecht, Ausbildung, Motivation, Leistungsbereitschaft). Beides, die Umweltfaktoren und die personbezogenen Faktoren, sind auch bei der Rehabilitation zu berücksichtigen. Kontextfaktoren können sich sowohl positiv insbesondere auf die Teilhabe an Lebensbereichen auswirken (Förderfaktoren, z. B. soziale Unterstützung, „gebraucht zu werden", gute Leistungsbereitschaft der Person) als auch negativ (Barrieren, z. B. fehlende Teilzeitarbeitsplätze, mangelnde Motivation der Person).

> **!** Damit kann der Zustand der funktionalen Gesundheit einer Person als das Ergebnis der Wechselwirkung zwischen dem Gesundheitsproblem (ICD) einer Person und ihren Kontextfaktoren (bio-psycho-soziales Modell der ICF) aufgefasst werden.
> Eine Beeinträchtigung der funktionalen Gesundheit einer Person ist das Ergebnis der negativen Wechselwirkung zwischen dem Gesundheitsproblem (ICD) einer Person und ihren Kontextfaktoren. Jede Beeinträchtigung der funktionalen Gesundheit wird in der ICF Behinderung genannt.

Dieser Behinderungsbegriff ist wesentlich weiter als der des SGB IX gefasst. Im Bereich der Sozialleistungsträger sollte nur der Behinderungsbegriff des SGB IX verwendet werden, um Missverständnisse zu vermeiden.

2.2.2 Das bio-psycho-soziale Modell der ICF

In Abbildung 2-3 ist das bio-psycho-soziale Modell der ICF skizziert. Nach diesem komplexen Interdependenzmodell variiert der Zustand der funktionalen Gesundheit mit dem Gesundheitsproblem (ICD) und den Kontextfaktoren, und eine Beeinträchtigung der funktionalen Gesundheit kann neue Gesundheitsprobleme nach sich ziehen. Jedes Element des Modells kann als Ausgangspunkt für mögliche neue Probleme herangezogen werden. So kann z. B. eine längere Bettlägerigkeit einer Person (Aktivitätseinschränkung) eine Muskelatrophie (Strukturschaden mit Funktionsstörung) bewirken. Eine langzeitarbeitslose Person (Beeinträchtigung der Teilhabe) kann eine reaktive Depression entwickeln oder alkoholabhängig werden (beides Krankheiten). Derartige Prozesse werden **Sekundärprozesse** genannt. Mit möglichen Sekundärprozessen sollte immer gerechnet werden. Neben Sekundärprozessen sind auch **induzierte Prozesse** bekannt. Induzierte Prozesse können sich bei Dritten, meist nächsten Angehörigen entwickeln. Bekannt sind induzierte Prozesse z. B. bei Eltern und/oder Geschwistern von schwer krebskranken Kindern.

Das bio-psycho-soziale Modell der ICF ist wesentlich aussagefähiger und wirklichkeitsnäher als das eher eindimensionale Krankheitsfolgenmodell der ICIDH von Wood aus

2.2 Grenzen der ICD und Ansatz der ICF

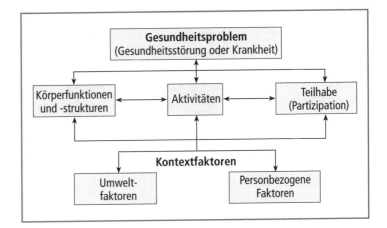

Abb. 2-3 Das bio-psycho-soziale Modell der ICF

dem Jahr 1980 (Wood 1980). Das Krankheitsfolgenmodell lautet in Begriffen der ICF: Gesundheitsproblem → Funktionsstörung/Strukturschaden → Beeinträchtigung der Aktivitäten → Beeinträchtigung der Teilhabe.

! Mit dem bio-psycho-sozialen Modell wurde ein bedeutender Paradigmenwechsel vollzogen. Funktionale Probleme sind nicht mehr Attribute einer Person, sondern sie sind das Ergebnis einer negativen Wechselwirkung.

2.2.3 Konzepte der ICF

Konzept der Kontextfaktoren

Die Gegebenheiten des gesamten Lebenshintergrundes einer Person werden in der ICF Kontextfaktoren genannt. Kontextfaktoren setzen sich aus Umweltfaktoren und personbezogenen Faktoren zusammen.

Umweltfaktoren bilden die materielle, soziale und einstellungsbezogene Umwelt ab, in der Menschen leben und ihr Dasein entfalten. Umweltfaktoren sind in der ICF klassifiziert.
Personbezogene Faktoren sind der besondere Hintergrund des Lebens und der Lebensführung einer Person (ihre Eigenschaften und Attribute) und umfassen Gegebenheiten des Individuums, die nicht Teil ihres Gesundheitsproblems oder -zustandes sind. Personbezogene Faktoren sind in der ICF derzeit noch nicht klassifiziert. Einen Vorschlag hierzu machen Viol et al. (2006).

Nur solche Faktoren gehören zu den personbezogenen Faktoren, die nicht Teil des bestehenden Gesundheitsproblems der Person sind. Sind bestimmte Faktoren Teil des Gesundheitsproblems, wie z. B. mangelnder Wille zu handeln bei Depression, dann gehören sie nicht zu den personbezogenen Faktoren. Im Beispiel liegt eine Funktionsstörung vor. Wird dieser Sachverhalt nicht berücksichtigt, kann es zu falschen Interventionen kommen.

Die Einbeziehung von Kontextfaktoren in das Konzept der funktionalen Gesundheit ermöglicht es, die Frage zu beantworten, welche Kontextfaktoren sich positiv und welche sich negativ auf die funktionale Gesundheit einer Person auswirken. Im ersten Fall wird von **Förderfaktoren** und im zweiten Fall von **Barrieren** gesprochen. Es ist z. B. bei der Beurteilung der funktionalen Gesundheit einer Person nicht sinnvoll, Kontextfaktoren zu nennen, ohne gleichzeitig anzugeben, ob sich diese als Förderfaktoren oder Barrieren auswirken. Das Vorhandensein von Förderfaktoren und das Fehlen von Barrieren sind inhaltlich verschiedene Sachverhalte und sollten auch getrennt betrachtet werden, obwohl sich beide Sachverhalte im Ergebnis positiv auf die funktionale Gesundheit auswirken. Entsprechendes gilt im umgekehrten Fall.

Die Begriffe „Förderfaktoren" und „Barrieren" lassen sich auf alle drei Aspekte der funktionalen Gesundheit anwenden.

Tabelle 2-2 gibt einen Überblick über die Kontextfaktoren.

Konzept der Körperfunktionen und Körperstrukturen

Mit dem Konzept der Körperfunktionen und -strukturen können meist die Ursachen von Einschränkungen bestehender Aktivitäten einer Person angegeben werden. Dies ist jedoch nicht immer der Fall. Häufig besteht nur eine mehr oder weniger enge Korrelation.

> Das Konzept der Körperfunktionen und -strukturen bezieht sich auf den menschlichen Organismus einschließlich des mentalen Bereichs.

> Dabei sind **Körperfunktionen** die physiologischen Funktionen von Körpersystemen (einschließlich psychologische Funktionen) und **Körperstrukturen** anatomische Teile des Körpers, wie Organe, Gliedmaßen und ihre Bestandteile. Schädigungen sind Beeinträchtigungen einer Körperfunktion oder -struktur wie z. B. eine wesentliche Abweichung oder ein Verlust.

Tabelle 2-3 gibt einen Überblick über die Klassifikationen der Körperfunktionen und -strukturen.

Konzept der Aktivitäten

Das Konzept der Aktivitäten ist zentral für Zugang, funktionale Diagnostik, Durchführung, Monitoring und Evaluation von Leistungen zur Rehabilitation.

> Dieses Konzept bezieht sich auf den Menschen als handelndes Subjekt. Hierbei wird unter einer **Aktivität** die Durchführung einer Handlung oder Aufgabe verstanden. Beeinträchtigungen einer Aktivität sind Probleme, die eine Person bei der Durchführung einer Handlung oder Aufgabe hat.

Tab. 2-2 Kontextfaktoren der ICF

Umweltfaktoren (Kapitel der Klassifikation der Umweltfaktoren)	Personbezogene Faktoren (Nicht klassifiziert; Beispiele)
• Produkte und Technologien (z. B. Hilfsmittel, Medikamente) • natürliche und vom Menschen veränderte Umwelt (z. B. Bauten, Straßen, Fußwege) • Unterstützung und Beziehungen (z. B. Familie, Freunde, Arbeitgeber, Fachleute des Gesundheits- und Sozialsystems) • Einstellungen, Werte und Überzeugungen anderer Personen und der Gesellschaft (z. B. Einstellung der Wirtschaft zu Teilzeitarbeitsplätzen) • Dienste, Systeme und Handlungsgrundsätze (z. B. Gesundheits- und Sozialsystem mit seinen Leistungen und Diensten, Rechtsvorschriften)	• Alter • Geschlecht • Charakter, Lebensstil, Coping • sozialer Hintergrund • Bildung/Ausbildung • Beruf • Erfahrung • Motivation • Handlungswille • Mut • genetische Prädisposition

2.2 Grenzen der ICD und Ansatz der ICF

Tab. 2-3 Kapitel der Klassifikationen der Körperfunktionen und der Körperstrukturen

Klassifikation der Körperfunktionen (Kapitel der ICF)	Klassifikation der Körperstrukturen (Kapitel der ICF)
• mentale Funktionen • Sinnesfunktionen und Schmerz • Stimm- und Sprechfunktionen • Funktionen des kardiovaskulären, hämatologischen, Immun- und Atmungssystems • Funktionen des Verdauungs-, Stoffwechsel- und endokrinen Systems • Funktionen des Urogenital- und reproduktiven Systems • neuromuskuloskeletale und bewegungsbezogene Funktionen • Funktionen der Haut und der Hautanhangsgebilde	• Strukturen des Nervensystems • das Auge, das Ohr und mit diesen in Zusammenhang stehende Strukturen • Strukturen, die an der Stimme und dem Sprechen beteiligt sind • Strukturen des kardiovaskulären, Immun- und Atmungssystems • mit dem Verdauungs-, Stoffwechsel- und endokrinen System in Zusammenhang stehende Strukturen • mit dem Urogenital- und dem Reproduktionssystem in Zusammenhang stehende Strukturen • mit der Bewegung in Zusammenhang stehende Strukturen • Strukturen der Haut und der Hautanhangsgebilde

Das Aktivitätskonzept umfasst zwei Sachverhalte: Leistungsfähigkeit und Leistung. **Leistungsfähigkeit** ist das maximale Leistungsniveau einer Person bezüglich einer Aufgabe oder Handlung unter Test-, Standard- oder hypothetischen Bedingungen, wobei die Bedeutung von „maximal" abhängig von der Fragestellung ist. Leistungsfähigkeiten sind nicht direkt beobachtbar. Das Ausmaß einer Leistungsfähigkeit bezüglich einer Aktivität muss entweder aus dem positiven und negativen Funktions- und Strukturbild erschlossen oder, sofern dies wissenschaftlich begründet nicht möglich ist, getestet werden.

Leistung ist die tatsächliche Durchführung einer Aufgabe oder Handlung einer Person unter den gegenwärtigen Gegebenheiten ihres Kontextes.

Mit dem Begriff der Leistung wird berücksichtigt, dass die konkrete Durchführung einer Handlung oder Aufgabe stets in einem bestimmten Zusammenhang erfolgt. Nach Nordenfelt (2003) erbringt eine Person genau dann eine Leistung, wenn

• sie hierfür objektiv leistungsfähig genug ist,
• die Gegebenheiten ihres Kontextes es ihr objektiv ermöglichen, ihre Leistungsfähigkeit in Leistung umzusetzen,
• sie den Willen (die Leistungsbereitschaft) zur Umsetzung ihrer Leistungsfähigkeit in Leistung hat.

Der Wille zur Umsetzung der Leistungsfähigkeit in Leistung gehört in der ICF zu den personbezogenen Faktoren (soweit eine Beeinträchtigung des Willens nicht Teil des Gesundheitsproblems ist). Die Leistung bezüglich einer Aktivität ist direkt beobachtbar.

Wichtige Aufgaben der Rehabilitation sind die Wiederherstellung oder die Verbesserung der Leistungsfähigkeit, die Verbesserung der Gegebenheiten des Kontextes durch Abbau von Barrieren und Schaffung von Förderfaktoren sowie ggf. das Einwirken auf die Leistungsbereitschaft. Es ist zweckmäßig, das Aktivitätskonzept dem Gebiet der Intervention auf Individualebene zuzuordnen.

Die Beziehung zwischen den Konstrukten „Leistung" und „Leistungsfähigkeit" ist insbesondere wie folgt gekennzeichnet:
- Von „Leistungsfähigkeit" allein kann im Allgemeinen nicht auf „Leistung" geschlossen werden. Es bedarf zusätzlicher Informationen über die Gegebenheiten der Umwelt, unter welchen die Leistungsfähigkeit in Leistung umgesetzt werden soll, und über die Leistungsbereitschaft der betrachteten Person.
- Auch der umgekehrte Fall gilt im Allgemeinen nicht. Eine Person erbringt eine Leistung definitionsgemäß unter ihren gegenwärtigen Umweltbedingungen mit einer (möglicherweise von diesen abhängenden) mehr oder weniger stark ausgeprägten Leistungsbereitschaft (auch Übermotivation ist möglich). Ihre Leistungsfähigkeit wird jedoch unter Testbedingungen beurteilt. Um sicher zu sein, ob die beurteilte Leistungsfähigkeit auch in Leistung umgesetzt werden kann, muss gelegentlich die Leistung selbst beurteilt werden, z. B. bei der Arbeitserprobung.
- Es ist ein Trugschluss, dass die Leistungsfähigkeit nicht kleiner ist als die entsprechende Leistung. So kann z. B. die Sprechleistung im Sinne der mündlichen Kommunikation als Sender eines Kindes im häuslichen Umfeld wesentlich größer sein als die vom Logopäden festgestellte schwere Sprechstörung (Leistungsfähigkeit): Zu Hause werden die Äußerungen des Kindes im Wesentlichen verstanden, im Rahmen der funktionalen Diagnostik des Logopäden jedoch kaum.

Konzept der Teilhabe

Das Teilhabekonzept ist zentral für sozialrechtliche Fragestellungen und die Gewährung von Leistungen zur Teilhabe. Leistungen zur Teilhabe können nach SGB IX einer Person nur dann gewährt werden, wenn ihre Teilhabe an Lebensbereichen (z. B. Erwerbsleben, Selbstversorgung) gefährdet oder gemindert ist.

> Das Konzept der Teilhabe bezieht sich auf den Menschen als Subjekt in Gesellschaft und Umwelt. **Teilhabe** ist das Einbezogensein einer Person in eine Lebenssituation oder einen Lebensbereich. Beeinträchtigungen der Teilhabe sind Probleme, die eine Person beim Einbezogensein in eine Lebenssituation oder einen Lebensbereich hat.

Das Konzept der Teilhabe ist mit Fragen nach dem Zugang zu Lebensbereichen sowie der Daseinsentfaltung und dem selbstbestimmten und gleichberechtigten Leben verknüpft (Menschenrechtsansatz; § 1 SGB IX) (Rioux 1997) sowie mit Fragen der Zufriedenheit, der erlebten gesundheitsbezogenen Lebensqualität und der erlebten Anerkennung und Wertschätzung in den Lebensbereichen, die für die betrachtete Person wichtig sind (Ansatz der subjektiven Erfahrung) (Ueda u. Saleeby 2003).

Der Ansatz der subjektiven Erfahrung ist neben dem Konzept der Aktivitäten und dem Konzept der Kontextfaktoren für die Rehabilitation wichtig, wenn es beispielsweise um die Erarbeitung der Ziele der Rehabilitation und ihrer Präferenzstruktur gemeinsam mit dem Rehabilitanden geht.

Gemeinsame Klassifikation für Aktivitäten und Teilhabe

Während das Konzept der Aktivitäten mit den Konstrukten „Leistung" und „Leistungsfähigkeit" in der ICF operationalisiert ist, gilt dies für das Konzept der Teilhabe als eigenständiges Konzept nicht. Hilfsweise kann „Leistung" im Sinn des Aktivitätskonzeptes oder des Teilhabekonzeptes interpretiert werden. Aus diesem Grund gibt es für Aktivitäten und Teilhabe nur eine gemeinsame Klassifikation.

2.2 Grenzen der ICD und Ansatz der ICF

Tab. 2-4 Kapitel der Klassifikation der Aktivitäten und Teilhabe

- Lernen und Wissensanwendung (z. B. bewusste sinnliche Wahrnehmungen, elementares Lernen, Wissensanwendung)
- allgemeine Aufgaben und Anforderungen (z. B. Aufgaben übernehmen, die tägliche Routine durchführen, mit Stress und anderen psychischen Anforderungen umgehen)
- Kommunikation (z. B. Kommunizieren als Empfänger, Kommunizieren als Sender, Konversation und Gebrauch von Kommunikationsgeräten und -techniken)
- Mobilität (z. B. die Körperposition ändern und aufrecht erhalten, Gegenstände tragen, bewegen und handhaben, gehen und sich fortbewegen, sich mit Transportmitteln fortbewegen)
- Selbstversorgung (z. B. sich waschen, pflegen, an- und auskleiden, die Toilette benutzen, essen, trinken, auf seine Gesundheit achten)
- häusliches Leben (z. B. Beschaffung von Lebensnotwendigkeiten, Haushaltsaufgaben, Haushaltsgegenstände pflegen und anderen helfen)
- interpersonelle Interaktionen und Beziehungen (z. B. allgemeine interpersonelle Interaktionen, besondere interpersonelle Beziehungen)
- bedeutende Lebensbereiche (z. B. Erziehung/Bildung, Arbeit und Beschäftigung, wirtschaftliches Leben)
- Gemeinschafts-, soziales und staatsbürgerliches Leben (z. B. Gemeinschaftsleben, Erholung und Freizeit, Religion und Spiritualität)

Die Klassifikation der Aktivitäten und Teilhabe enthält Lebensbereiche. Lebensbereiche sind Bereiche menschlicher Aktivitäten und/oder menschlicher Daseinsentfaltung.

Mit den Items der Klassifikation der Aktivitäten und Teilhabe lassen sich beliebige neue Lebensbereiche $Dp = \{di\}$ bilden und damit an die individuelle Situation einer Person p praxisnah anpassen. Zum Beispiel können die verschiedenen zu verrichtenden Arbeiten (Handlungen und Aufgaben) an einem Arbeitsplatz als ein Lebensbereich aufgefasst und mit Items der Klassifikation der Aktivitäten und Teilhabe abgebildet werden. Darüber hinaus können im Rahmen der Erarbeitung der Ziele der Rehabilitation mit dem Rehabilitanden Items zu Lebensbereichen zusammengefasst werden, an welchen er wieder vollständig teilhaben möchte (Aspekt der subjektiven Erfahrung des Teilhabekonzeptes).

Tabelle 2-4 gibt einen Überblick über die Klassifikationen der Aktivitäten und Teilhabe.

2.2.4 Umsetzung der Konzepte der ICF in die Praxis der Rehabilitation

Die Umsetzung der Konzepte der ICF in die Praxis der Rehabilitation ist in Tabelle 2-5 skizziert. Grundlagen hierfür sind das bio-psycho-soziale Modell der ICF und der mit diesem verbundene Paradigmenwechsel.

Der Schwerpunkt der Anwendung der ICF liegt derzeit auf der Anwendung des bio-psycho-sozialen Modells und der Begrifflichkeiten der ICF. Die „Philosophie" der ICF systematisiert rehabilitatives Denken und eröffnet insbesondere durch die Einbeziehung von Kontextfaktoren im Sinne von Barrieren und Förderfaktoren erweiterte Perspektiven für rehabilitatives Handeln.

Tab. 2-5 Umsetzung der Konzepte der ICF in der praktischen Rehabilitation

Ansatz der subjektiven Erfahrung des Teilhabekonzeptes	Aus der Sicht des Rehabilitanden: • Bestimmung der Reha-Ziele • Präferenzstruktur der Reha-Ziele
Konzept der Körperfunktionen und -strukturen (einschließlich des mentalen Bereichs)	• Verhütung von Verschlimmerung der Funktionsstörungen und -strukturschäden • Wiederherstellung oder Verbesserung beeinträchtigter Körperfunktionen und -strukturen • Stärkung nicht beeinträchtigter Körperfunktionen und -strukturen, soweit erforderlich
Konzept der Aktivitäten	• Wiederherstellung oder Verbesserung der Leistungsfähigkeit in Abhängigkeit von den Reha-Zielen
Konzept der Kontextfaktoren (Umweltfaktoren, personbezogene Faktoren)	• Abbau von Barrieren, die die Leistung bzw. Teilhabe (subjektive Erfahrung) verhindern oder erschweren • Aufbau von Förderfaktoren, die die Leistung bzw. Teilhabe (subjektive Erfahrung) ermöglichen oder verbessern

Fragen der Tertiärprävention im Sinne von Verhütung von Folge- oder Begleiterkrankungen sind in der Tabelle nicht angesprochen, weil diese nicht mit den Konzepten der ICF zu beantworten sind.

2.2.5 Beurteilungsmerkmale

Die ICF enthält verschiedene Beurteilungsmerkmale, um den Zustand der funktionalen Gesundheit auf Item-Ebene der vier Klassifikationen zu charakterisieren. Das allgemeine Beurteilungsmerkmal gibt das Ausmaß eines Problems an und ist für alle Klassifikationen formal gleich. Bei den Umweltfaktoren kann dieses Beurteilungsmerkmal auch positiv wirkende Umweltfaktoren (Förderfaktoren) beschreiben. Alle anderen Beurteilungsmerkmale sind klassifikationsspezifisch. Ohne Angabe der Scores (Ausprägungen) zumindest der obligatorischen Beurteilungsmerkmale ist eine Kodierung sinnlos.

Das allgemeine Beurteilungsmerkmal wird zur Kodierung von Problemen bei Items der Körperfunktionen, Körperstrukturen, Aktivitäten/Teilhabe sowie zur Kodierung von Umweltfaktoren in Form von Barrieren verwendet. Seine Kodierung ist einheitlich und in Tabelle 2-6 dargestellt. Allerdings liefert die ICF keine Operationalisierungen für die Kodes des allgemeinen Beurteilungsmerkmals. Für die Kodierung von Förderfaktoren wird der Punkt als Separator (×××.) durch das Pluszeichen ersetzt; ×××+2 bezeichnet also einen mäßigen Förderfaktor, der durch das Item ××× näher bestimmt ist.

Körperfunktionen

Für die Items der Klassifikation der Körperfunktionen gibt es nur ein Beurteilungsmerkmal, das allgemeine Beurteilungsmerkmal (obligatorisch). So kennzeichnet z. B. b167.3 eine erhebliche Beeinträchtigung der spezifischen kognitiv-sprachlichen Funktionen (besondere mentale Funktion).

Körperstrukturen

Für die Items der Klassifikation der Körperstrukturen gibt es das allgemeine Beurteilungsmerkmal (obligatorisch). So kennzeichnet z. B.

2.2 Grenzen der ICD und Ansatz der ICF

Tab. 2-6 Allgemeines Beurteilungsmerkmal (Schweregrad) für Items der Klassifikationen der Körperfunktionen, der Körperstrukturen, der Aktivitäten/Teilhabe. Items der Umweltfaktoren als Barrieren

Code	Beschreibung	Prozent
xxx.0[1]	Problem nicht vorhanden (kein, ohne, vernachlässigbar …)	0–4 %
xxx.1	Problem leicht ausgeprägt (gering, niedrig …)	5–24 %
xxx.2	Problem mäßig ausgeprägt (mittel, ziemlich …)	25–49 %
xxx.3	Problem erheblich ausgeprägt (hoch, extrem …)	50–95 %
xxx.4	Problem voll ausgeprägt (vollständig, komplett …)	96–100 %
xxx.8	nicht spezifiziert	–
xxx.9	nicht anwendbar	–

Stehen kalibrierte Assessmentinstrumente oder andere Standards zur Quantifizierung des Schweregrades im Intervall von 0 bis 100 % zur Verfügung, so können die Ergebnisse nach der angegebenen Vorschrift dem allgemeinen Beurteilungsmerkmal zugeordnet werden.
[1] xxx steht für ein beliebiges Item.

s730.3 einen erheblichen Strukturschaden einer oberen Extremität. Darüber hinaus werden zwei weitere optionale Beurteilungsmerkmale angeboten, die sich auf die Art der Schädigung und auf die Lokalisation der Schädigung beziehen.

Aktivitäten und Teilhabe

Für die Items der Klassifikation der Aktivitäten und Teilhabe gibt es vier Beurteilungsmerkmale, welche der Skalierung des allgemeinen Beurteilungsmerkmals folgen. Die Bedeutung der Beurteilungsmerkmale ergibt sich aus der Stelle hinter dem Item-Separator.

- **Erstes Beurteilungsmerkmal (obligatorisch): Leistung des Probanden unter seinen gegenwärtigen Lebens- und Umweltbedingungen.** So kennzeichnet z. B. d5101.1_ leichte Schwierigkeiten beim Waschen des gesamten Körpers, wobei in diesem Beispiel in der gegenwärtigen Umwelt der Person Assistenz oder Hilfsmittel zur Verfügung stehen (deren Kodes zusätzlich anzugeben sind).

- **Zweites Beurteilungsmerkmal (obligatorisch): Leistungsfähigkeit des Probanden unter Test-, Standard- oder hypothetisch angenommenen Bedingungen, ohne Hilfsmittel und ohne Assistenz.** So kennzeichnet z. B. d5101._2 mäßige Einschränkungen der Leistungsfähigkeit beim Waschen des gesamten Körpers unter Testbedingungen (Assessment ohne Assistenz oder Hilfsmittel). Das zweite Beurteilungsmerkmal ist z. B. wichtig, wenn es um den Bedarf an Hilfsmitteln oder Assistenz geht.

- **Drittes Beurteilungsmerkmal (optional): Leistungsfähigkeit des Probanden unter Test-, Standard- oder hypothetisch angenommenen Bedingungen, jedoch mit Hilfsmitteln und/oder Assistenz.** Bei Tests auf Leistungsfähigkeit werden Hilfsmittel oder Assistenz in die Versuchsanordnung einbezogen. Die Art der Hilfe(n) kann mit Items der Klassifikation der Umweltfaktoren angegeben werden. So kennzeichnet z. B. d5101._ _1 leichte Einschränkungen der Leistungsfähigkeit beim Waschen des gesamten Körpers unter Testbedingungen (Assessment mit Assistenz oder Hilfsmittel).

Das dritte Beurteilungsmerkmal ist wichtig, wenn die Person bereits Hilfsmittel oder Assistenz verwendet (z. B. Prothese, Rollstuhl). In diesem Fall ist es nicht sinnvoll, beispielsweise die Leistungsfähigkeit in der Mobilität ohne Prothese oder Rollstuhl zu begutachten.

- **Viertes Beurteilungsmerkmal (optional): Leistung des Probanden unter seinen gegenwärtigen Lebens- und Umweltbedingungen, jedoch ohne Hilfsmittel/Assistenz.** Dieses Beurteilungsmerkmal sollte nicht verwendet werden, weil es der Definition des Leistungsbegriffs widerspricht.

- **Fünftes Beurteilungsmerkmal.** Dieses Beurteilungsmerkmal, das „subjektive Zufriedenheit" oder „gesundheitsbezogene Lebensqualität" zum Gegenstand hat, ist in Entwicklung.

2.2.6 Ziele und Grenzen der ICF

Die ICF ist eine Klassifikation, mit welcher der Zustand der funktionalen Gesundheit einer Person beschrieben werden kann. Insbesondere ermöglicht sie es,
- das positive und negative Funktions-/Strukturbild,
- das positive und negative Aktivitätsbild im Sinne von Leistungsfähigkeit bzw. Leistung und
- das positive und negative Teilhabebild an Lebensbereichen

einer Person vor dem Hintergrund möglicher Förderfaktoren und Barrieren standardisiert zu dokumentieren.

! Das wichtigste Ziel der ICF ist, eine gemeinsame Sprache für die Beschreibung der funktionalen Gesundheit zur Verfügung zu stellen, um die Kommunikation zwischen Fachleuten im Gesundheits- und Sozialwesen, insbesondere in der Rehabilitation, sowie mit den Menschen mit Beeinträchtigungen ihrer Funktionsfähigkeit zu verbessern. Darüber hinaus stellt sie ein systematisches Verschlüsselungssystem für Gesundheitsinformationssysteme bereit und ermöglicht Datenvergleiche zwischen Ländern, Disziplinen im Gesundheitswesen, Gesundheitsdiensten sowie im Zeitverlauf.

Die Bedeutung der ICF für die Rehabilitation lässt sich wie folgt skizzieren:
- Die Wiederherstellung oder wesentliche Besserung der Funktionsfähigkeit, insbesondere auf der Ebene der Aktivitäten (Leistungsfähigkeit, Leistung), bei bedrohter oder eingeschränkter Teilhabe an Lebensbereichen einer Person ist eine zentrale Aufgabe der Rehabilitation. Daher ist die ICF für die Rehabilitation bei der Feststellung des Reha-Bedarfs, bei der funktionalen Diagnostik, dem Reha-Management, der Interventionsplanung und der Evaluation rehabilitativer Leistungen nutzbar.
- Die ICF ermöglicht es, Kontextfaktoren (Umweltfaktoren, personbezogene Faktoren) in den Rehabilitationsprozess einzubeziehen: Barrieren, welche die Leistung oder Teilhabe erschweren oder unmöglich machen, sind abzubauen. Förderfaktoren, welche die Leistung oder Teilhabe trotz erheblicher gesundheitlicher Beeinträchtigungen wiederherstellen oder unterstützen, sind auszubauen oder zu stärken.

Die Grenzen der ICF werden insbesondere durch zwei Aspekte gekennzeichnet:
- Die ICF ist keine Klassifikation funktionaler Diagnosen, sondern mit ihr können funktionale Befunde und Symptome angegeben werden.
- Die ICF ist kein Assessmentinstrument (standardisierte Methoden und Instrumente zur Beschreibung und Beurteilung der Körperfunktionen/-strukturen, der Aktivitäten und der Teilhabe). Auf ihrer Grundlage können jedoch solche Instrumente entwickelt bzw. weiterentwickelt werden.

2.3 Prävention und Gesundheitsförderung

U. Walter, A. Bramesfeld und M. Plaumann

Prävention (Krankheitsverhütung) umfasst alle zielgerichteten Maßnahmen und Aktivitäten, die eine bestimmte gesundheitliche Schädigung verhindern, weniger wahrscheinlich machen oder verzögern.
Ziel der Prävention ist die Verringerung der vermeidbaren Krankheitslast (Kompression der Morbidität) (Fries 1989) und damit die Erhöhung der behinderungsfreien Lebenserwartung. Ziel in einer alternden Gesellschaft ist zudem der längstmögliche Erhalt der Selbstständigkeit und Selbstbestimmung im Alter (Walter et al. 2012).

Prävention wird nach ihrem zeitlichen Einsatz im Krankheitsverlauf in Primär-, Sekundär- und Tertiärprävention eingeteilt (Sachverständigenrat 2002):

■ **Primärprävention.** Spezifische Maßnahmen, die vor Eintritt einer fassbaren biologischen Schädigung ansetzen und zur Vermeidung auslösender oder vorhandener Teilursachen (Risikofaktoren) bestimmter Erkrankungen bzw. Gesundheitsstörungen beitragen, werden als Primärprävention bezeichnet. Ziel ist die Senkung der Inzidenzrate einer Erkrankung in einer Population oder der Eintrittswahrscheinlichkeit bei einem Individuum.

■ **Sekundärprävention.** Die Entdeckung klinisch symptomloser Krankheitsfrühstadien und ihre erfolgreiche Frühtherapie sowie die Verhinderung einer identischen Zweiterkrankung wird als Sekundärprävention bezeichnet. Ziel ist die Inzidenzabsenkung manifester oder fortgeschrittener Erkrankungen.

■ **Tertiärprävention im weiteren Sinne umfasst die wirksame Behandlung einer symptomatisch gewordenen Erkrankung.** Engere Konzepte subsumieren die Behandlung manifester Erkrankungen unter Kuration und bezeichnen lediglich bestimmte Interventionen zur Verhinderung bleibender, insbesondere sozialer Funktionseinbußen als Tertiärprävention. Ziel ist es, die Leistungsfähigkeit soweit als möglich wiederherzustellen, zu erhalten und Verschlimmerungen, bleibende Einbußen und Behinderungen zu verhüten.

Neben dieser zeitbezogenen Einteilung können Präventionsmaßnahmen weiterhin sowohl nach dem Ansatz der Intervention (Modifikation des individuellen Verhaltens: Verhaltensprävention; Veränderungen der biologischen, sozialen oder technischen Umwelt: Verhältnisprävention) als auch hinsichtlich der Zielgruppen und der damit einhergehenden Strategien unterschieden werden (Bevölkerungsstrategie: gesamte Bevölkerung bzw. Teilpopulationen; [Hoch-]Risikogruppenstrategie: Zielgruppen mit durchschnittlichem, erhöhtem oder sehr hohem Risiko). Letztere Einteilung entspricht der vor allem im Bereich Psychische Gesundheit gebräuchlichen Unterscheidung der universellen, selektiven und indizierten Prävention (Gordon 1983). Die Interventionen bei der Individuenprävention für (Hoch-)Risikogruppen ähneln vielfach denen der (präventiven) Maßnahmen in der Rehabilitation.

Der Auswahl präventiver Maßnahmen sollte generell eine Bedarfsbestimmung vorausgehen, die unter anderem die Häufigkeit der Erkrankung in einer Bevölkerungsgruppe sowie die medizinische und ökonomische Relevanz einbezieht (Sachverständigenrat 2002).

Wesentlich für die Wirksamkeit von Präventionsmaßnahmen sind:
- die genaue Definition des Ziels und der Zielgruppe
- ihre Erreichbarkeit über eine zielgruppenorientierte Ansprache
- die Wahl geeigneter (aktiver) Zugangswege
- die Auswahl wirksamer Interventionen
- ihre Implementierung und nachhaltige Verankerung in der Praxis

Die auf dem Risikofaktorenkonzept basierende, krankheitsbezogene Prävention wird ergänzt durch die Gesundheitsförderung. Mit ihrer salutogenetischen Sichtweise setzt diese an der Stärkung der persönlichen und sozialen Ressourcen an (Altgeld u. Kickbusch 2012). Neben der Förderung der individuellen Kompetenzen („Empowerment") wird eine systematische, sektorenübergreifende Policy als wesentlich angesehen, um Gesundheitsdeterminanten zu optimieren und bestehende Ungleichheiten in der Gesundheits- und Lebenserwartung zu reduzieren.

> Kernstrategie der Gesundheitsförderung ist der Setting-Ansatz. Unter einem Setting werden Lebensbereiche verstanden, in denen die Menschen einen Großteil ihrer Zeit verbringen, wie zum Beispiel Familie, Freundeskreis, Schule oder Betrieb. Der Setting-Ansatz geht davon aus, dass jeder Lebensbereich so gestaltet werden kann, dass er zur Gesunderhaltung der Individuen beiträgt. Nicht die Durchführung vereinzelter Gesundheitsprogramme steht im Mittelpunkt, sondern die Einleitung übergreifender, auch system- und organisationsbezogener Verbesserungsprozesse.

Anhand von drei Beispielen werden im Folgenden Ansätze zur (Primär-)Prävention und Gesundheitsförderung dargestellt. Das erste Beispiel zeigt – ausgehend von dem Ziel, depressive Erkrankungen zu verringern – mögliche Zielgruppen und Interventionsmöglichkeiten auf. Das zweite Beispiel setzt an der Lebensphase Kindheit und Jugend an und gibt Hinweise zur Förderung der Gesundheit von Kindern und Jugendlichen. Im dritten Beispiel rückt die Lebenswelt Arbeit in den Mittelpunkt und verdeutlicht den Setting-Ansatz am Beispiel Betrieb.

2.3.1 Prävention depressiver Erkrankungen

Präventive Bemühungen mit dem Ziel, Prävalenz und Inzidenz von Depressionen in der Bevölkerung zu vermindern, sind durch die weite Verbreitung depressiver Erkrankungen und ihre massiven Folgen für Individuum und Gesellschaft gerechtfertigt.

So sind nach dem Bundesgesundheitssurvey ca. 8 % der 18- bis 65-Jährigen in der Bundesrepublik in einem Jahr von einer manifesten depressiven Episode betroffen (Jacobi et al. 2004). Nach Schätzungen der Weltgesundheitsorganisation gehört die Depression zu den Hauptursachen für durch Erkrankung verlorene Lebensjahre (WHO/OMS 2001). In Deutschland war sie im Jahr 2002 die häufigste Diagnose, die zu einer Erwerbsunfähigkeitsrente führte, knapp gefolgt von Rückenleiden (Verband Deutscher Rentenversicherungsträger 2004). Seit Jahren nehmen die depressionsbedingten Arbeitsfehltage zu – bei gleichzeitig insgesamt rückläufigem Krankenstand (Grobe u. Dörning 2003).

Bemühungen um die Prävention depressiver Erkrankungen sind durch den Umstand erschwert, dass zum einen das Wissen um das Entstehen depressiver Erkrankungen nach wie vor lückenhaft ist (Berger 1999). Zum anderen handelt es sich um ein multikausales Krankheitsbild, das vielfältigen, sich gegenseitig beeinflussenden biologischen und umweltbedingten Einflüssen unterliegt (Akiskal 1995). Insofern gibt es nicht den bestimmten Risikofaktor, der für das Entstehen einer depressiven

2.3 Prävention und Gesundheitsförderung

Erkrankung verantwortlich gemacht werden könnte und somit einen guten Ansatz für eine effektive Prävention böte.

Alle präventiven Interventionen, die sich auf bestimmte Populationen oder Gruppen beziehen, schließen ein, dass unter den Individuen, die an der Maßnahme teilnehmen, ein gewisser Prozentsatz derjenigen ist, die auch ohne Intervention niemals das Krankheitsbild entwickelt hätten. Gleichsam wurden sie als unter Risiko stehend identifiziert, was zur Rechtfertigung ihrer Teilnahme an der präventiven Intervention dient.

> **!** Bei psychischen Erkrankungen, die mit einem erheblichen Stigma behaftet sind, ist es ethisch und medizinisch (im Sinne einer sich selbst erfüllenden Prophezeiung) nicht unerheblich, Menschen als unter Risiko für eine psychische Erkrankung bzw. unter Depressionsrisiko stehend zu etikettieren.

Insbesondere wenn Interventionen auf schwächere Risikofaktoren fokussieren, wie z. B. traumatische Ereignisse oder Verlust von Partnern, steht unter anderem die Effektivität der Interventionen (mit wie viel Aufwand wird wie viel Pathologie tatsächlich vermieden bzw. wie viel Vermeiden von Pathologie rechtfertigt wie viele negative Nebeneffekte der Intervention) zur Debatte.

Aus diesem Grund sollten – wenn überhaupt klassische präventive Interventionen infrage kommen – die Zielgruppen in Bezug auf ihr Erkrankungsrisiko so präzise wie möglich gewählt werden. Das bedeutet, dass die Zielgruppe einer Intervention mehrere Risikofaktoren aufweisen sollte. Damit wird die Gruppe kleiner, aber ihr Anteil an den neu aufgetretenen Depressionen steigt. Die Gruppe alter Frauen mit depressiver subklinischer Symptomatik, die eine Behinderung haben und alleine leben, stellt zwar nur 5 % der gesamten Gruppe der Älteren dar, sie ist aber für 32 % der neu aufgetretenen Depressionen verantwortlich (Cuijpers et al. 2006).

Nicht zu vergessen ist, dass präventive Interventionen, auch psychologischer Art, negative Effekte haben können: So konnte für das psychologische Debriefing nach traumatischen Ereignissen mit dem Ziel der Prävention posttraumatischer Belastungsstörungen nachgewiesen werden, dass es zu einem schlechteren psychischen Outcome der Betroffenen führt als gar keine Intervention (Suzanna et al. 2002).

Unter Berücksichtigung der dargelegten ethischen und medizinischen Probleme in Bezug auf die Prävention depressiver Erkrankungen sollen drei Ansätze vorgestellt werden, die trotzdem für vergleichsweise effektiv und sicher gehalten werden können und die sich bereits vorhandener Versorgungspfade des Gesundheitswesens bedienen.

■ **Behandlung depressiv Erkrankter.** Das größte Risiko, an einer Depression zu erkranken, haben diejenigen, die schon einmal an einer Depression erkrankt waren. Nur ein Drittel der Betroffenen erkrankt ein einziges Mal im Leben (Akiskal 1995). Langzeiterhaltungstherapien mit Antidepressiva und/oder Psychotherapie (Verhaltenstherapie) haben jedoch das Potenzial, einen Effekt auf die Wiedererkrankungsrate zu erzielen und somit die Gesamtbelastung der Gesellschaft durch die Erkrankung („Burden of Disease") zu reduzieren (Vos et al. 2004). Darüber hinaus sind Maßnahmen relevant, die den Betroffenen den Weg in die Behandlung erleichtern – z. B. ein größeres Wissen über Depressionen in der Bevölkerung und die Reduktion des Stigmas (wie dies in „Awareness"-Kampagnen wie dem Bündnis gegen Depression versucht wird [Hegerl et al. 2006]) –, oder hohe allgemeinärztliche Kompetenz bei der Depressionsversorgung und proaktive Versorgungsmodelle (Gensichen u. Peitz 2006).

Darüber hinaus haben sich „Stepped-Care"-Modelle als effektiv und effizient in der

Vermeidung von Majoren Depressionen bei alten Menschen erwiesen. Dabei werden unspezifisch und leichter erkrankte depressive alte Menschen mit einem systematischen, sich in seiner Versorgungsintensität steigernden Programm unter hausärztlicher Regie behandelt. Die einzelnen aufeinander aufbauenden Stufen der Behandlung reichen von „Watchful Waiting" über Bibliotherapie, Problemlösetraining bis hin zu kognitiver Verhaltenstherapie und schließlich medikamentöser Behandlung. Diese Form, leichtere und unspezifische Depressionen bereits frühzeitig systematisch zu adressieren, führte in einer randomisierten, kontrollierten Studie zu einer Halbierung der Inzidenz von Majoren Depressionen. Zusätzlich erwies sich die Intervention als kosteneffektiv und in ihren Effekten über 24 Monate nachhaltig (van't Veer-Tazelaar et al. 2009; van't Veer-Tazelaar et al. 2010; van't Veer-Tazelaar et al. 2011).

■ **Erkrankungen mit hoher Depressions-Komorbidität.** Insbesondere Angsterkrankungen (Bittner et al. 2004), chronische Schmerzen sowie somatische Erkrankungen, die zu Behinderung und Mobilitätseinschränkungen führen, gehen mit einem hohen Risiko für die Ausbildung einer Depression einher (Prince et al. 1998; Prince et al. 1999). Insofern mindern das Identifizieren und das suffiziente Behandeln dieser Störungen nicht nur das dadurch verursachte Leid, sondern es handelt sich dabei um Maßnahmen zur Prävention depressiver Erkrankungen. Auch somatische Erkrankungen wie kardiale Ereignisse können mit depressiven Störungen verbunden sein. Bewusstheit für diese Störungen in der Bevölkerung, eine ausreichende Versorgungsstruktur und das Minimieren in Zugangsbarrieren zur Versorgung sind Vorbedingungen hierfür.

■ **Kinder depressiv Erkrankter.** Eine elterliche Depression ist der stärkste Prädiktor für eine Depression im späteren Leben (Clark et al. 2004; Lieb et al. 2004; Weissman et al. 1997). So reagieren Kinder depressiver Mütter deutlich vulnerabler auf adverse Lebensereignisse, unterliegen aber ohne diese keinem erhöhten Depressionsrisiko (Hammen et al. 2004; Silberg et al. 2001). Gleichzeitig fanden sich jedoch in Familien mit einer an Depression erkrankten Mutter (die Studie untersuchte nur Mütter) deutlich mehr Stress und Konflikte (Hammen et al. 2004). Auch wird die Mutter-Kind-Interaktion bei mütterlicher Depression als deutlich problematischer beschrieben (Brennan et al. 2003). Vor diesem Hintergrund erscheint das Miteinbeziehen der Elternrolle und der Eltern-Kind-Interaktion in die Therapie erwachsener depressiver Menschen als angebrachte Strategie für die Prävention depressiver Störungen ihrer Kinder (Beardslee et al. 2003; Brennan et al. 2003).

Neben der Möglichkeit, durch Prävention die Prävalenz und Inzidenz einer Erkrankung zu beeinflussen, gibt es auch Wege, durch eher unspezifische Maßnahmen der Gesundheitsförderung auf die Fähigkeit, psychisch gesund zu bleiben, einzuwirken. Es ist zu überlegen, inwieweit unspezifische Interventionen, wie sie Teil der Gesundheitsförderung sind, der Multikausalität der gewöhnlichen psychischen Erkrankungen, zu denen auch die Depressionen gerechnet werden, gerechter werden. Im Verständnis der modernen Gesundheitsförderung zielen gesundheitsförderliche Maßnahmen insbesondere auf das Modifizieren von Lebensbedingungen, die sich als gesundheitsrelevant erwiesen haben (Wilkinson u. Marmot 2003). Dieser Ansatz hat sich effektiver als das Fokussieren auf das Verhalten von Individuen erwiesen (Syme 2003).

Unter diesen Gesichtspunkten erscheint das Evaluieren von Politikstrategien (wie z. B. Städteplanung, Arbeitsmarktpolitik, Kinderbetreuungspolitik) hinsichtlich ihres Einflusses auf die seelische Gesundheit, im Sinne eines „Mental Health Impact Assessments", als zunehmend interessantes Feld, insbesondere für eine Politik, die auf die Förderung der seelischen Gesundheit als Ressource von Wohlstand und Prosperität einer Gesellschaft Wert legt.

2.3.2 Lebensphase Kindheit und Jugend

Die Gesundheit von Kindern und Jugendlichen mit ihren verschiedenen Dimensionen der körperlichen Verfassung, des psychischen Befindens, der sozialen Beziehungen und der Fähigkeit, den Anforderungen des Alltags gerecht zu werden, stellt eine wesentliche Basis für die Gesundheit im Erwachsenenalter dar. Seit einigen Jahren wird jedoch eine Zunahme von Entwicklungs- und Gesundheitsrisiken bei Kindern und Jugendlichen beobachtet (Ravens-Sieberer et al. 2012a, b); psychosozial bedingte (Befindlichkeits-) Störungen und Verhaltensauffälligkeiten werden vermehrt diagnostiziert und behandelt. Hierzu zählen Depression, Aufmerksamkeitsstörungen, Störungen des Sozialverhaltens, aber auch übermäßiger Alkoholkonsum.

Der Familie und insbesondere den elterlichen Beziehungs- und Erziehungskompetenzen wird eine zentrale Bedeutung für eine gesunde psychosoziale Entwicklung im Kindes- und Jugendalter zugeschrieben (Walper 2005).

Für die psychosoziale Entwicklung von Kindern werden folgende personale, familiäre und soziale Faktoren als relevant erachtet (u. a. Eisenberg et al. 2002; Hale u. Rasmussen 1998; Klocke u. Becker 2003; Petermann u. Wiedebusch 2003; Schmidt-Denter 1999, Bengel et al. 2009):

- Modelllernen in der Familie von frühester Kindheit an
- Interaktion, Kommunikation und emotionale Kompetenz in der Familie
- Qualität der Elternbeziehung und die Auswirkungen auf das Wohlbefinden der Familie bzw. das prosoziale Verhalten des Kindes
- Erziehungsstil
- Bindung zu einem Elternteil
- Kontakte zu Gleichaltrigen

Diese Faktoren können – je nach Ausprägung – sowohl als Risikofaktoren als auch als Schutzfaktoren wirken. Dabei haben strukturelle Familienmerkmale eine geringere Bedeutung als Beziehungs-, Bindungs- und Entwicklungsqualität; finanziell günstige Bedingungen sind nicht per se schützend (Bengel et al. 2009). Eine Stärkung der Schutzfaktoren fördert die psychische Widerstandsfähigkeit (Resilienz) und eine positive Entwicklung unter ungünstigen Lebensumständen. Insofern bedeutet die Förderung des Wohlergehens von Familien auch immer eine Förderung der gesunden Entwicklung von Kindern und eine Prävention psychosozialer Störungen. Interventionen zur Vermeidung bzw. Verminderung kindlicher Verhaltensprobleme sind z. B. gezielte Trainingsprogramme für Kinder und Eltern, wie sie in der Erlangen-Nürnberg-Studie in Deutschland modellhaft erprobt wurden (Lösel et al. 2004). Spezifische Interventionen für psychosozial beeinträchtigte Single-Mütter verbessern nicht nur deren emotionale Kompetenz, sondern tragen auch zur Reduktion von Verhaltensauffälligkeiten ihrer Kinder im Kindergarten bei (Franz et al. 2011).

Zu gesundheitsbezogenen Informationen und für präventive Interventionen eignet sich aufgrund erhöhter Sensibilität der Eltern besonders die Phase der Schwangerschaft und frühkindlichen Entwicklung. Wichtig ist – wie bei allen Präventionsmaßnahmen auch hier – eine zielgruppenorientierte Ansprache. Ein Beispiel stellt die Beratung zur Prävention von Neurodermitis dar, bei der Schwangere in einem Modellprojekt auf Basis eines Screening-Fragebogens gezielt zu Ernährung, Körperpflege und umgebungsbedingten Faktoren informiert und nach einem Jahr erneut beraten wurden. Mit dem Verfahren der aufsuchenden Beratung („Zugeh-Struktur"), d. h.

die Durchführung des Gesprächs in der Wohnung der Betroffenen, konnten insbesondere Frauen mit geringerer Bildung erreicht werden, die über traditionelle „Komm-Strukturen" nur unzureichend angesprochen werden (Dierks et al. 2002).

Als Brücke zu Familien bzw. Kindern in schwierigen Lebenslagen eignet sich auch die Einbindung von Peers. So wird z. B. über geschulte „Stadtteilmütter" versucht, im Quartier Mütter aus dem gleichen Kulturkreis zu erreichen und ihre Erziehungs- und Gesundheitskompetenz zu stärken (Stolzenberg et al. 2012). Ein Beispiel für einen Mentorenansatz ist das Projekt „Balu und Du", in dem psychisch, physisch oder sozial benachteiligte Grundschulkinder über mehrere Monate von zuverlässigen und geschulten 17- bis 30-Jährigen betreut werden. Sie schenken dem Kind Aufmerksamkeit und fördern es im außerschulischen Bereich z. B. durch kindgerechte Freizeitaktivitäten (Drexler et al. 2012).

Neben der Familie stellen Kindergärten und Schulen, aber auch Freizeiteinrichtungen wichtige Interventionsorte in der Kindheit und Jugend dar. In den vergangenen Jahren wurden die Bedeutung psychischer Gesundheit im Kindes- und Jugendalter erkannt und Projekte zu ihrer Förderung entwickelt. Hierzu zählen auch verschiedene Lebenskompetenzprogramme z. B. zur Suchtprävention oder zur Prävention von Essstörungen. Inhalt ist das Training zentraler Lebensfertigkeiten wie Selbstwahrnehmung und Empathie, Entscheidungsfähigkeit und Problemlösungsstrategie, kritisches Denken, effektive Kommunikationsstrategien, interpersonale Beziehungsfähigkeit, Gefühls- und Stressbewältigung (WHO 2004). Zur Vermittlung werden interaktive Unterrichtsmethoden eingesetzt wie z. B. Rollenspiele, Gruppendiskussionen, Kleingruppen- und Paarübungen (Bühler u. Kröger 2006; Bühler u. Heppekausen 2006). Ein Beispiel zur Förderung der psychischen Gesundheit ist das in Australien entwickelte Projekt „MindMatters", das inzwischen auch in Deutschland an 32 Schulen der Sekundarstufe I in Niedersachsen, Nordrhein-Westfalen und in der Schweiz als Modellversuch eingesetzt wird. Ziele des Programms sind die Förderung der Bewältigungskompetenzen und genereller Schutzfaktoren, die Förderung des Selbstwertgefühls und des Optimismus sowie die Suizidprävention (Hunter Institute of Mental Health 2005; Paulus et al. 2002).

Im Rahmen des BMBF-Förderschwerpunkts Präventionsforschung (2004–2012) wurden zahlreiche verhaltens- und verhältnisbezogene Interventionen für Kinder und Jugendliche evaluiert. Einen Überblick bieten zwei Sonderhefte (Journal of Public Health 2011, 2012).

2.3.3 Zielgruppe Erwerbstätige: Lebensbereich Arbeitswelt

Einen zentralen Lebensbereich, der mitverantwortlich für das Ansteigen psychosomatischer Erkrankungen ist, stellt die Arbeitswelt dar. So zeigt die „Europäische Erhebung über die Arbeitsbedingungen", die u. a. analysiert, welchen Einfluss die Arbeit auf die Gesundheit der Beschäftigten hat, dass die arbeitende Bevölkerung subjektiv am häufigsten über Rückenschmerzen (24,7 %), Muskelschmerzen (22,8 %), allgemeine Erschöpfung (22,6 %) und Stress (22,3 %) berichtet (Europäische Stiftung zu Verbesserung der Lebens- und Arbeitsbedingungen 2008). Diese Symptome sind zudem Hauptursachen für Fehlzeiten (Badura et al. 2011). Belastende Situationen am Arbeitsplatz entstehen immer weniger aufgrund physikalischer Faktoren wie z. B. Lärm und Staub, sondern zunehmend durch aufgabenbezogene Faktoren wie Unter- und Überforderung, Störungen, zeitliche Faktoren wie Nacht- und Schichtarbeit, Zeitdruck, soziale und arbeitsorganisatorische Faktoren wie beispielsweise fehlende soziale Unterstützung, Mobbing oder

2.3 Prävention und Gesundheitsförderung

Verhalten von Vorgesetzten (Einteilung nach Mohr u. Udris 1997).

Arbeitssituationen, in denen quantitativ hohe Anforderungen gleichzeitig mit einem niedrigen Kontroll- und Entscheidungsspielraum einhergehen (Anforderungs-Kontroll-Modell, s. Karasek u. Theorell 1990) und/oder einer hohen Verausgabung keine angemessene Entschädigung (Modell beruflicher Gratifikationskrisen, s. Siegrist 2005, 1996) entgegensteht, rufen bei den Arbeitnehmern ausgeprägte Stressreaktionen hervor. Gestiegene Anforderungen, verbunden auch mit zeitlicher Flexibilisierung und örtlicher Mobilität, führen zu steigendem Zeit- und Verantwortungsdruck der Beschäftigten und zu einem immer größer werdenden Ungleichgewicht zwischen Arbeit und den außerberuflichen Lebensbereichen (u. a. Ducki 2010).

Interventionsmaßnahmen am Arbeitsplatz können nach Giga et al. (2003) ansetzen
- bei den einzelnen Angestellten (individuelle Ebene), indem z. B. Entspannungsübungen, Rückenschulen und kognitive Coping-Strategien angeboten werden,
- im gesamten Unternehmen bzw. in Teilbereichen (organisatorische Ebene), indem die unternehmerische, technische, organisatorische und soziale Umgebung modifiziert wird,
- an der Schnittstelle zwischen der individuellen und organisatorischen Ebene, indem z. B. Rollenkonflikten und der Beteiligung der Arbeitnehmer an Entscheidungen nachgegangen wird.

Interventionen auf individueller Ebene sind bislang aufgrund ihrer einfacheren Implementierung, auch in bereits bestehende Strukturen, sowie einer handhabbareren Evaluierung am häufigsten durchgeführt und einer wissenschaftlichen Bewertung unterzogen worden. Dies wird unter anderem durch zwei Untersuchungen bestätigt, die insgesamt 552 Betriebe zur betrieblichen Gesundheitsförderung befragten. Nur etwa 10 % der Betriebe setzen organisatorische Maßnahmen um, Kombinationen von organisatorischen und individuellen Interventionen werden ebenfalls nur selten angewendet (Zusammenfassung in Bamberg et al. 2004, s. auch Walter et al. 2006).

Zur Prävention von Stressbelastungen in der Arbeitswelt kann auf Basis der vorliegenden sehr heterogenen und methodisch eingeschränkten Studien der Einsatz einer bestimmten Interventionsart nicht empfohlen werden. Nach Richardson und Rothstein (2008), Semmer und Zapf (2004) sowie van der Klink et al. (2001) verzeichnen besonders kognitiv-verhaltensbezogene Maßnahmen positive Effekte. Edwards et al. (2002) sehen hingegen die Elimination der arbeitsbedingten Stressoren als den wirksamsten Weg an, um Stress zu reduzieren. Management-Strategien müssen dabei pro- und nicht re-aktiv gemäß der organisatorischen Umgebung angelegt sein. Für die Kombination von individuellen und organisatorischen Stressinterventionen sprechen sich z. B. Michie und Williams (2003) sowie Murphy (1996) aus. Nach ihrer Meinung sind zuerst die Ursachen von arbeitsbedingtem Stress zu identifizieren, anschließend – darauf aufbauend – individuelle Maßnahmen zu entwickeln. Die Beschäftigten sind in diesen Prozess einzubeziehen, um erfolgreiche und langfristig wirksame Interventionen zu sichern.

Herausforderungen für die Zukunft bestehen in der Entwicklung von Konzepten zur Kombination von individuellen und organisatorischen Maßnahmen. Darüber hinaus sind berufsgruppenspezifische Interventionen und ihre Evaluation erforderlich. Zudem sollten diese Studien eine Optimierung ihrer Studienqualität anstreben und die an die Studiendurchführung anschließenden Publikationen in ihrer Berichtsqualität konkreter und detaillierter werden.

2.3.4 Prävention psychischer Erkrankungen in der Mehrgenerationenperspektive

S. Wiegand-Grefe und
M. Schulte-Markwort

Prävention

Begriffsklärung

Fachleute fordern zunehmend präventive Maßnahmen im Bereich der psychischen Erkrankungen, da diese in der Gesamtbevölkerung häufig und meist folgenschwer sind. Der Bundesgesundheitssurvey wies eine 4-Wochen-Prävalenz für psychische Störungen von 20 % nach (Jacobi et al. 2004). Psychische Erkrankungen nehmen schon jetzt die Spitzenposition bei Erwerbs- und Berufsunfähigkeiten ein. 2012 bekamen nach Angaben der Deutschen Rentenversicherung ca. 190.000 Menschen erstmals eine Rente wegen verminderter Erwerbsfähigkeit, psychische Störungen machten 2012 den Hauptanteil, nämlich 42,1 % aus, 2011 waren es noch 41,0 % (www.sueddeutsche.de, 2012). Für das Kindes- und Jugendalter belegt eine Reihe longitudinaler Studien, dass unbehandelte psychische Erkrankungen und Verhaltensauffälligkeiten im Kindesalter mit schwerwiegenden und lang anhaltenden sozialen und ökonomischen Konsequenzen im Erwachsenenalter verbunden sind, wie chronischen psychischen Erkrankungen, einer höheren Kriminalitätsrate, einer selteneren beruflichen Beschäftigung sowie einem geringeren Einkommen und Schwierigkeiten in den persönlichen Beziehungen (McCrone et al. 2005). Da psychische Erkrankungen im Erwachsenenalter häufig bereits Vorläufer im Kindes- und Jugendalter haben, erscheint es sinnvoll, bei Kindern aus Hochrisikopopulationen mit präventiven Maßnahmen anzusetzen. Aktuelle gesundheitsökonomische Untersuchungen im Kindes- und Jugendalter weisen ebenfalls auf erhöhte Krankenkassenausgaben durch Jugendliche mit Störungen des Sozialverhaltens hin (Ewest et al. 2013).

Die Abgrenzung von Prävention und Behandlung beinhaltet, dass präventive Maßnahmen auf die Vermeidung eines schlechteren Zustandes abzielen, während Therapie und Kuration als Maßnahmen der Behandlung einen besseren Zustand zu erreichen suchen (Rosenbrock u. Kümpers 2006). In der klassischen Präventionsliteratur werden drei Arten von Prävention beschrieben und in Abhängigkeit davon, wann die Intervention relativ zum Krankheitsverlauf einsetzt, zwischen Primär-, Sekundär- und Tertiärprävention unterschieden (Caplan 1964). Primärprävention bezeichnet die Verminderung von (Teil-) Ursachen bestimmter Erkrankungen oder von Krankheit überhaupt, mit dem Ziel der Senkung von Eintrittswahrscheinlichkeiten oder Inzidenzraten. Die Verstärkung von Primärprävention ist angesichts der wachsenden Ungleichheit von Gesundheitschancen in reichen Industrieländern eine zentrale Herausforderung zeitgemäßer Gesundheitspolitik. Sekundärprävention ist die Entdeckung von symptomlosen, aber biomedizinisch eindeutigen Frühstadien einer Erkrankung und die dadurch ermöglichte Frühtherapie. Gelegentlich wird unter Sekundärprävention auch die Verhinderung des Wiedereintritts eines Krankheitsereignisses im Sinne einer Rezidivprophylaxe verstanden. Unter Tertiärprävention kann sowohl die wirksame Verhütung bzw. Verzögerung der Verschlimmerung einer manifesten Erkrankung (weites Konzept) als auch die Verhinderung bzw. die Milderung bleibender auch sozialer Funktionseinbußen, infolge einer Erkrankung verstanden werden. Letzteres ist ein relativ enges Konzept, das sich vor allem auf die Rehabilitation bezieht (Rosenbrock u. Kümpers 2006).

Die Begriffe Primärprävention und Gesundheitsförderung bezeichnen zwei unterschiedliche Blickwinkel auf dasselbe Ziel, nämlich Erkrankungen vorzubeugen. Dabei

2.3 Prävention und Gesundheitsförderung

betont Prävention die Reduktion von Risikoverhalten und Risikofaktoren in Person und Umwelt, während Gesundheitsförderung auf die Stärkung von Ressourcen und gesundheitsunterstützende Umweltfaktoren abzielt (Becker 1997).

Mehrgenerationenperspektive

Begriffsklärung
Unter der Perspektive der Entstehung und Aufrechterhaltung psychischer Erkrankungen haben psychoanalytische Familientherapeuten in den 60er Jahren begonnen, unter einer Mehrgenerationenperspektive zu arbeiten. In Deutschland war es beispielsweise die Göttinger Arbeitsgruppe für Familientherapie um Eckhard Sperling, die sich seit Ende der 60er Jahre der Erforschung und Therapie intergenerationaler Dynamik bei verschiedenen Störungsbildern widmete und das Konzept der Mehrgenerationenperspektive entwickelte (Sperling 1979, Massing, Reich u. Sperling 1992). Impulse dazu entstammten den Arbeiten über „Unsichtbare Bindungen" von Boszormeny-Nagy und Spark (2001), die sich mit der generationsübergreifenden Dynamik von Loyalität, Verdienst und Vermächtnis beschäftigten. Auch Horst-Eberhard Richters wegweisende Arbeiten über den „Patient Familie" (1970) oder das Konzept der Delegation von Helm Stierlin (1982) gingen in diese Entwicklungen ein. All diese Konzepte verweisen auf unerledigte Konflikte in der Eltern-Großeltern-Generation, die in der Kindergeneration ihren Ausdruck finden.

In der Mehrgenerationenperspektive der Familientherapie wird davon ausgegangen, „dass sich Störungen und Konflikte der jeweiligen Kindergeneration regelmäßig aus unbewussten Konflikten zwischen Eltern und Großeltern beziehungsweise den Partnern und ihren Eltern ergeben" und „dass sich in Familien über die Generationen im Wesentlichen immer wieder dieselben Konflikte abspielen, dass also ein intrafamiliärer Wiederholungszwang besteht." (Massing, Reich u. Sperling 1992, S. 21). Dieser innerfamiliäre Wiederholungszwang entsteht durch intrafamiliäre Übertragungsprozesse, z. B. unbewusste Identifizierungen, durch die Delegationen, Aufträge und Vermächtnisse über Generationen hinweg wirksam sein können. Er führt zu Störungen in der Kinder- oder Enkelgeneration: „Zu Störungen kommt es, wenn Eltern aufgrund unverarbeiteter eigener Konflikte oder Traumatisierungen nicht mehr in der Lage sind, sich mit ihren lebensgeschichtlichen Erfahrungen, Erlebnissen und Phantasien auseinanderzusetzen, sondern diese, zum Beispiel durch Verdrängung, abwehren müssen. Auf diese Weise können die Kinder und Enkel zum psychischen Container werden für unverarbeitetes Leid ihrer Eltern und Großeltern, für Schuld und Verantwortung, die diese auf Grund von Überforderung nicht verarbeiten konnten." (Timmermann 2011, S. 23). In den Arbeiten zur Mehrgenerationenperspektive steht gemäß familientherapeutischer Tradition das Verständnis, die Behandlung und Therapie seelischer Störungen und Konflikte unter Einbeziehung der Familie im Vordergrund.

Ebenen der Prävention über mehrere Generationen

Nicht selten beobachtet man in Familien eine transgenerationale Weitergabe psychischer Erkrankungen, an der sowohl genetische als auch psychosoziale Faktoren beteiligt sind. Ein besonders hohes Erkrankungsrisiko weisen Kinder auf, deren beide Elternteile psychisch erkrankt sind (Mattejat 2009).

In Diagnostik und Intervention können in Familien drei Ebenen unterschieden werden: die Ebene der Eltern, die Ebene der Kinder und die Ebene des gesamten Familiensystems (Cierpka 1996). Analog können auch präventive Ansätze auf diesen Ebenen des betroffenen Familiensystems angesiedelt sein. So wurden

bislang verschiedene präventive Ansätze für die Arbeit mit Kindern und Familien mit psychisch kranken Eltern entwickelt:
- auf der Ebene der Kinder in verschiedenen Altersgruppen (z. B. AURYN-Gruppen)
- auf der Ebene der Eltern (Elterngruppen, Elternberatung)
- auf der Ebene des gesamten Familiensystems (Familienberatung, Familientherapie, Familienhilfe) einschließlich früher Eltern-Kind-Beziehung

In der aktuellen Literatur werden für Familien mit psychisch erkrankten Eltern einhellig vor allem Präventionen auf der Ebene der ganzen Familie für sinnvoll erachtet (vgl. Krumm, Becker u. Wiegand-Grefe 2013). Moderne, geeignete Präventionsprogramme beziehen dabei die Erkenntnisse aus der Risiko- und der Resilienzforschung in die Konzeptentwicklungen ein.

Familiäre Risiko- und Resilienzfaktoren als Grundlagen für Präventionsprogramme

Für die Hochrisikogruppe der Kinder aus Familien mit psychisch kranken Eltern werden wirksamkeitsgeprüfte präventive Konzepte von Fachleuten, Medien und Politik einhellig für sinnvoll und dringend notwendig gehalten. In Familien mit psychisch kranken Eltern finden sich erhöhte familiäre Belastungen, die zu Entwicklungsrisiken für die Kinder werden können. So sind in Familien mit einem psychisch kranken Elternteil fast alle psychosozialen Belastungen, die das Erkrankungsrisiko für psychische Störungen bei Kindern erhöhen, überrepräsentiert. Die elterliche psychische Erkrankung stellt ein Kernmerkmal dar, durch das das Entwicklungsumfeld eines Kindes entscheidend beeinträchtigt wird und das mit vielen anderen psychosozialen Belastungsfaktoren einhergeht (Plass u. Wiegand-Grefe 2012). So kann ein niedriger Ausbildungsstand und/oder Berufsstand der Eltern in Verbindung stehen mit einem niedrigen sozioökonomischen Status und mit Risikofaktoren wie Armut, Arbeitslosigkeit, unzureichenden Wohnverhältnissen und sozialer Ausgrenzung und darüber hinaus vielfache ungünstige Auswirkungen auf das Familienleben haben (Plass u. Wiegand-Grefe 2012). Mindestens ein Drittel der Familien mit psychisch kranken Eltern wird als arm eingeschätzt (Wiegand-Grefe 2012).

Aus psychosozialen und psychischen Belastungen können Entwicklungsrisiken für die Kinder aus betroffenen Familien werden (Wagenblass 2001). Als Risikofaktoren der Eltern gelten vor allem krankheitsbezogene Risikofaktoren, Bindungs- und Beziehungsstörungen der Eltern sowie eine eingeschränkte elterliche Erziehungskompetenz. Außerdem bestehen Risikofaktoren der Familie, der Kinder und allgemeine psychosoziale Risikofaktoren. Besonders relevant erscheinen die ggf. prädisponierenden Gegebenheiten. So gilt die Instabilität der Lebensbedingungen in der Familie als familiärer Risikofaktor. In der Folge haben Familien mit psychisch kranken Eltern häufig ein unzureichendes oder fehlendes soziales Unterstützungssystem und die Kinder erleben geringe reale und emotionale Verfügbarkeit von Bezugspersonen außerhalb der Familie. Dieses fehlende Unterstützungssystem für die Familie gilt als ein entscheidender Risikofaktor für die Kinder. In einer Studie fühlt sich ein Drittel der psychiatrisch kranken Eltern wenig, ein Drittel mäßig und nur ein weiteres Drittel gut unterstützt (Wiegand-Grefe 2012). Die psychische Erkrankung von Eltern geht häufig auch mit einer Beeinträchtigung der Familienfunktionen und der familiären Beziehungsgestaltung einher. Als innerfamiliäre Risikofaktoren gelten vor allem problematische Eltern-Kind-Beziehungen oder Interaktionen, eine mangelnde Kommunikation in der Familie, ein fehlender Familienzusammenhalt sowie ein konfliktbehaftetes Familienklima. Eine aktuelle Übersicht benennt mangelnde

2.3 Prävention und Gesundheitsförderung

Harmonie innerhalb der Familie, mangelnde emotionale Wärme, unzureichende gegenseitige Akzeptanz in der Familie, inkonsistentes Erziehungsverhalten sowie Kindesmissbrauch und Vernachlässigung als familiäre Risikofaktoren einer gesunden Entwicklung von Kindern (Petermann u. Petermann 2013). Auch der Verlust wichtiger Bezugspersonen erhöht das Risiko von Kindern psychisch kranker Eltern. Für eine gesunde Entwicklung von Kindern psychisch kranker Eltern sind neben diesen Beziehungsfaktoren auch die Faktoren der familiären Krankheitsbewältigung bedeutsam (Wiegand-Grefe, Halverscheid u. Plass 2011). Dazu gehören Information und Aufklärung der Kinder über die Erkrankung, aber auch die Flexibilität des Familiensystems in Krisenzeiten und die Inanspruchnahme von psychosozialen Hilfsangeboten im Bedarfsfall. Als Risikofaktoren der Kinder gelten z. B. jüngeres Lebensalter, männliches Geschlecht, „schwieriges" Temperament, geringe soziale Kompetenz (vgl. Plass u. Wiegand-Grefe 2012). In Familien mit psychisch kranken Eltern beobachtet man nicht selten eine Häufung der Risikofaktoren für die Entwicklung der Kinder.

Langzeitstudien liefern wichtige Hinweise darauf, welche Faktoren als Ansatzpunkte primärpräventiver Maßnahmen geeignet sein könnten (Wille et al. 2008). Einerseits werden Risikofaktoren benannt, die mit psychischen Auffälligkeiten im Kindes- und Jugendalter verbunden sind. Diesen werden protektive Faktoren gegenübergestellt, die trotz des Vorhandenseins von Risikofaktoren dazu führen, dass Kinder und Jugendliche keine psychischen Auffälligkeiten entwickeln und gesund bleiben, sogenannte Resilienzfaktoren. Während sich also die Risikoforschung mit den einzelnen Risikofaktoren und auftretenden Risikokonstellationen beschäftigt, beschreibt die Resilienzforschung Faktoren, die trotz gegebener Risikofaktoren eine günstige, gesunde Entwicklung ermöglichen (Werner 2006). Resilienz bezeichnet den Prozess, die Fähigkeit oder das Ergebnis erfolgreicher Adaptationen angesichts herausfordernder oder bedrohender Lebensumstände. Sie kann als erworbene psychische Robustheit verstanden werden. Die Resilienzfaktoren der Kinder psychisch erkrankter Eltern werden häufig in personelle Ressourcen (Temperament, kognitive Fähigkeiten, soziale Kompetenzen, positive Selbstkonzepte, Kohärenzgefühl, stabile und sichere Bindung) und soziale Ressourcen unterteilt (Noeker u. Petermann 2008, Lenz u. Kuhn 2011). Zu den sozialen Ressourcen gehören innerfamiliäre Ressourcen (Eltern-Kind-Beziehung, Paarbeziehung) ebenso wie das außerfamiliäre soziale Netzwerk (außerfamiliäre Bezugspersonen, Peer-group). Da bei vielen Familien mit psychisch kranken Eltern eine Häufung von Risikofaktoren vorliegt, bietet das Resilienzkonzept wertvolle Ansatzpunkte für präventive und therapeutische Ansätze mit den betroffenen Familien (vgl. Plass u. Wiegand-Grefe 2012, Wiegand-Grefe 2013 a, b). Primärpräventive Maßnahmen zielen vor allem auf die Stärkung dieser protektiven Faktoren ab, die zu einer resilienten Entwicklung von Kindern beitragen können, wenn Risikofaktoren für die Kinder vorliegen. Kosten und Nutzen primärpräventiver Maßnahmen gewinnen auch unter gesundheitsökonomischer Perspektive zunehmend an Bedeutung. Dabei wird nicht allein die Wirksamkeit einer Prävention hinsichtlich der Senkung der Inzidenz erfasst, sondern auch eine Kosten-Effektivitäts-Abschätzung vorgenommen. Hintergrund dieser Fragestellung sind die hohen Kosten, die durch psychiatrische Erkrankungen verursacht werden und in „entwickelten" Ländern etwa 3–4 % des Bruttosozialprodukts ausmachen. Erste Analysen weisen darauf hin, dass insbesondere primärpräventive Maßnahmen im Kindes- und Jugendalter eine günstige Kosten-Nutzen-Relation aufweisen (Aos, Lieb, Mayfield, Miller, u. Pennucci 2004; Lynch 2004; Schweinhart 2005).

Evidenzbasierte Präventionsprogramme für Familien mit psychisch kranken Eltern

Präventionsprogramme für Kinder psychisch kranker Eltern können auf den drei genannten Ebenen angesiedelt sein: auf der Ebene der Eltern, der Kinder und der ganzen Familie. Eine weitere Differenzierungsmöglichkeit der Präventionsansätze bietet die elterliche Erkrankung. Einige Ansätze arbeiten diagnoseübergreifend (Wiegand-Grefe, Halverscheid u. Plass 2011), andere konzentrieren sich auf eine elterliche Erkrankungsgruppe. Solche störungsspezifischen Programme wurden für Kinder aller Altersgruppen vor allem für Depressionen entwickelt, von Programmen für mütterliche (postpartale) Depressionen mit Säuglingen und Kleinkindern bis hin zu Präventionsgruppen für Jugendliche. Es sind aber in den letzten Jahren zunehmend auch Programme für Kinder von Müttern mit Schizophrenie (Fox 2012) oder für Kinder mit mütterlichen (Luthar et al. 2007, Nichols 2012) und/oder väterlichen Abhängigkeitserkrankungen (Kelley u. Fals-Stewart 2007) entwickelt worden. Programme für Eltern oder Kinder bzw. Jugendliche innerhalb ihrer Bezugsgruppe arbeiten – üblichen Präventionszielen folgend – häufig im Gruppenformat und bei Kindern entsprechend ihrer Altersgruppe.

Familienorientierte Programme bzw. Eltern-Kind-Programme können ebenfalls nach der elterlichen Erkrankung und/oder – dem Lebenszyklus der Familie folgend – nach dem Alter der Kinder differenziert werden: einige Ansätze konzentrieren sich auf die frühe Mutter-Kind oder Eltern-Kind-Arbeit mit dem Fokus auf der Bindungsentwicklung und mit Beginn in der Schwangerschaft und im Säuglingsalter, bis hin zur Kleinkindarbeit (Ramsauer 2011, David et al. 2011). Andere Ansätze arbeiten mit Familien mit Vorschul- und Grundschulkindern, frühen oder späten Adoleszenten. Einige Ansätze arbeiten mit aufsuchender Familienarbeit. Interventionen für Kinder psychisch erkrankter Eltern auf der Ebene der ganzen Familie erweisen sich als besonders günstig und besonders sinnvoll, weil nur durch ein vertrauensvolles Bündnis zu den Eltern gut mit den Kindern gearbeitet werden kann und diese nicht übermäßig in Loyalitätskonflikte zwischen professionellen Unterstützern und Eltern geraten (Wiegand-Grefe, Halverscheid u. Plass 2011). In Übereinstimmung damit finden familienorientierte Angebote in Bedarfsanalysen die größte Akzeptanz der Betroffenen (Wiegand-Grefe 2012). In die folgende Benennung gehen daher nur familienorientierte, evidenzbasierte, evaluierte Programme ein.

Aktuelle Metaanalysen ergeben eine Mehrzahl der publizierten Studien in den USA, Australien und Großbritannien (Reupert u. Maybery 2011, Siegenthaler et al. 2012). Eine Metaanalyse (Christiansen et al. 2011) unter Berücksichtigung von zehn kontrolliert randomisierten Studien aus Frazer et al. (2005) ergab mittlere Effekte von $g = 0,7$ im Prä-Post-Vergleich und 0,37 im Prä-Follow-up. Mittlere Effekte um 0,5 bis 0,6 erbrachte auch eine Metaanalyse aus jüngster Zeit (Siegenthaler et al. 2012).

Familienzentrierte Programme

Der bislang international am umfassendsten evaluierte familienorientierte Ansatz ist der psychoedukativ-verhaltensorientierte Beratungsansatz von William Beardslee (*Preventive Intervention Project*) für Familien mit depressiv erkrankten Eltern und mit Kindern von 8 bis 14 Jahren. In den Präventionseffekten des Ansatzes von Beardslee und Kollegen gab es bei den Eltern der Interventionsgruppe größere Veränderungen im Verhalten und den Einstellungen zum Kind, die Kinder hatten ein größeres Verständnis für und mehr Wissen über die elterliche Erkrankung (Beardslee et al. 2003, 2007). Der Ansatz von Beardslee diente als Grundlage eines Ansatzes in Finnland (Solantaus 2010). Als störungsspezifische Programme wurden auch für postpartale Depressionen Eltern-Kind bzw. Mütter-Kind-Einheiten (Ramsauer 2011) entwickelt. Für substanzmissbrauchende Mütter mit Kindern über 12 Monaten wurde das stationäre *Family focused Residential Program* (McComish, Greenberg, Ager, Essenmacher, Orgain and Bacik 2003) entwickelt und das *Strengthening Families Program* (SFP) mit 14 Kinder- Eltern- und Familiengruppensitzungen (DeWit, McKee, Nochajski, Safyer, Maguin u. Macdonald 2003). Für die Prävention von Suchterkrankungen werden auch aufsuchende Familienprogramme eingesetzt, in Australien z. B. das Programm *Parents Under Pressure* (PUP, Dawe u. Harnett 2007) und in den USA das Programm *Home-Based Early Intervention* (Nair, Schuler, Black, Kettinger u. Harrington 2003). Für die frühe Prävention schizophrener Erkrankungen wurden in den letzten Jahren Elternprogramme und Eltern-Kind Einheiten entwickelt, mit einem besonderen Schwerpunkt für Mütter (Wan et al. 2008, Gearing et al. 2012, Joy, Saylan 2007).

Der CHIMPs – Ansatz als Familienintervention

Im deutschen Sprachraum wurde auf der Grundlage eines Theoriemodells der psychodynamische Familienansatz CHIMPs (*Children of mentally ill parents*) entwickelt, der eine mehrgenerationale Perspektive einnimmt und sich neben empirischen Bedarfsanalysen ebenfalls an den Arbeiten von Beardslee und Mitarbeitern aus dem US-amerikanischen Sprachraum orientiert (Wiegand-Grefe, Halverscheid u. Plass 2011). Die Arbeit mit den Familien nach dem Ansatz CHIMPs ist speziell für psychisch erkrankte Eltern diagnoseübergreifend konzipiert und für eine breite Altersgruppe der Kinder ab drei Jahren bis ins junge Erwachsenenalter anwendbar. Über einen Zeitraum von ca. einem Jahr finden insgesamt ca. 15 Sitzungen (die in Abhängigkeit von der Anzahl und dem Alter der Kinder variieren) in Form von Eltern-, Kinder- und Familiengesprächen sowie eine standardisierte Diagnostik statt. Die Intervention wird von zwei Psychotherapeuten durchgeführt und ist durch ein Manual anwendbar (Wiegand-Grefe et al. 2011). Die theoretische Grundlage des CHIMPs-Ansatzes bildet das „Modell der psychosozialen Entwicklungsbedingungen für Kinder psychisch kranker Eltern" (Wiegand-Grefe, Halverscheid u. Plass 2011). Im Modell werden drei wesentliche Einflussfaktoren für die Entwicklung von Kindern in betroffenen Familien benannt, die im therapeutischen Fokus der Beratung stehen: die Art und Angemessenheit der Krankheitsbewältigung, die Qualität der innerfamiliären und außerfamiliären Beziehungen und die Paar- und Familiendynamik. Eine Verbesserung der psychischen Gesundheit und der Lebensqualität der Kinder soll durch die Arbeit an der Krankheitsbewältigung in der Familie (z. B. durch altersadäquate Aufklärung), den Familienbeziehungen (im Netzwerk sozialer und professioneller Unterstützungen) sowie der Familiendynamik in ihren Dimensionen (z. B. Kommunikation in der Familie, Rollenverteilung, Aufgabenerfüllung, Emotionalität etc.) erreicht werden.

CHIMPs ist eine
- Familienintervention für Eltern aller Diagnosegruppen mit Kindern ab drei Jahren bis ins junge Erwachsenenalter
- manualisierte Intervention (zwei Eltern-, zwei Kinder- und drei Familiengespräche und eine standardisierte Diagnostik mit Eltern und Kindern in vier bis sechs Sitzungen), mit insgesamt etwa 15 Sitzungen über ein bis eineinhalb Jahre
- von zwei psychotherapeutisch und/oder kinder- und jugendpsychiatrisch qualifizierten Therapeuten durchgeführte Intervention
- Intervention, die auf die Verbesserung der psychischen Gesundheit und Lebensqualität der Kinder abzielt
- Intervention, bei der die Arbeit an der Krankheitsbewältigung, den innerfamiliären und außerfamiliären Beziehungen, der

sozialen und professionellen Unterstützung sowie der Familiendynamik und Funktionalität im Fokus steht (vgl. Wiegand-Grefe, Halverscheid u. Plass 2011)

Im Verlauf der Beratung findet eine Verknüpfung der Informationen zur Erkrankung mit lebens- und familiengeschichtlichen Erfahrungen auf dem Hintergrund der Familiendynamik und ein Verständnis der Erkrankung und der Paar- und Familiendynamik aus einer psychodynamischen, mehrgenerationalen Perspektive statt. Das klinische Vorgehen, welches präventive und therapeutische Elemente enthält, wird ausführlicher im Manual beschrieben, welches eine breite Anwendung ermöglicht (vgl. Wiegand-Grefe, Halverscheid u. Plass 2011).

Der CHIMPs-Ansatz ist in prospektiven und kontrollierten Studien gut evaluiert. In den Evaluationsergebnissen konnte gezeigt werden, dass sich die gesundheitsbezogene Lebensqualität der Kinder und ihre soziale Unterstützung nach der CHIMPs-Intervention, im Vergleich zu einer Wartelistenkontrollgruppe, aus den Perspektiven der Patienten und der Kinder signifikant verbessern und diese über ein Jahr weitgehend stabil bleiben (Wiegand-Grefe, Werkmeister, Bullinger, Plass u. Petermann 2012). Die Effektstärken ($d = .40$, Patientenperspektive, $d = .46$ Kinderperspektive) sind als mittlere Effekte zu bewerten. Ebenso verringern sich die psychischen Auffälligkeiten der Kinder (Wiegand-Grefe, Cronemeyer, Plass, Schulte-Markwort u. Petermann 2013) und es zeigen sich bessere Krankheitsbewältigungsstrategien der Eltern (Wiegand-Grefe, Cronemeyer, Halverscheid, Redlich u. Petermann 2013). Für die Wirksamkeit der CHIMPs-Intervention stellen die von den Kindern selbst berichtete verbesserte Lebensqualität und die verbesserte psychische Gesundheit nach der Intervention ein gewichtiges Indiz dar.

Abschließend erwähnt werden soll eine Pionierstudie zur Wirksamkeit einer pädagogischen Jugendhilfemaßnahme bei Kindern psychisch kranker Eltern (Büttner et al. 2011). In der mit teilstationärer Erziehungshilfe bei Kindern mit elterlicher Psychopathologie eine vergleichbare Wirksamkeit erzielt wurde wie bei Kindern mit gesunden Eltern. Diese Jugendhilfe-Maßnahme erreichte in Familien mit psychisch kranken Elternteilen vergleichbare Wirkungen wie bei nicht-betroffenen Familien.

Fazit

Kinder psychisch kranker Eltern sind als eine Hochrisikogruppe im letzten Jahrzehnt stärker ins Bewusstsein der Fachöffentlichkeit gerückt (Mattejat, Lenz u. Wiegand-Grefe 2011). In den letzten Jahren sind in Deutschland eine Reihe von Angeboten zur Unterstützung betroffener Familien mit einem breiten inhaltlichen Spektrum entstanden, die von der Organisation von Ferienfreizeiten bis hin zu therapeutisch angeleiteten Gesprächsgruppen reichen. Familienorientierte Ansätze erscheinen besonders geeignet (Foster et al. 2012, Krumm, Becker u. Wiegand-Grefe 2013). Zukünftig wird es darum gehen, eine flächendeckende Routineversorgung zu implementieren, um eine breite und nachhaltige Versorgung der Kinder sichern zu können.

2.3.5 Das Präventionsprogramm „Gesundheitsförderung und Selbstregulation durch individuelle Zielanalyse – GUSI®"

Dr. Dieter Olbrich

Einführung

Die Arbeit ist ein zentraler Lebensbereich des Menschen. In den letzten Jahren ist ein Anstieg psychischer und psychosomatischer Erkrankungen im Arbeitsleben zu verzeich-

2.3 Prävention und Gesundheitsförderung

nen, die im Kontext beruflicher Veränderungen diskutiert werden und durch die es zum Auftreten stressassoziierter arbeitsbezogener Gesundheitsstörungen kommt (Badura et al. 2005). Der Begriff „Burnout Syndrom" nimmt breiten Raum in der Presse ein, sodass schon von einer „Mode-Diagnose Burnout" (Kaschka et al. 2011) gesprochen wird.

Diese zunehmende Verbreitung chronisch psychischer Gesundheitsstörungen ist zunehmend nicht nur ein individuelles, sondern auch ein gesundheitsökonomisches Problem, das erhebliche Auswirkungen auf die medizinischen Versorgungssysteme hat. So ist bei der Deutschen Rentenversicherung seit 2006 eine kontinuierliche Zunahme der Bewilligung für stationäre Leistungen zur psychosomatischen Rehabilitation zu verzeichnen, bei gleichzeitig kontinuierlicher Zunahme der Renten wegen Erwerbsminderung aufgrund von psychischen Erkrankungen (Deutsche Rentenversicherung 2012). Berücksichtigt man zusätzlich die demografische Entwicklung, mit der Notwendigkeit, ältere Mitarbeiter länger im Erwerbsleben zu halten (Ilmarinen 2005) wird klar, dass Akutbehandlung und Rehabilitation allein für diese Aufgabe nicht ausreichen.

Der parallele Anstieg von psychosomatischen Rehamaßnahmen und Frühverrentungen wegen psychischer Erkrankungen hängt neben anderen Faktoren damit zusammen, dass psychosomatische Rehabilitation erst zu einem Zeitpunkt durchgeführt wird, an dem die Rehabilitationsprognose so ungünstig ist, dass eine Rückkehr ins Erwerbsleben in vielen Fällen nicht mehr gelingt. Bei Analyse von Mitarbeitern in der psychiatrischen Rehabilitation wurde im Hinblick auf Stressfaktoren festgestellt, dass weniger die Arbeitstätigkeit an sich Haupteffekte in Bezug auf Stress bewirkt, als vielmehr Organisationsvariablen, die mit beruflichen Gratifikationskrisen zusammenhängen (Siegrist 1996) und Personenvariablen, die mit Selbstwirksamkeitserwartungen zusammenhängen (Queri et al 2012). Dies bedeutet, dass einerseits gute Organisations- und Führungsmodelle präventiven Charakter für das Entstehen von psychischen Erkrankungen im Arbeitsleben haben, andererseits eine Steigerung des Selbstwirksamkeitserlebens vorbeugenden Charakter für stressbezogene Beschwerden hat. Dies spricht dafür, dass bei allen präventiven Maßnahmen sowohl Verhaltensprävention (Personenvariablen) als auch Verhältnisprävention (betriebliche Organisationsstrukturen, Arbeitsplatzeinrichtung etc.) gemeinsam im Auge behalten werden sollten, um optimale Effekte zu erreichen.

Vor diesem Hintergrund gibt es zwar einen breiten Konsens, dass präventive Maßnahmen im Arbeitsleben sinnvoll und angezeigt sind, aber kaum eine Diskussion darüber, in welchem Rahmen dies geschehen soll. Da die Rentenversicherung über ein Netz von Rehabilitationseinrichtungen verfügt war politischer Wille, Prävention im Rahmen bestehender Strukturen anzubieten; hier ist die Rentenversicherung bedeutsamer Akteur.

Die Möglichkeiten der Rentenversicherung, ihren Versicherten präventive Leistungen anzubieten, waren aufgrund gesetzlicher Regelungen bis Ende 2008 sehr begrenzt. Durch eine Änderung des § 31 Abs. 1 Satz 1 Nr. 2 SGB VI wurde hier eine rechtliche Grundlage für die Durchführung von Präventionsleistungen geschaffen. Danach können ambulante oder stationäre Leistungen für Versicherte erbracht werden, deren Erwerbsfähigkeit durch typische Risiken ungünstig beeinflusst wird. (Friemelt u. Ritter 2012).

Das Rahmenkonzept „Beschäftigungsfähigkeit teilhabeorientiert sichern – Betsi®"

Nach Schaffung der rechtlichen Grundlagen durch den modifizierten § 31, SGB VI haben die Deutsche Rentenversicherung Bund, Westfalen und Württemberg ein Rahmenkonzept erstellt, in dem die Erwartungen an präventive Leistungen, die Durchführung und die wesentlichen Ziele beschrieben werden. Das Rahmenkonzept ist unter dem Titel „Beschäftigungsfähigkeit, teilhabeorientiert sichern – Betsi®" publiziert. (Deutsche Rentenversicherung Bund 2008)

In diesem Konzept wird bewusst nur der Rahmen für die Durchführung von Präventionsleistungen beschrieben, um in Modellprojekten den beteiligten Rentenversicherungsträgern Gestaltungsspielräume einzuräumen, unterschiedliche Handlungsansätze zu erproben und deren Wirksamkeit in der Praxis zu überprüfen. Die Deutsche Rentenversicherung Bund und Westfalen gingen hier den Weg, ihre Angebote allen Betrieben mit Standorten in einer Modellregion anzubieten. Die Programme sollten berufsbegleitend durchgeführt werden im Rahmen eines modularen Vorgehens, wobei eine Initialphase, eine berufsbegleitende Trainingsphase und eine Nachsorgephase vorgesehen sind.

Auf der Grundlage dieses Rahmenkonzepts ist dann am Rehabilitationszentrum in Bad Salzuflen das Präventionsprogramm GUSI® (ein Praxismodell für präventive Leistungen der Deutschen Rentenversicherung Bund und Westfalen) entwickelt worden (Olbrich u. Baake 2011).

Grundlagen von GUSI® sind:
- Es handelt sich dabei um ein präventives Angebot für Versicherte mit einem erkennbaren Risikoprofil, durch das die Erwerbsfähigkeit ungünstig beeinflusst wird. Das Risikoprofil beschreibt Belastungen vorwiegend im psychosozialen Bereich. Trotzdem ist es nicht eine, auf eine Indikation beschränkte Prävention, sondern wird für Beschäftigte, die die versicherungsrechtlichen Voraussetzungen erfüllen, angeboten, bei denen ein solches Risikoprofil erkennbar ist. Es handelt sich also nicht um eine „psychosomatische Prävention".
- GUSI® ist ausdrücklich keine Krankenbehandlung, schon gar keine Behandlung einer psychischen Erkrankung. Gerade bei psychischen Erkrankungen ist besonders auf das Problem der Stigmatisierung und Etikettierung zu achten (Walter et al. 2008). GUSI® ist ein spezifisches Trainingsprogramm zur besseren Bewältigung psychosozialer Belastungen in Beruf und Alltag und richtet sich an Menschen mit subklinischen Befindlichkeitsstörungen und nicht an Patienten mit F-Diagnosen (ICD-10).

Die Betonung dieser beiden Faktoren in der Information an Betriebe, Beschäftigte und Betriebsmediziner soll dazu beitragen, jede Form von Stigmatisierung zu vermeiden.

Kommunikation mit Betrieben und Betriebsmedizinern

In der sogenannten „Initialphase" haben wir unser GUSI®-Präventionsprogramm direkt in Unternehmen und Betrieben der Region vorgestellt. Parallel haben wir auf Tagungen und Kongressen die Inhalte präsentiert und Informationsmaterial entwickelt, das sowohl Versicherten als auch Betriebsärzten zur Verfügung steht.

Ansprechpartner im Betrieb sind die Betriebsärzte, die die erste „Screeningfunktion" haben. Sie dokumentieren nach persönlichem Kontakt mit einem Beschäftigten, dass sie GUSI® für indiziert halten. Um den administrativen Aufwand so gering als möglich zu halten, reicht für die Dokumentation eine Bestätigung auf dem Betsi®-Antragsformular.

Die Betriebsmediziner sind neben Geschäftsführungen, Personalabteilungen und Sozialpartnern über die Zielgruppen für GUSI® informiert.

Präventionszielgruppen sind aktiv Rentenversicherte, bei denen neben spezifisch beruflichen Belastungen oder Gefährdungen (z. B. Schichtarbeit, vorwiegend Publikumsverkehr, lange Anfahrtswege u. a.) auch persönliche Risikofaktoren (Alleinerziehende, pflegende

2.3 Prävention und Gesundheitsförderung

Angehörige u.a.) vorhanden sind, die zu Beschwerden führen können.

Ergänzend stehen objektive Daten zur Beschreibung des Risikoprofils zur Verfügung: Zum einen sind dies auffällige AU-Zeiten-Entwicklungen, zum anderen Kennwerte in spezifischen Fragebögen. Wir setzen als Screeninginstrument bei allen Interessenten den Work-Ability-Index (WAI) ein (Hasselhorn u. Freude 2007). Im WAI schätzen Arbeitnehmer ihre „subjektive Arbeitsfähigkeit" ein. In der Kurzform umfasst er zehn Fragen, die die physischen und psychischen Arbeitsanforderungen, den Gesundheitszustand, die Leistungsreserven und die Perspektive eines Mitarbeiters betreffen. Diese Fragen werden sieben WAI-Dimensionen zugeordnet und mit Punkten versehen.

Dabei werden die folgenden Punktbereiche beschrieben:
- *44–49* steht für eine sehr gute subjektive Arbeitsfähigkeit. Hier besteht kein Interventionsbedarf.
- *37–43* steht für eine gute subjektive Arbeitsfähigkeit. Hier ließe sich bei entsprechendem Risiko die Arbeitsfähigkeit mit präventiven Leistungen unterstützen.
- *28–36* steht für eine niedrige subjektive Arbeitsfähigkeit. Hier ist in jedem Falle eine Verbesserung erforderlich, entweder durch präventive Leistungen oder ggf. durch Behandlung.
- *7–27* steht für eine schlechte subjektive Arbeitsfähigkeit. In der Regel geht es hier darum, die Arbeitsfähigkeit mit geeigneten Behandlungsmaßnahmen wieder herzustellen. Es ist vom Vorliegen einer Erkrankung auszugehen.

GUSI® Teilnehmer haben WAI Werte zwischen 28 und 43, Werte unter 27 sind ein Ausschlusskriterium. Die Betriebsmediziner und Betriebe, die den WAI im Rahmen ihres betrieblichen Gesundheitsmanagements einsetzen, können das Screening-Instrument selbst nutzen; ansonsten wird diese Aufgabe bei der Diagnostik in der Rehaklinik übernommen. Ein weiteres Ausschlusskriterium für die Teilnahme am GUSI®-Präventionsprogramm sind mehr als 42 AU-Tage im vorangegangenen Halbjahr.

Inhalte des GUSI®-Präventionsprogramms – die Trainingsmodule

Gesundheitsförderung setzt eine „salutogenetische Sichtweise" voraus und arbeitet ressourcenorientiert, zur Förderung persönlicher Stärken (Hurrelmann et al. 2010). Gesundheitsförderung gelingt dann, wenn es zu einer Steigerung der Selbstwirksamkeitserwartungen von Menschen kommt, verbunden mit positiven Affekten. Es geht nicht um externe Affirmationen, sondern darum, dass Menschen zur Steigerung ihrer Selbstwirksamkeit und Förderung ihrer Handlungsorientierung zumindest einen für sie persönlich „guten Grund" finden, um sich berufsbegleitend an Gesundheitsförderungsmaßnahmen zu beteiligen und diese auch in ihren Alltag einzubauen. Gelingt dies, so kommt es zu einer besseren Selbstregulation (Abb. 2-4). Hierdurch wird die Handlungsfähigkeit auch in schwierigen Situationen gefördert und damit auch das persönliche Gesundheitsverhalten (Bengel u. Jerusalem 2009).

Im GUSI®-Präventionsprogramm werden 3 Trainingsmodule vermittelt:
- Die Teilnehmer erlernen ein ressourcenorientiertes Selbstmanagement-Training (ZRM®-Training).

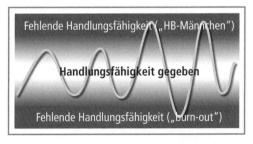

Abb. 2-4 Selbstregulation und Handlungsfähigkeit

- Wir vermitteln ein abgestimmtes Entspannungstraining auf der Grundlage der progressiven Muskelentspannung (PM); dieses nimmt Bezug auf die im ZRM®-Training entwickelten persönlichen Motto-Ziele.
- Drittes Modul ist Bewegungstherapie. Als aktive Bewegung bieten wir Nordic Walking an, die Körperwahrnehmungsschulung orientiert sich an den Prinzipien der funktionalen Körpertherapie (bewusstes Bewegen im Alltag) und der Achtsamkeit.

Ressourcenorientiertes Selbstmanagementtraining mit dem ZRM®

Das **Zürcher Ressourcenmodell (ZRM®)** ist theoretische Basis für das ZRM®-Training. Es handelt sich hierbei um ein manualisiertes Selbstmanagement-Training, das in den 90er Jahren von Storch und Krause entwickelt wurde (Storch u. Krause 2007). Das ZRM®-Training ist ein psychoedukatives Verfahren, das Menschen darin unterrichtet, ihre Handlungssteuerung zu optimieren und ihre intrinsische Motivation für die Zielerreichung zu fördern. Es ist theoretisch fundiert und bei verschiedenen Gruppen auf ihre Wirksamkeit hin untersucht worden. Es handelt sich um einen ressourcenorientierten Ansatz, der sich durch drei Merkmale als besonders geeignet für präventive Angebote auszeichnet:

- Integration:
  Im ZRM®-Training werden verschiedene Ansätze aus der psychologischen Theorie und Praxis integriert.
- Ressourcenorientierung:
  Dieses Merkmal betont die Verschiebung von der Pathogenese zur Salutogenese. Statt Defizite auszugleichen, geht es um die Entwicklung persönlicher Ressourcen.
- Transfereffizienz:
  Durch Motivation, Training in der Gruppe, Freude am Training und rasche Anwendbarkeit ist das ZRM®-Training gut im Alltag nutzbar. Es fördert eine größtmögliche Expertenunabhängigkeit der Teilnehmenden. Typisch für den Selbstmanagementansatz ist die „Hilfe zur Selbsthilfe".

Im ZRM®-Training erarbeiten sich die Teilnehmenden ein persönliches Motto (Haltungsziel), das sie dabei unterstützt, konkreten Handlungszielen zur Umsetzung im Alltag zu verhelfen. Die Spannweite von möglichen Zielen reicht von der Durchführung von Mitarbeitergesprächen im Betrieb, über den besseren Umgang mit konflikthaften Situationen am Arbeitsplatz bis zum Wunsch, die persönliche Work-Life-Balance besser in den Griff zu bekommen.

Das ZRM®-Training ist manualisiert und wird in 5 Phasen vermittelt:

In der **Phase 1** erkunden die Teilnehmer eigene (unbewusste) Bedürfnisse und lernen, diese mit bewussten Motivbildungen abzugleichen. Sie erfahren, dass Motive bewusste Vorsätze, Bedürfnisse in der Regel unbewusst sind und möglicherweise mit den bewussten Motivbildungen kollidieren. Ziel der ersten Phase ist der Abgleich zwischen bewusstem Motiv und unbewusstem Bedürfnis. Nach der ersten Phase verfügen die Teilnehmer über ein bewusstes, gut kommunizierbares Motiv und kennen ihr aktuelles Thema.

In **Phase 2** wird aus dem aktuellen Thema das „persönliche Mottoziel" (Haltungsziel) entwickelt. Haltungsziele sind kongruent zu einer Persönlichkeit und insofern „Identitätsziele". Sie sind in der Zielpyramide (Abb. 2-5) hoch angesiedelt und haben eine hohe Motivationskraft. Mottoziele sollen Teilnehmern dabei helfen, ihre Motive in unterschiedlichem Kontext handlungswirksam werden zu lassen und Vorsätze auch in die Tat umzusetzen. Nach Abschluss der 2. Phase hat jeder Teilnehmer sein Mottoziel formuliert und kann mit diesem weiter arbeiten. Das Mottoziel als persönliches Haltungsziel ist dabei mit positiven Affekten aufgeladen. Die Teilnehmer haben gelernt, unwillkürliche körperliche Reaktio-

2.3 Prävention und Gesundheitsförderung

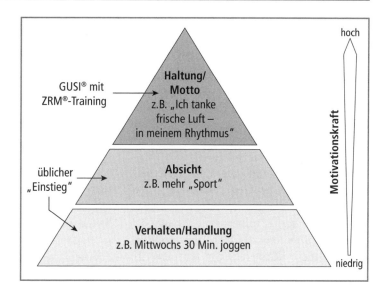

Abb. 2-5 Schematische Darstellung der Zielpyramide mit ZRM®-Haltungszielen

nen bei sich wahrzunehmen und deren Bedeutung für motivationale Prozesse zu verstehen (somatische Marker).

In **Phase 3** füllen sich die Teilnehmer ihren „Ressourcenpool". Mit Ressourcen wird im ZRM®-Training alles bezeichnet, was Teilnehmern dabei hilft, in ihrer mit dem Mottoziel beschriebenen Zielhaltung zu bleiben. Der Ressourcenpool hilft, das Ziel im Alltag zu verankern. In dieser Phase ist der Wille, die Intention, etwas zu verändern, vorhanden. Die Inhalte des persönlichen Ressourcenpools fördern die Umsetzung in konkrete Handlungsprozesse. Als Ergebnis dieser Phase kennen die Teilnehmer ihre persönlichen Ressourcen, unterstützen diese durch persönliche Erinnerungshilfen, haben Kenntnisse über das bewusste und insbesondere unbewusste Lernen (Priming) und nutzen alle Möglichkeiten, ihr persönliches Motto in den Alltag einfließen zu lassen.

In **Phase 4** lernen die Teilnehmer mit ihren Ressourcen gezielt zu handeln. Dies ist nicht nur im beruflichen, sondern auch im persönlichen Alltag relevant. Das Stressablaufmodell hilft ihnen dabei, verschiedene, alltägliche Situationen in sogenannte „Situationstypen" zu differenzieren, in denen Ressourcen gezielt entwickelt oder eingesetzt werden sollen. Die Teilnehmer werden sensibilisiert für Situationen, in denen sie schon in ihrer Zielhaltung sind (A-Situationen), sie lernen, sich auf schwierige, vorhersehbare Situationen (B-Situationen) gezielt vorzubereiten und unvorhersehbare, schwierige Situationen (C-Situationen) schneller zu bewältigen. Durch bewusstes Üben im Alltag wird eine weitere Verstärkung des Mottoziels erreicht.

In **Phase 5** wird anhand typischer Situationen aus dem Berufsleben der Prozess vertieft, reflektiert und weitergeübt. Die sozialen Ressourcen der Gruppe werden genutzt, die Vernetzung der Gruppenmitglieder über das Training hinaus gefördert. In dieser Phase lernen die Teilnehmer, so oft wie möglich in ihrer Zielhaltung auf der Basis ihres persönlichen Mottozieles (Storch 2009) zu sein. Die Teilnehmer haben gelernt: nicht WAS ich mache ist entscheidend, sondern WIE (in welcher Haltung) ich es mache.

Motivation, Handlung und Haltungsziele

Motivation beschreibt eine innere Verfassung von Menschen, in der ein Ziel nachhaltig verfolgt wird und im besten Fall auch noch mit positiven Gefühlen verbunden ist. Anders ausgedrückt: es sollte sich für den Betreffenden lohnen, dieses Ziel zu erreichen. Nur dies stellt sicher, dass gute Vorsätze auch in Handlung umgesetzt werden. Das ZRM®-Training fördert die Motivation von Menschen, sich im Alltag entsprechend eines persönlichen Mottos (Haltungszieles) zu verhalten.

Haltungsziele sind spezielle Zieltypen, die nicht nur die bewusste Ebene der Informationsverarbeitung ansprechen (Denken), sondern auch die unbewusste Ebene des psychischen Systems (Fühlen) mit einbeziehen und diese aktivieren. Um ein persönliches Mottoziel zu entwickeln, benötigt man Wissen über Neurobiologie, Motivationspsychologie, den bewussten Einsatz von Sprache und die Arbeitsweise der unbewussten Ebene des psychischen Systems beim Lernen. In der Regel gehen Menschen davon aus, dass Ziele konkret formuliert sein müssten, um handlungswirksam zu werden. Andererseits wissen wir, dass diese Art Ziele oft nicht umgesetzt werden, es bei guten Vorsätzen bleibt, weil es Zielkonflikte gibt, die Menschen in ihrer Handlungssteuerung beeinträchtigen (Storch u. Olbrich 2011). Aus diesem Grund wird im ZRM®-Training ein persönliches, übergeordnetes Haltungsziel („Motto") entwickelt und damit gearbeitet. Das individuelle Mottoziel seinerseits hilft Handlungszielen dabei, auch umgesetzt zu werden. Beispielsweise würde die Absicht, selbstbewusster aufzutreten in eine konkrete Handlungszielformulierung gefasst, wie folgt lauten können: „Bei der nächsten Personalversammlung werde ich aufstehen und einen Antrag formulieren, dass wir dieses Jahr wieder ein Betriebsfest machen".

Dieselbe Absicht in ein persönliches Motto gekleidet könnte wie folgt lauten:
„Im Vertrauen auf meine Stärke, äußere ich mich klar und selbstbewusst". Dies würde dann natürlich nicht nur für die konkrete Situation der Personalversammlung zum Tragen kommen, sondern auch in anderen Situationen des Berufs- und Alltagslebens, in denen es darum ginge, sich klar zu äußern.

Diese allgemein formulierten Haltungsziele haben aus psychologischer Sicht viele Vorteile: Sie werden stärker als persönlich und zum eigenen Selbst gehörend erlebt, sind in der Regel mit sehr starken positiven Gefühlen verbunden und haben einen übergeordneten Charakter. Man nennt sie deshalb auch „Identitätsziele". Solche inneren Haltungen werden möglicherweise ein ganzes Leben lang beibehalten. Ihr besonderer Vorteil liegt darin, dass sie eine sehr hohe Motivationskraft haben und dadurch die Wahrscheinlichkeit, dass Vorsätze auch in Handlung umgesetzt werden in unterschiedlichen Lebensbereichen deutlich erhöhen.

Typische „Mottoziele" sind:
- „Mit meinem Adlerblick behalte ich den Überblick und genieße meine Freiheit" (Selbstwirksamkeitsthema)
- „Mit wachen Sinnen öffne ich mich für Neues" (Arbeitsthema)
- „Ich genieße die Faszination des Augenblicks" (Achtsamkeit)

Struktur und Ablauf des GUSI®-Präventionsprogramms

Initialphase
Erste Ansprechpartner für Beschäftigte sind Betriebsmediziner, Personalabteilungen oder beratende Dienste. Der Betriebsarzt informiert den Mitarbeiter über das GUSI®-Präventionsprogramm und stellt eine erste Indikation zur Teilnahme. Eine körperliche Untersuchung ist dabei nicht zwingend erforderlich. Es handelt sich um ein erstes „Screening". Wichtigste Aufgabe des Betriebsarztes ist die Beratung und soweit als möglich der Ausschluss behandlungsbedürftiger Krankheiten. Bei positiver Indikationsstellung dokumentiert er dies mit Stempel und Unterschrift auf dem Antragsformular für die Rentenversicherung.

2.3 Prävention und Gesundheitsförderung

Danach setzt sich der Mitarbeiter telefonisch mit der Rehaklinik in Verbindung, wo ein individueller Diagnostik-Termin von ca. dreistündiger Dauer vereinbart wird. Die Diagnostik beinhaltet einen medizinischen, einen berufsbezogenen und einen psychosozialen Teil. Die psychosoziale Diagnostik umfasst schwerpunktmäßig Themen des persönlichen und beruflichen Umfeldes sowie den individuellen Umgang mit beruflichen Belastungen, Einschätzung der persönlichen Belastbarkeit und aktuellen Beschwerden. Nach der Diagnostikphase wird die abschließende Präventionsindikation gestellt. Bei positiver Indikation wird durch den untersuchenden Arzt ein Präventionsbefundbericht erstellt, der zusammen mit dem Präventionsantrag des Versicherten an die Rentenversicherung weitergeleitet wird. Bei fehlender Übereinstimmung mit der betriebsärztlichen Indikationsstellung wird für den Betriebsmediziner ein Befundbericht erstellt, in dem alternative Handlungsempfehlungen gegeben werden. Nach Prüfung der versicherungsrechtlichen und medizinischen Voraussetzungen durch die Rentenversicherung wird von dort ein Bescheid an den Versicherten und in Kopie an die Rehaklinik versandt.

Das eigentliche GUSI®-Präventionsprogramm wird dann in einer geschlossenen Gruppe durchgeführt, an der mindestens 10, maximal 15 Personen teilnehmen. Durch die zweistufige Indikationsstellung wird sichergestellt, dass geeignete Versicherte in die Prävention kommen.

Der Grad an Übereinstimmung zwischen Betriebsärzten und Klinik liegt bei 73%.

Bei Analyse der negativen Indikation zeigt sich in 34% der Fälle Rehabilitationsbedarf wegen einer psychischen oder psychosomatischen Erkrankung, bei 30% ambulanter Behandlungsbedarf (ambulante Richtlinienpsychotherapie oder fachärztliche Behandlung). Häufigste zuvor nicht diagnostizierte Erkrankungen waren depressive Störungen und Angsterkrankungen. Schließlich war bei rund 10% der Fälle eine ausführliche körperliche Diagnostik unklarer Befunde erforderlich. Rund 13% gaben nach einer positiven Indikationsstellung für präventive Leistungen an, dass sie doch keine Motivation zur Teilnahme hätten.

Ablauf der Trainingsphasen

Das GUSI®-Präventionsprogramm beginnt mit der **Trainingsphase A**, die an drei Tagen teilstationär in Anbindung an die Rehaklinik durchgeführt wird. Von Donnerstag bis Samstag wird jeweils von 8.30 Uhr bis 17.00 Uhr trainiert. Der Einbezug des Samstags fördert die Akzeptanz in den Betrieben deutlich, weil dadurch lediglich zwei Freistellungstage für das Training erforderlich sind. Am Mittwoch der Folgewoche wird zwischen 18.00 Uhr und 20.30 Uhr die Trainingsphase A abgeschlossen.

Nach Abschluss der Trainingsphase A verfügen die Teilnehmer über die Fähigkeit, das ressourcenorientierte Selbstmanagementtraining im Alltag einzusetzen, ihr persönliches Mottoziel anzuwenden und zu vertiefen und in konkreten Situationen zu erproben. Sie sind in der Lage, hierauf abgestimmt die progressive Muskelentspannung zu nutzen. Durch die Einführung in die Bewegungstherapien ist sichergestellt, dass das Nordic Walking sachgemäß praktiziert wird und die achtsame Bewegung im Alltag in die „normalen Handlungsabläufe" eines Tages eingebaut werden kann. Einige Teilnehmer nutzen die Möglichkeit zur medizinischen Trainingstherapie (MTT).

In der **Trainingsphase B** schließen sich insgesamt sechs Mittwochabende an, die thematisch in Bewegung und Entspannung sowie Vertiefung des ressourcenorientierten Selbstmanagement-Trainings strukturiert sind. Hier geht es um Erfahrungsaustausch und vertieftes Lernen. In dieser Übergangsphase rückt die Handlungsorientierung wieder mehr in den Vordergrund, d.h. die Teilnehmer erproben an konkreten Situationen ihres Berufsalltags die Anwendbarkeit des von ihnen entwickelten persönlichen Mottozieles. Der letzte Mittwochabend dient dem Transfer und der Integration. Nach Absprache mit der Gruppe wird ca. fünf Monate später ein Refresher-Samstag durchgeführt.

Ergebnisse

Seit Juli 2009 werden kontinuierlich GUSI®-Präventionsgruppen durchgeführt. Es fand eine interne und externe Evaluation statt. Messzeitpunkte waren: Beginn des GUSI®-Präventionsprogramms, nach Abschluss der Trainingsphase B (8 Wochen), sowie drei, sechs und zwölf Monate später.

Neben dem oben beschriebenen Work-Ability-Index wurden als Untersuchungsinstrumente eingesetzt:
- Erhebung medizinischer Basisdaten, hier u. a. das Gewicht.
- *HADS-D* (Hospital Anxiety and Depression Scale; Hermann-Lingen et al. 2011): erfasst Ängstlichkeit und Depressivität.
- *HAKEMP-90* (Kuhl 2001): ein Fragebogen, der die Haltungsorientierung misst. Zum einen ist dies die Fähigkeit von Menschen, sich nach Misserfolgen selbst zu beruhigen. Die im Kontext negativer Erlebnisse auftretenden negativen Affekte sollten rasch herunter reguliert werden, um wieder handlungsfähig zu werden. Lageorientierung (= LOM) spricht für eine geringe Fähigkeit, sich selbst zu beruhigen, Haltungsorientierung (= HOM) für eine hohe Fähigkeit. Bei Werten von mehr als 5 ist von einer Haltungsorientierung auszugehen. Zum anderen misst der HAKEMP-90 die Fähigkeit, prospektiv Ziele zu verfolgen und im Auge zu behalten. Auch hier wird zwischen Lageorientierung (= LOP) und Haltungsorientierung (= HOP) unterschieden.
- *AVEM* (Arbeitsbezogene Verhaltens- und Erlebensmuster; Scharschmidt u. Fischer 2001): Es handelt sich um einen berufsbezogenen Selbstauskunftsbogen, in dem vier typische Muster arbeitsbezogenen Verhaltens und Erlebens auf berufliche Belastungen beschrieben werden, die unter dem Gesichtspunkt der Gesundheitsgefährdung als entweder nicht gesundheitsgefährdend oder als Risikomuster eingeschätzt werden:
  - *Muster G* steht für gesunden Umgang mit Belastungen bei gutem beruflichen Engagement und guter Fähigkeit, sich zu distanzieren.
  - *Muster S* ist als „Schonmuster" beschrieben worden. Aufgrund unserer Erfahrungen und anderer Ergebnisse wäre der Begriff „Schutzmuster" angemessener (Olbrich u. Baake 2011). Es beschreibt ein nicht gesundheitsgefährdendes Verhalten, das dadurch gekennzeichnet ist, dass Menschen mit diesem Muster ein hohes Maß an innerer Distanzierungsfähigkeit gegenüber Arbeitsbelastungen haben, bei insgesamt gutem Arbeitsengagement und guter Lebenszufriedenheit.

Weiter werden zwei Risikomuster beschrieben, die als Hinweis für gesundheitliche Gefährdungen gelten:
- *Risikomuster A* ist gekennzeichnet durch ein überhöhtes Arbeitsengagement bei geringer Distanzierungsfähigkeit und eher geringer Lebenszufriedenheit. Es hat Anklänge an die früher beschriebenen Konzepte von „Arbeitssucht".
- *Risikomuster B* orientiert sich an „Burnout-Phänomenen". Es ist charakterisiert durch eine hohe Resignationstendenz bei geringer Arbeitszufriedenheit, geringem Arbeitsengagement und geringer Distanzierungsfähigkeit gegenüber beruflichen Anforderungen. Die Lebenszufriedenheit ist gering.

Schließlich wurden die Teilnehmer des GUSI®-Präventionsprogramms nach ihrer *Selbsteinschätzung* gefragt. Es ging um die Fragen der

2.3 Prävention und Gesundheitsförderung

Nützlichkeit, des Umfangs und der Anwendbarkeit des Erlernten in Alltag und Beruf.

Allgemeine Daten

Es wurden bisher insgesamt 82 Betriebe besucht. Die Betriebsgröße variierte zwischen 8 und 6 500 Beschäftigten.

37,6 % der Betriebe waren Gesundheits- oder sonstige soziale Einrichtungen, 35,9 % Dienstleistungsunternehmen, hier insbesondere Banken, Versicherungen und Kommunalverwaltungen sowie 26,5 % Produktionsbetriebe.

Bezogen auf die theoretisch erreichte Anzahl der beschäftigten Mitarbeiter liegt die Inanspruchnahmequote für das GUSI®-Präventionsprogramm bei 0,5 %.

Reflektiert man diese Zahl vor dem Hintergrund der Implementierung betrieblicher Gesundheitsförderung in Unternehmen, so ist sie als gut zu bezeichnen. Wenn lediglich 10 % der Betriebe organisierte Maßnahmen der innerbetrieblichen Gesundheitsförderung umsetzen (Walter et al. 2008), diese sich in der Regel auf klar definierte körperliche Beschwerden fokussieren (Blutdruckmessungen, Bewegung etc.) ist verständlich, dass ein neues präventives Angebot für psychosoziale Belastungen („Stress") nicht so leicht angenommen wird. Andererseits bedeutet dies aber auch, dass für Budget-Kalkulationen der Rentenversicherung die vorläufig genannten Zahlen für präventive Leistungen durchaus realistisch sind (Buschmann-Steinhage 2012).

Das Durchschnittsalter der Teilnehmerinnen und Teilnehmer liegt mit 46,7 Jahren etwas niedriger als das Durchschnittsalter von Rehabilitanden in der psychosomatischen Rehabilitation.

Das Programm wird überwiegend von Frauen genutzt (62 %). Dies deckt sich mit der Inanspruchnahme psychosomatischer Rehabilitation; hier ist der Frauenanteil noch höher. Möglicherweise spielen hier geschlechtsspezi- fische, persönliche Haltungen bei der Nutzung von Angeboten, die auch auf das seelische Wohlbefinden fokussieren, eine Rolle.

Die Übereinstimmungsquote (73 %) mit den Betriebsärzten hinsichtlich einer positiven Indikation ist gut. Die Rolle der Betriebsärzte lässt es oft nicht zu, dass Mitarbeiter über seelische Befindlichkeiten ausreichend offen sprechen, so dass zu erwarten ist, dass manifeste psychische Erkrankungen in diesem Kontext nicht diagnostiziert werden. Hinzu kommt, dass in der betriebsärztlichen Weiterbildung dem Erkennen und Umgang mit psychischen Erkrankungen bei Beschäftigten kein Modul gewidmet ist. Kein Teilnehmer hat das Programm abgebrochen. Die Teilnahmequote an Refresher-Samstagen lag bei über 80 %.

Weitere empirische Einzelbefunde

Die durchschnittliche subjektive Arbeitsfähigkeit im **WAI** lag zu Beginn des GUSI®-Präventionsprogramms bei 32,3 Punkten (Abb. 2-6). Dies spricht für eine durchschnittlich niedrige subjektive Arbeitsfähigkeit. Vergleicht man allerdings die Daten mit einer nach Geschlecht und Alter parallelisierten Gruppe von psychosomatischen Rehabilitanden, so liegt deren Durchschnittswert von 22 Punkten deutlich im Bereich einer schlechten subjektiven Arbeitsfähigkeit und zeigt, dass es sich um zwei unterschiedliche Populationen hinsichtlich der sozialmedizinischen Beeinträchtigung handelt. Am Ende der Trainingsphase B der GUSI®-Präventionsmaßnahme nach 8 Wochen steigt der WAI-Wert leicht auf 33,6, um dann nach weiteren drei Monaten auf 37,4 zu steigen. Die Teilnehmer befinden sich nun im Bereich einer guten subjektiven Arbeitsfähigkeit, die nach sechs und zwölf Monaten weiter ansteigt und zuletzt einen Wert von 39,3 erreicht.

Dies zeigt, dass die Teilnehmer das Gelernte regelmäßig eingesetzt haben, Lernerfolge ein-

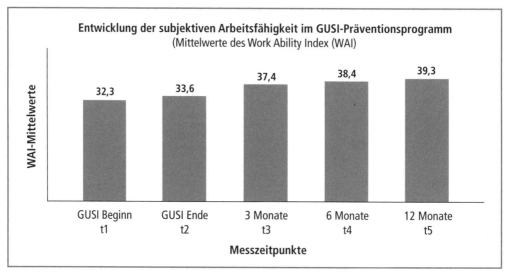

Abb. 2-6 Entwicklung der subjektiven Arbeitsfähigkeit im GUSI®-Präventionsprogramm

getreten sind und sich dies in einer besseren subjektiven Arbeitsfähigkeit widerspiegelt.

Im *AVEM* zeigten zu Beginn des GUSI®-Präventionsprogramms 68 % der Teilnehmer Risikomuster, wobei mit 41 % das Risikomuster B dominierte. Hier kam es nach Abschluss von GUSI® zu keiner wesentlichen Veränderung. Drei Monate später trat dann eine Umkehr der Muster auf: Es waren nun 57 % nicht mehr gesundheitsgefährdende Muster, der Anteil am Risikomuster B hatte sich auf 23 % reduziert. Nach einem Jahr hielt dieser Trend an und es fanden sich lediglich noch 24 % Risikomuster. Der Anteil am Risikomuster B hatte sich mit 20,7 % halbiert. Am häufigsten war Muster S (68,9 %) (Abb. 2-7).

Die Teilnehmer haben gelernt, sich von beruflichen Belastungen besser zu distanzieren, ohne dass hierunter die Qualität ihrer Arbeit gelitten hätte. Dies zeigte sich auch in der Erhebung objektiver sozialmedizinischer Parameter wie AU-Zeiten:

Hatten die GUSI®-Teilnehmer ein Jahr vor GUSI® mit durchschnittlich 10,4 AU-Tagen schon einen eher geringen Krankenstand, so sank dieser ein Jahr nach GUSI® nochmals auf 7,1 Tage.

Bei Teilnehmern des GUSI®-Präventionsprogramms reduziert sich die allgemeine Ängstlichkeit um 33 % und die Depressivität um 24 %, wobei dieser Effekt über ein Jahr stabil blieb (Institut für Rehabilitationsforschung Norderney 2012).

Hinsichtlich des Selbstwirksamkeitserlebens und der Handlungsfähigkeit zeigten sich deutliche Veränderungen:

Die Teilnehmer lernten, negativen Affekt schneller herunter zu regulieren und sich so selbst zu beruhigen. Dies führte zu einer Steigerung der Handlungsfähigkeit. Im HAKEMP-90 waren nach Ende des GUSI®-Programms sowohl bei Misserfolgserleben als auch bei der prospektiven Zielorientierung deutliche Erhöhungen zur Selbstberuhigung und zur prospektiven Handlungsorientierung nachweisbar. Dieser Effekt nahm im Laufe des Jahres weiter zu. Bezogen auf einzelne Aktivitäten war dies auch nachweisbar für konkrete Handlungen: so zeigte sich ein statistisch großer Effekt hinsichtlich der Selbstwirksam-

2.3 Prävention und Gesundheitsförderung

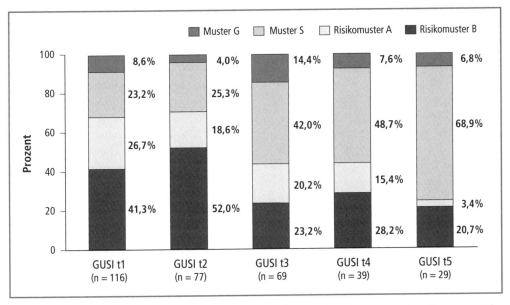

Abb. 2-7 Entwicklung der Muster im Fragebogen zum Erfassen arbeitsbezogener Verhaltens- und Erlebensmuster (AVEM) bei GUSI®-Teilnehmern

keitserwartung für sportliche Aktivitäten bei den GUSI®-Teilnehmern (SES 0,83).

Die Verbesserung des allgemeinen Bewegungsverhaltens und der Bewegungshäufigkeit führte schließlich „nebenbefundlich" zu einem Effekt bei den erhobenen medizinischen Parametern:

Das durchschnittliche Körpergewicht von GUSI®-Teilnehmern reduzierte sich im Verlauf eines Jahres um durchschnittlich vier Kilogramm und dies, obwohl Ernährungsberatung nicht Bestandteil des Präventionsprogramms war. Neben der besseren und häufigeren Bewegung ist ein besserer Umgang mit Stress für diesen Befund zu diskutieren.

Schließlich gaben die Teilnehmer in ihrer persönlichen Einschätzung an, dass ihnen die GUSI®-Präventionsmaßnahme sehr viel bzw. viel genutzt habe (72%). 73% gaben an, sie könnten alles oder fast alles von dem im GUSI®-Präventionsprogramm Erlernten in ihrem beruflichen Alltag umsetzen.

Perspektiven für präventive Leistungen durch die Rentenversicherung

Das GUSI®-Präventionsprogramm zeigt, dass präventive Leistungen der Rentenversicherung machbar und effektiv sind. Allerdings erfordert dies eine „neue Rentenversicherungsphilosophie": Aus der eher „abwartenden Rehaklinik" sollte zukünftig eine „abholende und beratende Rehaklinik" werden, die aktiv auf Betriebe zugeht und präventive Möglichkeiten aufzeigt. Dazu ist es notwendig, Betriebe aktiv aufsuchend anzusprechen und zu informieren, für Fragen zur Verfügung zu stehen und in der Region „präsent zu sein".

Es zeigt sich, dass der Einsatz von Screening-Instrumenten, hier insbesondere der WAI, in Verbindung mit einer zeitlich begrenzten klinischen Diagnostik zielsicher geeignete Präventionsteilnehmer identifiziert.

Präventive Leistungen sind für die Rentenversicherung ein neues Feld. Verständlicherweise wird daher seitens der Rentenversicherung auf eine klare Abgrenzung präventiver Leistungen durch die Rentenversicherung, die gesetzlichen Krankenkassen und die betriebliche Gesundheitsförderung als Aufgabe der Unternehmen geachtet. Hier gibt es Schnittstellen, die allerdings gut aufeinander abgestimmt werden könnten.

Das Betsi®-Rahmenkonzept beschreibt die Inhalte und die Zugangswege für aktiv rentenversicherte Beschäftigte in präventive Leistungen der Rentenversicherung. Die aus dem Inanspruchnahmeverhalten der Versicherten resultierenden Leistungen könnten mit einem avisierten prozentualen Anteil von 1 % des Rehabudgets gut finanziert werden. Insofern ist davon auszugehen, dass präventive Leistungen zum Regelangebot der Rentenversicherung werden könnten, auch wenn zum jetzigen Zeitpunkt eine abschließende Entscheidung diesbezüglich noch nicht gefallen ist.

Da rentenversicherte Mitarbeiter nicht immer im Umfeld von Rehakliniken leben, bedarf es der Modifikation präventiver Programme. Das GUSI®-Präventionsprogramm wird derzeit modellhaft für Beschäftigte der Deutschen Telekom angeboten. Für Pflegekräfte der Universität Freiburg lief ein modifiziertes Präventionsprogramm auf der Basis von GUSI® (FRESH). Bei der Identifikation geeigneter Teilnehmer wird es auch hilfreich sein, wenn zukünftig nicht nur körperliche Gefährdungsanalysen von Arbeitsplätzen erstellt werden, sondern auch Gefährdungen durch psychische Belastungen für verschiedene Arbeitsplätze beschrieben werden. Dies ist ein Projekt, das derzeit von der Bundesanstalt für Arbeitssicherheit und Arbeitsmedizin (BAUA) bearbeitet wird (Beck et al. 2012).

Das GUSI®-Präventionsprogramm wird nicht die psychosomatische Rehabilitation entbehrlich machen, lässt aber erwarten, dass der Bedarf für psychosomatische Rehabilitation abnimmt oder zumindest die Inanspruchnahme hinausgeschoben werden kann.

Verhaltenspräventive Angebote wie das GUSI®-Präventionsprogramm sollten immer auch mit Angeboten der Verhältnisprävention verbunden werden. Hier wiederum schließt sich der Kreis zu Unternehmen und Betriebsmedizinern, die in ihrer Funktion für die Anregung und Begleitung verhältnispräventiver Leistungen wichtige Ansprechpartner sind und für Unternehmen, die sich Fragen der Führungskultur, Arbeitsorganisation und Arbeitsplatzgestaltung und Bereitstellung eines qualifizierten betrieblichen Gesundheitsmanagements verpflichtet fühlen sollen.

2.4 Medizinische Rehabilitation

G. H. Paar, S. Grohmann und R. Kriebel

2.4.1 Definitionen, Theorie, Abgrenzungen

Rehabilitation ist neben Prävention, Krankenbehandlung und Pflege eine weitere Säule im Gesundheitssystem. Akutmedizin und Rehabilitation sind unverzichtbare Bestandteile einer Medizin, deren Komponenten im jeweiligen individuellen Lebenszyklus ihren besonderen Stellenwert erhalten. Das Gesundheitswesen und damit die medizinische Rehabilitation ist Teil gesellschaftlicher und sozialer Veränderungen (Koch 2012):
- der alternden Gesellschaft mit Zunahme chronischer Erkrankungen,
- der Verlängerung der Lebensarbeitszeit,
- einer Ressourcenverknappung mit Zunahme sozialer Ungleichheiten und
- Verknappung von Versorgungsleistungen.

Damit erweitern sich die Aufgaben medizinischer Rehabilitation:
- Wachsender Bedarf für die berufliche Leistungsfähigkeit erhaltende Rehamaßnahmen.
- Vernetzte Versorgungsangebote, Verbesserung der Schnittstellenprobleme und damit auch Frührehabilitation.
- Wachsender Bedarf an Reha-Maßnahmen, die die Pflegebedürftigkeit verhindern oder verzögern.

Ist die kurative Medizin primär auf die ätiologische Behandlung der Erkrankung und die Behebung des Gesundheitsschadens ausgerichtet, zielt demgegenüber die Rehabilitation im Sinne des Krankheitsfolgenmodells auf eine Optimierung der Adaptation an bestehende Störungen und Beschwerden. Wenn auch in der Initialphase der Behandlung bzw. Rehabilitation von der Symptomatik des Patienten ausgegangen wird, so richtet sich die Aufmerksamkeit im Laufe einer umfassenden Rehabilitation doch immer mehr über die Auswirkung der Symptomatik auf die individuelle Wirklichkeit des Kranken und die jeweilige Verknüpfung mit dem Leidensdruck, schließlich auf seine Passungsversuche mit der agierenden und reagierenden Umwelt. Interpersonelles chronisches „Krankheitsverhalten" ist, unabhängig von der Art und Schwere der initialen Symptomatik und des objektiven Befundes, in der Regel mit beschädigtem Selbstwert- und Selbstsicherheitsgefühl und gestörtem Beziehungsverhalten verknüpft.

Die Annahme, dass eine sich bedingende Vielfalt von somatischen, psychischen und sozialen Gegebenheiten Auslösung und Aufrechterhaltung vieler Gesundheitsstörungen/Krankheitsbilder bestimme, lässt sich daraus ableiten, dass an Stelle des medizinischen Kausalitätsmodells ein Interaktionsmodell aller relevanten Einflussgrößen tritt (Gerdes u. Weis 2000; Abb. 2-8).

Danach ist davon auszugehen, dass Schäden via Verarbeitungsprozesse Einfluss auf Fähigkeitsstörungen und Beeinträchtigungen haben. Jeder Gesundheitsschaden stellt also eine Belastungssituation dar, die unmittelbare Bewältigung initiiert. Der Bewältigungsprozess wird von Fähigkeiten, Einstellungen, Haltungen, Ressourcen und Kompensationsmöglichkeiten des Individuums bestimmt. Die Bewältigungsmöglichkeiten können, aufgrund mangelnder Fähigkeiten, aber auch bei vorhandenen Fähigkeiten eingeschränkt sein. Für letzteres gilt, dass z. B. das Subjekt seine vorhandenen Kapazitäten nicht wahrnimmt

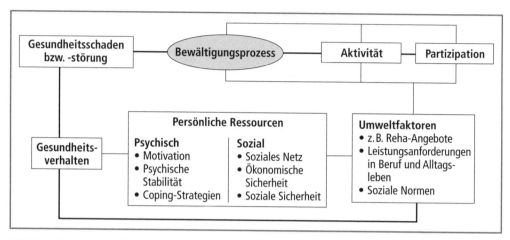

Abb. 2-8 Theoriemodell der Rehabilitation (Gerdes u. Weis 2000)

bzw. diese aufgrund verschiedener zusätzlicher Faktoren nicht mobilisieren kann, einen flexiblen Gebrauch der erfahrenen Fähigkeiten nicht gelernt hat oder auch, weil situativ die „Kosten-Nutzen-Rechnung" des Subjekts ihren Einsatz als nicht günstig erscheinen lassen (sekundärer Krankheitsgewinn).

Die Hinweise wachsen, dass sozioökonomische Faktoren, soziale Unterstützung und soziale Netzwerke, Persönlichkeitsfaktoren, frühe Bindungs- und Trennungsfaktoren und überdauernde nicht verarbeitete negative Affekte gemeinsame Risikofaktoren für Entwicklung und Unterhaltung vieler chronischer Erkrankungen darstellen. Insbesondere negative und traumatische Kindheitserfahrungen vergrößern, wie in einer Dosisabhängigkeit der Belastungserfahrungen, die gesundheitlichen Risikofaktoren für körperliche und seelische Gesundheitsprobleme wie Drogenmissbrauch, Suizidversuche, Übergewichtigkeit und Herz-Kreislauf-Erkrankungen (zusammenfassend Lanius et al. 2010, insbes. Felitti u. Anda 2010). „As physicians, we typically focus our attention on tertiary consequences, far downstream, while primary causes are well protected by time, social convention and taboo" (Felitti u. Anda 2010, S. 85). Als Konsequenz ergibt sich für Medizin, Public Health und soziale Dienste eine umfassende bio-psycho-soziale Evaluation aller Patienten, die sich in medizinische Behandlung begeben. Dazu sind evidenzbasierte Screenings erforderlich, die die verschiedenen Dimensionen berücksichtigen (Brünger et al. 2012).

Eine strikte Trennung oder Abgrenzung von Akutmedizin und Rehabilitation ist nur bedingt möglich, da eine große Zahl von Erkrankungen eine große gemeinsame Schnittmenge hat und die medizinisch-wissenschaftlichen Grundlagen beider Versorgungsansätze sich überschneiden. Unterschiede liegen im zugrunde liegenden Theoriemodell, den Organisationsstrukturen, anderen Kostenstrukturen, verschiedener räumlicher und technischer Ausstattung, sowie in unterschiedlichen Personalstrukturen. Entscheidend für eine Abgrenzung ist, welche Behandlungsziele in der jeweiligen Phase des Krankheitsverlaufs dominieren sowie der Chronifizierungsgrad der Erkrankung/Störung. Prävention überschneidet sich mit Rehabilitation, die immer sekundäre und tertiäre präventive Elemente enthält. (Schwartz et al. 1999).

Die Weltgesundheitsorganisation (WHO) hat 1980 zur Analyse individueller chroni-

2.4 Medizinische Rehabilitation

scher Gesundheitsstörungen ein Modell der Krankheitsfolgen (Krankheitsfolgemodell) entwickelt und in einem eigenen Klassifikationssystem die Zusammenhänge zwischen Krankheit und Krankheitsfolgen spezifiziert, das die Grundlage für ein umfassendes Verständnis des Rehabilitationsprozesses liefert:

> „Rehabilitation umfasst alle Maßnahmen, die das Ziel haben, den Einfluss von Bedingungen, die zu Einschränkungen oder Benachteiligungen führen, abzuschwächen und die eingeschränkten und benachteiligten Personen zu befähigen, eine soziale Integration zu erreichen" (Haupt u. Delbrück 1996, S. 17).

Die Krankheitsfolgen sind ursprünglich (nach der WHO 1980) auf drei Ebenen klassifizierbar (Schuntermann 1997; World Health Organization 1999):

- **Die Ebene des Gesundheitsschadens (Impairment):** Darunter wird die Krankheit selbst bzw. die Krankheitserscheinung als Resultat sich wechselseitig bedingender pathogener körperlicher, psychischer und sozialer Faktoren verstanden (z. B. Schlaganfall).

- **Die Ebene der Funktionseinschränkungen (Disability):** Sie betrifft die gestörte Fähigkeit zu zweckgerichtetem Handeln bei der Verrichtung der Aufgaben des täglichen Lebens. Sie ist die funktionelle Folge der Schädigung und ist mit einer Einschränkung der Belastbarkeit verbunden (z. B. Gangstörung nach Schlaganfall).

- **Die Ebene der sozialen Beeinträchtigung (Handicap):** Sie bezieht sich auf die sozialen Folgen von Schädigung und Funktionsstörung/Behinderung (z. B. in den Bereichen Familie, Partnerschaft, Arbeit, Gemeinschaft, Freizeit) und bekommt ein besonderes Gewicht bei chronischem Krankheitsverlauf (z. B.

sozialer Rückzug bei komorbider Depression nach Schlaganfall).

Diese ursprüngliche Klassifikation der Krankheitsfolgen in der ICIDH 1980 (*International Classification of Impairments, Disabilties and Handicaps*) hat über die ICIDH-2 (1997) und ihrer Nachfolgerin der ICF (*International Classification of Functioning 2005*) Neuerungen und Überarbeitungen erfahren. An die Stelle von Fürsorge und Defizitorientierung trat das Leitbild der Selbstbestimmung und Teilhabe. Stigmatisierende Begriffe werden nun vermieden. Stattdessen werden neue, positiv gefasste Konzepte zur Charakterisierung der gesundheitlichen Integrität definiert:
1. Das Konzept der Körperfunktionen und -strukturen
2. Das Aktivitätskonzept
3. Das Partizipationskonzept

Zur näheren Beschreibung der Partizipation werden Kontextfaktoren eingeführt. (s. a. Schuntermann in diesem Band).

In der ICF findet auch eine salutogenetische Sichtweise (Bengel et al. 2001) Berücksichtigung. Durch Einbezug von Kontextfaktoren, Umweltfaktoren und personengebundenen Faktoren wird der gesamte Lebenshintergrund berücksichtigt. Der zentrale Inhalt ist im Begriff **„funktionale Gesundheit"** zusammengefasst (Schuntermann 2003). Eine Person ist funktional gesund, wenn vor dem Hintergrund ihrer Kontextfaktoren (materielle, soziale und verhaltensbezogene Umweltfaktoren, personenbezogene oder persönliche Faktoren)
1. ihre körperlichen und mentalen Funktionen sowie ihre Körperstrukturen allgemein anerkannten statistischen Normen entsprechen (Konzept der *Körperfunktionen und -strukturen*)
2. sie all das tut oder tun kann, was von einem Menschen ohne Gesundheitsproblem (im Sinne der ICD) erwartet wird (Konzept der *Aktivitäten*)

3. sie ihr Dasein in allen Lebensbereichen, die ihr wichtig sind, in der Weise und dem Umfang entfalten kann, wie es von einem Menschen ohne Beeinträchtigung der Körperfunktionen oder -strukturen oder der Aktivitäten erwartet wird (Konzept der Teilhabe an *Lebensbereichen*)

Mittels der Klassifikation der ICF kann ein Zustand funktionaler Gesundheit einer Person zum gegenwärtigen Zeitpunkt beschrieben und auch zu einem späteren Zeitpunkt in seinem Krankheitsverlauf prognostiziert werden. Ziel der ICF ist, eine „gemeinsame Sprache" (Schuntermann) zu Verfügung zu stellen, um die Kommunikation zwischen Fachleuten und den Menschen mit Beeinträchtigungen ihrer Funktionsfähigkeit zu verbessern. Die auf einem differenzierten bio-psycho-sozialen Krankheitsmodell basierende ICF eignet sich besonders für ältere Menschen. Sie unterstützt differenzierte Altersbilder (6. „Altenbericht" 2010).

Die ICF stellt ein systematisches Verschlüsselungssystem für Gesundheitsinformationen bereit.

Innerhalb der medizinischen Rehabilitation ist die ICF zur Feststellung des Reha-Bedarfs, bei der funktionalen Diagnostik, der Erarbeitung von Reha-Zielen, dem Reha-Management, der Interventionsplanung und der Evaluation rehabilitativer Maßnahmen anwendbar. Grenzen der ICF liegen darin, dass diese kein Klassifikationssystem funktionaler Diagnosen und damit auch kein Assessmentinstrument darstellt, sondern funktionale Befunde und Symptome beschreibt. Auf ihrer Grundlage können jedoch solche Instrumente entwickelt werden (Schuntermann 2007).

Die ICF ist breit konzeptualisiert zur Erfassung der „Globalen Krankheitslast" (burden of disease, Murray et al. 1996; s. a. Lancet, No. 9859, 2012) und soll eine Grundlage für Gesundheitspolitik, Rehabilitation und Epidemiologie liefern. Gleichzeitig lässt sich ein Rehabilitationszyklus von Assessment, Assignment, Intervention und Evaluation entwickeln (Stucki et al. 2002). Damit werden nicht nur die biologischen, sozialen, psychologischen und individuellen Aspekte, sondern auch die vier Komponenten der ICF (Körperstruktur und Körperfunktion, Aktivität und Partizipation, Umweltfaktoren und personengebundene Faktoren) in diesem Rehabilitationsmanagement integriert. Zur Kernkompetenz der Reha-Praxis gehört die Kenntnis dieses Rehabilitationszyklus, um die Probleme des einzelnen Patienten strukturiert zu identifizieren.

Für spezielle Aufgabenbereiche lassen sich aus den umfangreichen ICF-Kategorien sogenannte ICF Core Sets spezifizieren. Um praktikabel zu sein, sollen diese möglichst wenige Kategorien enthalten, jedoch das prototypische Spektrum der Einschränkungen der funktionalen Gesundheit, einschließlich der Kontextfaktoren abbilden (Cieza et al. 2004). Beispielhaft genannt seien die Core Sets für die berufliche Rehabilitation, die insbesondere Körperfunktion, Aktivität und Partizipation sowie Umweltfaktoren berücksichtigen (Gläßel et al. 2011), sowie begutachtungsbezogene Core Sets für Patienten mit lumbalen Rückenschmerzen und generalisiertem Schmerzsyndrom (Kirschneck et al. 2011).

2.4.2 Aufgaben der medizinischen Rehabilitation

In der Rehabilitationsmedizin geht es darum, dass Patienten lernen, bleibende Beeinträchtigungen zu akzeptieren und damit zu leben. Die etablierten indikationsspezifischen Rehabilitationskonzepte orientieren sich an folgenden allgemeinen Rehabilitationszielen (VDR 1991):
- Fähigkeit zum angemessenen Umgang mit der somatopsychischen/psychosomatischen Erkrankung und deren psychosozialen Folgen

2.4 Medizinische Rehabilitation

- (Wieder-)Erlangung von Autonomie und sozialkommunikativer Kompetenz als Voraussetzung für Leistungsfähigkeit im Berufs- und Alltagsleben
- Wiederherstellung oder Erhalt von Erwerbsfähigkeit respektive Rückkehr ins Berufsleben
- Verminderung sozialer Abhängigkeit im Alter
- Vermeidung zukünftiger Pflegebedürftigkeit

Das „Rahmenkonzept zur medizinischen Rehabilitation in der gesetzlichen Rentenversicherung" (DRV-Bund 2009) gilt für alle Indikationsbereiche. Die Aufgabe der medizinischen Rehabilitation liegt in der Behandlung von Störungen in der funktionalen Gesundheit wie muskuloskelettale Erkrankungen, Herz-Kreislauf-Erkrankungen, Krebserkrankungen, psychische bzw. psychosomatische Erkrankungen und Suchterkrankungen.

Diese Störungen sind charakterisiert durch Kriterien wie z. B. einer multifaktoriellen Genese, häufig progredientem und irreversiblem Verlauf oder einer eingeschränkten Lebensqualität. Das daraus resultierende chronische Krankheitsverhalten zeichnet sich durch charakteristische Merkmale aus, z. B. zunehmende Passivität und Hilflosigkeit, mangelndes Vertrauen in die psychische Funktionstüchtigkeit bei körperlichem, psychischem und sozialem Schonverhalten. Dabei zeigt sich nicht selten im Laufe der Chronifizierung der Symptomatik eine zunehmende Abhängigkeit vom medizinischen Versorgungssystem, das Patienten aber auch iatrogen in eine passive Rolle drängt.

Im Verlauf chronischer Erkrankungen nehmen psychosoziale Faktoren eine übergeordnete Rolle ein und überlagern die ursprüngliche Erkrankung (sog. „super-highway of diseases", Sobel 1995). Emotionale Probleme wie Angst und Depression und insbesondere negative Affekte gestalten den Krankheitsverlauf. Psychovegetative Probleme mit Appetitlosigkeit, Schlafstörungen etc. stellen häufige Reaktionsformen dar. Chronische Erkrankungen nehmen Einfluss auf Partnerschaft und familiäres Umfeld mit Kommunikationsstörungen und Problemen in der Intimbeziehung. Es ergeben sich Einschränkungen in Beruf und Freizeit.

Chronischen Krankheitsverläufen lässt sich gegensteuern durch stärkere Beteiligung der Patienten und Förderung der Patientenkompetenz, über partizipative Entscheidungsfindungen im Behandlungsprozess, einer Beteiligung am Management der Erkrankung, bspw. über Patientenschulungen sowie einer Beteiligung auf der Ebene der Planung und Bewertung von Versorgungsleistungen bspw. über Patientenbefragungen (Dirmaier und Härter 2011). Soziale Unterstützung im Rahmen sozialer Netze hat einen Stress puffernden Effekt.

Zu den erweiterten Aufgabenstellungen der medizinischen Rehabilitation gehört die Entwicklung und Berücksichtigung spezifischer Einflüsse wie der Gender Medizin, der Migrationsproblematik und der Altersmedizin.

Gender Medizin meint eine geschlechtsspezifische Medizin, in der Ergebnisse der Medizinforschung auf ihre Richtigkeit für beide Geschlechter geprüft und ihre Auswirkung auf vorhandene Geschlechtsunterschiede dargestellt werden.

Frauen sind anders krank als Männer (Oertelt-Prigione, Regitz-Zagrosek 2012). Von manchen Erkrankungen wie Rheuma, Osteoporose, Diabetes, metabolischem Syndrom und auch Schlaganfall sind Frauen häufiger betroffen als Männer. Bei anderen Erkrankungen unterscheiden sich Risikofaktoren, Symptome und Krankheitsverläufe wie bspw. beim Herzinfarkt (Anderson, Pepine 2007). Nach dem ersten Herzinfarkt gibt es frauenspezifische somatische und psychische Probleme, die Rehabilitationsprogramme früher nicht genügend beachtet haben. Dazu gehört die erhöhte Multimorbidität, insbesondere Übergewichts- und Menopausenprobleme, spezielle familiäre

Belastungen, Angst und Depressionen, die sich bei Frauen anders auswirken als bei Männern und die gesundheitliche Lebensqualität sowie die Reha-Motivation erheblich beeinflussen (Härtel 2008).

Frauen wurden bislang in der epidemiologischen- und Versorgungsforschung nicht oder unzureichend berücksichtigt (Grande 2008). Bei Frauen scheinen eher partnerschaftliche und familiäre Gründe für die Nicht-Antragstellung einer medizinischen Rehabilitation zu gelten, während bei Männern arbeitsplatzbezogene und finanzielle Motive im Vordergrund stehen. In der onkologischen Rehabilitation sollten psychoonkologische Interventionen Geschlechtsunterschiede berücksichtigen. Die Förderung angemessener Affektexpression hilft Frauen, mit Stress und Krebs besser zurechtzukommen. Männer hingegen können erst, wenn sie das Gefühl haben, unabhängig zu sein, psychosoziale Unterstützung befürworten. Aus den Ergebnissen der Gender Medizin sollten zunehmend geschlechterspezifische Belange in den Rehabilitationskonzepten berücksichtigt werden (Rieder u. Lohff 2008).

Demgegenüber berücksichtigen viele Rehakonzepte mittlerweile spezifische Belange von Migranten. Etwa ein Fünftel, der in Deutschland ansässigen Menschen hat einen Migrationshintergrund. Migration ist ein Lebensereignis, das die individuelle Biografie und die Familienentwicklung über mehrere Generationen prägt. Menschen mit Migrationshintergrund nehmen viele gesundheitliche Leistungen in geringerem Maße in Anspruch als die Mehrheitsbevölkerung. Mögliche Ursachen für die unterschiedliche Inanspruchnahme können sein (Razum et al. 2008):

- Unterschiede im Versicherungsstatus (und damit im finanziellen Zugang)
- Kommunikationsprobleme (Sprachbarrieren und Informationslücken)
- unterschiedliches Krankheitsverständnis
- unterschiedliches Nutzungsverhalten, bedingt durch unterschiedliches Rollenverständnis (z. B. bezüglich des Geschlechtes, der Generation oder Profession)
- strukturelle Vorgaben (z. B. aufenthaltsrechtlicher Status, migrationsspezifische Erfahrungen)

Ein Verständnis von Gesundheit und Krankheit ist untrennbar mit der jeweiligen Kultur verbunden. Menschen mit Migrationshintergrund haben überdurchschnittlich häufig einen niedrigen sozioökonomischen Status, gehen einer die Gesundheit gefährdenden beruflichen Tätigkeit nach, sind eher arbeitslos, leben in einer ungünstigen Wohnsituation. Darüber hinaus sind Menschen mit Migrationshintergrund spezifischen Gesundheitsrisiken ausgesetzt, die bei Deutschen ohne Migrationshintergrund nicht oder nur in Ausnahmefällen vorkommen:

- psychosoziale Belastungen durch Trennung von der Familie
- psychosoziale Belastungen durch Fremdenfeindlichkeit
- politische Verfolgung oder Folter im Herkunftsland

Männer mit Migrationshintergrund weisen oft eine längere Krankheitsdauer auf und berichten mehr Beschwerden als deutsche Patienten. Vor allem Männer mit Migrationshintergrund profitieren weniger von der Rehabilitation als Patienten ohne Migrationshintergrund. In der Psychosomatik fühlen Männer mit Migrationshintergrund sich häufig nicht „am richtigen Platz". Die Einschätzung der Leistungsfähigkeit ist bei Patienten mit Migrationshintergrund deutlich negativer als bei solchen ohne Migrationshintergrund (Gruner et al. 2012). Zur Verbesserung der Behandlung von Migranten in der psychosomatischen Reha schlagen die Autoren eine transkulturelle Schulung der Mitarbeiter, Vorbereitung der Maßnahme durch Einsatz muttersprachlicher Medien, Erhöhung der Dosis einzeltherapeutischer Sitzungen, Verlängerung der Behand-

2.4 Medizinische Rehabilitation

lungsdauer, gezielten Einsatz von Dolmetschern und multikulturellen Gruppen vor (s. a. Kizilhan et al. 2011).

Die aktuellen (demographischen) Veränderungen führen dazu, dass mehr Menschen alt werden, immer mehr Ältere noch älter werden und die Relation von Jüngeren zu Älteren sich zu Gunsten der Älteren verschiebt. Daraus lässt sich thesenartig ableiten: Ältere bleiben einerseits länger gesund und das Auftreten schwerer körperlicher Erkrankungen kann weiter herausgezögert werden (Morbiditätskompression). Dies scheint zumindest für Gruppen mit höheren Sozialstatus zuzutreffen. Andererseits findet eine Zunahme der weiteren Lebenserwartung trotz chronischer Erkrankungen statt, was zu einem erhöhten Versorgungsbedarf führt (Medikalisierung). Dies scheint am Ehesten für Angehörige mit niedrigerem Sozialstatus zuzutreffen (zusammenfassend Heuft et al. 2006). Der individuelle Anspruch der Älteren und die gesellschaftspolitische Notwendigkeit zur Teilhabe Älterer lässt den Bedarf an differenzierten rehabilitativen Angeboten steigen. Die ICF ist aufgrund ihres Krankheitsmodells (personenbezogen, nicht krankheitsbezogen) und ihres auf Beeinträchtigung und Ressourcen ausgerichteten Zugangs in besonderer Weise gerade auch zur Einschätzung der Funktionalen Gesundheit älterer Menschen geeignet.

In Ableitung aus den allgemeinen Reha-Zielen lassen sich für ältere Menschen folgende Gesundheitsziele herausstellen:
- Vermeidung von Krankheiten und Funktionseinbußen
- Erhaltung von Unabhängigkeit und Selbstfürsorge
- Erhaltung einer aktiven Lebensgestaltung
- Aufrechterhaltung und Fähigkeit zur Nutzung eines angemessenen Systems der Unterstützung
- Bereitstellung spezifischer Reha-Angebote um die Leistungsfähigkeit älterer Arbeitnehmer möglichst lange zu gewährleisten

In der Altersmedizin ist die Unterscheidung zwischen dem natürlichen Alternsprozess und den krankheitsbedingten Entwicklungen mit zunehmender Variabilität somatischer Befunde besonders zu berücksichtigen. Somatische Risikofaktoren im Alter wie Bewegungsmangel, Übergewicht, nicht bzw. unzureichend eingestellte Hypertonie, Diabetes mellitus etc. werden oft nicht hinreichend behandelt. Dabei sind die akuten Erkrankungen wie Herzinfarkt, Schlaganfall und Parkinson zu beachten, die auf dem Hintergrund der vorangegangenen Biografie zu akuten Belastungs- bzw. Anpassungsstörungen führen können.

Belegt ist, dass der menschliche Organismus auch im hohen Alter sowohl im physischen als auch im psychischen Bereich Plastizität zeigt. Eine Verminderung von Risiken führt zu positiven gesundheitlichen Ergebnissen. Die Alter(n)svorstellungen der Professionellen sind handlungsleitend für den Umgang mit älteren Menschen und bestimmen die Ausgestaltung der Versorgung. Altersbilder werden auf der individuell-professionellen wie auf der organisatorisch-institutionellen Ebene wirksam. Es dominieren heute noch defizitäre Altersbilder. Eine altersspezifische Qualifizierung des behandelnden Personals ist notwendig, auch zur Differenzierung der Altersbilder. Eine adäquate Versorgung ist nur bei differenzierter Kenntnis physiologischer und psychischer Prozesse und ihrer Veränderung im Alter gegeben. Wegen der wachsenden Zahl älterer Erwerbspersonen ist in den kommenden Jahren ein weiterer Anstieg der Inanspruchnahme von Reha-Leistungen zu erwarten. Eine adäquate rehabilitative Versorgung kann auch sozialpolitisch nur durch veränderte Altersbilder, veränderte Vorstellungen über mögliche Autonomie und über Veränderungsfähigkeit im Alter weiter entwickelt werden. Da rehabilitative Leistungen nur über eine Antragsstellung erbracht werden können, bedarf es dazu auch einer Initiative der beteiligten Akteure. Erfolgsfaktoren für die Bewilligung einer Rehabilitation auf Seiten der Patienten sind fundierte Informationen zu Inhalten und Erfolgsaussichten einer Rehabilitation, Möglichkeiten der Einflussnahme auf die Auswahl der Einrichtung und über das Verfahren der Antragsstellung sowie Reha-Motivation und Veränderungsbereitschaft. Das Reha-Angebot müsste sich hinsichtlich Therapieinhalten und Therapiedichte mehr an den spezifischen Bedarf älterer Patienten anpassen. Dies kann auch eine Flexibilisierung der Rehabilitationsdauer beinhalten.

Angesichts der Verlängerung der Lebensarbeitszeit ist eine alters- und alternsspezifische Ausweitung des Angebots relevant für die Rehabilitation. Diese harrt noch angesichts diskriminierender Altersgrenzen in Beruf und Institutionen einer konsequenten gesellschaftspolitischen Umsetzung.

2.4.3 Formen der medizinischen Rehabilitation

Art und Umfang der Störungen und ihre Folgen in Aktivität und Partizipation erfordern verschiedene Leistungsformen sowie einen unterschiedlichen personellen und medizinisch-technischen Aufwand. Stationäre, teilstationäre und ambulante Angebote bilden als aufeinander abgestimmte Leistungen das flexible System der Rehabilitation. In der Abwägung zwischen stationärer und teilstationärer/ambulanter Rehabilitation ergeben sich folgende Anforderungen aus dem interdisziplinären und ganzheitlichen Rahmenkonzept (DRV Bund 2009):
- differenziertes, dem jeweiligen Indikationsgebiet entsprechendes Rehabilitationskonzept
- Rehabilitationsteam
- Bezugsarzt/-therapeut als Ansprechpartner des Patienten
- psychologische und soziale Beratung
- Verlaufskontrolle, Dokumentation der Therapie und Evaluation
- Kooperation mit Hausärzten, Angehörigen, Rehabilitationsberater, Betriebsarzt

Je nach den Lebensbereichen Wohnen, Arbeit, Gesundheit, Partnerschaft etc. bestimmen sich die unterschiedlichen Formen der medizinischen Rehabilitation idealtypisch. Zeitliche und regionale Aspekte, notwendige Spezialisierung, Rehabilitationsziele und Grad der Individualität ergeben weitere Einflussfaktoren. Das Konzept muss neben dem Indikationsschwerpunkt auch dem Alter, dem Geschlecht, der (Langzeit)-Arbeitslosigkeit und dem Migrationshintergrund gerecht werden.

2.4.4 Einleitung der Rehabilitation

In der Regel führt der Zugang zur Rehabilitation über einen Antrag des Versicherten. Immer noch bestehen bei den niedergelassenen Versorgern Informationsmängel und Innovationswiderstände zur medizinischen Rehabilitation, die durch Schulung und bessere Vernetzung überwindbar wären. Es bedarf einer früheren und validen Reha-Bedarfsfeststellung durch Screening-Methoden, die Reha-spezifische Kriterien berücksichtigen. Die am Antragsverfahren beteiligten Ärzte berücksichtigen i. a. folgende Gesichtspunkte:
- Indikation resp. die Indikationskombination bei Multimorbidität
- Schweregrad und Verlauf der Erkrankung
- Rehabilitationsziele
- spezielle Therapieanforderungen
- Entfernung vom Wohnort
- Wünsche des Patienten, in Bezug auf Art der Reha und Ort der Einrichtung
- sozialmedizinische Ausgangslage

Eine Rehabilitation sollte möglichst frühzeitig, also schon in der Akutphase beginnen und als langfristiger, die verschiedenen Institutionen übergreifender Prozess im Sinne eines Rehabilitationsgesamtplans angelegt werden

2.4 Medizinische Rehabilitation

(Weis 2000). Frühmobilisation im Krankenhaus verbessert die Rehabilitationschancen. Allerdings verfügen nur wenige Krankenhäuser über rehabilitative Einheiten. Im Fall einer Anschlussrehabilitation erfolgt der Zugang zur Rehabilitation heute oft zu früh infolge des Kostendrucks in den Krankenhäusern.

Bei der Antragsbearbeitung durch die Rentenversicherungsträger wird die Rehabilitationsbedürftigkeit im Rahmen der sozialmedizinischen Prognose geprüft: Rehabilitationserwartung und Behandlungsmotivation haben eine prognostische Bedeutung für den Rehabilitationserfolg. Eine aktive Mitarbeit des Rehabilitanden wird gefördert durch angemessene Rehabilitationsvorbereitung. Daran sind insbesondere niedergelassene Ärzte und Psychotherapeuten, Suchtberatungsstellen, Medizinische Dienste, Krankenkassen und Rentenversicherungsträger beteiligt.

2.4.5 Diagnostik in der medizinischen Rehabilitation

Die Diagnostik in der Rehabilitation bezieht sich auf für rehabilitationsspezifische Fragestellungen modifizierte diagnostische Verfahren. Schwerpunkt ist die Erfassung der Aktivitäten und Partizipationen in ihren Auswirkungen auf das Leistungsvermögen des Rehabilitanden.

Die bereits vor der Aufnahme in die Einrichtung stattgefundenen diagnostischen Untersuchungen, z. B. im Rahmen von Akutbehandlungen, vom Medizinischen Dienst oder Hausarzt liegen im Regelfall vor bzw. stehen zu Beginn einer medizinischen Rehabilitation zur Verfügung. So können im Behandlungsverlauf bereits im Vorfeld durchgeführte, sich wiederholende Untersuchungen vermieden werden, was zur erheblichen Kosten- und Zeitersparnis beiträgt. Darüber hinaus bietet die Berücksichtigung von diagnostischen Vorbefunden die Möglichkeit, dass differentialdiagnostischen Fragestellungen nachgegangen werden kann, was eine gesichertere Befundlage des Patienten und optimalere Behandlungsansätze ermöglicht.

Im Vorfeld ist jedoch zunächst die Rehabilitationsfähigkeit eines Patienten abzuklären, inwieweit er die körperlichen (z. B. Fähigkeit zur – weitgehend – eigenständigen Pflege, Mindestgewicht bei Anorexia nervosa) und psychischen Voraussetzungen (z. B. Ausschluss von suizidalen Absichten oder psychotischen Episoden) für eine medizinische Rehabilitation erfüllt. Dabei ist die „Übersetzungsarbeit" in ICF-Kriterien noch zu leisten.

Bei der Aufnahmeuntersuchung erfolgt die Diagnostik psychischer Beeinträchtigungen, sozialer Belastungen infolge der gesundheitlichen Störungen sowie berufsbezogener Einschränkungen. Dies wird ergänzt durch eine auf die Einschränkung der funktionalen Gesundheit bezogene medizinisch-somatische Diagnostik sowie Abklärung reharelevanter Komorbiditäten. Die gesundheitlichen Beeinträchtigungen werden in den Kontext der individuellen psychosozialen Situation (Lebensplanung, Familie, soziale Unterstützungssysteme, finanzielle, bildungsmäßige und berufliche Situation) eingeordnet und münden in eine umfassende Einschätzung der individuellen Lebenswirklichkeit des Patienten.

Entsprechend erfasst die Funktions- und Leistungsdiagnostik den Umfang der Aktivitäts- und Partizipationseinschränkungen: durch welche rehabilitativen Maßnahmen und evtl. Hilfsmittel kann der Rehabilitand Anforderungen seines Alltags- und Berufslebens bewältigen? Die umfangreiche diagnostische Einschätzung ist entscheidend für die während des Rehabilitationsverlaufs vom Rentenversicherungsträger eingeforderte Einschätzung der sozialmedizinischen Leistungsbeurteilung anhand vorgegebener Kriterien (z. B. Umstellungsfähigkeit).

Im Bedarfsfall können weitere leistungs- und fähigkeitsbezogene Untersuchungen in

Form von Belastungserprobungen, arbeitstherapeutische Maßnahmen mit begleitender medizinischer und psycho-physiologischer Diagnostik und berufsbezogene Beratungen veranlasst werden.

Die Beurteilung des Gesundheitszustandes und des -verlaufs sollte mittels Assessmentverfahren möglichst objektiv überprüfbar sein.

2.4.6 Therapie in der medizinischen Rehabilitation

Rehabilitationseinrichtungen müssen über ein strukturiertes Rehabilitations- und Therapiekonzept verfügen, das den spezifischen Anforderungen der zu behandelnden Rehabilitandengruppen (z. B. Indikationsschwerpunkt, Alter, Geschlecht, [Langzeit-]Arbeitslosigkeit, Migrationshintergrund) gerecht wird. Die interkulturelle Öffnung der Rehabilitationseinrichtungen erfordert ein interkulturell kompetentes Team. Entsprechend sollten die Beschäftigten, die für die Betreuung von Migrantinnen und Migranten zuständig sind, nicht nur bilingual sein, sondern auch Hintergrundinformationen über den jeweiligen Kulturkreis und Kenntnisse in der kulturspezifischen Betreuung besitzen. Ein eigener Migrationshintergrund kann dafür hilfreich sein (DRV-Bund 2009).

Rehabilitative Interventionen dienen folgenden übergeordneten Grundsätzen: Sie sollen die Beschwerden des Patienten lindern, den aktuellen Zustand stabilisieren, die Progression des Leidens verlangsamen, Maladaption vermeiden helfen, Rezidivprophylaxe und Schadensbegrenzung ermöglichen sowie den Rehabilitanden im Erwerb kompensatorischer Leistungen mit und ohne Hilfen unterstützen. Damit soll ihm eine funktionstüchtige Passung an seine persönliche Umwelt ermöglicht werden.

Zielsetzung für ein gesundheitsförderliches Krankheitsverhalten i. S. der Psychoedukation ist, den Patienten zum Experten seiner eigenen Krankheit werden zu lassen, Ressourcen, Aktivitäten und Selbsthilfemöglichkeiten zu fördern und ihn mit den Grundlagen seiner eigenen Erkrankung vertraut zu machen (BfA 2003). Die Psychoedukation ist besonders – anknüpfend an erfolgreiche verhaltensorientierte Programme – auch im Bereich der medizinischen Rehabilitation ein fester Bestandteil geworden. Dabei werden sowohl konkrete (somatische/psychische) Hintergründe der Beschwerden/Krankheit als auch deren Zusammenhang mit aufrechterhaltenden und auslösenden Bedingungen bzgl. der Symptomatik (z. B. Notwendigkeit körperlicher Aktivierung nach Herzinfarkt oder Konfrontation mit Vermeidungsverhalten bei Angststörungen) sowie daraus resultierende Notwendigkeiten eines spezifischen Krankheitsbewältigungsverhaltens dem Patienten vermittelt (Behrendt, Schaub 2005). Dies geschieht je nach Indikation und in unterschiedlicher Ausprägung und Kombination durch medizinische und psychosoziale Interventionen sowie durch Maßnahmen der Prävention.

Konkrete Aufgaben der medizinischen Rehabilitation sind im Einzelnen (DRV Bund 2009):

- Eingangs-, Verlaufs- und Abschlussdiagnostik der Erkrankung
- Erstellung eines individuellen Rehabilitationsplans
- Anpassung der medizinischen Therapie und Durchführung von physikalischen, psychologischen und weiteren Therapiemaßnahmen
- Training von Restfunktionen und Ausbildung neuer Fertigkeiten zur Kompensation von Fähigkeitsstörungen
- Information des Rehabilitanden über die Erkrankung und deren Folgen, auch im Sinne einer sekundären und tertiären Prävention
- Förderung einer angemessenen Einstellung zur Erkrankung

2.4 Medizinische Rehabilitation

- Anleitung und Schulung zum eigenverantwortlichen Umgang mit der Erkrankung
- Verhaltensmodifikation mit dem Ziel des Aufbaus einer krankheitsadäquaten und gesundheitsförderlichen Lebensweise und des Abbaus gesundheitsschädlichen Verhaltens
- Beratung und Anleitung der Angehörigen
- sozialmedizinische Beurteilung der Leistungsfähigkeit des Rehabilitanden
- Beratung des Rehabilitanden in Hinblick auf die berufliche Tätigkeit und das Alltagsleben auf der Basis des erreichten Leistungsvermögens
- Anregung, Planung und Vorbereitung weiterer Maßnahmen (Nachsorge, Berufsförderung, Indikationsstellung für weitere diagnostische/therapeutische Maßnahmen)

Die Mitwirkung des Rehabilitanden wird intensiv gefördert durch Anleitung zur Selbstkontrolle und Selbstmanagement („self-efficacy", Bandura 1977). Individuelle Rehabilitationsziele und Therapieplan werden mit dem Patienten abgestimmt. Der Rehabilitationserfolg hängt davon ab, inwieweit der Rehabilitand das während der Behandlung vermittelte gesundheitsförderliche und krankheitsangepasste Verhalten in seinen Alltag übertragen und damit die Rehabilitationseffekte langfristig stabilisieren kann.

Die therapeutischen Belange erfordern ein förderliches therapeutisches Milieu, das durch ein multiprofessionell arbeitendes qualifiziertes Rehabilitationsteam gewährleistet wird. Der Grad der Interdisziplinarität als strukturelles Qualitätsmerkmal zeigt sich in regelmäßigen Teamsitzungen der therapeutischen Mitarbeiter, interner und externer Supervision, sowie in regelmäßigen Fort- und Weiterbildungsangeboten (Tiefensee et al. 1998). Ärztliche Behandlung, klinisch-psychologische Maßnahmen, Gesundheitsbildung und Patientenschulung, Rehapflege, Krankengymnastik, Ergotherapie, Bewegungstherapie und kreative Maßnahmen, gesunde Ernährung und Diätetik, balneologische Therapie und sonstige Maßnahmen werden in einem individuellen Case Management aufeinander abgestimmt. Anzustreben ist, dass diese Therapiebausteine sich nicht nur aus einer „guten Praxis" ableiten lassen. Im Sinne einer evidenzbasierten Medizin sollte eine theoriegeleitete Begründung für jede Maßnahme entwickelt und in ihrer Praktikabilität überprüft werden. Dazu dienen auch die exemplarisch für einzelne Krankheitsbilder entwickelten Reha-Therapiestandards.

! Wichtigster Bestandteil jeder medizinischen Rehabilitation ist die Beachtung der psychosozialen Aspekte der Krankheitsbewältigung. Reines Funktionstraining bleibt letztendlich erfolglos, wenn der Betroffene nicht lernt, sich angemessen auf seine Behinderung und/oder Störung umzustellen.

Klinisch-psychologische Interventionen richten sich auf emotionale Störungen wie Angst und Depressivität, die häufig auch die körperliche oder psychische Leistungsfähigkeit beeinflussen und mit Beeinträchtigung des Sozialverhaltens (z. B. Rückzug von Kontakten) einhergehen. Die daraus oftmals resultierenden Konflikte in Partnerschaft oder Familie werden im therapeutischen Prozess berücksichtigt (z. B. im Rahmen von Familiengesprächen). Ein weiterer Schwerpunkt ist dabei auch die Krankheitseinstellung, die von mangelnder Akzeptanz der Erkrankung wie z. B. Verleugnung (wie oftmals bei Patienten mit koronarer Herzkrankheit anzutreffen) bis hin zur Überidentifikation mit der Erkrankung reichen kann (z. B. Patienten mit chronifiziertem Krankheitsverhalten oder Rentenwunsch). Die Interventionen sollen einen selbstfürsorglichen Umgang unter Ressourcenaktivierung fördern. In der zur Verfügung stehenden Zeit einer Reha-Maßnahme können vertiefte Ziele allerdings kaum erreicht werden.

Ein besonderer Schwerpunkt gilt den medizinisch-beruflichen Maßnahmen (MBO). Damit wird die berufsbezogene Perspektive innerhalb der medizinischen Reha stärker betont. Die Einrichtungen sind aufgefordert, Maßnahmen zur Förderung der Rückkehr zur Arbeit („return to work"), zur beruflichen Neuorientierung und spezifische berufsbezogene Interventionsmodule anzubieten. Evaluierte Interventionsprogramme müssen individuell auf die Belange des Rehabilitanden abgestimmt sein. Zudem sind die Prädiktoren des „return to work" nur begrenzt beeinflussbar. Für Politik und Rehabilitation stellt sich die Aufgabe, dass die seit 2012 eingeführte schrittweise Verlängerung der Lebensarbeitszeit – längere berufliche Verweildauer – durch Konzepte rehabilitativer Fördermaßnahmen abzusichern ist (Koch 2012).

Viele krankheitsspezifische Trainings- und Schulungsmaßnahmen können in Form von Seminaren und Gruppengesprächen durchgeführt werden (VDR 2000; BfA 2003). Gruppenarbeit ist somit das wesentliche Therapieelement medizinischer Rehabilitation.

Bei der Behandlung psychosomatischer Störungen und Suchterkrankungen bilden psychotherapeutische Maßnahmen im engeren und weiteren Sinn den Schwerpunkt in den entsprechenden Einrichtungen.

Soziale Beratung, ein weiteres wesentliches Behandlungsmodul in der medizinischen Rehabilitationsbehandlung neben der Therapie im engeren Sinne, bezieht sich auf die soziale und berufliche Zukunft des Patienten. Schwerpunkt sind die berufliche Wiedereingliederung, Probleme im häuslichen Bereich und Probleme der finanziellen Sicherung des Rehabilitanden, interne und externe Belastungserprobung kann in die Behandlung mit integriert werden (Koch et al. 1997; Keck et al. 2000).

Angehörige und weitere Bezugspersonen sollten immer dann einbezogen werden, wenn der Behandlungserfolg wesentlich von ihrer Fähigkeit und Bereitschaft zur Mitwirkung abhängt wie bei der Unterstützung eines angemessenen Gesundheits- und Krankheitsverhaltens. Verlaufskontrollen und die Abschlussuntersuchung dienen dazu, den Therapieverlauf und die Ergebnisse zu dokumentieren und zu bewerten.

Der Entlassungsbericht fasst den Behandlungsverlauf zusammen und dient als Grundlage der Zusammenarbeit zwischen Rehabilitationseinrichtung, weiterbehandelnden Ärzten, Nachsorgeeinrichtungen und anderen Institutionen. In Deutschland liegt er als einheitlicher Entlassungsbericht für alle Indikationen medizinischer Rehabilitation vor (DRV Bund 2007).

Im Anschluss an eine Phase intensiver Rehabilitation kann sich eine Nachsorge wie IRENA anschließen, um bestimmte Rehabilitationsziele zu vervollständigen. Die Aufrechterhaltung der in der Reha erworbenen Verhaltensveränderungen als Voraussetzung langfristiger Sicherung des Behandlungserfolgs sollte insbesondere durch langfristige Nachsorgeprogramme (Booster-Interventionen) gesichert werden.

Einer medizinischen Rehabilitationsmaßnahme können sich Leistungen zur beruflichen Wiedereingliederung wie betriebliche Maßnahmen zur Arbeitsplatzgestaltung und innerbetrieblichen Umsetzung, zur stufenweisen Wiedereingliederung sowie spezielle Berufsförderungsleistungen anschließen.

2.4.7 Evaluation und Reha-Qualitätssicherung

Nach dem SGB IX sind die Leistungsträger zu gemeinsamen Qualitätssicherungs-Programmen und die Leistungserbringer zum Einführen eines Qualitätsmanagement-Systems verpflichtet. Qualitätsanforderungen aus dem Bereich der Gesundheits-Dienstleistungen wie DIN EN ISO-Normen bilden eine Ausgangsbasis, in das rehaspezifische Anforderungen

2.4 Medizinische Rehabilitation

eingebaut werden. Dabei muss die wissenschaftliche Diskussion um Qualitätsmanagement und Zertifizierung im Gesundheitswesen berücksichtigt werden. Beispielhaft seien genannt das Qualitätsmanagement-System der DEGEMED und das IQPM-Reha (2004).

Die Deutsche Rentenversicherung hat seit Jahren ein eigenes externes Qualitätssicherungs-System entwickelt (DRV Bund). Dieses besteht aktuell aus folgenden Bausteinen:
- Vergleichende Analysen zur Struktur-, Prozess- und Ergebnisqualität:
  Ziel ist die Abbildung der personellen, technischen, diagnostischen und therapeutischen Ressourcen in den Einrichtungen
- Rehabilitandenbefragung:
  Regelhafte Befragung zur Zufriedenheit mit der Reha-Behandlung, Ermittlung des Behandlungserfolgs aus Patientensicht
- Peer-Review-Verfahren:
  Erfassung der Qualität des Rehaverlaufs
- Klassifikation therapeutischer Leistungen (KTL):
  Dokumentation und Bewertung des therapeutischen Leistungsspektrums der Einrichtung, Grundlage bei Entwicklung und Einführung von Reha-Therapiestandards
- Reha-Therapiestandards:
  Evidenzbasierte Therapievorgaben in der Versorgung chronisch Kranker, exemplarisch für einzelne Krankheitsbilder aus wichtigen Indikationsgebieten

Auf dieser Entwicklung aufbauend, evaluieren die Gesetzlichen Krankenkassen in einem eigenen Programm, das für die jeweiligen Kliniken Qualitätsprofile erstellt, in der die wesentlichen Ergebnisse in einer sogenannten Qualitätssynopse zusammengefasst werden (www.qs-reha.de).

Als „Innenseite" des Qualitätsmanagements sind die Kliniken zu einem internen Qualitätsmanagement verpflichtet.

Ehe es gesetzlich verpflichtend wurde, haben viele Kliniken eigenständig bzw. in Zusammenarbeit mit Forschungsinstituten prospektive, Therapieziel-orientierte Studien zur Messung kurz-, mittel- und langfristiger Reha-Effekte mit validierten Untersuchungsinstrumenten durchgeführt. Exemplarisch seien dazu die Protos-Studien I und II genannt (Gerdes et al. 1998; Gerdes et al. 2000). Über 5000 Patienten nahmen an diesen Studien teil. Insgesamt konnten die Ergebnisse den Nutzen qualitativ hochwertiger Rehabilitationsleistungen belegen und sowohl im somatischen als auch psychosozialen Bereich in den Indikationsbereichen Kardiologie, Orthopädie, Prävention, Psychosomatik und Neurologie auch noch nach 12 Monaten anhaltend gute Reha-Effekte nachweisen.

Die Qualitätssicherungsprogramme (QS) haben zu erheblichen Fortschritten hinsichtlich der Verfahrensentwicklung innerhalb der medizinischen Rehabilitation und außerhalb zu einer höheren Akzeptanz geführt. Dabei können die Einrichtungen die Ergebnisse der QS für Qualitätsmanagement und -verbesserungen nutzen. Bei gleichbleibenden oder sogar fallenden Verweildauern und knapper werdenden personellen Rahmenbedingungen bleiben die Dosen rehabilitativer Interventionen dann eher suboptimal, wenn sich die erhöhten Anforderungen an die Einrichtungen nicht in angemessenen Reha-Etats abbilden.

Ansätze zur Prozessoptimierung zeigen sich in der Entwicklung und Einführung von Therapiestandards, der Weiterentwicklung von Schulungsangeboten, insbesondere in der medizinisch-beruflichen Rehabilitation sowie einer optimierten Nutzung von Vorbereitungs- und Nachsorgemaßnahmen. Die Nutzung moderner Informationstechnologien ermöglicht zwischen den Reha-Einrichtungen einen verbesserten Datenaustausch sowie eine passgenauere Zugangssteuerung, einrichtungsintern optimierte Klinikinformationssysteme, Therapieplanung und die elektronische Krankenakte sowie für den Patienten verbesserte Information zu den einzelnen Einrichtungen.

Internetvermittelte Nachsorgeprogramme verbessern nachhaltig den Behandlungserfolg stationärer Behandlungen (Kordy et al. 2011).

Insgesamt hat die medizinische Rehabilitation in Deutschland im internationalen Vergleich einen hohen Entwicklungsstandard. Vor allem die demografische Entwicklung und die knapper werdenden ökonomischen Ressourcen stellen allerdings die medizinische Rehabilitation vor neue Anforderungen.

2.5 Psychotherapie in der Rehabilitation

W. Schneider

Dieses Kapitel ist mit „Psychotherapie" überschrieben, was impliziert, dass es *die* Psychotherapie als Einheitswissenschaft – im Sinne des logischen Empirismus Carnaps – gäbe. Wir haben jedoch nach wie vor innerhalb der Psychotherapie die Situation, dass wir eine größere Zahl an psychotherapeutischen Methoden nebeneinander finden, die sich sowohl in ihrem Grundverständnis über den Gegenstandsbereich (z. B. dem Persönlichkeitsmodell, Konzepten zur Ätiologie, Diagnostik und Behandlung von psychischen Krankheiten, Ziel und Handlungsvariablen) als auch in ihrer psychotherapeutischen, aber auch forschungsorientierten Methodik und Programmatik mehr oder weniger unterscheiden.

Dennoch ist es für die Erarbeitung der Thematik sinnvoll, eine allgemeine Charakterisierung des Gegenstandsbereiches der Psychotherapie zugrunde zu legen, um davon ausgehend relevante Fragen zu Inhalt, Methode und wissenschaftlichem Stand der Psychotherapie zu diskutieren.

> ! Für Strotzka (1975) stellt Psychotherapie einen bewusst geplanten interaktionellen Prozess dar, bei dem mit psychologischen Mitteln auf die systematische Beeinflussung von Störungen des Erlebens und Verhaltens abgezielt wird. Die Behandlungsziele sollen dabei in einem interaktionellen Geschehen zwischen dem Patienten und dem Therapeuten erarbeitet werden. Die psychotherapeutischen Techniken (verbale und nonverbale) sollen auf einer Theorie des normalen und pathologischen Verhaltens basieren und lehr- und erlernbar sein.

2.5.1 Phasen der Psychotherapieforschung

Phase der Psychotherapievergleichsforschung

In der wissenschaftlichen Diskussion zur Psychotherapie sind unterschiedliche Meilensteine zu identifizieren. Den ersten stellt die Phase der Psychotherapievergleichsforschung dar, die ab den 1960er Jahren richtig in Gang gekommen ist. Die vielfältigen Befunde aus den Vergleichsstudien sind dann ab den 1970er Jahren und von da an wiederholt Metaanalysen unterzogen worden (Grawe et al. 1994; Lambert u. Bergin 1994; Luborsky et al. 1975, 1999; Shapiro u. Shapiro 1982), die zu unterschiedlichen Einschätzungen der Effektivität von unterschiedlichen Psychotherapiemethoden gekommen sind.

Grawe et al. (1994) haben auf der Basis von über 800 kontrollierten Studien, für die diese Arbeitsgruppe die Vielfalt an möglichen Befunden systematisch ausgewertet hat, einen klaren Vorteil aufseiten verhaltenstherapeutischer Verfahren konstatiert. Die Behandlungsergebnisse waren besser als die Ergebnisse psychodynamischer Therapien mit kürzerer oder mittlerer Dauer (bis zu 40 Behandlungsstunden), die wiederum besser als die Gesprächspsychotherapie abschnitten. In den meisten anderen Metaanalysen fand sich dieses klare Ergebnismuster nicht. Der oftmals beklagte Vorhalt, dass nur wenige Studien zum Nachweis der Wirksamkeit von psychodynamischen Verfahren und insbesondere auch psychoanalytischen Langzeitbehandlungen vorlägen (siehe z. B. Grawe 1992), ist so heute sicherlich nicht mehr haltbar, wie die Literaturbewertungen von Wampold (2001) sowie Roth und Fonagy (1996) gezeigt haben.

Luborsky et al. (1975, 1999) bestätigten 1999 noch einmal das alte „Alice-im-Wunderland-Motto", nach dem alle, die mitgemacht haben, einen Preis gewonnen hätten. Einschränkend muss jedoch darauf hingewiesen werden, dass nur wenige Therapiemethoden bis dahin ihre Therapien evaluiert haben; dies waren insbesondere die verhaltenstherapeutischen und die psychodynamisch orientierten Psychotherapiemethoden sowie in einem kleineren Umfang die Gesprächspsychotherapie.

Lambert und Bergin (1994) resümieren die Ergebnisse ihrer Metaanalyse, bei der verschiedene Methoden für unterschiedliche (engere und weitere) Störungs-/Problembereiche verglichen worden sind, wie folgt: Es habe einen geringen, aber konsistenten Vorteil der behavioralen und kognitiven Methoden gegenüber den traditionell verbalen und beziehungsorientierten Psychotherapieansätzen gegeben. Die Autoren führen diesen Vorteil jedoch in erster Linie darauf zurück, dass die in den Studien eingesetzten Messmethoden eine höhere Affinität zu den Zielvariablen der verhaltenstherapeutischen Methoden aufwiesen.

Shapiro und Shapiro (1982) sehen die zum Teil in den Metaanalysen berichteten Vorteile der verhaltenstherapeutischen Therapien darin begründet, dass in diesen Studien leichter erkrankte Patienten behandelt worden seien. Weiterhin relativiere sich diese positivere Bewertung der verhaltenstherapeutischen Therapien durch Ergebnisse einer Reihe von Katamnesestudien, die gezeigt hätten, dass in den Therapiestudien gefundene Effektdifferenzen zwischen unterschiedlichen Behandlungsmethoden im Katamnesezeitraum nicht stabil gewesen seien.

Lambert und Bergin (1994) formulieren Hypothesen, um das empirisch gefundene „Patt" zwischen den verschiedenen Therapieansätzen zu erklären.

- Erstens könnten verschiedene Therapien Ergebnisse mit gleicher Effektivität mit Hilfe von unterschiedlichen Methoden erzielen.
- Zweitens sei es möglich, dass tatsächlich vorhandene Unterschiede in der Effektivität mit den eingesetzten Methoden nicht abgebildet worden seien.
- Drittens könnte sich in den unterschiedlichen Therapiemethoden ein gemeinsamer Faktor im therapeutischen Handeln realisieren, der in den spezifischen Veränderungstheorien der Schulen keine oder nur eine untergeordnete Rolle spielt.

Psychotherapeutische Wirkvariablen

In einer nächsten Phase befasste sich die Psychotherapieforschung insbesondere mit der Untersuchung von psychotherapeutischen Wirkvariablen. Hier ging es nicht mehr um die Frage, ob bestimmte psychotherapeutische Verfahren überhaupt wirken, sondern wie sie wirken. Allgemein hat sich durchgesetzt, bei den Wirkfaktoren, die in der Psychotherapie realisiert werden, allgemeine und spezifische Wirkvariablen zu unterscheiden. Die allgemeinen Faktoren werden als verallgemeinerbar für psychotherapeutische Methoden angesehen, die spezifischen Faktoren seien dabei für spezielle psychotherapeutische Verfahren charakteristisch. Karasu (1986) unterscheidet bei den allgemeinen Wirkfaktoren drei unterschiedliche Gruppen: die affektive Erfahrung, die kognitive Bewältigung und die Verhaltensregulierung.

Störungsspezifische psychotherapeutische Methoden

Seit den 1990er Jahren hat sich im Feld der verhaltenstherapeutischen Verfahren zunehmend die Tendenz herausgebildet, für spezielle Störungen/Problembereiche störungsspezifische psychotherapeutische Methoden zu

2.5 Psychotherapie in der Rehabilitation

entwickeln. So hat die American Psychological Association einen Katalog von Verfahren (Chambless u. Hollon 1998) zusammengestellt, deren Effektivität für ausgewählte psychische Störungs- und Problembereiche in empirischen Studien belegt worden ist. Für einen Großteil der an der Verhaltenstherapie orientierten Psychotherapieforschung steht das Ziel der Störungsspezifität psychotherapeutischer Methoden weiterhin sehr hoch im Kurs. Dieses Wissenschaftsprogramm ist am diagnostischen Grundverständnis der aktuellen psychiatrischen Diagnosensysteme DSM-IV (American Psychiatric Association 1993) und ICD-10 (Dilling et al. 1999) orientiert. Psychotherapeutisches Ziel sollen insbesondere die in diesen Diagnosenmodellen beschriebenen Störungen oder wie man am Katalog der APA (Chambless u. Hollon 1998) sehen kann, umgrenzte und gut beschreibbare Problembereiche (z.B. verhaltenstherapeutische Paartherapie) sein. Die wissenschaftliche Ausrichtung auf „störungsspezifische" therapeutische Interventionen hat mittlerweile insbesondere im Feld der „Verhaltenstherapie" – von der wir heute gar nicht mehr wissen, was sie eigentlich ist, wenn ihre prominenten Vertreter alle empirisch gesicherten Befunde der Psychologie als Bausteine der Verhaltenstherapie akklamieren (siehe z.B. Margraf 1996) – und auch in der Psychiatrie eine weite Verbreitung gefunden.

> Die „störungsorientierte Psychotherapie" geht davon aus, dass die relevanten Entstehungsbedingungen sowie die die Erkrankung aufrechterhaltenden Faktoren einer bestimmten Störung (Störungswissen) und auch die notwendigen therapeutischen Veränderungsprozesse (Veränderungswissen) relativ homogen sind.

Dabei wird die Konzeptualisierung von psychischen Erkrankungen im Wesentlichen auf die Ebene der Störung reduziert und weitere Variablen, wie z.B. die Persönlichkeitsentwicklung des Patienten, seine Krankheitsverarbeitung, seine Veränderungsziele und -motivation, aber auch soziale Kontextfaktoren weitestgehend ausgeklammert.

Zwei grundlegende Bedenken relativieren jedoch das Paradigma der „Störungsspezifität":

- In großen und gut kontrollierten Studien haben spezifische Methoden keine Spezifität für spezielle Störungsbereiche nachweisen können, wie z.B. die NIMH-Studie zur Depressionsbehandlung (Elkin et al. 1995) gezeigt hat. Weder für die verhaltenstherapeutische Therapie (Beck et al. 1992) noch für die Interpersonelle Psychotherapie (IPT) (Klerman et al. 1981) konnten diese spezifischen Effekte nachgewiesen werden. Shea et al. (1999) konnten bei Reanalysen der NIMH-Daten zeigen, dass Patientenmerkmale wie das Ausmaß an allgemeinen Funktionsstörungen differenzielle Effekte bei diesen beiden psychotherapeutischen Interventionen bewirkten. Patienten mit einem stärker eingeschränkten Funktionsniveau profitierten stärker von einer Kombinationsbehandlung von Imipramin (einem trizyklischen Antidepressivum) und der verhaltenstherapeutischen Therapie. Die IPT wies bessere Behandlungsergebnisse bei Patienten mit quantitativ geringer ausgeprägten Funktionsstörungen auf.
- Die „störungsspezifischen" Interventionen sind bei unterschiedlichen Störungen effektiv. Die verhaltenstherapeutische Therapie ist wohl eher als Breitbandverfahren anzusehen, wenn wir die weiten Indikationsbereiche betrachten (Barlow 2001); für die Interpersonelle Psychotherapie ist auch eine gute Wirksamkeit bei der Bulimie beschrieben worden (Gillies 2001). Larry Beutler sagte mir einmal in einem persönlichen Gespräch, dass die „störungsspezifischen Methoden" weniger spezifisch für eine Störung seien, sondern dass diese bei

unterschiedlichen (spezifischen) Störungen wirkten. So lässt sich vermuten, dass sich die Popularität dieses Konzeptes bei einer bestimmten Gruppe von Psychotherapieforschern weniger aus den inhärenten Qualitäten dieser als „störungsspezifisch" attribuierten Methoden ableitet als aus wissenschaftspolitischen oder versorgungspolitischen Motiven und Perspektiven.

In Deutschland hat der Wissenschaftliche Beirat Psychotherapie bei der Bundesärztekammer für die Anerkennung eines psychotherapeutischen Verfahrens als Grundorientierung gefordert, dass dieses über ein Krankheits- und Behandlungsmodell verfügen und darüber hinaus empirisch nachgewiesen haben muss, dass es in mindestens fünf von zwölf Indikationsbereichen – definiert über ICD-10-Diagnosenklassen – effizient ist. Damit eng verbunden ist die Frage, nach welchen Kriterien die empirischen Belege der Psychotherapiewirksamkeit auszuweisen sind. In diesem Zusammenhang wird immer wieder diskutiert, dass sich auch die Psychotherapieforschung an dem Modell der **Evidence-Based Medicine (EBM)** orientieren sollte. Aktuell beschäftigt sich der Wissenschaftliche Beirat mit den inhaltlichen und methodischen Standards, die zukünftig an psychotherapeutische Grundorientierungen angelegt werden sollen.

Die Ziele und methodischen Standards der EBM sind die Herausarbeitung von Ursache-Wirkungs-Zusammenhängen auf der Grundlage randomisierter kontrollierter Studien. Über die Bestimmung von experimentellen Variablen und deren experimenteller Prüfung sollen die „reinen" Effekte einer Methode gemessen werden. In diesem Forschungsprogramm müssen intervenierende Variablen, wie z.B. die Therapeutenvariable, eliminiert werden. Die US-*Agency for Health Care Policy and Research* (AHCRP; vgl. Woolf 1992) hat eine Hierarchie der Evidenzkriterien entwickelt, die neben dem Goldstandard der randomisierten klinischen Studie „weichere" methodische Zugänge auf einer niederen Hierarchiestudie (z. B. kontrollierte Studien ohne Randomisierung) berücksichtigt.

Die Frage, welche Kriterien an die empirischen Psychotherapiestudien anzulegen sind, ist seit geraumer Zeit von Bedeutung. Hierbei wird insbesondere von psychodynamisch orientierten Psychotherapieforschern (siehe z. B. Henningsen u. Rudolf 2000; Leichsenring 2004) ausgeführt, dass aufgrund von ethischen, aber auch gegenstandsimmanenten Problemen die Forderung nach randomisierten und kontrollierten Studien nicht oder nur eingeschränkt im Feld der Psychotherapieforschung umsetzbar wäre. Als Hauptargumente werden angeführt, dass die Relevanz derartiger Studien für den klinischen Alltag aufgrund der Komplexität des psychotherapeutischen Prozesses nur marginal sei. Unter methodischen Gesichtspunkten wird angeführt, dass die Rekrutierung von repräsentativen Stichproben aufgrund der Heterogenität von Patienten problematisch und „doppelblinde" Studien aufgrund der Eigenart des psychotherapeutischen Prozesses nicht möglich seien, das Placeboparadigma aus inhaltlichen Gründen keine Anwendung in der Psychotherapieforschung finden könne (Strauß u. Wittmann 2004) und eine Randomisierung sowohl organisatorisch als auch ethisch nicht umsetzbar sei. Vor dem Hintergrund dieser Debatte nach Standards der empirischen Psychotherapieforschung wurden dann insbesondere von psychodynamisch orientierten Psychotherapieforschern Vorschläge für angemessene Evidenzkriterien entwickelt (siehe z. B. Leichsenring 2004).

In der Diskussion um die Standards der Psychotherapieforschung wird vielfach betont, dass der therapeutische Prozess insbesondere auch durch die **therapeutische Beziehung (Allianz)** entscheidend beeinflusst wird, wie die Ergebnisse der Psychotherapieforschung gezeigt haben. Der am besten gesicherte Wirkfaktor der Psychotherapie sei eben gerade die

2.5 Psychotherapie in der Rehabilitation

psychotherapeutische Beziehung. Im psychotherapeutischen Prozess übernähme der Patient die Überzeugungen und Werthaltungen des Therapeuten, soweit die psychotherapeutische Beziehung als unterstützend und emotional tragend wahrgenommen würde. Aus heutiger Sicht wird die **Passung zwischen dem Patienten, dem Therapeuten und der therapeutischen Intervention** als besonders wichtig für den therapeutischen Prozess angesehen (Beutler et al. 2004); allerdings zeigen die Ergebnisse hier unterschiedliche Akzentuierungen. Bei einigen Patienten und bei einigen therapeutischen Verfahren scheint die Variable der Technik genügend hinreichende Aussagekraft aufzuweisen, den Therapieverlauf vorherzusagen. In anderen Fällen reichen die Patientenvariablen sowie die Behandlungsmodelle nicht aus, eine Vorhersage über das Behandlungsergebnis zu machen, sondern die Qualität der therapeutischen Beziehung weist einen unabhängigen Einfluss auf die Behandlung auf (Barber et al. 2001). Vor dem Hintergrund dieser Befunde resümieren Beutler et al. (2004), dass es unangemessen sei, Beziehungsaspekte als Wirkfaktoren den Technikvariablen alternativ gegenüberzustellen. Gleiches gelte für die „generellen Wirkfaktoren" versus „spezifische Wirkfaktoren".

Aufgrund dieser Einschätzung betonen die Autoren, dass zukünftig die unterschiedlichen Perspektiven (Patienten-, Therapeutenvariablen, die therapeutische Prozedur und die therapeutische Allianz) in der Forschung differenzierter berücksichtigt werden müssen. Zukünftige Forschungsvorhaben sollten versuchen, die unterschiedlichen Dimensionen angemessen zu integrieren. Angesichts dieser Forderung wird doch schnell deutlich, dass (quasi)experimentelle, an der Grundlagenforschung orientierte Designs die Komplexität des psychotherapeutischen Prozesses notwendig in einer Weise reduzieren müssen, sodass ein integrierender Zugang zu den vielfältigen Faktoren nicht möglich ist.

Diese hier kursorisch dargelegte Entwicklung ist vielfältig in wissenschafts- und sozialpolitische sowie ökonomische Kontexte und Interessen, aber auch wissenschaftliche und kulturelle Wert- und Normorientierungen eingebunden.

Akzentuiert formuliert geht es bei der „störungsspezifischen" Psychotherapie um eine zunehmende Rationalisierung und Ökonomisierung des Feldes der Psychotherapie. Inhaltlich folgt eine derartige Position einem relativ mechanistischen Menschenbild, das primär „experimentell" zu beobachtendes Verhalten fokussiert und komplexe affektive Prozesse, sich widersprechende Motive und konflikthaftes Erleben als konstituierende Merkmale psychischer Erkrankungen vernachlässigt und darüber hinaus nahelegt, dass die subjektive Dimension – z. B. auf der Ebene der Behandlungsmotivation, der Veränderungsziele und der individuellen Belastbarkeit – im therapeutischen Prozess weitgehend vernachlässigt werden könnte. Im Folgenden sollen relevante Ergebnisse und Schlussfolgerungen zu den Akteuren im psychotherapeutischen Prozess, den Psychotherapeuten und den Patienten, auszugsweise dargelegt werden.

2.5.2 Die Psychotherapeuten

Generell ist zu fragen, inwieweit sich Psychotherapeuten in ihrer klinischen Praxis überhaupt relativ eng an den von ihnen ursprünglich erlernten Konzepten und therapeutischen Fertigkeiten orientieren oder ob sie sich über die Zeit, unter dem Einfluss der von ihnen wahrgenommenen Anforderungen in der therapeutischen Praxis, den Erwartungen, Kompetenzen, Ressourcen oder auch Beschränkungen ihrer Patienten, den jeweiligen Settingbedingungen oder finanziellen Rahmenbedingungen in ihrem therapeutischen Selbstverständnis und ihrem Handeln nicht doch in relevanter Weise von ihren Konzepten entfernen. Dieses Phänomen wird als **„Praxis-Shift"** charakterisiert und reflektiert insbesondere auch einen „Gap", der zwischen der Theorie und Praxis oder auch zwischen den wissenschaftlichen Befunden und der Praxis liegt. Die im vorherigen Abschnitt diskutierte Tendenz zur Entwicklung von störungsspezifischen Methoden führt zu einer (Über-)Strukturierung des diagnostischen und therapeutischen Vorgehens über die Manualisierung des therapeutischen Prozesses. Die Therapiemanuale beinhalten eine sequenzielle Auflistung von therapeutischen Strategien und Algorithmen. Dadurch erhöht sich die Wahrscheinlichkeit, dass ein bedeutender Graben zwischen dem therapeutischen Handeln in wissenschaftlichen Studien und der klinischen Praxis entsteht. Aufbauend auf dieser Sichtweise ist die Forderung nach „Feldforschung" in der Psychotherapie entstanden und wird nachhaltig aufrecht gehalten.

Bei unterschiedlichen Befragungen haben zwischen 25–60 % US-amerikanischer Psychotherapeuten (Lambert et al. 2004) angegeben, dass sie eher einem eklektizistischen Vorgehen folgen würden. Dieses Ergebnis ist auch als ein Ausdruck des oben angesprochenen „Praxis-Shift" anzusehen, unabhängig davon, ob wir dies richtig finden.

Strupp (1999), einer der Pioniere der Psychotherapieforschung, der in seinen Studien zur Überprüfung der Effekte von Kurzpsychotherapien mit Therapiemanualen vielfältige Erfahrungen sammeln konnte, hat resümiert, dass Therapiemanuale zwar einen Sinn für die Forschung und die Ausbildung aufweisen würden, jedoch für die alltägliche Praxis der Psychotherapie eher zu vernachlässigen seien.

In der aktuellen Psychotherapiediskussion nimmt das Thema der **Adhärenz,** das danach fragt, inwieweit Psychotherapeuten die im psychotherapeutischen Konzept verankerten therapeutischen Vorgehensweisen tatsächlich auch umsetzen oder umsetzen können, einen wichtigen Raum ein. Die Arbeit mit manualgeleiteten Therapien erfordert ein hohes Ausmaß an Adhärenz, wenn die in den Studien über diese Therapien erhobenen Befunde auch im Alltag repliziert werden sollten. Wir haben allerdings auch gesehen, dass weitere Variablen die Übertragbarkeit von Forschungsergebnissen auf den therapeutischen Alltag behindern.

In der klinischen Praxis bestehen die zentralen Aufgaben des Therapeuten insbesondere auch darin, den Patienten in der Behandlung die Möglichkeit einzuräumen, eine „korrigierende emotionale Neuerfahrung" zu machen. Erst vor diesem Hintergrund wird es dem Patienten möglich, den Umgang mit seinen Problemen zu verändern und diese zu bewältigen. Dafür muss der Therapeut ihm Hilfe zur Umstrukturierung von affektiven und kognitiven Prozessen geben und ihn – je nach der konkreten Problemstellung – bei der konkreten Verhaltensänderung unterstützen. Die „Therapeutenvariable" stellt sich in komplexen psychotherapeutischen Settings (stationären und teilstationären) natürlich noch vielschichtiger und differenzierter dar. Die Settings weisen dabei multimethodale und multimodale Behandlungsansätze auf, welche interdisziplinär von unterschiedlichen Berufsgruppen und einer größeren Zahl von Therapeuten vorgehalten werden. Dies gilt selbstverständlich auch für die Therapeuten-Patienten-Beziehungen.

2.5.3 Die Patienten

Es existieren eine Reihe von Annahmen und empirische Befunde, die dafür sprechen, dass der therapeutische Prozess wie seine Wirksamkeit in relevanter Weise durch Patientenvariablen beeinflusst wird. So liegen eine Reihe gewichtiger Hinweise dafür vor, dass Therapieeffekte durch Patientenvariablen besser vorhergesagt werden als durch die spezielle Art der therapeutischen Intervention (*Treatment of Depression Collaborative Research*

Program, TDCRP; Ablon u. Jones 1999; Blatt u. Ford 1994; Blatt et al. 1995).

Lambert (1992) hat formuliert, dass mehr als 40 % der Verbesserung von Patienten während der Therapie durch Patientenvariablen und außertherapeutischen Einflüssen begründet seien.

Snow (1991) fordert, dass bei der Exploration von Patient-Behandlungs-Interaktionen nicht einfach nur beliebige Korrelationen zugrunde gelegt werden dürfen, sondern dass die untersuchten Patientenvariablen theoretisch formuliert und empirisch belegt sein müssten, um das unübersichtliche Feld an möglichen Merkmalen zu strukturieren und systematisch zu untersuchen. Clarkin und Levy (2004) betonen darüber hinaus, dass es notwendig sei, die Patientenvariablen in ihrer Interaktion mit dem Therapeuten zu untersuchen, da das Verhalten des Therapeuten die relevanten Patientenvariablen beeinflusse. Dies gilt jedoch meines Erachtens auch vice versa: Die Patienten beeinflussen die Therapeuten wie deren therapeutisches Handeln.

Welche Patientencharakteristika werden in der Literatur in ihrer Bedeutung für den therapeutischen Prozess und das Outcome diskutiert?

Die **Diagnose bzw. Charakteristika der Störung** (z. B. der Schwergrad). Die reine Zuordnung von Patienten zu einer Therapie aufgrund einer DSM-IV- oder ICD-10-Diagnose reicht in der Regel nicht aus, um prognostische Aussagen über die Behandlung mit einer „störungsspezifischen" Therapie zuzulassen; Clarkin und Levy (2004) legen dar, dass ein solcher Ansatz die klinische Realität völlig ignorieren würde, dass keine zwei Patienten mit der gleichen Diagnose wirklich vergleichbar seien; diese Unterschiede seien regelhaft für die Behandlungsplanung relevant.

Auch das **Ausmaß an funktioneller Behinderung** (z. B. bezogen auf die Arbeitstätigkeit, die Beziehungen) beeinflusst den Behandlungsverlauf und die Therapieeffekte. In der NIMH-Studie zur Depression profitierten Patienten mit einer stärker ausgeprägten Symptomatik und stärkeren funktionellen Behinderungen mehr von der verhaltenstherapeutischen Behandlungsbedingung, leichter gestörte Patienten mit geringeren funktionellen Behinderungen mehr von der IPT (Elkin et al. 1995; Shapiro u. Shapiro 1982). Das heißt, diese Variablen geben auch Hinweise für eine differenzielle Therapieindikation. Beutler et al. (2000) konnte dies auf der Grundlage einer Metaanalyse von Studien zur Behandlung von depressiven Patienten differenziert aufzeigen. Darüber hinaus ließ sich für eine Vielzahl von Störungen nachweisen, dass Patienten mit einem geringeren Schweregrad der Störung mehr von einer Behandlung profitierten bzw. eine geringere „Dosis" an Therapie benötigten als Patienten mit einem höheren Ausmaß an Symptomen.

Das Vorliegen von **Komorbidität** beeinflusst den Therapieverlauf und das Outcome ebenfalls nachhaltig. Auf der Basis des DSM-III bzw. DSM-IV wurde untersucht, inwieweit das Vorliegen einer Achse-II-Diagnose (DSM) das Outcome einer Therapie bei einer Achse-I-Störung beeinflusst. Wie zu erwarten, zeigte sich in einer großen Zahl an Studien für Depressionen, Angst- sowie Essstörungen, dass die Therapieergebnisse für die Achse-I-Störung bei Patienten mit Persönlichkeitsstörungen signifikant schlechter waren. Darüber hinaus konnte in einer Reihe von Studien belegt werden, dass das Vorliegen von bestimmten Persönlichkeitsstörungen differenzielle Effekte bei unterschiedlichen Therapieverfahren bewirkte. Beispielsweise konnten Hardy et al. (1995) zeigen, dass depressive Patienten mit einer Cluster-C-Persönlichkeitsstörung weniger von einer psychodynamischen Kurzpsychotherapie profitierten, durchaus aber von einer kognitiven Verhaltenstherapie. Ähnliche Befunde konnte Turner (1987) für Patienten mit Angststörungen erheben.

Die Befunde zum **Einfluss von soziodemographischen Variablen** (Alter, Geschlecht, sozioökonomischer Status und Rasse) auf den Therapieerfolg sind nach Clarkin und Levy (2004) widersprüchlich und inkonsistent. Von Interesse seien bei dieser Thematik insbesondere auch kulturelle Faktoren bzw. Einstellungen zu soziodemographischen Merkmalen. Therapeuten müssten für soziodemographische Variablen sensibilisiert werden und sollten insbesondere auch eine besondere Aufmerksamkeit für ethnische und kulturelle Fragen entwickeln. Zu beachten sei jedoch, dass es Zusammenhänge zwischen dem Geschlecht und dem Auftreten von speziellen Störungen geben würde; z. B. träten Depressionen und Essstörungen gehäuft bei Frauen auf. Weiterhin zeigen sich auch Korrelationen zwischen dem sozioökonomischen Status und der Dauer der Therapieteilnahme (Armbuster u. Fallon 1994). Patienten mit niedrigerem sozioökonomischen Status und geringerem Bildungsgrad sind weniger lang in Therapie bzw. brechen diese früher ab als Patienten mit einem höheren sozioökonomischen Status.

Generell, aber wohl insbesondere für psychodynamisch orientierte Psychotherapeuten, ist von Interesse, inwieweit **Persönlichkeitsmerkmale** oder auch das **Vorliegen von intrapsychischen Konflikten** den psychotherapeutischen Prozess beeinflussen.

In der Forschung sind zu diesem Thema unterschiedliche Persönlichkeitskonstrukte fokussiert worden. So wurde immer wieder diskutiert, inwieweit das Ausmaß an **Ich-Stärke** (EGO-Strength) – verstanden als die Fähigkeit eines Individuums, mit Ängsten und Frustration bzw. Stress oder Belastungen umzugehen und angemessene Abwehrprozesse einzusetzen – einen Einfluss auf die Therapieergebnisse zeigt. Die Befunde zu dieser Frage sind widersprüchlich. In der Menninger Psychotherapiestudie (Wallerstein 1989, 2001) fand sich z. B. ein positiver Zusammenhang zwischen dem Ausmaß an Ich-Stärke und dem Erfolg in psychoanalytisch orientierter Psychotherapie. Andere Studien konnten diese Ergebnisse jedoch nicht bestätigen (Luborsky et al. 1980; Weber et al. 1985).

Blatt und Ford (1994) untersuchten die Therapieaffinität von Patienten mit einem **anaklitischen versus** einem **introjektiven Persönlichkeitsmuster**. Für „anaklitische" Persönlichkeitsakzentuierungen – die durch die psychologischen Themen des Verlustes und Im-Stich-gelassen-Werdens charakterisiert werden – besteht die primäre Entwicklungsaufgabe darin, reziproke Beziehungen zu knüpfen. Individuen mit einem vorherrschenden „introjektiven" Persönlichkeitsmodus seien eher durch Selbstwertthemen oder durch Schwierigkeiten bei der Herausbildung einer Selbstidentität charakterisiert. Blatt et al. (1995) konnten zeigen, dass Patienten mit einer primär introjektiven Thematik insgesamt generell weniger von psychotherapeutischen Behandlungen profitierten als Patienten mit einer anaklitischen Thematik. Darüber hinaus konnten sie ein differenzielles Ansprechen der verschiedenen Persönlichkeitsakzentuierungen auf unterschiedliche psychotherapeutische Vorgehensweisen nachweisen. Patienten mit einem „anaklitischen" Persönlichkeitsmuster profitierten stärker von einer psychodynamischen Psychotherapie und „introjektive" Patienten mehr von einer psychoanalytischen Behandlung. Die hier berichteten Befunde wurden im Rahmen des Menninger *Psychotherapy Research Project* (MPRP) erhoben.

Vieles spricht dafür, dass unterschiedliche **Aspekte der Persönlichkeitsstruktur oder das Ausmaß an Integration der Persönlichkeitsstruktur** (Arbeitskreis OPD 1996) insbesondere differenzielle Konsequenzen für die Art der zu indizierenden Psychotherapie aufweisen (Grande et al. 2000). Es hat den Anschein, dass sich unter der Psychotherapie die Persönlichkeitsstruktur weniger verändert als erhofft, sondern dass Patienten im psychotherapeutischen Prozess eher lernen, angemessener mit ihren strukturbezogenen „Defiziten" umzugehen. Rudolf (2005) hat – theoriegeleitet

2.5 Psychotherapie in der Rehabilitation

und empirisch basiert auf OPD-Befunden – sein Konzept der strukturgeleiteten Psychotherapie entwickelt. Auch die aktuell hoch im Kurs stehenden systematisierten Behandlungsansätze für Patienten mit Borderline-Störungen zielen primär auf die Förderung von Ressourcen des Patienten ab, angemessener und effektiver mit seinen Probleme auf der affektiven, Selbstwert- und identitätsbezogenen sowie verhaltensorientierten Ebene umzugehen.

Das Konzept der **Psychological Mindedness** (PM) umfasst die Fähigkeit eines Individuums, sich selbst und andere Menschen unter psychologischen Aspekten zu reflektieren. In einer psychodynamischen Sichtweise geht es um die Fähigkeit, „intrapsychische" Konfliktkonstellationen zu identifizieren. Seit den 1970er Jahren sind eine Reihe von Studien durchgeführt worden, die einen Einfluss dieser Variable auf das Therapieoutcome mit unterschiedlichen Ergebnissen untersucht haben (Fenigstein et al. 1975; Piper et al. 1984, 1994; Schneider et al. 1999). Auch hier spricht vieles dafür, dass dieses Merkmal eine differenzielle Wirkung zeigt. Für die psychodynamisch-interpretativ angelegte Psychotherapie scheint es sowohl für die konstruktive Mitarbeit des Patienten im therapeutischen Prozess wie für den Therapieerfolg hilfreich zu sein; Patienten mit einem geringeren Ausmaß an PM scheinen eher von aktiv-anleitenden, supportiven Psychotherapien zu profitieren. Schneider und Klauer (2001) konnten auf der Basis eines Selbstbeschreibungsinstruments sowie der Fremdbeurteilung mit der Achse I der OPD (Krankheitserleben und Behandlungsvoraussetzungen) zeigen, dass Patienten mit einem besseren Zugang zu innerpsychischen Prozessen mehr von einer stationären Psychotherapie profitierten als Patienten, die etwaige Krankheitsursachen eher nach außen oder in somatische Faktoren attribuierten.

Auch die **Patientenerwartungen** und die **Psychotherapiemotivation** weisen einen Zusammenhang zum Therapieerfolg auf und primär sicher auch zur Inanspruchnahme von Psychotherapie. Einige Studien sprechen dafür, dass Patienten mit positiven Einstellungen und Behandlungserwartungen stärker von psychotherapeutischen Behandlungen profitieren (Clarkin u. Levy 2004; Schneider u. Klauer 2001). Darüber hinaus beeinflussen die Erwartungen des Patienten oder seine Schwierigkeiten, sich auf die Therapie einzulassen, den Therapeuten sowie sein therapeutisches Verhalten. Auf Patienten mit negativen Therapieerwartungen und mit größeren Schwierigkeiten reagieren Therapeuten eher mit geringerem Engagement oder einer niedrigeren Performance (Foley et al. 1987).

Interpersonelle Variablen sind zunehmend auch unter dem Gesichtspunkt untersucht worden, welchen Einfluss sie auf die Psychotherapieteilnahme aufweisen. Dabei hat sich gezeigt, dass die interpersonellen Kompetenzen oder Defizite von Patienten in relevanter Weise ihre Fähigkeit beeinflussen, sich auf eine therapeutische Beziehung einzulassen. Allerdings sind auch hier die Befunde widersprüchlich. Beutler et al. (2000) resümieren, dass Patienten mit einem besseren Beziehungsnetz weniger Psychotherapie benötigen als Patienten mit weniger befriedigenden sozialen Beziehungen. Strupp (2000) hat aufgezeigt, dass Patienten mit befriedigenderen Alltagsbeziehungen besser in der Lage waren, eine gute therapeutische Beziehung aufzunehmen. Andere Ergebnisse legen nahe, dass Patienten mit einer gestörten Beziehung zu ihrem Partner eine bessere Beziehung zu ihrem Therapeuten aufbauen konnten. Clarkin und Levy (2004) sehen für die Entwicklung der therapeutischen Beziehung als bedeutsam an, dass Patienten mit einer klinisch relevanten Symptomatik in der Regel auch bedeutsame Probleme im interpersonellen Bereich aufweisen.

In den letzten fünf Jahren wird bei der Untersuchung des Einflusses von Patientenvariablen auf den Therapieerfolg auch Bezug auf deren Bindungsstile genommen (siehe zusammenfassend Strauß 2006); im Rahmen dieser theoretischen Orientierung wurde ebenso die Bedeutung von Bindungsstilen von Therapeuten auf den therapeutischen Prozess wie Outcome fokussiert (Strauß 2006).

> **!** Diese hier dargelegten Perspektiven weisen nachhaltig darauf hin, dass wir uns bei der Therapieplanung nicht nur auf die Störung konzentrieren dürfen, sondern immer auch einen umfassenden Blick auf das Subjekt in seinem Erleben, seinen Motiven und seinem Handeln richten müssen. Dabei geht es nicht nur um die Identifikation von Hemmnissen oder Defiziten, sondern auch um die Herausarbeitung von Ressourcen, die für etwaige Veränderungsprozesse von Relevanz sind.

2.5.4 Die besondere Perspektive: Psychotherapie und Rehabilitation

Prozesse der Chronifizierung von psychischen, psychosomatischen und somatopsychischen Erkrankungen sind im Feld der „engeren Psychotherapiediskussion" viel zu wenig berücksichtigt worden. Es wird oftmals in dieser Debatte so „getan", als ob die traditionellen Krankheitskonzepte sowie die mit diesen assoziierten Theorien zur Ätiopathogenese, aber auch zu den tatsächlich beim Patienten vorzufindenden Problemen auch für das Verständnis von chronifizierenden oder chronischen Erkrankungen sowie der Behandlungsplanung ausreichen würden. Dabei wird dann zu oft übersehen, dass bei den psychischen und psychosomatischen Erkrankungen im Chronifizierungsprozess andere psychosoziale Mechanismen zum Tragen kommen als in frühen Phasen der Entstehung dieser Störungen.

Darüber hinaus verändern und differenzieren sich die Probleme der Patienten im Verlauf der Chronifizierung.

Die *International Classification of Functioning, Disability and Health* (ICF) der Weltgesundheitsorganisation (http://www.dimdi.de/static/de/klassi/icf/) greift dieses Problem auf und beschreibt vier diagnostische Ebenen, die für Patienten mit chronischen Erkrankungen von Bedeutung sind:
1. **Körperfunktionen** auf der Ebene der psychischen oder somatischen Erkrankung
2. **Körperstrukturen** auf der Ebene der psychischen oder somatischen Erkrankung
3. die Ebene der **Aktivität** – welche Aktivitäten kann der Patient noch umsetzen
4. die Ebene der **Partizipation** – an welchen Lebensbereichen kann der Patient noch teilhaben

Von Bedeutung ist dabei, dass im diagnostischen Prozess sowohl Umgebungsvariablen als auch individuelle Bedingungen in ihrem Einfluss auf die Merkmalsbereiche der Aktivität und der Partizipation berücksichtigt werden sollen. Das Anliegen der ICF liegt insbesondere darin, vor dem Hintergrund dieses Modells Handlungsanleitungen für die Planung des Rehabilitationsprozesses zur Verfügung zu stellen. Wichtig dabei erscheint mir, dass die unterschiedlichen diagnostischen Ebenen in ihrer Wechselbeziehung untersucht werden müssen und Konzepte darüber herauszuarbeiten sind, warum beispielsweise der Transfer von Aktivitäten, die ein Individuum grundsätzlich erbringen kann, in einen speziellen Lebensbereich (z. B. in die Arbeitswelt) misslingt. Daraus lassen sich rehabilitative Vorgehensweisen ableiten, die diesen Transfer fördern können. Ausgesprochen positiv an diesem Modell zu bewerten ist die Ressourcen- und Kontextorientierung; kritisch bleibt aktuell anzumerken, dass die Operationalisierung dieser Konstrukte für die Krankheitsgruppen, die im Bereich der Psychosomatik und Psy-

2.5 Psychotherapie in der Rehabilitation

chotherapie von Relevanz sind, noch in den Kinderschuhen steckt.

Die im Sozialgesetzbuch definierten Aufgaben der Rehabilitation liegen eben nicht in der Behandlung der (Akut-)Erkrankung, sondern im Erhalt bzw. der Wiederherstellung der Erwerbsfähigkeit. Dies bedeutet, dass im Fokus der Rehabilitation die Leistungsfähigkeit und die Bedingungen, die die Leistungsfähigkeit einschränken bzw. fördern, liegen sollen. Daraus wird zunehmend abgeleitet, dass in der psychosomatischen Rehabilitation insbesondere die Prozesse der Krankheitsverarbeitung und der medizinischen sowie beruflichen Rehabilitation gefördert werden sollen.

Die psychosomatische Rehabilitationsforschung hat eine lange und erfolgreiche Tradition (Kobelt et al. 2001; Lamprecht et al. 1999). Sie hat gute Therapieeffekte in Bezug auf zwei Perspektiven gezeigt: zum einen auf der Ebene der Verbesserung von psychischen bzw. psychosomatischen Merkmalsbereichen, wie sie üblicherweise in der Psychotherapieforschung fokussiert werden (z. B. der Symptomreduktion), und zum anderen auf der Ebene der Veränderung von näher an den genuinen Fragestellungen der Rehabilitationsforschung gelegenen, z. B. sozialmedizinischen, Merkmalsbereichen. Diese umfassen beispielsweise die Beeinflussung der Krankheitsverarbeitung und der Veränderungsmotivation (Kriebel et al. 2001). Unter gesundheitsökonomischen Gesichtspunkten sind Studien der Reduzierung von Arbeitsunfähigkeitstagen und von Behandlungsinanspruchnahmeverhalten (ambulante oder stationäre Therapie, Medikamenteneinnahme) (Zielke u. Limbacher 2004) von Interesse. Weniger gut untersucht scheint die Dimension der Wiederherstellung der Leistungsfähigkeit bzw. der Wiedereingliederung von Rehabilitanden in den Arbeitsprozess. Letztere Fragen sind jedoch insbesondere auch von sozialen Hintergrundbedingungen überlagert.

Von wissenschaftlichem wie klinischem Interesse ist aus der Perspektive der sozialrechtlichen und organisatorisch-materiellen Rahmenbedingungen des Versorgungssystems, inwieweit sich generell „Akuterkrankungen" von „chronischen Erkrankungen" trennen lassen. Dabei könnten insbesondere die folgenden zwei Beurteilungsdimensionen hilfreich sein (Schneider u. Paar 2001):

- **Mechanismen auf der bio-psycho-sozialen Ebene, die auf die Entstehung und den Verlauf der Erkrankung im Gesamt ihrer Folgen einen Einfluss nehmen.** Dazu können kausal wirksame Faktoren gehören, die in unterschiedlichen psychotherapeutischen Methoden different aufgefasst werden. Die psychodynamische Psychotherapie sieht z. B. lebensüberdauernde konflikthafte Motive oder relevante Störungen der Persönlichkeitsstruktur als kausal wirksam für die Entstehung psychischer Erkrankungen an; neuerdings mit der OPD (Arbeitskreis OPD 1996, 2006) werden auch „Aktualkonflikte" als mögliche ätiologische Faktoren diskutiert. Der „Sonderfall" der posttraumatischen Belastungsstörung soll hier aus Gründen der Überschaubarkeit beiseitegelassen werden. Verhaltenstherapeutische Konzepte zur Ätiologie psychischer Störungen fokussieren traditionell maladaptive Lernprozesse und beziehen mittlerweile die Ebene der Kognition und der Emotion mit ein. Darüber hinaus wird – sehr allgemein – eine „Vulnerabilität" eines Individuums als kausal wirksam für die Entstehung von psychischen Störungen angesehen. Letzteres Konzept umfasst sowohl biologische als auch psychosoziale Variablen, deren Charakteristik, aber auch deren Entstehungsbedingungen nicht näher spezifiziert werden. Im weiteren Krankheitsprozess kommen unterschiedliche psychosoziale Faktoren zum Tragen, wie sie z. B. durch das Konzept des „chronischen Krankheitsverhaltens" von Zielke und Sturm (1994) beschrieben worden sind. Auch die Konzepte zur Krankheitsbewältigung (Copingforschung; Beutel 1988; Broda 1987; Lazarus u. Folkman 1984; Muthny

u. Beutel 1991) identifizieren psychosoziale Moderatoren für den Chronifizierungsprozess. Allerdings ist davon auszugehen, dass die „krankheitsmodifizierenden" Variablen sowohl einen Bezug zu individuellen psycho-sozialen Bedingungen aufweisen als auch einen Ausdruck von psychosozialen Kontextfaktoren darstellen.

- **Die deskriptive Ebene des Krankheitsverlaufs.** Fokussiert wird hier die Entwicklung der Symptomatik/Syndromatik und es werden insbesondere auch komplexe Beeinträchtigungen auf der Ebene der somatischen und psychosozialen Funktionen untersucht. Das Krankheitsfolgemodell der WHO, früher die ICIDH-I (Matthesius et al. 1995), modifiziert und weiterentwickelt zur *International Classification of Functioning, Disability and Health* (ICF), definiert keine psycho-sozialen Wirkmechanismen, die den Verlauf einer Erkrankung beeinflussen, sondern beschreibt das Individuum mit einer chronischen Erkrankung auf der Ebene der Ressourcen und Beeinträchtigungen bei der psychosozialen Adaptation.

Wenn wir im Folgenden – idealtypisch – akute psychische und psychosomatische Erkrankungen von chronifizierten Störungen differenzieren, spielen bei der akuten Erkrankung vor allem kausal wirksame psychosoziale Faktoren eine Rolle; diese können aus psychodynamischer Perspektive z. B. spezifische unbewusste konflikthafte Motive oder eine akzentuierte Persönlichkeitsentwicklung (strukturelle Störung) sein. Im weiteren Verlauf der Erkrankung (Chronifizierungsprozess) nehmen krankheitsmodifizierende psychosoziale Variablen eine wachsende Bedeutung an – dies sowohl auf der Ebene des psychosozialen Bedingungshintergrundes als auch auf der phänomenologischen Ebene der Krankheitssymptome und der mit der Erkrankung verbundenen Beeinträchtigungen. Die kausal wirksamen und die krankheitsmodifizierenden Faktoren interagieren jedoch in der Regel; wobei die Art der Wechselbeziehung zwischen ursächlichen und modifizierenden Faktoren sowohl zwischen Individuen, aber auch bei einem einzelnen Individuum zu unterschiedlichen Phasen des Krankheitsverlaufs variieren kann. Dies kann z. B. bedeuten, dass vor dem Hintergrund individueller und kontextabhängiger Entwicklungsbedingungen bestimmte persönliche Charakteristika (z. B. spezifische unbewusste Konfliktkonstellationen, Eigenarten der Persönlichkeitsstruktur) für den weiteren Verlauf der Erkrankung eine größere Relevanz zeigen als „äußere" krankheitsmodifizierende Faktoren. In einem anderen Fall können die „äußeren" krankheitsmodifizierenden Bedingungen (z. B. ein hoher Krankheitsgewinn, Förderung von somatischen Krankheitskonzepten und einer entsprechenden Veränderungsmotivation) die Dynamik und das Erscheinungsbild nachhaltiger beeinflussen als die ursprünglich kausal wirksamen Variablen. Dennoch lässt sich sicherlich mit einer gewissen Berechtigung argumentieren, dass die Trennung zwischen kausal wirksamen und modifizierenden Bedingungen aufgrund der komplexen Interaktion bzw. Verwobenheit zwischen diesen Konstrukten in einer gewissen Weise artifiziell ist.

Aber auch wenn die eindeutige Identifikation der für die aktuelle Krankheitsphase wichtigsten psychosozialen Faktoren oftmals nicht oder nur eingeschränkt möglich ist, ist es für die Therapieplanung von Bedeutung, ein Konzept über die der zu verändernden Zielgröße zugrunde liegenden Variablen zu haben. Weiterhin ist bei der Indikation zur Psychotherapie bzw. zur psychosomatisch-psychotherapeutischen Rehabilitation die Art der zu behandelnden Problemstellung/Symptomatik wichtig. Therapieziele und Therapiemethoden sollten dabei an den Bedürfnissen, Ressourcen und der Veränderungsmotivation des Patienten ansetzen.

2.5 Psychotherapie in der Rehabilitation

Zentral für die psychosomatische Rehabilitation ist meines Erachtens die Frage, wie viel Psychotherapie im engeren Sinne (traditionell waren die Behandlungsangebote der psychosomatischen Kliniken eng am Modell der „klassischen stationären" Psychotherapie orientiert) oder wie viel und welche Art von psychosomatischen Rehabilitationsangeboten diese vorhalten soll. Letztere zielen stärker auf die günstige Beeinflussung der Krankheitsverarbeitung sowie die (Re-)Integration des Patienten in den psychosozialen Alltag ab; dies beinhaltet vor allem auch die Fähigkeit, einer Erwerbstätigkeit nachzugehen.

Der Spannungsbogen der sozialen Kontextbedingungen (insbesondere die sich aus dem Arbeitsmarkt ergebenden Probleme) soll an dieser Stelle nicht diskutiert werden. Inhaltlich lässt sich nur sagen, dass die Prognose der eingesetzten Methoden sicherlich eng mit den Problemstellungen der Patienten korreliert. Soweit der Patient mit psychosomatisch-psychotherapeutischen Maßnahmen der medizinischen und beruflichen Rehabilitation adaptiv umgehen kann, sind diese angemessen indiziert. Benötigt er ein „Mehr" an Psychotherapie im engeren Sinne, um auch die rehabilitativen Angebote effektiver nutzen zu können, so sind entsprechende Interventionen angezeigt. Allerdings weisen eine relevante Zahl an Patienten der psychosomatischen Rehabilitation doch große Probleme bei der Akzeptanz und Teilnahme an psychotherapeutischen Maßnahmen auf, da diese Patienten oftmals ein eher somatisch organisiertes Krankheitskonzept und entsprechende Veränderungserwartungen haben. Vor diesem Hintergrund zeigen sie nur wenig Zugang zu eigenen psychischen Prozessen („Psychological Mindedness"), die in einem Zusammenhang mit ihren vordergründigen Störungen/Problemen stehen. Besonders schwierig wird die Ausgangslage für die Behandlung, wenn die Patienten im Prozess der Chronifizierung längere Arbeitsunfähigkeitszeiten aufweisen, den Arbeitsplatz verloren oder gar einen Antrag auf Berentung wegen verminderter Erwerbsfähigkeit gestellt haben (Kriebel et al. 2001). Umso bemerkenswerter sind die doch recht guten Therapieeffekte einzuschätzen, die sich in den Studien zur Effizienz der psychosomatischen Rehabilitation gezeigt haben.

Generell gilt, dass eine künstliche Polarisierung zwischen Psychotherapie und psychosomatischer Rehabilitation eher kontraproduktiv ist. Dies gilt sowohl inhaltlich auf der Ebene der Problemdefinition als auch auf der Ebene der Behandlungskonzepte; auf der Ebene der Versorgung werden die Kristallisationspunkte der Schnittstellenproblematik und der Vernetzung gerade aus der Perspektive der psychosomatischen Rehabilitation doch ausgesprochen sensibel und kompetent diskutiert.

2.5.5 Die differenzielle Indikation zur Psychotherapie

Hier eröffnet sich die Frage der differenziellen Indikationsstellung, die nicht nur zwischen unterschiedlichen Formen der Psychotherapie, sondern auch zwischen der „Psychotherapie im engeren Sinne" und der psychosomatisch-psychotherapeutischen Rehabilitation zu entscheiden ist. Basierend auf der oben dargelegten wissenschaftlichen Befundlage zur Psychotherapie lässt sich kein empirisch begründeter Algorithmus zur differenziellen Indikationsfrage ableiten. „Die Psychotherapie" ist weiter ein komplex determinierter und heterogener Gegenstandsbereich und keine „Einheitswissenschaft", die einer Werte- und Zielorientierung auf der Grundlage einheitlicher Methoden folgt. Die zugrunde liegenden Wertesysteme (Menschenbild, sozialpolitische Kontextbedingungen, Zielgrößen, methodische Standards) variieren stark, obwohl diese natürlich in den gesellschaftlichen Kontext und die daraus abgeleiteten Versorgungskonzepte und -modelle eingebunden sind. So kann es sein, dass sich aus sozial-, versorgungs- und wissenschaftspolitischen Gründen eine Methode (Grundorientierung in der Sprache des Wissenschaftlichen Beirates) à la longue durchsetzt und die Indikationsfrage sich dann entlang dieser Maxime löst.

Inhaltlich angemessen ist die differenzielle Indikationsfrage als ein Produkt aus verschiedenen Dimensionen zu verstehen, zu dem der Patient, die psychotherapeutische Methode, der Therapeut sowie der gesellschaftliche und versorgungspolitische Kontext gehören. Das im Folgenden angeführte Modell der Indikationsstellung (Schneider 2002) zeigt diese Dimensionen in einer weiteren Differenzierung auf. Die Indikationsrationale wird dabei neben technologischem und Handlungswissen insbesondere über Intentionen, Werthaltungen und Ziele der Beteiligten determiniert; die gesellschafts-, sozial- und versorgungspolitischen Vorgaben stellen jedoch den Rahmen, in dem sich diese realisieren können und beeinflussen diese langfristig nachhaltig.

Modell der differenziellen Indikationsstellung

Zentral für die Indikationsstellung wie die Therapieplanung ist, dass diese einen prozesshaften oder sequenziellen Charakter (Bastine 1981; Schneider 1990) aufweisen (Abb. 2-9), d.h. Veränderungsmotive des Patienten und Therapieziele entwickeln sich unter der Therapie und durch die Therapie. Dafür sollten die Methoden wie die Therapeuten offen sein; aber auch hier ist „die Psychotherapie" natürlich in finanzielle und sozialrechtliche, aber auch ökonomische Rahmenbedingungen eingebunden, die das „freie Spiel" der Interaktionen und Handlungsmöglichkeiten einengen können.

Von besonderem Interesse für die Frage der differenziellen Indikationsstellung ist der Bezug auf die Komplexität des Gesundheitssystems. Daraus ergeben sich zum einen relevante inhaltliche Problemstellungen sowohl auf der Ebene von therapeutischen Zielen und

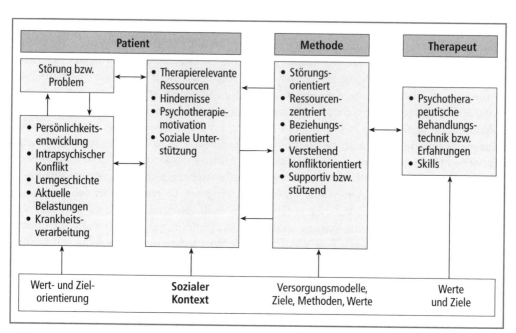

Abb. 2-9 Modell der differenziellen Indikationsstellung

Methoden, wie bereits skizziert wurde. Zum anderen sind hier insbesondere auch Fragen der Vernetzung und der Schnittstellenproblematik von Interesse, bei denen es um die Übergänge von einem Versorgungssystem in das andere sowohl unter „formalen" als auch unter inhaltlichen Perspektiven geht. Vernachlässigt werden im Feld der Psychotherapie nach wie vor die Aspekte der Kontraindikation von Psychotherapie (Strupp et al. 1977), möglicher negativer „Nebenwirkungen" (z. B. Stigmatisierungen) und der Patientenaufklärung über Methoden und Wirkungen psychotherapeutischer Behandlungen („informed consense").

2.6 Ambulante psychosomatische Rehabilitation

H. Rüddel und R. Wahl

Die Bundesarbeitsgemeinschaft für Rehabilitation (BAR) hat nach der allgemeinen Konzeption zur ambulanten Rehabilitation kürzlich auch den speziellen Teil der ambulanten Rehabilitation bei psychischen und psychosomatischen Erkrankungen verabschiedet (BAR 2004 a, b). Neben der Behandlung von Patienten mit psychischen und psychosomatischen Störungen im Krankenhausbereich, die immer auch rehabilitative Aspekte zu berücksichtigen hat, ist jetzt die Rehabilitationsmöglichkeit dieser Patientengruppe, sowohl vollstationär als auch ambulant, detailliert umschrieben. Mit der Verabschiedung der Rahmenkonzeption findet die Diskussion zur Möglichkeit einer ambulanten Rehabilitation bei dieser Patientengruppe einen vorläufigen Abschluss (Clausing 1995; Koch 2001, 2002; Mans 1998; Rüddel u. Mans 1998; Rüddel u. Jürgensen 2001). Erste Konzepte einer ambulanten Rehabilitation waren, für Rehabilitationskliniken konzipiert, seit 1995 möglich. In einem Sonderheft der Praxis der klinischen Verhaltensmedizin und Rehabilitation wurden erste Erfahrungen mit der ambulanten Rehabilitation gebündelt (Bischoff 1998; Bischoff et al. 1998; Kulick 1998; Rüddel u. Jürgensen 1998). Eine erste systematische Übersicht erschien 1999 (Bürger u. Koch 1999).

In den letzten Jahren wurden Ergebnisse und Strukturdaten aus der ambulanten psychosomatischen Rehabilitation aus Berlin (Linden 2001), Bad Kreuznach (Rüddel et al. 2002) sowie Stuttgart (Luisenklinik Bad Dürrheim, Qualitätsbericht 2011; http://www.luisenklinik.de) berichtet. Auch in Hannover und Düsseldorf sind mittlerweile ambulante psychosomatische Rehabilitationseinrichtungen gegründet. Dabei stützen sich die Konzepte der ambulanten Rehabilitation bei psychischen und psychosomatischen Erkrankungen immer noch wesentlich auf die seit vielen Jahren erfolgreich praktizierten Konzepte der stationären psychosomatischen Rehabilitation, betonen aber die Vorteile des wohnortnahen Settings.

In sehr ausgeprägtem Ausmaß wird mittlerweile die ambulante Rehabilitation in der Orthopädie durchgeführt. Es ist allerdings nicht zu erwarten, dass in der Psychosomatik mehr als 10 % der Patienten in einem ambulanten Setting rehabilitiert werden können. Erste Ergebnisse zeigen, dass eine große Sorgfalt darauf verwandt werden muss, nur Patienten mit einer „richtigen Indikation" im ambulanten Setting zu behandeln (Rüddel et al. 2002).

Erste systematische Auswertungen aus den Dokumentationen der „Klassifikation Therapeutischer Leistungen" (KTL) zeigen auch auf, dass die Einbeziehung von Familie oder Arbeitgeber nur in äußerst geringem Umfang geschieht (Klosterhuis 2005).

2.6.1 Rechtliche Rahmenbedingungen

Die Dreigliedrigkeit von ambulanten, tagesklinischen und vollstationären Versorgungsangeboten im akutmedizinischen Bereich lässt sich in dieser Stringenz nicht auf den Rehabilitationssektor übertragen.

In einem Urteil des Bundessozialgerichts (BSG) vom 05.07.2000, in dem es um die Klärung der Frage der Zulassung zur ambulanten Erbringung von Leistungen der medizinischen Rehabilitation in den Indikationsbereichen

2.6 Ambulante psychosomatische Rehabilitation

Orthopädie und Neurologie ging, weist das höchste Sozialgericht darauf hin, dass das Gesetz anders als bei Krankenhäusern (siehe § 39 SGB V) bei der medizinischen Rehabilitation nach wie vor nicht nach ambulanter, teilstationärer und vollstationärer Versorgung unterscheidet. In § 40 SGB V wird lediglich zwischen ambulanter und stationärer Rehabilitation unterschieden, in § 111 SGB V ist ausschließlich von stationärer Behandlung die Rede.

Interessanterweise wird im SGB VII § 33 nicht zwischen Krankenhaus und Rehabilitationseinrichtung hinsichtlich der Möglichkeit der Erbringung von vollstationären versus teilstationären Leistungen differenziert. In § 33 Abs. 1 SGB VII heißt es hierzu:

> „Stationäre Behandlung in einem Krankenhaus oder in einer Rehabilitationseinrichtung wird erbracht, wenn die Aufnahme erforderlich ist, weil das Behandlungsziel anders nicht erreicht werden kann. Sie wird voll- oder teilstationär erbracht. Sie umfasst im Rahmen des Versorgungsauftrages des Krankenhauses oder der Rehabilitationseinrichtung alle Leistungen, die ... für die medizinische Versorgung der Versicherten notwendig sind ..."

Zur Erklärung der fehlenden Unterscheidung eines dreigliedrigen Rehabilitationsversorgungssystems im Gegensatz zu einem dreigliedrigen Krankenhausversorgungssystems führt das BSG aus, dass im Gesetzesentwurf zur GKV-(gesetzliche Krankenversicherung) Gesundheitsreform 2000, § 125a, der Abschluss von Versorgungsanträgen für die ambulante einschließlich teilstationäre Rehabilitation vorgesehen war. Da der Entwurf aber nicht Gesetzesreife erlangte, sah das höchste Sozialgericht eine Pflicht zur Ausfüllung der Regelungslücke bezüglich der Zulassung wohnortnaher Einrichtungen, die im Leistungsrecht (§ 40, Abs. 1, SGB V) erwähnt werden, aber nicht im Leistungserbringerrecht geregelt worden sind.

Das BSG entschied, dass „... teilstationäre Rehabilitationseinrichtungen danach zuzulassen (sind), wenn sie die – auch für vollstationäre Rehabilitationseinrichtungen maßgeblichen – personellen und fachlichen Voraussetzungen des § 107, Abs. 2, Nr. 2, SGB V, erfüllen und zu einer leistungsfähigen, wirtschaftlichen Versorgung der Versicherten (§ 111, Abs. 2, Nr. 2, SGB V) ... in der Lage sind". Demzufolge entspricht die Durchführung einer ambulanten Rehabilitation in wohnortnahen Einrichtungen nach der Rechtsprechung einer tagesklinischen rehabilitativen Behandlung. Das Anforderungsprofil, wie in den Rahmenempfehlungen zur ambulanten Rehabilitation bei psychischen und psychosomatischen Erkrankungen vom 22.01.2004 (BAR 2004a) niedergelegt, ist kongruent mit der Auffassung des BSG.

Konsequenterweise sind Rehabilitationsleistungen, die wohnortnah in ambulanten Rehabilitationseinrichtungen analog dem Leistungsspektrum und den Organisationsprinzipien von vollstationären Rehabilitationseinrichtungen erbracht werden, von ambulanter Rehabilitation in Schwerpunktpraxen zu unterscheiden, in denen die Möglichkeit der Verordnung von weiterer Therapie einschließlich rehabilitativer Maßnahmen z. B. in Form von Ergotherapie und Physiotherapie besteht, die von eigenständigen Leistungserbringern realisiert werden. Mit der Rahmenempfehlung zur ambulanten Rehabilitation bei psychischen und psychosomatischen Erkrankungen (BAR 2004a) geht es den Rehabilitationsträgern darum, die bewährten stationären Strukturen auf die ambulante Rehabilitation zu übertragen: Nach Nosper (2005) ist die ambulante Rehabilitation grundsätzlich als ein Angebot zu verstehen, das mit dem der stationären Rehabilitation qualitativ vergleichbar sein und vor allem dazu dienen soll, eine wohnortnahe Versorgung zu ermöglichen.

> ! Wenn diese Form der ambulanten Rehabilitation in dieser Versorgungsform und von dieser Versorgungsqualität gemeint und realisiert wird, dann wäre es im Sinne größtmöglicher Transparenz, insbesondere auch für die Versicherten, angebracht, von einer psychosomatischen **Rehabilitations-Tagesklinik** zu reden.

> ! Somit erscheint die ambulante Rehabilitationsmaßnahme insbesondere dann indiziert, wenn das häusliche Umfeld als Ressource für die Rehabilitationsmaßnahme anzusehen ist, die Einbeziehung von Angehörigen und des Arbeitsumfeldes (z. B. bei Belastungserprobung im bekannten Setting) angestrebt und die Integration von laufenden Therapien und Hilfen als rehabilitationsfördernd angesehen wird.

2.6.2 Indikationen, Voraussetzungen und Kontraindikationen

Grundlage der ambulanten Rehabilitation bei psychischen und psychosomatischen Störungen ist eine vorab erteilte Bewilligung durch die Kostenträger (Rentenversicherungsträger bzw. Krankenkassen), die neben den allgemeinen Voraussetzungen (insbesondere erheblich gefährdetes Leistungsvermögen des Versicherten und der entsprechenden Diagnostik nach ICD-10) rehabilitationsspezifische Befunde zu berücksichtigen hat, wie Schädigung/Funktionsstörungen, Fähigkeitsstörungen, Beeinträchtigungen und relevante Kontextfaktoren.

Eine besondere Notwendigkeit bei der Prüfung einer Indikationsstellung für die ambulante Rehabilitation von psychischen und psychosomatischen Erkrankungen ist die Fragestellung, ob tatsächlich sowohl Rehabilitationsbedürftigkeit als auch Rehabilitationsfähigkeit bestehen und eine positive Rehabilitationsprognose gestellt werden kann.

Individuelle Voraussetzung zur ambulanten Rehabilitationsmaßnahme, im Vergleich zu der vollstationären psychosomatischen Rehabilitationsmaßnahme, ist die Prüfung, ob eine ausreichende Belastbarkeit vorliegt, die Fahrzeit zur ambulanten Rehabilitationsstätte zumutbar ist, die häusliche Versorgung sichergestellt und der Verbleib im häuslichen Rahmen auch tatsächlich rehabilitationsfördernd ist.

Sehr sorgfältig ist für die ambulante Rehabilitationsmaßnahme bei Patienten mit psychischen und psychosomatischen Störungen zu prüfen, ob tatsächlich keine Ausschlusskriterien dieser Person für dieses besondere Rehabilitationssetting vorliegen. Ausschlusskriterien sind die folgenden:

- stark ausgeprägte psychische oder somatische Komorbidität
- sehr ausgeprägte Notwendigkeit einer Strukturierung und Stützung im Tagesablauf
- intensive Weiterführung der beruflichen Aktivitäten neben der ambulanten Rehabilitationsmaßnahme
- fehlende emotionale Stabilität
- fehlende Compliance, insbesondere in Bezug auf die laufende Medikation
- Fortsetzung von selbstschädigenden Verhaltensweisen, insbesondere Suchtmittelmissbrauch
- Absehbarkeit häufig notwendiger Kriseninterventionen
- Rehabilitationsmaßnahmen, die eine therapeutische Gemeinschaft oder ein anderes stationäres Setting für die Sicherstellung des Rehabilitationsergebnisses erforderlich machen

In der ambulanten Rehabilitationsmaßnahme kommt dem Krankheitsfolgemodell für die Formulierung von Rehabilitationszielen eine besondere Bedeutung zu. Ganz allgemein wird der Erhalt oder die Verbesserung der psychi-

2.6 Ambulante psychosomatische Rehabilitation

schen und physischen Unabhängigkeit, der Mobilität, der sozialen Integration/Reintegration im Bereich der Beschäftigung und der wirtschaftlichen Eigenständigkeit sowie der eigenständigen Lebensgestaltung angestrebt. In der ambulanten Rehabilitation bietet sich eine besonders gute Möglichkeit, die Bezugspersonen mit einzubeziehen, um die individuellen Rehabilitationsziele auch tatsächlich zu erreichen. Die Indikation zur ambulanten Rehabilitation (Rehabilitations-Tagesklinik) ist somit multi-axial gestuft (Abb. 2-10).

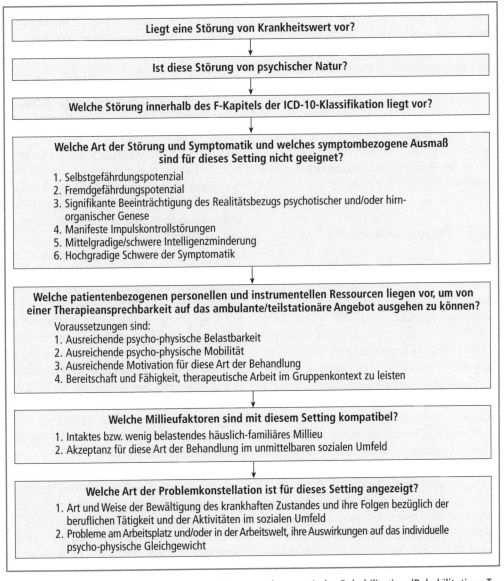

Abb. 2-10 Indikationsstellung für eine ambulante psychosomatische Rehabilitation (Rehabilitations-Tagesklinik)

2.6.3 Behandlungselemente

Behandlungselemente der ambulanten Rehabilitation bei psychischen und psychosomatischen Störungen sind, wie bei der vollstationären psychosomatischen Rehabilitation, die Psychotherapie, die sozialtherapeutische Betreuung einschließlich Hilfestellung zur Reintegration in Alltag und Beruf, arbeitsbezogene Trainingsmaßnahmen (Training allgemeiner Fertigkeiten, Ergotherapie und/oder Kreativtherapie), Sport- und Bewegungstherapie (einschließlich Physiotherapie) sowie Entspannungsverfahren und gegebenenfalls medikamentöse Therapie. Bei entsprechender Indikation sind auch die Ernährungsberatung sowie die Gesundheitsbildung und das Gesundheitstraining zu integrieren. Eine Besonderheit der Rehabilitationsmaßnahme ist die sozialmedizinische Beurteilung.

2.6.4 Personalbemessung

In der Personalbemessung der Bundesarbeitsgemeinschaft für Rehabilitation ist neben der ärztlichen Leitung der Einrichtung und seines Vertreters festgeschrieben, dass ein Arzt für 16 Patienten und ein weiterer Diplom-Psychologe für 20 Patienten zuständig ist. Dabei sollte die Relation beider Berufsgruppen zu den Rehabilitanden zusammengenommen 1:9 nicht unterschreiten und der Anteil der ärztlichen Therapeuten mindestens 50 % betragen. Der Ergotherapeut/Kreativtherapeut ist mit dem Schlüssel von 1:40 vorgesehen, die Krankenpflegekraft/Arzthelferin 1:40 bis 1:20.

Damit unterscheidet sich die Personalbemessung für die ambulante Rehabilitation bei Patienten mit psychischen und psychosomatischen Störungen kaum von den Personalvorschlägen der vollstationären psychosomatischen Rehabilitation, aber sehr deutlich von den Personalbemessungen im Bereich der Krankenhausbehandlung, und zwar sowohl in Einrichtungen der Psychosomatik und Psychotherapie als auch in den Einrichtungen für Psychiatrie und Psychotherapie einschließlich der entsprechenden Tageskliniken, welche die Personalstruktur nach der Psychiatrie-Personalverordnung (PsychPV) auszurichten haben. In den Einrichtungen der Krankenhausbehandlung ist der Patienten-Therapeut-Schlüssel für Arzt und Diplom-Psychologe etwas geringer, aber deutlich höher für die Ergotherapeuten und den pflegerischen Bereich.

2.6.5 Schnittstellenproblematik zu anderen Behandlungs- bzw. Rehabilitationsmöglichkeiten

Aufgrund der unterschiedlichen Konzeptionen, den unterschiedlichen Indikationskriterien sowie den Unterschieden in den Personalbemessungen ist eine Abgrenzung dieser ambulanten Rehabilitationseinrichtungen zu den Suchteinrichtungen klar.

Die Unterscheidung zu den Rehabilitationseinrichtungen psychisch Kranker (RPK) ist ebenfalls sehr klar. In den RPKs wird mit einer viel längeren Dauer eine Gruppe von Patienten mit ausgeprägten chronifizierten psychischen Störungen, die fast ausschließlich aus dem psychotischen Diagnosebereich kommen, rehabilitiert. In den Krankenhausabteilungen für Psychiatrie und Psychotherapie dominieren die F10- bis F31-, F32.3-, F33.3- und F60-Diagnosen, in der psychosomatischen Rehabilitation ganz eindeutig Patienten mit F45-Diagnose (Somatoforme Störungen), F32.1-, F33.1-, F34-, F40-, F41-, F44-, F48- und F50-Diagnosen.

Trotz dieser scheinbar klaren Trennung der verschiedenen Einrichtungen gibt es eine Schnittmenge von Patienten – insbesondere mit affektiven Störungen und Somatisierungsstörungen –, die sowohl im Krankenhaus in Einrichtungen der psychosomatischen Medizin und Psychotherapie als auch in Kliniken für Psychiatrie und Psychotherapie sowie in

2.6 Ambulante psychosomatische Rehabilitation

Rehabilitationseinrichtungen behandelt oder rehabilitiert werden, und zwar in vollstationären bzw. tagesklinischen oder jetzt ambulanten Rehabilitationseinrichtungen. Es ist kaum zu erwarten, dass eine klare Einigung auf Kriterien zu einer differenziellen Zuteilung der Patienten bzw. Rehabilitanden in die verschiedenen Einrichtungen erfolgt. Daher erscheint es besonders wichtig, die Behandlungs- bzw. Rehabilitationsergebnisse aus den verschiedenen Einrichtungen zu dokumentieren und zu prüfen, einschließlich der in den verschiedenen Einrichtungen sehr unterschiedlichen Behandlungskosten. Solche Daten könnten dann hilfreich sein, eine weitere Präzisierung der differenziellen Indikation zu diesen unterschiedlichen Systemen zu fassen.

! Bevor solche Daten vorliegen, sollte jede Einrichtung der ambulanten Rehabilitation bei Patienten mit psychischen und psychosomatischen Störungen auf ein Vorgespräch mit dem Patienten bestehen, um zu vermeiden, dass entweder aufgrund der Wünsche und Vorstellungen des Versicherten, der Zuweisungspraxis durch Kostenträger (evtl. beeinflusst durch den Medizinischen Dienst der Krankenversicherung [MDK]) oder der niedergelassenen Kollegen ein nicht geeigneter Patient in einer ambulanten Rehabilitationseinrichtung aufgenommen wird.

Über die jetzige Regelung hinausgehende Weiterentwicklungsmöglichkeiten der ambulanten Rehabilitation bei psychischen und psychosomatischen Erkrankungen (Rehabilitations-Tagesklinik) wurden von Koch und Morfeld (2004) vorgeschlagen. Ob solche Flexibilisierung der Konzepte zum jetzigen Zeitpunkt sinnvoll ist oder ob nicht zunächst die Arbeit in den Rehabilitations-Tageskliniken etabliert und evaluiert werden sollte, kann nur sozialpolitisch entschieden werden.

2.7 Stationäre psychosomatische Rehabilitation

G. H. Paar, R. Kriebel und S. Grohmann

Psychische und psychosomatische Erkrankungen im Erwachsenenalter sind häufig durch chronischen Verlauf, rezidivierende Verschlechterung und ein hohes Komorbiditätsspektrum geprägt. Die Behandlung kann, abhängig vom akuten Schweregrad, der individuellen Verlaufsform, den notwendigen Behandlungsmitteln und den spezifischen Zielsetzungen kurativ oder rehabilitativ erfolgen.

Reichen ambulante ärztliche Behandlungen und Psychotherapie nicht aus, die Schädigung bzw. Funktionsstörungen und ihre Symptomatik zu bessern, können teil- oder vollstationäre Krankenhausbehandlungen notwendig sein.

Haben krankheitsbedingte Schädigungen nicht nur zu vorübergehenden Fähigkeitsstörungen geführt und/oder beeinträchtigen sie die Teilhabe, so kann eine medizinische Rehabilitation indiziert sein.

Medizinische Rehabilitation erfordert ein umfassendes, ganzheitlich angelegtes und interdisziplinäres Rehabilitationskonzept, entsprechend dem Krankheitsfolgenmodell, unabhängig davon, ob dies in stationärer oder ambulanter Form erbracht wird.

Allgemeiner Konsens ist: Psychosomatische Rehabilitation umfasst alle Maßnahmen, die das Ziel haben, das Einwirken jener Bedingungen, die zu Einschränkungen oder Benachteiligungen führen, abzuschwächen und die eingeschränkten und benachteiligten Personen zu befähigen, ihre funktionelle Gesundheit zu verbessern und eine soziale Integration zu erreichen.

Das Versorgungssystem der medizinischen Rehabilitation wurde teilweise unabhängig vom kurativen entwickelt. Bis heute bestehen Schnittstellenprobleme infolge unterschiedlicher Zielsetzung, Organisations- und Kostenstrukturen, Behandlungsangeboten sowie räumlicher, technischer und personeller Ausstattung. Psychotherapeutische Abteilungen in Psychiatrischen Kliniken, Krankenhauspsychosomatik und Psychosomatische Rehabilitationseinrichtungen haben, historisch gesehen, unterschiedliche Entwicklungen genommen. Mit Ausnahme der Diagnosegruppen F0, F1 und F2 sind in der Psychiatrie die Diagnosegruppen in den drei Kliniktypen vergleichbar (Schulz u. Koch 2002). Bei den drei stationären Versorgungssystemen psychisch Kranker ergeben sich hinsichtlich der Dosen multimethodaler und multipersonaler Psychotherapie allerdings Unterschiede. Da uns keine genauen Zahlen vorliegen, lässt sich vermuten: Die Dosen/Zeiteinheiten liegen im stationären psychosomatischen Krankenhaus am höchsten, gefolgt von der psychosomatischen Rehabilitation und dann von den psychiatrisch-psychotherapeutischen Abteilungen. Alle drei Versorgungstypen haben allerdings durch die Kostenträger mit folgendem Problem zu tun. Die Behandlungsdauern werden zunehmend gekürzt. So in der psychosomatischen Rehabilitation von durchschnittlich 118,5 Tagen im Jahr 1985 auf 42,5 Tage im Jahr 2007, mit der Tendenz zum weiteren Rückgang. Gleichzeitig hat sich die Variabilität der Aufenthaltsdauer vermindert. Zielke und Wittmann (2009) konnten zeigen, dass infolge dessen die Besserungsraten in den Indikationsgruppen Affektive Störungen, Essstörungen, Angststörungen und Anpassungsstörungen zurückgehen.

2.7 Stationäre psychosomatische Rehabilitation

2.7.1 Theoriemodell der Rehabilitation

Psychische und psychosomatische Erkrankungen sind häufig geprägt durch chronische Verläufe mit rezidivierenden Verschlechterungen und hohem Komorbiditätsspektrum. Im Krankheitsfolgenmodell (ICF) tritt an die Stelle des medizinischen Kausalitätsmodells ein Interaktionsmodell aller relevanten Einflussgrößen (Gerdes u. Weis 2000; Paar u. Grohmann 2000; Uexküll u. Wesiack 2011; s. a. Kapitel 2.4).

Im Indikationsgebiet sind folgende **Schädigungen** und **Funktionsstörungen** bedeutsam:
- Dimensionen der Persönlichkeit (z. B. mangelnde psychische Stabilität, gestörtes Vertrauen)
- emotionale Funktionen (z. B. Störung der affektiven Kontrolle, depressive Verstimmung)
- Funktionen der psychischen Energie und des Antriebs (z. B. mangelnde Impulskontrolle)
- Funktionen der Selbstwahrnehmung (z. B. Störung des Körperbilds, mangelnde Selbstakzeptanz)
- höhere kognitive Leistungen (z. B. Störung des Einsichtsvermögens, Störung des Zeitmanagements)
- Denkfunktionen (z. B. Zwangsgedanken und Aufmerksamkeitsfunktionen, Konzentrationsstörungen)
- Körperfunktionen (z. B. als Somatisierungsstörung oder als primär somatische Störung)
- Schlaffunktionen (z. B. gestörter Schlafrhythmus)
- psychomotorische Funktionen

Infolge dieser Schädigungen bzw. Funktionsstörungen können **Fähigkeitsstörungen** (Beeinträchtigung der Aktivität) auftreten. Diese betreffen insbesondere folgende Bereiche:
- alltägliches Verhalten (z. B. in Familie, Beruf, Freizeit)
- psychische Belastbarkeit (z. B. Schwierigkeiten beim Umgang mit Anforderungen des Alltags)
- interpersonelle Beziehungen und Interaktionen (z. B. Störungen bei der Aufnahme und Aufrechterhaltung von Beziehungen)
- Problemlösefähigkeit und Entscheidungsfindung
- Umstellung (z. B. auf neue Berufssituation)
- Krankheitsbewältigung

Infolge von Schädigungen bzw. Funktionsstörungen und/oder Fähigkeitsstörungen können **Partizipationsstörungen** (Störungen der Teilhabe) insbesondere in folgenden Bereichen auftreten:
- der physischen Unabhängigkeit
- der psychischen Unabhängigkeit
- der sozialen Integration bzw. Reintegration
- der wirtschaftlichen Eigenständigkeit

Kontextfaktoren stehen in Wechselwirkung mit Schädigungen, Fähigkeitsstörungen und Partizipationsstörungen. Sie stellen den gesamten Lebenshintergrund einer Person dar und umfassen alle Umweltfaktoren und personenbezogene Faktoren, die eine Bedeutung für eine Person mit einer bestimmten körperlichen, geistigen und seelischen Verfassung haben. Insbesondere die personengebundenen Faktoren sind in der ICF wenig spezifiziert. In dem Theoriemodell von Gerdes und Weis (2000) werden diese Faktoren in der Einflussgröße „Krankheitsbewältigung" gebündelt. Diese steht als Mediatorvariable zwischen Schädigung und Krankheitsfolgen.

Als relevante Kontextfaktoren bei psychischen und psychosomatischen Erkrankungen sind u. a. zu nennen:
- persönliche Unterstützung und tragfähige Beziehungen (z. B. Familienmitglieder, Freunde, Bekannte, Kollegen, Hilfs- und Pflegepersonen, professionelle Helfer, Selbsthilfegruppen, Tiere)
- individuelle Arbeitssituation

- Zugang und Nutzung sozialer Einrichtungen, soziale Absicherung
- soziokulturelle Strukturen (z. B. Familie, Verwandtschaft, Gemeinschaften)
- natürliche Umwelt (z. B. geografische Lage, Klima, Licht, Lärm, Luftqualität)
- persönliche Umwelt (z. B. Gestaltung der Wohnung)
- Einstellungen und Wertesysteme (z. B. Religiosität)

2.7.2 Aufgaben und Ziele in der psychischen bzw. psychosomatischen Rehabilitation

Die Arbeitsanforderungen haben einen Wandel erfahren von körperlichen und physikalisch-chemischen hin zu psychomentalen Stressoren und sozioemotionalen Belastungen. Die veränderten (gesundheitsrelevanten) Anforderungen und Belastungen von Tätigkeiten sind verbunden mit der stattgefundenen Ausbreitung der Dienst- und Informationsgesellschaft zu Lasten der Industriegesellschaft und der zunehmenden wirtschaftlichen Globalisierung. Die Auswirkungen auf die Beschäftigten lassen sich mit den Begriffen Flexibilisierung der Beschäftigungsverhältnisse, Arbeitsplatzunsicherheit, Arbeitsintensivierung, Ausweitung der Arbeitszeiten oder zunehmende Vermischung von Arbeits- und Privatleben umreißen (z. B. Semmer u. Mohr 2001, Siegrist 2011).

Diese veränderten berufs- und arbeitsbezogenen Anforderungen, Probleme und Bedingungen berühren zentrale psychische Funktionen der arbeitenden Personen. „Krankheitswertige Stressreaktionen in der Arbeitswelt werden dabei in erster Linie durch herausfordernde, als wichtig eingeschätzte Situationen ausgelöst, die mit den der Person verfügbaren Mitteln und Fähigkeiten nur schwer oder gar nicht gemeistert werden können. Es handelt sich somit um Erfahrungen eines drohenden oder realen Verlustes der Handlungskontrolle" (Siegrist 2011, S. 292). Der Krankheitswert einer Stressreaktion wird moderiert von verstärkenden oder abmildernden Bedingungen (Kontextfaktoren), z. B. vorhandener oder nicht vorhandener Arbeitsplatzsicherheit, vorhandener oder fehlender positiver Wertschätzung erbrachter Leistungen (s. a. entsprechende Arbeitsstressmodelle). Sich wiederholende bzw. andauernde Erfahrungen von mangelnder Selbstwirksamkeit und nicht hinreichender Selbstwertstärkung können zu intensiven und anhaltenden Stressreaktionen führen, mit aus der Stressforschung bekannten Gesundheitsschäden. (z. B. Kaluza 2012).

Die Bearbeitung der Zusammenhänge zwischen Arbeit, Gesundheit und Krankheit bilden inzwischen einen wesentlichen Aufgabenschwerpunkt in der psychosomatischen Rehabilitation. Es besteht eine enge Wechselwirkung zwischen einer beruflich stark belastenden Situation, eingeschränktem Bewältigungsverhalten der arbeitenden Person und fehlenden psychosozialen Ressourcen. In Folge kann ein Prozess der Erschöpfung in Gang gesetzt werden, der sich in rascher Ermüdbarkeit, nachlassender Energie, gesteigerter Irritierbarkeit und unkontrollierten Affektäußerungen manifestieren kann (z. B. Siegrist 2011). Bei den Frühberentungen stellen die psychischen Störungen mit annähernd 40 % den größten Anteil dar, wobei neben muskuloskelettalen Krankheiten (Rückenschmerzen), Depressionen, Angststörungen, kardiovaskulären/gastrointestinalen Erkrankungen sowie das sogenannte Burnout-Syndrom überwiegen (DRV Bund 2011).

Maßnahmen der psychosomatischen Rehabilitation bilden den drittgrößten Anteil aller Rehabilitationsverfahren. Steht im Mittelpunkt der medizinischen Rehabilitation die Besserung bzw. Wiederherstellung der Erwerbstätigkeit, beinhaltet dies für die psychosomatische Rehabilitation die Wiederher-

2.7 Stationäre psychosomatische Rehabilitation

stellung der Leistungs-, Funktions- und Beziehungsfähigkeit im Alltag und im Berufsleben (Petermann u. Koch 2009). Allerdings wird die psychosomatische Rehabilitation oft durch problematische Einstellungen und ungünstige Motivationslagen der Patienten bei Zuweisung behindert, und dadurch die Akzeptanz psychotherapeutischer Maßnahmen erschwert (Doering 2009). Hier von einer Stigmatisierung zu sprechen, erscheint allerdings übertrieben (z. B. de Vries et al. 2012).

Der durch die Einführung der ICF bedingte Paradigmenwechsel hat zu einer veränderten Aufgabenstellung und Konzeptbildung innerhalb der psychosomatischen Rehabilitation geführt. Diese veränderte Aufgabenorientierung innerhalb der psychosomatischen Rehabilitation führt, infolge des Chronifizierungsparadigmas (Büscher et al. 2004), zunehmender berufsbezogener Schulungs- und Trainingsmaßnahmen und sozialmedizinischer Aufgabenstellungen (s. a. Kap. 7), zu einem Zurückdrängen rein psychotherapeutischer Ansätze und zu einer Betonung psychoedukativer und belastungs- bzw. stressbezogener Ansätze.

Therapeutische und präventive Maßnahmen im beruflichen Bereich bestehen in der Stärkung vorhandener psychischer und sozialer Ressourcen, sowie Maßnahmen zur Stressbewältigung i. S. des Abbaus von akuten und chronischen Belastungen. In der psychosomatischen Rehabilitation umfassen diese Maßnahmen ein Spektrum, das verhaltenstherapeutische Übungsgruppen, psychoedukative Schulungsgruppen (z. B. Heitzman et al. 2008) und psychotherapeutische berufsbezogene Therapiegruppen (z. B. Schattenburg 2012) abdeckt (s. a. Kap. 4.4).

Gemeinsames Ziel der Angebote ist, dass die Patienten aus einer Opferrolle zu einer aktiven, die Beanspruchungsverhältnisse mitgestaltenden Haltung gelangen. Die dazu notwendige Reflektion kann innerhalb der Angebote erfolgen und/oder in den begleitenden psychotherapeutischen Angeboten vertieft werden. Zur Bearbeitung der Konfliktneigungen und der strukturellen Defizite bedarf es psychotherapeutischer Interventionen im engeren Sinne (Zwerenz et al. 2004). Eine allein auf die Förderung von Fähigkeiten und die Verbesserung von Bewältigungstendenzen abhebende Schulung muss versagen bzw. erweist sich als wenig stabil.

Bislang ist nicht hinreichend evaluiert, ob unter dieser neuen Schwerpunktsetzung der psychosomatischen Rehabilitation ihre bislang gut belegte Wirksamkeit sich weiterhin nachweisen lässt. Eine einseitige Forcierung edukativer Verfahren lässt befürchten, dass gruppendynamische Prozesse und Übertragungsphänomene nicht mehr hinreichend Berücksichtigung finden können, was dem Verständnis psychischer Störungen und dem Krankheitserleben nicht gerecht wird (Schattenburg 2012). Nachsorgemodelle auf dem Boden der o. g. Veränderungen, die auch E-Mental-Health integrieren, müssen ihre Wirksamkeit erst noch belegen.

Es besteht eine Kontroverse über personen- oder bedingungsbezogene (verhaltens- vs. verhältnisbezogene) Interventionen (z. B. Mohr u. Semmer 2002). Personenbezogene Maßnahmen zeigen meta-analytisch niedrige bis mittlere Effektstärken. Personenbezogene Interventionen sind einfacher durchzuführen als strukturelle Interventionen am Arbeitsplatz und haben konzeptionelle Vorteile (s. a. Kap. 2.3). Eine mögliche Ursache für das Scheitern struktureller Interventionen liegt sicher in chronischen Stressreaktionen, die gerade diejenigen Ressourcen untergraben, welche für erfolgreiche strukturelle Veränderungen am Arbeitsplatz erforderlich sind. Bei einem Vergleich von psychosomatischen Reha-Patienten mit der Allgemeinbevölkerung zeigte sich, dass die Patienten mit psychosomatischen Erkrankungen stärker angespannt sind und mehr Konflikte mit Vorgesetzten aufweisen. Günstig für die sozialmedizinische Prognose erschienen ein gutes Arbeitsklima, eine abwechslungsreiche Tätigkeit und die selbstständige Arbeitsgestaltung (Lange u. Petermann 2010).

Die veränderten Zielsetzungen der psychosomatischen Rehabilitation führen auch zu veränderten individuellen Therapiezielen. Die Festlegung von Therapiezielen bildet eine entscheidende Schnittstelle zwischen Prozess- und Ergebnisqualität (Dirmaier et al. 2002). Zieldimensionen der Rehabilitation sind:
- psychosozial: Bewältigungsprozess, soziale Ressourcen
- somatisch: Gesundheitszustand, Körperfunktionen und -strukturen
- edukativ: Gesundheitsinformation (Motivation, Information, Schulung), Gesundheitsverhalten
- Aktivität, Partizipation: Leistungsanforderungen, Funktionsfähigkeit, Funktion in Alltag und Beruf

In einer bibliometrischen Analyse von de Vries et al. (2012) wird die Bedeutung von Therapiezielen und ihrer Erreichung betont. Diese haben u. a. einen positiven Einfluss auf den therapeutischen Prozess durch Herstellung von Behandlungstransparenz und konkrete Richtungsgebung für Veränderung. Durch eine abgestimmte Zielentwicklung lassen sich eine gesteigerte Therapiemotivation, Compliance und Patientenzufriedenheit belegen (Richter et al. 2011, Buchholz u. Kohlmann 2013). Mehrere Therapiezielkataloge innerhalb der psychosomatischen Rehabilitation wurden operationalisiert (z. B. Heuft et al. 1995; Dirmaier et al. 2005).

2.7.3 Strukturqualität, Konzeptqualität und Qualifikation des Personals

Die Kostenträger haben Standards für die Strukturqualität entwickelt, bei denen zwischen unverzichtbaren „Basiskriterien" und speziellen „Zusatzkriterien" der Einrichtung unterschieden wird (Klein et al. 2004). Die Einrichtung verfügt über ein schriftliches Rehabilitationskonzept, das ständig angepasst wird. Die personelle Ausstattung einer Einrichtung steht im Spannungsfeld einer optimalen Versorgungsvielfalt für die verschiedenen Patientengruppen, den Erwartungen der klinischen Beleger, den ökonomischen Sachzwängen der Träger und den gesundheitspolitischen Vorgaben.

Einrichtungen der psychosomatischen Rehabilitation stehen unter ständiger ärztlicher Leitung. Alle am diagnostisch-therapeutischen Prozess Beteiligten sollten im Leitungsteam repräsentiert sein. Je nach Größe und Schwerpunktbildung ist es notwendig, die Klinik in Abteilungen mit speziellen Ausrichtungen aufzugliedern. Die gesamte, von der Einrichtung erbrachte Leistung ist auf Teamarbeit hin zu organisieren. Alle therapeutischen Mitarbeiter verfügen über eine abgeschlossene Ausbildung bzw. sind in Weiterbildung. Leitende Mitarbeiter müssen eine tätigkeitsbezogene abgeschlossene Weiterbildung haben. Der leitende Arzt verfügt über eine Gebietsbezeichnung und eine mehrjährige stationäre psychotherapeutische sowie eine rehabilitative und sozialmedizinische Kompetenz. Ein wichtiges Qualitätsmerkmal stellen die Befugnis zur Weiterbildung in Psychosomatischer Medizin und Psychotherapie bzw. Psychiatrie und Psychotherapie des leitenden Arztes, Teilweiterbildungsbefugnisse in anderen Gebieten sowie Lehrbefugnisse anderer leitender Mitarbeiter dar. Charakteristisch für Größe, Untergliederung und Qualität einer Einrichtung sind mehrere (Teil-) Weiterbildungsbefugnisse. Daten zur Aus-, Fort- und Weiterbildung und Kompetenz des Personals, die Befugnis leitender Mitarbeiter zur Weiterbildung sowie der Grad der Vernetzung und integrativen Zusammenarbeit der Mitarbeiter können als internes Qualitätsmerkmal dazu dienen, Strukturmerkmale für qualifizierte psychosomatische Rehabilitationskliniken zu definieren (Tiefensee et al. 1998). Gerade die Teamarbeit mit multimodalen Ansätzen bietet die Chance, die Vielfalt der heute verfügbaren therapeutischen Verfahren in einer schulenübergreifenden Perspektive zu nutzen. Das so entwickelte therapeutische Milieu unterstützt den Veränderungsprozess der Patienten, bietet sich aber auch als kontinuierlicher Weiterbildungsort an (Köllner u. Senf 2010).

Die psychosomatische Rehabilitation greift diejenigen psychotherapeutischen Methoden auf, die auch nach den Vorgaben des „Wissenschaftlichen Beirats Psychotherapie" bei der Bundesärztekammer akkreditiert sind (Janssen u. Paar 2003; Kröner-Herwig 2004). Als effektive und effiziente Grundorientierungen kommen im Wesentlichen psychodynamische und kognitiv-verhaltenstherapeutische Psychotherapiemethoden sowie humanistische Verfahren zur Anwendung. Die Wirksamkeit des Gesamtkomplexes psychosomatische Rehabilitation ist sowohl für die psychodynamische (Kriebel u. Paar 1999; Schmidt et al. 2003) als auch für die verhaltenstherapeutische Grundorientierung (Broda et al. 1996; Zielke u. Sturm 1994; Zielke et al. 2004) gut belegt. Katamnesestudien für den stationären Bereich zeigen für beide Konzeptorientierungen vergleichbare Wirksamkeit mit mittleren bis hohen Effektstärken (MESTA-Studie, Steffanowski et al. 2005).

Die Ausrichtung eines Hauses oder einer Abteilung nach einer psychotherapeutischen Methode gilt als wünschenswert. Das jeweils andere Verfahren kann als Alternative vorgehalten werden, mit variablem Ausmaß an Integration, vom Nebeneinander der Theorien (unter einem Dach), über komplementäre oder synergistische Modelle bis hin zur theoretischen Integration. Zunehmend kommt es jedoch zu einer Integration von psychodynamischen und verhaltenstherapeutischen Konzepten, die insbesondere von psychodynamisch ausgerichteten Institutionen initiiert wird.

Psychosomatische Rehabilitation ist interdisziplinär und methodenpluralistisch angelegt. Im engeren Sinne umfasst sie die folgenden fünf Therapeutengruppen:

- Ärzte
- Diplom-Psychologen
- Sport- bzw. Bewegungs- oder Kreativtherapeuten sowie Ergotherapeuten
- Gesundheits- und Krankenpfleger
- Sozialarbeiter bzw. Sozialtherapeuten

Hinzu kommen Krankengymnasten, Ernährungsberater und Freizeittherapeuten, Verwaltungspersonal und Schreibdienst.

Gruppenarbeit ist ein wesentliches Kennzeichen psychosomatischer Rehabilitation. Dies reicht von Stations-Basisgruppen über psychoedukative Gruppen, Entspannungsgruppen bis hin zur Gruppenpsychotherapie. Störungsspezifische bzw. homogene und störungsunspezifische bzw. heterogene Gruppentherapien kommen gleichermaßen zur Anwendung. Störungsspezifische Gruppenansätze sind bei abgegrenzten Störungsbildern sinnvoll, bedürfen aber einer Einrichtungsgröße, um darstellbar zu sein (Paar u. Wiegand-Grefe 2001). Psychodynamische und verhaltensrapeutische Gruppenansätze führen – global – zu vergleichbaren Ergebnissen, scheinen dies aber über unterschiedliche Wirkmechanismen zu erreichen (Barghaan et al. 2004, Watzke et al. 2004). Damit scheinen Therapeuten nicht nur in der Einzeltherapie, sondern auch in der Gruppentherapie die differenten Profile psychodynamischer und kognitiv-verhaltenstherapeutischer Psychotherapie zu realisieren (Watzke et al. 2008). Trotz unterschiedlicher Konzepte können im günstigen Fall, gemessen am Outcome, vergleichbare Effekte entstehen.

Die in der psychosomatischen Rehabilitation üblichen Komorbiditäten somatischer und psychischer Störungen schmälern allerdings deren Behandlungsergebnis (Zielke et al. 1997). Homogene Gruppen finden größere Akzeptanz durch die Gruppenmitglieder, indem sie kommunale Gruppenwirkfaktoren fördern, wie „Kohäsion" und „Universalität des Leidens". Heterogene Gruppen fördern vermutlich andere Gruppenwirkfaktoren, wie „Einsicht", „stellvertretendes und interpersonelles Lernen" (Schmitz-Buhl et al. 2003). In der Gruppentherapie geschieht die Bearbeitung der psychischen bzw. psychosomatischen Störung im sozialen Beziehungsgefüge. Die vom Therapeuten geförderten Erfahrungen in diesem Beziehungsfeld sind direkt vergleichbar mit kritischen und misslingenden Erfahrungen am Arbeitsplatz. Gruppenarbeit nutzt gruppendynamische Prozesse zur Aufarbeitung des jeweiligen Themas, übt und trainiert spezifische gesundheits- und arbeitsbezogene Fähigkeiten. Ergo- und kreativtherapeutische Gruppen fördern kognitive und emotionale Aktivierung im Rahmen gestaltender verbaler und nonverbaler Übungsaufgaben und ermöglichen Belastungs- und Leistungsproben bei einzelnen und gemeinsamen Übungsaufgaben.

Gleichwohl bedürfen die Rehabilitanden zusätzlicher Unterstützung im Sinne des sozialen Supports, um wiedergewonnene Möglichkeiten zur Belastungsverarbeitung zu nutzen und habituierte Verhaltensmuster und Ressourcenblockierung in spezifischen Lebensbereichen umzusetzen und wieder zu entwickeln. Umgekehrt erhöht die in der Gesundheitsschulung gemachte Ressourcenstärkung die Auseinandersetzungsbereitschaft in der Gruppe. Behandlungsmethoden wie Bewegungstherapie, Ergotherapie, Kreativtherapie, physikalische Therapie, Ernährungsberatung etc. sind in Gesundheitsschulungen mit einzubeziehen. Ihre isolierte Wirksamkeit ist erst ansatzweise evaluiert. Die Wirksamkeit psychosomatischer Rehabilitation bildet sich als Gesamtkomplex ab.

Eine Indikation zur Rehabilitation ergibt sich aus folgenden Punkten:
- medizinische Diagnose
- zusammenfassende Analyse und Bewertung von

- Schädigungen
- Funktionsstörungen
- Fähigkeitsstörungen
- Beeinträchtigungen
- Lebenssituation des Rehabilitanden

Eingeschätzt werden dabei:
- Reha-Bedürftigkeit
- Reha-Fähigkeit
- positive Reha-Prognose
- individuelle Voraussetzungen

Vor Einleitung der Rehabilitation sollte die krankheitsbezogene Diagnostik bzw. Differenzialdiagnostik der Grundkrankheit, einschließlich eventuell vorliegender Begleiterkrankungen abgeschlossen sein, sodass die Indikation für die geeignete Rehabilitationsform gestellt werden kann.

Im Rahmen einer umfassenden klinischen Untersuchung, psychologischen Diagnostik sowie sozialmedizinischen Einschätzung ist dabei einerseits eine detaillierte sorgfältige diagnostische Einordnung vorzunehmen, andererseits sind in Anlehnung an die rehabilitationsspezifischen Klassifikationssysteme (ICF) weitere diagnostische Befunde zu erheben.

2.7.4 Stationäre psychosomatische Rehabilitation

Stationäre Rehabilitation meint eine umfassende ganztägige Rehabilitation. Allgemeine Indikationen ergeben sich bei
- drohender Erwerbs- oder Berufsunfähigkeit,
- Distanzierung vom privaten bzw. beruflichen Milieu aus therapeutischen Gründen,
- automatisiertem, der Eigenkontrolle weitestgehend entzogenem Problemverhalten,
- ausgeprägtem Vermeidungsverhalten oder einer sogenannten malignen Regression,
- psychosomatischer Erkrankung, verbunden mit hoher somatischer Komorbidität,

2.7 Stationäre psychosomatische Rehabilitation

- Funktionsstörungen, die eine ambulante Therapie erschweren bzw. unmöglich machen.

Spezielle Indikationen zur stationären Rehabilitation bei beispielhaften ICD-10-GM-Diagnosen sind:
- depressive Störungen
- Belastungsreaktionen und Anpassungsstörungen
- Angststörungen
- somatoforme Störungen
- psychosomatische Erkrankungen (wie z. B. Essstörungen)
- körperliche Störungen, bei denen psychische Erkrankungen eine wesentliche Rolle spielen
- Teilgruppen anderer psychischer Störungen, wie Persönlichkeitsstörungen

Kontraindikationen für eine stationäre Rehabilitation ergeben sich bei
- akuten Psychosen und chronischen psychotischen Prozessen,
- manifester Suizidalität,
- stoffgebundenen Abhängigkeitserkrankungen oder fremdgefährdendem dissozialem Verhalten,
- unzureichender Integration in das therapeutische Rehabilitationssetting,
- unzureichendem Fortschritt während der Rehabilitation,
- ausgeprägter Pflegebedürftigkeit,
- Indikation für eine kurative Behandlung im Krankenhaus.

Patienten, die sich einer stationären Maßnahme unterziehen, sind im Vorfeld der Aufnahme oft wenig zu einer solchen Intervention motiviert. Bei der Entlassung stehen sie oft vor dem Problem, das in der Klinik Erlernte zu Hause umzusetzen. Dafür sind unabhängig von der ambulanten Versorgung Prä-/Post-Projekte entwickelt worden, um Behandlungsmotivation und poststationäre Schnittstellenproblematik zu verbessern (s. a. Kap. 6.1 und 6.7).

2.7.5 Rehabilitationsdiagnostik

Entlang der Zeitachse unterscheiden sich die nachfolgenden drei Phasen.

■ **Eingangsphase:** Es gibt eine bemerkenswert hohe Assoziation zwischen psychischen und somatischen Störungen (v. Korff et al. 2009). Diese resultiert vermutlich aus den Befunden, dass multiple belastende Kindheitserfahrungen (ACEs) früh beginnende psychische Störungen prädizieren, denen später körperliche Störungen folgen können, aber auch unabhängig davon chronisch körperliche Erkrankungen im Erwachsenenalter (Wegman, Stetler 2009, Scott et al. 2011). Insoweit ist zwingend, dass neben der psychischen Diagnostik auch im Vorfeld der Maßnahme eine sorgfältige somatische Diagnostik erfolgt. Zusätzlich erfasst die rehabilitationsspezifische Diagnostik Funktions- und Fähigkeitsstörungen, Beeinträchtigungen relevanter Kontextfaktoren sowie die gemeinsamen Rehabilitationsziele (Bassler et al. 2012).

■ **Prozessphase:** Dokumentationen der Prozessqualität folgen eher Instrumenten des Psychotherapieverlaufs.

■ **Abschlussphase:** In der Abschlussphase werden Veränderungen zu den Eingangsparametern dokumentiert und insbesondere Assessment-Instrumente zur Sozialmedizin eingesetzt.

2.7.6 Prozessqualität

In der psychosomatischen Rehabilitation gelten für stationäres wie ambulantes Format fol-

gende Organisations- und Behandlungsprinzipien (Paar u. Wiegand-Grefe 2001):
- Prinzip des Bezugstherapeuten
- Prinzip der Gruppenbehandlung
- Prinzip der Multimethodalität
- Prinzip der Multiprofessionalität
- Prinzip der Teamarbeit
- Prinzip von Patienteninformation, Psychoedukation und Selbstmanagement
- Prinzip der Aktivierung beruflicher und sozialer Ressourcen
- Prinzip von Kooperation und Nachsorge

Gruppenbehandlungen sind in der psychosomatischen Rehabilitation ein grundlegendes Behandlungs- und Organisationsprinzip. Alle Formen von Gruppenbehandlungen spielen in der psychosomatischen Rehabilitation aufgrund ihrer Ökonomie und ihrer Möglichkeiten bei der Umsetzung der Zielsetzungen psychosomatischer Rehabilitation, z. B. der Aktivierung und Förderung sozialer und beruflicher Ressourcen, eine besondere Rolle.

Konkrete Behandlungselemente umfassen:
- Psychotherapie
- medikamentöse Therapie und medizinische Versorgung
- sozialtherapeutische Betreuung, Sozialberatung und Hilfestellung zur Reintegration in Alltag und Beruf
- arbeitsbezogene Trainingsmaßnahmen
- Training alltäglicher Fertigkeiten
- Kreativtherapie bzw. Ergotherapie
- Sport- und Bewegungstherapie
- Physiotherapie
- Entspannungsverfahren
- Ernährungsberatung
- Gesundheitsbildung
- sozialmedizinische Beurteilung
- Beratung und Initiierung hinsichtlich weiterführender Maßnahmen und Nachsorge

Besprechungen des Rehabilitationsteams zum Verlauf sind regelmäßig durchzuführen. Der Rehabilitationsplan ist dem Verlauf anzupassen. Änderungen im Bereich der Schädigungen bzw. Funktionsstörungen, Fähigkeitsstörungen, Teilhabestörungen, insbesondere personale Kontextfaktoren und Risikofaktoren sind in regelmäßigen Abständen unter Nutzung der relevanten Untersuchungsmethoden zu dokumentieren.

2.7.7 Behandlungsdauer bzw. Therapiedosis

Nach dem Phasenmodell der Kurztherapie von Howard et al. (1986) zeigen sich bedeutende Veränderungen bereits in frühen Therapiephasen und nehmen danach im Verhältnis zur Therapiedosis ab. Die Besserung des Wohlbefindens geht der Besserung von Symptomen und psychosozialem Funktionsniveau meist voraus. Unspezifische Wirkfaktoren wie Empathie und allgemeine Settingvariablen werden für die Veränderungen in der ersten Phase verantwortlich gemacht. Die zweite Phase (Symptombesserung, Lösung aktueller Lebensprobleme) umfasst das Erkennen bzw. Bewerten von Symptomen, die Mobilisierung vorhandener Ressourcen, das Durcharbeiten von Konflikten sowie das Lernen adaptiver bzw. alternativer Bewältigungsstrategien und ihrer Anwendung in aktuellen bzw. kritischen Lebenssituationen. In der dritten Phase geht es z. B. um die Wiederherstellung früherer Kompetenzen oder um die Adaptation an eine neue Lebenssituation (Nosper 1999, s. a. Kap. 6.4).

2.7.8 Ergebnisqualität

Nach dem derzeitigen Stand der Forschung lässt sich psychosomatische Rehabilitation als effektiv und effizient einschätzen. Eine größere Zahl von katamnesegestützten Programmevaluationsstudien dokumentiert Verlauf und Ergebnis. Die positiven Ergebnisse umfassen unterschiedliche Kriterienbereiche (s. a. Kap. 8.8).

2.7.9 Qualitätssicherung

Programmziele im Qualitätssicherungsprogramm der Kostenträger (Gesetzliche Rentenversicherung [GRV] und Gesetzliche Krankenversicherung [GKV]) sind:
- rechtzeitige Einleitung einer notwendigen Rehabilitationsmaßnahme
- Ausrichtung der Behandlung am individuellen Rehabilitationsbedarf, um für jeden Patienten ein optimales Behandlungsergebnis zu erreichen
- Mindeststandards für Struktur- und Prozessqualität
- Kontrolle der Kliniken durch Monitoring, Stichprobenuntersuchungen und Einzelfallprüfungen: Klinikkonzept (Strukturdaten, Therapieangebot, exemplarische Therapiepläne), Qualitätsscreening (Entlassungsberichte, Dokumentation therapeutischer Leistungen)
- Patientenbefragungen
- interne bzw. externe Qualitätszirkel

Die Einrichtungen sind angehalten, ihre Behandlungsprozesse und -ergebnisse ständig zu überprüfen, für die Weiterentwicklung interner Prozesse zu nutzen und so langfristig ein internes Qualitätsmanagement aufzubauen. Das Qualitätssicherungsprogramm betont dabei die externe (retrospektive) Qualitätskontrolle. Regelhaft rückgemeldet werden: Patientenstruktur der Klinik, Qualitätsscreening der Arztbriefe, Rücklaufzeit der Arztbriefe, Therapieleistungs-(KTL-)Daten, Patientenzufriedenheit sowie sozialmedizinische Leistungsdaten zwei Jahre nach Abschluss der Rehabilitationsmaßnahme.

2.7.10 Zertifizierungen

Regelhafte Zertifizierungen der Einrichtungen sind Pflicht.

Literatur zu Kapitel 2

Ablon JS, Jones EE. Psychotherapy process in the National Institute of Mental Health Treatment of Depression Collaborative Research Program. J Consult Clin Psychol 1999; 67: 64–75.

Akiskal HS. Mood disorders: introduction and overview. In: Kaplan HI, Sadock BJ (eds). Comprehensive textbook of psychiatry/VI. Baltimore: Williams & Wilkins 1995; 1067–79.

Altenbericht – Deutscher Bundestag. 6. Bericht zur Lage der älteren Generation in der Bundesrepublik Deutschland – Altersbilder in der Gesellschaft und Stellungnahme der Bundesregierung. Berlin: Bundestagsdrucksache 2010; 17/3815.

Altgeld T, Kickbusch I. Gesundheitsförderung. In: Schwartz FW, Walter U, Siegrist J, Kolip P, Leidl R, Dierks ML, Busse R, Schneider N (Hrsg). Public Health. Gesundheit und Gesundheitswesen. München: Elsevier, Urban & Fischer 2012; 187–196.

American Psychiatric Association. DSM-IV. Task Force in DSM-IV. Washington: APA 1993.

Anderson RD, Pepine CJ. Gender differences in the treatment for acute myocardia infarction: bias or biology? Circulation 2007; 115: 823–826.

Antonovsky A. Unraveling the mystery of health. How people manage stress and stay well. San Francisco: Jossey Bass 1987.

Aos S, Lieb R, Mayfield J, Miller M u. Pennuci A. Benefits and costs of prevention and early intervention programs for youth. Washington State Institute for Public Policy 2004; 360, 586–2677.

Becker 1997.

Arbeitskreis OPD (Hrsg). Operationalisierte Psychodynamische Diagnostik – Grundlagen und Manual. Bern, Göttingen, Toronto, Seattle: Hans Huber 1996.

Arbeitskreis OPD (Hrsg). Operationalisierte Psychodynamische Diagnostik OPD-2. Das Manual für Diagnostik und Therapieplanung. Bern, Göttingen, Toronto, Seattle: Hans Huber 2006.

Armbuster P, Fallon T. Clinical, sociodemographic and systems risk factors for attrition in a children's mental health clinic. Am J Orthopsychiatry 1994; 64: 577–85.

Badura B, Ducki A, Schröder H, Klose J, Macco K (Hrsg.). Fehlzeiten-Report 2011. Führung und Gesundheit. Berlin, Heidelberg: Springer 2011.

Badura B, Schellschmidt H, Vetter C. Fehlzeitenreport 2004. Gesundheitsmanagement in Krankenhäusern und Pflegeeinrichtungen 2005; Berlin, Heidelberg. Springer.

Bamberg E, Ducki A, Greiner B. Betriebliche Gesundheitsförderung: Theorie und Praxis, Anspruch und Realität. In: Steffgen G (Hrsg). Betriebliche Gesundheitsförderung. Problembezogene psychologische Interventionen. Göttingen: Hogrefe 2004; 11–36.

Bandura A. Self-efficacy. Towards a unifying theory of behavior change. Psychol Review 1977; 84: 194–215.

Barber JP, Luborsky L, Gallop R, Crits-Christoph P, Frank A, Weiss RD, Thase ME, Conolly MB, Gladis M, Foltz C, Siqueland L. Therapeutic alliance as a predictor of outcome and retention in the National Insitute on Drug Abuse Collaborative Cocaine Treatment Study. J Consult Clin Psychol 2001; 69: 119–214.

Barghaan D, Watzke B, Koch U, Schulz H. Psychoanalytisch und verhaltenstherapeutisch begründete Behandlungsverfahren in der Rehabilitation von Patienten mit psychischen/psychosomatischen Störungen: Analysen zur differenziellen Versorgung und Indikationsstellung. DRV-Schriften 2004; 52: 545–7.

Barlow DH (ed). Clinical Handbook of psychological disorders. New York: Guilford Press 2001.

Bassler M, Watzke B, Köllner V Diagnostik in der psychosomatischen Rehabilitation. Psychotherapie im Dialog 2012; 13: 72–78.

Bastine R. Adaptive Indikationen in der zielorientierten Psychotherapie. In: Baumann U (Hrsg). Indikationen zur Psychotherapie. München, Wien, Baltimore: Urban & Schwarzenberg 1981; 158–68.

Beardslee WR, Gladstone TRG, Wright EJ, Cooper AB. A family-based approach to the prevention of depressive symptoms in children at risk: Evidence of parental and child change. Pediatrics 2003; 112: 119–31.

Beardslee WR, Wright EJ, Gladstone TRG u. Forbes P. Long-term effects from a randomized trial of two public health preventive interventions for parental depression. Journal of Family Psychology 2007; 21, 703–713.

Beck AT, Rush AJ, Shaw BF, Emery G. Kognitive Therapie der Depression. Weinheim: Psychologie Verlags Union 1992.

Beck D, Richter G, Ertel M, Morschhäuser M. Gefährdungsbeurteilung bei psychischen Belastungen in Deutschland. Verbreitung, hemmende und fördernde Bedingungen. Präv. Gesundheitsf. 2012; 7, 115–119.

Becker P. Psychologie der seelischen Gesundheit. Göttingen: Hogrefe 1982.

Becker P. Prävention und Gesundheitsförderung. In R. Schwarzer (Ed.), Gesundheitspsychologie – Ein Lehrbuch 1997; 517–529. Göttingen: Hogrefe-Verlag.

Behrendt B, Schaub A (Hrsg). Handbuch Psychoedukation & Selbstmanagement. Verhaltenstherapeutische Ansätze zur klinischen Praxis. Tübingen: DGVT 2005.

Bengel J & Jerusalem M. Handbuch der Psychologie 2009; Band 12: Handbuch der Gesundheitspsychologie und Medizinischen Psychologie. Hogrefe, Göttingen.

Bengel J, Meinders-Lücking F, Rottmann N. Schutzfaktoren bei Kinder und Jugendlichen – Stand der Forschung zu psychosozialen Schutzfaktoren für Gesundheit. Köln: Forschung und Praxis der Gesundheitsförderung 2009.

Bengel J, Strittmatter R, Willmann, H. Was erhält Menschen gesund? Antonovskys Modell der Salutogenese – Diskussionsstand und Stellenwert. Eine Expertise. Köln: Forschung und Praxis der Gesundheitsförderung 2001.

Berger M. Affektive Erkrankungen. In: Berger M (Hrsg). Psychiatrie und Psychotherapie. München, Wien, Baltimore: Urban & Schwarzenberg 1999; 483–566.

Beutel M. Bewältigungsprozesse bei chronischen Erkrankungen. Weinheim: Edition Medizin 1988.

Beutler LE, Malik M, Alimohamed S, Harwood TM, Talebi H, Noble S, Wong E. Therapist variables. In: Lambert MJ (ed). Bergins and Garfields Handbook of psychotherapy and behavior change. New York: Jon Wileys & Sons 2004; 227–306.

Beutler LL, Clarkin JF, Bongar B. Guidelines for the systematic treatment of the depressed patient. New York: Oxford University Press 2000.

Biefang S, Potthoff P, Schliehe F. Assessment-Verfahren für die Rehabilitation. Göttingen: Hogrefe 1999.

Bischoff C. Teilstationäre Behandlung: Eine Bedarfsanalyse bei Patienten der Psychosomatischen Fachklinik Bad Dürkheim. Prax Klin Verhaltensmed Reha 1998; 44: 32–8.

Bischoff C, Schmitz B, Limbacher K. Konzept eines teilstationären Angebots zur Rehabilitation psychosomatischer Patienten. Prax Klin Verhaltensmed Reha 1998; 44: 45–51.

Bittner A, Goodwin RD, Wittchen HU, Beesdo K, Hofler M, Lieb R. What characteristics of primary anxiety disorders predict subsequent major depressive disorder? J Clin Psychiatry 2004; 65: 618–26.

Blatt SJ, Ford R. Therapeutic change. An object relations perspective. New York: Plenum Press 1994.

Blatt SJ, Quinlan DM, Pilkonis PA, Shea MT. Impact of perfectionism and need for approval on the brief treatment of depression: The National Institute of Mental Health Treatment of Depression Collaborative Research Program revisited. J Consult Clin Psychol 1995; 63: 125–32.

Bomsdorf E. Die fernere Lebenserwartung in Deutschland im Jahr 2002. Z Bevölkerungswissenschaft 2002; 28: 143–8.

Boszormenyi-Nagy J u. Spark GM. Unsichtbare Bindungen. Stuttgart: Klett-Cotta 2001.

Brennan PA, LeBrocque R, Hammen C. Maternal depression, parent-child relationships, and resilient outcome in adolescence. J Am Acad Child Adolesc Psychiatry 2003; 42: 1469–77.

Broda M. Wahrnehmung und Bewältigung chronischer Krankheit. Weinheim: DSV 1987.

Broda M, Bürger W, Dinger-Broda A, Massing, H. Die Berus-Studie. Zur Ergebnisevaluation der Therapie psychosomatischer Störungen bei gewerblichen Arbeitnehmern. Berlin, Bonn: Westkreuz 1996.

Brünger M, Schmidt C, Streibelt M, Egner U, Spyra K. Assessment-gestützte Zugangssteuerung von RehabilitandInnen. Entwicklung eines generischen Screenings. 21. Rehabilitationswissenschaftliches Kolloquium. Berlin: DRV-Schriften 2012; 98: 70–71.

Buchholz I, Kohlmann T. Ziele von Patienten der medizinischen Rehabilitation-Eine Übersicht zum Forschungsstand in Deutschland. Rehabilitation 2013; 52: 75–85.

Bückers R, Kriebel R, Paar GH. Der „geschickte" Patient in der psychosomatischen Rehabilitation – Leitlinien für die sozialmedizinische Beurteilung und Behandlung von fremdmotivierten Patienten. Rehabilitation 2001; 40: 65–71.

Bühler A, Heppekausen K. Suchtprävention mit Kindern und Jugendlichen. In: KKH (Hrsg), in Zusammenarbeit mit der Medizinischen Hochschule Hannover. Stress? Ursachen, Erklärungsmodelle und präventive Ansätze. Heidelberg: Springer 2006; 99–106.

Bühler A, Kröger C. Expertise zur Prävention des Substanzmissbrauchs. Köln: Bundeszentrale für gesundheitliche Aufklärung (Hrsg) 2006.

Bundesarbeitsgemeinschaft für Rehabilitation (BAR). Rahmenempfehlungen zur ambulanten medizinischen Rehabilitation. Frankfurt: Bundesarbeitsgemeinschaft für Rehabilitation 2004a.

Bundesarbeitsgemeinschaft für Rehabilitation (BAR). Konzeption zur ambulanten Rehabilitation bei psychischen und psychosomatischen Erkrankungen. II Besonderer Teil. Frankfurt: Bundesarbeitsgemeinschaft für Rehabilitation 2004b.

Bundesversicherungsanstalt für Angestellte (BfA). (Hrsg). „Indikationsbezogene Curricula" im „Gesundheitstraining in der medizinischen Rehabilitation" der BfA. Berlin: BfA 2003.

Bürger W, Buschmann-Steinhage R. Rehabilitative Angebotsformen. In: Bengel J, Koch U (Hrsg). Grundlagen der Rehabilitationswissenschaften. Themen, Strategien und Methoden der Rehabilitationsforschung. Berlin: Springer 2000; 141–62.

Bürger W, Koch U. Aktuelle Entwicklungstrends in der medizinischen Rehabilitation und ihre Bedeutung für den Bereich der Psychosomatischen Rehabilitation. Psychother Psychosom Med Psychol 1999; 49: 302–11.

Büscher C, Watzke B, Koch U, Schulz H. The development of guidelines for the treatment of patients with mental disorders under particular consideration of rehabilitative aspects. e-journal Psycho-Social-Medicine 2004; 1: Doc05. http://www.egms.de/en/journals/psm/2004-1/psm000005.shtml; 14. September 2006.

Buschmann-Steinhage R. Budgetprobleme in der Rehabilitation. Rehabilitation 2012; 51: 81–88.

Büttner P, Rücker S, Petermann U u. Petermann F. Kinder psychisch kranker Eltern in teilstationärer Jugendhilfe. Wirksamkeit und Grenzen erzieherischer Hilfen im Hochrisiko-Setting. Kindheit und Entwicklung 2011; 20, 154–163.

Caplan C. Principles of preventive psychiatry. New York: Basic Books Inc. 1964

Chambless DL, Hollon SD. Defining empirical supported therapies. J Consult Clin Psychol 1998; 66: 7–18.

Chen H, Cohen P, Kasen S, Johnson JG, Berenson K, Gordon K. Impact of adolescent mental disorders and physical illness on quality of life 17 years later. Archives of Pediatric and Adolescent Medicine 2006; 160 (1), 93–99.

Christiansen H, Mattejat F u. Röhrle B. Wirksamkeitsbefunde von Interventionen bei Kindern und Familien psychisch kranker Eltern – ein metaanalytisch fundierter Überblick. In S. Wiegand-Grefe, F. Mattejat u. Lenz, A. (Hrsg.), Kinder mit psychisch kranken Eltern. Klinik und Forschung 2011; (458–481). Göttingen: Vandenhoeck & Ruprecht.

Cierpka M. Handbuch der Familiendiagnostik. Göttingen: Hogrefe 1996.

Cieza A, Ewert T, Üstün TB, Chatterji S, Kostansjek N. Development of ICF Core Sets for patients with chronic conditions. J Rehabil Med 2004; 44: 9–11.

Clark DB, Cornelius J, Wood DS, Vanjukov M. Psychopathology risk transmission in children of parents with substance use disorders. Am J Psychiatry 2004; 161: 685–91.

Clarkin JF, Levy KN. The influence of client variables on psychotherapy. In: Lambert MJ (ed) Bergins and Garfields Handbook of psychotherapy and behavior change. New York: Jon Wileys & Sons 2004; 194–226.

Clausing P. Grundsätzliche Überlegungen zur Flexibilisierung von Rehabilitationsleistungen. In: BfA (Hrsg). Rehabilitation 1994. BfA-Schriftenreihe. Berlin: BfA 1995.

Cuijpers P, Bohlmeijer E, Riper H, Smit F (2006). Depressionsprävention in den Niederlanden: Eine Übersicht. In: Volkskrankheit Depression? Bestandsaufnahme und Perspektiven. Stoppe, G; Bramesfeld, A; Schwartz, F (ed.). Berlin/Heidelberg: Springer: 341–358.

David D, Styron T, Davidson L. Supported parenting to meet the needs and concerns of mothers with severe mental illness. American Journal of Psychiatric Rehabilitation 2011; 14(2): 137–53.

Dawe S u. Harnett P. Reducing potential for children abuse among methadone-maintained parents results from a randomized controlled trial. Journal of Substance Abuse Treatment 2007; 32, 381–390.

Delbrück H, Haupt E. Diagnostische Verfahren in der medizinischen Rehabilitation. In: Delbrück H, Haupt E (Hrsg). Rehabilitationsmedizin: Ambulant, teilstationär, stationär. München: Urban & Schwarzenberg 1998; 109–14.

Deutsche Rentenversicherung Bund. Der ärztliche Reha-Entlassungsbericht. Leitfaden zum einheitlichen Entlassungsbericht in der medizinischen Rehabilitation der gesetzlichen Rentenversicherung. Berlin: DRV Bund 2007.

Deutsche Rentenversicherung Bund. Beschäftigungsfähigkeit teilhabeorientiert sichern – „Betsi" – Ein gemeinsames Rahmenkonzept der Deutschen Rentenversicherung Bund, der Deutschen Rentenversicherung Westfalen und der Deutschen Rentenversicherung Baden-Württemberg zur frühzeitigen und teilhabeorientierten Sicherung der Beschäftigungsfähigkeit von erwerbstätigen Versicherten. Unveröffentlichtes Manuskript. Berlin: DRV Bund 2008.

Deutsche Rentenversicherung Bund. Rahmenkonzept zur medizinischen Rehabilitation in der gesetzlichen Rentenversicherung. 3. Aufl. Berlin: DRV Bund 2009.

Deutsche Rentenversicherung Bund (Hrsg). Sozialmedizinische Begutachtung für die gesetzliche Rentenversicherung. 7. aktualisierte Auflage. Berlin: Springer 2011.

Deutsche Rentenversicherung Bund (Hrsg). Rentenversicherung in Zahlen. 2011. Zugriff am 04.07.2012. Verfügbar unter http://www.deutsche-rentenversicherung.de

Deutsche Rentenversicherung Bund. Reha-Bericht 2012. Die medizinische und berufliche Rehabilitation im Lichte der Statistik. Berlin: DRV Bund 2012.

Deutsches Institut für Medizinische Dokumentation und Information DIMDI. (Hrsg.). Internationale statistische Klassifikation der Krankheiten und verwandter Gesundheitsprobleme, 10. Revision. Köln: Deutscher Ärzte-Verlag 2007. Siehe im Internet unter: www.dimdi.de (Klassifikation – ICD).

De Vries U, Schüßler G, Petermann F. Psychotherapie in der Psychosomatik – Trend in Diagnostik und Therapie. Z. Psychiatrie, Psychologie Psychotherapie 2012; 60: 301–307.

DeWit D, McKee C, Nochajski TH, Safyer A, Maguin G, Macdonald S. An outcome evaluation of a family skills-based intervention for children of parents struggling with alcohol problems. Alcoholism: Clinical and Experimental Research 2003; 27, 72.

Dierks ML, Buser K, Busack I, Walter U. Aufsuchende Beratung – Ein Konzept zur Primärprävention von Neurodermitis bei Kleinkindern. Informationen über Risikofaktoren, Ernährung, Körperpflege und Gestaltung der Wohnumgebung. In: Walter U, Drupp M, Schwartz FW (Hrsg). Prävention durch Krankenkassen. Zielgruppen, Zugangswege, Wirksamkeit und Wirtschaftlichkeit. Weinheim, München: Juventa 2002; 111–20.

Dilling H, Mombour W, Schmidt MH. Internationale Klassifikation psychischer Störungen. ICD-10, Kapitel V (F). Klinisch-diagnostische Leitlinien. Bern, Göttingen, Toronto, Seattle: Huber 1999.

Dirmaier J, Harfst T, Koch U, Schulz H. Profil psychotherapeutischer Zielsetzungen: Erste Anwendung in der stationären psychosomatischen Rehabilitation. DRV-Schriften 2005; 59: 415–6.

Dirmaier J, Härter M. Stärkung der Selbstbeteiligung in der Rehabilitation. Bundesgesundheitsblatt 2011; 411–419.

Dirmaier J, Koch U, Kawski S, Schulz H. Therapieziele als Qualitätsmanagement – Instrumentarium in der Psychosomatischen Rehabilitation. Zschr ärztl Fortbildung Qualitätssicherung 2002; 96: 172–184.

Doering, S. Behandlungsvorbereitung in der Psychosomatischen Medizin und Psychotherapie. Zschr Psychosom Med Psychother 2009; 57: 172–184.

Drexler S, Borrmann B, Müller-Kohlenberg H. Learning life skills strengthening basic competencies and health related quality of life of socially disadvantaged elementary school children through the mentoring program „Balu und du" („Baloo and you") J Public Health (2012)20:141–149.

Ducki A. Arbeitsbedingte Mobilität und Gesundheit – Überall dabei – Nirgendwo daheim. In: Badura B, Schröder H, Klose J, Macco K (Hrsg.). Fehlzeiten-Report 2009. Arbeit und Psyche: Belastungen reduzieren – Wohlbefinden fördern. Berlin, Heidelberg: Springer 2010; 61–70.

Edwards D, Hannigan B, Fothergill A, Burnard P. Stress management for mental health professionals: a review of effective techniques. Stress and Health 2002; 18: 203–15.

Eisenberg N, Fabes RA, Guthrie IK, Reiser M. The role of emotionality and regulation in children's social competence and adjustment. In: Pulkkinen L, Caspi A (eds). Paths to succesful development: personality in the life course. New York: Cambridge University Press 2002; 46–70.

Elkin I, Gibbons RD, Shea MT. Initial severity and differential treatment outcome in the National Institute of Mental Health Treatment of Depression Collaborative Research Program. J Consult Clin Psychol 1995; 63: 841–7.

Engel G. The need for a new medical model: a challenge for biomedicine. Science 1977; 196: 129–36.

Ernst H. Gesundheitsressourcen im Alltag. In: Lutz R, Mark N (Hrsg). Wie gesund sind Kranke? Göttingen: Hogrefe 1995; 71–5.

Europäische Stiftung zur Verbesserung der Lebens- und Arbeitsbedingungen. Vierte europäische Erhebung über die Arbeitsbedingungen. Luxemburg: Amt für amtliche Veröffentlichungen der Europäischen Gemeinschaften 2008.

Ewert T. Konstruktvalidierung des ICF-Modells der Funktionsfähigkeit (DRV-Schriften 2010); 88: 157–159.

Ewest F, Reinhold T, Vloet TD, Wenning V u. Bachmann CJ. Durch Jugendliche mit Störungen des Sozialverhaltens ausgelöste Krankenkassenausgaben: Eine gesundheitsökonomische Analyse von Versichertendaten einer gesetzlichen Krankenkasse. Kindheit & Entwicklung 2013; 22, 41–47.

Felitti VJ. Childhood sexual abuse, depression and family dysfunction in adult obese patients – a case control study. South Med J 1992; 86: 732–6.

Felitti VJ, Anda RF. The relationship of adverse childhood experiences to adult medical disease, psychiatric disorders and sexual behavior: implications for healthcare. In: Lanius RA, Vermetten E, Pain C. (eds.). The impact of Early Life Trauma on Health and Disease. The hidden epidemic. Cambridge: Cambridge University Press 2010; 77–87.

Felitti VJ, Anda RF, Nordenberg D, Williamsen DF, Spitz AM, Edwards V, Koss MP, Marks JS. Relationship of childhood abuse and hosehold dysfunction to many of the leading causes of death in adults: The Adverse childhood Experiences Study. Am J Prev Med 1998; 14: 245-58.

Fenigstein A, Scheier MF, Buss AH. Public and private self-consciousness: assessment and theory. J Consult Clin Psychol 1975; 43: 522-7.

Foley SH, O'Malley S, Rounsaville B, Prusoff BA, Weissman MM. The relationship of client difficulty to therapist performance in interpersonal psychotherapy of depression. J Affect Disord 1987; 12: 207-17.

Fombonne E, Wostear G, Cooper V, Harrington R, Rutter M. The maudsley long-term follow-up of child and adolescent depression, I. Psychiatric outcomes in adulthood. Br J Psychiatry 2001; 179: 210-7.

Foster K, O'Brien L, Korhonen T. Family focussed approaches: Developing resilient children and families when parents have mental illness: a family-focused approach. International Journal of Mental Health Nursing 2012; 21, 3-11.

Fox J. Best practise in maternity and mental health servcies? A service users' perspective. Schizophrenia Bulletin 2012; 38, 651.

Franz M, Weihrauch L, Schäfer R. PALME: a preventive parental training program für single mothers with preschool aged. Children. J Public Health (2011) 19:305-319.

Fraser C, James E, Anderson K, Lloyd D, Judd E. Intervention Programs for Children of Parents with a Mental Illness: A critical Review. International Journal of Mental Health Promotion 2005; 8, 9-20.

Frey D. Psychological factors related to the recuperation of accident victims. In: Montada L, Filipp SH, Lerner MR (eds). Life crises and experiences of loss in adulthood. Hillsdale, NJ: Erlbaum 1992; 57-63.

Friemelt G, Ritter J. Welche Hilfen benötigen Betriebe und Unternehmen beim Erhalt der Beschäftigungsfähigkeit ihrer Mitarbeiter – Was kann die Rentenversicherung tun? Rehabilitation 2012; 51, 24-30.

Fries JF. Erfolgreiches Altern. Medizinische und demographische Perspektiven. In: Baltes MM, Kohli M, Sames K (Hrsg). Erfolgreiches Altern – Bedingungen und Variationen. Bern: Huber 1989; 19-26.

Fröhlich-Gildhoff K u. Rönnau-Böse M. Resilienz. München: Reinhardt 2009.

Gearing RE et al. Maternal schizophrenia: psychosocial treatment for mothers and their children.

Clin Schizophr Relat Psychoses 2012; Apr; 6(1): 27-33.

Gensichen J, Peitz M. Behandlungspotenziale in der allgemeinärztlichen Versorgung. In: Stoppe G, Bramesfeld A, Schwartz FW (Hrsg). Volkskrankheit Depression? Berlin: Springer 2006; 405-22.

Gerdes N, Weis J. Zur Theorie der Rehabilitation. In: Bengel J, Koch U (Hrsg). Grundlagen der Rehabilitationswissenschaften. Themen, Strategien und Methoden der Rehabilitationsforschung. Berlin: Springer 2000; 41-68.

Gerdes N, Weidemann H, Jäckel WH (Hrsg). Die Protos-Studie. Darmstadt: Steinkopff 1998.

Gerdes N, Jäckel WH, Weidemann H (Hrsg). Die Protos-Studie II. Darmstadt: Steinkopff 2000.

Giga SI, Noblet AJ, Faragher B, Cooper CL. The UK perspective: a review of research on organisational stress management interventions. Aust Psychol 2003; 38: 158-64.

Gillies LA. Interpersonal psychotherapy for depression and other disorders. In: Barlow DH (ed). Clinical handbook of psychological disorders. New York: Guilford Publications 2001; 309-31.

Gläßel A, Finger M, Escorpizo R, Schrör M, Stucki G, Cieza A. Entwicklung von ICF Core Sets für die berufliche Rehabilitation. DRV-Schriften, Berlin: DRV Bund 2011; 93: 98-99.

Gordon RS. An operational classification of disease prevention. Public Health Rep 1983; 98: 107-9.

Grande G. Genderspezifische Aspekte der Gesundheitsversorgung und Rehabilitation nach Herzinfarkt. Bundesgesundheitsblatt, Gesundheitsforschung, Gesundheitsschutz 2008; 51: 36-45.

Grande T, Rudolf G, Oberbracht C. Veränderungsmessung auf der OPD-Basis: Schwierigkeiten und ein neues Konzept. In: Schneider W, Freyberger HJ (Hrsg). Was leistet die OPD? Bern: Huber 2000; 148-61.

Grawe K. Psychotherapieforschung zu Beginn der neunziger Jahre. Psychol Rundsch 1992; 43: 132-62.

Grawe K, Donati R, Bernauer F. Psychotherapie im Wandel. Von der Konfession zur Profession. Göttingen: Hogrefe 1994.

Grigoleit H, Wenig M. Perspektiven der Entwicklung der Rehabilitation in Deutschland aus der Sicht der gesetzlichen Krankenversicherung – Was kann uns die ICIDH dabei nutzen? In: Matthesius RG, Jochheim KA, Barolin GS, Heinz C (Hrsg). ICIDH. Teil 1: Die ICIDH – Bedeutung

und Perspektiven. Berlin, Wiesbaden: Ullstein Mosby 1995; 13–24.
Grobe TG, Dörning H. Schwerpunkt: Depressive Erkrankungen. Gesundheitsreport der Techniker Krankenkasse mit Daten und Fakten zur Arbeitsunfähigkeit und Arzneimittelverordnung 2002. Hamburg: Techniker Krankenkasse 2003.
Gruner A, Oster J, Müller G, von Wietersheim J. Symptomatik, Krankheitsmodelle, Behandlungserleben und Effekte bei Patienten mit und ohne Migrationshintergrund in der psychosomatischen Rehabilitation. Z Psychosom Med Psychother 2012; 58: 385–393.
Hale JP, Rasmussen JL. Coparental and family-group-level dynamics during infancy: early family precursors of child and family functioning during preschool. Dev Psychopathol 1998; 54: 1–104.
Hambrecht M. Krankheitskonzepte als Paradigma in der Psychotherapie. Psychother Med Psychol 1986; 36: 58–63.
Hammen C, Brennan PA, Shih JH. Family discord and stress predictors of depression and other disorders in adolescent children of depressed and nondepressed women. J Am Acad Child Adolesc Psychiatry 2004; 43: 994–1002.
Hardy GE, Barkham M, Shapiro DA, Stiles WB, Rees A, Reynolds S. Impact of Cluster C personality disorders on outcomes of contrasting brief psychotherapies for depression. J Consult Clin Psychol 1995; 63: 997–1003.
Härtel U. Geschlechtsspezifische Unterschiede in der kardiologischen Rehabilitation. In: M. Hochleitner (Hrsg.). „Gendermedizin", Wien: Facultas-Verlag 2008; 165–182.
Hasselhorn HM, Freude G. Der Work Ability Index – ein Leitfaden. Schriftenreihe der Bundesanstalt für Arbeitsschutz und Arbeitsmedizin 2007; S 87, Dortmund/Berlin/Dresden.
Haupt E, Delbrück H. Grundlagen der Rehabilitation. In: Delbrück H, Haupt E (Hrsg). Rehabilitationsmedizin. Therapie- und Betreuungskonzepte bei chronischen Krankheiten. München: Urban & Schwarzenberg 1996; 15–26.
Hegerl U, Althaus D, Pfeiffer-Gerschel T. Früherkennung und Awareness. In: Stoppe G, Bramesfeld A, Schwartz F (Hrsg) Volkskrankheit Depression? Bestandsaufnahme und Perspektiven. Berlin, Heidelberg: Springer 2006; 371–86.
Heitzmann B, Helfert S, Schaarschmidt K. Fit für den Beruf. Bern: Huber 2008.

Henningsen P, Rudolf G. Zur Bedeutung der Evidenced-based Medicine für die Psychotherapeutische Medizin. Psychother Psychosom Med Psychol 2000; 9/10: 366–75.
Hermann-Lingen C, Buss U, Snaith RP. (2011). HADS-D – Hospital Anxiety and Depression Scale. Deutsche Version. Bern. Huber.
Heuft G, Kruse A, Radebold H. Lehrbuch der Gerontopsychosomatik und Alterspsychotherapie. München: Ernst Reinhardt 2006.
Heuft G, Senf W, Janssen PL, Lamprecht F, Meermann R. Praktikabilitätsstudie zur qualitativen und quantitativen Ergebnisdokumentation stationärer Psychotherapie. PPmP 1995; 45: 303–309.
Howard KI, Kopta SM, Krause MS, Orlinski DE. The dose-effect relationship in psychotherapy. American Psychologist 1986; 41: 159–164.
Hubble MA, Duncan BL, Miller SD (Hrsg). So wirkt Psychotherapie. Dortmund: Verlag Modernes Lernen 2001.
Hunter Institute of Mental Health. Evaluation of MindMatters. Eight Interim Report. Newcastle, 31. May 2005. http://cms.curriculum.edu.au/mindmatters/evaluation/evaluation/htm (1. August 2005).
Hurrelmann K, Klotz T, Haisch J. (Hrsg.). Lehrbuch Prävention und Gesundheitsförderung. Bern. Huber 2010; 3. Aufl.
ICF. Internationale Klassifikation der Funktionsfähigkeit, Behinderung und Gesundheit. Köln: Deutsches Institut für Medizinische Dokumentation und Information 2005.
Ilmarinen J. Towards a longer worklife. Finnish Institute of Occupational Health, Helsinki 2005.
Institut für Rehabilitationsforschung. Betsi – Beschäftigungsfähigkeit teilhabeorientiert sichern. Machbarkeitsstudie und Evaluation. Projektbericht 2012; Norderney.
IQMP-Reha: Integriertes Qualitätsmanagement-Programm-Reha (IQMP-Reha). Institut für Qualitätsmanagement im Gesundheitswesen, in Kooperation mit der Abteilung Versorgungssystemforschung und Qualitätssicherung in der Rehabilitation. Berlin: Charité 2004.
Jacobi, F; Klose, M; Wittchen, HU (2004). Psychische Störungen in der deutschen Allgemeinbevölkerung: Inanspruchnahme von Gesundheitsleistungen und Ausfalltage. Bundesgesundheitsblatt – Gesundheitsforschung – Gesundheitsschutz 47(8): 736–744.

Jacobi F, Wittchen HU, Holting C, Höfler M, Pfister H u. Lieb R. Prevalence, co-morbidity and correlates of mental disorders in the general population: results from the German Health Interview and Examination Survey (GHS). Psychological Medicine 2004; 34(4), 597–611.

Janssen PL, Paar GH. Stellungnahme der DGPM zum Verfahren tiefenpsychologisch fundierter Psychotherapie. Psychodynamische Psychotherapie. Stuttgart: Schattauer 2003.

Journal of Public Health (2011). Special Issue: Prevention programmes for children and adolescents. Volume 19, Number 4.

Journal of Public Health (2012). Special Issue. Volume 20, Number 2.

Joy CB, Saylan M. Mother and baby units for schizophrenia. Cochrane Database Syst Rev. 2007; Jan 24; (1).

Kaluza, G. Gelassen und sicher im Stress. Berlin: Springer 2012.

Karasek RA, Theorell T. Healthy Work: Stress, productivity and the restriction of working life. New York: Basic Books 1990.

Karasu TB. Specific vs. nonspecifity. Am J Psychiatry 1986; 143: 678–95.

Kaschka W, Korzak D, Broich K. Modediagnose burn-out. Dt. Ärzteblatt 2011; 46, 781–787.

Keck M, Budde HG, Kallinke D, Behrens JC. Berufsbezogene Orientierung und praktische Erprobung während der Phase II der kardiologischen Rehabilitation als Instrumente der beruflichen Früh-Rehabilitation. In: Bengel J, Jäckel WH (Hrsg). Zielorientierung in der Rehabilitation – Rehabilitationswissenschaftlicher Forschungsverbund Freiburg/Bad Säckingen. Regensburg: Roderer 2000; 49–65.

Kelley ML, Fals-Stewart W. Treating paternal alcoholism with learning sobriety together: effects on adolescents versus preadolescents. Journal of Family Psychology 2007; 21, 435–444.

Kirschneck M, Winkelmann A, Kirchberger J, Gläßel A, Ewert T, Stucki G, Cieza A. Entwicklung eines ICF Core Set in der Begutachtung von Patienten mit lumbalen Rückenschmerzen und generalisiertem Schmerzsyndrom. DRV-Schriften. Berlin: DRV Bund 2011; 93: 101–102.

Kizilhan J, Haag G, Bengel J. Vergleichsstudie über 10 Jahre stationäre psychosomatische Rehabilitation bei türkisch-stämmigen Patienten. Eine prospektive Studie. Klin Verhaltensmed Rehabil 2011; 4: 9–13.

Klein K, Farin E, Jäckel WH, Blatt O, Schliehe F. Bewertungskriterien der Strukturqualität stationärer Rehabilitationseinrichtungen. Rehabilitation 2004; 43: 100–8.

Klerman GL, Weissman MM, Rounsaville BJ, Chevron ES. Interpersonal psychotherapy of depression. New York: Basic Books 1981.

Klocke A, Becker U. Die Lebenswelt Familie und ihre Auswirkungen auf die Gesundheit von Jugendlichen. In: Hurrelmann K, Klocke A, Melzer W, Ravens-Sieberer U (Hrsg). Jugendgesundheitssurvey. Internationale Vegleichsstudie im Auftrag der Weltgesundheitsorganisation WHO. Weinheim, München: Juventa 2003; 183–241.

Klosterhuis H. Unterstützung in der Evaluation durch Prozessdaten der Rentenversicherung. Symposium „Wissenschaftliche Grundlagen der medizinisch-beruflich orientierten Rehabilitation". BfA, Charité, DGRW: 27./28. Januar 2005, Berlin (unveröffentlichter Vortrag).

Kobelt A, Grosch V, Lamprecht F. Ambulante psychosomatische Nachsorge. Integratives Trainingsprogramm nach stationärer Rehabilitation. Stuttgart: Schattauer 2001.

Koch U. Wirksamkeitsvergleich zwischen ambulanter und stationärer orthopädischer Rehabilitation im Rahmen der Empfehlungsvereinbarung von Kranken- und Rentenversicherung. In: BfA (Hrsg). Rehabilitation 2001, Flexibilisierung – Fortschritte für die Rehabilitation. BfA-Schriftenreihe. Berlin: BfA 2001; 73–99.

Koch U. Trendwende zur ambulanten Rehabilitation? Rehabilitation 2002; 41: 73–5.

Koch U. Rehabilitation – Flexible Antworten auf neue Herausforderungen. Plenarvortrag. DRV Schriften 2012; 98.

Koch U, Morfeld M. Weiterentwicklungsmöglichkeiten der ambulanten Rehabilitation in Deutschland. Rehabilitation 2004; 43: 284–95.

Koch U, Bürger W, Schulz H, Glier B, Rodewig H. Berufsbezogene Behandlungsangebote in der psychosomatischen Rehabilitation: Bedarf und Konzeption. Deutsche Rentenversicherung 1997; 9–10: 548–74.

Köllner V, Senf W. Stationäre Psychotherapie-Modell für integrative Psychotherapie. Psychotherapie im Dialog 2010; 11: 48–54.

Kordy H, Theis F, Wolf M. Moderne Informations- und Kommunikationstechnologien in der Rehabilitation. Bundesgesundheitsblatt-Gesundheitsforschung-Gesundheitsschutz 2011; 55: 458–464.

Kriebel R, Paar GH (Hrsg). Psychosomatische Rehabilitation: Möglichkeit und Wirklichkeit. Zehn-Jahresbericht der Gelderland-Klinik. Geldern: Keuck 1999.

Kriebel R, Paar G, Bückers R, Bergmann C, Kruse C. Entwicklung einer Checkliste zur sozialmedizinischen Beurteilung von Patienten in der psychosomatischen Rehabilitation. In: Schneider W, Henningsen P, Rüger U (Hrsg). Sozialmedizinische Begutachtung in Psychosomatik und Psychotherapie. Autorisierte Leitlinien, Quellentexte und Kommentar. Bern, Göttingen, Toronto, Seattle: Hans Huber 2001; 243–68.

Kröner-Herwig B. Die Wirksamkeit von Verhaltenstherapie bei verschiedenen psychischen Störungen. Expertise zur Beurteilung der empirischen Evidenz des Psychotherapieverfahrens Verhaltenstherapie. Tübingen: DGVT-Verlag 2004.

Krumm S, Becker T u. Wiegand-Grefe S. (2013). Mental health services for families with a parent with mental illness. Current Opinion in Psychiatry (July 2013, invited paper) (IF 2011: 3.053), in press.

Kuhl J. Motivation und Persönlichkeit. Die Theorie der Persönlichkeits-System-Interaktionen. Göttingen: Hogrefe 2001.

Kuhl J. Lehrbuch der Persönlichkeitspsychologie, Motivation, Emotion und Selbststeuerung. Göttingen: Hogrefe 2010.

Kulick B. Erwartungen der Rentenversicherung an ambulante/teilstationäre Angebote zur Rehabilitation aus Sicht eines Leistungsträgers. Prax Klin Verhaltensmed Reha 1998; 44: 7–12.

Lambert MJ. Psychotherapy outcome research: implications for integrative and eclectic therapists. In: Norcross JC, Goldfried MR (eds). Handbook of psychotherapy integration. New York: Basic Books 1992; 94–129.

Lambert MJ, Bergin AE. The effectiveness of psychotherapy. In: Bergin AE, Garfield SL (eds). Handbook of psychotherapy and behavior change. New York: Wiley & Sons 1994; 143–89.

Lambert MJ, Bergin AE, Garfield SL. Introduction and historical overview. In: Lambert MJ (ed). Bergins and Garfields Handbook of psychotherapy and behavior change. New York: Wiley & Sons 2004; 3–15.

Lamprecht F. Rehabilitation in der Psychotherapeutischen Medizin. In: Ahrens S (Hrsg). Lehrbuch der psychotherapeutischen Medizin. Stuttgart: Schattauer 2002; 40–5.

Lamprecht F, Schmid-Ott G, Dörning H. Stationäre Versorgung von Patienten mit psychosomatischen und psychogenen Erkrankungen bzw. von Suchtpatienten in der Regelversorgung und in der Rehabilitation – ein empirischer Vergleich. Prävention/Rehabilitation. In: Kröger F, Petzold ER (Hrsg). Selbstorganisation und Ordnungswandel in der Psychosomatik. Frankfurt/Main: VAS 1999; 525–38.

Lancet. (2012). GBD 2010, No. 9859.

Lange M, Petermann F. Psychosomatische Rehabilitation. Zeitschrift für Psychiatrie, Psychologie und Psychotherapie 2010; 58: 207–217.

Lanius RA, Vermetten E, Pain C. (eds.). The Impact of Early Life Trauma on Health and Disease. The Hidden Epidemic. Cambridge: Cambridge University Press 2010.

Lazarus RS, Folkman S. Stress, appraisal and coping. New York: Springer 1984.

Leichsenring F. Randomized controlled vs. naturalistic studies. A new research agenda. Bull Menninger Clin 2004; 68: 134–51.

Leidig S, Zielke M (Hrsg). Themenschwerpunkt: Arbeitsplatzbezogene Psychosomatik. Prax Klin Verhaltensmed Reha 2000; 50.

Lenz A u. Kuhn J. Was stärkt Kinder psychisch kranker Eltern und fördert ihre Entwicklung? Überblick über Ergebnisse der Resilienz- und Copingforschung. In S. Wiegand-Grefe, F. Mattejat u. Lenz, A. (Hrsg.), Kinder mit psychisch kranken Eltern. Klinik und Forschung 2011; 269–298. Göttingen: Vandenhoeck & Ruprecht.

Lieb R, Isensee B, Hofler M, Pfister H, Wittchen HU. Parental major depression and the risk of depression and other mental disorders in offsprin: a prospective-longitudinal community study. Arch Gen Psychiatry 2004; 59: 365–74.

Linden M. Flexibilisierung in der Rehabilitation psychischer Erkrankungen – klinische Aufgabenstellung. In: BfA (Hrsg). Rehabilitation 2001, Flexibilisierung – Fortschritte für die Rehabilitation. BfA-Schriftenreihe. Berlin: BfA 2001; 120–30.

Lösel F, Beelmann A, Jaursch S, Stemmler M. Soziale Kompetenz für Kinder und Familien. Ergebnisse der Erlanger-Nürnberger Entwicklungs- und Präventionsstudie. Berlin: Bundesministerium für Familie, Senioren, Frauen und Jugend 2004.

Luborsky L, Singer B, Luborsky L. Comparative studies of psychotherapy. Arch Gen Psychiatry 1975; 32: 995-1008.

Luborsky L, Mintz J, Auerbach A, Christoph P, Bachrach H, Todd T, Johnson M, Cohen M, O'Brien P. Predicting the outcome of psychotherapy: findings of the Penn Psychotherapy Project. Arch Gen Psychiatry 1980; 37: 471-81.

Luborsky L, Diguer L, Luborsky E, Schmidt KA. The efficacy of dynamic versus other psychotherapies. In: Janowsky DE (ed). Psychotherapy indications and outcome. Washington: American Psychiatric Press 1999; 3-22.

Luisenklinik Bad Dürrheim, Qualitätsbericht 2011; http://www.luisenklinik.de/downloads/qual_bericht_2011_web.pdf; abgerufen am 20.11.2014.

Luthar SS, Suchman NE, Altomare M. Relational Psychotherapy Mothers' Group: A randomized clinical trial for substance abusing mothers. Development and Psychopathology 2007; 19, 243-261.

Lutz R. Was ist richtig: „Gesundheit" und „Krankheit" oder „Gesundheit" versus „Krankheit"? In: Lieb H, Lutz R (Hrsg). Verhaltenstherapie. Ihre Entwicklung – ihr Menschenbild. Göttingen: Verlag für Angewandte Psychologie 1992; 46-50.

Lutz R, Mark N. Zur Gesundheit bei Kranken. In: Lutz R, Mark N (Hrsg). Wie gesund sind Kranke? Göttingen: Hogrefe 1995; 11-25.

Lynch RG. (2004). Exceptional returns. Economic, fiscal and social benefits of investment in early childhood development. Economic Policy Institute Washington.

Mans E. Teilstationäre Behandlung als Aufgabe der psychosomatischen Rehabilitation. Gesundheitswesen 1998; 60: 399-405.

Margraf J (Hrsg). Lehrbuch der Verhaltenstherapie. Bd. 1. Berlin, Heidelberg, New York: Springer 1996.

Massing A, Reich G u. Sperling E. Die Mehrgenerationen Familientherapie (2. neu bearb. Aufl.). Göttingen: Vandenhoeck & Ruprecht 1992.

Mattejat F. Kinder mit psychisch kranken Eltern. In F. Mattejat u. Lisofsky, B. (Hrsg.), Nicht von schlechten Eltern. Kinder psychisch Kranker. 2009; 2. Aufl., 8-9, Bonn: Psychiatrie Verlag.

Mattejat F, Lenz A u. Wiegand-Grefe S. Kinder psychisch kranker Eltern – Eine Einführung in die Thematik. In S. Wiegand-Grefe, F. Mattejat u. Lenz, A. (Hrsg.), Kinder mit psychisch kranken Eltern. Klinik und Forschung 2011; 13-24, Göttingen: Vandenhoeck & Ruprecht.

Matthesius RG, Jochheim KA, Baolin GS, Heinz C. Die Internationale Klassifikation der Schadensbilder, Fähigkeitsstörungen und Beeinträchtigungen. Deutschsprachige Übersetzung und Kommentierung der „International Classification of Impairments, Disabilities and Handicaps (ICIDH)", WHO. Mosby: Ullstein 1995.

Mau W, Gülich M, Gutenbrunner C, Lampe B, Morfeld M, Schwarzkopf SR, Smolenski, UC. Lernziele im Querschnittsbereich Rehabilitation, Physikalische Medizin und Naturheilverfahren nach der 9. Revision der Approbationsordnung für Ärzte. Phys Med Rehab Kuror 2004; 14: 308-18.

McComish JE, Greenberg B, Ager J, Essenmacher L, Orgain LS, Bacik WJ. Family-focused substance abuse treatment: A program evaluation. Journal of psychoactive drugs 2003; 35, 321-331.

McCrone P, Knapp M, Fombonne E. The Maudsley long-term follow-up of child and adolescent depression. Predicting costs in adulthood. European Child and Adolescent Psychiatry 2005; 14 (7), 407-413.

Michie S, Williams S. Reducing work related psychological ill health and sickness absence: a systematic literature review. J Occup Environ Med 2003; 60: 3-9.

Mohr G, Semmer NK. Arbeit und Gesundheit: Kontroversen zu Person und Situation. Psychol Rundsch 2002; 53: 77-84.

Mohr G, Udris I. Gesundheit und Gesundheitsförderung in der Arbeitswelt. In: Schwarzer R (Hrsg). Gesundheitspsychologie. Göttingen: Hogrefe 1997; 553-73.

Murphy LR. Stress management in work settings: a critical review of the health effects. Am J Health Promot 1996; 11: 112-35.

Murray CJL, Lopez AD (eds). The global burden of disease: A comprehensive assessment of mortality and disability from diseases, injuries, and risk factors in 1990 and projected to 2020. Cambridge: Harvard School of Public Health on behalf to the World Health Organization and the World Bank. Global Burden of Diseases and Injury Series 1996; Vol. 1.

Muthny FA, Beutel M. Möglichkeiten und Grenzen der klinischen Erfassung von Krankheitsverarbeitung. In: Brähler E, Meyer A (Hrsg). Jahrbuch der Medizinischen Psychologie. 5. Psychologische Probleme der Reproduktionsmedizin. Berlin, Heidelberg, New York: Springer 1991; 177–208.

Nair P, Schuler ME, Blacka MM, Kettinger L, Harrington D. Cumulative environmental risk in substance abusing women: early intervention, parenting stress, child abuse potential and child development. Child Abuse & Neglect 2003; 27, 997–1017.

Niccols et al. Integrated programs for mothers with substance abuse issues: A systematic review of studies reporting on parenting outcomes. Harm Reduct J. 2012 Mar 19; 9:14.

Noeker M u. Petermann F. Resilienz: Funktionale Adaptation an widrige Umgebungsbedingungen. Zeitschrift für Psychiatrie, Psychologie und Psychotherapie 2008, 56, 255–263.

Nordenfelt L. Action theory, disability and ICF. Disabil Rehabil 2003; 25: 1075–9.

Nosper M. Psychosomatische Rehabilitation – Ergebnis- und Prozessqualität von Einzel- und Gruppenpsychotherapien. Berlin: Logos 1999.

Nosper M. Psychotherapie als kurative und rehabilitative Behandlungsmaßnahme. In: Friboes RM, Zaudig M, Nosper M (Hrsg). Rehabilitation bei psychischen Störungen. München: Elsevier Urban & Fischer 2005; 96–109.

Oertelt-Prigione S, Regitz-Zagrosek V. (Hrsg). Sex and gender aspects in clinical medicine. Berlin: Springer 2012.

Olbrich D, Ritter J. Gesundheitsförderung und Selbstregulation durch individuelle Zielanalyse – GUSI®. Praktische Arbeitsmedizin 2010; 20, 33–35.

Olbrich D, Baake E.Das Präventionsprogramm GUSI – Ein innovatives Modellprojekt der Deutschen Rentenversicherung Bund.KU Gesundheitsmanagement 2011; 1; 58–61.

Paar GH, Grohmann S. Überlegungen zu einem „Allgemeinen Modell der psychosomatischen Rehabilitation" mit Ableitungen zur angemessenen Behandlungsintensität und erforderlichen Verweildauer. Rehabilitation 2000; 39: 8–16.

Paar GH, Wiegand-Grefe S. Störungsspezifische Psychotherapie in der Psychosomatischen Rehabilitation. In: Bassler M (Hrsg). Störungsspezifische Ansätze in der stationären Psychotherapie. Gießen: Psychosozial-Verlag 2001; 176–204.

Paulus P, Franze M, Schwertner K, Kallmeyer E. MindMatters – Psychische Gesundheit. Impulse 2002; 37: 14.

Petermann F, Koch U. Psychosomatische Rehabilitation: Quo vadis? Rehabilitation 2009; 48: 257–262.

Petermann F, Wiedebusch S. Emotionale Kompetenz bei Kindern. Göttingen: Hogrefe 2003.

Petermann U u. Petermann F. Risiken in Familien. Kindheit und Entwicklung 2013; 22, 1–4.

Piper WE, Debbane EG, Bienvenu JP, Garant J. A comparative study of four forms of psychotherapy. J Consult Clin Psychol 1984; 52: 268–79.

Piper WE, Joyce AS, Azim HFA, Rosie JS. Patient characteristics and success in day treatment. J Nerv Ment Dis 1994; 182: 381–6.

Plass A u. Wiegand-Grefe S. Kinder psychisch kranker Eltern. Entwicklungsrisiken erkennen und behandeln. Beltz Verlag 2012; 1. Aufl.

Portz W, Gerdes N, Maier-Riehle B, Jäckel WH. Therapieziele in der medizinischen Rehabilitation. Rehabilitation 1998; 37: 24–9.

Prince, M; Beekman, A; Deeg, D; Fuhrer, R; Kivela, S; Lawlor, B; Lobo, A; Magnusson, H; Meller, I; van, OH; Reischies, F; Roelands, M; Skoog, I; Turrina, C; Copeland, J (1999). Depression symptoms in late life assessed using the EURO-D scale. Effect of age, gender and marital status in 14 European centres. Br J Psychiatry 174: 339–345.

Prince, M; Harwood, R; Thomas, A; Mann, A (1998). A prospective population-based cohort study of the effects of disablement and social mileu on the onset and maintenance of late life depression. The Gospel Oak Project VII. Psychol Med 28(2): 337–350.

Queri S, Konrad M, Keller K.Ein Stressmodell für Mitarbeiter in der psychiatrischen Rehabilitation – Effekte von Person- und Organisationsmerkmalen.Rehabilitation 2012; 51, 245–253.

Ramsauer B. Frühkindliche Bindung im Kontext einer depressiven Erkrankung der Mutter. In S. Wiegand-Grefe, F. Mattejat u. Lenz A. (Hrsg.), Kinder mit psychisch kranken Eltern. Klinik und Forschung 2011; 171–179. Göttingen: Vandenhoeck & Ruprecht.

Raspe H. Bedarf an Leistungen zur medizinischen Rehabilitation: Theorie, Konzept, Methodik. Prax Klin Verhaltensmed Reha 2003; 63: 259–64.

Ravens-Sieberer, U; Ottova, V; und das HBSC-Team Deutschland (2012a). Kinder- und Jugendgesundheit in Deutschland: Erkenntnisse aus der Health Behaviour in School-aged Children (HBSC)-WHO-Jugendgesundheitsstudie 2002–2010. Gesundheitswesen 2012; 74(S 01): S4-S7.

Ravens-Sieberer, U; Ottova, V; Hillebrandt, D; Klasen, F; und das HBSC-Team Deutschland (2012b). Gesundheitsbezogene Lebensqualität und psychische Gesundheit von Kindern und Jugendlichen in Deutschland: Ergebnisse aus der deutschen HBSC-Studie 2006–2010. Gesundheitswesen 2012; 74(S 01): S33-S41.

Razum O, Zeeb H, Meesmann U, Schenk L, Bredehorst M, Brzoska, M, Dercks T, Glodny S, Menkhaus B, Salman R, Saß AC, Ulrich R. Migration und Gesundheit. Berlin: Robert Koch-Institut 2008.

Reupert A u. Maybery MA. Programs for parents with mental illness. Journal of Psychiatric and Mental Health Nursing 2011; 18, 257–264.

Richardson K, Rothstein H. Effects of occupational stress management intervention programs: a meta-analysis. J Occup Health Psychol 2008; 13: 69–93.

Rieder A, Lohff B. Gender Medizin. Geschlechtsspezifische Aspekte für die klinische Praxis 2. Aufl. Wien: Springer 2008.

Richter HE. Patient Familie. Entstehung, Struktur und Therapie von Konflikten in Ehe und Familie (2. Aufl.). Hamburg: Rowohlt Taschenbuch Verlag 1970.

Richter M, Schmid-Ott G, Muthny FA. Ziele, Zielerreichung und Patientenzufriedenheit in der psychosomatischen Rehabilitation. PPmP 2011; 57: 91–99.

Rioux MH. When myths masquerade as science: disability research from an equality-rights perspective. In: Barton L, Oliver M (eds). Disability studies: past, present and future. Leeds: The Disability Press 1997; 99–113.

Rosenbrock R u. Kümpers S. Zur Entwicklung von Konzepten und Methoden der Prävention. Psychotherapeut 2006; 51(6), 412–420.

Roth A, Fonagy P. What works for whom? A critical review of psychotherapy research. New York: Guilford Press 1996.

Rüddel H, Jürgensen R. Teilstationäre Psychosomatische Rehabilitation in der Psychosomatischen Fachklinik St. Franziska-Stift Bad Kreuznach. Prax Klin Verhaltensmed Reha 1998; 44: 39–44.

Rüddel H, Jürgensen R. Teilstationäre Psychosomatische Rehabilitation. In: Tress W, Wöller W, Horn E (Hrsg). Psychotherapeutische Medizin im Krankenhaus – State of the Art. Frankfurt/Main: VAS 2001; 223–31.

Rüddel H, Mans E. Teilstationäre Psychosomatische Rehabilitation: Erste Erfahrungen und Ergebnisse aus der Psychosomatischen Fachklinik St. Franziska-Stift Bad Kreuznach. In: Schmidt-Ohlemann M, Zippel C, Blumenthal W (Hrsg). Tagungsbericht, Ambulante wohnortnahe Rehabilitation. Interdisziplinäre Schriften zur Rehabilitation. Band 7. Ulm: Universitätsverlag Ulm 1998; 141–6.

Rüddel H, Jürgensen R, Terporten G, Mans E. Vergleich von Rehabilitationsergebnissen aus einer psychosomatischen Fachklinik mit integriertem vollstationärem und teilstationärem Rehabilitationskonzept. Rehabilitation 2002; 41: 189–91.

Rudolf G. Strukturbezogene Psychotherapie. Stuttgart, New York: Schattauer 2005.

Sachverständigenrat für die Konzertierte Aktion im Gesundheitswesen. Bedarfsgerechtigkeit und Wirtschaftlichkeit. Gutachten 2000/2001. Band I: Zielbildung, Prävention, Nutzerorientierung und Partizipation. Baden-Baden: Nomos 2002.

Scharschmidt U & Fischer AW. Bewältigungsmuster im Beruf. Persönlichkeitsunterschiede in der Auseinandersetzung mit der Arbeitsbelastung. Göttingen: Vandenhoeck & Ruprecht 2001.

Schattenburg, L. Gruppentherapie in der psychosomatischen Rehabilitation. In: Strauß, B. Mattke, D. (Hrsg.) Gruppenpsychotherapie. Berlin: Springer 2012, 439–448.

Schliehe F, Röckelein E. Einleitung und Durchführung der Rehabilitation. In: Delbrück H, Haupt E (Hrsg). Rehabilitationsmedizin. München: Urban & Schwarzenberg 1996; 51–72.

Schmidt J, Steffanowski A, Nübling R, Lichtenberg S, Wittmann WW. Ergebnisqualität stationärer psychosomatischer Rehabilitation. Regensburg: Roderer 2003.

Schmidt-Denter U. Entwicklung von Trennungs- und Scheidungsfamilien: Die Kölner Längsschnittstudie. In: Schneewind KA (Hrsg). Familienpsychologie im Aufwind. Göttingen: Hogrefe 1999; 237–309.

Schmitz-Buhl SM, Kriebel R, Paar GH. Was wirkt in der gruppenpsychotherapeutischen Behandlung? Studie zur Validität des Wirkfaktorenbogens Davies-Osterkamp – Revision Gelderland-Klinik. DRV-Schriften 2003; 40: 472–4.

Schneider W. Leitlinien der Indikationsforschung zur Psychotherapie – Forschungsstrategien, Begrenzungen und Unterlassungen. In: Schneider W (Hrsg). Indikationen zur Psychotherapie – Anwendungsbereiche und Forschungsstrategien. Weinheim, Basel: Beltz 1990; 15–62.

Schneider W. Die Bedeutung der Psychotherapieforschung für die Praxis – klinische, wissenschaftliche und sozialpolitische Aspekte. In: Ahrens S, Schneider W (Hrsg). Lehrbuch der Psychotherapie und Psychosomatischen Medizin. Stuttgart, New York: Schattauer 2002; 519–41.

Schneider W, Klauer T. Symptom level, treatment motivation, and the effects of in-patient psychotherapy. Psychother Res 2001; 11: 153–67.

Schneider W, Paar G. Psychosomatisch-psychotherapeutisches Handeln zwischen Prävention, Therapie und Rehabilitation. In: Schneider W, Henningsen P, Rüger U (Hrsg). Sozialmedizinische Begutachtung in Psychosomatik und Psychotherapie. Autorisierte Leitlinien, Quellentexte und Kommentar. Bern, Göttingen, Toronto, Seattle: Hans Huber 2001; 173–92.

Schneider W, Klauer T, Tetzlaff M, Janssen PL. Zum Einfluss der Psychotherapiemotivation auf den Psychotherapieverlauf. Nervenarzt 1999; 70: 240–9.

Schorr A. Gesundheit und Krankheit. Zwei Begriffe mit getrennter Historie? In: Lutz R, Mark N (Hrsg). Wie gesund sind Kranke? Göttingen: Hogrefe 1995; 53–69.

Schulz H, Koch U. Zur stationären psyhosomatisch-psychotherapeutischen Versorgung in Norddeutschland – Expertise zu Fragen des Bedarfs und zur Versorgungsstruktur. PPmP 2002; 52: 244–247.

Schuntermann MF. Die revidierte Fassung der Internationalen Klassifikation der Impairments, Disabilities und Handicaps (ICIDH-2). Was ist neu? Deutsche Rentenversicherung 1997; 9–10: 529–42.

Schuntermann MF. Grundsatzpapier der Rentenversicherung zur Internationalen Klassifikation der Funktionsfähigkeit, Behinderung und Gesundheit (ICF) der Weltgesundheitsorganisation (WHO). Deutsche Rentenversicherung 2003; 1–2: 52–59.

Schuntermann MF. The implementation of the International Classification of Functioning, Disability and Health in Germany: experiences and problems. Int J Rehabil Res 2005; 28: 93–102.

Schuntermann MF. Einführung in die ICF. 2. überarbeitete Auflage. Landsberg: ecomed Medizin 2007.

Schwartz FW, Bitzer EM, Dörning H, Krauth C, Schlaud M, Schmidt T, Zielke M. Gesundheitsausgaben für chronische Krankheit in Deutschland – Krankheitskostenlast und Reduktionspotentiale durch verhaltensbezogene Risikomodifikation. Lengerich: Pabst Science Publications 1999.

Schwarzer R. Gesundheitspsychologie. Göttingen: Hogrefe 1990.

Schweinhart LJ. The high/scope. Perry preschool study through age 40. Summary, conclusions and frequently asked questions. Ypsilanti: High/Scope Research Foundation 2005.

Scott K, v. Korff M, Angermeiyer M et al. Association of Childhood Adversities and Early-Onset Mental Disorders With Adult-Onset Chronic Physical Conditions. Arch Gen Psychiat 2011; 68: 838–844.

Sechster Bericht zur Lage der älteren Generation in der Bundesrepublik Deutschland. Altersbilder in der Gesellschaft. Deutscher Bundestag: Drucksache 17/3815.

Semmer NK, Mohr G. Arbeit und Gesundheit: Ergebnisse der arbeitspsychologischen Stressforschung. Psychol Rundsch 2001; 52: 150–8.

Semmer NK, Zapf D. Gesundheitsbezogene Interventionen in Organisationen. In: Schuler H (Hrsg). Enzyklopädie der Psychologie, Themenbereich D, Serie III, Band 4 Organisationspsychologie. Göttingen: Hogrefe 2004; 773–843.

Shapiro DA, Shapiro D. Meta-analysis of comparative therapy outcome studies: a replication and refinement. Psychol Bull 1982; 92: 581–604.

Shea T, Elkin I, Sotsky SM. Patient characteristic associated with successful treatment outcome findings from the NIMH treatment of depressive collaborative research program. In: Janowsky DS (ed). Psychotherapy indications and outcomes. Washington: American Psychiatric Press 1999; 71–92.

Siegenthaler E, Munder T, Egger M. Effect of preventive interventions in mentally ill parents on the mental health of the offspring: systematic review and meta-analysis. J Am Acad Child Adolesc Psychiatry 2012; 51 (1): 8–17.

Siegrist J. Soziale Krisen und Gesundheit. Göttingen: Hogrefe 1996.

Siegrist J. Stress am Arbeitsplatz. In: Schwarzer R (Hrsg.). Enzyklopädie der Psychologie. Theorie und Forschung. Gesundheitspsychologie. Göttingen: Hogrefe 2005; 303–317.

Siegrist J. Arbeit, Gesundheit und Krankheit. In: Uexküll von (Hrsg.) Psychosomatische Medizin. Modelle ärztlichen Denkens und Handelns. München: Urban & Fischer 2011, 289–300.

Silberg J, Rutter M, Neale M, Eaves L. Genetic moderation of environemental risk for depression and anxiety in adolescent girls. Br J Psychiatry 2001; 179: 116–21.

Snow RE. Aptitude-treatment interactions as a framework for research on individual differences in psychotherapy. J Consult Clin Psychol 1991; 59: 205–16.

Sobel DS. Rethinking Medicine: Improving Health Outcomes With Cost-Effective Psychosocial Interventions. Psychosomatic Medicine 1995; 58: 234–44.

Solantaus. Preventive interventions in families with parental depression: children's psychosocial symptoms and prosocial behaviour. Eur Child Adolesc Psychiatry. 2010 Dec; 19 (12): 883–92.

Sperling E. Familientherapie unter Berücksichtigung des Dreigenerationenproblems. Psychotherapie und Medizinische Psychologie 1979; 29, 207–213.

Springs F, Friedrich WN. Health risk behaviors and medical squelae of childhood sexual abuse. Mayo Clinic Proc 1992; 67: 527–32.

Steffanowski A, Löschmann C, Schmidt J, Wittmann WW, Nübling R. MESTA-Studie. Meta-Analyse der Effekte stationärer psychosomatischer Rehabilitation. Abschlußbericht. Karlsruhe, Mannheim, April 2005.

Stierlin H. Delegation und Familie. 2. Aufl. Berlin: Suhrkamp Verlag 1982.

Stolzenberg R, Berg G, Maschewsky-Schneider U. Healthy upbringing of children through the empowerment of women in a disadvantaged neighbourhood: evaluation of a peer group project. J Public Health (2012) 20:181-192.

Storch M. Motto-Ziele, S. M. A. R. T.-Ziele und Motivation. In: B. Birgmeier (Hrsg.), Coachingwissen.VS Verlag für Sozialwissenschaften: Wiesbaden 2009; 183–206.

Storch M & Krause F. 4. Auflage.Selbstmanagement-ressourcenorientiert. Grundlagen und Trainingsmanual für die Arbeit mit dem Züricher Ressourcen Modell ZRM®. Huber: Bern 2007.

Storch M & Olbrich D. Das GUSI®-Programm als Beispiel für Gesundheitspädagogik in Präventionsleistungen der Deutschen Rentenversicherung 2011. In:Knörzer W, Rupp R. (Hrsg.) Gesundheit ist nicht alles – was ist sie dann? Schneider. Baldmannsweiler.

Strauß B. Bindungsforschung und therapeutische Beziehung. Psychotherapeut 2006; 51: 5–14.

Strauß B, Wittmann WW. Psychotherapieforschung: Grundlagen und Ergebnisse. In: Senf W, Broda M (Hrsg). Praxis der Psychotherapie. Ein integratives Lehrbuch. Stuttgart, New York: Thieme 2005; 760–74.

Strotzka H. Psychotherapie: Grundlagen, Verfahren, Indikationen. München: Urban & Schwarzenberg 1975.

Strupp HH. Können PraktikerInnen von der Forschung lernen? In: Petzold H, Märtens M (Hrsg). Wege zur effektiven Psychotherapie. Oplanden: Leske & Budrich 1999; 13–30.

Strupp HH. Ein zeitgemäßer Blick auf die psychodynamische Psychotherapie und deren Zukunft. Psychotherapeut 2000; 45: 1–9.

Strupp HH, Hadley SW, Gomez-Schwarz B. Psychotherapy for better or worse. New York: Aronson 1977.

Stucki G, Ewert T, Cieza A. Value and application of the ICF in the rehabilitation medicine. Disabil Rehabil 2002; 24: 932–8.

Süddeutsche Zeitung. http://www.sueddeutsche.de/wirtschaft/deutsche-rentenversicherung-mehr-menschen-gehen-wegen-psychischer-probleme-in-fruehrente-1.1694319; abgerufen am 20.11.2014.

Suzanna RO, Jonathan BI, Simon WE. Psychological debriefing for preventing post traumatic stress disorder (PTSD). Cochrane Database Syst Rev 2002; CD000560.

Syme SL. Psychosocial interventions to improve successful aging. Ann Intern Med 2003; 139: 400–2.

Tiefensee J, Arentewicz G, Bergelt C, Koch U. Konzepterfassung in der medizinischen Rehabilitation: Ein Instrument der Qualitätssicherung. Rehabilitation 1998; 37, Suppl. 1: 15–9.

Timmermann H. Eltern psychisch kranker Kinder. Mehrgenerationale Fallrekonstruktionen. Frankfurt a. M.: Verlag Brandes und Apsel 2011.

Turner RM. The effects of personality disorder diagnosis on the outcome of social anxiety symptom reduction. J Personal Disord 1987; 1: 136–43.

Uchino BN, Cacioppo JT, Kiecolt-Glaser JK. The relationship between social support and physiological processes: a review with emphasis on underlying mechanisms and implications for health. Psychol Bull 1996; 119: 488–531.

Ueda S, Saleeby PW. Subjective dimension of functioning and disability: report of the study group. Meeting of WHO Collaborating Centres for The Family of International Classifications. Köln 2003.

Uexküll T von, Wesiack W. Integrierte Medizin als Gesamtkonzept der Heilkunde: ein bio-psycho-soziales Modell. In: Uexküll T von (Hrsg). Psychosomatische Medizin. Modelle ärztlichen Denkens und Handelns. München: Urban & Fischer 2011, 3–40.

van der Klink JJ, Blonk RW, Schene AH, van Dijk FJ. The benefits of interventions for work-related stress. Am J Public Health 2001; 91: 270–6.

van't Veer-Tazelaar, P; Smit, F; van Hout, H; van Oppen, P; van der Horst, H; Beekman, A; van Marwijk, H (2010). Cost-effectiveness of a stepped care intervention to prevent depression and anxiety in late life: randomised trial. Br J Psychiatry 196(4): 319–325.

van't Veer-Tazelaar, PJ; van Marwijk, HW; van Oppen, P; van der Horst, HE; Smit, F; Cuijpers, P; Beekman, AT (2011). Prevention of late-life anxiety and depression has sustained effects over 24 months: a pragmatic randomized trial. Am J Geriatr Psychiatry 19(3): 230–239.

van't Veer-Tazelaar, PJ; van Marwijk, HW; van Oppen, P; van Hout, HP; van der Horst, HE; Cuijpers, P; Smit, F; Beekman, AT (2009). Stepped-care prevention of anxiety and depression in late life: a randomized controlled trial. Arch Gen Psychiatry 66(3): 297–304.

Verband Deutscher Rentenversicherung (VDR). Kommission zur Weiterentwicklung in der gesetzlichen Rentenversicherung. Band I–VII. Frankfurt: VDR 1991.

Verband Deutscher Rentenversicherung. (Hrsg.). Aktiv Gesundheit fördern. Gesundheitsprogramm der Rentenversicherung für die medizinische Rehabilitation. Stuttgart: Schattauer 2000.

Verband Deutscher Rentenversicherungsträger. Rahmenkonzept für die medizinische Rehabilitation in der gesetzlichen Rentenversicherung – Empfehlungen der Reha-Kommission des VDR. Dtsch Rentenversicher 1992; 49: 441–67.

Verband Deutscher Rentenversicherungsträger (Hrsg). Sozialmedizinische Begutachtung in der gesetzlichen Rentenversicherung. Stuttgart: Gustav Fischer 1995.

Verband Deutscher Rentenversicherungsträger. Rahmenkonzept zur medizinischen Rehabilitation in der gesetzlichen Rentenversicherung. Empfehlungen des Verbandes Deutscher Rentenversicherungsträger. Dtsch Rentenversicher 1996; 10–11: 633–65.

Verband Deutscher Rentenversicherungsträger (Hrsg). Aktiv Gesundheit fördern. Gesundheitsprogramm der Rentenversicherung für die medizinische Rehabilitation. Stuttgart: Schattauer 2000.

Verband Deutscher Rentenversicherungsträger. Der Ärztliche Reha-Entlassungsbericht. Berlin: BfA 2001.

Verband Deutscher Rentenversicherungsträger (VDR). VDR Statistik Rentenzugang des Jahres 2003 einschließlich Rentenwegfall, Rentenänderung/Änderung des Teilrentenanteils. Frankfurt a. M.: VDR 2004.

Viol M, Grotkamp S, van Treeck B, Nüchtern E, Hagen T, Manegold B, Eckardt S, Penz M, Seger W. Personbezogene Kontextfaktoren, Teil I: Ein erster Versuch zur systematischen, kommentierten Auflistung von geordneten Anhaltspunkten für die sozialmedizinische Begutachtung im deutschen Sprachraum. Gesundheitswesen 2006; 68: 747–59.

v. Korff M, Scott KM, Gureje O. (eds.) Global perspectives on Mental-Physical Comorbidity in the WHO World Mental Survey. New York: Cambridge University Press 2009.

Vos T, Haby MM, Barendregt JJ, Kruijshaar M, Corry J, Andrews G. The burden of major depression avoidable by long-term treatment strategies. Arch Gen Psychiatry 2004; 61: 1097–103.

Wagenblass S. Biographische Erfahrungen von Kindern psychisch kranker Eltern. Praxis der Kinderpsychologie und Kinderpsychiatrie 2001; 50, 513–524.

Wallerstein RS. The Psychotherapy Research Project of the Menninger Foundation: An Overview. Consult Clin Psychol 1989; 2: 195–205.

Wallerstein RS. Die Generationen der Psychotherapieforschung – Ein Überblick. In: Stuhr U, Leuzinger-Bohleber M, Beutel M. Langzeit-Psychotherapie – Perspektiven für Therapeuten und Wissenschaftler. Kiel: Kohlhammer 2001; 38–60.

Walper S (Hrsg). Familiale Erziehungskompetenzen. Beziehungsklima und Erziehungsleistungen in der Familie als Problem und Aufgabe. Gutachten für das Bundesministerium für Familie, Senioren, Frauen und Jugend. Weinheim, München: Juventa 2005.

Walter U, Bramesfeld A, Plaumann M. Prävention und Gesundheitsförderung 2008. In: Schmid-Ott G, Wiegand-Grefe S, Jacobi C, Paar G, Meermann R, Lamprecht F. Rehabilitation in der Psychosomatik. Stuttgart. Schattauer 2008.

Walter U, Plaumann M, Busse A, Klippe U. Prävention von Stress am Arbeitsplatz: Ergebnisse einer systematischen Literaturrecherche. In: KKH Kaufmännische Krankenkasse (Hrsg.) in Zusammenarbeit mit MHH Medizinische Hochschule Hannover. Weißbuch Prävention 2005/2006. Stress? Ursachen, Erklärungsmodelle und präventive Ansätze. Heidelberg: Springer 2006; 148–162.

Walter U, Robra B-P, Schwartz FW. Prävention. In: Schwartz FW, Walter U, Siegrist J, Kolip P, Leidl R, Dierks ML, Busse R, Schneider N (Hrsg). Public Health. Gesundheit und Gesundheitswesen. München: Elsevier, Urban & Fischer 2012; 196–223.

Wampold BE. The great psychotherapy debate. Models, methods, and findings. Hilldale: Erlbaum Associates 2001.

Wan M, Moulton S, Abel K. A review of mother-child relational interventions and their usefulness for mothers with schizophrenia. Archives of Women's Mental Health 2008; 11 (3): 171–9.

Watzke B, Rueddel H, Koch U, Rudolph M, Schulz H. Comparison of therapeutic action, style and content in cognitive-behavioral and psychodynamic group therapy under clinically representative conditions. Clinical Psychology and Psychotherapy 2008; 15: 404–417.

Watzke B, Scheel S, Bauer C, Rüddel H, Jürgensen R, Andreas S, Koch U, Schulz H. Differentielle Gruppenerfahrungen in psychoanalytisch und verhaltenstherapeutisch begründeten Gruppenpsychotherapien. PPmP 2004; 54: 348–357.

Weber JJ, Bachrach HM, Salomon M. Facotrs associated with the outcome of psychoanalysis: report of the Columbia Psychoanalytic Center Research Project: II. Int Rev Psychoanal 1985; 12: 127–41.

Wegman HL, Stetler C. A meta-analytic review of the effects of childhood abuse on medical outcomes in adulthood. Psychosom Med 2009; 71: 805–812.

Weiner H. The illusion of simplicity: the medical model revisited. Am J Psychiatry 1978; 135: 27–33.

Werner E. Wenn Menschen trotz widriger Umstände gedeihen – und was man daraus lernen kann. In R. Welter-Enderlin u. Hildenbrand, B. (Hrsg.), Resilienz – Gedeihen trotz widriger Umstände 2006; 28–42. Heidelberg: Carl-Auer-Systeme.

Weis J. Interventionsmethoden in der Rehabilitation. In: Bengel J, Koch U (Hrsg). Grundlagen der Rehabilitationswissenschaften. Themen, Strategien und Methoden der Rehabilitationsforschung. Berlin: Springer 2000; 121–38.

Weissman MM, Warner V, Wickramaratne P, Moreau D, Olofson M. Offspring of depressed parents. 10 Years later. Arch Gen Psychiatry 1997; 54: 932–40.

Wiegand-Grefe S. Psychosoziale Folgen und Präventionsbedarf. Die Belastungen von Kindern psychisch kranker Eltern. Pädiatrie hautnah 2012; 3, 202–207.

Wiegand-Grefe S. (2013a). Kinder und Jugendliche psychisch kranker Eltern – Zwischen Risiko und Resilienz. In Liechti J u. Liechti-Darbellay M. Null Bock auf Therapie. Die Bedeutung familiärer Ressourcen in der Therapie mit Jugendlichen 2013; 33–47. Heidelberg: Carl Auer Verlag.

Wiegand-Grefe S. (2013b). Kinder psychisch erkrankter Eltern. In Petermann F. Lehrbuch der Klinischen Kinderpsychologie. 697–712. Beltz Verlag, 2013; 7. neu bearbeitete Auflage.

Wiegand-Grefe S, Cronemeyer B, Halverscheid S, Redlich A, Petermann F. Krankheitsbewältigung psychisch kranker Eltern und psychische Auffälligkeit ihrer Kinder im Fokus einer manualisierten Familienintervention. Zeitschrift für Psychiatrie, Psychologie und Psychotherapie 2013; 61, 51–58.

Wiegand-Grefe S, Cronemeyer B, Plass A, Schulte-Markwort M, Petermann F. Psychische Auffälligkeiten von Kindern psychisch kranker

Eltern im Perspektivenvergleich. Effekte einer manualisierten Familienintervention. Kindheit und Entwicklung 2013; 22, 31–40.

Wiegand-Grefe S, Halverscheid S u. Plass A. Kinder und ihre psychisch kranken Eltern. Familienorientierte Prävention – Der CHIMPs-Beratungsansatz. Göttingen: Hogrefe 2011.

Wiegand-Grefe S, Werkmeister S, Bullinger M, Plass A, Petermann F. Gesundheitsbezogene Lebensqualität und soziale Unterstützung von Kindern psychisch kranker Eltern. Effekte einer manualisierten Familienintervention. Kindheit und Entwicklung 2012; 21, 64–73.

Wilkinson R, Marmot M. The solid facts. social determinants of health. Kopenhagen: World Health Organization 2003.

Wille G, Irle H, Klosterhuis H, Nischan P. Psychosomatik trotz „Sparpaket" ein zentraler Bereich der medizinischen Rehabilitation. Prax Klin Verhaltensmed Reha 1997; 8: 139–47.

Wille N, Bettge S, Ravens-Sieberer U and the BELLA study group. Risk and protective factors for children's and adolescents' mental health: results of the BELLA study. European Child & Adolescent Psychiatry 2008; 17, 133–147.

Wittchen HU, Müller N, Pfisterer H, Winter S, Schmidtkurz B. Affektive, somatoforme und Angststörungen in Deutschland – Erste Ergebnisse des bundesweiten Zusatzsurveys „Psychische Störungen". Gesundheitswesen 1999; 61: 216–22.

Wood PH. The language of disablement: a glossary relating to disease and its consequences. Int Rehabil Med 1980; 2: 86–92.

Woolf SH. Practice guidelines, a new reality in medicine. II. Methods of developing guidelines. Arch Intern Med 1992; 152: 946–52.

World Health Organization (WHO). Constitution. Genf: WHO 1946.

World Health Organization. ICIDH. International Classification of Impairment, Disabilities and Handicaps. Geneva: World Health Organization 1980.

World Health Organization. International Classification of Impairments, Disabilities and Handicaps (ICIDH). Genf: WHO 1980. (Deutsch: Weltgesundheitsorganisation. ICIDH. Übers. von Matthesius R. Berlin, Wiesbaden: Ullstein Mosby 1995.)

World Health Organization. (1999). ICIDH-2. International Classification of Functioning and Disability. Beta-2 draft, Full Version. Geneva: World Health Organization. Deutsche Version 2000.

World Health Organization. International Classification of Functioning, Disability and Health – ICF. Genf: WHO 2001.

World Health Organization. Internationale Klassifikation der Funktionsfähigkeit, Behinderung und Gesundheit (ICF). Herausgegeben von DIMDI und WHO 2004.

World Health Organization (WHO). Pressemitteilung EURO/14/14/04. 01. April 2006. http://www.euro.who.int/mediacentre/pr/2004/20041004_1/language=german (10. April 2005).

World Health Organization (WHO)/OMS. Rapport sur la santé dans le monde 2001: La santé mentale: Nouvelle conception, nouveaux éspoirs. Genève: Organisation Mondial de la Santé 2001.

Zielke M, Limbacher K. Fehlversorgung bei psychischen Erkrankungen. Studie im Auftrag der DAK. Verhaltenstherapie und psychosoziale Praxis 2004; 36: 8–12.

Zielke M, Sturm J. Handbuch stationäre Verhaltenstherapie. Weinheim: Beltz 1994.

Zielke M, Dehmlow A, Wülbeck B, Limbacher K. Einflussfaktoren auf die Behandlungsdauer bei psychischen und psychosomatischen Erkrankungen in der stationären Verhaltenstherapie. Prax Klin Verhaltensmed Reha 1997; 10: 22–56.

Zielke M, Borgart EJ, Carls W, Herder F, Lebenhagen J, Leidig S, Limbacher K, Meermann R, Reschenberg I, Schwickerath J. Ergebnisqualität und Gesundheitsökonomie verhaltensmedizinischer Psychosomatik in der Klinik. Lengerich: Pabst Publishers 2004.

Zielke M, Wittmann WW. (Hrsg.) Behandlungsdauer und Behandlungsergebnisse: Ein Tabu auf dem Prüfstand der Psychotherapie- und Rehabilitationsforschung. Prax Klin Verhaltensmed Reha 2009; 83.

Zwerenz R, Knickenberg RJ, Schattenburg L, Beutel ME. Confronting work-related conflicts during psychosomatic inpatient rehabilitation – results of a randomized study. Int J Rehabil Res 2004; 27: 138.

3 Strukturelle Anforderungen

3.1 Allgemeine Rahmenbedingungen

3.1.1 Versorgungsforschung

H. Schulz, D. Barghaan, T. Harfst, C. Bleich, S. Pawils, S. Kawski und U. Koch

In der angelsächsischen Literatur gibt es schon seit mehreren Jahrzehnten das Forschungsfeld „health care research". Eine Definition dieses Forschungsgegenstandes lautet „Systems of individual arrangements and social institutions through which health care services of a personal nature are provided, organized, financed and controlled" (Myers 1986).

Versorgungsforschung wird im Folgenden im Sinne einer Arbeitsdefinition wie folgt verstanden (Raspe et al. 2010):

> Versorgungsforschung analysiert den Weg des Kranken durch das Gesundheitswesen, und zwar in allen Institutionen und Leistungsbereichen (Prävention und Gesundheitsförderung, stationäre und ambulante Akutversorgung, Rehabilitation und Pflege).

Sie berücksichtigt dabei gleichzeitig unterschiedliche Ebenen der Systeme, nämlich die Makro-Ebene der Versorgungssysteme als Rahmenbedingungen, die Meso-Ebene mit ihren einzelnen Versorgungsinstitutionen bzw. institutionellen Arrangements für einzelne Erkrankungen und die Mikro-Ebene. Letztere bezieht sich auf die Analyse einzelner Versorgungs-Interaktionen (z. B. „shared decision making") in verschiedenen Behandlungskontexten.

Auf diesen Ebenen sollen die relevanten Einflussfaktoren auf die Qualität von Strukturen und Ressourcen, auf Behandlungsmaßnahmen und Prozesse und schließlich auf die Ergebnisse der präventiven, kurativen, rehabilitativen und pflegerischen Interventionen ermittelt werden. Versorgungsforschung entwickelt, erprobt und evaluiert auf dieser Basis innovative Behandlungsansätze mit dem Ziel, die Effektivität und Effizienz patientenorientierter Versorgung zu verbessern.

Versorgungsforschung versteht sich als „multi-" und „transdisziplinär", indem sie Theorien und Methoden verschiedener Einzeldisziplinen in einem gemeinsamen Design miteinander verknüpft. Der Forschungszugang verbindet klinische mit klassischen Disziplinen der Public-Health-Forschung (Bevölkerungsmedizin). Versorgungsforschung nimmt somit eine Brückenfunktion wahr und lässt sich von anderen Forschungsrichtungen unter anderem dadurch abgrenzen, dass sie Querschnittsaufgaben wahrnimmt, mit dem Anspruch, multidisziplinär die Situation und Weiterentwicklung der Gesundheits- und Krankenversorgung zu erforschen. So lässt sich z. B. Therapieforschung, wenn sie nicht monodisziplinär einzelne therapeutische Verfahren oder Arzneimittel untersucht, sondern beispielsweise Aspekte des Qualitätsmanagements oder ökonomische Aspekte berücksichtigt, zur Versorgungsforschung zählen.

Unabhängig von den Aufgabenstellungen und deren jeweiligen strukturellen Rahmenbedingungen in den verschiedenen Versorgungsbereichen zeichnet sich die Versorgungsforschung durch eine Reihe bereichsübergreifender Fragestellungen aus (Abb. 3-1):
- Fragen des Bedarfs und des Zugangs, wozu unter anderem Analysen zur Inanspruch-

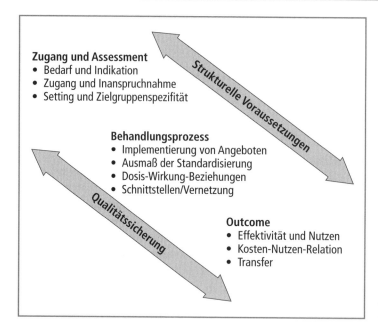

Abb. 3-1 Zentrale Themen der Versorgungsforschung

nahme, zur Zielgruppenspezifität und zur differenziellen Zuweisung zählen.
- Behandlungsprozesse wie Assessmentstrategien, Dosis-Wirkung-Beziehungen, Flexibilisierungsmöglichkeiten in der Angebotsgestaltung, Schnittstellen und Vernetzung, innovative Versorgungsverfahren sowie Beteiligungsmöglichkeiten informierter und kompetenter Patienten (shared decision making; Compliance) im diagnostischen und therapeutischen Prozess.
- Ergebnisse und Transfer, hier sind vor allem Effektivität und Effizienz, Kosten-Nutzen-Relationen, Evaluation, Transferforschung und Implementationsforschung zu nennen.
- Als übergreifende Fragestellungen sind weiterhin Berichterstattung, Controlling, Finanzierung und Qualitätssicherung bzw. Qualitätsmanagement zu nennen.

3.1.2 Stellung der psychosomatischen Rehabilitation im Gesundheitswesen

H. Schulz, D. Barghaan, T. Harfst, C. Bleich, S. Pawils, S. Kawski und U. Koch

Für Menschen mit psychischen Störungen bestehen unterschiedliche Möglichkeiten, professionelle Hilfe in Anspruch zu nehmen. Die Therapie erfolgt im Wesentlichen durch Psychopharmaka und/oder Psychotherapie.

Die Bundesrepublik Deutschland verfügt im internationalen Vergleich sowohl im stationären (Krankenhäuser, Kliniken) als auch im teilstationären (Tageskliniken) und ambulanten (Praxen, Ambulanzen, Beratungsstellen) Bereich über ein besonders dicht ausgebautes System der psychotherapeutischen Versorgung. Ein substanzieller Teil des **stationären Versorgungssystems** hat sich – ebenfalls anders als international üblich – außerhalb der psychiatrischen Versorgung im Bereich der medizinischen Rehabilitation entwickelt und wird hauptsächlich durch die gesetzliche Rentenversicherung finanziert. Bestimmend für diese Entwicklung waren unter anderem eine stark biologische Ausrichtung der Psychiatrie in der Nachkriegszeit sowie eine Spezialisierung auf die psychotherapeutische Behandlung psychischer Erkrankungen im Rahmen der medizinischen Rehabilitation (Koch u. Potreck-Rose 1994). Die **ambulante psychotherapeutische Versorgung** erfolgt in Deutschland zu einem großen Teil über psychologische und ärztliche Psychotherapeuten sowie Kinder- und Jugendlichenpsychotherapeuten. Sie wird im Wesentlichen von den gesetzlichen Krankenkassen finanziert.

Stationäre Psychotherapie zeichnet sich durch eine multimodale Behandlungsstrategie aus, an der Ärzte, Psychologen, Spezialtherapeuten und Gesundheits- und Krankenpfleger beteiligt sind. Im Zentrum steht die verbale Intervention in Gruppen- und/oder Einzelsitzungen, welche häufig durch vielfältige Körper- und Kreativtherapieangebote (z. B. Entspannungsverfahren, Ergotherapie, Physiotherapie) ergänzt wird. Die Frage der differenziellen Abgrenzung von stationärer gegenüber ambulanter Psychotherapie ist bisher nur eingeschränkt auf der Grundlage empirischer Befunde zu beantworten. Zu berücksichtigen sind dabei eine Vielzahl von Patientenvariablen sowie Faktoren, die aus der Interaktion des Patienten mit seinem sozialen Umfeld resultieren (Janssen et al. 1999). Das Konzept der Bundesarbeitsgemeinschaft für Rehabilitation (BAR) zur ambulanten Rehabilitation bei psychischen und psychosomatischen Erkrankungen nennt in diesem Zusammenhang unter anderem eine ausgeprägte psychische und/oder somatische Komorbidität, stark verminderte psychophysische Belastbarkeit, die einer durchgängigen Stützung und Strukturierung bedarf, stark ausgeprägte Symptomatik, die eine engmaschige Betreuung und kontinuierliche Verfügbarkeit von Kriseninterventionsmöglichkeiten unverzichtbar macht, sowie die Notwendigkeit einer Fremdkontrolle von schädlichen Verhaltensweisen (BAR 2003).

Ein ähnlich schwieriges Problem stellt die Abgrenzung von Krankenhaus- und Rehabilitationsbehandlung dar, weil die in der somatischen Medizin hier üblicherweise zur Abgrenzung herangezogenen Kriterien nur begrenzt auf den Bereich der psychischen Störungen übertragbar sind. So sind z. B. Maßnahmen zur Reintegration psychisch Kranker auch schon unverzichtbarer Bestandteil der Krankenhausbehandlung, da viele psychische Störungen mit einer Einschränkung psychosozialer Funktionen einhergehen (Schulz u. Koch 2002).

Die stationäre psychotherapeutische Versorgung in Deutschland erfolgt zum einen im Rahmen der Krankenhausbehandlung und zum anderen im Bereich der Rehabilitation. Erstere wird von **Krankenhäusern und Abteilungen für psychotherapeutische Medizin und Psychosomatik** sowie von **Krankenhäusern für Psychiatrie und Psychotherapie** geleistet. Versorgt werden hauptsächlich Patienten der gesetzlichen Krankenversicherung (§ 39 SGB V) und zu einem geringeren Anteil auch Privatpatienten bzw. Selbstzahler. Ein weiterer Teil der Versorgung erfolgt im Bereich der **Rehabilitation von Patienten mit psychischen/psychosomatischen Störungen**. Hier werden überwiegend Patienten der gesetzlichen Rentenversicherung im Rahmen der medizinischen Rehabilitation (§ 15 SGB VI) sowie ein vom Umfang begrenzter Teil an Rehabilitanden innerhalb der gesetzlichen Krankenversicherung (§ 40 SGB V) behandelt. Schließlich erfolgt stationäre psychotherapeutische Versorgung darüber hinaus im Rahmen von Konsiliar- und Liaisondiensten.

Nachfolgend wird auf das von den Rentenversicherungen getragene System, für das der – historisch begründete, aber fachlich umstrittene – Begriff der **psychosomatischen Rehabilitation** verwendet wird, eingegangen. Aus

Platzgründen wird das Teilsystem nicht explizit berücksichtigt, sondern nur kursorisch behandelt, welches mit Rehabilitation psychisch Kranker (RPK) bezeichnet wird, sowie ein weiteres, eigenständiges Versorgungssystem, die Suchtrehabilitation.

> Bei der psychosomatischen Rehabilitation handelt es sich um einen spezifischen Angebotstyp der medizinischen Rehabilitation, bei dem im Rahmen eines ganzheitlichen Rehabilitationskonzeptes psychotherapeutischen Interventionen ein besonderer Stellenwert zukommt. In Anlehnung an diese Definition wird in den letzten Jahren dieser Bereich zutreffender mit „Rehabilitation von Patienten mit psychischen/psychosomatischen Erkrankungen" bezeichnet.

Im Jahre 2011 führten in Deutschland insgesamt 173 424 Versicherte (93 935 Frauen, 79 479 Männer) wegen einer psychischen Störung eine stationäre Rehabilitationsmaßnahme im Rahmen der **gesetzlichen Rentenversicherung** (SGB VI) durch (Deutsche Rentenversicherung Bund 2012), darunter 42 233 Patienten mit Suchterkrankungen. Das entspricht etwa einem Fünftel aller im Rahmen der gesetzlichen Rentenversicherung in diesem Jahr durchgeführten stationären Rehabilitationsmaßnahmen. Im Bereich der psychischen Erkrankungen ohne Sucht beträgt der Frauenanteil 64 % und das Durchschnittsalter 48 Jahre, im Bereich der Suchterkrankungen liegt der Frauenanteil bei 22 % und das Durchschnittsalter bei Störungen durch Alkohol ist 45 Jahre und bei Störungen durch Medikamente und Drogen 32 Jahre. Die durchschnittliche Anzahl der Pflegetage beträgt bei psychischen Erkrankungen ohne Sucht 37 Tage, bei Störungen durch Alkohol 83 Tage und durch Medikamente und Drogen 94 Tage.

Die Verteilung der Erstdiagnosen ist Abb. 3-2 zu entnehmen. Demnach bilden

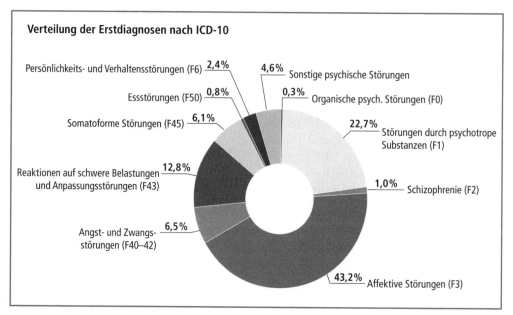

Abb. 3-2 Diagnoseverteilung von 187 413 Versicherten der gesetzlichen Rentenversicherung mit psychischen Störungen, die im Jahr 2012 eine stationäre Rehabilitationsmaßnahme in Anspruch genommen haben (Deutsche Rentenversicherung Bund 2013)

3.1 Allgemeine Rahmenbedingungen

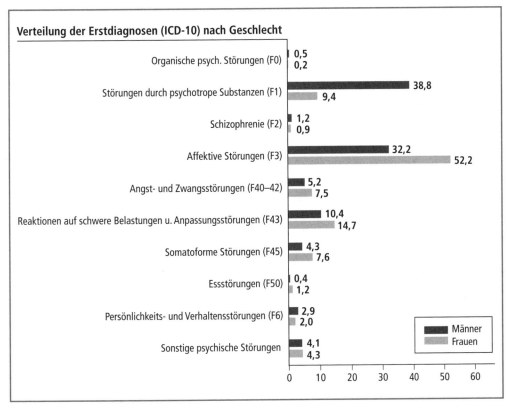

Abb. 3-3 Diagnoseverteilung von 102 637 weiblichen und 84 776 männlichen Versicherten der gesetzlichen Rentenversicherung mit psychischen Störungen, die im Jahr 2012 eine stationäre Rehabilitationsmaßnahme in Anspruch genommen haben (Deutsche Rentenversicherung Bund 2013)

Patienten mit der Diagnose einer Affektiven Störung bzw. einer Störung durch psychotrope Substanzen die beiden größten Gruppen. Innerhalb der Gruppe der Patienten mit psychischen Störungen ohne Sucht stellen – wie angeführt – die häufigste Erstdiagnose die affektiven Störungen mit 56 % dar, die zweithäufigste Diagnosegruppe bilden neurotische, Belastungs- und somatoforme Störungen mit 37 %, darunter 17 % Reaktionen auf schwere Belastungen und Anpassungsstörungen, somatoforme Störungen mit 8 % und Angststörungen ebenfalls mit 8 %. Sehr viel seltener wurden hingegen Persönlichkeits- und Verhaltensstörungen mit 2 % als Erstdiagnose vergeben.

Vergleicht man das Diagnosespektrum von weiblichen und männlichen Patienten (Abb. 3-3), fällt bei den Frauen vor allem ein höherer Anteil an affektiven Störungen sowie Belastungs- und Anpassungsstörungen und bei den Männern ein deutlich erhöhter Anteil an Suchterkrankungen auf.

Anhand von Prozessdokumentationsanalysen der durchgeführten therapeutischen Maßnahmen (Angaben aus der Klassifikation Therapeutischer Leistungen, KTL) bei 43 407 BfA-Patienten aus 65 psychosomatischen Rehabilitationskliniken kommen Barghaan et al. (2009) zu dem Ergebnis, dass mit 50 % (n = 21 738) die meisten Patienten im Wesentlichen bzw. ausnahmslos mit psychodynamisch begründeten Verfahren behandelt werden. Überwiegend oder ausschließlich verhaltenstherapeutisch werden 36 % der Patienten (n = 15 654)behandeltund 14 % (n = 6 015) werden sowohl mit verhaltenstherapeutisch als auch psychodynamisch begründeten Verfahren behandelt. Die Verteilung unterscheidet sich zwischen Frauen und Männern nicht wesentlich. Das Verhältnis von Einzel- zu Gruppentherapie beträgt dabei 308 zu 1165 Minuten, d. h. ca. 1:4.

Neben den Patienten, die über die Rentenversicherung (SGB VI) eine stationäre Rehabilitationsmaßnahme antreten, führt ein kleinerer Teil von Versicherten im Rahmen der **gesetzlichen Krankenversicherung** eine stationäre Rehabilitationsmaßnahme nach § 40 (SGB V) durch. Der genaue Anteil dieser Patienten ist aber auf Basis der bestehenden Datengrundlage nicht abzuschätzen und es liegen auch keine Angaben zu Alter, Geschlecht und Diagnosen vor.

Ein besonderes Angebot der psychiatrischen Rehabilitation stellen die Einrichtungen für die **Rehabilitation psychisch Kranker** (RPKs) dar. Sie entstanden 1986 auf der Grundlage einer Empfehlungsvereinbarung der Bundesarbeitsgemeinschaft für Rehabilitation (BAR), zunächst nur mit stationärem Behandlungskonzept. Die Zielsetzung der Rehabilitation in diesen gemeindenahen Einrichtungen ist in erster Linie die weitgehende berufliche und soziale Integration der Rehabilitanden.

Nach einer RPK-Bestandsaufnahme der Bundesarbeitsgemeinschaft für Rehabilitation (BAR; Weig 2003) gab es im Jahr 2000 insgesamt 42 Einrichtungen zur Rehabilitation psychisch Kranker mit zusammen 827 Rehabilitationsplätzen im Bundesgebiet. Von der Rentenversicherung wurden 2011 insgesamt 854 Leistungen durchgeführt, die durchschnittliche Dauer betrug dabei 226 Tage (Deutsche Rentenversicherung Bund 2012). Die Mindestzahl von 50 Plätzen pro Einrichtung wird in vielen Regionen unterschritten.

Das Diagnosespektrum in den RPK-Einrichtungen hat sich in den letzten Jahren zunehmend von vornehmlich schizophren erkrankten Menschen auf weitere Diagnosen, wie z. B. Persönlichkeitsstörungen, ausgeweitet. Es bestehen regionale Unterschiede in der Umsetzung des RPK-Konzepts. Angebote von RPK-Einrichtungen werden bisher noch nicht flächendeckend vorgehalten. Das betrifft vor allem die neuen Bundesländer.

Die Rehabilitationsangebote, die sich zunehmend auch auf das teilstationäre und ambulante Setting erstrecken, umfassen unter anderem ärztliche Behandlungen, Training der Fertigkeiten zur selbständigen Lebensführung, Beschäftigungstherapie, Belastungserprobung und berufsvorbereitende Maßnahmen. Auch psychotherapeutische Maßnahmen gehören nach Auskunft der Bundesarbeitsgemeinschaft RPK zum Angebotsspektrum. In welchem Umfang diese vorgehalten werden, ist aufgrund der bisherigen Datengrundlage nicht abzuschätzen.

3.1.3 Qualifikation und Arbeitszufriedenheit des Personals

H. Schulz, D. Barghaan, T. Harfst,
C. Bleich, S. Pawils, S. Kawski und
U. Koch

Im Rahmen des Qualitätssicherungsprogramms der gesetzlichen Rentenversicherung untersuchte der Verband Deutscher Rentenversicherungsträger 1998 Strukturmerkmale in 77 psychosomatischen Rehabilitationskliniken (VDR 2000b). Neben Personalanhaltszahlen, die in Kapitel 3.1.4 detailliert beschrieben werden, sollen im Folgenden zusammenfassende Auswertungen zum Bereich der personellen Besetzung und Qualifikation vorgestellt werden.

Unterschieden werden dabei drei strukturähnliche Klinik- bzw. Abteilungstypen:

3.1 Allgemeine Rahmenbedingungen

Solche, die entweder ausschließlich psychodynamisch oder ausschließlich verhaltenstherapeutisch orientiert vorgehen sowie solche, die mit beiden Verfahren, zumindest ansatzweise, arbeiten. Kriterium für diese Unterscheidung sind die Angaben im Strukturbogen zum Punkt Diagnostik und Therapie: Es musste angegeben werden, dass zumindest ein therapiespezifisches diagnostisches und therapeutisches Verfahren vorgehalten wird. (Gerade für die Gruppe derjenigen Kliniken oder Abteilungen, die dieses Kriterium für beide wesentlichen Therapierichtungen erfüllen, lassen sich keine Aussagen über das Ausmaß bzw. die Anteile an den in einem bestimmten Zeitraum insgesamt behandelten Patienten treffen.)

Allgemeine Merkmale

Die insgesamt 77 einbezogenen Einrichtungen halten für den Indikationsbereich Psychosomatik/Psychiatrie 8 499 Betten vor. Davon entfallen auf die 27 Häuser mit primär verhaltenstherapeutischer Ausrichtung 2 416 Betten, auf die 9 Häuser mit primär psychodynamischer Ausrichtung 1 069 Betten und auf die 41 Einrichtungen, in denen prinzipiell beide therapeutische Ausrichtungen angewendet werden, 5 014 Betten. Hinzu kommen noch einmal 146 ambulante Behandlungsplätze im Bereich verhaltenstherapeutischer Orientierung sowie 78 ambulante Plätze bei Einrichtungen mit beiden therapeutischen Ausrichtungen.

Personelle Besetzung

Ein Großteil, d. h. 85 % der aus der Personaldichte errechneten ca. 2 650 Personalstellen, entfällt auf die vier Bereiche ärztlicher und psychologischer Dienst, Pflegedienst sowie Physiotherapie (Tab. 3-1; Abb. 3-4). Ärztlicher und psychologischer Dienst zusammen werden in einer Personaldichte von 11,6 Stel-

Tab. 3-1 Personaldichte (Stellen je 100 Betten, insgesamt 8 499 Betten)

Dienst	PD (9 Einr.)	VT (27 Einr.)	PD/VT (41 Einr.)	Mittelwert (gewichtet)	Stellen Gesamt[1]
Ärztlicher Dienst	8,6	6,4	7,4	7,2	618
Psychologischer Dienst	2,2	5,6	4,0	4,4	359
Pflegedienst	10,4	8,3	8,7	8,8	748
Physiotherapie	4,9	5,6	7,0	6,3	539
Sozialarbeiter	0,8	3,0	0,6	1,5	111
Pädagogischer Dienst	1,4	0,6	0,3	0,5	45
Ergotherapie	0,7	1,3	0,6	0,9	69
Kunst-/Gestaltungstherapie	1,2	1,2	1,0	1,1	92
Konzentrative Bewegungstherapie	0,7	0,1	0,4	0,3	30
Musik-/Tanztherapie	0,5	0,4	0,4	0,4	35

[1] Die absolute Stellenzahl ist aus der Bettenzahl und der Personaldichte errechnet. PD = psychodynamisch orientierte Einrichtungen; VT = verhaltenstherapeutisch orientierte Einrichtungen

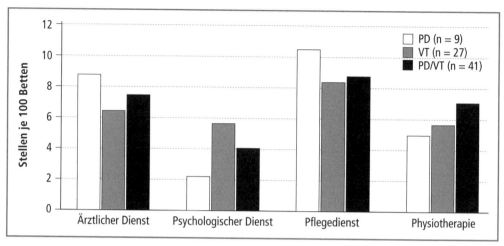

Abb. 3-4 Personaldichte I (Angaben in Stellen je 100 Betten). n = Einrichtungen; PD = psychodynamisch orientierte Einrichtungen; VT = verhaltenstherapeutisch orientierte Einrichtungen

len pro 100 Betten vorgehalten. Es zeigen sich zwischen den beiden Einrichtungstypen mit einer spezifischeren psychotherapeutischen Ausrichtung erwartungsgemäß deutliche Unterschiede: In psychodynamisch orientierten Einrichtungen ist der Anteil des ärztlichen und pflegerischen Dienstes vergleichsweise höher und der des psychologischen Dienstes geringer, ebenso auch der Anteil an Sozialarbeitern (Abb. 3-5).

Wenn die Schätzung von insgesamt 16 500 Betten im Bereich der psychosomatischen/psychotherapeutischen Akut- und Rehabilitationsversorgung zugrunde gelegt wird, ergäben sich auf der Basis der Strukturdaten hochgerechnet ca. 1 200 Stellen des ärztlichen und ca.

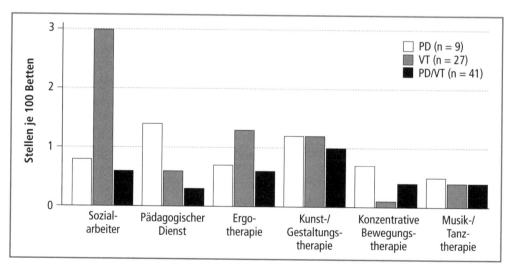

Abb. 3-5 Personaldichte II (Angaben in Stellen je 100 Betten). n = Einrichtungen; PD = psychodynamisch orientierte Einrichtungen; VT = verhaltenstherapeutisch orientierte Einrichtungen

3.1 Allgemeine Rahmenbedingungen

700 des psychologischen Dienstes in diesem Versorgungssektor.

Die Strukturdaten erlauben darüber hinaus auch einen – allerdings nur sehr groben – Einblick in die Qualifikation des ärztlichen und psychologischen Dienstes. Grob deshalb, weil zum einen nur der Anteil der Kliniken mit mindestens einem Stelleninhaber der entsprechenden Qualifikation angegeben ist und zum anderen die Kriterien für eine Zuordnung im Strukturbogen nicht eindeutig operationalisiert sind.

Hinsichtlich der Qualifikation des **ärztlichen Dienstes** zeigen sich ebenfalls vor allem Unterschiede zwischen den beiden Einrichtungstypen mit einer spezifischeren psychotherapeutischen Ausrichtung (Tab. 3-2): In psychodynamisch orientierten Einrichtungen ist der Anteil der Ärzte mit der Gebietsbezeichnung Psychotherapeutische Medizin vergleichsweise höher, und zwar auf allen drei Ebenen, d. h. bei Chefärzten, Oberärzten und Assistenzärzten; ebenso ist der Anteil mit der Gebietsbezeichnung Innere Medizin, sowohl auf der Ebene der Chefärzte als auch auf der Ebene der Assistenzärzte gegenüber verhaltenstherapeutisch orientierten Kliniken höher. Der Anteil der Ärzte insgesamt mit der Gebietsbezeichnung Physikalische und Rehabilitative Medizin (nicht in Tab. 3-2 aufgeführt) wird mit nur 11–15 % relativ selten genannt, ebenso weitere Gebietsbezeichnungen wie Allgemeinmedizin, Anästhesiologie oder Frauenheilkunde.

Auch bezogen auf den **psychologischen Dienst** zeigt sich – erwartungsgemäß – ein

Tab. 3-2 Qualifikation des ärztlichen Personals (gesamt sowie nach Funktion getrennt)[1]

Gebietsbezeichnung	PD (%) (9 Einr.)	VT (%) (27 Einr.)	PD/VT (%) (41 Einr.)
Psychotherapeutische Medizin	100	52	88
• Chefärzte	89	52	80
• Oberärzte	67	33	56
• Assistenzärzte	44	15	46
Psychiatrie und Psychotherapie	44	56	54
• Chefärzte	44	30	34
• Oberärzte	33	33	22
• Assistenzärzte	11	4	2
Nervenheilkunde (Neurologie/Psychiatrie)	56	37	51
• Chefärzte	44	30	37
• Oberärzte	22	19	24
• Assistenzärzte	22	7	7
Innere Medizin	56	48	59
• Chefärzte	33	15	24
• Oberärzte	22	30	34
• Assistenzärzte	56	7	20

[1] Anteil der Kliniken mit mindestens einem Arzt mit entsprechender Qualifikation (nur wenn in mindestens 5 % der Kliniken vertreten)
PD = psychodynamisch orientierte Einrichtungen; VT = verhaltenstherapeutisch orientierte Einrichtungen

Tab. 3-3 Qualifikation des psychologischen Personals[1]

Dienst	PD (%) (9 Einr.)	VT (%) (27 Einr.)	PD/VT (%) (41 Einr.)
Analytische Psychotherapie	22	7	27
Tiefenpsychologisch fundierte Psychotherapie	33	22	71
Verhaltenstherapie	33	81	76
Gesprächspsychotherapie	33	37	44
Familientherapie/systemische Therapie	11	26	32
Kunst-/Gestaltungstherapie	11	7	29
Psychodrama	11	19	27
Gruppentherapie	44	19	41

[1] Anteil der Kliniken mit mindestens einem Arzt mit entsprechender Qualifikation (nur wenn in mindestens 5 % der Kliniken vertreten)
PD = psychodynamisch orientierte Einrichtungen; VT = verhaltenstherapeutisch orientierte Einrichtungen

hoher Anteil von Kliniken mit zumindest einem verhaltenstherapeutisch qualifizierten Mitarbeiter, wohingegen der Anteil der Kliniken mit psychodynamisch qualifizierten Mitarbeitern deutlich geringer ist (Tab. 3-3). Ebenfalls erwartungsgemäß ist der Anteil weiterer, neben den beiden Richtlinienverfahren (psychodynamisch begründete Verfahren und Verhaltenstherapie) vorgehaltener Angebote deutlich geringer, er überschreitet nicht den Wert von mehr als einem Drittel der Kliniken, die mindestens einen entsprechend qualifizierten Stelleninhaber angeben.

Der Anteil an Kliniken, in denen die **Gesundheits- und Krankenpfleger** mit mindestens einer Stelle als Qualifikation „Psychosomatische Fachpflege" aufweisen, beträgt 22 % (verhaltenstherapeutisch orientierte Einrichtungen), 29 % (verhaltenstherapeutisch/psychodynamisch orientierte Einrichtungen) und 33 % (psychodynamisch orientierte Einrichtungen). Eine detaillierte Diskussion der Personalanhaltszahlen findet sich in Kapitel 3.1.4.

Eng verknüpft mit der Qualifikation ist die Frage nach der durchgeführten **Diagnostik** (Tab. 3-4). Hinsichtlich der explorativen Diagnostik weisen die Einrichtungen bezüglich der Anamnesen kaum Varianz auf, mit Ausnahme der primär psychodynamischen Einrichtungen, in denen nur in einem Drittel der Häuser eine psychosoziale Anamnese angegeben wird. Eine Arbeitsplatzanalyse durchzuführen geben ungefähr die Hälfte der Einrichtungen an. Gemäß den therapeutischen Ausrichtungen werden psychodynamisches Erstinterview und verhaltensanalytische Diagnostik schwerpunktmäßig nur in den entsprechenden Einrichtungen durchgeführt. Es fällt allerdings auf, dass der Anteil verhaltensanalytischer Diagnostik auch nur in 66 % der verhaltenstherapeutischen Einrichtungen angegeben wird und nur in 20 % der Einrichtungen, die beide therapeutischen Konzepte vertreten. Da in letzteren auch nur 66 % psychodynamische Erstinterviews durchgeführt werden, könnte dieses zum einen auf einen sehr geringen Anteil an Diagnostik in einigen der Einrichtungen hinweisen, zum anderen könnte es darauf schließen lassen, dass es sich hierbei um Häuser handelt, die sich in der Erhebung von

3.1 Allgemeine Rahmenbedingungen

Tab. 3-4 Psychologische und soziale Diagnostik[1]

Diagnostik	PD (%) (9 Einr.)	VT (%) (27 Einr.)	PD/VT (%) (41 Einr.)
Exploration • biografische Anamnese • verhaltensanalytische Diagnostik • tiefenpsychologisches Erstinterview • psychosoziale Anamnese • berufliche Anamnese • Arbeitsplatzanalyse	100 0 89 33 100 33	93 67 22 96 93 48	100 20 66 98 100 49
Testdiagnostik • Persönlichkeitsdiagnostik • Intelligenzdiagnostik • klinische Diagnostik	22 11 33	26 15 41	32 5 39

[1] Anteil der Kliniken, die diese Diagnostik bei allen Patienten durchführen
PD = psychodynamisch orientierte Einrichtungen; VT = verhaltenstherapeutisch orientierte Einrichtungen

Neun (1994) noch als ausschließlich psychodynamisch orientiert bezeichneten und jetzt ihr Angebotsspektrum erweitert haben.

Bemerkenswert ist darüber hinaus der von nur ca. einem Drittel der Häuser angegebene insgesamt eher geringe Anteil an Testdiagnostik, und zwar unabhängig von der primären therapeutischen Ausrichtung der Einrichtungen. Selbst für klinische Diagnostik geben nur 40 % der Häuser an, diese zu nutzen. Das könnte damit zusammenhängen, dass für viele Therapeuten der klinische Nutzen vorhandener diagnostischer Verfahren nicht erkennbar ist und Durchführung sowie – möglichst zeitnahe – Auswertung Ressourcen beanspruchen, die in einem größeren Teil der Häuser nicht vorhanden sind. Weitere Gründe könnten sein, dass die Notwendigkeit für eine durch Aufgaben der Evaluation oder Qualitätssicherung bedingte testpsychologische Absicherung sich bisher nicht ergeben hat bzw. nicht gesehen wurde. Insgesamt deutet dieser Befund auf eine defizitäre Situation hin.

Hinsichtlich der medizinischen Eingangsdiagnostik (Tab. 3-5) lassen sich keine deutlichen Unterschiede zwischen den drei Gruppen

Tab. 3-5 Medizinische Eingangsuntersuchung[1]

Diagnostik	PD (%) (9 Einr.)	VT (%) (27 Einr.)	PD/VT (%) (41 Einr.)
Allgemeinärztliche/internistische Untersuchung	89	93	100
Neurologische Untersuchung	56	74	76
Psychiatrische Untersuchung	67	74	73

[1] Anteil der Kliniken, die diese Diagnostik bei allen Patienten durchführen
PD = psychodynamisch orientierte Einrichtungen; VT = verhaltenstherapeutisch orientierte Einrichtungen

von Einrichtungen finden. Fast alle Patienten erhalten nach diesen Angaben eine allgemeinmedizinische bzw. internistische Eingangsuntersuchung, drei Viertel der Patienten darüber hinaus auch eine neurologische und psychiatrische Untersuchung.

Von mindestens 50 % der Kliniken wird die folgende Diagnostik als verfügbar angegeben, und zwar unabhängig vom psychotherapeutischen Konzept: Sonographie der Schilddrüse und des Abdomens, EKG-Mehrfachschreiber, Fahrradergometrie und Spirometrie, in 36 Kliniken besteht auch die Möglichkeit, ein EEG durchzuführen, 12 Kliniken geben an, ein kleines Schlaflabor vorzuhalten. Mit Ausnahme der Gruppe der primär psychodynamisch ausgerichteten Kliniken werden von mehr als 50 % der Kliniken eine intern durchführbare Diagnostik für die Bereiche Aufmerksamkeit (n = 42), Gedächtnis (n = 46), Leistung (n = 45), Persönlichkeit (n = 52) und Verhalten (n = 47) angegeben. Eine verfügbare neuropsychologische (n = 27) und psychophysiologische Diagnostik (n = 23) wird ebenfalls häufiger angeführt.

Mitarbeiterzufriedenheit

Angaben zur Mitarbeiterzufriedenheit sind der Pilotphase des Qualitätssicherungsprogramms der Gesetzlichen Krankenkassen (QS-Reha®) zu entnehmen, an der sich insgesamt 11 Kliniken beteiligten und für die auswertbare Datensätze von 1 918 Patienten vorliegen. Der eingesetzte Fragebogen zur Mitarbeiterbefragung, auch kurz MAZ-Reha genannt, wurde von 660 Mitarbeitern aus 9 Kliniken beantwortet. Die Befragung wurde von Frau Dr. Silke Pawils durchgeführt und ausgewertet. Bezogen auf die einzelnen Berufsgruppen beantworteten den Bogen 148 Mitarbeiter des ärztlichen und psychologischen Personals, 123 Mitarbeiter des pflegerisches Personals, 97 Mitarbeiter des sonstigen therapeutischen Personals, weiterhin 68 Verwaltungsmitarbeiter sowie 158 sonstige Mitarbeiter, von 66 Mitarbeitern lagen keine Angaben zur Berufsgruppe vor.

Der Fragebogen umfasst insgesamt neun Skalen: „Tätigkeiten und Arbeitsaufgaben", „Arbeitsbedingungen", „Bezahlung", „Berufliche Entwicklung", „Organisation", „Ihr/e Vorgesetzte/r", „Betriebsklima", „Informationen" und „Personalentwicklung".

Abbildung 3-6 veranschaulicht sowohl die Höhe wie auch die Spannweiten der Zufriedenheitsangaben der Mitarbeiter aller befragten Kliniken. Für jeden abgefragten Aspekt der Zufriedenheit sind jeweils der geringste Mittelwert, der höchste Mittelwert und der Gesamtmittelwert aller Befragten (in allen Kliniken) angegeben. Es liegen dabei die Antworten auf die zusammenfassenden Globaleinschätzungen zugrunde.

Die Ergebnisse zeigen, dass sich die größten Schwankungen in den Einschätzungen zwischen den Kliniken hinsichtlich der Beurteilung des Vorgesetzten finden, die geringsten hinsichtlich der „Beziehungen zu anderen Berufsgruppen" sowie der Skala „Tätigkeiten und Arbeitsaufgaben", welche sich auf die Zufriedenheit mit bestehenden Arbeitsaufgaben, Unterforderung mit den Tätigkeiten und mangelnde Abwechslung in der täglichen Arbeit bezieht. Hohe Ausprägungen der Items in Schlüsselrichtung sprechen für inhaltlich abwechslungsreiche, den Fähigkeiten der Mitarbeiter entsprechende Tätigkeitsfelder. Das ist gleichzeitig auch die Skala, die den höchsten Mittelwert aller Skalen aufweist. Der niedrigste Mittelwert über alle Kliniken findet sich in der Skala „Bezahlung".

Die wiedergegebenen Ergebnisse der Mitarbeiterbefragung spiegeln die Situation der Mitarbeiter in den Kliniken wider, wie sie von diesen wahrgenommen wird. Sämtliche Aussagen sind jedoch dahingehend zurückhaltend zu interpretieren, da nicht sichergestellt werden kann, inwieweit es seitens der Mitarbeiter nicht zu Selektionseffekten gekommen

3.1 Allgemeine Rahmenbedingungen

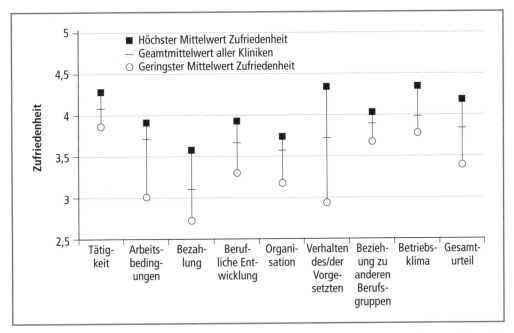

Abb. 3-6 Spannweite der Zufriedenheitseinschätzungen von Mitarbeitern von 9 psychosomatischen Kliniken aus der Pilotphase des QS-Reha-Programms. Antwortalternativen: „sehr zufrieden" (5); „zufrieden" (4); „nicht zufrieden" (3); „unzufrieden"(2); „sehr unzufrieden" (1)

ist, sodass überwiegend die zufriedenen oder aber auch die unzufriedenen Mitarbeiter teilnahmen.

3.1.4 Personalanhaltszahlen

P. Bernhard und R. Süllwold

> Mit den Personalanhaltszahlen sollen im Rahmen der Strukturqualität die personellen Bedingungen des therapeutischen Bereichs in der psychosomatischen Rehabilitation erfasst werden.

Die personelle Ausstattung einer Klinik repräsentiert als quantitative und qualitative Therapeutengröße einerseits den ökonomisch wichtigsten Belastungsfaktor mit etwa zwei Drittel des Klinikbudgets, andererseits aber auch die Basis für eine effektive und effiziente therapeutische Versorgung. Die personelle Ausstattung wird damit, neben der Methode und der Leitungsorganisation, zur wichtigsten Voraussetzung sowie gleichzeitig zum zentralen Indikator für die Therapiequalität und die ökonomischen Rahmenbedingungen der Träger- und Belegervorgaben.

„Eine optimierte Ergebnis- und Nutzenorientierung" wurde unter anderem durch die Einführung von Qualitätssicherungsprogrammen und verstärkter rehabilitationswissenschaftlicher Forschung in den 1990er Jahren angestrebt (Kawski u. Koch 2002). Dabei wurden erstmals konkrete Therapiepläne im Rahmen eines BfA-Expertentreffens veröffentlicht (Doßmann u. Franke 1993) und Therapeutenbelastungsgrenzen diskutiert.

Die quantitative personelle Ausstattung einer psychosomatischen Rehabilitationsklinik steht im Spannungsfeld einer optimalen Versorgungsvielfalt entsprechend den Erwartungen der klinischen Beleger, den ökonomischen Sachzwängen der Träger und den Vorgaben der Gesundheitspolitik.

Quantitative Therapeutenzahlen im Vergleich

Die psychosomatische Rehabilitation ist „interdisziplinär und methodenpluralistisch angelegt" (Paar et al. 2003). Im engeren Sinne umfasst sie die folgenden Therapeutengruppen, die alle in einer Teamorganisation zusammenwirken:
- Ärzte
- Psychologische Psychotherapeuten/ Diplom-Psychologen
- Diplom-Sozialarbeiter/Diplom-Sozialpädagogen
- Gesundheits- und Krankenpfleger
- Pflegepersonal
- Physiotherapeuten/Krankengymnasten/ Gymnastiklehrer/Sportlehrer
- Diplom-Sportlehrer
- Masseure
- Kreativtherapeuten/Ergotherapeuten
- Diätassistenten/Diplom-Ökotrophologen

Bei den Personalanhaltszahlen der wichtigsten therapeutischen Berufsgruppen handelt es sich um durch expertengestützte Festlegungen definierte Größenordnungen, die in der psychosomatischen Rehabilitation traditionsgemäß von der Deutschen Rentenversicherung Bund (DRV Bund) als dem erfahrensten Beleger in den Rahmenbedingungen vorgegeben werden (http://www.deutsche-rentenversicherung.de).

Die folgende Mitarbeiterzahl bezieht sich auf psychosomatische Einrichtungen mit einer durchschnittlichen Belegung von 100 Rehabilitanden (vgl. Tab. 3-6). Sie entspricht den Anforderungen der Rentenversicherung an die Strukturqualität. Die Vorgabe der Zielgröße für die Arztstellen und die Gesundheits- und Krankenpfleger berücksichtigt die erforderlichen Bereitschafts- bzw. Nachtdienste in einer Reha-Einrichtung.

Medizinisch-technische Berufe sind in der Tabelle 3-6 nicht aufgeführt, da Tätigkeiten dieser Funktionsgruppe sehr häufig in Kooperation erbracht werden.

Tab. 3-6 Personalanhaltszahlen in der psychosomatischen Rehabilitation

Berufsgruppen	Anzahl/100 Pat.
Ärzte	9
Psychologische Psychotherapeuten/Diplom-Psychologen	4,5
Diplom-Sozialarbeiter/Diplom-Sozialpädagogen	1,2
Gesundheits- und Krankenpfleger	8,5
Physiotherapeuten/Krankengymnasten/Gymnastiklehrer/Sportlehrer	2,5
Diplom-Sportlehrer	1
Masseure	1,5
Kreativ- bzw. Beschäftigungstherapeuten/Ergotherapeuten	2,5
Diätassistenten/Diplom-Ökotrophologen	1

Prozessnahe Klinikfaktoren mit Auswirkung auf die Strukturqualität

Allgemeine klinische Personalbelastungsfaktoren

Die Anzahl der Mitarbeiter aus der jeweiligen Fachgruppe steht tendenziell in einem umgekehrten Verhältnis zu ihrer Qualifikation. Ein Facharzt mit langjähriger klinischer Berufserfahrung zählt für die klinische Versorgungskapazität in der Regel mehr als ein Berufsanfänger. Personalanhaltszahlen gehen von einem Kompetenz- und Erfahrungskontinuum aus, in dem qualifizierte und erfahrene Mitarbeiter mit Berufsanfängern zusammenarbeiten und diese in der konkreten Alltagspraxis einarbeiten können. Neben Berufserfahrung mit Aus- und Weiterbildungskompetenz ist die – schwer darstellbare, aber wichtige – Teamfähigkeit ein Qualitätsfaktor. Ist diese gestört, wird in Spannungssituationen Arbeitsenergie gebunden.

Spezielle klinische Personalbelastungsfaktoren

Für die Berechnung der Personalanhaltszahlen sind generell alle spezifischen Indikationsgruppen und Aufgabenstellungen mit zu berücksichtigen, die im stationären Alltag „Zeit kosten", wie

- somatisch schwer kranke Patienten mit hohem ärztlichem und pflegerischem Versorgungsaufwand (Patienten mit Anorexie, Patienten mit einer chronischen Schmerzstörung)
- aufwendige, abteilungs- und fachübergreifende Indikationen wie Schmerztherapie, posttraumatische Belastungsstörung
- berufliche klinikinterne und vor allem klinikexterne Belastungserprobung als zeitliche und organisatorische Belastung des Teams
- Einbindung in zeitaufwendige Dokumentationen
- Einbindung in klinikinterne und klinikexterne Aus- und Weiterbildung, z. B. in Team-/Fallbesprechungen, Supervisionen sowie in Langzeittherapien für den Facharzt für Psychosomatische Medizin und Psychotherapie
- Konsiliar- und Liaisondienste, vor allem klinikextern
- abteilungsübergreifende Gesundheitsvorträge und Seminare, besonders als Samstagstherapieangebot
- Sonderfunktionen wie Bibliothekbetreuung, Hygiene- oder Datenschutzbeauftragter
- Qualitätsmanagement mit regelmäßiger Zertifizierung der Organisationsabläufe

Sonderbelastungen der einzelnen Berufsgruppen

■ **Ärzte und Psychologen.** In den therapeutischen Berufsgruppen sind die Ärzte im Rahmen der klinischen Versorgung durch ihre psychotherapeutische und gleichzeitige somatische Kompetenz die am vielseitigsten einsetzbare Therapeutengruppe. Sie übernehmen nicht nur den zeitaufwendigen klinischen Bereitschaftsdienst, sondern auch die somatische Mitversorgung von psychologisch betreuten Patienten im Rahmen eines ärztlich-psychosomatischen „Tandemmodells" (Zielke u. Mark 1994).

Aus der klinischen Arbeit ließ sich ein empirischer durchschnittlicher Belastungswert für die somatische Mitversorgung der Ärzte von 20 Minuten/Patient/Therapeut/Woche bei gemeinsamer psychodynamischer Methode und von 30 Minuten/Patient/Therapeut/Woche bei methodenübergreifender Organisation in einer psychodynamisch/verhaltenstherapeutischen Tandemstruktur ermitteln (Bernhard 1996). Die Diplom-Psychologen sind zusätzlich belastet durch eine aufwendige Testpsychologie, in den meisten Kliniken zusätzlich durch die Übernahme von Großgruppenangeboten.

In der stationären psychosomatischen Rehabilitation sollte im Regelfall – außer bei ausgeprägter Stellenbesetzungsproblematik im ärztlichen Bereich – die Gruppe der psychologischen Psychotherapeuten einen Anteil von 50 % nicht überschreiten.

- **Pflegebereich.** Die Gesundheits- und Krankenpflegerinnen repräsentieren durch ihre Verfügbarkeit nicht nur die therapeutische Anlaufstelle und Präsenz, sondern können bei einer qualifizierten Weiterbildung als psychosomatische Fachpflegekraft auch verschiedene Co-Therapeuten-Funktionen übernehmen, unter Anleitung Entspannungstherapien durchführen und den Therapeuten-Patienten-Kontakt im Teamgeschehen koordinieren.

- **Sozialbereich.** Die Sozialtherapeuten, meist Sozialarbeiter bzw. -pädagogen, arbeiten bei entsprechender Qualifikation und Erfahrung themenzentriert z. B. in einer Work-Balance-Gruppe (Motivation zur Auseinandersetzung mit der individuellen beruflichen Problemlage im Gruppenkontext in Zusammenhang mit der MBOR) oder in einer Sucht-Informations- oder Arbeitslosengruppe. Die klinische Sozialberatung ist ein Angebot zur Klärung sozialrechtlicher Fragestellungen, welche im Zusammenhang mit einer Rehabilitationsmaßnahme auftreten. Sie umfasst die berufliche Perspektive, z. B. die Einleitung von Leistungen zur Teilhabe am Erwerbsleben, die Einleitung einer stufenweisen Wiedereingliederung in das Berufsleben bzw. Fragen der sozialen Absicherung. Die von der Sozialberatung bei einer entsprechenden medizinischen Indikation initiierte spezielle Nachsorge IRENA beinhaltet bei Patienten mit psychosomatischen Erkrankungen die Einleitung von ambulanten Nachsorgemaßnahmen der Deutschen Rentenversicherung im Gruppensetting.

Besonders aufwendig, aber auch wirkungsvoll, ist eine von ihnen organisierte Belastungserprobung zur Rehabilitation bestimmter Patientengruppen. Hieraus resultiert der folgende Personalschlüssel der DRV Bund für Sozialtherapeuten: 1:83.

- **Ergotherapie und Kreativtherapie.** Die Deutsche Rentenversicherung Bund (DRV Bund) als öffentlicher Träger und Organisator qualitätssichernder Maßnahmen in der „medizinischen Rehabilitation psychosomatisch und psychisch Kranker" verstärkt in ihrem rehabilitativen Ansatz die Ergotherapie in der stationären psychotherapeutischen Versorgung. Die Ergotherapie umfasst ein Arbeitsplatztraining (z. B. die ergonomische Ausstattung, korrekte Sitzhaltung sowie verschiedene Dehn- und Lockerungsübungen an einem PC-Arbeitsplatz), Gestaltungstherapie (Förderung der Kreativität und besserer Ausdruck des inneren Erlebens mit Hilfe von verschiedenen handwerklichen Medien) bzw. ein Hirnleistungstraining beim Vorliegen von Defiziten kognitiver Art (Training der Konzentrationsfähigkeit und des Gedächtnisses mit Hilfe von Aufgabenblättern und einem PC-Programm).

- **Klinikübergreifende Sonderfunktionen.**
  - klinikexterne, aufwendige Zusatz-, Aus- und Weiterbildung wie Psychoanalyse, tiefenpsychologisch fundierte Psychotherapie, Verhaltenstherapie, Sozialmedizin
  - Vorbereitung für Veranstaltungen und Tagungen der Klinik
  - Publikationen im Rahmen der Klinikarbeit
  - wissenschaftliche Projekte wie Evaluationsstudien und Katamneseprojekte
  - Teilnahme an überregionalen Tagungen und speziellen Seminaren
  - berufspolitische Aktivitäten einzelner Mitarbeiter
  - Lehraufträge

- **Personelle Beeinflussung durch methodische Faktoren.** Die methodische Ausrichtung einer Klinik, vor allem in Bezug auf die beiden psychotherapeutischen Hauptmethoden psychodynamische bzw. verhaltenstherapeutische

3.1 Allgemeine Rahmenbedingungen

Therapie, hat auch Auswirkungen auf die Relation der Zahl von Ärzten und Diplom-Psychologen in den jeweiligen therapeutischen Teams: Die Verhaltenstherapie (VT) wird überwiegend von psychologischen Psychotherapeuten repräsentiert, die psychodynamisch orientierte Psychotherapie überwiegend von ärztlichen Psychotherapeuten, was über die „Tandemstruktur" in der Organisation der somatischen Patientenmitversorgung umgesetzt werden muss.

Maximale Therapeutenbelastung

Aus der Diskussion mehrerer Klinikleiter (Bad Kissinger Qualitätszirkel; Doßmann 2003) wird die maximale Therapeutenbelastung im direkten Therapeuten-Patienten-Kontakt von Assistenzärzten und Psychologen als empirischer Wert in einer Größenordnung angenommen von

- 2/3 der Arbeitszeit,
- entsprechend 20 Stunden pro 30,8 Stunden realer Wochenarbeitszeit

(aus: 38,5 minus 20 % als genereller „Industriewert" für Urlaub, Krankheit etc.)
Daraus ergibt sich
- ein Therapeuten-Patienten-Belastungszeitwert von 2 Stunden pro Woche/Patient/Therapeut
- und ein maximaler Therapeuten-Patienten-Schlüssel, ohne Vertretungssituation, von 12:1 Patienten/Therapeut

Es ist anzustreben, dass auch bei einer vorübergehend höheren Patientenbelastung von mehr als 2 Stunden pro Woche/Patient/Therapeut für Therapeuten die zeitökonomischen Gruppentherapien nicht zu Ungunsten der zeitaufwendigeren Einzeltherapiezeiten erhöht werden.

3.1.5 Patientenzufriedenheit

H. Schulz, D. Barghaan, T. Harfst, C. Bleich, S. Pawils, S. Kawski und U. Koch

Angaben zur Patientenzufriedenheit lassen sich ebenfalls der Pilotphase des QS-Reha®-Programms der gesetzlichen Krankenversicherung entnehmen (s. a. Kap. 3.1.3). Die theoretische Konzeptualisierung von Patientenzufriedenheit lässt sich nach Donabedian (1966) in einem Strukturmodell darstellen, wonach die gesamte Qualität der Versorgung im Krankenhaus hinsichtlich dreier Qualitätsdimensionen differenziert werden kann:
- Strukturqualität
- Prozessqualität
- Ergebnisqualität

> Patientenzufriedenheit ist nach Donabedian (1988) als Bestandteil von Ergebnisqualität aufzufassen, obwohl sie auch Aspekte der Struktur- und Prozessqualität in dem Sinne umfasst, dass sich Einschätzungen der Patienten z. B. auch auf die räumliche Gestaltung der Klinik oder die ärztliche und pflegerische Betreuung beziehen.

Die Patientenzufriedenheit wurde mit einem Fragebogen erfasst, der an ein Instrument von Raspe et al. (1997) angelehnt ist, welches im Rahmen des Qualitätssicherungsprogramms der Rentenversicherungsträger entwickelt wurde. Für das QS-Reha®-Projekt wurde der Fragebogen entsprechend angepasst und ein weiterer Teil mit neuen, „ereignisorientierten Items" integriert. Diese ereignisorientierten Items sollen zusätzliche, von der subjektiven Patientenzufriedenheit unabhängigere Informationen liefern und somit weniger an der Bewertung durch die Patienten orientiert sein.
 Die Bereiche, welche der Fragebogen erfasst, lassen sich wie folgt gliedern:
- „Ärztliche Betreuung"
- „Psychotherapeutische Betreuung"

- „Pflegerische Betreuung"
- „Behandlungen im engeren Sinne"
- „Behandlungen im weiteren Sinne"
- „Behandlungen: Krankengymnastik und Physikalische Anwendungen"
- „Schulungen, Vorträge und Beratungen"
- „Dienstleistungen"
- „Unterbringung"
- „Attraktivität und Empfehlung"
- „Gesamtbeurteilung"
- ereignisorientierte Items

Die Abschätzung der Patientenzufriedenheit wurde auf der Basis retrospektiver standardisierter schriftlicher Befragungen einer Stichprobe von 1918 erwachsenen Patienten vorgenommen, die im Jahre 2003 in 11 Kliniken behandelt wurden.

Die Resultate werden sowohl klinikbezogen als auch klinikvergleichend dargestellt. Faire Klinikvergleiche setzen voraus, dass unterschiedliche Merkmale von Patienten, die mit der Einschätzung der Patientenzufriedenheit in Zusammenhang stehen können, berücksichtigt werden. Auch wenn Cleary et al. (1992) zu dem Schluss kommen, dass „... *satisfaction ... is more a function of what is done for the patient than of what kind of patient is being treated ...*", werden in der Literatur eine Reihe von Patientenmerkmalen diskutiert, welche als mögliche Einflussfaktoren auf die Patientenzufriedenheit erwogen werden, zu denen jedoch widersprüchliche Ergebnisse vorliegen. Im Zusammenhang mit dem „Case-Mix", also der Verteilung von Patienteneigenschaften, die als „konfundierende" Variablen erwogen werden können, wurden im Rahmen der vorliegenden Auswertung Angaben zu Alter, Geschlecht, Nationalität, Schulbildung, aktueller Erwerbssituation, Arbeitsunfähigkeits- bzw. Krankheitszeiten in den letzten 12 Monaten, vorgängige Rehabilitation (Vorerfahrung), Rehabilitationsmotivation (Fremd- und Selbsteinschätzung), Rentenantrag sowie psychischer und somatischer Status zu Behandlungsbeginn und Diagnosegruppe

verwendet. Eine Möglichkeit der Kontrolle dieser konfundierenden Variablen besteht im statistischen Verfahren der Regressionsanalyse, welches die Ausprägung einer Kriteriumsvariable (Patientenzufriedenheit) als Kombination aus verschiedenen Prädiktoren (wie z. B. Alter, Geschlecht, Schulbildung) schätzt. Das Verfahren stellt die Mittel zur Verfügung, die Patientenzufriedenheit vorherzusagen, die aufgrund der Ausprägungen der konfundierenden Variablen im Patientengut zu erwarten ist, und diesen vorhergesagten Wert mit dem erreichten Wert zu vergleichen. Abbildung 3-7 enthält die aufgrund der konfundierenden Variablen vorhergesagten und die erreichten Werte im Bereich „Gesamtbeurteilung".

Insgesamt ist der Abbildung 3-7 zu entnehmen, dass – wie in vielen Untersuchungen zur Patientenzufriedenheit – die Werte der Patienten eher im oberen, d. h. dem Bereich höherer Zufriedenheit angesiedelt sind. Der aufgrund der konfundierenden Variablen vorhergesagte und der erreichte Wert weichen für die Kliniken K (mit kleiner Effektstärke), F, C, A (mit kleiner Effektstärke) und I (mit kleiner Effektstärke) signifikant voneinander ab. Da die Unterschiede nur jeweils eine kleine Effektstärke betragen, wird deutlich, dass der sogenannte Case-Mix für die Einschätzung der Patientenzufriedenheit nicht die Bedeutung hat, wie sie für das Behandlungsergebnis festzustellen ist. Bezogen auf die einzelnen Skalen (Daten hier nicht dargestellt) finden sich hohe Einschätzungen vor allem auf den Skalen „Pflegerische Betreuung" sowie „Krankengymnastik und Physikalische Anwendungen", Skalen mit vergleichsweise etwas niedrigeren Einschätzungen sind „Schulungen" sowie „Dienstleistungen" und „Unterbringung". Auf der Ebene der sogenannten ereignisorientierten Fragen gaben die Patienten vergleichsweise häufiger an, dass sich Behandlungstermine überschnitten hatten und dass Änderungen im Therapieplan mit ihnen nicht besprochen wurden.

3.1 Allgemeine Rahmenbedingungen

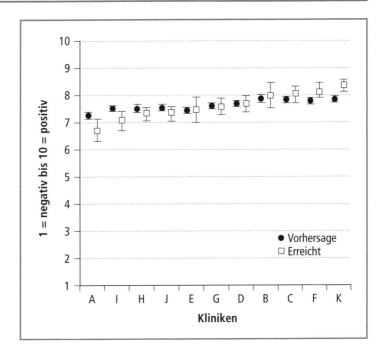

Abb. 3-7 Aufgrund der konfundierenden Variablen vorhergesagte und erreichte Werte im Bereich „Gesamtbeurteilung"

Insgesamt gilt aber, dass – wie eingangs angeführt – die Einschätzungen durchweg sehr positiv ausfallen.

! Kritisch ist anzumerken, dass eine Erhebung der Patientenzufriedenheit zum Ende des stationären Aufenthalts mit möglichen Nachteilen verbunden sein kann. Zu nennen ist, dass z. B. keine Fragen zur Entlassung/Vorbereitung der Weiterbehandlung möglich sind, dass ein höherer Zeitdruck besteht, vor allem aber, dass ein Gefühl der Kontrolle und des unfreien Antwortens der Patienten sowie damit verbunden eine höhere Tendenz zur sozialen Erwünschtheit in der Beantwortung anzunehmen ist. Diese Nachteile des Befragungszeitpunktes in der Klinik sind gegen die Nachteile der Befragung nach dem Verlassen der Klinik abzuwägen, vor allem eine geringere Rücklaufquote, die Distanzierung von aktuellen Erlebnissen und Ereignissen und eine geringere Erinnerungssicherheit bei den ereignisorientierten Items.

Als signifikante Prädiktoren der Patientenzufriedenheit erwiesen sich in einer aktuellen Studie neben Alter, Beschwerdedauer und der psychischen Verfassung zum Ende der Rehabilitation, auch Reha-bezogene Selbstwirksamkeit und Befürchtungen bezüglich sozialer Nachteile durch die Rehabilitation (Richter, Schmid-Ott u. Muthny 2010). Eine wichtige methodische Frage stellt sich hinsichtlich einer möglichen Selektivität der untersuchten Stichproben: Nehmen an Befragungen zur Patientenzufriedenheit häufiger unzufriedene oder eher zufriedene Patienten teil? Steffanowski, Rieger, Kritz, Schmidt und Nübling (2010) können zeigen, dass – anders als im Indikationsbereich Onkologie, wo eher zufriedene Patienten teilnehmen – sich für die Stichprobe aus der psychosomatischen Rehabilitation kein gerichteter Zusammenhang von Rücklaufquote und Zufriedenheit nachweisen lässt.

3.2 Konzeptqualität und Therapieschulenmodelle

3.2.1 Psychodynamische Psychotherapie

G. H. Paar, R. Kriebel und
S. Wiegand-Grefe

Entwicklung der Psychodynamischen Psychotherapie

Die Psychodynamische Psychotherapie (PP) ist eines der akkreditierten Verfahren in der Richtlinien-Psychotherapie, woraus sich Anwendungen in anderen Behandlungssettings ableiten lassen (Rüger et al. 2011).

Die Definition des Verfahrens, wie sie in der Richtlinien-Psychotherapie vorgenommen wird, besteht seit 1967. In der jahrzehntelangen Entwicklung haben sich die Konzepte psychoanalytischer bzw. psychodynamischer Verfahren weiterentwickelt. Im Zuge der Anerkennung psychotherapeutischer Verfahren nach dem Psychotherapeutengesetz 1999 (PsychThG) wurde neben „analytischer Psychotherapie" die „tiefenpsychologisch fundierte Psychotherapie" unter die Bezeichnung „psychoanalytisch begründete Verfahren" subsumiert. Die tiefenpsychologisch fundierte Psychotherapie umfasst ätiologisch orientierte Therapieformen, mit welchen die unbewusste Psychodynamik aktuell wirksamer neurotischer Konflikte und struktureller Störungen unter Beachtung von Übertragung, Gegenübertragung und Widerstand behandelt werden (Psychotherapie-Richtlinien 2009, § 14a.1). In dieser Definition wird noch die ätiologisch orientierte Zielvorstellung einer Therapie betont, was in späteren Definitionen entfällt.

Die Bezeichnung „tiefenpsychologisch fundiert" wurde jedoch als veraltet kritisiert, da neuere theoretische Entwicklungen und integrierende Sichtweisen in der Bezeichnung „Psychodynamische Psychotherapie" besser zum Ausdruck kommen (Hoffmann 2000; Janssen u. Paar 2003). Entsprechend empfiehlt der Wissenschaftliche Beirat Psychotherapie (WBP) in Zusammenarbeit mit den Fachgesellschaften als einheitliche Verfahrensbezeichnung „Psychodynamische Psychotherapie" zu verwenden (WBP 2004, 2008). Wissenschaftlich lässt sich keine Unterscheidung zwischen „tiefenpsychologisch fundierter" und „analytischer Psychotherapie" als zwei getrennte Verfahren belegen. Die therapeutische Basis ist auf der Psychoanalyse mit ihrer Persönlichkeits-, Krankheits- und Behandlungstheorie begründet. Ausgeschlossen hiervon sind allerdings Langzeitbehandlungen (> 100 Std.).

Der Beschluss des WBP, „Psychodynamische Psychotherapie" als Oberbegriff für „tiefenpsychologisch fundierte Psychotherapie" und „analytische Psychotherapie" als Begriff für ein Verfahren zu verwenden, stellt die aktuellste gutachterliche Feststellung zur Definition der in den Psychotherapierichtlinien als psychoanalytisch begründeten Psychotherapieverfahren dar. Dieser Auffassung des WBP schließt sich auch die Bundespsychotherapeutenkammer an (BPTK 2009).

Danach lässt sich festlegen: „Psychodynamische Psychotherapie gründet auf der Psychoanalyse und Weiterentwicklungen. Die Behandlungsprinzipien der Psychodynamischen Psychotherapie bestehen in einer Bearbeitung lebensgeschichtlich begründeter unbewusster Konflikte und krankheitswertiger psychischer Störungen in einer therapeutischen Beziehung unter besonderer Berücksichtigung von Übertragung, Gegenübertragung und Widerstand. Dabei wird je nach Verfahren stärker im Hier und Jetzt oder im Dort und Damals gearbeitet, die Stundeninhalte sind je nach Verfahren strukturierter (Technik: Fokussierung) oder unstrukturierter (Technik: freie Assoziation) und der Therapeut greift jeweils auf eine stärker aktive oder eher zurückhaltende Interventionstechnik zurück" (DÄ 2005 A-73).

Mittlerweile gibt es eine erfreuliche und umfangreiche Studienlage zur Wirksamkeit Psychodynamischer Psychotherapie, die u. a. dazu führte, dass in der „Bibel" psychotherapeutischer Wirksamkeitsforschung, dem *Handbook of Psychotherapy and Behavior Change* (Lambert 2013) nach drei „Pausen" in den vorhergehenden Auflagen ein Kapitel „Research on Dynamic Therapies" (Barber et al. 2013) erscheint.

Im deutschsprachigen Raum sind folgende Lehrbücher zur PP empfehlenswert: Boll-Klatt u. Kohrs (2013); Wöller u. Kruse (2014); Reimer u. Rüger (2012) sowie immer noch Luborsky (1988). An englischsprachigen Büchern sind empfehlenswert: Cabaniss et al. (2011); Summers u. Barber (2010); Gabbard (2009); Ursano et al. (2004).

Wer sich für praktische Umsetzungen aus evidenzbasierter Psychotherapie interessiert, findet Handreichungen für die therapeutische Praxis in Norcross (2011).

Prinzipien und Modelle der psychodynamischen Psychotherapie

Eine Definition Psychodynamischer Psychotherapie geht von folgenden Überlegungen aus (Hoffmann 2000; Janssen 2002; Reimer u. Rüger 2012): Die psychodynamischen Verfahren stellen Ableitungen von oder Modifikationen der psychoanalytischen Theorie dar. Konzepte des Unbewussten, der Konflikt- und Objektpsychologie, der Übertragung und Gegenübertragung werden berücksichtigt und in der Therapie unterschiedlich realisiert. Ziel einer solchen Therapie ist die Bearbeitung unbewusster Konflikte wie auch dysfunktionaler Beziehungsmuster (Arbeitskreis OPD 2014). Die angewendeten Therapietechniken sind im Vergleich zur psychoanalytischen Standardmethode stärker symptom- und interpersonell orientiert. Sie intendieren einen Gewinn an Zeit oder an Sitzungsaufwand, enthalten übende und supportive Elemente und fördern regressive Prozesse nur ausnahmsweise. Eine psychodynamische Therapie ist auch als Langzeittherapie indiziert.

> **!** Die psychodynamische Betrachtungsweise geht davon aus, dass die Probleme und Symptome des Patienten auf Konflikte verweisen, die zwischen bewussten und unbewussten Persönlichkeitsanteilen bestehen. Sie nimmt an, dass diese Konflikte sich im Umgang mit entwicklungspsychologisch frühen wichtigen Bezugspersonen gebildet haben und in den aktuellen Symptomen Konfliktthemen wie die maladaptiven interpersonellen Beziehungsmuster wirksam sind.

Eine zentrale Annahme in der PP ist das dynamische Unbewusste, d. h. dass menschliches Denken, Fühlen und Handeln entscheidend durch unbewusste Prozesse beeinflusst wird, welche von frühkindlichen und kindlichen Beziehungserfahrungen geprägt sind. Es lässt sich nach Sandler u. Sandler (1985) Gegenwarts- vom Vergangenheits-Unbewussten unterscheiden. Repräsentiert das Vergangenheits-Unbewusste früh im Leben ausgebildete Wünsche, Impulse, Abwehrformen und Konfliktlösungen, die nicht mehr bewusstseinsfähig sind, dienen die Prozesse des Gegenwarts-Unbewussten der Aufrechterhaltung des inneren Gleichgewichtes in der Gegenwart. Die aus dem Vergangenheits-Unbewussten stammenden Impulse werden in der Gegenwart als bedrohlich eingestuft. Es findet ein Anpassungsprozess statt oder die Impulse unterliegen Abwehroperationen. Die daraus resultierenden Konflikte auf der Ebene des Gegenwarts-Unbewussten werden überwiegend interaktionell verdeutlicht (inszeniert) (zus. Beutel et al. 2010). Insbesondere die Psychodynamische Kurzzeittherapie (PKZT) versucht die bewussten (bewusstseinsfähigen) Motive in ihren Funktionen zu verstehen. Weiterhin enthält jede psychodynamische Therapie als grundlegenden Ansatz die Anerkennung und therapeutische Nutzung von Übertragungsphänomenen in der realen Beziehung sowie das Konzept der hilfreichen Beziehung (Luborsky 1984).

PP zeichnet sich durch eine Vielzahl an theoretischen Modellen aus, die teilweise historisch und schulenbedingt sind, wie Objekt-, Ich- und Selbstpsychologie sowie interpersonelle Ansätze. Im Weiteren wurden Aspekte der kognitiven Psychotherapie und der Bindungsforschung integriert. Alle Therapieansätze zielen auf Stärkung der Fähigkeit des Patienten ab, eigene Erfahrungen, Verhaltensweisen und Beziehungen wie auch die anderer zu verstehen.

Die folgenden Schulen übergreifenden **Basisannahmen** sind zentral für eine moderne psychodynamische Theorie (Fonay u. Target 2009):
- Annahme einer psychologischen Kausalität
- Annahme einer begrenzten Bewusstseinsfähigkeit und Einfluss unbewusster mentaler Zustände
- Annahme internaler Repräsentanzen interpersonaler Beziehungen
- Annahme der Ubiquität psychischer Konflikte
- Annahme psychischer Abwehrformationen
- Annahme komplexer (mehrfacher) Bedeutungen
- Betonung der therapeutischen Beziehung
- Annahme der Validität der Entwicklungsperspektive

Aus diesen Basisannahmen lassen sich zusammenfassend die nachstehenden **Behandlungsprinzipien** für eine PP ableiten (Beutel et al. 2010; Wöller u. Kruse 2014; Summers u. Barber 2010; Barber et al. 2013):
- keine umfassende Veränderung der Persönlichkeitsstruktur
- begrenzte Therapieziele bezogen auf Symptomreduktion und Verhaltensänderung, vor allem im interpersonellen Bereich

- Therapieziele werden auf Teilziele begrenzt
- Fokale Orientierung
- inhaltliche Fokussierung auf die Veränderung der für die gegenwärtigen Krankheitssymptome relevanten, aktuell wirksamen inneren Konflikte, ich-strukturellen Defizite und Beziehungskonflikte (s. OPD-2), ggf. Bearbeitung primitiver Abwehrmechanismen je nach Ansatz
- keine Förderung tiefer Regression
- therapeutische Beziehung: Beziehung als relevanter Faktor, Lernen an der Beziehung, Beobachten typischer Übertragungsmuster, Beziehung als korrektive emotionale Erfahrung
- negative Übertragungsreaktionen werden sofort im Hier und Jetzt angesprochen (rasche Auflösung von Mesalliancen, Bearbeitung maladaptiver Patterns, „alliance ruptures", s. u.)
- Arbeit am Gegenwarts-Unbewussten, nicht am Vergangenheits-Unbewussten
- Erarbeitung der Zusammenhänge zwischen Symptomatik, aktueller auslösender Situation und aktuellen Beziehungen (Symptom-Kontext)
- stärkere Aktivität und Direktivität des Therapeuten
- Einbeziehung supportiver Elemente (kognitiver, psychoedukativer, suggestiver) und von Veränderungsmechanismen (wachsende Selbstwirksamkeit, veränderte Wahrnehmung, Förderung der Beziehungsfähigkeit, Einüben neuer Verhaltensweisen)
- Einsatz störungsspezifischer Behandlungselemente

Diese Prinzipien gelten grundsätzlich für die ambulante und die stationäre Psychotherapie, wie auch für die psychosomatische Rehabilitation, wie auch für Kurzzeittherapien.

Im Unterschied zum psychoanalytischen Standardverfahren werden in den von ihm abgeleiteten Verfahren stärker die zeitliche und inhaltliche Begrenzung der Behandlung

3.2 Konzeptqualität und Therapieschulenmodelle

berücksichtigt, d. h. explizites Arbeiten mit Behandlungsfoki und Therapiezielen (s. u.). Beachtung und aktive Förderung der therapeutischen Allianz sind zentral und es erfolgt ein spezifischer Umgang mit Übertragung und Widerstand.

Steht im psychoanalytischen Standardverfahren das **Dreieck**: „infantiles Übertragungsmuster auf den Therapeuten – frühere Beziehungen des Patienten – gegenwärtige Beziehungen" im Mittelpunkt, verändert sich das Dreieck bei der PP in „aktuelle interpersonelle Beziehung Therapeut – Patient – Symptom auslösende bzw. verstärkende interpersonelle Situation – aktuelle pathogene Interaktion im sozialen Umfeld" (Rüger u. Reimer 2006).

Der **Fokus** ist ein Arbeitsmodell, durch das zentrale, vom Patienten nicht bewusst wahrgenommene zwischenmenschliche Rollenmuster erfasst werden, die zu fehlgeschlagenen Interaktionssequenzen führen und mit fixierten Erwartungen und negativer Selbsteinschätzung verbunden sind. Der Fokus wird von einem wiederkehrenden Verhalten („repetitive patterns") abgeleitet. Er sollte im Hier und Jetzt in den Beziehungen innerhalb und außerhalb der Therapie in Erscheinung treten. Im Fokus werden auf die Hauptsymptome bezogene therapeutisch relevante Informationen gesammelt, strukturiert und systematisch in den Therapieprozess integriert.

Mittlerweile wird in einer empirisch validierten psychotherapeutischen Prozessliteratur untersucht, durch welche Interventionen und in welchen Prozessen sich Verfahren wie die kognitiv-behaviorale (KBT) und psychodynamisch-interpersonale Psychotherapie (PIP) voneinander unterscheiden lassen. In einem Review über eine PsychLit Datenbasis kommen Blagys und Hilsenrath (2000, s. a. Shedler 2010) zu folgenden konsistenten Unterscheidungsmerkmalen der PIP von der KBT:
- Fokus auf Affekt und Expression patientenseitiger Emotionen
- Exploration patientenseitiger Versuche, unangenehme („distressing") Gedanken und Gefühle zu vermeiden
- Identifikation typischer patientenseitiger Muster (Patterns) von Handlungen, Gefühlen, Erfahrungen und Beziehungen
- Betonung vergangener Erfahrungen (entwicklungspsychologischer Fokus)
- Fokus auf interpersonale Erfahrungen
- Beachtung der therapeutischen Beziehung
- Exploration patientenseitiger Wünsche, Träume und Fantasien

Zusammengefasst hat die PP Beiträge zu einer Theorie der menschlichen Persönlichkeit, zum Verständnis psychischer Entwicklung, zu einer speziellen Art der Diagnostik (OPD-2; Arbeitskreis OPD 2009), zu einem Behandlungsverfahren und letztendlich zu einer eigenen Krankheitslehre entwickelt. Damit entspricht sie den Vorgaben des „Wissenschaftlichen Beirats Psychotherapie" bei der Bundesärztekammer (WBP 2010).

Für das Entstehen von Symptomen und Krankheiten lassen sich unter psychodynamischer Sichtweise verschiedene **Modellvorstellungen** konzeptualisieren. Hervorzuheben sind:
- Modell des reaktualisierten Entwicklungskonfliktes – Neurosenmodell
- Modell des erhaltenen Entwicklungsschadens – strukturelle Störung
- Modell aktueller Traumatisierungen – Stressbewältigung

■ **Modell des reaktualisierten Entwicklungskonfliktes – Neurosemodell:** In diesem Modell steht am Anfang der Symptombildung eine auslösende Ursache, meist im Sinne einer Versuchungs-/Versagungssituation. Die Belastungssituation reaktiviert zeitlich überdauernde unbewusste individuelle Beziehungsmuster mit teilweise nicht adäquaten Erlebens- und Verhaltensweisen, welche die Situation nicht lösbar erscheinen lassen. Die aktuelle Symptombildung stellt einen (unzureichenden) Lösungsversuch dieses Konfliktes dar. Obwohl die aktuellen Konflikte immer vor dem Hintergrund früherer suboptimaler Beziehungskonstellationen zu verstehen sind, steht die Bearbeitung im Hier- und-Jetzt-Kontext im Vordergrund, insbesondere in den Kurzzeitverfahren.

■ **Modell des erhaltenen Entwicklungsschadens im Sinne einer strukturellen Störung:** Gemeint sind sogenannte frühe Störungen oder auch Persönlichkeitsstörungen als Folgen eines primären Entwicklungsschadens. Der Entwicklungsschaden beinhaltet, dass der Aufbau eines intakten Ich-/Selbstsystems mit inneren Strukturen (Objekt- und Selbstrepräsentanzen und intakten Ich-Funktionen) misslingt und die Beziehungs- und Anpassungsfähigkeit maßgeblich einschränkt. Gelegentlich kann der Entwicklungsmangel auch über lange Zeit kompensiert werden, wobei die vorhandenen Lösungsversuche im Falle massiver Belastungen nicht mehr ausreichen und infolgedessen Symptombildungen auftreten können. Sofern sich Symptome innerhalb überfürsorglicher und/oder mangelhafter und/oder gestörter/traumatisierender Beziehungen im Sinn der verschiedenen Bindungstypen (Strauß et al. 2002) entwickelt haben, setzt die psychodynamische Psychotherapie schwerpunktmäßig innerhalb der therapeutischen Beziehung an.

■ **Modell aktueller Traumatisierungen bzw. Stressbewältigung:** In diesem Modell überfordern Aktualkonflikte/Traumatisierungen das Ich-/Selbstsystem mit seiner Abwehr und seinen Ressourcen-Systemen.

Psychotherapiemethoden der Psychodynamischen Psychotherapie

Die folgende (unvollständige) Aufzählung enthält ältere und neuere Methoden der PP, die an allgemeinen Modellen der Psychotherapie orientiert sind und für die strukturierende Behandlungsrichtlinien und -leitlinien bis Manualisierungen vorliegen (siehe BTKP 2009; Levy et al. 2012):

Manualisierte psychodynamische Methoden (Quelle für Manuale s. Levy et al. 2012, Appendix 2B):
- „Affect-Focused Dynamic Psychotherapy" (L. Mc Cullough)
- „Brief Dynamic Psychotherapy" (P. Hoglend)
- „Brief Relational Psychotherapy" (J.D. Safran)
- „Dynamic Interpersonal Therapy" (DDP; R.J. Gregory)
- „Intensive Short-Term Dynamic Psychotherapy" (ISTDP; H. Davenloo)
- „Supportive-Expressive Therapy" (L. Luborsky)
- „Time-Limited Dynamic Psychotherapy" (H.H. Strupp, J.L. Binder)
- „Time-Limited Psychotherapy" (J. Mann)
- „Time Limited, Short-Term Interpretative and Supportive Therapies" (W.E. Piper)

Weitere Methoden:
- „Control Mastery Therapy" (J. Weiss, H. Sampson, Mount Zion Psychotherapy Research Group)
- Übertragungsfokussierte Psychotherapie (TFP, O.F. Kernberg)
- Interpersonelle Psychotherapie (IPT, H. Klerman, M.M. Weissman, B.J. Rounsaville, E.S. Chevron)
- Kognitiv-psychodynamische Psychotherapie (M. Horowitz)
- Strukturbezogene Psychotherapie (G. Rudolf)
- Mentalisierungsbasierte Therapie (MBT, A. Bateman, P. Fonagy)
- Körperintegrierende tiefpsychologische Psychotherapie
- Imaginative Therapieformen, z.B. Katathymes Bilderleben (H. Leuner)
- Supportive Psychodynamische Psychotherapie (H. Freyberger, L.H. Rockland)

3.2 Konzeptqualität und Therapieschulenmodelle

- Psychodynamische Gruppenpsychotherapie (J. S. Rutan, W. N. Stone)
- Interpersonelle Gruppenpsychotherapie (J. I. Yalom, M. Leszcz)

Die Flexibilität der aufgeführten Behandlungsmethoden ermöglicht eine adaptive Indikationsstellung entlang eines Psychopathologie-Psychotherapie-Kontinuums (Winston et al. 2004) unter Berücksichtigung des Grades von Psychopathologie, adaptiver Kapazität, Selbstkonzept und der Fähigkeit zur Beziehungsaufnahme mit anderen.

Behandlungstechnisch auf die o. g. Methoden des psychodynamischen Verfahrens bezogen heißt das: Ein Kontinuum, dass sich zwischen den Polen expressiv/explorativ und supportiv bewegt oder anders ausgedrückt, Methoden bei denen mehr deutend oder mehr stützend gearbeitet wird (zus. Beutel et al. 2010). Damit ist es möglich, ein breites Spektrum von Patienten mit PP zu behandeln und entsprechend der Schwere der Störung bzw. der Akuität der Krise die Behandlungsschwerpunkte zu gewichten: von supportiv zu supportiv-expressiv bzw. expressiv-supportiv bis expressiv (s. Gabbard 2009).

Bei expressiver Ausrichtung geht es um die Erarbeitung unbewusster Aspekte von Erleben und Verhalten bezogen auf die bestehende Symptomatik mit einem Überwiegen der klassischen Interventionen, wie Klarifikation, Konfrontation und Deutung. Hier finden sich Probanden mit Dysthymie, Angststörungen und Anpassungsstörungen. Im mittleren Bereich expressiv-supportiver Therapie finden sich Patienten mit narzisstischen Persönlichkeitsstörungen und Somatisierungsstörungen. Bei supportiver Ausrichtung geht es um den aktiven Aufbau einer hilfreichen Beziehung, direkte Ich-Stärkung sowie Verbesserung der Impulskontrolle, der Realitätsprüfung und der sozialen Anpassung. Hierzu ist eine breite Palette von Interventionen erforderlich, was auch Ratschläge, Lob, Verhaltensübungen, Imagination und Suggestion mit einschließen kann (Novalis et al. 1993).

In Übereinstimmung mit der Diagnostik werden Probanden mit schweren psychischen Störungen, andauernden Entwicklungspathologien oder schweren Borderline-Störungen eher supportiver Behandlung bedürfen mit Beachtung der täglichen Aktivitäten, Medikation und Einsatz rehabilitativer Behandlungen. Gemeinsamer Bezugspunkt aller Interventionen ist die Bedeutung des Beziehungsaspektes, d. h. die Übertragung wird als eine primäre Quelle des Verstehens und der therapeutischen Veränderung angesehen (Beutel et al 2010; Gabbard 2009), unabhängig davon, ob sie gedeutet wird (expressiv) oder ob sie gezielt „gehandhabt" wird (z. B. Befriedung der Übertragung, Begrenzung der Übertragung, unmittelbare Klärung von Mesalliancen). Wöller und Kruse (2014) sprechen hier von einer psychodynamischen Grundhaltung, vor deren Hintergrund der Einsatz der Technik bzw. Intervention in seinen Auswirkungen auf Abwehr, Widerstand, Übertragung und Gegenübertragung reflektiert werden muss. Kernberg (1999) entwickelt für das Kontinuum expressiv-supportiv neben Konvergenzen folgende konzeptuelle Divergenzen: **Expressiver Schwerpunkt:** Selbsttäuschung wird über Abwehrbearbeitung vermindert, der Therapeut bietet sich zur Projektion an. **Supportiver Schwerpunkt:** Lernen vom und durch Identifikation mit dem „guten Objekt", Selbsttäuschungen werden durch Edukation überwunden und die adaptive Abwehr verstärkt. Der Therapeut bietet sich als reale (gute) Person an. Primäres Ziel ist die Verminderung von Angst und Erprobung von Neuem. Psychodynamische Psychotherapie wird auf den unterschiedlichen Ebenen psychischen Geschehens durchgeführt. Dies verlangt vom Therapeuten ein breites Spektrum behandlungstechnischer Fertigkeiten: die Fähigkeit zur Empathie, die Bereitschaft zu einem bewussten Bemühen um die Ausgestaltung des Arbeitsbündnisses, die

Fähigkeit, zwischen Teilnahme und Beobachtung zu oszillieren und die Fähigkeit, eine realistische Vorstellung von der Lebenswelt des Patienten zu berücksichtigen (z. B. Cabaniss et al. 2011).

Psychodynamische Psychotherapie arbeitet innerhalb verschiedener Formate und Modifikationen: dem Zweipersonen-Setting mit Kurz- und Langzeitverfahren, dem Mehrpersonen-Setting mit Gruppenpsychotherapie, Paar- und Familientherapie sowie den bewegungs-/körperpsychotherapeutischen und kreativpsychotherapeutischen Verfahren (Janssen 2002).

Im stationären Setting werden die Behandlungsverfahren modifiziert: je nach Störungsproblematik der zu behandelnden Patienten, den Therapiezielen und den Rahmenbedingungen. Selbsterfahrung, Balint-Gruppen sowie Supervision von Therapie- und Teamprozessen sind Bestandteile von Aus-, Fort- und Weiterbildung.

Psychodynamische OPD-Diagnostik in der Psychodynamischen Psychotherapie

Die Operationalisierte Psychodynamische Diagnostik (OPD) stellt ein Diagnosesystem dar, das eine Synthese versucht zwischen deskriptiven und dynamischen Merkmalen und die Interaktion zwischen deskriptiven, psychologischen und psychosozialen Determinanten von Krankheit berücksichtigt. Die OPD stellt durch Einbeziehung operationalisierter psychodynamischer Konstrukte eine Ergänzung zu ausschließlich symptomzentrierten-deskriptiven (atheoretischen) Diagnosesystemen wie der ICD-10 und DSM-V dar. Anlass für die Entwicklung der OPD war neben einer Unzufriedenheit mit der mangelnden Berücksichtigung der psychodynamischen Aspekte bei der üblichen Erstellung der Diagnose auch die Unzufriedenheit mit der heterogenen und mehrdeutigen psychoanalytischen (psychodynamischen) Begriffsbildung und der oftmals geringen Übereinstimmung zwischen Klinikern bei der Fallkonzeptualisierung (zus. AG OPD 2014).

Die OPD operationalisiert zentrale psychoanalytische Konzepte (wie Persönlichkeitsstruktur, intrapsychische Konflikte, Übertragung) sowie krankheitsbezogenes Selbsterleben unter einem dimensionalen Ansatz schulenübergreifend, über vier klinische Achsen:

- **Achse I Krankheitserleben und Behandlungsvoraussetzungen:** Erfasst auch Veränderungsmotivation, -hemmnisse, Ressourcen, Offenheit.

- **Achse II Beziehung:** Erfasst Selbst- und Objekterleben des Patienten unter Einbeziehung des Beziehungserlebens des Untersuchers; identifiziert werden dysfunktionale Beziehungsmuster.

- **Achse III Konflikt:** Erfasst lebensbestimmende verinnerlichte spannungsreiche Konfliktkonstellationen; gewichtete Konfliktprofile sind erstellbar.

- **Achse IV Struktur:** Erfasst Qualitäten bzw. Insuffizienzen psychischer Strukturen, wie Möglichkeit bzw. Unmöglichkeit zur inneren und äußeren Abgrenzung, Fähigkeit bzw. Unfähigkeit zur Selbstwahrnehmung und Selbstkontrolle. Unteraspekte der Struktur sind als therapeutische Foki planbar und damit therapeutisch gezielt zu bearbeiten.

Die OPD wurde als interviewbasiertes Standardinstrument für die psychodynamische Praxis entwickelt mit Anwendung im ambulanten und stationären Bereich, in der Qualitätssicherung, in Trainings und in der Forschung. Die psychometrischen Gütekriterien werden fortlaufend geprüft und verbessert. Einer ersten Version OPD-1 (1996) folgte eine zweite Version OPD-2 (2006; inzwischen in dritter Auflage 2014). Die OPD hat auch international großes Interesse gefunden und liegt in verschiedenen Übersetzungen vor.

Die OPD ist ein Manual zur Erstellung einer psychodynamischen Diagnose. Die OPD-2 beschreibt als **Statusdiagnostik** Kriterien und/oder veränderungsrelevante Merkmale, die zur Aufrechterhaltung, aber auch Auflösung von Symptomen beitragen, zusammen mit der Erfassung von Ressourcen und Kompetenzen. Mittels operationalisierter Kategorien erfolgt auf der Basis eines halbstandardisierten Interviews eine Einschätzung der Merkmale auf den verschieden Achsen, im Rahmen des OPD-Befundes.

Die OPD-2 ermöglicht zum anderen zusätzlich eine **Prozessdiagnostik**, d. h. der Veränderungsprozess des Patienten wird beschreibbar. Identifiziert werden dysfunktionale Beziehungsmuster, innere spannungsreiche Konfliktkonstellationen und strukturelle Bedingungen beim Patienten, die sich zur Ableitung therapeutischer Foki eignen. Als Foki gelten die Merkmale des OPD-Befundes, die die Störung mit verursachen und aufrechterhalten, und deshalb für die Psychodynamik des Krankheitsbildes eine bestimmende Rolle spielen. In der Fokusbestimmung kann eine Gewichtung von struktur- und konfliktbezogenen Störungsanteilen erfolgen, wodurch eine angemessene Therapieplanung ermöglicht wird.

Regional werden regelmäßig OPD-Schulungen von Trainern der OPD-AG für psychologische und ärztliche Kliniker angeboten und in Anspruch genommen. Inzwischen haben auch viele psychosomatische Rehakliniken das Schulungsangebot der OPD-AG in Anspruch genommen, entweder im Sinne von Einführungsveranstaltungen oder im Sinne von sich regelmäßig wiederholenden Veranstaltungen zur Kompetenzfestigung. Sicherlich übersteigt es den zeitlichen Rahmen einer stationären Rehabehandlung, einen vollständigen OPD-Befund zu erheben, aber die Erhebung einzelner Achsen kann in die Erstellung des Arztbriefes einfließen (z. B. Therapieziele, Psychodynamik), kann bei der Therapieplanung hilfreich sein (Konflikt vs. Struktur) und kann im Sinne der Fortbildung des gesamten Teams das Verständnis für psychodynamische Begriffe und Sichtweisen fördern und vereinheitlichen, sodass über die Berufsgruppen hinweg ein gemeinsames Verständnis für psychodynamisches Denken und Handeln ermöglicht wird.

Besonders hervorzuheben ist im Rahmen der Fallkonzeptualisierung die Möglichkeit, über OPD die Abschätzung von konfliktbedingten und strukturell bedingten Störungsanteilen und ihre Wechselwirkung sehr präzise zu bestimmen und damit Behandlungsschritte und Interventionen sehr konkret zu planen.

Psychodynamische Veränderungsmechanismen

Den Basisannahmen und den Behandlungsprinzipien unterliegen Wirkelemente der psychodynamisch-interpersonellen Therapiemethoden, die mittlerweile teilweise evidenzbasiert sind.

Wir referieren exemplarisch einige belegte Essentials. Dabei beziehen wir uns besonders auf neuere Darstellungen von Norcross (2011) und Barber et al. (2013):
1. Allianz und therapeutische Beziehung,
2. Einsicht,
3. Abwehrstil,
4. Bindungsstil und
5. Mentalisierungsfähigkeit.

■ **Allianz und therapeutische Beziehung:** Das Konstrukt der therapeutischen Beziehung hat eine Wirkungsgeschichte von einem psychoanalytischen Begriff zu einem transtheoretischen Modell (Bordin 1979) bis zu einem allgemeinen therapeutischen Wirkfaktor (Wampold 2001). Für Bordin besteht die therapeutische Allianz aus drei Aspekten: Übereinstimmung hinsichtlich therapeutischer Ziele, Konsens bezüglich der anstehenden therapeutischen Arbeit und der sich entwickelnden Bindung zwischen beiden Personen. Dieses komplexe Konstrukt umschreibt neben der Interaktion zweier Menschen die jeweiligen individuellen Lebensgeschichten, Erwartungen, persönlichen Konstellationen, Bindungsstil, Organisation des therapeutischen Prozesses, wobei die Therapeutenseite sich eher implizit abbilden wird (s. a. Barber et al. 2013). Zu den patientenseitigen Faktoren gehören u. a. Einstellungen und Erwartungen, die „psychological mindedness", Persönlichkeitsstil, Bindungsverhalten und Qualität der Objektbeziehung. Auf Therapeutenseite werden neben der Bindungssicherheit und angemessenen Behandlungstechnik (Sharpless et al. 2010) insbesondere persönliche Einstellungen wie professionelle Haltung, Empathie, Freundlichkeit, Vertrauenswürdigkeit und Aufmerksamkeit genannt (Ackerman u. Hilsenroth 2003). Hohe Bedeutung hat die interaktionelle Sichtweise, in der beide Seiten ihren Beitrag zum Gelingen des therapeutischen Prozesses und dessen positiven oder negativen Outcome leisten.

Luborsky (1988) merkt an, dass sich diese Beziehung zweiphasig entwickelt. Phase 1, **Typ-1 Allianz**: Der Patient erlebt den Therapeuten als hilfreich und nimmt die angebotene Hilfe an. Phase 2, **Typ-2 Allianz**: Patient und Therapeut arbeiten zusammen in dem gemeinsamen Bemühen, dem Patienten zu helfen. Über die Zeit ändern sich die Muster der therapeutischen Beziehung. Variabilität in der Qualität der therapeutischen Beziehung gibt Hinweise auf ein günstiges Outcome im Vergleich zu einem stetigen Level oder gar zu einer Abnahme in der Qualität der Beziehung (Übersicht Horvath et al. 2011). Die frühe Entwicklung einer „hilfreichen Beziehung" ist essenziell für den therapeutischen Erfolg. Die Erwartungen des Patienten müssen mit den durch den Therapeuten eingesetzten geeigneten Interventionen verbunden werden und sollten dem Patienten auch regelhaft rückgemeldet werden (Lambert u. Shimokawa 2011).

In den letzten Jahren wurden vermehrt Studien zu prozessualen Unterbrechungen der therapeutischen Beziehung („alliance ruptures") und Klärungsprozesse der Unterbrechungen („rupture repair episodes") sowie die daraus resultierenden Lösungen für Ausbildung („rupture resolution training") und Supervision vorgelegt (Safran et al. 2011). Der therapeutische Prozess vollzieht sich in dynamischen Veränderungen. Gerade solche Prozesse mit Hoch-tief-hoch-Mustern therapeutischer Beziehungen (U-Kurve) oder Episoden von „rupture-repair-sequences" sind besonders mit Symptomrückbildungen und günstigem Outcome verknüpft (Golden u. Robbins 1990; Stiles et al. 2004). Das Konzept dieser repetitiven Interaktionsstrukturen scheint von drei typischen Faktoren abzuhängen (Muran 2002):

- Patient wiederholt mit dem Therapeuten ein charakteristisches maladaptives Muster (Konfrontation oder Rückzug). Therapeut reagiert nicht-responsiv oder frustriert.
- Therapeut realisiert seine negative Rolle im Enactment, beginnt über einen metakommunikativen Klärungsprozess sich mit dem Patienten über die gegenwärtige Interaktion zu verständigen.
- Therapeut exploriert die patientenseitige Erfahrung im Hier und Jetzt und akzeptiert seine Verantwortlichkeit für seinen Beitrag in dieser Szene.

So verstanden bieten Unterbrechungen im therapeutischen Prozess als interpersonale Marker eine Chance, den Prozess zu untersuchen, der maladaptive interpersonale Schemata unterhält. Die empirischen Befunde unterstreichen die gemeinsame Aufgabe, partizipativ die Unterbrechungen zu untersuchen, wobei idealiter der Patient negative Gefühle äußert und der Therapeut nicht-defensiv ein gemeinsames Verständnis dafür erarbeitet. Allerdings bemerken selbst erfahrene Therapeuten Störungen der Allianz oft nicht (Hill et al. 2003). Das, was in Therapien unausgesprochen bleibt, ist meist Negatives. Um kontraproduktive Versuche zu vermeiden, therapeutenseitig aus dem maladaptiven Zirkel herauszukommen, bedarf es Selbsterfahrung, eines speziellen Trainings sowie fortlaufender Supervision. Rigides Beharren auf strikter Durchführung eines Behandlungsmodells, sei es durch intensive (tiefe) Übertragungsdeutungen (Piper et al. 1991) oder strikte Durchführung eines Manuals (Schut et al. 2005), lässt diesen Klärungsprozess scheitern. Modelle eines strukturierten Trainings zur Beachtung maladaptiver Zirkel wurden für Ausbildung und Supervision entwickelt (Hilsenroth et al. 2002; Crits-Christoph et al. 2006). Bemerkt der Therapeut eine Störung im Prozess, sollte er den Patienten unmittelbar ermutigen, seine (negativen) Affekte und die damit verbundenen interpersonalen Probleme zu äußern. In einer neueren Meta-Analyse können Shimokawa et al. (2010) zeigen, dass Feedback-Interventionen wirksam in der Prävention negativer Behandlungsfolgen sind.

Wir nehmen an, dass mit der zum Teil ungünstigen Motivationslage, in der viele Patienten eine psychosomatische Rehabilitation antreten, die Beachtung und Bearbeitung dieser maladaptiven Zirkel von hoher Bedeutung sind.

- **Einsicht:** Einsicht meint die Aufmerksamkeit, die eine Person in ihre Motive, Erwartungen und Verhaltensweisen hat. Einsicht entsteht in einer therapeutischen Beziehung und kann durch Interpretation des Therapeuten durch vergleichbare Erfahrungsmuster des Patienten in der Gegenwart im Vergleich zur Vergangenheit gefördert werden. Es können auch gegenwärtige Einsichten zwischen der therapeutischen Beziehung und signifikanten Außenpersonen sein. Wachsendes Selbstverständnis kann zur kognitiven Wahrnehmung der Bedeutung des Symptoms, des Konfliktes führen (Gibbons et al. 2007) – affektiv zu einer „korrektiven emotionalen Erfahrung" (Alexander u. French 1946), zu einem Gefühl der Meisterung (Weis u. Sampson 1986). Einsicht verbessert sich im Verlauf erfolgreicher Therapien (Grande et al. 2003) und ist verknüpft mit Symptomveränderungen (Johanson et al. 2010). Einsicht scheint einer Symptomverbesserung vorauszugehen (Kivlighan et al. 2000).

- **Abwehrstil:** Ein dynamischer Vorgang, der das Bewusstsein vor den gefährdenden, konflikthaften inneren Reizen (Impulse, Wünsche, Gefühle) wie äußeren überfordernden Reizen (Traumata) schützen soll. Jeglicher Einfluss auf das Individuum, der seine Integrität und die Konstanz seines bio-psycho-sozialen Gleichgewichts gefährdet, soll durch Abwehrmanöver modifiziert, eingeschränkt oder unterdrückt werden. Vom Abwehrvorgang betroffen sind die Repräsentanzsysteme und die mit ihnen verknüpften psychischen Funktionen sowie die psychische Struktur und die körperlichen Regulationsprozesse. Der Abwehrvorgang ist teilweise unbewusst. Abwehrstile variieren adaptiv in ihrer Reife, was ihren Entwicklungsstand wie ihre Effektivität beim Konfliktmanagement ausdrückt. Typ und Frequenz der Abwehrmanöver konstituieren die individuelle Person. Maladaptive Abwehr vor Eintritt in die Behandlung ist mit ausgeprägter Psychopathologie verbunden (Bond 2004). Im Verlauf der Therapie vermindern sich unreife Abwehrmanöver und reife nehmen zu (Bond u. Perry 2004, Johansen et al. 2011). Starke Veränderungen in den Abwehrformen scheinen erst nach Rückbildung akuter Symptome einzutreten (Hersoug et al. 2002).

- **Bindungsstil:** Das Konzept der Bindungsfähigkeit betrifft das individuelle Vertrauen in die Erreichbarkeit einer signifikanten Beziehungsperson. Aus einer „sicheren Bindung" heraus kann ein Mensch die Welt erkunden, so er nicht im Stress ist (Panksepp 1988). Die Bindungsfigur dient als „sicherer Hafen", von dem aus Support, Schutz und Beruhigung in Zeiten von Disstress erreicht werden können. Sicheres Bindungsverhalten in der Therapie schließt den Therapeuten als sichere Bezugsperson positiv ein, die die Reflexion des eigenen psychischen Zustands und dessen anderer ermöglicht und neue Erfahrungen fördert (s. Strauß 2012). Der Bindungsstatus eines Menschen ist bedeutsam für Verlauf und Outcome einer Psychotherapie. Zwar erscheint der Bindungsstil eines Menschen relativ zeitstabil, aber gleichzeitig veränderungssensibel, insbesondere in Psychotherapien mit guter Passung (Grossmann u. Grossmann 2004). Interventionen in Richtung der therapeutischen Beziehung sind hier wirksam. Sicher gebundene Patienten scheinen mehr von der Psychotherapie zu profitieren als unsicher gebundene (Diener et al. 2009).

■ **Mentalisierungsfähigkeit:** Basierend auf der Bindungstheorie (Bowlby 1975) definiert Mentalisierung die Fähigkeit, eigene psychische Zustände und die anderer zu verstehen und daraus ein Beziehungsverhalten abzuleiten. Im Entwicklungsprozess stellt sich Mentalisierung bei empathischem Verhalten früher signifikanter Beziehungspersonen und geringen traumatischen Erfahrungen ein. Menschen mit hoher Reflexionsfähigkeit können eigene und fremde affektive und kognitive Zustände einschätzen und bewerten, können explizite von impliziten Informationen unterscheiden und verstehen, wie sich Beziehungen über die Zeit ändern können (z.B. Allen u. Fonagy 2009; Barber et al. 2013; Schultz-Venrath 2013). Geringe Mentalisierungsfähigkeit vor der Therapie ist mit höherer Psychopathologie verbunden. Bei erfolgreichem Psychotherapieverlauf scheint über den Therapieverlauf die Mentalisierungskapazität zuzunehmen (Levy et al. 2006).

Therapieziele

Vor dem Hintergrund des Ätiologieverständnisses der PP ergeben sich zwei zentrale unterscheidbare Therapieziele (BPTK 2009; Mackrill 2011).
- Wiederherstellung des psychischen Gleichgewichtes, welches durch äußere Belastungen, aktualisierte innere Konflikte, innerpsychische Dispositionen und strukturelle Defizite in Frage gestellt wurde
- Bearbeitung lebensgeschichtlich verankerter überdauernder unbewusster Konflikt- und Beziehungskonstellationen sowie Bearbeitung struktureller psychischer Defizite und Entwicklung einer stabilen Verfügbarkeit von zentralen strukturellen Funktionen wie Affekttoleranz, Impulssteuerung, Selbst- und Objektwahrnehmung (OPD-2)

Im Einzelnen sind hervorzuheben:
- Vermittlung von Einsicht in psychodynamische Zusammenhänge
- Verbesserung der Selbst- und Fremdwahrnehmung sowie der Selbstreflexivität
- Integration und/oder adaptiver Umgang mit vormals abgewehrten motivationalen und emotionalen Aspekten des eigenen Selbst
- Zunahme an Erfolgs- und Bewältigungserlebnissen („mastery")
- Stärkung der Bindungsfähigkeit

Zielübereinstimmung zwischen Patient und Therapeut wurde als wichtiger Bestandteil wirksamer Psychotherapie gefunden.

Psychodynamische Psychotherapie als Kurzzeitpsychotherapie in der stationären psychosomatischen Rehabilitation

Psychotherapie in der psychosomatischen Rehabilitation ist Kurzpsychotherapie mit deren Charakteristika: Berücksichtigung von Zeit als therapeutischem Faktor (Kordy u. Kächele 1995) und der besonderen Beachtung von

3.2 Konzeptqualität und Therapieschulenmodelle

Phasenmodellen therapeutischer Veränderungen (Howard et al. 1986) sowie Dosis-Wirkungs-Modellen (Lueger 1995).

Die Dauer ambulanter Psychotherapien ist – über die gesetzlichen Vorgaben hinaus – Teil eines komplexen psychosozialen Aushandlungsprozesses zwischen Therapeut und Patient. Für stationäre Behandlungsformen greifen begrenzend Gesetzgeber, Krankenkassen und Rentenversicherungsträger in die Rahmenbedingungen mit ein.

Das stationäre psychosomatische Setting weist in der Rehabilitation spezifische Rahmenbedingungen und Besonderheiten auf, an die sich die PP im Vergleich zum ambulanten Setting zu adaptieren hat. Im Vergleich zum ambulanten Setting lassen sich in der Rehabilitation hervorheben:
- Strikte Begrenzung der Behandlungszeiten
- Regelhaftes Angebot von Gruppentherapie neben Einzelpsychotherapie
- Fokussierung auf umschriebene, gemeinsam vereinbarte Therapieziele
- Gesamtbehandlungsplan wird von mehreren Personen erstellt
- Teamprozesse haben Einfluss auf den Behandlungsprozess
- Keine strenge Indikation der Patienten zur Psychotherapie
- Regelhafte Erstellung einer sozialmedizinischen Leistungsbeurteilung, die Einfluss auf den psychotherapeutischen Prozess nimmt

Die Behandlungsdauer wird in allen Versorgungsbereichen kürzer. In der psychosomatischen Rehabilitation liegt sie, mit negativen Auswirkungen auf den Behandlungserfolg, aktuell bei ca. 40 Tagen (Schattenburg 2012). Dies führt zu verstärkten Polarisierungen von Gefühls- und Beziehungserleben zwischen Hoffnung und Zuversicht einerseits und Verlust- und Trennungsangst andererseits (Mattke et al. 2012).

PP in der Rehabilitation wird überwiegend im Gruppenformat angeboten, als Gruppenpsychotherapie (PKZT), als Körper- bzw. Bewegungspsychotherapie und als Kreativtherapie wie Gestaltungs- und Musikpsychotherapie. Diese verschiedenen Verfahren werden in der „Klassifikation Therapeutischer Leistungen" (Deutsche Rentenversicherung 2007) in den psychotherapeutischen Verfahren im engeren und im weiteren Sinn definiert.

Die Gruppen werden nicht selbst vom Therapeuten zusammengestellt. Aus ökonomischen Gründen ist die rasche Wiederbelegung frei werdender Plätze notwendig. Dies führt zu einer speziellen Gruppendynamik in der stationären Gruppe. Gruppenprozesse spielen eine besondere Rolle in den therapeutischen Gruppen, innerhalb der Patienten-Gruppen und innerhalb des Teams. Dabei sind immer auch systemische Aspekte zu beachten. Die verschiedenen Gruppendynamiken bedürfen besonderer Organisation und Konzeptualisierung. Es kommt zu sich überlagernden Gruppenerfahrungen (Mattke 2012). Gruppenleiter verfügen im Allgemeinen nicht über eine spezifische gruppentherapeutische Kompetenz, die aber anzustreben ist.

Mattke (2012) beschreibt für die Gruppe die Bedeutung grundlegender psychodynamischer Interventionstechniken (Klarifikation, Konfrontation und Interpretation), die via Gruppenkohäsion die Aneignung und Verinnerlichung neuer Beziehungserfahrungen begünstigen, da sie auf zentrale Veränderungsmechanismen der Gruppe (Imitation, Identifikation, Internalisierung) einwirken.

Das Team steht unter starkem Ziel-, Erwartungs- und Handlungsdruck, therapeutische Veränderungen kurzzeitig zu induzieren. Das heißt: Hoher Druck zur Ökonomisierung und Standardisierung von Behandlungen zu Lasten reflexiver Spielräume (Haubel 2012). Teamprozessen kommt als „drittem Objekt" besondere Bedeutung für die Behandlung zu (integratives Modell, Spiegelfunktion des Teams, s. a. Hill u. Knox 2013).

Eine wesentliche Vorbedingung von KZPT ist jedoch infolge der strukturellen Rahmenbedingungen psychosomatischer Rehabilitation infrage gestellt, nämlich die sehr strenge Indikationsstellung mit besonderer Beachtung von Motivation und Veränderungsbereitschaft (Burlingame et al. 2013). Viele Patienten stellen sich bei hohem Leidensdruck mit niedriger Behandlungsmotivation und ausgeprägter sozialmedizinischer Problematik vor (Schmitz-Buhl et al. 2000a, b). Diese ungünstige Setting-Voraussetzung bei der Indikationsstellung wird jedoch in der stationären psychosomatischen Rehabilitation kompensiert. Da sie sich im Wesentlichen in Großkliniken organisiert, ist es möglich, Patienten mit identischen Hauptdiagnosen oder vergleichbaren Störungsperspektiven oder Motivationslagen in Gruppen zusammenzufassen und dabei Gruppenwirkfaktoren wie Kohäsion, interpersonales Lernen und Universalität des Leidens spezifisch zur Geltung zu bringen (Paar u. Wiegand-Grefe 2001; Tschuschke 2001).

Die PP ist aufgrund ihrer Methodenvielfalt besonders geeignet, sich an die spezifischen Belange der psychosomatischen Rehabilitation adaptiv anzupassen.

Technische Modifikationen einer psychodynamischen Psychotherapie in der psychosomatischen Rehabilitation betreffen die konsequente Fokussierung und thematische Begrenzung der Behandlung sowie die Beachtung und aktive Förderung der hilfreichen therapeutischen Beziehung und der Bearbeitung der Schwierigkeiten, die sich ihrer Entwicklung im Übertragungs- und Gegenübertragungsprozess entgegenstellen. Übertragungsaspekte gilt es zwar im Setting zu diagnostizieren, sie werden jedoch eher latent in den Behandlungsprozess einfließen (Piper et al. 1991). Patienten mit niedriger Motivation und instabilem Selbstkonzept – wie sie häufig in der psychosomatischen Rehabilitation anzutreffen sind – profitieren eher von supportiven Interventionen. Psychoedukative Ansätze in der medizinischen Rehabilitation liegen vor.

Zusammenfassend ergeben sich innerhalb der psychosomatischen Rehabilitation folgende Grenzen setzende und haltende Rahmenbedingungen für die Therapie:
- gemeinsame Erarbeitung (Patienten, Gruppe, Team) von intersubjektiven Zielen, Rahmen und Methoden
- entwicklungsbezogene und entwicklungsfördernde Gestaltung der Interventionen und des therapeutischen Raumes; variables Setting
- Ressourcen mobilisierende und handlungsaktivierende Interventionen
- konstantes Angebot therapeutischer Arbeitsbeziehungen
- multimodaler Zugang zu unbewussten Prozessen sowie zu fokussierten Übertragungs- und Widerstandsprozessen, auch über andere als verbale Kommunikationsformen
- Bearbeitung von interpersonellen Inszenierungen, vornehmlich in gruppalen Kontexten
- Ermöglichung neuer emotionaler Erfahrungen in den verschiedenen therapeutischen Beziehungen
- fortdauernde Problemaktivierung und Klärung der aktuellen Lebenswirklichkeit, insbesondere hinsichtlich der sozialmedizinischen Gegebenheiten

Konzeptionell ist noch ein Theoriemangel aufzuarbeiten: Das ätiologisch ausgerichtete Modell der PP und das Krankheitsfolgenmodell (ICF) der Weltgesundheitsorganisation zum Verständnis chronischen Krankheitsverhaltens sind bislang nicht aufeinander bezogen worden (Schneider u. Paar 2001).

Die fortgesetzte Erarbeitung einer Konzeptqualität ist in multimodalen und multipersonalen Therapieansätzen wie in der psychosomatischen Rehabilitation unverzichtbarer Bestandteil einer vernetzten und qualitätsgesicherten Behandlung. Psychodynamische Rehabilitationskliniken arbeiten in der Regel unter interner und externer Supervision (Koch u. Schulz 1999; Paar 1999; Paar u. Kriebel 1998).

3.2 Konzeptqualität und Therapieschulenmodelle

Wirksamkeitsuntersuchungen

In den letzten Jahren gibt es Befunde zur Evidenz, die zeigen, dass PP gleich effizient ist wie KBT und auch die Humanistischen Verfahren (Lambert 2013). Shedler (2010) gibt einen Überblick zu den randomisiert-kontrollierten Studien (RCT-Studien) für Psychodynamische Kurzzeittherapie (PKZT) und Psychodynamische Langzeittherapie (PLZT), die vergleichbare Wirksamkeit zu den anderen Verfahren, gemessen an der Höhe der Effektstärken (ES), aufzeigen. Selbst wenn aber die vorliegenden RCT-Studien die strengen Kriterien für empirisch validierte Studien erfüllen, fehlen weitere qualitativ hochwertige Studien (Gerber et al. 2011), um die Wirksamkeit auf breiterer Basis zu stellen und sie für einzelne Störungen nachzuweisen. So legen Barber et al. (2013) „nur" Meta-Analysen für depressive Störungen, Angststörungen und Persönlichkeitsstörungen vor.

Wir referieren einige der Meta-Analysen und verweisen auf das Kapitel zu aktuellen europäischen Studien von Beutel et al. (2010, S. 70–77).

Eine methodisch anspruchsvolle Meta-Analyse zur Wirkung von PP ist publiziert in der Cochrane Bibliothek. Die Analyse schließt 23 RCT-Studien über 1431 Patienten ein (Abbass et al. 2006). Verglichen werden die Behandlungen mittels PP über durchschnittlich 40 Sitzungen, mit Kontrollen (Warteliste, minimale Behandlung, TAU) bei Patienten mit verschiedenen psychischen Störungen. Der Vergleich erbringt für Verbesserung der allgemeinen Symptome für den Outcome eine Effektstärke E = 0.97, katamnestisch (9 Monate) von ES = 1.51, für somatische Symptome Outcome ES = 0.81, katamnestisch ES = 2.21, für Angststörungen Outcome ES = 1.08, katamnestisch ES = 1.35, für depressive Symptome Outcome ES = 0.59, katamnestisch ES = 0.98. Die katamnestische Zunahme an Effektstärken bei allen Ergebnisgrößen zeigt, dass PP auch längerfristige Entwicklungen über das Behandlungsende hinaus in Gang setzt.

Eine Meta-Analyse von Leichsenring et al. (2004) schließt 17 RCT-Studien mit einer durchschnittlichen Behandlungsdauer von 21 Sitzungen ein: Bei Outcome ES = 1.39, katamnestisch nach ca. 13 Monaten ES = 1.57.

Die Wirksamkeit von PP hinsichtlich sozialmedizinischer Parameter wie „return to work", Anzahl von poststationären Krankheitstagen, Krankenhausaufenthalten und sonstigem Ressourcenverbrauch ist für die Anwendung innerhalb der Rehabilitation von höchster Bedeutung. In der *Helsinki Psychotherapy Study* wurden 326 Patienten mit Angst und depressiven Störungen zufällig lösungsorientierter Kurzzeittherapie, PKZT oder PLZT zugewiesen. Die Arbeitsfähigkeit während der (ambulanten) Therapie verbesserte sich signifikant. Nach sieben Monaten zeigten beide Kurzzeittherapien 4 % bis 11 % mehr Verbesserungen der Arbeitsfähigkeitswerte als die PLZT (Knekt et al. 2008). Katamnestisch zeigen die Autoren, dass die Kurzzeittherapien zwar schneller wirken, nach 36 Monaten die PLZT aber überlegen ist und damit langfristig einen besseren Effekt hat (Knekt et al. 2011).

3.2.2 Störungsspezifische Psychodynamische Psychotherapie

R. Kriebel, G. H. Paar und S. Wiegand-Grefe

Begrifflichkeit

Die Begriffe „Störung" und „Störungsspezifität" beziehen sich auf Diagnosesysteme, die Krankheitsbilder nach festgelegten Kriterien beschreiben und definieren. Der Begriff „Störung" bezeichnet keine klinischen Krankheitsbilder, sondern operationalisierbare und beobachtbare Phänomene. Störungsspezifische Behandlungsansätze im Sinne einer symptomspezifischen Therapie sind zunächst in kognitiv-behavioralen Therapieansätzen formuliert worden.

Bei den psychodynamisch begründeten Verfahren hat der Begriff Störungsspezifität bzw. Störungsorientierung die Bedeutung von „fokussiert", „konzentriert", „ausgewählt". Fokussieren meint den bewussten oder unbewussten (aktuellen) psychodynamischen Konflikt sowie dessen intrapsychische und interpersonelle Bewältigung. Störungsspezifität meint also bei den psychodynamisch abgeleiteten Verfahren ursprünglich vor allem Konfliktspezifität. Im Rahmen der Fokusbildung OPD-2 treten Spezifika des Strukturniveaus, spezifische Ressourcen und Kompetenzen hinzu (AG OPD 2009).

Damit wird nach psychodynamischem Verständnis ein Begriff von Spezifität vertreten, der nicht auf ein bestimmtes klinisch-diagnostisches Störungsbild bezogen ist. Spezifisch meint darunterliegende Konfliktneigungen, Merkmale der Persönlichkeitsorganisation und Spezifika bei der Entwicklung von Übertragungs-/Gegenübertragungskonstellationen zwischen Therapeut und Patient. Diese in übergeordneten Kategorien darstellbaren gemeinsamen Spezifika bestimmter Patientengruppen orientieren sich nicht notwendigerweise an den klinisch psychiatrisch-psychosomatischen Krankheitsbildern, vielmehr laufen sie „quer" dazu. Daneben gibt es durchaus eine Tradition und hinreichendes Wissen (beginnend mit Freud 1916), diese Spezifika auch auf die klinischen Störungsbilder zu beziehen und entsprechende Behandlungsschwierigkeiten und Interventionsmöglichkeiten darzustellen. Beutel et al. (2010) geben einen Einblick in spezifische Interaktionsmuster und Übertragungen bei den verschiedenen klinischen Störungsbildern aus der Perspektive unterschiedlicher psychoanalytischer Schulen. Ein verstärktes Interesse an der Entwicklung von Modellen und Behandlungsansätzen zur Störungsspezifität im engeren Sinne und damit auch eine aufarbeitende Systematisierung der psychodynamischen Spezifika wurden eher von außen angestoßen. Die Notwendigkeit einer empirischen Fundierung der psychodynamischen Psychotherapien in Ausrichtung an einem biomedizinischen Forschungsparadigma, verbunden mit dem Nachweis von Wirksamkeit des eigenen Verfahrens, führte und führt vermehrt zu Studien, in denen im allgemeinen Rahmen von psychodynamischen Kurzzeitbehandlungen Modelle, Richtlinien und Manuale in Bezug auf ein spezifisches Störungsbild untersucht werden. Inzwischen liegen nach Beutel et al. (2010) eine Vielzahl von störungsbezogenen Behandlungsmanualen vor, deren Wirksamkeit als empirisch gut abgesichert gelten kann. Die Arbeitsgruppe um Beutel hat es sich zur Aufgabe gemacht, Behandlungsansätze und Manuale von relevanten Störungsbildern, klinisch und wissenschaftlich aufgearbeitet, in einer eigenen Buchreihe („Praxis der psychodynamischen Psychotherapie") zu veröffentlichen und damit einer größeren Fachöffentlichkeit zur Verfügung zu stellen sowie für die Praxis der psychodynamischen Psychotherapie anwendbar zu machen.

Manualisierte störungsspezifische Ansätze in der Psychodynamischen Psychotherapie

Störungsbezogene Behandlungsmanuale mit abgesicherter Wirksamkeit, weitgehend über randomisiert-kontrollierte Studien (RCT-Studien), liegen im angelsächsischen Bereich vor, aber entsprechende Manuale wurden auch im deutschen Sprachraum im Rahmen von Forschungsprojekten entwickelt, z. B. für die supportiv-expressive Therapie der sozialen Phobie (Leichsenring et al. 2008) und die panikfokussierte psychodynamische Psychotherapie (Subic-Wrana et al. 2006). Störungsspezifische Modelle und Behandlungsmanuale entstanden u. a. aus der Adaptation allgemeiner psycho-

3.2 Konzeptqualität und Therapieschulenmodelle

dynamischer Behandlungsmanuale. So wurde die supportiv-expressive Therapie (SET) von Luborsky (1988) erst später für spezifische Störungsbilder ausgearbeitet (im Überblick z. B. Leichsenring u. Leibing 2007). Daneben wurden aber auch neuere psychoanalytische Entwicklungskonzepte aufgegriffen und störungsspezifisch umgesetzt. So wurde das bindungstheoretisch hinterlegte Konzept der Mentalisierung zu einer eigenen modifizierten Therapiemethode für schwere Störungen weiterentwickelt: Mentalisierungsgestützte Therapie (z. B. Bateman u. Fonagy 2008). Hoffmann (2008) wendet die Psychodynamische Psychotherapie auf Angststörungen an, weniger um ein neues Manual einzuführen als vielmehr im Sinne eines Transfers von Erkenntnissen aus Studien mit Manualen in die Praxis.

Manuale psychodynamischer Behandlungsverfahren sind im allgemeinen Prozessmanuale. Es geht im Gegensatz zu verhaltenstherapeutischen Manualen weniger um die konkrete und detaillierte Beschreibung von Behandlungsschritten und -abfolgen als vielmehr um die Beschreibung von Übertragungs-/Gegenübertragungsprozessen und die Darstellung von therapeutischen Beziehungen, Abwehr und Widerstand, wie sie für die psychodynamischen Verfahren kennzeichnend sind. Störungsorientierte Interventionen werden vor dem Hintergrund eines psychodynamischen Symptomverständnisses vorgestellt und daraus konkrete Behandlungsschritte entwickelt. Es geht also darum, Behandlungsrichtlinien zu formulieren, d. h. Interventionsprinzipien, Therapieelemente, Therapieziele sowie Kontraindikationen zu spezifizieren. „Dazu gehören auch Angaben, in welchen Phasen der Therapie welche Übertragungs-/Gegenübertragungskonstellationen auftreten können und welches Vorgehen empfohlen wird (Beutel et al. 2010, S. 82)".

Beutel et al. (2010, S. 85–89) geben einen Überblick über verschiedene Manuale der psychodynamischen Psychotherapie, für die empirische Evidenz in zumindest einer RCT-Studie vorliegt, ergänzt durch hochwertige naturalistische Studien, für die Konsens unter den Fachleuten besteht, dass es sich um ein wirksames Verfahren handelt. Studien, die diese Kriterien erfüllen, liegen vor für affektive Störungen, Angststörungen, somatoforme Störungen, substanzbezogene Störungen und Essstörungen (jeweils zwischen 4 und 6 Studien) sowie für Persönlichkeitsstörungen (10 Studien; Zeitraum 1987–2008).

Eine Auflistung störungsspezifischer manualisierter psychodynamischer Behandlungsmethoden für den angloamerikanischen Sprachraum findet sich bei Levy et al. 2012 (Appendix IIB; mit Angaben zur Manual Referenz):

- „Brief Therapy of Stress Response Syndrom" (M. J. Horowitz)
- „Dynamic Deconstructive Psychotherapy" (DDP) für „behandlungsresistente" Borderline-Persönlichkeitsstörungen (R. J. Gregory)
- „Interpersonal Reconstructive Therapy" (IRT) für Persönlichkeitsstörungen (L. S. Benjamin)
- „Mentalization Based Treatment for Borderline Personality Disorder" (A. Bateman, P. Fonagy)
- „Panic Focused Psychodynamic Psychotherapy" (B. L. Milrod)
- „Psychoanalytically Oriented Focal Therapy of Generalized Anxiety Disorder" (F. Leichsenring)
- „Psychodynamic psychotherapy for Social phobia" (F. Leichsenring)
- „Supportive Psychotherapy for Borderline Patients" (L. H. Rockland)
- „Transference Focused Psychotherapy" für Borderline-Persönlichkeitsstörungen (O. Kernberg)

In ihrer eigenen Reihe haben Beutel et al. (2010) für den deutschen Sprachraum bisher

ausführliche störungsspezifische Modellableitungen und Manualisierungen für folgende Störungsbilder vorgelegt:
- Panikfokussierte Psychodynamische Psychotherapie (PFPP; Subic-Wrana et al. 2012)
- Somatoforme Störungen: Psychodynamisch-Interpersonelle Therapie (PISO, Arbeitskreis PISO 2012)
- Generalisierte Angststörung. Psychodynamische Psychotherapie (Leichsenring u. Salzer 2014)
- Anorexia nervosa. Fokale Psychodynamische Psychotherapie. (Friederich et al. 2014)

Damit liegen für die psychodynamische Praxis wissenschaftlich gut abgesicherte Anwendungen vor. Der Vorteil störungsspezifischer Manualisierungen liegt nicht nur in einer Verbesserung der wissenschaftlichen und gesundheitspolitischen Akzeptanz sowie einer Verbesserung der Transparenz der Psychodynamischen Psychotherapie, sondern auch in Möglichkeiten der Verbesserung von störungsspezifischen Kenntnissen und der Ausweitung von therapeutischen Kompetenzen in Ergänzung zu den therapeutischen Basisfähigkeiten und einem flexiblen Einsatz verschiedener therapeutischer Methoden. Dies scheint uns ein besonderer Vorteil bei der Einbeziehung dieser Manuale im Rahmen der psychosomatischen Rehabilitation.

Kritische Sichtweisen zur Störungsspezifität in der Psychodynamischen Psychotherapie

Da die psychodynamische Therapie von eher allgemeinen Therapiemodellen ausgeht, werden störungsspezifische Ansätze durchaus kontrovers diskutiert. Schneider (s. a. Kap. 2.5) verweist auf die Problematik störungsspezifischer Konzepte in der Psychodynamischen Psychotherapie. Empirische Studien zur Durchführung von Therapien in der psychodynamischen Praxis mit oder ohne Manualisierung erbringen Hinweise, dass die „**adherence**" – das ist die Manualtreue – mit der Gefahr einer unflexiblen, unkritischen Ausrichtung auf ein Manual in Konflikt gerät zur „**allegiance**" – das bezieht sich auf das Ausmaß, in dem ein Therapeut von seinen Methoden und seinem eigenen Vorgehen überzeugt ist. Geht die Adhärenz zu Lasten der Therapietreue, kann das negative Effekte für die psychotherapeutischen Basisfähigkeiten, bezogen auf die Qualität des Aufbaus und die Aufrechterhaltung der Beziehung (therapeutische „alliance"), haben. Dadurch kann die Wirksamkeit des psychodynamischen Verfahrens zu Lasten der Anwendung einer Technik beeinträchtigt werden (z. B. Wampold 2001). Möglicherweise sind die psychodynamischen Verfahren besonders empfindlich gegenüber einem unsachgemäßen „kochbuchartigen" Einsatz von „Technik".

Auch im stationären psychosomatischen Bereich gibt es Hinweise, die die Vorteile einer störungsspezifischen Orientierung relativieren. Die Unterschiede zwischen den Behandlungen in störungsspezifischen und störungsunspezifischen Gruppen stellen sich als deutlich geringer heraus als erwartet. Soweit Unterschiede gefunden werden, bilden sie eine größere Akzeptanz des Spezialsettings durch die Patienten ab, indem sie kommunale Gruppenfaktoren unterstützen (z. B. Schmitz-Buhl et al. 2001). Damit erleichtern explizit ausgewiesene störungsspezifische Konzepte die Identifikation der Patienten im Sinne der Kohäsion. Sie können aber auch zu problematischen narzisstischen Überidentifikationen führen, wie es sich z. B. in Mobbingkonzepten zeigen lässt (Schwickerath et al. 2000). Zudem kann es zu einer Einengung und Fixierung auf die Symptomatik kommen. Für den Patienten geht eine Bereicherung durch den Austausch mit Menschen mit unterschiedlichen Störungen und Erfahrungen verloren. So gehen Norcross und Lambert (2011) davon aus, dass – wenn auch im ambulanten Setting – lediglich etwa 15 %

der Varianz im Outcome sich den spezifischen Behandlungstechniken zuordnen lässt. Allgemeine Wirkfaktoren beinhalten 30 % und Kontextvariablen 40 % der Varianz. Gelten diese Befunde zunächst für das ambulante Setting, gibt es Hinweise, dass störungsspezifische Ansätze nur einen kleinen zusätzlichen Beitrag zur Erhöhung der Wirksamkeit von Psychotherapie in der psychosomatischen Rehabilitation liefern (Schmitz-Buhl et al. 2001).

Auf einen wichtigen Aspekt, der für die Diskussion störungsspezifischer Behandlungsansätze relevant erscheint, macht die klinische Erfahrung aufmerksam. Die Eigendynamik psychischer Störungen macht Menschen innerhalb eines Störungsbildes vorübergehend ähnlicher. Sie entwickeln sich aus relativ unähnlichen Befindenslagen in einen Bereich großer Ähnlichkeit, in dem günstigerweise eine psychotherapeutische Behandlung angeboten wird. Im Verlauf des Behandlungsprozesses nehmen die Unterschiede zwischen den Patienten zu, d. h. sie differenzieren sich voneinander. Ob dieser psychotherapeutische Differenzierungsprozess letztlich eher in störungsspezifischer oder störungsunspezifischer Psychotherapie erfolgt, muss zum gegenwärtigen Zeitpunkt offen bleiben.

Ausblick

Die Bedeutung spezifischer Psychotherapietechniken in der psychosomatischen Rehabilitation wird bislang zuungunsten allgemeinpsychotherapeutischer, psychoedukativer und rehabilitativer Behandlungsansätze überschätzt. In der Gesamtbehandlung leisten störungsspezifische Behandlungsansätze vermutlich nur einen kleinen zusätzlichen Wirksamkeitsbeitrag zum bedeutsameren Einfluss kommunaler und aus der Qualität der therapeutischen Beziehung abzuleitender Wirkfaktoren auf das Behandlungsergebnis. Derartige Wirkfaktoren wirken allerdings nicht „automatisch", sie bedürfen einer hohen therapeutischen Kompetenz. Wirkfaktoren spezifischer Psychotherapien entwickeln außerdem ihre volle Effektivität vermutlich erst in längerfristigen Therapien und damit nur bedingt in psychosomatischen Rehabilitationsbehandlungen (Bloch u. Crouch 1985; Luborsky 1986; Luborsky et al. 1993). Anzunehmende spezifische Wirkfaktoren der jeweiligen psychotherapeutischen Schulen (z. B. psychodynamische oder verhaltenstherapeutische) sind für die Psychotherapie in der psychosomatischen Rehabilitation aufgrund der eng begrenzten Behandlungsdauer daher eher von untergeordneter Bedeutung (Huf 1992). Schon Untersuchungen von Grawe (1998) legen allerdings nahe, dass mit der psychodynamischen Technik konzeptuell verknüpfte Prozessfaktoren signifikant mit einem erfolgreichen Outcome sowohl in psychodynamischen wie in verhaltenstherapeutischen Therapien korrelieren. Somit scheinen einige Elemente des psychodynamischen Prozesses auch in verhaltenstherapeutischen Therapien wirksam zu sein. Diese Wirkfaktoren und Elemente des psychodynamischen Prozesses, mit denen sich insbesondere die psychodynamischen Therapieverfahren explizit und konzeptuell beschäftigen, müssen genutzt und weiterentwickelt werden. Sie dürfen nicht einer zu eng verstandenen Störungsspezifität zum Opfer fallen.

3.2.3 Verhaltenstherapeutische Psychotherapie

R. Meermann, E.-J. Borgart und E. Okon

Entwicklung der Verhaltenstherapie

Die Verhaltenstherapie ist seit 1980 Bestandteil der kassenärztlichen Versorgung. Sie hat den „Nachweis der erfolgreichen Anwendung an Kranken, überwiegend in der ambulanten Versorgung über mindestens 10 Jahre […] erbracht [...] und sie stellt eine ätiologisch orientierte Form der Psychotherapie dar, die ein differenziertes System zur Analyse von krankheitsauslösenden und aufrechterhaltenden Ursachenfaktoren [...] entwickelt hat" (Rüger et al. 2011, S. 67).

Wissenschaftshistorisch gesehen entwickelte sich die Verhaltenstherapie aus Medizin, experimenteller Psychologie und Physiologie (Meermann 1998). Die Entdeckung allgemeiner Lernprinzipien wie der des klassischen Konditionierens (Pawlow, in englischer Übersetzung 1927, 1928) sowie des operanten Konditionierens („law of effect") (Thorndike 1898) bildeten die Basis für ein erstes Experimentieren mit dem Aufbau und Abbau menschlicher Reaktionsmuster. Watson und Rayner (1920) demonstrierten die klassische Konditionierbarkeit menschlicher emotionaler Reaktionen. 1953 erfolgte dann die erste Veröffentlichung, die explizit den Begriff Verhaltenstherapie (behavior-therapy) beinhaltete (Lindsley et al. 1953).

In den Folgejahren rückten vermehrt kognitive Prozesse in das wissenschaftliche und therapeutische Interesse. Während die ersten historischen Entwicklungen im Rahmen der Verhaltenstherapie noch den Menschen als „black box" begriffen, setzten sich neuere Ansätze mit der Rolle von Gedanken, Plänen und motivationalen Prozessen auseinander. Wichtige Meilensteine stellten das „Covert conditioning" (Cautela 1966, 1967), die „Coverant control" (Homme 1965), der Selbstregulationsansatz von Kanfer (Kanfer 1971), später zur Selbstmanagement-Therapie weiterentwickelt (Kanfer et al. 1996), sowie die Theorie des Modell-Lernens von Bandura (1965, 1968) dar.

Während die anfänglichen kognitiv orientierten Ansätze Gedanken immer noch eher als vermittelnde Prozesse betrachteten, entwickelten sich ab Mitte der 1960er Jahre Ansätze, die Kognitionen als steuernd und strukturierend für motivationale, emotionale und physiologisch-motorische Prozesse verstanden. Albert Ellis (1962, deutsch 1977) entwickelte den Ansatz der rational-emotiven Therapie. Aaron T. Beck entwickelte den Ansatz der kognitiven Therapie der Depression (1967, 1970, 1976, deutsch 1981), später dann kognitive Ansätze zur Behandlung von Persönlichkeitsstörungen (Beck u. Freeman 1993) sowie der kognitiven Therapie der Sucht (Beck et al. 1997).

Mit den kognitiven Weiterentwicklungen änderte sich auch das Menschenbild der Verhaltenstherapie, die den Menschen nun nicht mehr als ausschließlich von Reizen gesteuerte „black box" betrachtete, sondern ihn vorwiegend als eigenverantwortliches und planendes Wesen sah, das zur Handlungssteuerung und Planentwicklung fähig ist. Diese Fähigkeit zur Übernahme von Eigenverantwortung fand dann ihren Niederschlag in weiteren kognitiv-behavioralen Therapieansätzen wie dem Selbstverbalisationstraining (Meichenbaum 1971), dessen Weiterentwicklung des Stressimpfungstrainings (Meichenbaum 1985a, b) oder dem Problemlösetraining von D'Zurilla und Goldfried (1971).

Seit dem Ende der 1980er Jahre gibt es eine weitere Weiterentwicklung der Verhaltenstherapie („3. Welle der Verhaltenstherapie"), die insbesondere emotionsregulatorische Prozesse in den Behandlungsfokus stellt. Dazu zählen z. B. die dialektisch-behaviorale Therapie der Borderline-Persönlichkeitsstörung (Linehan 1987, 1993, deutsch: Linehan 1996), die Akzeptanz- und Commitment-Therapie (ACT) (Hayes et al. 2003, deutsch z. B. Eifert 2011), die Achtsamkeitsbasierte Therapie („Mindfulness Based Cognitive Therapy"; MBCT) (Segal et al. 2002, deutsch: Segal et al. 2008, Michalak et al. 2012), die Schematherapie (Young et al. 2003, deutsch: Young et al. 2005, Roedinger 2009, Zorn u. Roder 2011) oder das „Cognitive Behavioral Analysis System of Psychotherapy" (CBASP) (McCullough 2000, deutsch: McCullough 2007).

Die heutige Verhaltenstherapie stellt also einen Methodenkatalog dar, der sich aus

3.2 Konzeptqualität und Therapieschulenmodelle

unterschiedlichen lernpsychologischen, motivations-psychologischen und naturwissenschaftlichen Ansätzen und Forschungsmethoden heraus entwickelte.

> ! Die Verhaltenstherapie „… umfasst störungsspezifische und -unspezifische Therapieverfahren, die aufgrund von möglichst hinreichend überprüftem Störungswissen und psychologischem Änderungswissen eine systematische Besserung der zu behandelnden Problematik anstreben. Die Maßnahmen verfolgen konkrete und operationalisierte Ziele … leiten sich aus einer Störungsdiagnostik und individuellen Problemanalyse ab und setzen an prädisponierenden, auslösenden und/oder aufrechterhaltenden Problembedingungen an" (Margraf u. Schneider 2009, S. 6).

Dabei folgt die Verhaltenstherapie verschiedenen Prinzipien (Margraf u. Schneider 2009):
- Verhaltenstherapie orientiert sich an der empirischen Psychologie.
- Verhaltenstherapie ist problemorientiert.
- Verhaltenstherapie setzt an den prädisponierenden, auslösenden und aufrechterhaltenden Problembedingungen an.
- Verhaltenstherapie ist zielorientiert.
- Verhaltenstherapie ist handlungsorientiert.
- Verhaltenstherapie ist nicht auf das therapeutische Setting begrenzt.
- Verhaltenstherapie ist transparent.
- Verhaltenstherapie soll Hilfe zur Selbsthilfe sein.
- Verhaltenstherapie bemüht sich um ständige Weiterentwicklung.

Verhaltensanalyse

Ein wesentlicher Bestandteil des therapeutischen Prozesses in der Verhaltenstherapie ist die Verhaltensanalyse der Problematik des Patienten. Diese stellt einen Suchalgorithmus dar, der die Gesundheitsprobleme des Patienten unter Berücksichtigung lebensgeschichtlicher Aspekte (Pläne, motivationale Faktoren, Einstellungen sowie Organismusvariablen) und unter Berücksichtigung auslösender und kurz- und langfristig aufrechterhaltender Bedingungen betrachtet. Darüber hinaus soll die Verhaltensanalyse therapeutische Ansatzpunkte und daraus resultierende Behandlungsstrategien liefern. Dabei stellt die Entwicklung eines verhaltensanalytischen Erklärungsmodells immer nur eine aktuelle Momentaufnahme mit Hypothesenbildung dar, da sich durch weitere Informationen im fortschreitenden Therapieprozess Änderungen in den einzelnen Variablen der Verhaltensanalyse ergeben können und dadurch andere Sichtweisen und Blickwinkel entstehen. Ziel ist es dabei auch, den Patienten zu einem eigenverantwortlichen Experten seiner Störung zu machen und ihn darin zu schulen, an Probleme verhaltensanalytisch heranzugehen. Eine Problemanalyse umfasst immer folgende Arbeitsschritte (Willutzki 2000):
- Strukturierung des Problemverhaltens
- Integration verschiedener Erklärungsmodelle
- sowie eine daraus resultierende individuelle Therapieplanung

Verhaltensanalytische Modelle gibt es mit jeweils unterschiedlicher Schwerpunktsetzung bei Bartling et al. (2008), Caspar (2007) und Schulte (1986, 1996).

Verfahren

In der Verhaltenstherapie kommen heute unter anderem folgende Einzelverfahren zum Einsatz:
- Psychoedukation
- systematische Desensibilisierung
- Reizkonfrontation in sensu und in vivo
- Rollenspiele
- Training sozialer Kompetenz
- kognitive Verfahren

- operante Verfahren
- Kommunikationstraining
- Problemlösetraining
- Biofeedback
- Entspannungsverfahren (progressive Muskelentspannung)
- Angstbewältigungstraining
- Selbstmanagement-Therapie

Störungsspezifische Behandlungsansätze gibt es für folgende Störungsbilder:
- Agoraphobie
- Panikstörung
- spezifische Phobien
- Sozialphobie
- Zwangsstörungen
- generalisiertes Angstsyndrom
- posttraumatische Belastungsstörung
- Depressionen
- Schlafstörungen
- somatoforme Störungen
- Essstörungen
- Sucht
- Schizophrenie
- sexuelle Störungen
- dissoziative Störungen

Anwendung von Verhaltenstherapie

Verhaltenstherapie kommt im Rahmen der ambulanten kassenärztlichen Versorgung sowohl als einzel- als auch als gruppentherapeutisches Verfahren zur Anwendung. Dabei reicht die Dauer einer ambulanten Verhaltenstherapie von einer Kurzzeittherapie (25 Stunden) bis zur längstmöglichen Dauer von 80 Stunden.

In der stationären psychotherapeutischen Behandlung in psychosomatischen Fach- bzw. Schwerpunktkliniken arbeiten derzeit ca. 12 Kliniken auf rein verhaltenstherapeutischer Grundlage. Stationärer Verhaltenstherapie liegt ein bio-psycho-soziales Krankheitsmodell (Engel 1977; Meermann u. Vandereycken 1996) zugrunde. Stationäre verhaltenstherapeutische Psychosomatik geht dabei über Verhaltenstherapie als spezifische Therapiemethode hinaus und begreift sich in einem erweiterten Sinne als verhaltensmedizinisch (Pomerleau u. Brady 1979; Schwartz u. Weiss 1979). Im Rahmen sozialmedizinischer Problemkonstellationen (z. B. Rentenbegehren, Rentenstreit) gilt ein besonderes Augenmerk allen Aspekten chronischen Krankheitsverhaltens (Vandereycken u. Meermann 1996). Unter Berücksichtigung zum Teil langwieriger und chronifizierter Krankheitsverläufe ergeben sich auch die Hauptindikationen für eine stationäre Verhaltenstherapie: Multimorbidität, seelische Erkrankungen mit schweren sozialen Beeinträchtigungen, Notwendigkeit der Herausnahme des Erkrankten aus seinem sozialen Umfeld sowie Klärung sozialmedizinischer Fragestellungen, z. B. „Reha vor Rente" (Meermann 1996). Dabei werden auch im stationären Bereich die genannten Verfahren störungsspezifisch eingesetzt (Meermann u. Borgart 2006; Meermann u. Okon 2006).

Zu Beginn jeder stationären psychotherapeutischen Behandlung steht eine Verhaltensanalyse, die gemeinsam mit dem Patienten erarbeitet wird und aus der heraus dann individualisierte, konkrete und überprüfbare Therapieziele abgeleitet werden. Gemäß dieser Verhaltensanalyse und den daraus resultierenden Therapiezielen werden dem Patienten dann die indizierten einzel- und gruppentherapeutischen Maßnahmen verordnet, die für sich jeweils Teilaspekte der Problematik berücksichtigen, in ihrer Gesamtwirkung aber umfassend die Problematik des Patienten würdigen und den Heilungsprozess begründen.

Eine verhaltenstherapeutische Klinik zeichnet sich durch gelebte Multiprofessionalität und Interdisziplinarität (Borgart u. Meermann 2004; Meermann 1994) aus, um die Synergieeffekte verschiedener Berufsgruppen zum Wohle des Patienten zu bündeln. Neben psychiatrischer und psychologischer Kompetenz arbeiten auch Gesundheits- und Krankenpfle-

3.2 Konzeptqualität und Therapieschulenmodelle

gerinnen und Gesundheits- und Krankenpfleger (Co-Therapeuten), Ergotherapeuten, Sporttherapeuten, Physikalische Therapeuten, Musiktherapeuten und Sozialarbeiter im Rahmen eines verhaltenstherapeutischen Gesamtsettings. Stationäre verhaltenstherapeutische Behandlung findet überwiegend in Gruppenform statt, wobei sich indikative Gruppen (also auf bestimmte Störungsbilder bezogen), Problemlösegruppen, Gruppen zum Erlernen sozialer Fertigkeiten, Entspannungsverfahren sowie Therapiemaßnahmen aus komplementären Therapiebereichen sinnvoll ergänzen (Borgart u. Meermann 2004; Meermann 1996). Inhalt und Umfang der Maßnahmen finden sich in der Klassifikation therapeutischer Leistungen (KTL) der Rentenversicherer (DRV Bund 2007). Die Zielorientierung der Verhaltenstherapie und das lösungsorientierte Vorgehen bieten eine gute Voraussetzung dafür, auch unter den gegenwärtigen Rahmenbedingungen stationärer Psychotherapie (durchschnittlich 6 Wochen Behandlungsdauer, vermehrt chronifizierte Krankheitsverläufe) konkrete Therapieziele zu erreichen, krankheitsbedingte sozialmedizinische Parameter deutlich zu verbessern und dem Patienten die notwendigen Kompetenzen zu vermitteln, um auch nach dem stationären Aufenthalt weitere Fortschritte zu machen. Dabei ist die Organisation von sinnvollen Nachsorgemaßnahmen sowie die Rückfallprophylaxe wesentlicher Bestandteil des verhaltenstherapeutischen Problemlöseansatzes.

Selbstverständlicher Standard für eine verhaltenstherapeutische Klinik ist ein ständiges Qualitätsmanagement unter Berücksichtigung sowohl des Qualitätssicherungsprogramms der Rentenversicherung als auch eine Zertifizierung nach DIN EN ISO 9001 : 2008, ergänzt um die Qualitätskriterien der DEGEMED (Deutsche Gesellschaft für Medizinische Rehabilitation) (Borgart u. Meermann 1999; Meermann 1995).

Wirksamkeitsuntersuchungen zur Verhaltenstherapie

Zu den einzelnen Methoden der Verhaltenstherapie sowie zu einzelnen störungsspezifischen Ansätzen liegen eine Reihe von wissenschaftlichen Wirksamkeitsuntersuchungen vor, die die Effektivität und Überlegenheit verhaltenstherapeutischer Behandlungsansätze sowohl gegenüber Wartekontrollgruppen und anderen therapeutischen Ansätzen als auch gegenüber rein medikamentöser Therapie deutlich belegen.

Grawe et al. (2001) unterscheiden in ihrem umfassenden Überblick (Metaanalyse) über die vorhandenen Wirksamkeitsstudien zu verschiedenen Psychotherapieformen für den Bereich der kognitiv-verhaltenstherapeutischen Therapie 14 unterschiedliche Therapiemethoden, wie z.B. Reizkonfrontation, Training sozialer Kompetenz oder kognitive Therapie nach Beck. Zu jeder dieser Methoden fanden die Autoren zahlreiche kontrollierte Wirksamkeitsstudien, meist zwischen 15 und 40 Studien, zum Teil aber auch deutlich mehr (bis zu 74 Studien), im geringsten Fall 8 Studien. Die Wirksamkeitsstudien belegen einerseits die deutliche Effektivität kognitiv-verhaltenstherapeutischer Methoden gegenüber Kontrollgruppen, andererseits aber auch die Überlegenheit gegenüber anderen Psychotherapieformen. So kommen Grawe et al. (2001) zu der Schlussfolgerung, dass „kognitiv-behaviorale Therapie im Durchschnitt hochsignifikant wirksamer ist als psychoanalytische Therapie und Gesprächspsychotherapie" (S. 670).

Kritische Diskussionsbeiträge zur Metaanalyse von Grawe et al (2001) finden sich bei Leichsenring und Kollegen (Leichsenring 1996; Leichsenring 2001; Leichsenring u. Leibing 2003; Leichsenring et al. 2004).

Obwohl die meisten dieser Studien im ambulanten Setting durchgeführt wurden, lassen sich die Ergebnisse unseres Erachtens auch auf den stationären Bereich übertragen.

Wenn man sich die Beschreibung der untersuchten therapeutischen Methoden ansieht, wird deutlich, dass es sich nicht um spezifische Einzeltechniken, sondern um komplexe kognitiv-verhaltenstherapeutische Behandlungen handelt, wie z. B. Depressionstherapie nach Lewinsohn, Training sozialer Kompetenz, kognitive Therapie nach Beck oder rational-emotive Therapie, die in ähnlicher Form auch im Rahmen stationärer psychosomatischer Rehabilitation zum Einsatz kommen.

Grawe et al. (2001) fassen auch noch die Ergebnisse mehrerer Metaanalysen aus den 1980er Jahren zusammen und kommen zu dem Resultat, dass „die Effektstärken für die kognitiv-behavioralen Verfahren etwa doppelt so hoch sind wie die der dynamisch/humanistischen" (S. 670).

2003 wurde noch einmal im Gutachten des Wissenschaftlichen Beirats Psychotherapie (www.wbpsychotherapie.de) die empirische Evidenz der Verhaltenstherapie für den Erwachsenenbereich bestätigt.

Für die Verhaltenstherapie liegen zahlreiche neuere kontrollierte und randomisierte Studien vor, die bezogen auf unterschiedliche Störungsbereiche die Effektivität verhaltenstherapeutischer Methoden belegen; für den Bereich der affektiven Störungen (F3) existieren beispielsweise die Studien von Jarrett et al. (2001), Elkin et al. (1989) sowie die Metaanalyse von Gloaguen et al. (1998), für den Bereich der Angst- und Zwangsstörungen (F4) beispielsweise die Studien von Klosko et al. (1990), Freeston et al. (1997) und Heimberg et al. (1990) und für den Bereich der Belastungsstörungen (F43) beispielsweise die Studien von Bryant et al. (1999), Marks et al. (1998) und Foa et al. (1999).

In gleicher Weise liegen kontrollierte Effektivitätsstudien für den Bereich der dissoziativen und somatoformen Störungen (F44, 45, 48), den Bereich der Essstörungen (F50), den Bereich der Verhaltensauffälligkeiten mit körperlichen Störungen, unter anderem sexuelle Störungen (F52) und Schlafstörungen (F51), sowie für den Bereich der Anpassungsstörungen bei somatischen Krankheiten (F54) vor.

Für den Bereich der stationären psychosomatischen Rehabilitation liegen mehrere Effektivitäts- und Katamnesestudien vor, die ebenfalls die Wirksamkeit der Verhaltenstherapie belegen, z. B. die BKK-Studie von Zielke (1993), die Berus-Studie von Broda et al. (1996) oder die DAK-AHG-2-Jahres-Katamnesestudie (Meermann u. Borgart 2003; Zielke et al. 2004). Hierbei handelt es sich allerdings nicht um kontrollierte randomisierte, sondern um klinische Studien, in denen die konkrete Versorgungssituation verhaltenstherapeutischer Kliniken in Bezug auf Veränderungseffekte und langfristige Stabilität untersucht wird. Alle Ergebnisse zeigen beeindruckend, dass eine stationäre verhaltenstherapeutische Behandlung im Rahmen einer psychosomatischen Rehabilitation zu deutlichen positiven Veränderungen bezüglich der Beschwerden unterschiedlicher Störungsbilder sowie insbesondere zu stabilen Veränderungen auch über einen Zeitraum von mindestens 2 Jahren führt.

3.2.4 Störungsspezifität im kognitiv-behavioralen Behandlungsmodell

M. Zielke

Die Verbindung von kognitiven Aspekten bei der Entstehung, Aufrechterhaltung und der Behandlung von Krankheiten mit behavioralen Ansätzen zur Therapie und Rehabilitation für spezifische Erkrankungen oder behandlungsrelevante Problembereiche von Erkrankungen hat zu einem ungeahnten Aufschwung in der Entwicklung klinischer Behandlungskonzepte geführt. In diesem Kapitel wird versucht, auf der Basis eines klinischen und wissenschaftlichen Kriterienkataloges eine

3.2 Konzeptqualität und Therapieschulenmodelle

Übersicht zu erstellen, welche spezifischen Versorgungskonzepte zuverlässig und anwendungssicher – quasi in Serienreife – in die stationäre verhaltensmedizinisch orientierte rehabilitative Versorgung von psychischen und psychosomatischen Erkrankungen integriert werden können bzw. sollten. Weiterhin werden gemeinsame Konzeptelemente störungsspezifischer, kognitiv-behavioraler Modelle beschrieben und anhand von ausgewählten Beispielen erläutert.

Kognitiv-behaviorale Aspekte

Unter den kognitiv-behavioralen Ansätzen der Verhaltenstherapie werden die verstärkte theoretische Akzeptanz kognitiver Interventionen und ihr systematischer, gezielter Einsatz zur Verhaltens- und Emotionssteuerung verstanden.

Ein Training der Selbstinstruktion, Methoden zur Identifikation und Modifikation automatischer Gedanken, Methoden der Disputation, der Realitätsüberprüfung von Überzeugungen im Verhaltensexperiment, Reattribuierungsprozesse und die Infragestellung und Modifikation verzerrter kognitiver Schemata („kognitive Umstrukturierung") bezeugen die Vielfalt von kognitiven Interventionen, die heute in der angewandten Verhaltenstherapie – besonders im klinisch-stationären Bereich – bei einer Vielzahl von Störungs- und Problembereichen erfolgreich eingesetzt werden. Die Anreicherung des theoretischen behavioristischen Fundaments des klassischen, des operanten und des Modelllernens um kognitive Ansätze, um Schema-, Attributions- und Gedächtnistheorien sowie um Theorien neuronaler Netzwerke gelang in der Verhaltenstherapie und der Verhaltensmedizin vor allem, weil die methodischen Prinzipien der empirischen Wissenschaftsbereiche der Psychologie und der Medizin das Gemeinsame und Verbindende darstellen.

Ein weiterer Entwicklungsmotor der kognitiv-behavioralen Ansätze ist der enge Bezug zum Störungswissen. Sowohl lerntheoretisch als auch kognitionstheoretisch angelegte Untersuchungen zur Ätiologie und Aufrechterhaltung von Störungen haben eine Vielfalt spezifischen Störungswissens ergeben, an dem sich die Verhaltenstherapie bei der Konzeption ihrer Interventionspakete orientieren konnte. Diese Orientierung ist in der Verhaltenstherapie in der Regel deutlich ausgeprägter als in anderen Therapierichtungen und gilt für eine breite Palette von psychischen, psychosomatischen und somatischen Krankheitsbildern.

Der kognitiv-behaviorale Einstieg in verhaltensmedizinischen Rehabilitationskliniken

Bereits in den ersten Stunden und Tagen der stationären Rehabilitationsmaßnahmen ergibt sich die Notwendigkeit zu einer motivationalen Arbeit als Voraussetzung zu einer aktiven Gestaltung des Klinikaufenthaltes. Dabei gilt es, Umdenkungsprozesse einzuleiten und die Aufmerksamkeit der Patienten weg von passiven Versorgungswünschen und von einer eher somatischen Fixierung ihrer Erkrankungstheorien, hin zu selbstkontrollierten Verhaltensänderungen nach lerntheoretischen Gesichtspunkten zu lenken.

Neben einer visuellen und verbalen Informationsvermittlung werden die Patienten durch aktive Mitarbeit und Gruppenarbeit in den Trainingsablauf einbezogen, sodass sie nicht nur passive Zuhörer sind, sondern sich aktiv mit zentralen Bereichen des Klinikaufenthaltes auseinandersetzen können.

In den verhaltensmedizinischen Rehabilitationskliniken werden in der Aufnahmewoche Einführungstrainings im Umfang von 3–6 Stunden in einer Gruppe von bis zu 30 Patienten durchgeführt. Dabei werden in der Gesamtgruppe die Themenblöcke „Anmeldung und Erwartung", „Behandlungsplanung", „das therapeutische Angebot" und „Arbeit im multiprofessionellen Behandlungsteam" bearbeitet; in Kleingruppen werden die Themen „medizinische Versorgung", „therapeutische Vereinbarungen und Verträge", „Verhaltenserprobungen" und „Hausordnung" erarbeitet, vorgestellt und diskutiert.

Im Rahmen eines sequenziellen experimentellen Versuchsplans (Klein u. Zielke 1990) konnten über einen Zeitraum von 10 Wochen eine Reihe nachhaltiger Effekte nachgewiesen werden: Die Therapiekonzeption der Klinik wurde von den Patienten als zukunftsorientierter und praxisnäher erlebt, sie fühlten sich bei Fortschritten stärker unterstützt und in ihrer Selbständigkeit mehr gefördert, die Funktionsabläufe in der Klinik, die Therapieprogramme und -zielsetzungen waren für die Patienten durchschaubarer und sogar der Informationsfluss zwischen den Mitarbeitern erschien ihnen besser; die Patienten der Experimentalgruppe maßen ihrer eigenen Aktivität für ihre Gesundheit eine größere Bedeutung bei.

Interessanterweise zeigten sich diese Unterschiede erst ab der zweiten bzw. dritten Behandlungswoche. Offensichtlich haben die so trainierten Patienten ein kognitives Muster zum Konzept der Behandlung gelernt, das es ihnen ermöglicht, gerade die Anfangserfahrungen des Klinikaufenthaltes zur Nutzung ihrer eigenen Ressourcen einzuordnen, die Abläufe besser zu verstehen und somit andere und positivere Erfahrungen zu machen.

Die störungsspezifische Verhaltenstherapie

Die störungsspezifische Verhaltenstherapie entspricht am besten der Konzeptentwicklung, die die Verhaltenstherapie in den vergangenen Jahrzehnten als Ganzes genommen hat. Etwa zeitgleich zu den grundlegenden Veränderungen der psychiatrischen Klassifikationen psychischer Störungen mit DSM-IV (Saß et al. 1996) und ICD-10 (DIMDI 2003) mit den darin wesentlich veränderten verhaltensnahen Problembeschreibungen entwickelte sich die Einzelfall-Verhaltenstherapie zu einer ausgesprochen störungsspezifischen und phänomenorientierten Behandlungsform mit klaren selektiven und störungsdifferenziellen Indikationsentscheidungen.

Die Verbindung des Grundlagen- und Anwendungswissens aus dem Bereich der empirisch ausgerichteten Psychiatrie und der Körpermedizin mit der klinischen Psychologie und in jüngster Zeit die Integration von Erfahrungen aus der Arbeitsmedizin, der Sozialmedizin und einer klinisch ausgerichteten Arbeits- und Organisationspsychologie führte schließlich zur Neukonzeption dieser Art Verhaltenstherapie unter dem Begriff „Verhaltensmedizin". Im Zentrum stehen dabei die empirisch-wissenschaftliche Begründung einer Diagnostik, Behandlung und Rehabilitation psychischer Erkrankungen und körperlicher Erkrankungen sowie deren psychische und somatische Begleiterscheinungen. In der medizinischen Rehabilitation wird dieser Ansatz erweitert um das Krankheitsfolgenmodell im Sinne der ICF (WHO 2001), aus dem wiederum spezifische Problembeschreibungen von Erkrankungen und korrespondierende Veränderungsziele und therapeutisch-rehabilitative Methoden abgeleitet werden.

Gerade diese Störungsorientierung hat es möglich werden lassen, dass das in der Verhaltensmedizin expandierende Wissen um die differenziellen Ursachen und Verläufe psychischer und körperlicher Erkrankungen einen unmittelbaren und flexiblen Eingang in die Versorgungspraxis gefunden hat (Meermann u. Vandereycken 1996; Zielke u. Sturm 1994).

Bei der inzwischen erreichten Vielfalt der störungsspezifischen Verhaltenstherapieansätze ist es zunächst nicht von Bedeutung, ob diese als Einzelfalltherapie oder als Therapie in und mit Gruppen durchgeführt werden. Sie divergieren vielmehr hinsichtlich ihrer Störungs- und Phänomenspezifität und hinsichtlich der spezifischen Anwendungsbereiche in der Prävention, Ambulanz, Tagesklinik, Klinik und Rehabilitation. Als störungsspezifische Behandlungskonzepte verfolgen sie auf der Grundlage des vorhandenen Störungswissens zu verschiedenen Störungsbildern jeweils sehr unterschiedliche Ziele, sind jedoch gleichzeitig hinsichtlich ihrer störungsspezifischen Konzeption sehr ähnlich aufgebaut.

Welches besondere Wirkungspotenzial sich durch die Verbindung von kognitiven und behavioralen Aspekten erschließt, hat Stapel (2005) am Beispiel der Depressionsbehandlung untersucht. Er konnte in einer Pfadanalyse zeigen, dass das Ausmaß, in dem die Patienten sich über ihr Krankheitsbild (Entstehungsbedingungen, Behandlungsmöglichkeiten, Behandlungsrisiken und Prognose) informiert und aufgeklärt fühlten, kausal für die unmittelbaren Therapieeffekte (zwischen Aufnahme und Entlassung) verantwortlich war und dass mit dem Ausmaß an praktischen Übungen konkreter Verhaltensmöglichkeiten die langfristigen Behandlungserfolge in einer Zweijahreskatamnese vorhergesagt werden können.

Durch Informationen, Aufklärung und individuelle Beratungen bildet sich bei den Patienten ein Handlungsschema heraus, das ihnen offensichtlich dabei hilft, die Relevanz veränderter antidepressiver Strategien zu verstehen, sie besser einzuordnen und sie in ein neues Verhaltensschema zu integrieren, das zu einer langfristigen gesundheitlichen Stabilisierung beiträgt.

Veränderungen des „Chronischen Krankheitsverhaltens" als konzeptleitendes Merkmal

Die durchgängigen Themen der störungs- bzw. problemspezifischen kognitiv-behavioralen Konzepte haben einerseits eine allgemeine Struktur, die sich an den Problembereichen und Veränderungszielen des „Chronischen Krankheitsverhaltens" orientiert, und andererseits eine spezielle Struktur, die auf die Erfordernisse des spezifischen Krankheitsbildes bzw. Problembereichs ausgerichtet ist. In Tabelle 3-7 wurden die wesentlichen Basisbausteine und Zielsetzungen der themenzentrierten Konzepte zusammengefasst. Alle in der Übersicht dargestellten Behandlungskonzepte in der klinischen Verhaltenstherapie enthalten Strukturelemente der aufgeführten Basisbausteine. Sie umfassen Informationsteile, Übungsteile zum körperlichen Training, zum Training der psychischen Belastbarkeit, zum sozialen Training, interaktionelle Problembereiche, den Umgang mit Gefühlen und kritischen sozialen Situationen, das Verändern

Tab. 3-7 Generelle Bausteine und Zielsetzungen störungs- bzw. problemspezifischer Behandlungskonzepte in der stationären Verhaltenstherapie und medizinischen Rehabilitation

- Informationen, Aufklärung, Beratung
- Wiedererwerben von Vertrauen in die Funktionstüchtigkeit des eigenen Körpers
- Wiedererwerben von Vertrauen in die psychische und soziale Funktionstüchtigkeit
- Abbau von Schon- und Vermeidungsverhalten im sozialen und körperlichen Bereich
- Umgang mit Gefühlen und kritischen sozialen Situationen
- Aufgeben der Krankenrolle
- kritischer Umgang mit der Inanspruchnahme von medizinischen Hilfen, Medikamenten und Suchtmitteln
- Rückfallprophylaxe

der Krankenrolle, den kritischen Umgang mit medizinischen Hilfen, Medikamenten und Suchtmitteln sowie eine entsprechende Rückfallprophylaxe.

Die inhaltliche Ausfüllung der Bausteine und deren Bedeutung innerhalb der störungsspezifischen Konzeptualisierung sind naturgemäß äußerst unterschiedlich. So wird bereits der Informationsteil zur Behandlung der Bulimia nervosa, der Zwangserkrankungen, der Schmerzbewältigung oder der Patienten mit Asthma bronchiale inhaltlich völlig unterschiedlich ausgestaltet sein müssen.

Gemeinsame Konzeptelemente störungsspezifischer kognitiv-behavioraler Modelle

Auf den ersten Blick scheinen eine Reihe von Konzeptausarbeitungen nur relativ wenige Gemeinsamkeiten aufzuweisen, weil die behandlungsrelevanten Themen sich nicht selten erheblich unterscheiden. In diesem Abschnitt erfolgt nach einer differenzierten Durchsicht und vor dem Hintergrund der konzeptionellen und klinischen Erfahrungen des Verfassers eine Systematisierung gemeinsamer Konzeptelemente stationärer kognitiv-behavioraler Modelle für spezifische Krankheitsbilder und Problembereiche; dies geschieht eingedenk der Tatsache, dass nicht alle Konzeptelemente in den jeweiligen Ausarbeitungen gleichgewichtig vertreten sind.

In Tabelle 3-8 werden die gemeinsamen Konzeptelemente störungsspezifischer kognitiv-behavioraler Modelle zusammenfassend dargestellt.

■ **Ressourcen- und problemorientierte Beschreibung der störungsspezifischen Verhaltens- und Erlebensmuster.** Die Beschreibung von Verhaltens- und Erlebensweisen, unter denen die Patienten leiden, erfolgt in einer für Patienten verständlichen und transparenten

Tab. 3-8 Gemeinsame Konzeptelemente störungsspezifischer kognitiv-behavioraler Modelle

- ressourcen- und problemorientierte Beschreibung der störungsspezifischen Verhaltens- und Erlebensmuster
- Entdramatisierung der Behandlungsanlässe durch die Beschreibung der klinischen „auffälligen" Verhaltens- und Erlebensmuster als notwendige „normale" Überlebensstrategien
- systematische und klare Umsetzung lerntheoretischer und verhaltensmedizinischer Prinzipien bei der Verhaltens- und Bedingungsanalyse.
- konzeptionelle Einbindung aller Funktionsbereiche und Fachdisziplinen einer Klinik ohne therapeutisch-konzeptionelle Brüche
- Operationalisierung und Umsetzung abgestimmter identischer Veränderungsziele in den integrierten Funktionsbereichen
- Kenntnisse und Anwendungswissen in den jeweiligen problemspezifischen Handlungsfeldern
- Integration ausgewählter Programmbausteine in störungsbezogene Konzepte mit spezifischen identischen Problemkonstellationen
- Verwendung von Problemlösungsstrategien als strukturbildendes Merkmal der Konzeptualisierung von Behandlungsansätzen
- Ausarbeitung von konzeptkonformen Informationen und Patientenbroschüren für die jeweiligen Störungsbilder bzw. Problembereiche zum Selbststudium oder zum angeleiteten Lernen
- Aufgreifen aktueller Problembereiche aus der Perspektive der Versorgungsepidemiologie oder aus den Konzept- und Ergebniserwartungen der „Stakeholder" im Sozialversicherungssystem

Tab. 3-9 Das Gruppentherapieprogramm „Persönlichkeits- und Kommunikationsstile" (aus Schmitz et al. 2001)

Das Programm umfasst insgesamt 12 Sitzungen. Jedem Persönlichkeitsstil sind 2 Gruppensitzungen gewidmet. In der ersten Sitzung wird der psychoedukative Teil behandelt, in der zweiten Stunde werden darauf bezogene erlebnisaktivierende Übungen durchgeführt. Der psychoedukative Teil ist wie folgt aufgebaut:
1. Beschreibung des Persönlichkeitsstils mit seinen Stärken und Risiken/Schwächen
2. Klärung individueller Einstellungen und Verhaltensweisen
3. Wenn der Persönlichkeitsstil zum Problem wird
4. Beziehungsgestaltung und Aufrechterhaltung des Persönlichkeitsstils
5. Der Einfluss des Persönlichkeitsstils auf die Entwicklung psychischer und psychosomatischer Störungen
6. Richtungen der Persönlichkeitsentwicklung
7. Was kann ich tun?

Daran anschließend werden Hausaufgaben und vorbereitende Übungen sowie die erlebnisaktivierenden und kompetenzorientierten Teile in Form spezifischer Übungen, getrennt nach jedem Stil, dargestellt.

Sprache, bei der die diagnostischen Klassifikationen und ihre klinischen Begrifflichkeiten in den Hintergrund treten. Nicht selten beinhalten kategoriale diagnostische Zuordnungen, wie z. B. bei der Beschreibung von Persönlichkeitsstörungen, eine stigmatisierende Sprache und eine Defizitorientierung, deren Verwendung im Therapieprozess in der Regel unnötige Widerstände hervorruft und Veränderungsprozesse behindert.

Schmitz et al. (2001) haben beispielsweise in ihrem Ansatz zur kognitiven Verhaltenstherapie bei Persönlichkeitsstörungen eine dimensionale Beschreibung von Persönlichkeitsstilen entwickelt, die sie als universelle Umgangsformen und als unverzichtbare Qualitäten des zwischenmenschlichen Zusammenlebens verstehen. Dieses dimensionale Modell der Persönlichkeitsstile ermöglicht gleichermaßen einen ressourcenorientierten und einen problemorientierten therapeutischen Zugang, indem jeder Persönlichkeitsstil in seinen Stärken und Risiken erarbeitet wird und der Patient die Erfahrung macht, dass sein oftmals seltsam und befremdlich wirkendes Verhalten als subjektiv sinnhafte Anpassungs- und Überlebensstrategie in spezifischen Sozialisationskontexten verstanden wird (Tab. 3-9).

■ **Entdramatisierung der Behandlungsanlässe durch die Beschreibung der klinisch „auffälligen" Verhaltens- und Erlebensmuster als notwendige „normale" Überlebensstrategien insbesondere bei traumatischen Erfahrungen und existenziellen, lebensbedrohlichen Krisen.** Patienten in existenziellen Krisensituationen (im Zusammenhang mit chronischen interaktionellen Konflikten am Arbeitsplatz, Mobbing), deren soziales Überleben gefährdet ist, oder Patienten nach Traumatisierungen durch soziale Gewalterfahrungen (sexuelle Gewalt, körperliche Gewalt, psychische Misshandlungen, Geiselnahme, terroristische Gewalt, militärische Gewalt, technische Katastrophen) entwickeln nicht selten Überlebens- und Bewältigungsstrategien, die sie sehr verschlossen und misstrauisch erscheinen lassen. Wenn sie versucht haben, mit anderen über ihre Erfahrungen und über ihren täglichen Überlebenskampf zu sprechen, erfahren sie in der Regel, dass ihre Art zu denken, zu fühlen und zu handeln als übertrieben, wenn nicht gar als abwegig und skurril eingeschätzt wird und ihnen darüber hinaus noch ein Großteil der Schuld angelastet wird, dass ihnen überhaupt eine solche Misshandlung widerfahren ist.

Problemorientierte kognitive Verhaltenstherapiekonzepte eröffnen durch die Verbindung von sachbezogenen Informationen zu den jeweiligen Gewaltereignissen mit der Erarbeitung der klinisch auffälligen Verhaltens- und Erlebensmuster als notwendige normale Überlebensstrategien nach traumatischen Ereignissen und Erfahrungen einen Weg, die anfängliche Sprachlosigkeit zu überwinden und in einen Austausch mit anderen Betroffenen zu kommen, die ähnliche oder sogar identische Problemkonstellationen aufweisen und ähnliche kognitive, emotionale und soziale Verhaltensmuster entwickelt haben, um ihre eigene emotionale Not erträglicher zu gestalten (Fitzgerald 1994; Vogelgesang 2003). Zu sehr auf eine rasche therapeutische Veränderung ausgerichtete Veränderungsambitionen von Therapeuten bewirken eher, dass die Patienten sich verschließen und wiederholt die Erfahrung machen, dass mit ihnen selbst irgendetwas nicht in Ordnung ist und ihre Überlebensstrategien selbst von den Behandlern nicht gesehen, geschweige denn gewürdigt werden.

Bei existenziellen, auch wirtschaftlich bedrohlichen Krisen, wie bei Patienten mit Mobbingerfahrungen, bildet der kognitive Einstieg über die empirisch begründeten Grundlagen zum Mobbinggeschehen (Definition, Häufigkeit, Risikokonstellationen, Ursachen von Mobbing, Mobbinghandlungen, Mobbingspirale) die Grundlage zum Verständnis dessen, was den Patienten widerfahren ist. Mit einem erweiterten Verständnis ihrer eigenen Situation und einer gewissen Distanzierung von dem täglichen „Überlebenskampf" kann eine Perspektive für die weitere berufliche Entwicklung aufgebaut werden (Schwickerath u. Kneip 2004). Allerdings stellt sich der Blick in die Zukunft mit einem realistischen Blickwinkel auf die restliche Lebens-(arbeits-)zeit für die meisten Patienten geradezu als Paradigmenwechsel dar und die Frage nach dem Wert und dem Sinn des weiteren Lebens rückt stärker in den Vordergrund. Die Verbindung von kognitiven Aspekten mit einem verhaltenstherapeutisch strukturierten Arbeitsschema erleichtert es den Therapeuten, eine ausgewogene Balance zwischen dem emotionalen (Über-)Engagement der Patienten und einer strukturierten therapeutischen Arbeit zu (er)halten.

■ **Systematische und klare Umsetzung lerntheoretischer und verhaltensmedizinischer Prinzipien bei der Verhaltens- und Bedingungsanalyse.** Als einer der ersten störungsspezifischen Behandlungsansätze auf der Basis eines kognitiv-behavioralen Modells gilt das Angstbewältigungstraining, das ab 1981 mit der Eröffnung der ersten verhaltenstherapeutisch orientierten Rehabilitationsklinik in Bad Dürkheim entwickelt und umgesetzt wurde. Alle späteren klinischen und wissenschaftlichen Aufarbeitungen und Verfeinerungen orientieren sich an der Konzeption, die von Ehrhardt und Sturm (1994) erst sehr viel später veröffentlich wurde. Die ätiologischen Ansätze zur Entstehung von Ängsten, die lernpsychologischen Erkenntnisse zur Aufrechterhaltung von Ängsten und die darauf aufbauenden Strategien und praktischen Übungen zur Angstbewältigung eignen sich offenbar in ganz besonderer Weise, grundlegende kognitive, lerntheoretische, psychophysiologische und verhaltensmedizinische Prinzipien darzulegen und in der Therapie umzusetzen. Ein weiteres konzeptleitendes Element ist die enge Verzahnung von informierenden kognitiven Bausteinen wie z. B. die Darlegung des „psychophysiologischen Modells" der körperlichen Bereitstellungsreaktion mit unmittelbar daran anschließenden praktischen Übungen zur Verankerung dieses Wissens in das eigene Erfahrungsfeld („Erfahrung überzeugt")

Tab. 3-10 Bausteine des Angstbewältigungstrainings im Gesamtverlauf der stationären Behandlung (nach Ehrhardt u. Sturm 1994)

Stationäre Aufnahme	Konzeptelemente des Angstbewältigungstrainings	Fortführung nach erfolgreicher Angstbewältigung
Medizinische Abklärung	**Gruppentherapie** (2 × wöchentlich je 0,5 h): physiologisches Modell, Exposition, Beziehungsaspekte	Einzelgespräche
	Sporttherapie (2 × wöchentlich 1–1,5 h): Ausdauertraining, Exposition in Labor- und realen Angstsituationen, Gymnastik und Atemübungen	Problemlösegruppe
Individuelle Verhaltensanalyse mit dem Bezugstherapeuten	**Zirkeltraining** (2 × wöchentlich je 1 h): Durchlaufen verschiedener sportlicher Übungen, Stationsbetrieb	Sportprogramm
	Entspannung nach Jacobson (2 × wöchentlich 45 min)	Ergotherapie
	Einzelgespräche mit dem Bezugstherapeuten (ca. 2 × wöchentlich 0,5 h): Partner- bzw. Familiengespräch, Bearbeitung anderer Probleme	Soziotherapie

(Tab. 3-10). Neuere Entwicklungen, wie sie von Leidig (1999) beschrieben werden, führen diesen Verzahnungsaspekt noch weiter fort. In einem Wechsel von informierenden Plenumsveranstaltungen mit einer größeren Anzahl von Patienten und anschließenden Übungen in therapeutisch geleiteten Kleingruppen im Sinne von expertengeleiteten Tutorien zu therapierelevanten Themenbereichen werden praktische Übungen und wechselseitige Explorationen durchgeführt, die die Handlungsrelevanz der theoretischen und kognitiven Elemente noch stärker auf das eigene Erfahrungsfeld übertragen sollen (Tab. 3-11). Die Evaluation dieses Konzepts (Völlinger et al. 1999) zeigt, dass diese Entwicklung in die richtige Richtung geht. Der stationäre Rahmen der medizinischen Rehabilitation bietet darüber hinaus die Möglichkeit, die in der Klinik vorhandenen Fachkompetenzen (z. B. Sporttherapeuten, Ergotherapeuten) und ausgewählte indikative Bausteine in den Gesamtbehandlungsplan zu integrieren.

Eine ähnliche Entwicklung ist bei den kognitiv-verhaltenstherapeutischen Konzeptualisierungen in der stationären Behandlung von Essstörungen zu verzeichnen. Wie die Ausarbeitungen von Borgart und Meermann (2001) zeigen, lassen sich aus kognitiv-behavioraler Sichtweise, z. B. bei der Anorexia nervosa, eine begrenzte Anzahl klinisch relevanter Verhaltensweisen identifizieren, die für die Entstehung der Magersucht vorrangig von Bedeutung sind: kognitive Defizite, Störungen

Tab. 3-11 Themenbereiche und Therapiebausteine des stationären Angstbewältigungstrainings (Leidig 1999)

Angstbewältigungsgruppe Themenbereiche	Indikative Bausteine
1. diagnostische Kriterien von Angsterkrankungen: Unterschiede und Gemeinsamkeiten	1. Übungsgruppe für Agoraphobie und körperbezogene Ängste
2. Behandlungsansätze und Behandlungsprinzipien	2. Hyperventilationsgruppe
3. Ängste und Körperreaktionen „Psychophysiologisches Angstmodell"	3. Sporttherapie
4. Effekte sympatikotoner Erregung, Hyperventilation	4. Entspannungstraining
5. Vermeidungsverhalten, Bewältigung durch Exposition	5. Selbstsicherheitstraining
6. aufrechterhaltende Bedingungen, Rückfallprophylaxe	6. interaktionelle Problemlösegruppe

der Körperwahrnehmung und falsch gelernte Problemlösungsstrategien (Tab. 3-12). Auch für die Entstehung und Aufrechterhaltung der Bulimia nervosa wurde bereits sehr früh von Fairburn (1983) ein kognitives Verhaltensmodell entwickelt, das mit entsprechenden Verfeinerungen und Spezifizierungen die Grundlage für die Konzeptualisierung der stationären Verhaltenstherapie beider Krankheitsbilder war. Der von Meermann und Vandereycken (1987) und später von Borgart u. Meermann (2001) entwickelte Ansatz der stationären Behandlung und Rehabilitation bei Anorexia und Bulimia nervosa unterstreicht die engen Verbindungen von kognitiven, verhaltensbezogenen, emotionalen, körperlichen und sozialen Aspekten der Behandlung mit grundlegenden lerntheoretischen Paradigmen der Verhaltenstherapie.

Vogelgesang (2005a, b) greift in ihrer Konzeptentwicklung den Problembereich der psychiatrischen Komorbidität bei Essstörungen auf und beschreibt spezifische Vorgehensweisen und Behandlungsstrategien für Patientinnen mit Essstörungen und sexuellen Traumatisierungen. Kagerer (2005) beschäftigt sich vor dem Hintergrund seiner klinischen Erfahrungen mit einer eher vernachlässigten Spezifikation der stationären Behandlung von Essstörungen bei Männern und leitet aus der unterschiedlichen Sozialisation von Männern und deren sozialer Realität sowie aus deren unterschiedlicher Beziehung zum eigenen Körper auf Männer abgestimmte Vorgehensweisen zur Behandlung ab.

■ **Konzeptionelle Einbindung aller Funktionsbereiche und Fachdisziplinen einer Klinik ohne therapeutisch-konzeptionelle Brüche.** Die Notwendigkeit zur Einbindung der spezifischen Funktionsbereiche einer psychosomatischen Rehabilitationsklinik und der darin tätigen Fachdisziplinen ergibt sich bei nahezu allen Krankheitsbildern und Problembereichen – jedoch in unterschiedlichem Ausmaß und mit unterschiedlicher konzeptioneller Verbindlichkeit. Diese strukturellen Verfügbarkeiten sind gleichzeitig der entscheidende Qualitätssprung zur ambulanten psychotherapeutischen Versorgung. In verhaltensmedizinischen Konzepten gelingt diese Einbindung in der Regel ohne konzeptionelle Brüche, weil ein gemeinsames – sprich verhaltensmedizinisches – Grundverständnis bei allen Konzeptentwicklungen zugrunde liegt, in dem klassische körpermedizinisch ausgerichtete

3.2 Konzeptqualität und Therapieschulenmodelle

Tab. 3-12 Elemente stationärer Verhaltenstherapie bei Anorexia nervosa und Bulimia nervosa (Borgart u. Meermann 2001)

Behandlungselemente
1. Einzelgespräche
2. Essgestörten-Problemlösegruppe
3. psychomotorische Therapie
4. „Goal-Attainment-Scaling"
5. Training sozialer Fertigkeiten
6. operantes Gewichtsprogramm
7. Familien- und Partnergespräch, Angehörigengruppe
8. häusliche und berufliche Belastungserprobung
9. Kochgruppe
10. progressive Muskelrelaxation
11. imaginative Tiefenentspannung/Trancearbeit

Behandlungsziele bei bulimischer Anorexie
• Stabilisierung des Essverhaltens unter Einhaltung von drei Haupt- und zwei Zwischenmahlzeiten
• Gewichtszunahme bis zum vereinbarten Mindestzielgewicht (BMI 20)
• Reduktion von Essanfällen und Erbrechen bis hin zum völligen Verzicht
• schrittweise Einbeziehung der angstbesetzten kalorienreichen und fetthaltigen Lebensmittel in die tägliche Ernährung
• Verbesserung der Körperakzeptanz parallel zur Gewichtszunahme durch Videokonfrontation, Siegelübungen und Massageübungen

Spezifische ergänzende Ziele aus der individuellen Verhaltensanalyse
• kognitive Umstrukturierung der perfektionistischen Leistungsansprüche
• Förderung von Gefühlswahrnehmung und Gefühlsausdruck
• Aufbau sozialer Kompetenzen, insbesondere hinsichtlich der Äußerung eigener Wünsche und Bedürfnisse
• Bearbeitung der familiären und partnerschaftlichen Konfliktkonstellation

Behandlungsmethoden ebenso ihren Platz haben wie psychologische, soziale, krankengymnastische, ergotherapeutische und sporttherapeutische Elemente – dies allerdings nur, wenn sie aus ihrer beruflichen und fachlichen Perspektive einen wesentlichen Beitrag zur Verbesserung der Versorgungsqualität und zur Optimierung der Behandlungsergebnisse beitragen. Ob die konzeptionelle Einbindung gelingt, entscheiden die Patienten danach, ob der Internist, der in das Behandlungskonzept zum Asthma bronchiale (Kosarz 1989) oder zu chronisch-entzündlichen Darmerkrankungen (Kosarz u. Traue 1997) eingebunden ist, einen selbstverständlichen und zugleich hilfreichen Beitrag in der gesamten Behandlungsstrategie leistet oder nicht. Möglicherweise bietet die Verhaltensmedizin eine Plattform zur Entwicklung von Konzeptentwicklungen, die auch von den Patienten akzeptiert werden.

Gerade wenn aus der Perspektive der Patienten körperliche Beschwerden im Vorder-

Tab. 3-13 Komponenten der Schmerzbewältigungsgruppe (nach Bischoff et al. 2001)

Plenartermine

1. Videovorführung des Films „Der Schmerz – Chronik einer Krankheit" mit Diskussion
2. allgemeines Schmerzmodell: Zusammenhang zwischen Schmerz und Gefühlen, Gedanken und Stress; akuter und chronischer Schmerz; gelernter Schmerz
3. Migräne, Spannungskopfschmerz, Umgang mit Schmerzmitteln
4. Rückenschmerz, Tendomyopathien, Beziehung zwischen Befund und Befinden, sozialmedizinische Aspekte

Kleingruppentermine zur ergänzenden Erläuterung und Einübung

- Erlernen der Schmerzprotokollierung (Schmerzintensität, Schmerzart, Einnahme von Schmerzmitteln, Tagesereignisse)
- Erlernen und Training von Schmerzbewältigungsstrategien
- Erlernen von Entspannung durch verlängerte Ausatmung
- Imaginationsübungen
- positive Gedanken

grund der Problematik stehen, hat es sich bewährt, unterschiedliche Fachdisziplinen in die Konzeptentwicklung und auch in die praktische Konzeptumsetzung einzubinden. So haben beispielsweise Bischoff et al. (2001) das Konzept einer psychoedukativen Schmerzbewältigungsgruppe als Baustein in der stationären verhaltensmedizinischen Rehabilitation von Patienten mit chronischen Schmerzen entwickelt, in das Ärzte, Psychologen, Krankengymnasten und Physiotherapeuten, Ergotherapeuten und Soziotherapeuten eingebunden sind (Tab. 3-13). Neben dem Effekt, dass der Umgang mit den nicht selten schwierigen Schmerzpatienten auf mehrere Schultern verteilt ist, wird dieser multiprofessionelle Ansatz von den Patienten sehr geschätzt, weil sie sich nicht entscheiden müssen, ob sie z. B. ein psychisches Problem oder ein körperliches Problem haben und weil sie die Erfahrung machen, dass die beteiligten Fachdisziplinen ihre Kompetenzen für die Behandlung ihrer Beschwerden zur Verfügung stellen, ohne die anderen diskreditieren zu müssen. Darüber hinaus hat die Arbeitsgruppe von Bischoff et al. (2001) noch eine weitere Variante der Konzeptumsetzung eingeführt, nämlich den Wechsel zwischen informierenden Plenarterminen in einer größeren Patientengruppe mit anschließenden Kleingruppenterminen zur ergänzenden Erläuterung und zu Durchführung von praktischen Übungen.

■ **Operationalisierung und Umsetzung abgestimmter identischer Veränderungsziele in den integrierten Funktionsbereichen.** Stationäre verhaltensmedizinische Behandlungskonzepte (nicht nur im Rahmen der Depressionsbehandlung) dürfen keine einseitigen Schwerpunkte aufweisen (wie etwa kognitive Behandlungsansätze oder ein Training sozialer Fertigkeiten oder einen ausschließlich sporttherapeutischen Ansatz oder einen psychiatrisch-medikamentösen Ansatz), stattdessen müssen sie alle Ebenen des Krankheitsverhaltens tatsächlich einbeziehen und berücksichtigen. Darüber hinaus gilt es, die Themenbereiche und die Veränderungsziele der einzelnen Funktionsbereiche der Klinik (z. B. die Funktionsbereiche Sporttherapie und

3.2 Konzeptqualität und Therapieschulenmodelle

Ergotherapie) aufeinander abzustimmen und weitestgehend identisch zu halten.

Das von Limbacher (2001) beschriebene Konzept der Depressionsbehandlung umfasst als wesentliche Elemente eine psychologisch ausgestaltete Gruppentherapie (Depressionsgruppe) mit 10 Gruppenstunden, in denen sechs Themenbausteine behandelt werden, und eine Sporttherapiegruppe mit 9 Gruppenterminen mit ebenfalls sechs Themenbereichen (Tab. 3-14). Die Sporttherapiestunden sollen zu den Inhalten der Gruppenstunden hinführen, wenn sie vorher stattfinden, und durch praktisches Erleben die Inhalte der psychologischen Gruppenstunden abrunden, wenn sie nachher durchgeführt werden. Entsprechend den jeweiligen Stundeninhalten werden thematisch gleichlautende Sportstunden gestaltet. Insbesondere die kognitiven Therapiebausteine werden in den Sporttherapiestunden aufgegriffen. Es wird darauf geachtet, solche sportlichen Aufgabenstellungen zu wählen, die Attributionsvorgänge und Selbstkommentare der Patienten deutlich machen, die Verhaltensänderungen im offenen sowie im kognitiven Verhalten initiieren und schließlich angemessene Selbstbewertungen ermöglichen. Weiterhin finden Übungen zur positiven Körperwahrnehmung statt; eine Wahrnehmungsschulung bezüglich innerer Reize (Wahrnehmung von Gefühlen wie Wut und Ärger) sowie der adäquate Gefühlsausdruck im Sinne kongruenten Verhaltens runden die sporttherapeutischen Stunden ab. Darüber hinaus wird darauf geachtet, dass die Patienten die Auswirkungen von aktivem Bewegungsverhalten praktisch erleben und in ihre Erfahrung integrieren.

■ **Kenntnisse und Anwendungswissen in den jeweiligen problemspezifischen Handlungsfeldern.** Eigentlich ist es eine Selbstverständlichkeit, dass die jeweiligen Verhaltenstherapeuten ausreichende Erkenntnisse und Erfahrungen

Tab. 3-14 Themenbereiche und Veränderungsziele in der Depressionsgruppe und in der Sporttherapie (nach Limbacher 2001)

Depressionsgruppe 10 Sitzungen mit jeweils 90 Minuten	Sporttherapiegruppe 9 Gruppentermine mit jeweils 60 Minuten
1. Kennerlernen, Informationen, Störungsmodell, Ermutigung	1. „Warming up", Aktivierung, Gruppenkohäsion
2. Störungsmodell, Aufbau positiver Aktivitäten	2. Aktivierung
3. Aufbau positiver Aktivitäten	3. Genusstraining
4. Verbesserung der Genussfähigkeit	4. Genusstraining
5. Verbesserung der Genussfähigkeit	5. Kognitionen
6. Kognitiver Baustein	6. Kognitionen
7. Kognitiver Baustein	7. Arbeit mit Emotionen
8. Umgang mit Gefühlen	8. Arbeit mit Emotionen
9. Umgang mit Gefühlen	9. Abschluss: Wunschstunde
10. Rückfallprophylaxe, Abschied	

in den problemspezifischen Handlungsfeldern haben sollten. Die zunehmende Spezialisierung und Spezifizierung der verhaltenstherapeutischen Behandlungskonzepte birgt jedoch die Gefahr, bei einer weitergehenden Marktorientierung der psychotherapeutischen Versorgung – und dies sowohl im stationären wie auch im ambulanten Bereich – Behandlungsindikationen für den eigenen Versorgungssektor zu proklamieren, obwohl hierfür noch keine ausreichenden klinischen Erfahrungen vorliegen. Dies gilt ganz besonders für die kognitiv-behavioralen Therapiekonzepte, weil die Behandler neben therapeutischen Fertigkeiten im Umgang mit Patienten in der Einzeltherapie und auch in der Gruppentherapie über spezifische Kenntnisse des ausgewählten Problembereichs bzw. des avisierten Krankheitsbildes verfügen müssen, und dies so souverän, dass sie die verhaltensmedizinischen Grundlagen zur Ätiologie, zu Risikofaktoren, zur Lerngeschichte von Erkrankungen und zum konkreten therapeutischen Vorgehen so verfügbar haben, dass sie diese Informationen den Patienten jederzeit in verständlicher Form vermitteln können.

Diese Besonderheiten sollen am Beispiel des Gruppenkonzeptes zur Behandlung von sexuellen Funktionsstörungen von Frauen (Trierweiler 1990) dargestellt werden. Im stationären Behandlungssetting ergibt sich die Notwendigkeit, Frauen mit unterschiedlichen Primärerkrankungen (z. B. Depressionen, Angststörungen, Essstörungen, Persönlichkeitsstörungen) in einem Gruppenkonzept zusammenzufassen, bei denen sich im Verlauf der stationären Behandlung und Rehabilitation eine primäre sexuelle Funktionsstörung, Störungen der sexuellen Erlebnisfähigkeit infolge von Partnerkonflikten und reaktiven Belastungen oder eine sexuelle Unerfahrenheit zeigen.

Weiterhin gilt es, klare Indikationsstellungen durchzuführen und die motivationalen Voraussetzungen bei den Patientinnen zur aktiven Mitarbeit in der Gruppe zu schaffen:

- Akzeptanz der funktionalen Bedeutung der sexuellen Problematik im Rahmen der Krankheitsentwicklung
- eine gewisse emotionale Stabilität und bestimmte Kompetenzen, in einer Gruppe über sich sprechen zu können
- eine tragfähige therapeutische Beziehung zu dem jeweiligen Bezugstherapeuten, damit in der begleitenden Einzeltherapie das Thema Sexualität offen bearbeitet werden kann

Die in Tabelle 3-15 zusammengefassten Themen der Gruppentherapie und die Auflistung der spezifischen Veränderungsziele unterstreichen, in welch weitreichendem Ausmaß der Gruppentherapeut, aber auch der Therapeut in der Einzeltherapie über störungs- und problemspezifische Kenntnisse und Erfahrungen verfügen muss, um dieses Konzept erfolgreich umsetzen zu können – ganz abgesehen von den eigenen Fertigkeiten und Erfahrungen im Umgang mit sexuellen Themen und in der Praxis therapeutischer Übungen. Die von Platz et al. (1990) durchgeführte Evaluation dieser Form der Gruppentherapie zeigt einen hohen Wirkungsgrad mit Effektstärken (ES) von ES = 1,0–1,5 gerade bei problemspezifischen Effektkriterien wie sexuellen Aktivitäten, Beziehungen zum eigenen Körper oder Fertigkeiten und Ängsten im Sexualbereich.

Völlig anders gestalten sich die Schwerpunkte des problemspezifischen Konzeptes für Patienten mit Krebserkrankungen, die wegen ausgeprägter klinisch-psychologischer Reaktionsbildungen auf die Krebserkrankung in die psychosomatische Therapie und medizinische Rehabilitation gelangen. Hier spielt die Auseinandersetzung mit der lebensbedrohlichen Erkrankung vom Erkennen der Krankheit und der Mitteilung der Diagnose bis hin zur Bewältigung der sozialen und körperlichen Folgen eine wesentlich größere Rolle (Zielke 1994a). Die thematische Bearbeitung orientiert

3.2 Konzeptqualität und Therapieschulenmodelle

Tab. 3-15 Thematische Struktur der Gruppentherapie und Veränderungsziele in der Behandlung sexueller Funktionsstörungen bei Frauen (Trierweiler 1990)

Themen der Gruppentherapie

- Bearbeitung der sexuellen Lerngeschichte (Entwicklung: Kindheit, Pubertät, Adoleszenz und Erwachsenenalter)
- Verhalten in kritischen und angstbesetzten sexuellen Situationen
- Vermittlung von Informationen und Aufklärung ohne Theoretisierung (sexueller Reaktionsablauf, Orgasmuskurven bei Mann und Frau, sexuelle Funktionsstörungen)
- die Rolle von Selbstbefriedigung und von sexuellen Phantasien
- Bereitschaft zur Selbstoffenbarung und zur individuellen Selbsterfahrung

Veränderungsziele

1. Vermindern von Angst und Schuld im Umgang mit Sexualität
2. Enttabuisierung der Sexualität
3. Erweiterung des Sprachrepertoires hinsichtlich des Bereichs Sexualität
4. Vermittlung medizinischer und psychologischer Informationen zu sexuellen Funktionsabläufen
5. Veränderung der Wahrnehmung von Körperempfindungen
6. Veränderung von Verzerrungen im Körperbild
7. Entwicklung einer positiven Einstellung zum Körper
8. Abbau von Verspannungen im Becken- und Bauchbereich
9. Verbesserung der körperlichen Beweglichkeit
10. Veränderung der Kommunikation mit Partnern

---

sich überwiegend an der zeitlichen Abfolge des Krankheits- und Behandlungsprozesses. Es wird empfohlen, dieses Konzept in einer engen Verzahnung von erfahrenen Psychotherapeuten mit onkologisch versierten Internisten durchzuführen. Aspekte der Verarbeitung des Krankheitsverlaufs und der Krankheitsbewältigung bei Patienten mit Krebserkrankungen (in Anlehnung an Larbig u. Tschuschke 2000; Zielke 1994a) werden in Tabelle 3-16 dargestellt.

Eine noch weitergehende Spezialisierung der störungsspezifischen kognitiv-behavioralen Konzepte in der Betreuung und Behandlung von Krebspatienten findet man bei Fawzy und Fawzy (2000), die einen Ansatz zur psychoedukativen Intervention bei Krebspatienten entwickelt und evaluiert haben. Ihr psychoedukatives Interventionsmodell umfasst die Themenbereiche Gesundheitserziehung, Stressmanagement, Copingverhalten und psychologische Unterstützung.

■ **Integration ausgewählter Programmbausteine in störungsbezogene Konzepte mit spezifischen identischen Problemkonstellationen.** Das hohe Ausmaß an Störungsspezifität in der Verhaltenstherapie darf nicht darüber hinwegtäuschen, dass Patienten mit unterschiedlichen Grunderkrankungen gemeinsame Problembereiche aufweisen, die es möglich machen, einzelne bewährte Elemente oder Programmpakete in neue Konzeptentwicklungen zu integrieren. Als ein erfolgreiches Beispiel für diesen Transfer kann die von Koppenhöfer (2005) seit mehreren Jahren entwickelte und ständig verfeinerte „Kleine Schule des Genießens" angesehen werden, die

Tab. 3-16 Aspekte der Verarbeitung des Krankheitsverlaufs und der Krankheitsbewältigung bei Patienten mit Krebserkrankungen (in Anlehnung an Larbig u. Tschuschke 2000; Zielke 1994a)

- Erkennen der Krankheit und Mitteilung der Diagnose
- Entscheidungsprozess zur Operation
- Verarbeitung der Amputation bzw. der Operationsnarben (physische Bedrohung: Körperkonzept; psychische Bedrohung: Selbstkonzept)
- Reaktionen der näheren Umwelt
- Einstellung/Umstellung auf die neue Leistungssituation
- Erfahrungen mit der Behandlung (Chemotherapie, Strahlenbehandlung)
- Informationen zur Prognose
- Umgang mit Kontrolluntersuchungen
- Klärungsschritte bei Metastasen
- Folgen der Erkrankung (soziale bzw. körperliche Folgen und deren Bewältigung)

in manualisierter Form aktualisiert veröffentlicht wurde. Ein halbstandardisierter Therapieleitfaden für die Gruppen- oder Einzeltherapie vermittelt im Rahmen von 10 Einheiten eine Sensibilisierung aller fünf Sinne für positives Erleben und Handeln mit klaren Anleitungen und anschaulichen, leicht umsetzbaren Übungen (Tab. 3-17). Die Darlegungen von Genussregeln stellen den kognitiven Einstieg dar. Die Bearbeitung der Themen erfolgt nach einem vorgegebenen Zeitraster und beginnt damit, dass zunächst die Bedeutung des jeweiligen Sinnesbereichs erläutert wird und eine gemeinsame Einführungsübung erfolgt. Danach können die Teilnehmer eine Zeit lang selbstständig experimentieren, bis sich eine gemeinsame Vorstellungsübung anschließt. Der Nachbesprechung über die jeweiligen Erfahrungen folgen zum Abschluss Hausaufgaben für die Zeit bis zur nächsten Gruppenstunde. Hierbei werden die Patienten gebeten, in ihrem Lebensumfeld Beispiele zu den thematisierten Sinneserfahrungen zu suchen und gegebenenfalls zur nächsten Stunde mitzubringen.

Da es sich bei diesem Konzept um ein im Sinne der Krankheitsklassifikationen störungsunspezifisches Vorgehen handelt, hat es Eingang in zahlreiche störungsspezifische und problemorientierte Behandlungskonzepte gefunden, vor allem bei depressiven Erkrankungen, bei Essstörungen, bei der Behandlung von Zwangsstörungen und Schmerzsyndromen. Die Indikationsstellung für das komplette Programm setzt allerdings eine klare und vorrangige Problembeschreibung eines Mangels an Genussfertigkeiten durch die jeweiligen Bezugstherapeuten voraus. Bei einem konzeptionellen Transfer in andere störungsspezifische Programme sollte die Förderung und Entwicklung genussvollen Verhaltens und Erlebens bei der Behandlung des primären Krankheitsbildes eindeutig begründet sein.

■ **Verwendung von Problemlösungsstrategien als strukturbildendes Merkmal der Konzeptualisierung von Behandlungsansätzen.** Problemlösungsansätze, die erstmalig von Grawe (1980) und Dziewas (1980) auf verhaltenstherapeutische Gruppenprozesse übertragen wurden und später von Zielke (1994b) auf den klinisch-stationären Bereich der medizinischen Rehabilitation adaptiert und von Fiedler (1996) unter der Perspektive der Verhaltenstherapie in Gruppen aufgegriffen wurden, sind eher als Strukturhilfe für das zeitliche und inhaltliche Vorgehen in Therapiegruppen genutzt worden. Das Problemlösen wird nicht als eigenständige therapeutische Strategie verstanden. Das

3.2 Konzeptqualität und Therapieschulenmodelle

Tab. 3-17 Genussregeln und Themenabfolge in der kleinen Schule des Genießens (nach Koppenhöfer 2005)

Genussregeln

- Genuss braucht Zeit
- Genuss muss erlaubt sein
- Genuss geht nicht nebenbei
- weniger ist mehr
- Genuss ist Geschmackssache/jedem das Seine
- ohne Erfahrung kein Genuss
- Genuss ist alltäglich

Themenabfolge in der kleinen Schule des Genießens

1. Riechen
2. Tasten/Grundlagen
3. Tasten/Bewegungsimpuls
4. von Gegenständen berührt werden, sich selbst berühren
5. Schmecken, Wahrnehmung von Konsistenzen
6. geschmackszentriertes Wahrnehmen
7. Schauen: Wahrnehmen von Farben
8. Schauen: Strukturwahrnehmung, Wahrnehmung von Bewegungsabläufen
9. Beobachten von Bewegungsabläufen/Horchen
10. Horchen: einfache Musikinstrumente

Grundkonzept des Problemlösungsansatzes ist es, dass spezifische Fertigkeiten und Fähigkeiten geübt werden, von denen angenommen werden kann, dass sie in einem unmittelbaren funktionalen Zusammenhang mit der Problematik des Patienten stehen und dass der Mangel an Problemlösetechniken selbst einen Teil des Problemverhaltens darstellt. Insofern bedeutet die Einführung des Problemlösekonzeptes in die Verhaltenstherapie eine Ausweitung der therapeutischen Methoden, nicht aber eine veränderte Sicht des therapeutischen Prozesses. In Anlehnung an Urban und Ford (1971) ist Zielke (1994a) sogar der Auffassung, dass das Vorgehen des Therapeuten letztlich immer als Problemlösungsvorgehen aufgefasst werden kann. Damit wird dem Problemlösungszugang der Stellenwert eines grundlegenden Paradigmas in der Praxis der kognitiven Verhaltenstherapie zugeordnet (Tab. 3-18).

Ein wesentliches innovatives Element im interaktionellen Problemlösungskonzept ist die Erweiterung der (traditionellen) horizontalen Verhaltensanalyse um die vertikale Verhaltensanalyse. Während die horizontale Verhaltensanalyse die aktuelle Ebene der Verhaltenssteuerung untersucht, wird in der vertikalen Verhaltensanalyse versucht, übergeordnete Handlungspläne zu ermitteln, die ebenfalls das aktuelle Verhalten beeinflussen und insbesondere Aufschluss über die subjektive Bewertung und Bedeutung des beobachtbaren aktuellen Verhaltens geben. Das Ziel der vertikalen Verhaltensanalyse besteht darin, die der aktuellen Handlungsebene übergeordneten (vertikalen) Handlungsregeln und -pläne zu eruieren und beide in einen geschichtlichen Lern-(Entwicklungs-)Prozess einzuordnen.

In den konzeptionellen Darstellungen zum interaktionellen Problemlösungsverhalten in

Tab. 3-18 Konzeptgrundsätze und Ablaufstrukturen zum „Interaktionellen Problemlösungsverhalten" (in Gruppen)

Konzeptgrundsätze
• Der formale Ablauf der Therapie ist an einem Problemlösungsvorgehen orientiert. • Die Interaktionsmuster in der Auseinandersetzung mit Problemlösungsstrategien sind Veränderungsmittel und zugleich ein diagnostisches Beobachtungsfeld. • Als Analyseschemata werden sowohl die horizontale Verhaltensanalyse (aktuelle Handlungsebene) als auch die vertikale Verhaltensanalyse (übergeordnete Handlungsregeln und Handlungspläne) verwendet.
Strukturen des Problemlösungsprozesses
• Spezifizierung von Problemen der Patienten als „Verhalten-In-Situationen" • Analyse funktionaler Zusammenhänge (horizontale, vertikale Verhaltensanalyse mit Ergänzungen der schematheoretisch begründeten Plananalyse) • Entwicklung und Konkretisierung von Veränderungszielen auf operationaler Ebene • Planen und Vereinbaren von konkreten Veränderungsschritten • Selbstverpflichtung zu konkreten Veränderungsschritten im Rahmen therapeutischer Verträge • Erprobung neuer Verhaltensmuster und ggf. Neudefinition von Problemsituationen und Veränderungszielen • Bewertung der Handlungsergebnisse und evtl. angepasster Neustart des Problemlösungsprozesses • Erweiterung und Flexibilisierung der Problemlösefertigkeiten • Generalisierung der Handlungserfahrungen

der Verhaltenstherapie kommt diese von Grawe (1980) begründete Erweiterung der Verhaltensanalyse um eine entwicklungsbezogene Perspektive des Lernprozesses in der Regel zu kurz. In der praktischen Umsetzung dieses Konzeptes wird der therapeutische Veränderungsprozess jedoch immer wieder erleichtert und wesentlich beschleunigt, wenn es gelingt, solche übergeordneten Handlungsregeln zu identifizieren und sie auf ihre Gültigkeit bei der Steuerung aktueller Verhaltensmuster zu überprüfen. Es ist zu erwarten, dass das vermehrte Aufgreifen des schematherapeutischen Ansatzes von Young et al. (2005) die Praxis der vertikalen Verhaltensanalyse in Deutschland neu beleben und erweitern wird. Die von Young et al. beschriebenen früh erworbenen und im Erwachsenenalter hinderlichen Muster als Säulen der Schematherapie weisen eine große Schnittmenge an Gemeinsamkeiten mit den sich aus einer vertikalen Verhaltensanalyse ergebenden übergeordneten individuellen Handlungsplänen und Handlungsregeln und den daraus abgeleiteten Bewältigungsstrategien auf.

■ **Ausarbeitung von konzeptkonformen Informationen und Patientenbroschüren für die jeweiligen Störungsbilder bzw. Problembereiche zum Selbststudium oder zum angeleiteten Lernen.** Es gibt mittlerweile eine kaum übersehbare Fülle von Laieninformationen zu fast allen körperlichen, psychosomatischen und psychischen Erkrankungen. Allerdings wird deren Verwendung in der Vorbereitung oder der Begleitung stationärer psychotherapeutischer Behandlungen und Rehabilitationsmaßnahmen eher zurückhaltend gehandhabt, weil die theoretischen und konzeptionellen Sichtweisen und Beschreibungen der Krank-

3.2 Konzeptqualität und Therapieschulenmodelle

heitsbilder und deren Behandlung in den Patientenbroschüren und in der klinischen Behandlungspraxis nicht selten derart inkompatibel sind, dass sie mehr Verwirrung stiften als eine Hilfe darstellen.

Bereits bei der Beschreibung der klinischen Verhaltens- und Erlebensmuster, bei der Erklärung der diagnostischen Begrifflichkeiten, bei ätiologischen Aspekten von Entstehungszusammenhängen, der Ausarbeitung spezifischer kognitiver Elemente und nicht zuletzt bei der Entwicklung der Selbsthilfemöglichkeiten und der therapeutischen Interventionen muss eine konzeptkonforme Sprache gewählt werden, die sowohl für die Betroffenen verständlich ist, als auch mit den später eventuell erforderlichen kognitiv-verhaltensmedizinischen Therapieansätzen übereinstimmt.

Hervorragend verwendbare Beispiele sind die von Hautzinger (1999) entwickelte Patientenbroschüre „Depression" als Informationsschrift für Betroffene und Angehörige, der von Leidig und Glomp (2003) veröffentlichte Ratgeber „Nur keine Panik! Ängste verstehen und überwinden" oder die von Meermann und Vandereycken (1987) zusammengestellten „Informationen für Patientinnen mit Bulimia nervosa". Die Broschüren und die Informationsgrundlagen können komplett oder in Teilen als vorbereitende oder begleitende Materialien in der verhaltenstherapeutischen Behandlung und Rehabilitation eingesetzt werden. Es versteht sich von selbst, dass die Behandler im Umgang mit ihren Patienten mindestens über den störungsspezifischen Kenntnisstand dieser Broschüren verfügen sollten.

■ **Aufgreifen aktueller Problembereiche aus der Perspektive der Versorgungsepidemiologie oder aus den Konzept- und Ergebniserwartungen der „Stakeholder" im Sozialversicherungssystem.** Gerade in Zeiten knapper werdender Ressourcen in der Gesundheitsversorgung entwickeln die „Stakeholder" (interessierten Personen) im Sozialversicherungssystem relativ rasch sehr konkrete Konzept- und Ergebniserwartungen an Behandler und Behandlungseinrichtungen, um sich häufende Problemfälle mit teilweise immensen Krankheitskosten gezielt behandeln zu lassen, für die es nach dem jeweils gegenwärtigen Stand der klinischen und wissenschaftlichen Konzeptentwicklung noch keine adäquaten Behandlungsangebote gibt oder die, obwohl vorhanden, bislang kaum nachgefragt wurden.

Ein solcher Themenbereich sind arbeits- und berufsbezogene Problemkonstellationen bei psychischen und psychosomatischen Erkrankungen (Hoffmann u. Hofmann 2004). Die klinischen verhaltenstherapeutischen Behandlungs- und Rehabilitationseinrichtungen in der Psychosomatik haben sich zwar seit langem mit der Rolle der Arbeits- und Leistungsanforderungen bei der Entwicklung psychischer Erkrankungen und bei den Rehabilitationskonzepten beschäftigt (Zielke 2001); die Interessenlagen der „Stakeholder" haben diese Behandlungsansätze jedoch eher wenig goutiert oder sie in die Bereiche der medizinisch-beruflichen Rehabilitation, der beruflichen Rehabilitation oder der Berufsförderungswerke hin verlagert sehen wollen. Diese Perspektive scheint sich durch neuere Forschungsergebnisse zum Zusammenhang von Krankheitsentwicklungen bei psychischen Erkrankungen verändert zu haben und die Betriebe als „Stakeholder" entwickeln zunehmend Ambitionen zu einer engeren Verzahnung von Rehabilitationskonzepten und arbeitsbezogenen Anforderungssituationen in den Betrieben oder zumindest einen engeren Informationsaustausch hierüber mit den Rehabilitationseinrichtungen.

Die kognitiv-behavioralen Ansätze bieten von ihrem Selbstverständnis her eine geeignete Plattform zu einem raschen Aufgreifen dieser Konzepterwartungen, indem sie ihre bisherigen eher stillen Konzeptualisierungen strukturell komplettieren und differenzieren und neue Schwerpunkte in der Behandlung und Rehabilitation setzen. Die aktuellen Ausarbeitungen zur arbeitsbezogenen Rehabilitation bei psychischen und psychosomatischen Erkrankungen von Limbacher et al. (2005) und der konzeptionelle Erfahrungsbericht von Vesenbeckh (2005) über eine arbeitsbezogene multimodale Problemlösegruppe oder der Ansatz von Missel und Passameras (2005) zu einem Fallmanagement für Psychosomatikpatienten mit berufsbezogenen Störungen unterstreichen diese Einschätzung.

Die Konzeptentwicklung zur stationären Verhaltenstherapie psychosomatischer Erkrankungen bei Mobbing von Schwickerath und Kneip (2004) wurde wesentlich durch die Zunahme des Problembewusstseins über die Rolle von Mobbingerfahrungen bei der Krankheitsentwicklung und ein wachsendes Engagement betrieblicher Interessenvertretungen zu dieser Thematik forciert.

Ein weiterer Streif am konzeptionellen Entwicklungshorizont zeichnet sich durch die Zunahme älterer Patienten in der stationären psychosomatischen Rehabilitation ab. Erste diesbezügliche Entwicklungen, wie sie von Knickenberg (2005) zu arbeitsbezogenen Problemstellungen und Rehabilitationsansätzen bei älteren Patienten in der Psychosomatik berichtet werden, deuten darauf hin, dass problemorientierte behaviorale Konzepte auch Problembereiche aus bevölkerungsbezogenen Entwicklungen aufzugreifen in der Lage sind. Dass solche Innovationen mit wissenschaftlich fundierten Begleitevaluationen verbunden sind, versteht sich in der Verhaltenstherapie fast schon von selbst, obwohl dies nicht selbstverständlich ist.

Problembezogene Konzepte in den Funktionsbereichen

Die Einbindung der Funktionsbereiche Ergotherapie, Sporttherapie und Soziotherapie in das inhaltliche Konzept des klinischen Gesamtbehandlungsplans ist in den stationären Einrichtungen unterschiedlich weit entwickelt. Die konzeptionellen Pole reichen vom Angebot der Funktionsbereiche als Instrument der Freizeitgestaltung oder als Füllangebot der therapeutischen Versorgungslücken bis hin zur gezielten Nutzung der therapeutischen Besonderheiten der jeweiligen Medien bei speziellen Problemkonstellationen. Der Wirkungsgrad der besonderen Ansatzmöglichkeiten dieser Bereiche wird häufig unterschätzt. Themenzentrierte Gruppen in den Funktionsbereichen stellen hervorragende Möglichkeiten dar, Patienten aus ihrem Rückzugsverhalten heraus zu experimentellem Handeln zu bewegen, ohne dass das jeweilige Angebot bereits einen psychotherapeutischen Anstrich hat. In einer Materialgruppe in der Ergotherapie entstehen z. B. in einer Tongruppe spezifische Problem- und Bewältigungssituationen, die sich wiederum von den Lernmöglichkeiten in einer Aquarellgruppe oder einer Batikgruppe erheblich unterscheiden, die das Heranführen an kritische Situationen ermöglichen und den (veränderten) Umgang mit solchen Situationen erforderlich machen, ohne dass diese Gruppenkonzepte von einer theoretischen Position her gesehen, bereits als Psychotherapiegruppen im eigentlichen Sinne bezeichnet werden könnten. Für die klinischen Konzeptbildungen in der Verhaltensmedizin ist es von besonderer Bedeutung, welche Lern- und Erfahrungsmöglichkeiten bei welchen Problemkonstellationen auch in den themenzentrierten Gruppenmaßnahmen der Funktionsbereiche vorgehalten werden können. Wer einmal die therapeutischen Prozesse in einer Gruppe zur Körperwahrnehmung oder die Wirkungen von veränderten Atemtechniken beobachtet hat (beides themenzentrierte Gruppenmaßnahmen der Sporttherapie), wird sich als Psychotherapeut intensiv darum bemühen, die Wirkprozesse solcher spezifischer Angebote für seine eigenen Patienten nutzbar zu machen.

3.2 Konzeptqualität und Therapieschulenmodelle

Informations- und Aufklärungsprogramme

Die Möglichkeiten von Informations- und Aufklärungsprogrammen werden insgesamt gesehen in der klinischen Behandlung und Rehabilitation noch nicht ausreichend genutzt. Häufig genug erschöpfen sich solche Maßnahmen in anonymen Großveranstaltungen (Vorlesungen).

Bei der Entwicklung und Umsetzung solcher Angebote muss darauf geachtet werden, dass die angesprochenen Themen auch in der praktizierten Konzeption der Gesamtklinik fortgesetzt und von den Therapeuten aufgegriffen werden, dass bestimmte Mindestgrößen bei den Informationsteilen (je nach Thema zwischen 20–30 Patienten) nicht überschritten werden und dass eine gleichbleibende Qualität gesichert ist.

In der klinischen Praxis ist es immer wieder überraschend, wie groß das Informationsbedürfnis bei Patienten ist, besonders wenn die Informationen in verständlicher Form vorgebracht und dabei Themen behandelt werden, die für Patienten auch unmittelbar von Bedeutung sind. Die bislang gut erprobten Informations- und Aufklärungsprogramme spannen den Bogen von Vortrags- und Diskussionsreihen über verhaltensmedizinische Psychosomatik, über Ernährungsverhalten bis hin zur Themenstellung über den Zusammenhang von Krankheit und Sexualität. Letzteres Thema wurde in einer entsprechenden Arbeitsgruppe in der Psychosomatischen Fachklinik Bad Dürkheim entwickelt. Die Vortrags- und Diskussionsreihe umfasst sechs Themen, die im Verlauf von 3 Wochen in jeweils zwei 1-stündigen Veranstaltungen behandelt werden. Sie werden per Plakat in der Klinik und in den einzelnen Teams angekündigt. Die ersten Erprobungen bestätigen einen unerwarteten Bedarf. Regelmäßig drängten etwa 80 Patienten (etwa ein Drittel aller Patienten) in den Seminarraum, es kam trotz dieser Größe immer wieder zu intensiven und offenen Diskussionen auch über persönliche sexuelle Themen, und – was besonders überrascht hat – die Nachfrage bei den Bezugstherapeuten und den Gruppentherapeuten nach Informationen und Behandlungsmöglichkeiten von sexuellen Problemstellungen nahm sprunghaft zu. Diese ausschnitthafte Skizzierung unterstreicht, welch wichtige orientierende Funktionen Informations- und Aufklärungsprogramme haben können. Sie machen jedoch nur dann einen Sinn, wenn die entsprechenden Themen in der Einzel- und Gruppenbehandlung auch tatsächlich aufgegriffen und weitergeführt werden (können).

Gesamtübersicht

Die Auswahl für die Zusammenstellung der in Tabelle 3-19 aufgelisteten störungs- und problembezogenen kognitiv-behavioralen Konzepte erfolgte unter den folgenden fünf Gesichtspunkten:

- Die Konzeptausarbeitungen wurden in allgemein zugänglichen Publikationsmedien (Buch- und Zeitschriftenbeiträge) veröffentlicht.
- Die Struktur der Konzepte orientiert sich an dem zur Veränderung des Chronischen Krankheitsverhaltens entwickelten Bausteinprinzip (s. a. Tab. 3-7).
- Die Konzepte werden in der Regelversorgung der stationären verhaltenstherapeutischen Behandlung und Rehabilitation auch tatsächlich umgesetzt.
- Die empirische Datenlage umfasst mindestens eine sozialmedizinische Beschreibung der indizierten Patientengruppen oder der Problembereiche in Verbindung mit Patientenbefragungen.
- Optional sollten Verlaufsevaluationen und Ergebnisdarstellungen mit mindestens Zweipunktmessungen auf der Basis relevanter klinischer Parameter vorliegen.

Tab. 3-19 Störungs- und problembezogene kognitiv-behaviorale Konzepte

Adipositas (Binge-Eating-Disorders)	Pudel (2003); Schairer u. Zielke (1991)
Angstbewältigung	Becker u. Hoyer (2005); Ehrhardt u. Sturm (1994); Leidig u. Glomp (2003); Leidig (1999); Schwickerath et al. (2001); Stangier u. Fydrich (2002)
Anorexia nervosa	Jacobi et al. (2004); Meermann u. Vandereycken (1987); Vandereycken u. Meermann (2000); Vogelgesang (2005b)
Arbeitsbezogene Problembereiche	Limbacher et al. (2005); Vesenbeckh (2005)
Antidepressives Verhalten	Hautzinger (1999); Limbacher (2001); Stapel (2005)
Asthma bronchiale	Kosarz (1989); Weißer u. Schneider (1994)
Bulimia nervosa	Jacobi et al. (2004); Kagerer (2005); Meermann u. Vandereycken (1987); Vandereycken u. Meermann (2000); Vogelgesang (2005b)
Chronisch-entzündliche Darmerkrankungen	Kosarz u. Traue (1997)
Chronische körperliche Erkrankungen (z. B. Krebserkrankungen, Diabetes mellitus, koronare Herzerkrankungen)	Hirsch (1992); Larbig u. Tschuschke (2000); Ornish u. Scherwitz (2001); Rugulies u. Aust (2001)
Dissoziative Störungen	Fiedler (2002)
Einführungstraining	Klein u. Zielke (1990)
Entspannungstraining	Doubrawa (1992)
Fibromyalgiesyndrom	Horn (2001)
Genussvolles Erleben und Verhalten	Koppenhöfer (2005)
Hauterkrankungen	Stangier (2001, 2002)
Interaktionelles Problemlösungsverhalten	Dziewas (1980); Fiedler (1996); Grawe (1980); Zielke (1994a)
Jugendliche/ältere Patienten	Bäppler-Deidesheimer (1994); Knickenberg (2005)
Kopfschmerzen	Bischoff u. Traue (2004)
Mobbing	Schwickerath u. Kneip (2004)
Neurologische Erkrankungen	Hefti et al. (2001); Wittmann (2001)
Partnerseminar	Ehrhardt (1994)
Pathologisches Glücksspiel	Petry (2001)
Posttraumatische Belastungsstörungen	Barre u. Biesold (2003); Boos (2005); Keller et al. (2003); Meermann (2003); Zielke u. Carls (2003)

3.2 Konzeptqualität und Therapieschulenmodelle

Tab. 3-19 Fortsetzung

Rückenschmerzen	Hildebrandt u. Pfingsten (2001); Kröner-Herwig (2000)
Schlafstörungen	Riemann u. Berger (1991); Ziegle (2005)
Schmerzbewältigung	Bischoff et al. (2001); Schultze et al. (2005)
Selbstsicherheitstraining	Schneider (1994)
Sexuell deviantes Verhalten	Hall (1995); Hoyndorf u. Christmann (1994); Nowara u. Leygraf (2000)
Sexuelle Funktionsstörungen	Ecker u. Scheidt (1998); Gromus (2002); Kockott u. Fahrner (2000); Trierweiler (1990)
Sexuelle Traumatisierungen	Fitzgerald (1994); Vogelgesang (2003)
Somatoforme Störungen	Margraf et al. (1998); Rief u. Hiller (1998)
Suchtmittelmissbrauch	Schuhler (2005); Schuhler et al. (2001)
Tinnitus	Goebel (2003); Horn u. Follert (2001)
Unflexible Persönlichkeitsstile	Schmitz et al. (2001)
Zwangsstörungen	Emmelkamp u. Oppen (2000); Sobottka (2001)

Daneben existieren eine relativ große Anzahl von Konzeptausarbeitungen in hausinternen Publikationen (Klinikjahresberichte, Klinikperiodika, unternehmensbezogene Berichte, manualisierte Ausarbeitungen für die praktische Konzeptumsetzung), die in der Regel wegen eingeschränkter Zugänglichkeit oder wegen nur teilweiser Erfüllung der genannten Kriterien nicht berücksichtigt werden konnten.

Die Auflistung in Tabelle 3-20 wurde zur besseren Übersicht alphabetisch geordnet und bedeutet keine qualitative Rangreihe. Bei der Autorenzuordnung wurden aus Kapazitätsgründen nicht alle zugänglichen Quellen aufgeführt. Insgesamt wurden nach den Auswahlkriterien 35 Konzepte gesichtet und bewertet. Wie aus der Übersicht hervorgeht, erfolgt die thematische Beschreibung der Konzepte nach sehr unterschiedlichen Systematiken – entweder auf der Basis von Krankheitsklassifikationen oder von spezifischen Problemklassifikationen und in wenigen Fällen nach der Alterszuordnung, wenn diese Differenzierungen sich aus den jeweiligen Konzeptambitionen ergeben.

Es wird davon ausgegangen, dass nahezu alle Behandlungskonstellationen und Problembereiche aus der stationären verhaltensmedizinischen Behandlung und Rehabilitation psychischer und psychosomatischer Erkrankungen mit dieser Übersicht abgedeckt werden.

Die Indikationsstellungen für die jeweiligen Gruppenangebote müssen „punktgenau" erfolgen. In der klinischen Praxis sind sie jedoch nicht schwierig, besonders wenn in den Ausarbeitungen der Konzeptthemen und der Themenabfolgen genaue verhaltensbezogene Beschreibungen der zu bearbeitenden Problembereiche vorliegen. In solchen Fällen ergeben sich die Indikationsstellungen fast schon automatisch, wenn der behandelnde Bezugstherapeut eine inhaltliche Parallelität

Tab. 3-20 Entwicklungsvorteile themenzentrierter Konzeptentwicklungen in der klinischen Verhaltenstherapie

- Die Ausarbeitung der Konzeptelemente kann (muss) die Besonderheiten der jeweiligen Störung berücksichtigen.
- Die Themenzentrierung führt zu einer höheren Akzeptanz bei den Patienten, da die thematischen Gliederungen unmittelbar einsichtig sind und die Patienten sich nicht mit (individuell) „nebensächlichen" Themen beschäftigen müssen.
- Die systematische Erfahrungsbildung führt bei den Psychotherapeuten zu einem komprimierten Erfahrungsprozess.
- In die Durchführung der Behandlungsbausteine können die jeweils notwendigen Fachdisziplinen fakultativ oder kooperativ eingebunden sein.
- Die Aufdeckung und Aufarbeitung verdeckter interaktioneller Strategien ist bei bestimmten Störungen wesentlich leichter.
- Die Kohäsion zwischen betroffenen Patienten entwickelt sich häufig allein durch die Bearbeitung identischer Probleme.
- Die möglichen Anwendungsbereiche sind theoretisch nicht begrenzt.

zwischen den in der Verhaltens- und Bedingungsanalyse erarbeiteten Problembereichen und ebensolchen in der themenzentrierten Gruppentherapie (gemäß der konzeptionellen Beschreibung) feststellt. Vorbereitende Gespräche (bzw. Vorgespräche zur Indikationsstellung) durch den avisierten Leiter der themenzentrierten Gruppe (falls die Behandlungsthematik ausschließlich oder überwiegend in einer Gruppe erfolgen soll) sollte man auf konzeptionell begründete Ausnahmen beschränken. Als wirklich notwendig haben sich Vorgespräche (zur Vorselektion) dann erwiesen, wenn auf die tatsächliche Zusammensetzung einer konkreten Gruppe geachtet werden muss, die Belastbarkeit durch die Gruppenprozesse und die Gruppenthemen nur von dem Gruppenleiter angemessen beurteilt werden kann und die Gefahr besteht, dass Patienten durch die vorgesehene Gruppentherapie überfordert werden.

Fazit

Die kognitiven Aspekte der Modelle bieten einen orientierenden Rahmen für die Beantwortung und Bearbeitung der für die Patienten drängenden Fragen – nach der Art und der Systematisierung der Probleme, nach der Entstehung der damit verbundenen Verhaltens- und Erlebensmuster, nach der Suche nach Lösungsmöglichkeiten und daraus resultierenden Veränderungsschritten, nach der Rolle der eigenen Person für Veränderungsaktivitäten – und sie können mittels eigener praktischer Erfahrungen die Stimmigkeit des Behandlungsmodells überprüfen und mit anderen Patienten und mit ihren Behandlern diskutieren.

Die Patienten können maximal informiert und aufgeklärt werden über den aktuellen wissenschaftlichen und klinischen Stand der Ursachen und der Entstehung ihrer Erkrankung und den damit verbundenen Problemen, über deren Verlauf und Prognose sowie über deren fachkundige Behandlung und Rehabilitation.

Auf der Basis des vorhandenen Störungs- und Änderungswissens können die Betroffenen konkret, präzise und fundiert zur Bewältigung ihrer Probleme angeleitet werden.

Die Patienten können systematisch einüben, wie das Selbstmanagement des Verände-

3.2 Konzeptqualität und Therapieschulenmodelle

rungsprozesses zu gestalten ist und wie dieses langfristig stabilisiert werden kann.

Sie werden aufgeklärt über Rückfallrisiken und kompetente Rückfallprävention.

Die unmittelbaren Bezugspersonen können mit den vorliegenden Erkenntnissen über Ätiologie, Verlauf und Behandlung vertraut gemacht werden, wenn deren Mitarbeit zur sozialen Unterstützung und zur Transfersicherung therapeutischer Maßnahmen notwendig ist.

Alle diagnostischen und therapeutischen Funktionsträger und Berufsgruppen einer Klinik können in ein solches kognitiv-behaviorales Modell eingebunden werden, ohne dass damit ein konzeptioneller Bruch des Ansatzes verbunden wäre.

Tabelle 3-20 zeigt zusammenfassend die Entwicklungsvorteile themenzentrierter Konzeptentwicklungen in der klinischen Verhaltenstherapie.

3.2.5 Andere Therapieverfahren

Gesprächspsychotherapie

J. Eckert

Gesprächspsychotherapie ist ein Verfahren der humanistischen Psychotherapie (s. nächstes Kapitel), dem neben psychodynamischen und verhaltenstherapeutischen Verfahren „dritten Weg" in der Psychotherapie. Sie ist ein Verfahren, dessen Wirksamkeit seit den 1950er Jahren (Rogers u. Dymond 1954) in vielen Anwendungsfeldern – vom Visitengespräch bis zur klassischen Psychotherapie – als empirisch belegt gilt.

Gesprächspsychotherapie zeichnet sich durch ein Menschenbild aus, das den Ressourcen von Menschen und deren Förderung vertraut, und durch ein Therapiekonzept, in dem eine bestimmte Qualität der Therapeut-Patient-Beziehung handlungsleitend ist (vgl. auch Kap. Humanistische Psychotherapie).

Die Gesprächspsychotherapie wurde vom Wissenschaftlichen Beirat Psychotherapie (2002) als wissenschaftliches Verfahren im Sinne des Psychotherapeutengesetzes (PsychThG) anerkannt, sodass eine Ausbildung in Gesprächspsychotherapie an einer staatlich anerkannten Ausbildungsstätte zur Approbation als Psychologischer Psychotherapeut führt.

> Die Gesprächspsychotherapie (GPT) als Krankenbehandlung umfasst Verfahren, welche jene beeinträchtigten Prozesse der Selbstregulation zum Gegenstand der Behandlung machen, die auf eine Inkongruenz von (organismischer) Erfahrung und (bewusster) Selbstwahrnehmung sowie von Selbstkonzept und Werte-Interiorisationen zurückzuführen sind.

Wesentlich für die Ätiologie psychischer Störungen aus Sicht der Gesprächspsychotherapie sind zum einen die aktuell wirksamen Inkongruenzen des Patienten als psychische Repräsentanzen seiner organismischen Erfahrungen, seiner biografischen Gegebenheiten, der vorhandenen Belastungsfaktoren und seiner spezifischen Selbststruktur. Zum anderen sind die aktuellen pathogenen Symbolisierungsprozesse des Erlebens von relevanten Lebensereignissen bedeutsam, die für die jeweiligen Krankheitsbilder ursächlich sind.

Als spezifische Schwerpunkte und entsprechende Formen der Gesprächspsychotherapie können in der Behandlungsmethodik unterschieden werden:

- erlebensaktivierende Methoden einschließlich Focusing
- experienzielle Psychotherapie
- zielorientierte Vorgehensweise
- Vorgehen nach dem differenziellen Inkongruenzmodell

Gesprächspsychotherapie wird in unterschiedlichen Settings angewendet: Einzel-, Paar-, Gruppen- und Familientherapie sowohl im ambulanten als auch im stationären Rahmen. In Abhängigkeit von Therapiezielen und Art der Störung sind Konzepte für Kurz- und Langzeitbehandlungen entwickelt worden (Eckert et al. 2006).

Konzeptioneller Rahmen

Als der amerikanische Psychologe Carl R. Rogers in den 1940er Jahren sein therapeutisches Vorgehen konzipierte, unterschied er sich von den damaligen Konzepten der Psychoanalyse und des Behaviorismus vor allem in folgenden Grundannahmen (siehe auch Eckert 2000, S. 123):

- **Die Gesprächspsychotherapie (GPT) ist gekennzeichnet durch ein an der Phänomenologie und Existenzphilosophie orientiertes und damit philosophisch begründetes Menschenbild.** Dabei wird das „Wesen des Menschen" ins Zentrum der Betrachtung gerückt und versucht, die konkrete Situation des therapeutischen Handelns sowie die dort beobachtbaren Vorgänge zu verstehen und theoretisch zu rekonstruieren. Als vorrangig für die menschliche Entwicklung und Existenz wird – im Gegensatz zum nichtmenschlichen Bio-Organismus – der Aspekt gesehen, dass der Mensch als reflexives Wesen seine Existenz und sein Dasein in dieser Welt sinnhaft definieren kann und muss. Mit dieser Gewichtung wird die Beeinflussung der menschlichen Entwicklung und die Ausbildung von Leiden (Störungen) durch bio-physische Lebensprozesse und das Vorhandensein reiz-reaktionsbedingter Lernzusammenhänge keineswegs negiert, sondern anders gewichtet.

- **Die GPT ist gekennzeichnet durch eine ganzheitlich-systemische Therapiekonzeption sowie eine empirische und experimentelle Forschungsmethodologie.** Die GPT – konkretisiert im zentralen Axiom, der Aktualisierungstendenz – ist eine Feldtheorie im Sinne der Gestaltpsychologie (Wertheimer). Eine Feldtheorie zeichnet sich aus durch eine ganzheitliche Dynamik im Sinne interdependenter Beziehungen zwischen Individuum und Umwelt. Dabei relativieren sich die klassischen lokalen Ursache-Wirkungs-Zusammenhänge, wie sie den naturwissenschaftlichen Modellen bis Ende des 19. Jahrhunderts zugrunde lagen und auch die Vorstellungen der Psychoanalyse (z. B. Katharsis) und des Behaviorismus (Reiz-Reaktions-Lernen) beeinflussten. Trotz des oben skizzierten Menschenbildes zeichnet sich das Forschungsparadigma der GPT durch eine sehr starke experimentelle bzw. empirische Orientierung aus.

- **Die GPT ist gekennzeichnet durch das Prinzip der „Sparsamkeit" bei den theoretischen Postulaten.** Das einzige von Rogers als Voraussetzung für die Entwicklung eines Selbstkonzeptes (= Selbst) postulierte Bedürfnis ist „need for positive regard" (Bedürfnis nach Anerkennung).

- **Die GPT ist gekennzeichnet durch den Verzicht auf die Annahme spezifischer biologisch determinierter Vorgänge (Triebtheorie) als Hauptfaktoren der psychischen Entwicklung von Menschen.**

- **Die GPT ist gekennzeichnet durch die Aufgabe des psychoanalytischen Strukturmodells.** Stattdessen wird ein im Prinzip offenes psychisches System angenommen: das Selbst bzw. Selbstkonzept.

- **Die GPT ist gekennzeichnet durch das Primat der dem Menschen innewohnenden Entwicklungstendenzen** („Aktualisierungstendenz" und „Selbstaktualisierungstendenz") gegenüber (von außen systematisch) angeleiteten Lernprozessen (operantes Konditionieren, Modelllernen).

„Das Selbstkonzept entwickelt sich in Interaktion mit der Umwelt – aus dem sich selbst in

3.2 Konzeptqualität und Therapieschulenmodelle

der Interaktion mit der Umwelt erfahren – vor allem in Interaktionen mit anderen Menschen, zu einem wahrnehmbaren Objekt im eigenen Erfahrungsfeld." (Rogers 1959, S. 200)

Es können nur solche Erfahrungen, die mit einem Bedürfnis nach Anerkennung verbunden sind, in das Selbstkonzept integriert werden, die von einem kongruenten wichtigen Anderen – in den wichtigen ersten Lebensjahren in der Regel die Mutter – empathisch verstanden und bedingungsfrei anerkannt werden. Diese Annahme begründet das anzustrebende gesprächspsychotherapeutische Beziehungsangebot, das sich durch Empathie, bedingungsfreie Anerkennung und Kongruenz auszeichnet. Wenn ein Patient für dieses Beziehungsangebot ansprechbar ist und er sich darauf einlassen kann, kommt es zu einer Reduktion bzw. Aufhebung von Inkongruenz durch Veränderung des Selbstkonzeptes und damit zu einer Veränderung der psychischen Symptomatik.

Im therapeutischen Prozess sind für den Therapeuten vor allem zwei Kriterien handlungsleitend (Biermann-Ratjen et al. 2003):
- die Wahrnehmung von Abweichungen von der bedingungsfreien Anerkennung
- die Kompatibilität des therapeutischen Handelns mit dem gesprächspsychotherapeutischen Beziehungsangebot

Wirksamkeit

■ **Generelle Wirksamkeit.** In dem von der deutschen Bundesregierung in Auftrag gegebenen „Forschungsgutachten zu Fragen eines Psychotherapeutengesetzes" (Meyer et al. 1991), das alle kontrollierten Studien als Bewertungsgrundlage heranzieht, in denen Patienten behandelt wurden, die unter „klinisch relevanten Problemen litten" (Meyer et al. 1991, S. 77), wird bezüglich der Wirksamkeit von Gesprächspsychotherapie auf der Grundlage von 31 einbezogenen Studien festgestellt: „Insgesamt sprechen die Ergebnisse eine klare Sprache: Gesprächspsychotherapie, sowohl einzeln als auch in Gruppen durchgeführt, scheint eine sehr wirksame Behandlung für neurotische Patienten und eine ganze Anzahl weiterer Problemgruppen zu sein, die ambulant behandelt werden können. Die Therapie führt dann fast immer zu bedeutsamen Verbesserungen der Hauptsymptomatik, des Wohlbefindens, des zwischenmenschlichen Beziehungsverhaltens und im Persönlichkeitsbereich." (Meyer et al. 1991, S. 82)

Auch Grawe et al. (1994) bescheinigten in einer Metaanalyse der Gesprächspsychotherapie eine „sehr überzeugend nachgewiesene Wirksamkeit" (S. 134), um gleichzeitig einschränkend festzustellen, dass verhaltenstherapeutische Verfahren noch wirksamer seien. Letztere Aussage wurde von vielen Forschern angezweifelt und neuere Meta-Analysen von Elliott (2002) sowie Elliott et al. (2004) kommen zu dem Ergebnis, dass Gesprächspsychotherapie im Mittel genauso erfolgreich ist wie psychodynamische und verhaltenstherapeutische Therapieverfahren.

■ **Wirksamkeit im Bereich Psychosomatik.** Studien im Bereich der Psychosomatik liegen nicht so reichhaltig vor wie in anderen Bereichen. Eine mit internationalen Auszeichnungen bedachte Therapiestudie von Meyer (1984) vergleicht die Wirksamkeit von zeitlich begrenzter Gesprächspsychotherapie mit psychodynamischer Kurztherapie (Fokaltherapie) bei Patienten einer psychosomatischen Ambulanz mit folgenden Ergebnissen:
- Beide Therapieverfahren sind im Vergleich zu einer unbehandelten Kontrollgruppe wirksam.
- Im Kontrollgruppen-Vergleich erreichte die Gesprächspsychotherapie in einigen Effektmaßen eine etwas bessere Wirkung als die psychodynamische Fokaltherapie.
- Im direkten Effektivitäts-Vergleich der Behandlungsgruppen ergaben sich summarisch keine signifikanten Unterschiede.

- Es lassen sich verfahrensabhängige differenzielle Effektunterschiede identifizieren, z. B. erreichten Gesprächspsychotherapie-Patienten mehr Veränderungen im Bereich von Persönlichkeitsmerkmalen und sozialen Beziehungen und psychodynamisch behandelte Patienten mehr Einsicht in die Psychodynamik ihrer Störungen.
- Die zu Behandlungsabschluss erreichten Veränderungen und die verfahrensspezifischen Veränderungsmuster bzw. Effektdifferenzen haben mittel- und langfristig Bestand.

Sachse (1999, 2006) untersuchte in einer randomisierten kontrollierten Studie die Wirksamkeit von ambulanter zielorientierter Gesprächspsychotherapie, einer Weiterentwicklung der klassischen Gesprächspsychotherapie, bei Patienten mit chronisch entzündlichen Magen-Darm-Erkrankungen. Die Effekte der Behandlungsgruppe wurden mit den Effekten von autogenem Training und denen einer Wartegruppe verglichen. Die wichtigsten Ergebnisse lassen sich wie folgt zusammenfassen
- Gesprächspsychotherapie ist im Vergleich zu einer unbehandelten Kontrollgruppe in signifikantem Ausmaß in allen untersuchten Parametern therapeutisch wirksam.
- Gesprächspsychotherapie ist in allen untersuchten Parametern signifikant wirksamer als autogenes Training.
- Die durch Gesprächspsychotherapie erreichten Effektstärken (ES) liegen zumeist im Bereich „sehr große Veränderungen" (mittlere ES = 1,32 bzw. 1,70).
- Die am Behandlungsabschluss erreichten Effekte haben mittelfristig Bestand.
- Katamnestisch ließen sich über ein Jahr erhebliche Reduktionen der Gesundheitskosten nachweisen (Abnahme der Arztkonsultationen, Medikamenteneinnahme, Krankheits- und Arbeitsunfähigkeitstage).

Die vergleichsweise dünne Forschungslage scheint kein spezielles Symptom der Gesprächspsychotherapie in der Psychosomatik zu sein, sondern ein Problem der Psychosomatik selbst, wie man unter anderem der Überschrift eines Beitrages von Kächele und Kordy (1994) entnehmen kann: „Empirische Forschung: ein Stiefkind der psychosomatischen Medizin?"

In der stationären psychosomatischen Rehabilitation fehlen aus nachvollziehbaren Gründen bis heute randomisiert-kontrollierte Studien. Aber es gibt eine Reihe von naturalistischen Wirksamkeitsstudien (s. Kap. Humanistische Psychotherapie), die den Nachweis erbringen, dass stationäre Rehabilitation in Kliniken mit humanistischer Orientierung zeitstabile Veränderungen bewirkt. Die mittleren Prä-post-Effektstärken (d) betragen $d = 0{,}94$ für Symptome und $d = 0{,}60$ für Veränderungen im Persönlichkeitsbereich und sind damit vergleichbar mit entsprechenden Effektstärken von Behandlungen, die in einem psychodynamischen oder verhaltenstherapeutischen Kontext erfolgt sind.

Wie Gesprächspsychotherapeuten psychosomatisch erkrankte Menschen erfolgreich behandeln, kann man in gesprächspsychotherapeutischen Falldarstellungen nachlesen, z. B. die Darstellung der Behandlung eines Patienten mit Morbus Crohn in Lamberti (1997) oder die eines Patienten mit Somatisierungsstörung in Reisch (1997). Die klinische Praxis lehrt auch, dass es nicht nur psychosomatische Patienten gibt, die psychotherapeutisch nicht erreichbar sind, sondern dass es auch psychosomatische Patienten gibt, die zwar bestimmte psychotherapeutische Verfahren ablehnen, sich aber auf eine Gesprächspsychotherapie einlassen können und davon auch profitieren. Auch dazu gibt es noch viel zu forschen.

Humanistische Psychotherapie

R. Mestel und M. Oppl

Wurzeln erfahrungsorientierter Psychotherapie

Erfahrungsorientierte Behandlungsansätze stehen in der Tradition der humanistischen Psychologie. Ihre wesentlichen Vertreter sind die klientenzentrierte Therapie, die existenzielle Psychotherapie und die Gestalttherapie (Perls et al. 1951; Rogers 1951; Yalom 1980). Ihr Menschenbild basiert auf den 1962 erstmals formulierten Aussagen der humanistischen Psychologie (Bühler u. Allen 1974), die sich auf die philosophische Richtung des Existenzialismus (Kierkegaard, Heidegger, Jaspers), den Humanismus und dem jüdischen Religionsphilosophen Martin Buber gründet. In Abgrenzung zu den damaligen psychologischen Hauptströmungen des Behaviorismus und der Psychoanalyse sollte die enge Beziehung, die die humanistische Psychologie mit der Philosophie einging, die Bedeutung von Werten und Sinn für das menschliche Leben unterstreichen.

Definition der humanistischen Psychologie

Folgende Thesen der humanistischen Psychologie sind zentral (Bühler u. Allen 1974, S. 7): Im Mittelpunkt der Betrachtung steht die erlebende Person. Damit wird auf die subjektive Erfahrung fokussiert und damit haben Bewusstheit von Wahrnehmung, von Gefühlen und innerem Erleben Vorrang vor Erklärungen und Interpretationen (Yontef u. Simkin 1994). Eine positivistische Objektivität wird von subjektiver Sinnhaftigkeit ersetzt. Die Fähigkeit des Menschen, zu wählen und Verantwortung zu übernehmen, wird akzentuiert. Wert und Würde des Menschen aufrechtzuerhalten ist erstes Anliegen der humanistischen Psychologie (Bühler u. Allen 1974).

Definition erfahrungsorientierter Psychotherapie

Die Gestalttherapie (Perls et al. 1951) und die Gesprächspsychotherapie (Rogers 1951) sind Vorläufer der humanistischen Psychologie. Heute werden sie mit anderen humanistischen Therapieverfahren, z.B. Psychodrama (Moreno 1959), Bondingpsychotherapie (Casriel 1994), prozesserlebensorientierte Therapie (Greenberg et al. 2003), emotionales Focusing (Gendlin 1981), als erfahrungsorientierte Psychotherapie zusammengefasst. Auch ihnen ist ein humanistisches Menschenbild gemeinsam, das von der Vorstellung persönlichen Wachstums durch interpersonelle Begegnung und dem Gedanken vom Menschen als Subjekt, das sich selbst verwirklicht, ausgeht (Greenberg et al. 1998).

Theorie der kognitiv-affektiven Verarbeitung und Veränderung

Die erfahrungsorientierte Psychotherapie erklärt Pathologien als Entwicklungshemmung des Menschen, der nach innerem Wachstum und nach vollständiger Entfaltung seines inneren Potenzials strebt (Greenberg et al. 2003). Schon früh postulierte die Gestalt- und Gesprächstherapie einen Zusammenhang zwischen blockierter Bedürfnisbefriedigung und emotionalen Störungen. Davon leitet sich das gemeinsame therapeutische Prinzip der Erlebnisaktivierung ab. Dem Klienten wird geholfen, seine Gefühle auszudrücken, kennenzulernen, zu kommunizieren und neu zu bewerten.

> „Als Gefühl wird ein emotional getöntes Erlebnis in Verbindung mit seiner persönlichen Bedeutung bezeichnet..." (Rogers 1959)

Emotion und Kognition werden von Rogers als untrennbare Einheit beschrieben, eine Idee, die sich in der Theorie schemabasierter Erlebnisverarbeitung wiederfindet.

Die Kognitionswissenschaften und die Emotionstheorie beschreiben die komplexen bio-psycho-sozialen Wechselwirkungen zwischen emotionalen Störungen einerseits und gesundheitlichen Störungen und Krankheitsverhalten andererseits als neurobiologische, sozial-behaviorale und kognitiv-psychologische Prozesse von Aktivierungen und Hemmungen (Traue 1998). In der Sichtweise der Schematheorie verbinden sich bei emotionalen Erfahrungen – insbesondere im sozialen Kontext – Kognitionen mit dem erlebten Affekt. Emotionale (Beziehungs-)Erfahrungen werden in Form von Repräsentationen im Gedächtnis emotionaler Schemata gespeichert und zu Bedeutungen und Überzeugungen verarbeitet (Greenberg et al. 2003). Schemata sind definiert als komplexe, unbewusst arbeitende Informationsnetzwerke, die Wahrnehmung, Gedächtnis und Erleben steuern. Nicht bewusste Überzeugungen von der Art: „Wenn ich meine Bedürfnisse, meinen Schmerz zeige, werde ich abgewiesen – meine Gefühle, meine Bedürfnisse sind schlecht" wären ein Hinweis auf dysfunktionale emotionale Schemata, die das Erleben behindern, das Gefühlsleben einschränken, das Denken einengen, Handlungsoptionen begrenzen und Interaktionen zwischen Menschen negativ beeinflussen. Emotionale Schemata sind primäres Ziel erfahrungstherapeutischer Veränderung.

Therapeutische Verfahren

Das therapeutische Verfahren ist charakterisiert durch erlebensaktivierendes Vorgehen im Hier und Jetzt im Rahmen einer empathischen Beziehung, die als heilsam angesehen wird. Erfahrungsorientierte Psychotherapie ist ganzheitlich in dem Sinn, dass körperliche, emotionale und mentale Erfahrungsmodalitäten in der Therapie aktiviert werden. Der Klient bleibt zu jeder Zeit Experte seiner Erfahrungen. Die therapeutische Haltung ist eher nicht urteilend, wenig interpretierend und lässt dem Klienten möglichst viel Raum, eigene Lösungen zu finden.

Erfahrungstherapeutische Behandlungsansätze fördern eine Beziehungsrealität zwischen Klient und Therapeut, die über historische unbewusst sich wiederholende Beziehungsmuster hinausgeht und damit neue emotional sinnvolle Erfahrungen ermöglicht. Diese therapeutische „Ich-Du"-Beziehung, dieser Begegnungsbegriff wird von der humanistischen Therapie vor allem über Buber (1958) und Moreno (1959) perzipiert. Buber (1984) betont, dass die Selbstentfaltung des Menschen sich nicht durch Denken, sondern im handelnden Entwurf, in der Begegnung mit dem Mitmenschen verwirklicht (s. auch Klingelhöfer 2002). Das dialogische Begegnungsmodell ist die notwendige Voraussetzung für die Ziele der erfahrungsorientierten Psychotherapie, nämlich Selbstentfaltung und Selbstverwirklichung. Auf dem Boden einer dialogischen therapeutischen Beziehung ist das methodische Vorgehen phänomenologisch explorierend an der subjektiven Realität des Klienten orientiert sowie prozess-direktiv durch den Einsatz therapeutischer Aufgaben (Fokussierung, Leerer-Stuhl- und 2-Stuhl-Technik, Psychodrama, körpertherapeutische Übungen etc.).

Zusammenfassend liegt der Schwerpunkt erfahrungsorientierter Behandlungskonzepte in der Veränderung dysfunktionaler emotionaler Schemata durch reale, emotional korrigierende Neuerfahrungen. Dies geschieht im Wir-Bezug, in der Begegnung mit den Therapeuten und in der therapeutischen Gemeinschaft durch Erlebnisaktivierung emotionaler Schemata und deren Reorganisation, durch Exploration, Bewusstwerdung und Neubewertung und der Arbeit an problemspezifischen, konkreten therapeutischen Aufgaben.

Unter das Paradigma der humanistischen bzw. der erfahrungsorientierten Psychotherapien werden nach Elliott et al. (2003) folgende Verfahren eingeordnet:
- klientenzentrierte Psychotherapie
- Gesprächspsychotherapie
- non-direktive Psychotherapien

- Prozess-Erfahrungs-Ansatz
- Gestalttherapie
- emotionsfokussierte Paartherapie
- Focusing
- emotive Therapie
- Psychodrama
- integrative Therapie
- Encounter-Gruppen
- Wachstumsgruppen
- Marathon-Gruppen

Exponierte erfahrungsorientierte Therapieverfahren

■ **Gesprächspsychotherapie.** Die Gesprächspsychotherapie (Rogers 1951) ist wahrscheinlich diejenige Therapieform, die im Vergleich zu allen anderen Therapien der therapeutischen Beziehung am meisten Aufmerksamkeit schenkt. Die Richtlinien für den Therapeuten sind in der inzwischen schon klassischen Trias „einfühlendes Verstehen" (Empathie), „Echtheit" (Kongruenz) und „Wertschätzung/Wärme" (bedingungsfreie Anerkennung) zusammengefasst und führen in der Regel zum Aufbau und Erhalt einer tragfähigen, hilfreichen, Sicherheit vermittelnden, unterstützenden therapeutischen Beziehung. Davon abgeleitete therapeutische Handlungsprinzipien sind unter anderem die Nicht-Direktivität, die Verbalisierung der Erfahrungen des Klienten, die Zentrierung der Aufmerksamkeit weniger auf Inhalte als auf das Erleben des Therapeuten und des Klienten durch empathisches Zuhören (Eckert 2000; s. Abschnitt „Gesprächspsychotherapie")

■ **Gestalttherapie.** Ausgangspunkt und Basis der Gestalttherapie (Perls et al. 1951) sind das Explorieren der unmittelbaren gegenwärtigen Erfahrung der Person und ihrer Phänomenologie. Im Kontakt im Hier und Jetzt zwischen Therapeut und Klient oder in einer Gruppentherapie zu den Teilnehmern werden die dysfunktionalen Erlebnis-, Einstellungs- und Verhaltensweisen in Form von gestörten Kontaktfunktionen und Symptomen deutlich. Eine dialogische Therapeut-Klient-Beziehung im Sinne Martin Bubers (1984), eine Beziehung, die wertschätzt, was „zwischen" Therapeut und Klient geschieht und auftaucht, ist die Grundlage einer angestrebten „Heilung durch Begegnung" in der Gestalttherapie. Auf dieser Basis kann das Explorieren der Phänomenologie der Person für sie selbst zu einer gesteigerten Bewusstheit darüber führen, wie sie ihre Anpassungsmuster erschafft und aufrechterhält. Dadurch gewinnt sie die Fähigkeit zurück, für ihre Existenz, ihr eigenes Leben Verantwortung zu übernehmen und gewinnt so wieder Freiheit durch Wahlmöglichkeiten. Als typische gestalttherapeutische Techniken gelten z. B. „Imaginative Dialoge zwischen Selbst-Anteilen: 2-Stuhl-Technik" oder „Unerledigte Gestalten schließen: Leerer-Stuhl-Technik".

■ **Prozess-erlebensorientierte Therapie.** Die jüngst entwickelte prozess-erlebensorientierte Therapie (Greenberg et al. 2003) integriert Prinzipien der Gesprächs- und Gestaltpsychotherapie, hilfreiche Beziehungsstrukturen und ist basiert auf humanistischen Grundsätzen und auf einer reflektiven Begleitung emotionaler Prozesse.

■ **Psychodrama.** Im Psychodrama werden therapierelevante Themen mithilfe von Gruppenteilnehmern oder Gegenständen (Einzeltherapie) subjektiv detailgetreu szenisch nachgestellt und spielerisch exploriert. Ziel ist das erlebnismäßige und kognitive Erfassen maladaptiver Muster und das Erproben von Verhaltensalternativen. Für die therapeutische Gestaltung der Szenen wird eine Vielzahl von elaborierten Techniken verwendet, insbesondere Rollenwechsel, Doppeln, Spiegeln, Maximierung und Monolog. Psychodrama kann im Einzelsetting, in der Gruppe oder mit Paaren und Familien durchgeführt werden. Der Fokus kann dabei auf den Einzelnen, die Gruppe oder ein bestimmtes Thema gerichtet sein (Burmeister 2001).

■ **Bondingpsychotherapie.** In einem Teil der Kliniken, in welchen die weiter unten dargestellten Ergebnis- und Prozessstudien durchgeführt wurden, wird die Bondingpsychotherapie angewandt. Der „New Identity Process", wie ihn der Begründer ursprünglich nannte (Casriel 1994), wurde Anfang der 1960er Jahre entwickelt und steht ebenfalls in der Tradition der humanistischen Psychologie. Die Bondingpsychotherapie ist definiert (Stauss 2003) als ein gruppentherapeutischer Prozess zur Behandlung von Störungen, die in einem Zusammenhang mit der mangelnden Befriedigung der neurobiologisch verankerten psychosozialen Grundbedürfnisse stehen. Dabei kommt dem Bindungsbedürfnis eine zentrale Funktion zu. Durch nicht gelungene schmerzhafte Bindungserfahrungen entstehen unsichere Bindungsrepräsentationen mit den dazugehörigen dysfunktionalen emotionalen Schemata. Durch das Herstellen von körperlicher Nähe und vollen Ausdruck der Gefühle werden diese Schemata prozessual aktiviert. Sie werden zunächst emotional durchgearbeitet und durch emotional korrigierende Erfahrungen Schritt für Schritt überschrieben. Danach werden die dysfunktionalen kognitiven Schemata verändert und ein neues Verhalten eingeübt, um die psychosoziale Kompetenz zu verbessern.

Eckpunkte der erfahrungsorientierten Psychotherapie

Als wesentlich für eine erfahrungsorientierte Psychotherapie wurden die folgenden Punkte definiert:
- Empathie, Kongruenz und Wertschätzung (Rogers 1951)
- Erlebnisaktivierung (Grawe 1995; Greenberg et al. 2003)
- Selbstexploration signifikanter emotionaler Ereignisse (Gendlin 1981; Rogers 1951)
- Ausdruck und Verbalisierung/Symbolisierung verschütteter Gefühle und Bedürfnisse (Perls et al. 1951)
- Erlebnisse reflektierend und handelnd in einen sinnstiftenden bedeutungsvollen persönlichen Zusammenhang bringen (Greenberg et al. 2003)

Erfahrungsorientierte Therapie in der stationären psychosomatischen Rehabilitation

Humanistisch integrative Behandlungsmodelle stimmen heute mit analytisch orientierten Therapieschulen überein, dass – über monopolare und bipolare Organisationsmodelle hinausgehend – integrative Modelle für eine stationäre Psychotherapie das Mittel der Wahl darstellen (Tress et al. 1998). Integrativ bezieht sich einmal auf die Zusammenarbeit der Vertreter verschiedener Berufsgruppen, z. B. Ärzte, Diplom-Psychologen, Sportlehrer, Bewegungstherapeuten, Schwestern (Bardé 1993), zum andern auf verschiedene therapeutische Ansätze und „auf den Gebrauch mannigfaltiger Behandlungsstrategien, ohne gleichzeitig den Sinn für gedankliche Kohärenz und behandlungstechnische Zusammenhänge zu verlieren" (Orlinsky 1994; Orlinsky et al. 1999), und nicht zuletzt auf die Gruppe der Patienten, die in einem geordneten klinischen Rahmen mit festen Regeln eine therapeutische Gemeinschaft bildet, in welcher „der gegenseitige Einfluss der Patienten … zu einem therapeutischen Faktor werden kann" (Knobloch u. Knoblock 1983).

Forschung und erfahrungsorientierte Psychotherapie

Trotz der Schwierigkeit, in Forschungsdesigns subjektives Erleben abzubilden, sind seit Anfang der 1980er Jahre und besonders in den vergangenen zehn Jahren erhebliche Forschungsaktivitäten entwickelt worden, diese Behandlungsansätze und den Prozesscharakter des therapeutischen Vorgehens zu untersuchen (z. B. Greenberg et al. 1994). Dazu gehören auch metaanalytische Untersuchungen der sogenannten „unspezifischen" Wirkfaktoren, z. B. die Qualität der therapeutischen Beziehung und das Maß der Offenheit, die im zwischenmenschlichen Raum der therapeutischen Beziehung möglich sind. Sie haben sich als entscheidende Prädiktoren erfolgreicher Therapien erwiesen (Orlinsky et al. 1994).

Empirische Wirksamkeitsnachweise humanistischer Psychotherapien

Humanistische Psychotherapieverfahren erreichen in der umfangreichsten Meta-Analyse von Elliott et al. (2003) im Durchschnitt große Prä-Post-Effektstärken (d) ohne Kontrollgruppe von d = 0,97 (n = 114 Studien), d = 1,16 (n = 53 Studien; Katamnesen: 1–11 Monate nach Behandlung) und d = 1,04 (n = 33 Studien; längeres Katamneseintervall als 11 Monate). Überdurchschnittliche Wirksamkeit innerhalb der erfahrungsorientierten Verfahren erzielen die Gestalttherapie, der Prozess-Erfahrungs-Ansatz und die emotionsfokussierte Paartherapie. Werden die Verfahren mit unbehandelten Patienten verglichen, welche eine Prä-Post-Effektstärke von d = 0,11 aufweisen (kein Effekt), dann bleibt eine auf Kontrollgruppenvergleichen basierende Effektstärke von d = 0,89 (n = 42 Studien) erhalten, was nach Cohen (1988) konventionsgemäß als großer Effekt betrachtet wird. Im direkten Vergleich mit anderen Psychotherapiemethoden schneiden erfahrungsorientierte Verfahren im Schnitt gleich gut ab (n = 74 Studien), auch gleich gut wie „Richtlinien-Psychotherapie" (kognitive Verhaltenstherapie) und etwas besser als die anderen Verfahren, abgesehen von kognitiver Verhaltenstherapie (n = 28 Studien). Die klassische klientenzentrierte Gesprächspsychotherapie schneidet marginal schlechter ab als kognitive Verhaltenstherapien (n = 32 Studien) und stärker direktive erfahrungsorientierte Methoden („process-directive"; n = 5 Studien). Wird der „Allegiance-Bias" (Luborsky et al. 1999) kontrolliert, also die Affinität der Studienleiter zu einem Therapieverfahren, dann wirken alle Verfahren exakt gleich gut. Zwei Studien in dieser Meta-Analyse stammen aus der deutschen psychosomatischen Rehabilitation: Die Arbeit von Tscheulin (1995, 1996) mit durchschnittlich 75 Tage lang stationär gesprächstherapeutisch behandelten Patienten der Hochgrat-Klinik (Stiefenhofen) ergab mittelhohe integrierte Prä-Post-Effektstärken von d = 0,60 bis d = 0,74 bei 1 426 unausgelesenen Patienten (18-Monats-Katamnese: d = 0,46 und d = 0,82; jeweils gemittelt über alle Maße). Mestel und Votsmeier-Röhr (2000) dokumentierten mit einem integrativen erfahrungsorientierten stationären Ansatz (Psychosomatische Klinik Bad Grönenbach) bei n = 412 depressiven Patienten eine große integrierte Effektstärke von d = 1,11, bei der 22-Monats-Katamnese einen Effekt von d = 0,98.

Im Folgenden werden sämtliche Wirksamkeitsbelege für psychosomatische Rehabilitationskliniken mit humanistischer Psychotherapieorientierung, die bis Ende 2003 recherchiert werden konnten, dargestellt (Tab. 3-21). Dazu wurden Mitte 2003 alle Chefärzte des Arbeitskreises „Humanistisch orientierte leitende Ärzte Psychosomatischer Kliniken" angeschrieben, um dem Projektleiter Dr. Robert Mestel (Bad Grönenbach) sämtliche Wirksamkeitsnachweise ihrer Einrichtungen zu schicken. Zusätzlich sollten sie eine pauschale, am Common-Core-Questionnaire-Projekt (CCQ; Ambühl et al. 1995) orientierte Einschätzung der psychotherapeutischen Orientierung ihrer Rehabilitationsklinik abliefern und ihre Mitarbeiter auffordern, dazu konkrete empirische Beurteilungen der wichtigsten theoretischen Konzepte, die für ihre derzeitige psychotherapeutische Praxis bestimmt sind, abzugeben. In fünf Kliniken konnte anhand der konkreten Mitarbeiterratings die konkrete theoretische Psychotherapie-Orientierung ermittelt werden, drei Chefärzte lieferten zumindest theoretische Beurteilungen ab. Die

Einstufungen über die acht theoretischen Orientierungen (klassisch psychoanalytisch, psychodynamisch, verhaltenstherapeutisch, kognitiv, humanistisch, körpertherapeutisch, systemisch/lösungsorientiert, andere) wurden gemittelt und für jede Einrichtung in eine

Tab. 3-21 Programmevaluationen humanistisch orientierter Kliniken (Effektstärken)

Klinik	Studie	Prä-Post			Prä-1-Jahres-Katamnese		
		n	ES-Symp.	ES-Trait	n	ES-Symp.	ES-Trait
Adula[1]	Stadtmüller et al. 2000, 2002	1 003	1,09 (BDI, BL)	0,60 (GT, FPI-R)	–		
Bad Grönenbach	Wittmann et al. 1996 Mestel et al. 1996b	344	0,96 (KASSL, BDI, STAI)	0,56 (FPI-R, GT)	293	0,91 (KASSL, STAI, BDI)	0,47 (FPI-R, GT)
Bad Grönenbach	Mestel 1996	181	0,67 (GSI)	–	79	0,60 (GSI)	
Bad Herrenalb	Nübling et al. 2000	159	0,90 (GSI); 1,46 (BSS)	0,16 (FPI-R)	159	0,88 (GSI, BL)	0,30 (FPI-R)
Habichtswald	Harfst et al. 2001	1 094	0,90 (GSI); 1,46 (BSS)	–	–		
Hardtwald I	Barghaan et al. 2002 (retrospektiv!)	117	1,0 (Köseel, SoKo)	1,16 (Selbstwert-Item)	117	1,01 (Köseel., SoKo)	1,27 (Selbstwert-Item)
Heiligenfeld	Bantelmann 1998	595	0,72 (D-S, PD-S)	0,64 (GT, IVF)	241	0,55 (D-S, PD-S)	0,42 (GT, IVF)
Heiligenfeld	Galuska u. Bantelmann 1999	233	1,05 (D-S, GSI)	0,58 (TPF, SPG, IVF, FIG)	–		
Hochgrat1	Tscheulin et al. 2000	977	0,88 (BDI, BL, KASSL)	0,51 (FPI-R, GT)	156	1,14 (KASSL)	0,50 (GT)
Summe/Mittelwerte		**4 703**	**0,94**	**0,60**	**1 045**	**0,85**	**0,59**

Bei etwa der Hälfte der Behandlungsfälle an der Adula- und der Hochgrat-Klinik handelte es sich um Akut-Behandlungen.
BDI = Beck-Depressions-Inventar (Hautzinger et al. 1995); BL = Beschwerden-Liste (Zerssen 1976a); BSS = Beeinträchtigungs-Schwere-Score (Schepank 1995); ES = Effektstärke; FIG = Fragebogen Integrale Gesundheit (Belschner 1997); FPI-R = Freiburger Persönlichkeitsinventar (Fahrenberg et al. 1984); GSI = Global-Severity-Index der Symptom-Checkliste-90 (Franke 1995/2002); GT = Gießen-Test (Beckmann et al. 1991); IVS = Integrative Verlaufs-Skalen (Bantelmann 1999); KASSL = Kieler änderungssensitive Symptomliste (Zielke 1979); Kö-seel = Körperliche und seelische Beschwerden verändert; PD-S/D-S = Paranoid-Depressivitäts-Skala/Depressivitäts-Skala (Zerssen 1976b); SoKo = Soziale Kompetenz verbessert; SPG = Skalen zur psychischen Gesundheit (Tönnies et al. 1996); STAI = State-Trait-Anxiety-Inventory (Laux et al. 1981); Symp. = Symptom-Maße; TPF = Trierer Persönlichkeitsfragebogen (Becker 1989); Trait = Maße zur Messung von Persönlichkeitscharakteristika/-struktur/-eigenschaften

3.2 Konzeptqualität und Therapieschulenmodelle

Rangfolge gebracht (sechsstufige Likert-Skala von 0 = überhaupt nicht zutreffend bis 5 = sehr zutreffend).

Das humanistische Paradigma bestimmte in folgenden Zentren am stärksten die derzeitige psychotherapeutische Praxis:
- Klinik Bad Grönenbach (Mittelwert [M]: 3,89; Standardabweichung [SD]: 1,31; n = 36 Mitarbeiterratings)
- Hardtwaldklinik I (M: 5; SD: 0; n = 7 Mitarbeiterratings)
- Klinik Heiligenfeld (Chefarztrating = 5)
- Klinik Wolfsried (M: 3; SD: 1,29; n = 12 Mitarbeiterratings)

In folgenden Kliniken war das humanistische Paradigma die zweitstärkste Orientierung:
- Adula-Klinik (Chefarztrating = 3; zentrale Orientierung: psychodynamisch)
- Bad Herrenalb (M: 3,88; SD: 0,64; n = 8 Mitarbeiterratings; zentrale Orientierung: systemisch)

In folgenden Kliniken war das humanistische Paradigma nur die drittstärkste Orientierung:
- Habichtswald-Klinik (Chefarztrating = 4; zentrale Orientierung: psychodynamisch, gefolgt von körpertherapeutisch)
- Klinik Rastede (M: 3,67; SD: 0,82; n = 6 Mitarbeiterratings; zentrale Orientierung: systemisch, gefolgt von psychodynamisch)

Zusammenfassend kann man davon ausgehen, dass in den acht Kliniken mit zusammengenommen etwa 750 Betten in starkem Ausmaß Therapiestrategien zur Anwendung kommen, welche aus dem humanistischen Methodenspektrum stammen, auch wenn die mittleren Abstände zwischen den Ausprägungsgraden der theoretischen Orientierungen oft marginal sind und die Varianzen innerhalb einer Einrichtung (zwischen den Mitarbeitern) recht hoch sind. Es kann davon ausgegangen werden, dass Therapeuten, die sich hinsichtlich ihrer Orientierung unterschiedlich einstufen, auch praktisch unterschiedlich vorgehen (Watzke, 2002).

In der Literaturrecherche aller verfügbaren empirischen Arbeiten von deutschen Einrichtungen zur stationären psychosomatischen Rehabilitation mit humanistischem Psychotherapieansatz wurden folgende Arbeiten ausgeschlossen:
- Multi-Center-Studien mit nicht humanistisch orientierten Kliniken, die keinen Aufschluss mehr über die in den einzelnen humanistischen Kliniken erzielten Effekte zulassen (z. B. PROTOS-Studie: Gerdes et al. 2000; EQUA-Studie: Schmidt et al. 2000).
- bei Mehrfachpublikationen derselben Studie wurde die zentrale Publikation herangezogen, um Ergebnisartefakte zu umgehen
- nicht berichtete zentrale Kennwerte (Mittelwerte, Streuungen etc.)
- Studien mit zielorientierter Ergebnismessung (unvergleichbare Effektstärken)
- rein konzeptuelle Arbeiten oder Kasuistiken
- Vorträge ohne schriftliche Manuskripte (Dokumentation)
- Arbeiten von humanistisch orientierten reinen Akutkrankenhäusern (z. B. Rheinische Kliniken Essen, Klinik für Psychiatrie – gesprächstherapeutisch orientiert)

Da bisher in Deutschland noch keine randomisierten kontrollierten Studien zur Effizienz („efficacy") von stationärer psychosomatischer Rehabilitation durchgeführt wurden, ist die hier vorliegende Darstellung auf naturalistische Wirksamkeitsstudien („Effectiveness") beschränkt (Tab. 3-21). Zuerst werden Evaluationsstudien für ganze Klinikprogramme für den Prä-Post- und Prä-Katamnese-Vergleich dargestellt und anschließend störungsspezifische Wirksamkeitsstudien (Tab. 3-22). Dabei werden die Ergebnisse der nur gering miteinander korrelierten Strategien der direkten

Tab. 3-22 Störungsspezifische Evaluationen humanistisch orientierter Kliniken (Effektstärken)

Klinik	Studie	Störungsgruppe (ICD-10[1]): Hauptdiagnosen	Prä-Post		Prä-Katamnese	
			n	ES (diverse Instrumente)	n	ES (diverse Instrumente)
Bad Grönenbach	Nowack 1997	Substanzabhängigkeiten (Nebdiag.)	45	1,15 (KASSL, BDI, STAI); 0,52 (FPI-R, GT)	30	0,95 (KASSL, BDI, STAI); 0,53 (FPI-R, GT)
Adula	Stadtmüller et al. 2000, 2002	Substanzinduzierte Störungen, F1	39	0,82 (BDI, BL); 0,41 (GT, FPI-R)	–	
Bad Grönenbach	Wittmann et al. 1996	Depression, unipolar (Nebdiag.)	60	1,45 (BDI, KASSL, GT)	60	1,04 (BDI, KASSL, GT)
Heiligenfeld	Bantelmann 1998	Depressionen, unipolar	185	1,06 (D-S)	–	
Hardtwald I	Barghaan et al. 2002 (retrospektiv!)	Depressive vs. Übrige	64	Gleich gut (ES: ca. 1,0; 1,16)	64	Gleich gut (ES: ca. 1,01; 1,27)
Bad Grönenbach	Mestel et al. 2000	Depression, unipolar (Nebdiag.)	514	1,32 (BDI, SCL-4)	514	1,15 (BDI, SCL-4)
Bad Grönenbach	Mestel et al. 1996a	Depression, unipolar (Nebdiag.)	261	0,94 (BDI, SCL-4)	–	
Adula	Stadtmüller et al. 2000, 2002	Affektive Störungen, F3	478	1,16 (BDI, BL); 0,65 (GT, FPI-R)	–	
Heiligenfeld	Bantelmann 1998	Angststörungen	66	0,89 (D-S)	–	
Hardtwald I	Barghaan et al. 2002 (retrospektiv!)	Angststörungen vs. Übrige	22	Gleich gut (ES: ca. 1,0; 1,16)	22	Gleich gut (ES: ca. 1,01; 1,27)
Bad Grönenbach	Mestel et al. 2002	Angststörungen, F4 (mit zusätzlicher VT) (Nebdiag.)	48	0,65 (SCL-3, 5, 7)	48	0,70 (SCL-3, 5, 7)
Bad Grönenbach	Mestel et al. 2002	Angststörungen, F4 (ohne zusätzliche VT) (Nebdiag.)	27	0,46 (SCL-3, 5, 7)	27	0,26 (SCL-3, 5, 7)
Habichtswald	Harfst et al. 2001	PTSD vs. Übrige	67	Gleich gut (ES: 0,90 GSI; 1,46 BSS)	–	

3.2 Konzeptqualität und Therapieschulenmodelle

Tab. 3-22 Fortsetzung

Klinik	Studie	Störungsgruppe (ICD-10[1]): Hauptdiagnosen	Prä-Post		Prä-Katamnese	
Bad Grönenbach	Nowack 1997	Somatoforme Störungen und Psychosomatosen (Nebdiag.)	64	0,94 (KASSL, BDI, STAI, FBL-G); 0,46 (FPI-R, GT)	43	0,93 (KASSL, BDI, STAI, FBL-G); 0,58 (FPI-R, GT)
Bad Grönenbach	Schäfer 2003; Sauter 2003	PTSD (Nebdiag.)	96	1,05 (BDI, GSI, IIP); 0,32 (FDS-20, IES-R)	85	1,03 (BDI, GSI, IIP); 0,23 (FDS-20, IES-R)
Adula	Stadtmüller et al. 2000, 2002	Belastungs-, somatoforme Störungen, F4	221	1,04 (BDI, BL); 0,57 (GT, FPI-R)	–	
Heiligenfeld	Galuska et al. 1999	Essstörungen	27	0,24 (FEV)	–	
Bad Grönenbach	Müller 1999	Anorexie (F50.0, F50.1) (Nebdiag.)	62	0,81 (BMI); 1,5 (BDI); 0,62 (GT)	–	
Bad Grönenbach	Köhler-Rönnberg 2001	Essstörungen (F50.x; E66 mit F54) (Nebdiag.)	471	0,78 (EDI-2, BDI, IIP, GSI)	–	
Bad Grönenbach	Nowack 1997	Essstörungen (F50.x; E66 mit F54) (Nebdiag.)	189	1,03 (KASSL, STAI, BDI); 0,48 (FPI-R, GT)	134	0,87 (KASSL, BDI, STAI); 0,37 (FPI-R, GT)
Adula	Stadtmüller et al. 2000, 2002	Essstörungen, F5	107	1,19 (BDI, BL); 0,70 (GT, FPI-R)	–	
Bad Grönenbach	Weger 2003	Essstörungen (F50.x) (Nebdiag.)	136	1,28 (BDI, IIP, GSI)	89	1,14 (BDI, IIP, GSI)
Bad Grönenbach	Liedke 1997	Borderline-Persönlichkeitsstörung (Nebdiag.)	37	0,33 (MMPI, GT)	68	0,41 (MMPI, GT)
Bad Grönenbach	Mestel 1992, 1993	Borderline-Persönlichkeitsstörung (Nebdiag.)	58	0,21 (MMPI, GT)	–	
Bad Grönenbach	Nowack 1997	Persönlichkeitsstörungen (F60.x) (Nebdiag.)	221	1,03 (KASSL, STAI, BDI); 0,66 (FPI-R, GT)	142	0,84 (KASSL, BDI, STAI); 0,58 (FPI-R, GT)

Tab. 3-22 Fortsetzung

Klinik	Studie	Störungsgruppe (ICD-10[1]): Hauptdiagnosen	Prä-Post		Prä-Katamnese	
Adula	Stadtmüller et al. 2000, 2002	Persönlichkeitsstörung, F6	152	0,99 (BDI, BL); 0,55 (GT, FPI-R)	–	
Habichtswald	Harfst et al. 2001	Tinnitus vs. Übrige	117	Schlechter als ES: 0,90 GSI oder 1,46 BSS	–	
Summe/Mittelwerte			**3 824**	**0,86**	**1 326**	**0,75**

[1] Diese Tabelle ist nach dem ICD-10-Kapitel F (Psychische Störungen) sortiert.
BDI = Beck-Depressions-Inventar (Hautzinger et al. 1995); BL = Beschwerden-Liste (Zerssen 1976a); BMI = Body-Mass-Index; BSS = Beeinträchtigungs-Schwere-Score (Schepank 1995); EDI-2 = Eating Disorder Inventory (Rathner u. Waldherr 1997); ES = Effektstärke; FBL-G = Freiburger Beschwerden-Liste, Gesamtform (Fahrenberg 1994); FEV = Fragebogen zum Essverhalten (Pudel u. Westenhöfer 1989; FDS-20 = Fragebogen zur Dissoziation, Kurzform; Spitzer et al., im Druck); FPI-R = Freiburger Persönlichkeitsinventar (Fahrenberg et al. 1984); GSI = Global-Severity-Index der Symptom-Checkliste-90 (Franke 1995/2002); GT = Gießen-Test (Beckmann et al. 1991); IES-R = Impact of Event Scale revised (Maercker u. Schützwohl 1998); IIP = Inventar interpersoneller Probleme (Horowitz et al. 1993); KASSL = Kieler änderungssensitive Symptomliste (Zielke 1979); MMPI = Minnesotta Multiphasic Personality Inventory (Gehring u. Blaser 1982); Nebdiag = ICD-10 Diagnose lag als Haupt- *oder* Nebendiagnose vor; PD-S/D-S = Paranoid-Depressivitäts-Skala/Depressivitäts-Skala (Zerssen 1976b); PTSD = Posttraumatische Belastungsstörung; SCL-4 = Skala Depressivität der SCL-90-R; SCL-3, 5, 7 = Skalen soziale Unsicherheit, Ängstlichkeit, phobische Angst der SCL-90-R; STAI = State-Trait-Anxiety-Inventory (Laux et al. 1981); VT = Verhaltenstherapie

(Fragen am Ende der Behandlung nach Zufriedenheit mit der Therapie und Veränderungen seit Therapiebeginn) und indirekten (Prä-post-, Prä-Katamnese-Vergleich) Veränderungsmessung berichtet. Die Befunde der indirekten Veränderungsmessung werden mittels Effektstärkeberechnungen vergleichbar gemacht (Übernahme der Berechnungen der Arbeit oder falls möglich eine Post-hoc-Berechnung mit der Standardisierung an der Streuung Prä-Wertes; s. Mestel et al. 2000), wobei die verwendeten Instrumente grob in symptomatische Maße, die sich als änderungssensitiver erwiesen haben, und strukturabbildende Trait-Maße unterteilt werden.

Wirksamkeitsstudien: Programmevaluationen humanistisch orientierter Kliniken
Nach den geschilderten Ein- und Ausschlusskriterien ließen sich neun Programmevaluationsstudien aus sieben humanistisch orientierten Kliniken aus den Jahren 1996–2003 finden (Tab. 3-22). In den meisten dieser Studien wurden die regulären Beender mit vollständigen Prä-Post-Datensätzen konsekutiv aufgenommener Patientenkohorten untersucht. In der Arbeit von Wittmann et al. (1996) wurden zudem noch irreguläre Beender katamnestisch angeschrieben und in die Analysen eingeschlossen. Im Prä-Post-Vergleich wurden insgesamt n = 4 703 und in den sechs 1-Jahres-Katamnesen n = 1 045 Patienten befragt. Die Prä-Post-Effektstärken liegen für die änderungssensitiven Symptomskalen im Mittel über alle neun Studien bei d = 0,94, was selbst nach Abzug der Effektstärken unbehandelter Kontrollgruppen (d = 0,10; nach Grawe et al. 1994; d = 0,1 nach Hartmann u. Herzog 1995) konventionsgemäß als großer Effekt nach Cohen (1988) interpretiert wird.

Fünf Studien weisen große Prä-Post-Effektstärken (d > 0,9) und vier Arbeiten mittlere Effektstärken (d > 0,6) nach. Die Veränderung struktureller Persönlichkeitsmerkmale war im Prä-Post-Vergleich mit durchschnittlich d = 0,60 naturgemäß etwas geringer ausgeprägt, was sich mit Befunden aus anderen Meta-Analysen deckt (Wittmann u. Matt 1986). Die Ergebnisse vom Ende der Rehabilitation konnten sich ein Jahr nach Behandlung stabilisieren. Katamnestisch ergaben sich für die Symptomskalen mittlere Effektstärken von d = 0,85, für die Persönlichkeitsskalen Effekte von d = 0,59. Die meisten Ergebnisse wurden auf der Basis von Patientenaussagen (psychometrische Tests) gewonnen und sind insofern deutlich konservativere Effektivitätsschätzungen als z. B. Beurteilungen der Behandler (z. B. Harfst et al. 2001).

Im Vergleich zu den Ergebnissen von psychodynamischen Multi-Center-Studien (z. B. Franz et al. 2000; Keller u. Schneider 1993; Paar u. Kriebel 1998) und verhaltenstherapeutischen Evaluationsstudien (z. B. Broda et al. 1996; Schulz et al. 1999; Zielke 1993) fallen die Befunde der Kliniken mit humanistischem Paradigma für die Symptomskalen und die Trait-Skalen mindestens genauso gut aus. Für eine Veränderung auf Symptomskalen können für verhaltensmedizinische Kliniken/Abteilungen bei Zielke (1993; Beck-Depressions-Inventar [BDI]) Effektstärken von d = 0,68 (prä-post) und d = 0,64 (prä-kat) berechnet werden. In derselben Studie ergab sich für die Veränderung der Persönlichkeit (acht ausgewählte Skalen des Freiburger Persönlichkeitsinventars [FPI-R]) eine Effektstärke von d = 0,29 (prä-post) bzw. d = 0,34 (prä-kat). Bei Schulz et al. (1999) fanden sich Symptomskalen-Effektstärken von d = 0,35 (Gießener Beschwerdebogen, GBB) (Brähler u. Scheer 1983) für die verhaltenstherapeutische Rehabilitationsabteilung der Klinik Bad Kreuznach.

In über drei analytisch-psychodynamischen Akut-Kliniken finden Franz et al. (2000) Prä-Post-Effektstärken von d = 0,84 (Global-Severity-Index der Symptom-Checkliste-90 [GSI]), d = 0,54 (Inventar Interpersoneller Probleme [IIP]) und d = 0,89 (Beeinträchtigungs-Schwere-Score [BSS]). Paar und Kriebel (1998) errechneten für sieben psychodynamisch orientierte Rehabilitationskliniken Symptomskalen-Effektstärken (prä-post; Somatisierungsskala-SCL-90-R bzw. Gießener Beschwerdebogen) von d = 0,60, 0,36, 0,93, 0,44, 0,57, 0,65, 0,54 (Mittelwert: 0,58; Median: 0,60).

Die zwei größten bisherigen deutschen Multi-Center-Wirksamkeitsstudien fanden über alle psychotherapeutischen Orientierungen Prä-Post-Effektstärken von d = 0,45 (Skala Depressivität der SCL-90-R; n = 4000 BfA-Reha-Patienten; Schulz 2003) und d = 0,83 (Global-Severity-Index der Symptom-Checkliste-90 [GSI]; 11 Akut-Kliniken; n = 5898; Tritt et al. 2003).

Unabhängig von der Art der Vergleichsstichprobe fallen die für die humanistisch orientierten Kliniken gefundenen Prä-Post-Effekte (d = 0,94 Symptomskalen; d = 0,60 Trait-Skalen) und Prä-Katamnese-Effekte (d = 0,85 Symptomskalen; d = 0,59 Trait-Skalen) recht günstig aus. Für einen detaillierteren Vergleich müsste jedoch untersucht werden, inwiefern sich die Kliniken in Variablen unterscheiden, welche das Therapieergebnis nachweislich ungünstig beeinflussen (z. B. Rentenbegehren).

> ! Zusammenfassend kann somit dasselbe Fazit, wie es Elliott et al. (2003) für weltweit verfügbare ambulante und stationäre Studien zogen, auch für die stationäre psychosomatische Rehabilitation mit humanistischer Orientierung gezogen werden: Humanistisch orientierte psychosomatische Rehabilitation wirkt mindestens genauso gut wie vorrangig verhaltensmedizinische oder vorwiegend psychodynamische Ansätze.

Die Betrachtung der Wirksamkeit humanistisch orientierter stationärer psychosomatischer Rehabilitation bei bestimmten Gruppen psychischer Störungen liefern insgesamt ein ähnliches Bild wie die Programmevaluationsbefunde (Tab. 3-23). Über alle Störungsgruppen liegt die mittlere Effektstärke mit d = 0,86 für den Prä-Post-Vergleich im mittleren bis starken Effektbereich. Die katamnestischen Ergebnisse weisen mit d = 0,75 im Mittel eine ähnliche Wirksamkeit auf, d. h., die während der Behandlung erreichten Ergebnisse bleiben später weitgehend stabil (zumeist 1-Jahres-Katamnesen, aber auch 3-Jahres- [Mestel et al. 2000] und bis zu 7-Jahres-Nachuntersuchungen [Liedke 1997]). Die Effekte werden stärker durch die Änderungssensitivität der Messskalen beeinflusst als durch die Art der Störung der Patienten. Auffallend sind dennoch die geringeren Effekte bei Borderline-Patienten (Liedke 1997; Mestel 1993) und Tinnituspatienten (Harfst et al. 2001). Bei diesen Patientengruppen erreichen jedoch auch Psychotherapien mit anderen theoretischen Ansätzen nur mäßig gute Erfolge (z. B. Bohus et al. 2000 bei Borderline-Patienten; Goebel u. Hiller 1998 bei Tinnitus). Auch die durchwachsenen Ergebnisse zu essgestörten Patientinnen, gerade wenn Essstörungsskalen eingesetzt werden (z. B. Galuska u. Bantelmann 1999; Nowack 1997; Weger 2003) können vor dem Hintergrund ähnlich mäßiger Befunde für andere Therapieansätze interpretiert werden (z. B. Kordy et al. 2002; Paul 1994). Anlass zum Nachdenken geben die nur geringen Effekte bei reiner humanistischer/psychodynamischer Psychotherapie bei Angststörungen (gemessen mit Angstskalen; gerade katamnestisch: Mestel et al 2002) und die geringen Effekte bei Trauma-Patienten, gemessen mit störungsspezifischen Traumaskalen wie dem „Impact of Event Scale revised" (IES-R) oder dem Fragebogen zur Dissoziation, Kurzform (FDS-20). Hierzu liegen jedoch bislang keine Vergleichsstudien anderer Therapieschulen vor.

Aus der Fülle anderer eingesetzter Instrumentarien werden noch die Ergebnisse zur direkten Veränderungsmessung, der zweiten Dimension bei Evaluationskriterien (Michalak et al. 2003; Seiler 2003) anhand der sehr reliablen VEV-Skala (Zielke u. Kopf-Mehnert 1978) dargestellt: Werte über 186 (bzw. über 114 in der Kurzform VEV-K; Kriebel et al. 2001) gelten im Veränderungsfragebogen des Erlebens und Verhaltens (VEV) als statistisch signifikante Besserung von Entspannung, Gelassenheit und Optimismus. Stadtmüller et al. (2002) berichten von mittleren VEV-Werten von 201,4 (SD: 62,9) bei n = 1 003 Patienten einer Prä-Post-Programmevaluation, Mestel et al. (1996a) über Durchschnittswerte von 218 (SD: 37,8; n = 147) für 12 Wochen behandelte depressive Patienten (Post-Messung) und 214 (SD: 32,7; n = 131) für 6–8 Wochen behandelte Depressive. Ebenso dokumentierten Mestel et al. (2000) mittlere Post-VEV-Werte bei Depressiven von 215,2 (SD: 38,6; n = 800) und Katamnese-VEV-Werte von 203,2 (SD: 45,7; n = 522). Die Post-VEV-K-Werte bei rein humanistisch/psychodynamisch orientiert behandelten Angstpatienten lagen bei 126,8 (SD: 26,8; n = 66; Mestel et al. 2002), die Katamnese-VEV-K-Werte dieser Gruppe lagen bei 113,8 (SD: 26,2).

Vergleichsbefunde aus einer vorwiegend psychodynamischen Klinik weisen Post-VEV-Mittelwerte von 184,3 (SD: 28,8; n = 310; Kriebel et al. 2001) und Post-VEV-K-Mittelwerte von 112,7 (SD: 20,6; n = 740) auf, liegen also unter den Werten der beiden humanistisch orientierten Kliniken. Befunde aus verhaltensmedizinischen Kliniken fielen dagegen etwa in gleicher Höhe aus: Zielke (1993) berichtete über Post-VEV-Mittelwerte von 210,7 (SD: 32,1; n = 142) und Katamnese-VEV-Mittelwerte von 199,9 (SD: 40,5; n = 116). Paul (1994) fand bei 204 Katamnese-Antwortern mit Bulimie Katamnese-VEV-Werte von 194 (SD: 42).

Andere direkte Veränderungsmessungs-Skalen, welche in den Studien eingesetzt wurden, hatten den Nachteil, dass sie oft unvergleichbar waren (Eigenformulierung) oder nur aus einem Item bestanden (unreliabel).

Auf einen Vergleich anderer häufig dokumentierter Erfolgsparameter wie der Verringerung der Arbeitsunfähigkeitszeiten oder der Zufriedenheit mit der Behandlung zwischen humanistisch orientierten Kliniken und rein psychodynamischen oder verhaltensmedizinischen wird hier aus Platzgründen verzichtet.

Danksagung

Die Autoren bedanken sich bei den Chefärzten und Mitarbeitern der folgenden beteiligten Kliniken für die Mitarbeit:

Adula-Klinik, Oberstdorf
(Chefarzt: Dr. Godehard Stadtmüller)
Fachklinik für sozio-psycho-somatische
  Medizin Rastede
(Chefarzt: Dr. Friedrich Ingwersen)
Fachklinik Heiligenfeld, Bad Kissingen
(Chefarzt: Dr. Joachim Galuska)
Habichtswald-Klinik, Kassel (Chefarzt:
  Dr. Christoph Kurtz-von Aschoff)
Hardtwaldklinik I, Zwesten
(Chefärztin: Dr. Birgit Landgrebe)
Hochgrat-Klinik, Wolfsried-Stiefenhofen
(Chefarzt: Dr. Horst Esslinger)
Klinik für Psychosomatische Medizin Bad
  Grönenbach
(Chefarzt: Dr. Jürgen Klingelhöfer)
Psychosomatische Klinik Bad Herrenalb
(Chefarzt: Dr. Michel Oppl)

Literatur zu Kapitel 3

Abbass AA, Hancock JT, Henderson J, Kisely, S. Short-term psychodyamic psychotherapy for common mental disorders. Cochrane Database System Review 2006; 18: CD 0046.

Ackerman SJ, Hilsenroth MJ. A review of therapist characteristics and techniques positively impacting the therapeutic alliance. Clinical Psychological Review 2003; 23: 1–33.

Alexander F, French TM. Psychoanalytic Therapy. Principles and Application. New York: Ronald Press 1946.

Allen JG, Fonagy P. (Hrsg). Mentalisierungsgestützte Therapie. Stuttgart: Klett-Cotta 2009.

Ambühl H, Orlinsky D, Cierpka M, Buchheim P, Meyerberg J, Willutzki U. Zur Entwicklung der theoretischen Orientierung von PsychotherapeutInnen. Psychother Psychosom Med Psychol 1995; 45: 109–20.

Anderson EM, Lambert MJ. Short-term dynamically oriented psychotherapy: a review and a meta-analysis. Clin Psychol Rev 1995; 15: 503–14.

Arbeitskreis OPD (Hrsg). Operationalisierte Psychodynamische Diagnostik. Grundlagen und Manual. Bern: Huber 1996.

Arbeitskreis OPD (Hrsg.) Operationalisierte Psychodynamische Diagnostik OPD-2. Das Manual für Diagnostik und Therapieplanung. Göttingen: Hogrefe, 3. überarb. Aufl. 2014.

Arbeitskreis PISO (Hrsg) Somatoforme Störungen. Psychodynamisch-Interpersonelle Therapie (PISO). Band 2. Göttingen: Hogrefe 2012.

Bandura A. A social learning interpretation of psychological dysfunctions. In: London P, Rosenhan O (eds). Foundations of abnormal psychology. New York: Holt, Rinehart & Winston 1968; 293–344.

Bandura A. Vicarious processes: a case of no-trial learning. In: Berkowitz L (ed). Advances in experimental social psychology. New York: Academic Press 1965; 1–55.

Bantelmann J. Die Integrativen Verlaufs-Skalen (IVS). Ein Instrument zur Therapie-Ergebnismessung bei humanistischen und transpersonal orientierten Verfahren. Vortrag auf dem 2. Workshop für Transpersonale Psychologie und Psychotherapie des Deutschen Kollegiums für Transpersonale Psychologie und Psychotherapie (DKTP), 25.01.99, Bad Kissingen 1999.

Bantelmann J. Evaluation der Fachklinik Heiligenfeld für die Jahrgänge 1994 bis 1997. Unveröffentlichtes Manuskript, Fachklinik Heiligenfeld 1998.

Bäppler-Deidesheimer M. Problemstellungen und therapeutische Ansätze bei jugendlichen Patienten. In: Zielke M, Sturm F (Hrsg). Handbuch Stationäre Verhaltenstherapie. Weinheim: Psychologie Verlags Union 1994; 875–81.

Barber JP, Muran JC, MacCarthy KS, Keefe JR. Research on Dynamic Therapies. In: Lambert

MJ (ed). Bergin and Garfield's Handbook of Psychotherapy and Behavior Change. 6th ed. New York: J. Wiley 2013; 443–94.

Bardé B. Die psychotherapeutische Behandlung der Patienten durch ein therapeutisches Team. Zur Theorie, Empirie und Klinik der psychoanalytisch orientierten stationären Psychotherapie. In: Bardé B, Mattke D (Hrsg). Therapeutische Teams. Göttingen: Vandenhoeck & Ruprecht 1993; 35–50.

Barghaan D, Harfst T, Dirmaier J, Koch U, Schulz, H. Bericht der externen Evaluation und Qualitätssicherung der Hardtwaldklinik I, Bad Zwesten, Abteilung Psychotherapie und Psychosomatik. Nr. 1. Analyse von Struktur, Prozess und Outcome 2000–2001 anhand einer 1-Jahres-Katamnese. Unveröffentlicher Bericht. AG Psychotherapie- und Versorgungsforschung der Abt. für Medizinische Psychologie, Universität Hamburg 2002.

Barghaan D, Schulz H, Koch U Watzke, B. Versorgungsstrukturen im stationären Setting in Deutschland: Verteilung von Einzel- und Gruppentherapie und deren psychotherapeutischen Ausrichtungen. Gruppenpsychotherapie und Gruppendynamik 2009; 45: 83–103.

Barghaan D, Schulz H, Koch U & Watzke, B. Versorgungsstrukturen im stationären Setting in Deutschland: Verteilung von Einzel- und Gruppentherapie und deren psychotherapeutischen Ausrichtungen. Gruppenpsychotherapie und Gruppendynamik, 45: 83–103. Göttingen: Vandenhoeck & Ruprecht 2009.

Barre K, Biesold KH. Therapie psychischer Traumatisierungen bei Soldaten der Bundeswehr. In: Zielke M, Meermann R, Hackhausen W (Hrsg). Das Ende der Geborgenheit? Die Bedeutung von traumatischen Erfahrungen in verschiedenen Lebens- und Ereignisbereichen: Epidemiologie, Prävention, Behandlungskonzepte und klinische Erfahrungen. Lengerich: Pabst Science Publishers 2003; 220–31.

Bartling G, Echelmeyer L, Engberding M. Problemanalyse im psychotherapeutischen Prozess. 5. überarb. u. erw. Aufl. Stuttgart: Kohlhammer 2008.

Bartling G, Echelmeyer L, Engberding M. Problemanalyse im therapeutischen Prozess. 4. Aufl. Stuttgart: Kohlhammer 1998.

Bassler M (Hrsg). Wirkfaktoren von stationärer Psychotherapie. Gießen: Psychosozialverlag 2000.

Bastine RH. Klinische Psychologie, Band 1. Stuttgart: Kohlhammer 1998.

Bateman AW, Fonagy P. Psychotherapie der Borderline-Persönlichkeitsstörung. Ein mentalisierungsgestütztes Behandlungskonzept. Gießen: Psychosozial 2008.

Beck AT, Freeman A. Kognitive Therapie der Persönlichkeitsstörung. Weinheim: Beltz 1993.

Beck AT, Wright FD, Newman CF, Liese BS. Kognitive Therapie der Sucht. Weinheim: Beltz 1997.

Beck AT. Cognitive therapy and emotional disorders. New York: International University Press 1976.

Beck AT. Cognitive therapy: nature and relation to behavior therapy. Behavioral Therapist 1970; 1: 184–200.

Beck AT. Depression. Causes and treatment. Philadelphia: University of Philadelphia Press 1967.

Beck AT. Kognitive Therapie der Depression. München: Urban & Schwarzenberg 1981.

Becker ES, Hoyer J. Generalisierte Angststörung. Fortschritte der Psychotherapie. Bd. 25. Göttingen: Hogrefe 2005.

Becker P. Trierer Persönlichkeitsfragebogen. Manual. Göttingen: Hogrefe 1989.

Beckmann D, Brähler E, Richter, HE. Der Giessen-Test (GT); Handbuch, Vierte überarbeitete Auflage mit Neustandardisierung. Bern: Hans Huber 1991.

Belschner W. Integrale Gesundheit. In: Belschner W, Gottwald P (Hrsg). Gesundheit und Spiritualität. Oldenburg: BIS 1997; 201–24.

Bernhard P. Das neue Psychotherapiekonzept in der Hardtwaldklinik II. 2. Arbeitsbericht der Hardtwaldklinik II. Bad Zwesten: Selbstverlag 1996.

Beutel M. Psychodynamische Kurztherapien. Neuere Entwicklungen, Behandlungsverfahren, Wirksamkeit, Indikationsstellung. Psychotherapeut 2000; 45: 203–13.

Beutel ME, Doering S, Leichsenring F, Reich G. Psychodynamische Psychotherapie. Störungsorientierung und Manualisierung in der therapeutischen Praxis. Göttingen: Hogrefe 2010.

Biermann-Ratjen EM, Eckert J, Schwartz HJ. Gesprächspsychotherapie. Verändern durch Verstehen. 9. Aufl. Stuttgart: Kohlhammer 2003.

Bischoff C, Pein A von, Rommel C, Schultze H, Wipplinger W. Die psychoedukative Schmerzbewältigungsgruppe – Ein Therapiebaustein in der stationären verhaltensmedizinischen Rehabilitation von Patienten mit chronischen Schmerzen. In: Zielke M, Keyserlingk H von, Hackhausen W (Hrsg). Angewandte Verhaltensmedizin in der Rehabilitation. Lengerich: Pabst Science Publishers 2001; 555–69.

Bischoff C, Traue HC. Kopfschmerzen. Fortschritte der Psychotherapie. Bd. 22. Göttingen: Hogrefe 2004.

Blagys M, Hilsenrath M. Distinctive features of short-term psychodynamic-interpersonal psychotherapy: An empirical review of the comparative psychotherapy process literature. Clinical Psychology: Science and Practice 2000; 7: 167–88.

Bloch S, Crouch E. Therapeutic factors in group psychotherapy. Oxford: Oxford University Press 1985.

Bohus M, Haaf B, Stiglmayr C, Pohl U, Bohme R, Linehan M. Evaluation of inpatient dialectical-behavioral therapy for Borderline Personality Disorder – a prospective study. Behav Res Ther 2000; 38: 875–87.

Boll-Klatt A, Kohrs M. Praxis der Psychodynamischen Psychotherapie. Grundlagen-Modelle-Konzepte. Stuttgart: Schattauer 2013.

Bond M, Perry JC. Long-term changes in defensive stiles with psychodynamic psychotherapy for depressive, anxiety and personality disorders. American Journal of Psychiatry 2004; 161: 1665–71.

Bond M. Empirical studies of defense style: Relationships with psychopathology and change. Harvard Review of Psychiatry 2004; 12: 263–78.

Boos A. Kognitive Verhaltenstherapie nach chronischer Traumatisierung. Göttingen: Hogrefe 2005.

Bordin E. The generalizability of the psychoanalytic concept of the working alliance. Psychotherapy: Theory, Research, and Practice 1979; 16: 252–60.

Borgart EJ, Meermann R. Qualitätssicherung nach DIN EN ISO 9001/DEGEMED in einer psychosomatischen Fachklinik. Prax Klin Verhaltensmed Rehabil 1999; 11: 53–6.

Borgart EJ, Meermann R. Stationäre verhaltenstherapeutische Behandlung von Anorexie und Bulimie. In: Zielke M, Keyserlingk H von, Hackhausen W (Hrsg). Angewandte Verhaltensmedizin in der Rehabilitation. Lengerich: Pabst Science Publishers 2001; 275–306.

Borgart EJ, Meermann R. Stationäre Verhaltenstherapie. Bern: Huber 2004.

Bowlby J. Bindung. Eine Analyse der Mutter-Kind-Beziehung. München: Kindler 1975.

Brähler E, Scheer JW. Der Gießener Beschwerdebogen (GBB). Bern: Hans Huber 1983.

Broda M, Bürger W, Dinger-Broda A, Massing H. Die Berus-Studie. Zur Ergebnisevaluation der Therapie psychosomatischer Störungen bei gewerblichen Arbeitnehmern. Berlin, Bonn: Westkreuz 1996.

Bryant RA, Sackville T, Dang ST, Moulds M, Guthrie R. Treating acute stress disorder: an evaluation of cognitive behavior therapy and supportive counseling techniques. Am J Psychiatry 1999; 156: 1780–6.

Buber M. Das dialogische Prinzip. 5. Aufl. Heidelberg: Lambert Schneider 1984.

Buber M. Ich und Du. Gütersloh: Gütersloher Verlagshaus 1958.

Bühler C, Allen M. Einführung in die humanistische Psychologie. Stuttgart: Klett 1974.

Bundesarbeitsgemeinschaft für Rehabilitation (BAR). Konzeption zur ambulanten Rehabilitation bei psychischen und psychosomatischen Erkrankungen. Nichtveröffentlichtes Manuskript. Frankfurt a. M.: BAR 2003.

Bundespsychotherapeutenkammer (BPTK) http://www.bptk.de/uploads/media/20091113 2009.

Bundesversicherungsanstalt für Angestellte (BfA), Landesversicherungsanstalten (Hrsg). Klassifikation Therapeutischer Leistungen (KTL). Berlin: BfA 2000.

Burlingame G, MacKenzie KR, Strauß B. Zum aktuellen Stand der Gruppenpsychotherapieforschung I. Allgemeine Effekte von Gruppenpsychotherapien und Effekte störungsspezifischer Gruppenbehandlungen. Gruppenpsychother Gruppendyn 2001; 37: 299–318.

Burlingame G, MacKenzie KR, Strauß B. Zum aktuellen Stand der Gruppenpsychotherapieforschung II. Effekte von Gruppenbehandlungen als Bestandteil komplexer Behandlungsangebote. Gruppenpsychother Gruppendyn 2002; 38: 5–32.

Burlingame GM, Strauss B, Joyce AS. Change Mechanisms and Effectiveness in Small Group Treatments. In: Lambert MJ (ed). Bergin and

Garfield's Handbook of Psychotherapy and Behavior Change. 6th ed. New York: J. Wiley 2013; 640–89.

Burmeister J. Psychodramatische Gruppenpsychotherapie. In: Tschuschke V (Hrsg). Praxis der Gruppenpsychotherapie. Stuttgart: Thieme 2001; 231–9.

Cabaniss DL, Cherry S, Douglas CJ, Schwartz A. Psychodynamic Psychotherapy: A Clinical Manual. Chichester: Wiley-Blackwell 2011.

Caspar F. Beziehungen und Probleme verstehen. Eine Einführung in die psychotherapeutische Plananalyse. 3. überarb. Aufl. Bern: Huber 2007.

Caspar F. Beziehungen und Probleme verstehen. Eine Einführung in die psychotherapeutische Plananalyse. Bern: Huber 1996.

Casriel DM. New-Identity-Process. In: Corsini RJ (Hrsg). Handbuch der Psychotherapie. 4. Aufl. Weinheim: Psychologie Verlags Union 1994; 802–23.

Cautela JR. Covert sensitization. Psychol Rev 1967; 20: 273–8.

Cautela JR. Treatment of compulsive behavior by covert sensitization. Psychol Rep 1966; 16: 33–41.

Cleary PD, Edgman-Levitan S, McMullen W, Delbanco TL. The relationship between reported problems and patient summary evaluations of hospital care. QRB Qual Rev Bull 1992; 18: 53–9.

Cohen J. Statistical power analysis for the behavioral sciences (rev. ed.). New York: Academic Press 1988.

Crits-Christoph P, Gibbons MB, Crits-Christoph K, Narducci J, Schamberger M, Gallop R. Can therapists be trained to improve their alliance? A preliminary study of alliance-fostering psychotherapy. Psychotherapy Research 2006; 16: 268–81.

D`Zurilla TJ, Goldfried MR. Problem solving and behavior modification. J Abnorm Psychol 1971; 78: 107–26.

Deutsche Rentenversicherung Bund (DRV Bund) (Hrsg.). Klassifikation therapeutischer Leistungen in der medizinischen Rehabilitation, Ausgabe 2007. Berlin: Deutsche Rentenversicherung Bund 2007.

Deutsche Rentenversicherung Bund (DRV Bund). Anforderungsprofil für eine stationäre Einrichtung zur medizinischen Rehabilitation von psychosomatischen und psychischen Störungen. 01.08.2006.

Deutsche Rentenversicherung Bund. Statistik der Deutschen Rentenversicherung Rehabilitation. Leistungen zur medizinischen Rehabilitation, sonstige Leistungen zur Teilhabe und Leistungen zur Teilhabe am Arbeitsleben der gesetzlichen Rentenversicherung im Jahre 2011. Berlin: Deutsche Rentenversicherung Bund 2012.

Deutsches Ärzteblatt (DÄ) 2005; 102: A73.

Diener MJ, Monroe JM. The relationship between adult attachment style and therapeutic alliance in individual psychotherapy: A meta-analytic review. Psychotherapy 2009; 48: 237–48.

DIMDI [Deutsches Institut für Medizinische Dokumentation und Information] (Hrsg). ICD-10: Internationale statistische Klassifikation der Krankheiten und verwandte Gesundheitsprobleme: 10. Revision. Niebüll: Videel 2003.

Donabedian A. Evaluating the quality of medical care. Milbank Mem Fund Q 1966; 44: 166–203.

Donabedian A. Quality assessment and assurance: unity of purpose, diversity of means. Inquiry 1988; 25: 173–92.

Doßmann R, Franke W. Rehabilitation bei psychischen und psychosomatischen Erkrankungen. Berlin: BfA 1993.

Doßmann R. Protokoll des Bad Kissinger Qualitätszirkels. Unveröffentlichtes Manuskript 2003.

Doubrawa R (Hrsg). Entspannungsmethoden. Praxis der Klinischen Verhaltensmedizin und Rehabilitation. Bd. 20. Dortmund: modernes lernen 1992.

Dziewas H. Instrumentelle Gruppenbedingungen als Voraussetzung des individuellen Lernprozesses. In: Grawe K (Hrsg). Verhaltenstherapie in Gruppen. München: Urban & Schwarzenberg 1980; 27–55.

Ecker D, Scheidt B. Sexualität und Krankheit – Die Last mit der Lust. Hamburg: Verlag Dr. Kovac 1998.

Eckert J, Biermann-Ratjen EM, Höger D. Gesprächspsychotherapie. Lehrbuch für die Praxis. Heidelberg: Springer 2006.

Eckert J. Gesprächspsychotherapie. In: Reimer C, Eckert J, Hautzinger M, Wilke E (Hrsg). Psychotherapie. Ein Lehrbuch für Ärzte und Psychologen. 2. Aufl. Berlin, Heidelberg, New York: Springer 2000; 122–91.

Ehrhardt M. Einbeziehung von Partner und Familie in die stationäre Psychotherapie. In: Zielke M, Sturm F (Hrsg.) Handbuch Stationäre Verhaltenstherapie. Weinheim: Psychologie Verlags Union 1994; 902–11.

Eifert GH. Akzeptanz- und Commitment-Therapie (Fortschritte der Psychotherapie Band 45). Göttingen: Hogrefe 2011.

Elkin I, Shea T, Watkins JT, Imber SD, Sotsky SM, Collins JF, Glass DR, Pilkonis PA, Leber WR, Docherty JP, Fiester SJ, Parloff MB. National Institute of Mental Health treatment of depression collaborative research program. Arch Gen Psychiatry 1989; 46: 971–82.

Elkin I. The NIMH treatment of depression collaborative research program: where we began and where we are. In: Bergin AE, Garfield SL (eds). Handbook of psychotherapy and behavior change. New York: Wiley 1994; 114–39.

Elliott R, Greeberg LS, Lietaer G. Research on experiential psychotherapies. In: Lambert MJ (ed). Bergin and Garfield's handbook of psychotherapy and behavior change. 5th ed. New York: Wiley 2004; 493–539.

Elliott R. The effectiveness of humanistic therapies: a meta-analysis. In: Cain DJ, Seeman J (eds). Humanistic psychotherapies. Handbook of research and practice. Washington, DC: American Psychological Association 2002; 71–2.

Ellis A. Die rational-emotive Therapie. Das innere Selbstgespräch bei seelischen Problemen und seine Veränderung. München: Pfeiffer 1977.

Ellis A. Reason and emotion in psychotherapy. New York: Stuart 1962.

Emmelkamp PM, van Oppen P. Zwangsstörungen. Fortschritte der Psychotherapie. Bd. 11. Göttingen: Hogrefe 2000.

Engel GL. The need for a new medical model: a challenge for bio-medicine. Science 1977; 196: 129–36.

Faber FR, Haarstrick R. Kommentar: Psychotherapie-Richtlinien. Stuttgart: Urban & Fischer 2002.

Fahrenberg J, Hampel R, Selg H. Das Freiburger Persönlichkeit-Inventar. FPI-R. 4. rev. Aufl. Göttingen: Hogrefe 1984.

Fahrenberg J. Die Freiburger Beschwerden-Liste (FBL-G). Göttingen: Hogrefe 1994.

Fairburn CG. The place of a cognitive behavioral approach in the management of bulimia. In: Darby P, Garfinkel PE, Garner DM, Coscina DV (eds). Anorexia nervosa: Recent Developements in Research. New York: Liss 1983.

Fawzy FI, Fawzy NW. Psychoedukative Interventionen bei Krebspatienten: Vorgehensweise und Behandlungsergebnisse. In: Larbig W, Tschuschke V (Hrsg). Psychoonkologische Interventionen. München: Ernst Reinhardt 2000; 151–81.

Fiedler P. Dissoziative Störungen. Fortschritte der Psychotherapie. Bd. 17. Göttingen: Hogrefe 2002.

Fiedler P. Verhaltenstherapie in und mit Gruppen. Weinheim: Psychologie Verlags Union 1996.

Fitzgerald LF. Behandlung von Opfern sexueller Gewalt. Ein integrativer Ansatz. In: Zielke M, Sturm I (Hrsg). Handbuch Stationäre Verhaltenstherapie. Weinheim: Psychologie Verlags Union 1994; 735–53.

Foa EB, Damen CV, Hembree EA, Jaycox LH, Meadows EA, Street GP. A comparison of exposure therapy, stress inoculation training, and their combination for reducing posttraumatic stress disorder in female assault victims. J Consult Clin Psychol 1999; 67: 194–200.

Fonagy P, Target M. Theoretical Models of Psychodynamic Psychotherapy. In: Gabbard GO (ed). Textbook of Psychotherapeutic Treatments. Washington: American Psychiatric Publishing 2009; 3–43.

Franke GH. SCL-90-R. Die Symptomchecliste von Derogatis. Deutsche Version. 1. Aufl. Manual (2. völlig überarbeitete Auflage: 2002). Göttingen: Beltz 1995.

Franz M, Janssen PL, Lensche H, Schmidtke V, Tetzlaff M, Martin K, Wöller W, Hartkamp N, Schneider G, Heuft G. Effekte stationärer psychoanalytisch orientierter Psychotherapie – eine Multizenterstudie. Z Psychosom Med 2000; 46: 242–58.

Freeston MH, Ladouceur R, Gagnon F, Thibodeau N, Rhéaume J, Letarte H, Bujold A. Cognitive-behavioral treatment of obsessive thoughts: a controlled study. J Consult Clin Psychol 1997; 65: 405–13.

Freud, S. Vorlesungen zur Einführung in die Psychoanalyse. Gesammelte Werke, Bd. 11 Frankfurt a. M.: Fischer 1916/17.

Friederich H-C, Herzog W, Wild B, Zipfel S, Schauenburg H. Anorexia nervosa. Fokale psychodynamische Psychotherapie. Band 5. Göttingen: Hogrefe 2014.

Gabbard GO (ed). Textbook of Psychotherapeutic Treatments. Washington: American Psychiatric Publishing 2009.

Gabbard GO. Psychodynamic Psychiatry in Clinical Practice. Washington: American Psychiatric Press 2000.

Galuska J, Bantelmann J. Fachklinik Heiligenfeld Bad Kissingen – Basisdokumentation und Evaluation 1998. Evaluationsbericht für die Fachklinik Heiligenfeld unter wissenschaftlicher Begleitung von Wilfried Belschner, Universität Oldenburg. Unveröffentlichtes Manuskript, Fachklinik Heiligenfeld 1999.

Gehring A, Blaser A. MMPI: Deutsche Kurzform für Handauswertung. Bern: Hans Huber 1982.

Gendlin ET. Focusing. 2. ed. New York: Bantam Books 1981.

Gerber AJ, Kocsis JH, Milrod BL, Roose SP, Barber JP, Thase ME, Perkins R, Leon AC. A quality-based review of randomized controlled trials of psychodynamic psychotherapy. American Journal of Psychiatry 2011; 168: 19–28.

Gerdes N, Weidemann H, Jäckel WH (Hrsg). Die PROTOS-Studie. Ergebnisqualität stationärer Rehabilitation in 15 Kliniken der Wittgensteiner Kliniken Allianz. Steinkopf: Darmstadt 2000.

Gibbons MB, Crits-Christoph P, Barber JP, Schamberg M. Insight in psychotherapy: A review of empirical literature. In: Castonguay LG, Hill CE (eds). Insight in Psychotherapy. Washington: American Psychiatric Association 2007; 143–66.

Gill MM. Psychoanalyse im Übergang. Eine persönliche Betrachtung. Stuttgart: Verlag Internationale Psychoanalyse 1994.

Gloaguen V, Cottraux J, Cucherat M, Blackburn IM. A meta-analysis of the effects of cognitive therapy in depressed patients. J Affect Disord 1998; 49: 59–72.

Goebel G, Hiller W. Tinnitus-Fragebogen (TF). Ein Instrument zur Erfassung von Belastung und Schweregrad bei Tinnitus – Manual. Göttingen: Hogrefe 1998.

Goebel G. Tinnitus und Hyperakusis. Fortschritte der Psychotherapie. Bd. 20. Göttingen: Hogrefe 2003.

Golden BR, Robbins SB. The working alliance within time-limited therapy. Professional Psychology: Research and Practice 1990; 21: 476–81.

Grande T, Rudolf G, Oberbracht C, Pauli-Magnus C. Progressive changes in patient's lives after psychotherapy: Which treatment-effects support them? Psychotherapy Research 2003; 13: 43–58.

Grawe K (Hrsg). Verhaltenstherapie in Gruppen. München: Urban & Schwarzenberg 1980.

Grawe K, Donati R, Bernauer F. Psychotherapie im Wandel. Von der Konfession zur Profession. 5. Aufl. Göttingen: Hogrefe 2001.

Grawe K, Donati R, Bernauer F. Psychotherapie im Wandel. Von der Konfession zur Profession. Göttingen: Hogrefe 1994.

Grawe K. „Moderne" Verhaltenstherapie oder Allgemeine Psychotherapie? Verhaltensther Verhaltensmed 1997; 18: 137–59.

Grawe K. Gründe und Vorschläge einer Allgemeinen Psychotherapie. Psychotherapeut 1999; 6: 130–45.

Grawe K. Grundriss einer allgemeinen Psychotherapie. Psychotherapeut 1995; 40: 130–45.

Grawe K. Psychologische Therapie. Göttingen: Hogrefe 1998.

Greenberg LS, Elliott R, Lietaer G. Research on experiental psychotherapies. In: Bergin AE, Garfield SL (eds). Handbook of psychotherapy and behavior change. 4th ed. New York: John Wiley & Sons 1994; 509–42.

Greenberg LS, Rice LN, Elliott R. Emotionale Veränderung fördern. Paderborn: Junfermann 2003.

Greenberg LS, Watson JC, Lietaer G (eds). Handbook of experiential psychotherapy. New York: The Guilford Press 1998.

Gromus B. Sexualstörungen der Frau. Fortschritte der Psychotherapie. Bd. 16. Göttingen: Hogrefe 2002.

Grossmann K, Grossmann KE. Bindungen – Das Gefüge psychischer Struktur. Stuttgart: Klett-Cotta 2004.

Hall NG. Sexual offender recidivism revisited. A meta-analysis of recent treatment studies. J Consult Clin Psychol 1995; 63: 902–9.

Harfst T, Dirmaier J, Koch U, Schulz H. Bericht der externen Evaluation und Qualitätssicherung der Psychosomatischen Abteilung der Habichtswald-Klinik Kassel. Nr. 1. Analyse von Struktur, Prozess und Outcome 1998–2000 der Psychosomatischen Abteilung der Habichtswald-Klinik Kassel-Wilhelmshöhe anhand von Basisdokumentationsdaten. Unveröffentlichter Bericht. Forschungsgruppe „Stationäre Psychotherapie" der Abt. für Medizinische Psychologie, Universität Hamburg 2001.

Hartmann A, Herzog T. Varianten der Effektstärkenberechnung in Meta-Analysen: Kommt es zu

variablen Ergebnissen? Z Klin Psychol Psychother 1995; 24: 337–43.
Hartmann A, Herzog T. Varianten der Effektstärkenberechnung in Meta-Analysen: Kommt es zu variablen Ergebnissen? Z Klin Psychol Psychother 1995; 24: 337–43.
Haubl R. Der institutionelle und organisatorische Kontext von Gruppen am Beispiel stationärer Gruppenpsychotherapie. In: Strauß B, Mattke D. (Hrsg). Gruppenpsychotherapie. Heidelberg: Springer 2012; 99–108.
Hautzinger M, Bailer M, Worrall H, Keller F. Beck-Depressions-Inventar (BDI). Testhandbuch. 3. Aufl. Bern: Huber 2000.
Hautzinger M, de Jong-Meyer R, Treiber R, Rudolf GA, Thien U. Wirksamkeit Kognitiver Verhaltenstherapie, Pharmakotherapie und deren Kombination bei nicht-endogenen, unipolaren Depressionen. Z Klin Psychol Psychother 1996; 25: 130–45.
Hautzinger M. Patientenbroschüre Depression – Informationen für Betroffene und deren Angehörige. Göttingen: Hogrefe 1999.
Hayes SC, Strosahl KD, Wilson KG. Acceptance and Commitment Therapy: An Experiential Approach to Behavior Change. New York: Guilford Press 2003.
Hefti S, Vigezzi A, Ferri A, Carnevale R. Rehabilitation und „Kognition": Einleitende Hypothesen für die Wiederherstellung der motorischen Veränderungen bei hemiplegischen Patienten. In: Zielke M, Keyserlingk H von, Hackhausen W (Hrsg). Angewandte Verhaltensmedizin in der Rehabilitation. Lengerich: Pabst Science Publishers 2001; 812–50.
Heimberg RG, Dodge CS, Hope DA, Kennedy CR, Zollo LJ, Becker RE. Cognitive behavioral group treatment for social phobia: comparison with a credible placebo control. Cognit Ther Res 1990; 14: 1–23.
Henry WP, Strupp HH, Schacht TE, Gaston L. Psychodynamic approaches. In: Bergin AE, Garfield SL (eds). Handbook of psychotherapy and behavior change. New York: Wiley 1994; 467–508.
Henry WP. Science, politics, and the politics of science: The use and misuse of empirically validated treatment research. Psychother Res 1998; 8: 126–40.
Hersough AG, Monsen JT, Havik OE, Hoglend P. Quality of early working alliance in psychotherapy: Diagnoses, relationship and intrapsychic variables as predictors. Psychotherapy and Psychosomatics 2002; 71: 18–27.
Heuft G, Senf W, Janssen PL, Pontzen W, Streeck U. Personalanhaltszahlen in psychotherapeutischen und psychosomatischen Krankenhäusern und Abteilungen der Regelversorgung. Psychother Psychosom Med Psychol 1993; 43: 262–70.
Hildebrandt J, Pfingsten M. Intensivkonzepte in der Behandlung von Rückenschmerzen. In: Zielke M, Keyserlingk H von, Hackhausen W (Hrsg). Angewandte Verhaltensmedizin in der Rehabilitation. Lengerich: Pabst Science Publishers 2001; 529–54.
Hill CE, Kellems IS, Kolchakian MR, Wonnell TL, Davis TL, Nakayama EY. The therapist experience of being target of hostile versus suspected-unasserted client anger: Factors associated with resolution. Psychotherapy Research 2003; 13: 475–91.
Hill CE, Knox S. Training and Supervision in Psychotherapy. In: Lambert MJ (ed.). Bergin and Garfield's Handbook of Psychotherapy and Behavior Change. 6th ed. New York: J. Wiley 2013; 775–811.
Hilsenroth MJ, Ackerman SJ, Clemence AJ, Strassle CG, Handler L. Effect of structured clinician training on patient and therapist perspectives of alliance early in psychotherapy. Psychotherapy: Theory, Research, Practice, Training 2002; 39: 309–23.
Hirsch A (Hrsg). Hypoglykämie: Erleben und Bewältigung der unangenehmsten Nebenwirkung der Diabetestherapie. Praxis der Klinischen Verhaltensmedizin und Rehabilitation. Bd. 17. Dortmund: modernes lernen 1992.
Hoffmann N, Hofmann B. Arbeitsstörungen – Ursachen, Selbsthilfe, Rehabilitationstraining. Weinheim: Beltz 2004.
Hoffmann SO. Psychodynamische Therapie und psychodynamische Verfahren. Psychotherapeut 2000; 45: 52–4.
Hoffmann SO. Psychodynamische Therapie von Angststörungen. Einführung und Manual für die kurz- und mittelfristige Therapie. Stuttgart: Schattauer 2008.
Homme LE. Perspectives in psychology: control of coverants, the operants of minds. Psychol Rec 1965; 15: 501–11.
Horn J, Follert P. Die verhaltensmedizinische Behandlung des dekompensierten chronischen

Tinnitus. In: Zielke M, Keyserlingk H von, Hackhausen W (Hrsg). Angewandte Verhaltensmedizin in der Rehabilitation. Lengerich: Pabst Science Publishers 2001; 774–89.

Horn J. Das Fibromyalgiesyndrom (FMS) in der Verhaltensmedizin. In Zielke M, Keyserlingk H von, Hackhausen W (Hrsg). Angewandte Verhaltensmedizin in der Rehabilitation. Lengerich: Pabst Science Publishers 2001; 611–28.

Horowitz LM, Strauß B, Kordy H. Inventar zur Erfassung interpersonaler Probleme. Deutsche Version (IIP-D). Weinheim: Beltz 1993.

Horowitz MJ. Short-term dynamic therapy of stress response syndromes. In: Crits-Christoph P, Barber JP (eds). Handbook of short term psychotherapy. New York: Basic Books 1991; 166–98.

Horvarth AO, Del Re AC, Flückinger C, Symonds D. Alliance in individual psychotherapy. In: Norcross JC (ed). Psychotherapy relationships that work. Evidence-based responsiveness. 2nd ed. New York: Oxford University Press 2011.

Howard KI, Kopta SM, Krause MS, Orlinski DE. The dose-effect relationship in psychotherapy. Am Psychol 1986; 41: 159–64.

Howard KI, Lueger RJ, Maling MS, Martinovich Z. A phase model of psychotherapy outcome: casual mediation of change. J Consult Clin Psychol 1993; 61: 678–85.

Hoyndorf S, Christmann F. Verhaltenstherapie mit Sexualtätern. In: Zielke M, Sturm F (Hrsg). Handbuch Stationäre Verhaltenstherapie. Weinheim: Psychologie Verlags Union 1994; 774–84.

Huf A. Psychotherapeutische Wirkfaktoren. Weinheim: Psychologie-Verlags-Union 1992.

Jacobi C, Paul T, Thiel A. Essstörungen. Fortschritte der Psychotherapie. Bd. 24. Göttingen: Hogrefe 2004.

Janssen PL, Franz M, Herzog T, Heuft G, Paar G, Schneider W. Psychotherapeutische Medizin: Standortbestimmung zur Differenzierung der Versorgung psychisch und psychosomatisch Kranker. Stuttgart: Schattauer 1999.

Janssen PL, Franz M, Herzog T, Heuft G, Paar G, Schneider W. Wissenschaftliches Gutachten zur Krankenhausplanung für das Fachgebiet Psychotherapeutische Medizin im Auftrag des Sozialministeriums Baden-Württemberg (No. Gesundheitspolitik 43). Stuttgart: Sozialministerium Baden-Württemberg 1998.

Janssen PL, Paar GH. Stellungnahme der Deutschen Gesellschaft für Psychotherapeutische Medizin (DGPM) zum Verfahren tiefenpsychologisch fundierter Psychotherapie gemäß Anfrage des „Wissenschaftlichen Beirats Psychotherapie" der Bundesärztekammer vom 15.04.2002. Zeitschrift für Psychosomatische Psychotherapie und Psychosomatik 2003; 49: 93–106.

Janssen PL. Anwendungen der Psychoanalyse in der Psychotherapie. Psychotherapeut 2002; 47: 175–84.

Jarrett RB, Kraft D, Doyle J Foster BM, Eaves GG, Silver PC. Preventing recurrent depression using cognitive therapy with and without a continuation phase: a randomized clinical trial. Arch Gen Psychiatry 2001; 58: 381–8.

Johansen P, Krebs TS, Svartberg M, Stiles P, Holen A. Change in defensive mechanisms during short-term dynamic and cognitive therapy in patients with cluster C personality disorders. Journal of Nervous and Mental Disease 2011; 199: 712–5.

Johansson P, Hoglend P, Ulberg R, Amlo S, Marble A, Bogwald, KP, Heyerdahl O. The mediating role of insight for long-term improvements in psychodynamic psychotherapy. Journal of Consulting and Clinical Psychology 2010; 78: 438–48.

Kächele H, Kordy H. Empirische Forschung: ein Stiefkind der psychosomatischen Medizin? In: Strauß B, Meyer AE (Hrsg). Psychoanalytische Psychosomatik. Stuttgart: Schattauer 1994; 73–86.

Kagerer P. Anorexia nervosa und Bulimia nervosa bei Männern. In: Vogelgesang M, Schuhler P, Zielke M (Hrsg). Essstörungen – Klinische Behandlungskonzepte und praktische Erfahrungen. Lengerich: Pabst Science Publishers 2005; 152–64.

Kanfer FH, Reinecker H, Schmelzer D. Selbstmanagement-Therapie. 2. Aufl. Berlin: Springer 1996.

Kanfer FH. The maintenance of behavior by self-generated stimuli and reinforcement. In: Jacobs A, Sachs LB (eds). Behavior modification in clinical psychology. New York: Academic Press, 1971; 39–57.

Kawski S, Koch U. Zum Stand der Qualitätssicherung in der Rehabilitation. Zur Entwicklung der medizinischen Rehabilitation in den 90er-Jahren. Bundesgesundheitsblatt Gesundheitsforschung Gesundheitsschutz 2002; 45: 260–6.

Keller R, Riedel H, Senft W. Stationäre Traumatherapie in der Gruppe im Rahmen eines verhaltensmedizinischen Behandlungskonzeptes für posttraumatische Belastungsstörungen. In: Zielke M, Meermann R, Hackhausen W (Hrsg). Das Ende der Geborgenheit? Die Bedeutung von traumatischen Erfahrungen in verschiedenen Lebens- und Ereignisbereichen: Epidemiologie, Prävention, Behandlungskonzepte und klinische Erfahrungen. Lengerich: Pabst Science Publishers 2003; 512-49.

Keller W, Schneider W. Veränderungen interpersoneller Probleme im Verlauf ambulanter oder stationärer Gruppentherapie. Gruppenpsychotherapie und Gruppendynamik 1993; 29: 308-23.

Kernberg OF. Psychoanalyse, psychoanalytische Psychotherapie und supportive Psychotherapie: Aktuelle Kontroversen PPmP 1999; 49: 90-9.

Kivlighan DM, Multon KD, Patton MJ. Insight and symptom reduction in time-limited psychoanalytic counseling. Journal of Counseling Psychology: 2000, 47, 50-58.

Kivlighan DM, Multon KD, Patton J. Insight and symptom reduction in time-limited psychoanalytic counseling. Journal of Counseling Psychology 2010: 47: 50-8.

Klein M, Zielke M. Einführungstraining für Patienten einer verhaltensmedizinischen Klinik. In: Zielke M, Mark N (Hrsg). Fortschritte der angewandten Verhaltensmedizin. Berlin, Heidelberg: Springer 1990; 211-20.

Klingelhöfer J. Wie modern ist Psychotherapie? In: Wittgensteiner Kliniken AG, Klingelhöfer J, Vogler J (Hrsg). Humanistisch-integrative Psychotherapieansätze in der stationären Psychosomatik. Selbstverlag Psychosomatische Klinik Bad Grönenbach 2002; 9-15.

Klosko JS, Barlow DH, Tassinari R, Cerny JA. A comparison of Alprazolam and behavior therapy in treatment of panic disorder. J Consult Clin Psychol 1990; 58: 77-84.

Knekt P, Lindfors O, Härkänen T, Välikoski M, Virtala E, Laaksonen MA, Marttunen M, Kaipainen M, Renlund C, Helsinki Psychotherapy Study Group. Randomized trial on the effectiveness of long- and short-term psychodynamic psychotherapy and solution-focused therapy on psychiatric symptoms during a 3-year follow-up. Psychol Med. 2008 May; 38 (5): 689-703. Epub 2007 Nov 16.

Knekt P, Lindfors O, Laaksonen MA, Renlund C, Haaramo P, Härkänen T, Virtala E, Helsinki Psychotherapy Study Group. Quasi-experimental study on the effectiveness of psychoanalysis, long-term and short-term psychotherapy on psychiatric symptoms, work ability and functional capacity during a 5-year follow-up. Journal of Affective Disorders 2011; 132: 37-47.

Knickenberg R. Arbeitsbezogene Problemstellungen und Rehabilitationsansätze bei älteren Patienten in der Psychosomatik. Praxis Klinische Verhaltensmedizin und Rehabilitation. Bd. 69. Lengerich: Pabst Science Publishers 2005.

Knobloch F, Knoblock J. Integrierte Psychotherapie. Stuttgart: Enke 1983.

Koch U, Potreck-Rose F. Stationäre psychosomatische Rehabilitation – ein Versorgungssystem in der Diskussion. In: Strauß B, Meyer AE (Hrsg.). Psychoanalytische Psychosomatik – Theorie, Forschung und Praxis. Stuttgart: Schattauer 1994; 193-212.

Koch U, Schulz H. (Hrsg). Schwerpunktheft Psychosomatische Rehabilitation. PPmP 1999; 49: 293-391.

Koch U, Tiefensee J, Kawski S, Arentewicz G. Strategie zur Taxonomie von Rehabilitationskliniken auf der Basis von Strukturgleichheit. Rehabilitation 2000; 37: 8-14.

Koch U, van den Bussche H, Trojan A. Versorgungsforschung am UKE. Unveröffentlicher Bericht. Hamburg: Universitätsklinikum Hamburg-Eppendorf 2005.

Kockott G, Fahrner EM. Sexualstörungen des Mannes. Fortschritte der Psychotherapie. Bd. 9. Göttingen: Hogrefe 2000.

Köhler-Rönnberg H. Komorbide Persönlichkeitsstörung: Ein Prädiktor für das Therapieergebnis bei essgestörten Patientinnen. Unveröffentliche Diplomarbeit. Universität Konstanz 2001.

Koppenhöfer E. Kleine Schule des Genießens – Ein verhaltenstherapeutisch orientierter Behandlungsansatz zum Aufbau positiven Erlebens und Verhaltens. Lengerich: Pabst Science Publishers 2005.

Kordy H, Kächele H. Der Einsatz von Zeit in der Psychotherapie. Psychotherapeut 1995; 40: 195-209.

Kordy H, Kramer B, Palmer RL, Papezova H, Pellet J, Richard M, Treasure J. Remission, recovery, relapse and recurrence in eating disorders: Conceptualization and illustration of a validation strategy. J Clin Psychol 2002; 58: 833–46.

Kosarz P (Hrsg). Asthma bronchiale. Praxis der Klinischen Verhaltensmedizin und Rehabilitation. Bd. 6. Dortmund: modernes lernen 1989.

Kosarz P, Traue HC (Hrsg). Psychosomatik chronisch-entzündlicher Darmerkrankungen. Bern: Huber 1997.

Koss MP, Shiang J. Research on brief psychotherapy. In: Bergin AE, Grafield SL (eds). Handbook of psychotherapy and behavior change. New York: J. Wiley 1994; 664–700.

Kriebel R, Paar GH, Schmitz-Buhl M, Raatz U. Veränderungsmessung mit dem Veränderungsfragebogen (VEV): Entwicklung einer Kurzform und deren Anwendung in der Psychosomatischen Rehabilitation. Praxis Klin Verhaltensmed Rehabil 2001; 53: 20–32.

Kröner-Herwig B. Rückenschmerz. Fortschritte der Psychotherapie. Bd. 10. Göttingen: Hogrefe 2000.

Küchenhoff J. Spezifitätsmodelle in der psychosomatischen Medizin. Z Psychosom Med Psychoanal 1994; 40: 234–48.

Kunze H, Kaltenbach L. Psychiatrie-Personalverordnung. Stuttgart: Kohlhammer 1996.

Lachauer R. Der Fokus in der Psychotherapie. Stuttgart: Pfeiffer bei Klett-Cotta 1999.

Lachauer R. Der Fokus in der Psychotherapie: Fokalsätze und ihre Anwendung in Kurztherapie und anderen Formen analytischer Psychotherapie. Stuttgart: Pfeiffer bei Klett-Cotta 1992.

Lambert MJ (ed). Bergin and Garfield's Handbook of Psychotherapy and Behavior Change. 6th ed. New York: J. Wiley 2013.

Lambert MJ, Bergin AE. The effeceiveness of psychotherapy. In: Bergin AE, Garfield SL (eds). Handbook of psychotherapy and behavior change. New York: J. Wiley 1994; 143–89.

Lambert MJ, Shimokawa K. Collecting Client Feedback. In: Norcross JC (ed). Psychotherapy Relationships that Work. Evidence-Based Responsiveness. 2nd ed. New York: Oxford University Press 2011; 203–31.

Lambert MJ. Psychotherapy outcome research: implications for integrative and eclectic therapists. In: Norcross JC, Goldfried MR (eds). Handbook of psychotherapy integration. New York: Basic Books 1992; 94–129.

Lamberti C. Morbus Crohn. In: Eckert J, Höger D, Linster HW (Hrsg). Praxis der Gesprächspsychotherapie. Störungsbezogene Falldarstellungen. Stuttgart: Kohlhammer 1997; 103–17.

Larbig W, Tschuschke V. Psychoonkologische Interventionen – Therapeutisches Vorgehen und Ergebnisse. München, Basel: Ernst Reinhardt 2000.

Laux L, Glanzmann P, Schaffner P, Spielberger CD. Das State-Trait-Angstinventar. Theoretische Grundlagen und Handanweisungen. Weinheim: Beltz 1981.

Leichsenring F, Leibing E. Supportive-expressive psychodynamic psycho therapy: an update. Current Psychiatry Reviews 2007, 3, 57–66.

Leichsenring F, Beutel ME, Leibing E. Psychoanalytisch-orientierte Fokaltherapie der sozialen Phobie. Ein Behandlungsmanual auf der Grundlage der supportiv-expressiven Therapie. Psychotherapeut. 2008; 53:185–97.

Leichsenring F, Leibing E. The effectiveness of psychodynamic psychotherapy and cognitive-behavioral therapy in personaltiy disorders: A meta-analysis. Am J Psychiatry 2003; 160: 1223–32.

Leichsenring F, Rabung S, Leibing E. The efficacy of short-term psychodynamic sychotherapy in specific psychiatric disorders: a meta-analysis. Arch Gen Psychiatry 2004; 61:1208–16.

Leichsenring F. Comparative effects of short-term psychodynamic psychotherapy and cognitive-behavioral therapy in depression. A meta-analytic approach. Clin Psychol Rev 2001; 21: 401–19.

Leichsenring F. Zur Meta-Analyse von Grawe. Gruppenpsychotherapie und Gruppendynamik 1996; 32: 205–34.

Leichsenring F. Zur Wirksamkeit tiefenpsychologisch fundierter und psychodynamischer Psychotherapie. Eine Übersicht unter Berücksichtigung der Evidence-Based Medicine. Z Psychosom Med Psychoth 2002; 48: 139–62.

Leichsenring F, Salzer S. Psychodynamische Fokaltherapie der Generalisierten Angststörung. Psychodynamische Therapie. Band 4. Göttingen: Hogrefe 2014.

Leidig S (Hrsg). Angststörungen – Neue Entwicklungen und Konzepte. Praxis Klinische Verhaltensmedizin und Rehabilitation. Bd. 46. Weinheim: Psychologie Verlags Union 1999.

Leidig S, Glomp I. Nur keine Panik! Ängste verstehen und überwinden. München: Kösel 2003.

Levy KN, Meehan KB, Kelly KM, Reynoso JS, Weber M, Clarkin JF, Kernberg OF. Change in attachment patterns and reflective functioning in a randomized control trial of transference-focused psychotherapy for borderline personality disorder. Journal of Consulting and Clinical Psychology 2006; 74: 1027–40.

Levy RA, Ablon JS, Kächele H. (eds). Psychodynamic Psychotherapy Research. New York: Humana Press 2012; Appendix 2B 631–4.

Liedke S. Katamnestische Untersuchung einer Langzeittherapie der Psychosomatischen Klinik in Grönenbach für Patientinnen mit Borderline-Persönlichkeitsstörung. Unveröffentlichte Diplomarbeit. Universität Heidelberg 1997.

Limbacher K, Leidig S, Zielke M (Hrsg). Arbeitsbezogene Prävention und Rehabilitation bei psychischen und psychosomatischen Erkrankungen – Klinische und wissenschaftliche Grundlagen. Praxis Klinische Verhaltensmedizin und Rehabilitation. Bd. 69. Lengerich: Pabst Science Publishers 2005.

Limbacher K. Gruppentherapie bei Depressionen in der stationären Verhaltenstherapie. In: Zielke M, Keyserlingk H von, Hackhausen W (Hrsg). Angewandte Verhaltensmedizin in der Rehabilitation. Lengerich: Pabst Science Publishers 2001; 49–82.

Lindsley OR, Skinner BF, Solomon HL. Studies in behavior therapy. Waltham: Metropolitan State Hospital, 1953.

Linehan MM. Cognitive Behavioral Treatment of Borderline Personality Disorder. New York: Guilford Press 1993.

Linehan MM. Dialectical Behavior Therapy for Borderline Personality Disorder: Theory and Method. Bull Menninger Clin 1987; 51(3): 261–76.

Linehan MM. Dialektisch-Behaviorale Therapie der Borderline-Persönlichkeitsstörung. München: CIP-Medien 1996.

Luborsky L, Diguer L, Luborsky E, Singer B, Dickter D, Schmidt KA. The efficacy of dynamic psychotherapy: Is it true that „Every has wone and all must have prizes"? In: Miller NE, Luborsky L, Barber JP, Docherty JP (eds). Psychodynamic treatment research. New York: Basic Books 1993; 495–516.

Luborsky L, Diguer L, Seligman DA, Rosenthal R, Krause ED, Johnson S, Halperin G, Bishop M, Berman JS, Schweizer E. The researcher's own therapy allegiances: a „wild card" in comparisons of treatment efficacy. Clinical Psychology: Science and Practice 1999; 6: 95–106.

Luborsky L. Einführung in die analytische Psychotherapie. Ein Lehrbuch. Berlin: Springer 1988.

Luborsky L. Erfahrung in der analytischen Psychotherapie. Berlin: Springer 1988.

Luborsky L. Theories of cure in psychoanalytic psychotherapies and the evidence for them. Psychoanalytic Inquiry 1986; 16: 257–64.

Luborsky L. Einführung in die analytische Psychotherapie. Ein Lehrbuch. Göttingen: Vandenhoeck & Ruprecht 1984.

Lueger RJ. Ein Phasenmodell der Veränderung in der Psychotherapie. Psychotherapeut 1995; 40: 467–78.

Lutz R, Stock O. Strategien der Therapieevaluation. In: Bassler M (Hrsg). Störungsspezifische Ansätze in der stationären Psychotherapie. Gießen: Psychosozial Verlag 2001.

MacKenzie KR. Time-managed group psychotherapy: effective clinical applications. Washington: American Psychiatric Press 1997.

Mackrill T. Differentiating life goals and therapeutic goals. Expanding our understanding of the working alliance. British Journal of Guidance and Counselling 2011; 39: 25–39.

Maercker A, Schützwohl M. Erfassung von psychischen Belastungsfolgen: Die Impact of Event-Skala-revidierte Version (IES-R). Diagnostica 1998; 2: 130–41.

Margraf J, Neumer S, Rief W. Somatoforme Störungen – Ätiologie, Diagnose und Therapie. Berlin, Heidelberg: Springer 1998.

Margraf J. Grundprinzipien und historische Entwicklung. In: Margraf J (Hrsg). Lehrbuch der Verhaltenstherapie. Bd. 1. Grundlagen, Diagnostik, Verfahren Rahmenbedingungen. Berlin: Springer 1996; 1–30.

Margraf J. Hintergründe und Entwicklung. In: Margraf J, Schneider S (Hrsg). Lehrbuch der Verhaltenstherapie. Bd. 1. Grundlagen, Diagnostik, Verfahren, Rahmenbedingungen. Berlin: Springer 2009; 3–45.

Marks I, Lovell K, Noshirvani H, Livanou M, Thrasher S. Treatment of posttraumatic stress disorder by exposure and/or cognitive restructuring: a controlled study. Arch Gen Psychiatry 1998; 55: 317–25.

Mattke D, Zeeck A, Strauß B. Stationäre und teilstationäre Gruppentherapie. In: Strauß B, Mattke

D. (Hrsg). Gruppenpsychotherapie. Heidelberg: Springer 2012; 405–16.

Mattke D. Psychodynamische Gruppenpsychotherapie und ihre Veränderungsmechanismen. In: Strauß B, Mattke D. (Hrsg). Gruppenpsychotherapie. Heidelberg: Springer 2012; 131–46.

Mc Cullough JP. Behandlung von Depressionen mit dem Cognitive Behavioral Analysis System of Psychotherapy (CBASP). München: CIP-Medien 2007.

Mc Cullough JP. Treatment for Chronic Depression. Cognitive Behavioral Analysis System of Psychotherapy. New York: Guilford Press 2000.

Meermann R, Borgart EJ. Essstörungen: Anorexie und Bulimie. Ein kognitiv-verhaltenstherapeutischer Leitfaden für Therapeuten. Stuttgart: Kohlhammer 2006.

Meermann R, Borgart EJ. Long term outcome effects of behavior therapy with psychosomatic inpatients: a two years follow-up. Psychosom Med 2003; 65: Supplement.

Meermann R, Okon E. Angststörungen: Agoraphobie, Panikstörung, spezifische Phobie. Ein kognitiv-verhaltenstherapeutischer Leitfaden für Therapeuten. Stuttgart: Kohlhammer 2006.

Meermann R, Vandereycken W (Hrsg). Verhaltenstherapeutische Psychosomatik: Klinik, Praxis, Grundversorgung. 2. Aufl. Stuttgart: Schattauer 1996.

Meermann R, Vandereycken W. Therapie der Magersucht und Bulimia nervosa – Ein klinischer Leitfaden für den Praktiker. Berlin: De Gruyter 1987.

Meermann R. Aus den Anfängen der Verhaltenstherapie: Biologie- und Medizinhistorische Wurzeln. Spektrum der Psychiatrie, Psychotherapie und Nervenheilkunde 1998; 27: 2–9.

Meermann R. Combat Stress und seine kurz- und langfristigen Folgen. In: Zielke M, Meermann R, Hackhausen W (Hrsg). Das Ende der Geborgenheit? Die Bedeutung von traumatischen Erfahrungen in verschiedenen Lebens- und Ereignisbereichen: Epidemiologie, Prävention, Behandlungskonzepte und klinische Erfahrungen. Lengerich: Pabst Science Publishers 2003; 182–93.

Meermann R. Geleitwort. In: Zielke M, Sturm J (Hrsg). Handbuch stationäre Verhaltenstherapie. Weinheim: PVU 1994; V–VII.

Meermann R. Stationäre Verhaltenstherapie in der psychosomatischen Klinik. In: Meermann R, Vandereycken W (Hrsg). Verhaltenstherapeutische Psychosomatik: Klinik, Praxis, Grundversorgung. 2. Aufl. Stuttgart: Schattauer 1996; 23–36.

Meermann R. Strukturelle Auswirkungen des Qualitätssicherungsprogramms der Rentenversicherung in einer psychosomatischen Rehabilitationsklinik. Prax Klin Verhaltensmed Rehabil 1995; 8: 282–90.

Meichenbaum D. Cognitive factors in behavior modification: modifying what clients say themselves. Res Rep Health Eff Inst 1971; 25.

Meichenbaum D. Stress bewältigen. München: Ehrenwirth 1985b.

Meichenbaum D. Stress inoculation training. New York: Pergamon 1985a.

Merkle W. Personalanhaltszahlen für eine psychosomatische Krankenhausabteilung im Rahmen einer Expertenrunde mit dem Hessischen Sozialministerium. 2002.

Mestel R, Erdmann A, Schmid M, Klingelhöfer J, Stauss K, Hautzinger M. 1- bis 3-Jahres-Katamnese bei 800 stationär behandelten depressiven Patienten. In: Bassler M (Hrsg). Leitlinien zur stationären Psychotherapie: Pro und Kontra. Gießen: Psychosozial Verlag 2000; 243–73.

Mestel R, Neeb K, Hauke B, Klingelhöfer J, Stauss K. Zusammenhänge zwischen der Therapiezeitverkürzung und dem Therapieerfolg bei depressiven Patienten. In: Bassler M (Hrsg). Wirkfaktoren von stationärer Psychotherapie. Gießen: Psychosozial Verlag 1996a; 98–146.

Mestel R, Rudolf A, Held M, Wittmann WW. Evaluation stationärer psychosomatischer Rehabilitation. In: VDR (Hrsg). Evaluation in der Rehabilitation (6. Rehawissenschaftliches Kolloquium vom 4.–6. März 1996 in Bad Säckingen, Band 6). Frankfurt am Main: DRV Schriften 1996b; 154–5.

Mestel R, Vogler J, Klingelhöfer J. Katamnesen mit AngstpatientInnen nach psychodynamischer verglichen mit kombiniert psychodynamisch-verhaltenstherapeutischer stationärer Psychotherapie. In: Bassler M (Hrsg). Stationäre Gruppenpsychotherapie. Gießen: Psychosozial Verlag 2002; 50–97.

Mestel R, Votsmeier-Röhr A. Longterm follow-up study of depressive patients receiving experiential psychotherapy in an inpatient setting. Paper presented at meeting of Society for Psychotherapy Research, Chicago, IL, 2000.

Mestel R. Effektstärkeberechnungen im Rahmen der PROTOS-Studie (Gerdes, Jäckel, Weidemann) für die Psychosomatische Klinik Bad Grönenbach für alle teilnehmenden Patienten über die vier Messzeitpunkte. Unveröffentlichter Bericht 1996.

Mestel R. Nachuntersuchung II, Therapieerfolgskontrollstudie langzeitig behandelter Borderline-Patientinnen. In: Stauss K (Hrsg). Neue Konzepte zum Borderline-Syndrom. Paderborn: Jungfermann 1993; 197–212.

Mestel R. Psychodiagnostische Erfassung der Borderline-Persönlichkeitsstörung mit Hilfe psychometrischer Testverfahren und eines halbstrukturierten Anamnesefragebogens und Psychotherapieevaluation langzeitig behandelter Borderline Patientinnen. Unveröffentlichte Diplomarbeit. Universität Konstanz 1992.

Meyer AE (ed). The Hamburg short psychotherapy comparison experiment. Psychother Psychosom 1984; 35: 81–207.

Meyer AE, Richter R, Grawe K, Graf v. d. Schulenburg JM, Schulte B. Forschungsgutachten zu Fragen eines Psychotherapeutengesetzes. Im Auftrag des Bundesministeriums für Jugend, Familien, Frauen und Gesundheit. Hamburg: Universitätskrankenhaus Hamburg-Eppendorf 1991.

Michalak J, Heidenreich T, Williams JMG. Achtsamkeit (Fortschritte der Psychotherapie Band 48). Göttingen: Hogrefe 2012.

Michalak J, Kosfelder J, Meyer F, Schulte D. Messung des Therapieerfolgs: Veränderungsmaße oder retrospektive Erfolgsbeurteilung. Z Klin Psychol Psychother 2003; 32: 94–103.

Missel P, Passameras K. Fallmanagement für Psychosomatikpatienten mit berufsbezogenen Störungen. Praxis Klin Verhaltensmed Rehab 2005; 69: 128–31.

Moreno JL. Gruppenpsychotherapie und Psychodrama. Stuttgart: Thieme 1959.

Müller J. Bedeutung von Kodiagnosen für die Therapieevaluation der Anorexia Nervosa. Unveröffentlichte Diplomarbeit. Universität Bonn 1999.

Muran C. A relations approach to understanding change: Multiplicity and contextualism in a psychotherapy research program. Psychotherapy Research 2002; 12; 113–38.

Myers BA. Social policy and the organization of health care. In: Last JM (ed). Maxcy-Rosenau public health and preventive medicine. Norwalk, Connecticut: Appleton-Century-Crofts 1986; 1639–67.

Neun H (Hrsg). Psychosomatische Einrichtungen. Göttingen: Vandenhoeck & Rupprecht 1994.

Norcross JC, Lambert MJ. Evidence-Based Therapy Relationship. In Norcross JC (ed). Psychotherapy Relationships That Work. Evidence-Based Responsiveness. (2nd ed). New York: Oxford University Press 2011; 3–21.

Norcross JC. (ed). Psychotherapy relationships that work. Evidence-based responsiveness. 2nd ed. New York: Oxford University Press 2011.

Novalis PN, Rojcewicz SJ, Peele R. Clinical Manual of Supportive Psychotherapy. Washington: American Psychiatric Press 1993.

Nowack U. Katamnestische Ergebnisse einer psychosomatischen Fachklinik. Unveröffentlichte Diplomarbeit. Fachbereich Psychologie, Philipps-Universität Marburg 1997.

Nowara S, Leygraf N. Psychotherapeutische Behandlung von Sexualstraftätern. In: Senf W, Broda M (Hrsg). Praxis der Psychotherapie. Stuttgart: Thieme 2000; 669–72.

Nübling R, Bürgy R, Meyerberg J, Oppl M, Kieser J, Schmidt J, Wittmann WW. Stationäre psychosomatische Rehabilitation in der Klinik Bad Herrenalb: Erste Ergebnisse einer Katamnesestudie. In: Bassler M (Hrsg). Leitlinien zur stationären Psychotherapie. Gießen: Psychosozial Verlag 2000; 274–300.

Orlinsky D, Grawe K, Parks BK. Process and outcome in psychotherapy. In: Bergin AE, Garfield SL (eds). Handbook of psychotherapy and behavior change. 4th ed. New York: Wiley & Sons 1994; 270–376.

Orlinsky D, Rønnestad MH, Gerin P, Willutzki U, Dazord A, Ambühl H, Davis J, Davis M, Botermans JF, Cierpka M. Development of psychotherapists: concepts, questions, and methods of a collaborative international study. Psychother Res 1999; 9: 127–53.

Orlinsky D. Learning from many masters. Psychotherapeut 1994; 39: 2–9.

Ornish D, Scherwitz LW. Intensive Veränderungen der Lebensweise zur Rückbildung der koronaren Herzkrankheit. In: Zielke M, Keyserlingk H von, Hackhausen W (Hrsg). Angewandte Verhaltensmedizin in der Rehabilitation. Lengerich: Pabst Science Publishers 2001; 476–500.

Overbeck G, Grabhorn R, Stirn A, Jordan J. Neuere Entwicklungen in der psychosomatischen

Medizin. Versuch einer Standortbestimmung. Psychotherapeut 1999; 44: 1–12.

Paar GH, Grohmann S, Kriebel R. Medizinische Rehabilitation. In: Adler RH, Herrmann JM, Köhle K, Langewitz W, Schonecke OW, Uexküll T von, Wesiack W (Hrsg). Uexküll – Psychosomatische Medizin. München: Urban & Fischer 2003; 537–46.

Paar GH, Kriebel R. Stationäre Psychotherapie in der psychosomatischen Rehabilitation in Deutschland. Psychotherapeut 1998; 43: 310–5.

Paar GH, Wiegand-Grefe S. Störungsspezifische Psychotherapie in der psychosomatischen Rehabilitation. In: Bassler M (Hrsg). Störungsspezifische Ansätze in der stationären Psychotherapie. Gießen: Psychosozial Verlag 2001; 176–204.

Paar GH. Psychosomatische Rehabilitation. In: Janssen PL, Herzog T, Heuft G, Paar GH, Schneider W. (Hrsg). Psychotherapeutische Medizin: Standortbestimmung zur Differenzierung der Versorgung psychisch und psychosomatisch Kranker. Stuttgart: Schattauer 1999; 60–74.

Panksepp J. Affective Neuroscience. The foundations of human and animal emotions. Oxford: Oxford University Press 1988.

Paul T. Der langfristige Verlauf der Bulimia Nervosa. In: Jacobi C, Paul T (Hrsg). Bulimia und Anorexia nervosa: Ursachen und Therapie. Berlin: Springer 1994; 195–216.

Pawlow IP. Conditioned reflexes. London: Oxford University Press 1927.

Pawlow IP. Lectures on conditioned reflexes: twenty-five years of objective studies of higher nervous activity. New York: International Publishers 1928.

Perls FS, Hefferline RF, Goodman P. Gestalttherapy. New York: Julian Press 1951.

Petry J. Stationäre Behandlung von Patienten mit „pathologischem Glücksspielverhalten". In: Zielke M, Keyserlingk H von, Hackhausen W (Hrsg). Angewandte Verhaltensmedizin in der Rehabilitation. Lengerich: Pabst Science Publishers 2001; 427–50.

Piper WE, Azim HFA, Joyce AS, McCallum M. Transference interpretations, therapeutic alliance, and outcome in short-term individual psychotherapy. J Clin Consult Psychol 1991; 52: 268–79.

Platz S, Zielke M, Trierweiler A. Evaluation einer Gruppentherapie zur Behandlung sexueller Funktionsstörungen von Frauen in einem stationären Behandlungssetting. In: Zielke M, Mark N (Hrsg). Fortschritte der angewandten Verhaltensmedizin. Berlin, Heidelberg: Springer 1990; 417–37.

Pomerleau OF, Brady JP (eds). Behavioral medicine: theory and practise. Baltimore: Williams & Wilkins 1979.

Potreck-Rose F, Matthey K, Neun H. Psychosomatische Einrichtungen in der Übersicht: Bettenkapazität, Ausstattung und Versorgungsstruktur. In: Neun H (Hrsg). Psychosomatische Einrichtungen. Göttingen: Vandenhoeck & Ruprecht 1994; 121–32.

Psychotherapie-Richtlinien. Richtlinie des Gemeinsamen Bundesausschusses über die Durchführung der Psychotherapie (Psychotherapie-Richtlinien) in der Fassung vom 19. Februar 2009 veröffentlicht im Bundesanzeiger 2009; Nr. 58.

Pudel V, Westenhöfer J. Fragebogen zum Essverhalten (FEV). Handanweisung. Göttingen: Hogrefe 1989.

Pudel V. Adipositas. Fortschritte der Psychotherapie. Bd. 19. Göttingen: Hogrefe 2003.

Raspe H, Pfaff H, Härter M, Hart D, Koch-Gromus U, Schwartz F-W, Siegrist J, Wittchen, H U. Versorgungsforschung in Deutschland: Stand – Perspektiven – Förderung Wiley-VCH, DFG 2010.

Raspe H, Weber U, Voigt S, Kosinski A, Petras H. Qualitätssicherung durch Patientenbefragungen in der medizinischen Rehabilitation: Wahrnehmungen und Bewertungen von Rehastrukturen und -prozessen („Rehabilitandenzufriedenheit"). Rehabilitation 1997; 36: 31–42.

Rathner R, Waldherr E. Eating-Disorder-Inventory-2. Z Diff Klin Psychol 1997; 45: 157–82.

Reimer C, Rüger U. Psychodynamische Psychotherapien – Lehrbuch der tiefenpsychologisch fundierten Psychotherapieverfahren. 4. Aufl. Berlin, Heidelberg: Springer 2012.

Reisch E. Somatisierungsstörung. In: Eckert J, Höger D, Linster HW (Hrsg). Praxis der Gesprächspsychotherapie. Störungsbezogene Falldarstellungen. Stuttgart: Kohlhammer 1997; 1118–30.

Richter M, Schmid-Ott G, Muthny F A. Patientenzufriedenheit in der psychosomatischen Rehabilitation. Ausprägung und Einfluss soziodemografischer, motivationaler und klinischer Patientenmerkmale. Nervenheilkunde 2010; 29: 386–92.

Rief W, Hiller W. Somatisierungsstörung und Hypochondrie. Fortschritte der Psychotherapie. Bd. 1. Göttingen: Hogrefe 1998.

Riemann D, Berger M (Hrsg). Schlafstörungen. Praxis der Klinischen Verhaltensmedizin und Rehabilitation. Bd. 15. Dortmund: modernes lernen 1991.

Roedinger E. Praxis der Schematherapie. Stuttgart: Schattauer 2009.

Rogers CR, Dymond RF. Psychotherapy and personality change. Co-ordinated research studies in the client-centered approach. Chicago: The University of Chicago Press 1954.

Rogers CR. A theory of therapy, personality and interpersonal relationships as developed in client-centered framework. In: Koch S (ed). Psychology. A study of science. Vol. III. New York: Mac Graw Hill 1959; 184–256. (Eine Theorie der Psychotherapie der Persönlichkeit und der zwischenmenschlichen Beziehungen. Köln: GWG 1959.)

Rogers CR. Client-centered Therapy. Boston: Houghton Mifflin 1951.

Roth A, Fonagy P. What works for whom? A critical review of psychotherapy research. New York: Guilford Press 1996.

Rudolf G. Strukturelle Psychotherapie. Stuttgart: Schattauer 2004.

Rüger U, Dahm A, Kallinke D. Faber/Haarstrick. Kommentar Psychotherapie-Richtlinien. 9. Aufl. München: Urban & Fischer 2011.

Rüger U, Dahm A, Kallinke D. Faber/Haarstrick. Kommentar Psychotherapie-Richtlinien. 7. Aufl. München: Urban & Fischer 2005.

Rüger U, Reimer C. Gemeinsame Merkmale und Charakteristika psychodynamischer Therapieverfahren. In: Reimer C, Rüger U. Psychodynamische Psychotherapien – Lehrbuch der tiefenpsychologisch fundierten Psychotherapieverfahren. 4. Aufl. Berlin, Heidelberg: Springer 2012; 3–24.

Rugulies R, Aust B. Psychosoziale Theorien der koronaren Herzkrankheit und Möglichkeiten der Intervention im Berufsleben. In: Zielke M, Keyserlingk H von, Hackhausen W (Hrsg). Angewandte Verhaltensmedizin in der Rehabilitation. Lengerich: Pabst Science Publishers 2001; 451–65.

Sachse R. Psychologische Psychotherapie bei chronisch entzündlichen Darmerkrankungen. Göttingen: Hogrefe 2006.

Sachse R. Zielorientierte Gesprächspsychotherapie bei Patientinnen und Patienten mit psychosomatisch begründeten chronischen Magen-Darm-Erkrankungen. Manuskriptdruck. Bochum: Universität Bochum 1999.

Safran JD, Muran JC, Eubanks-Carter C. Repairing alliance ruptures. In: Norcross JC (ed). Psychotherapy relationships that work. Evidence-based responsiveness. 2nd ed. New York: Oxford University Press 2011, 224–38.

Safran JD, Muran JC. The resolution of ruptures in the therapeutic alliance. Journal of Consulting and Clinical Psychology 1996; 64: 447–58.

Sandler J, Sandler AM. Vergangenheits-Unbewusstes, Gegenwarts-Unbewusstes und die Deutung der Übertragung. Psyche 1985; 39: 800–39.

Sandner D. Zur Psychodynamik in Arbeitsgruppen – ein Beitrag zur Theorie der angewandten Gruppendynamik. In: Sandner D (Hrsg). Gruppenanalyse – Theorie, Praxis, Forschung. Berlin: Springer 1986; 101–15.

Saß H, Wittchen HU, Zaudig M. Diagnostisches und Statistisches Manual Psychischer Störungen DSM-IV. Göttingen: Hogrefe 1996.

Sauter M. Prädiktion des katamnestischen Therapieerfolgs bei PTSD-Patienten. Unveröffentlichte Diplomarbeit. Fachbereich Psychologie, Universität Koblenz-Landau 2003.

Schäfer S. Zur Bedeutung von Stabilisierung und Exposition in der Behandlung Posttraumatischer Belastungsstörungen. Unveröffentlichte Diplomarbeit. Fachbereich Humanwissenschaften, Universität Osnabrück 2003.

Schairer U, Zielke M (Hrsg). Adipositas: therapeutische Konzepte und Evaluation. Praxis der Klinischen Verhaltensmedizin und Rehabilitation. Bd. 13. Dortmund: modernes lernen 1991.

Schattenburg L. Gruppenpsychotherapie in der psychosomatischen Rehabilitation. In Strauß B, Mattke D. (Hrsg). Gruppenpsychotherapie. Heidelberg: Springer 2012; 43–8.

Schepank H. Der Beeinträchtigungs-Schwere-Score (BSS). Ein Instrument zur Bestimmung der Schwere einer psychogenen Erkrankung. Göttingen: Beltz Test GmbH 1995.

Schmidt J, Karcher S, Steffanowski A, Nübling R, Wittmann WW. Die EQUA-Studie – Erfassung der Ergebnisqualität stationärer psychosomatischer Rehabilitationsbehandlungen – Vergleich unterschiedlicher Evaluationsstrategien und Entwicklung neuer Messinstrumentarien. In:

Bengel J, Jäckel WH (Hrsg). Zielorientierung in der Rehabilitation. Regensburg: Roderer 2000; 109–18.

Schmitz B, Schuhler P, Handke-Raubach A, Jung A. Kognitive Verhaltenstherapie bei Persönlichkeitsstörungen und unflexiblen Persönlichkeitsstilen. Lengerich: Pabst Science Publishers 2001b.

Schmitz-Buhl M, Bückers R, Kriebel R, Paar GH. Qualitätssicherung in der psychosomatischen Rehabilitation – Der fremdmotivierte „geschickte" Patient: Erfassung, Klinikmanagement, Behandlungsergebnisse. DRV-Schriften 2000a; 28: 377–8.

Schmitz-Buhl M, Kriebel R, Paar GH. Evaluation der Behandlung störungsspezifischer Gruppen in der stationären psychosomatischen Rehabilitation. In: Bassler M. (Hrsg). Störungsspezifische Ansätze in der stationären Psychotherapie. Gießen: Psychosozial 2001; 295–307.

Schmitz-Buhl M, Kriebel R, Paar GH. Sozialmedizinische Problemlage, Feindseligkeit und deren Verarbeitung. DRV-Schriften 2000b; 33: 483–5.

Schmitz-Buhl SM, Paar GH, Kriebel R. Die therapeutische Beziehung im störungsspezifischen Vergleich zu störungsunspezifischen Behandlungsgruppen in der stationären psychosomatischen Rehabilitation. In: Bassler M (Hrsg). Störungsspezifische Ansätze in der stationären Psychotherapie. Psychosozial Verlag 2001a.

Schneider R. Selbstsicherheitstraining. In: Zielke M, Sturm F (Hrsg). Handbuch Stationäre Verhaltenstherapie. Weinheim: Psychologie Verlags Union 1994; 395–424.

Schneider W, Paar GH. Psychosomatisch-psychotherapeutisches Handeln zwischen Prävention, Therapie und Rehabilitation. In: Schneider W, Henningsen P, Rüger U (Hrsg). Sozialmedizinische Begutachtung in Psychosomatik und Psychotherapie. Autorisierte Leitlinien, Quellentexte und Kommentar. Bern: Huber 2001; 173–94.

Schneider W. Die Bedeutung der Psychotherapieforschung für die Praxis – klinische, wissenschaftliche und sozialpolitische Aspekte. In: Ahrens S, Schneider W (Hrsg). Lehrbuch der Psychotherapie und Psychosomatischen Therapie. Stuttgart: Schattauer 2002; 519–41.

Schuhler P, Baumeister H, Jahrreiss R. Kognitive Verhaltenstherapie bei Alkohol- und Medikamentenmissbrauch. In: Zielke M, Keyserlingk H von, Hackhausen W (Hrsg). Angewandte Verhaltensmedizin in der Rehabilitation. Lengerich: Pabst Science Publishers 2001; 389–409.

Schuhler P. Essstörung und Suchterkrankung: Eine Fallstudie auf kognitiv-verhaltenstherapeutischer Grundlage. In: Vogelgesang M, Schuhler P, Zielke M (Hrsg). Essstörungen – Klinische Behandlungskonzepte und praktische Erfahrungen. Lengerich: Pabst Science Publishers 2005.

Schulte D. Therapieplanung. Göttingen: Hogrefe 1996.

Schulte D. Verhaltenstherapeutische Diagnostik. In: Deutsche Gesellschaft für Verhaltenstherapie (Hrsg). Verhaltenstherapie. Theorien und Methoden. Tübingen: DGVT-Verlag 1986; 16–42.

Schultze H, Bischoff C, Pein A von, Limbacher K. Sozialmedizinische Einschätzung in der stationären Rehabilitation – Konzept eines sozialmedizinischen psychoedukativen Gruppenmoduls. Praxis Klinische Verhaltensmedizin und Rehabilitation. Bd. 69. Lengerich: Pabst Science Publishers 2005.

Schultz-Venrath U. Lehrbuch Mentalisieren. Psychotherapie wirksam gestalten. Stuttgart: Klett-Cotta 2013.

Schulz H, Koch U. Zur stationären psychosomatisch-psychotherapeutischen Versorgung in Norddeutschland – Expertise zu Fragen des Bedarfs und zur Versorgungsstruktur. Psychother Psychosom Med Psychol 2002; 52: 244–7.

Schulz H, Lotz-Rambaldi W, Koch U, Jürgensen R, Rüddel H. Ein-Jahres-Katamnese stationärer Psychosomatischer Rehabilitation mit einer psychoanalytischen oder verhaltenstherapeutischen Orientierung. Psychother Psychosom Med Psychol 1999; 49: 114–30.

Schulz H. Meta-Analyse der Wirksamkeit stationärer psychosomatischer Behandlung in Deutschland. Vortrag auf der Tagung der Fachgruppe Klinische Psychologie und Psychotherapie am 30.5.2003. Freiburg 2003.

Schut AJ, Castonguay G, Flanagan KM, Yamasaki AS, Barber JP, Bedics D, Smith TL. Therapist interpretation, patient-therapist interpersonal process, and outcome in psychodynamic psychotherapy in avoidant personality disorder. Psychotherapy: Theory, Research, Practice, Training 2005; 42: 494–511.

Schwartz GE, Weiss SM. Yale conference on behavioral medicine: a proposed definition and statement of goals. J Behav Med 1979; I: 3–12.

Schwickerath J, Berrang F, Kneip V. Mobbing: Interaktionelle Problembereiche am Arbeitsplatz – Psychosomatische Reaktionsbildungen und Behandlungsansätze. Prax Klin Verhaltensmed Reha 2000; 50: 28–46.

Schwickerath J, Keller R, Follert P. Stationäre verhaltensmedizinische Behandlung von Angst- und Panikstörungen. In: Zielke M, Keyserlingk H von, Hackhausen W (Hrsg). Angewandte Verhaltensmedizin in der Rehabilitation. Lengerich: Pabst Science Publishers 2001; 157–71.

Schwickerath J, Kneip V. Mobbing am Arbeitsplatz – Konzept und Evaluation stationärer Verhaltenstherapie psychosomatischer Reaktionsbildungen bei Mobbing. In: Schwickerath J, Carls W, Zielke M, Hackhausen W (Hrsg). Mobbing am Arbeitsplatz – Grundlagen, Beratungs- und Behandlungskonzepte. Lengerich: Pabst Science Publishers 2004; 186–230.

Segal ZV, Williams JMG, Teasdale JD. Mindfulness-based Cognitive Therapy for Depression – A new Approach to Preventing Relapse. New York: Guilford Press 2002.

Segal ZV, Williams JMG, Teasdale JD. Die Achtsamkeitsbasierte Kognitive Therapie der Depression. Tübingen: dgvt-Verlag 2008.

Seiler M. Veränderungsdimensionen in der Psychotherapie-Evaluation. Unveröffentlichte Diplomarbeit. Universität Leipzig 2003.

Seligman MEP. The effectiveness of psychotherapy. The consumer reports study. Am Psychol 1995; 50: 956–74.

Sharpless BA, Muran JC, Barber JP. Coda: Recommendations for practice and training. In: Muran JC, Barber JP (eds). The therapeutic alliance: An evidence based approach to practice. New York: Guilford Press 2010; 341–54.

Shedler J. The efficacy of psychodynamic psychotherapy. American Psychologist 2010; 65: 98–109.

Shimokawa K, Lambert MJ, Smart DW. Enhancing treatment outcome of patients at risk of treatment failure: Meta-analytic and mega-anytic review of a psychotherapy quality assurance system. Journal of Consulting and Clinical Psychology 2010; 78: 298–311.

Sobottka B. Verhaltensmedizinische Grundlagen zur Behandlung von Patienten mit Zwangsstörungen. In: Zielke M, Keyserlingk H von, Hackhausen W (Hrsg). Angewandte Verhaltensmedizin in der Rehabilitation. Lengerich: Pabst Science Publishers 2001; 172–200.

Spitzer C, Mestel R, Klingelhöfer J, Gänsicke M, Freyberger HJ. Screening und Veränderungsmessung dissoziativer Psychopathologie: Psychometrische Charakteristika der Kurzform des Fragebogens zu dissoziativen Symptomen (FDS-20). Psychother Psychosom Med Psychol 2004; 54: 165–172.

Stadtmüller G, Schumm P, Werner D. Empirische Ergebnisse stationärer Psychotherapie im Rahmen eines multimodalen Ansatzes. In: Wittgensteiner Kliniken AG, Klingelhöfer J, Vogler J (Hrsg). Humanistisch-integrative Psychotherapieansätze in der stationären Psychosomatik. Selbstverlag Psychosomatische Klinik Bad Grönenbach 2002; 111–43.

Stadtmüller G, Schumm P. Adula Klinik Oberstdorf – Fachklinik für Psychosomatik und Psychotherapie, Evaluationsstudie 2000. Unveröffentlichte Studie. Adula Klinik 2000.

Stangier U, Fydrich T. Soziale Phobie und Soziale Angststörung – Psychologische Grundlagen, Diagnostik und Therapie. Göttingen: Hogrefe 2002.

Stangier U. Hautkrankheiten in der verhaltensmedizinischen Behandlung. In: Zielke M, Keyserlingk H von, Hackhausen W (Hrsg). Angewandte Verhaltensmedizin in der Rehabilitation. Lengerich: Pabst Science Publishers 2001; 737–73.

Stangier U. Hautkrankheiten und Körperdysmorphe Störung. Fortschritte der Psychotherapie. Bd. 15. Göttingen: Hogrefe 2002.

Stapel M. Die Wirksamkeit stationärer Verhaltenstherapie bei depressiven Patienten in der Psychosomatik. Inauguraldissertation an der Fakultät für Sozialwissenschaften der Universität Mannheim. Lengerich: Pabst Science Publishers 2005.

Statistisches Bundesamt. Grunddaten der Krankenhäuser und Vorsorge- oder Rehabilitationseinrichtungen 2001. Fachserie 12, Reihe 6.1 Gesundheitswesen. Wiesbaden: Statistisches Bundesamt 2003.

Stauss K. Bonding-Psychotherapie. Anthropologische, theoretische und empirische Grundlagen. Unveröffentlichtes Manuskript 2003.

Steffanowski A, Rieger J, Kriz D, Schmidt J, Nübling, R. Patientenbefragungen in der medizinischen Rehabilitation: Zusammenhänge zwischen

Rücklaufquote und Patientenzufriedenheit. Paper presented at the 19. Rehabilitationswissenschaftliches Kolloquium der Deutschen Rentenversicherung, Leipzig 2010 (retrieved from www.gfqg.de/aktuelles_100308c2.pdf at 17.07.2013)

Stiles WB, Glick MJ, Osatuke K, Hardy GE, Shapiro DA, Agnew-Davies R, Rees A, Barkham M. Patterns of alliance development and the rupture-repair hypothesis: Are productive relationships U-shaped or V-shaped? Journal of Counseling Psychology 2004; 51: 81–92.

Strauß B, Buchheim A, Kächele H. (Hrsg). Klinische Bindungsforschung. Theorien-Methoden-Ergebnisse. Stuttgart: Schattauer 2002.

Strauß B. Die Bedeutung der Bindungstheorie und -forschung für die Psychotherapie. In: Ahrens S, Schneider W (Hrsg). Lehrbuch der Psychotherapeutischen Medizin. Stuttgart: Schattauer 2002; 149–57.

Strauss B. Störungsspezifische versus allgemeine Therapie: Aus der Sicht der Psychotherapieforschung. Vortrag auf der Jahrestagung des Deutschen Kollegiums für Psychosomatische Medizin (DKPM). Bad Honnef 01.03.2001.

Strauß, B. Die Gruppe als sichere Basis: Bindungstheoretische Überlegungen zur Gruppentherapie. In: Strauß B, Mattke D. (Hrsg). Gruppenpsychotherapie. Lehrbuch für die Praxis. Berlin: Springer 2012.

Strupp HH, Binder JL. Kurzpsychotherapie. Stuttgart: Klett-Cotta 1984.

Strupp HH, Binder JL. Kurzpsychotherapie. Stuttgart: Klett-Cotta 1991.

Subic-Wrana C, Maucher V, Beutel ME. Psychotherapie der Panikstörung. Therapeutische Zugänge, Behandlungsprinzipien und Wirksamkeit aktueller Behandlungsmethoden. Psychotherapeut 2006; 51: 334–45.

Subic-Wrana C, Milrod B, Beutel ME. Panikfokussierte Psychodynamische Psychotherapie. Band 3. Göttingen: Hogrefe 2012.

Summers RF, Barber, JP. Psychodynamic Therapy. A Guide to Evidence-Based Practice. New York: Guilford Press 2010.

Thorndike EL. Animal intelligence. Psychol Rev 1898; Monograph Supplement.

Tönnies S, Plöhn S, Krippendorf U. Skalen zur psychischen Gesundheit (SPG). Manual. Göttingen: Hogrefe 1996.

Traue HC. Emotion und Gesundheit. Heidelberg, Berlin: Spektrum 1998.

Tress W, Ott J, Hartkamp N. Entwicklung der Behandlungskonzepte in der stationären Psychotherapie unter besonderer Berücksichtigung gruppenpsychotherapeutischer und gruppendynamischer Wahrnehmungs- und Interventionsformen. In: Vandieken R, Häckl E, Mattke D (Hrsg). Was tut sich in der stationären Psychotherapie? Gießen: Psychosozial Verlag 1998; 22–41.

Trierweiler A. Gruppentherapie zur Behandlung sexueller Funktionsstörungen bei Frauen in einem stationären Setting. In: Zielke M, Mark N (Hrsg). Fortschritte der angewandten Verhaltensmedizin. Berlin, Heidelberg: Springer 1990; 303–13.

Tritt K, Heymann F von, Loew TH, Benker B, Bleichner F, Buchmüller R, Findeisen P, Galuska J, Kalleder W, Lettner F, Michelitsch B, Pfitzer F, Stadtmüller G, Zaudig M. Patienten in stationärer psychosomatischer Krankenhausbehandlung: Patientencharakterisierung und Behandlungsergebnisse anhand der PSY-BaDo-PTM. Psychotherapie in Psychiatrie, Psychotherapeutischer Medizin und Klinischer Psychologie 2003; 8: 244–51.

Tscheulin D (Hrsg). Qualitätssicherung an der Hochgrat-Klinik Wolfsried. Würzburg: Hochgrat-Klinik Wolfsried-Reisach GmbH 1995.

Tscheulin D (Hrsg). Zwischenbericht zur Effektqualitätssicherung an der Hochgrat-Klinik Wolfsried. Würzburg: Hochgrat-Klinik Wolfried-Reisach GmbH 1996.

Tscheulin D, Walter-Klose C, Wellenhöfer G. Effektivität personzentrierter stationärer Psychotherapie an der Hochgrat-Klinik: Ein Überblick zur Qualitätssicherung bei 1550 Patienten. Gesprächspsychotherapie und Personzentrierte Beratung 2000; 1: 35–44.

Tschuschke V, Mattke D. Kurzgruppentherapie: Entwicklung, Konzepte und aktueller Forschungsstand. Gruppenpsychother Gruppendyn 1997; 33: 36–54.

Tschuschke V. Wirkfaktoren der Gruppenpsychotherapie. In: Tschuschke V (Hrsg). Praxis der Gruppenpsychotherapie. Stuttgart: Thieme 2001; 140–7.

Uexküll T von, Wesiack W. Wissenschaftstheorie und Psychosomatische Medizin – ein biopsychosoziales Modell. In: Uexküll T von (Hrsg).

Lehrbuch der Psychosomatischen Medizin. München: Urban & Schwarzenberg 1985; 1–30.

Urban HB, Ford DH. Some historical and conceptual perspectives of psychotherapy and behavior change. In: Bergin AE, Garfield SL (eds). Handbook of psychotherapy and behavior change. New York: Wiley 1971; 84–92.

Ursano RJ, Sonnenberg SM, Lazar SG. Concise Guide to Psychodynamic Psychotherapy: Principles and Techniques of Brief, Intermittend, and Long-Term Psychodynamic Psychotherapy. (3rd ed). Washington: American Psychiatric Press 2004.

Vandereycken W, Meermann R. Chronisches Krankheitsverhalten und Non-Compliance. In: Meermann R, Vandereycken W (Hrsg). Verhaltenstherapeutische Psychosomatik: Klinik, Praxis, Grundversorgung. 2. Aufl. Stuttgart: Schattauer 1996; 9–21.

Vandereycken W, Meermann R. Magersucht und Bulimie – Ein Ratgeber für Betroffene. Bern: Huber 2000.

Verband Deutscher Rentenversicherungsträger (VDR) (Hrsg). Aktiv Gesundheit fördern. Gesundheitsbildungsprogramm der Rentenversicherung für die medizinische Rehabilitation. Stuttgart: Schattauer 2000a.

Verband Deutscher Rentenversicherungsträger (VDR). Reha-Qualitätssicherungsprogramm der Gesetzlichen Rentenversicherung. Programmpunkt 1: Klinikkonzepte. Auswertungen zur Strukturerhebung 1998. Frankfurt a. M.: VDR 2000b.

Verband Deutscher Rentenversicherungsträger. VDR Statistik Rehabilitation des Jahres 2002 (Vol. 146). Frankfurt a. M.: VDR 2003.

Vesenbeckh W. „Arbeitsleben" – Eine arbeits- und berufsbezogene multimodale Problemlösegruppe. Praxis Klinische Verhaltensmedizin und Rehabilitation. Bd. 69. Lengerich: Pabst Science Publishers 2005.

Vogelgesang M. Essstörungen und sexuelle Traumatisierungen. In: Vogelgesang M, Schuhler P, Zielke M (Hrsg). Essstörungen – Klinische Behandlungskonzepte und praktische Erfahrungen. Lengerich: Pabst Science Publishers 2005a; 165–78.

Vogelgesang M. Verhaltensmedizinische Behandlungskonzepte und klinische Erfahrungen bei sexuell Traumatisierten. In: Zielke M, Meermann R, Hackhausen W (Hrsg). Das Ende der Geborgenheit? Die Bedeutung von traumatischen Erfahrungen in verschiedenen Lebens- und Ereignisbereichen: Epidemiologie, Prävention, Behandlungskonzepte und klinische Erfahrungen. Lengerich: Pabst Science Publishers 2003; 502–11.

Vogelgesang M. Verhaltenstherapie der Anorexia nervosa und der Bulimia nervosa. In: Vogelgesang M, Schuhler P, Zielke M (Hrsg). Essstörungen – Klinische Behandlungskonzepte und praktische Erfahrungen. Lengerich: Pabst Science Publishers 2005b; 47–66.

Völlinger D, Leidig S, Fydrich T. Evaluation eines psychoedukativen Großgruppenkonzeptes zur Behandlung von Angststörungen. Praxis Klin Verhaltensmed Rehabil 1999; 46: 9–18.

Wampold BE. The great psychotherapy debate: Models, methods, and findings. Mahwah: Erlbaum 2001.

Watson, JB, Rayner R. Conditioned emotional reactions. J Exp Psychol 1920; 3: 1–14.

Watzke B. Vergleich therapeutischer Prozessvariablen in psychoanalytisch und verhaltenstherapeutisch begründeten stationären Gruppenpsychotherapien. Inaugural Dissertation an der Universität Hamburg 2002.

Weger V. Evaluation des Therapieerfolgs von essgestörten Patientinnen an der psychosomatischen Klinik Bad Grönenbach. Unveröffentlichte Diplomarbeit. Universität Innsbruck 2003.

Weig W. Rehabilitation psychisch Kranker unter den Bedingungen des deutschen Sozialrechts in Abgrenzung von der Soziotherapie. Krankenhauspsychiatrie 2003; 14: 134–7.

Weiner H. The dynamics of the organism: implications of recent biological thought for psychosomatic theory and research. Psychosom Med 1989; 51: 608–35.

Weiss E, Sampson H. and the Mount Zion Psychotherapy Research Group. The psychoanalytic process. Theory, clinical observation & empirical research. New York, London: The Guilford Press 1980.

Weißer K, Schneider HJ. „Asthma-Gruppe": Verhaltenspsychologie in der Rehabilitationsklinik. In: Zielke M, Sturm F (Hrsg). Handbuch Stationäre Verhaltenstherapie. Weinheim: Psychologie Verlags Union 1994; 649–58.

Westen D, Morrison K. A multidimensional meta-analysis of treatments for depression, panic and generalized anxiety disorder: an empirical examination of the status of empirically supported therapies. J Consult Clin Psychol 2002; 69: 875–99.

Willutzki U. Modelle und Strategien der Diagnostik in der Verhaltenstherapie. In: Laireiter AR (Hrsg). Diagnostik in der Psychotherapie. Wien: Springer 2000; 107–27.

Winston A, Rosenthal RN, Muran JC. Introduction to Supportive Psychotherapy. Arlington: American Psychiatric Publishing 2004.

Wissenschaftlicher Beirat Psychotherapie (Hrsg). Gutachten und Gutachten zum Nachtrag zur Gesprächspsychotherapie als wissenschaftliches Psychotherapieverfahren. www.wbpsychotherapie.de. Köln 2002.

Wissenschaftlicher Beirat Psychotherapie. Ergänzung zur Stellungnahme zur Psychodynamischen Psychotherapie, 30.06.2010; 2008.

Wissenschaftlicher Beirat Psychotherapie. Methodenpapier des Wissenschaftlichen Beirats Psychotherapie nach § 11 PsychThG, Version 2.8, 20.09.2010.

Wissenschaftlicher Beirat Psychotherapie. Stellungnahme zur Psychodynamischen Psychotherapie bei Erwachsenen, 11.11.2004; 2004.

Wissenschaftlicher Beirat Psychotherapie (Hrsg). Stellungnahme des Wissenschaftlichen Beirats Psychotherapie nach § 11PsychThG zur Verhaltenstherapie. 29. Dezember 2003. http://www.wbpsychotherapie.de; 17. April 2013.

Wittmann B. Verhaltensmedizin in der neurologischen Rehabilitation. In: Zielke M, Keyserlingk H von, Hackhausen W (Hrsg). Angewandte Verhaltensmedizin in der Rehabilitation. Lengerich: Pabst Science Publishers 2001; 790–811.

Wittmann WW, Held M, Rudolf A, Schulze R. Gutachten über die Programmevaluations-Studie der Klinik für psychosomatische Medizin in Grönenbach einschließlich Zertifizierung der Qualität und Aussagekraft der erhobenen Daten bezüglich der Ergebnisqualität. Unveröffentlichter Bericht. Universität Mannheim 1996.

Wittmann WW, Matt GE. Meta-Analyse als Integration von Forschungsergebnissen am Beispiel deutschsprachiger Arbeiten zur Effektivität von Psychotherapie. Psychol Rundsch 1986; 37: 20–40.

Wöller W, Kruse J. (Hrsg). Tiefenpsychologisch fundierte Psychotherapie. Basisbuch und Praxisleitfaden. 4. Aufl. Stuttgart: Schattauer 2014.

Wöller W, Kruse J. Tiefenpsychologisch fundierte Psychotherapie. Basisbuch und Praxisleitfaden. Stuttgart: Schattauer 2001.

World Health Organization [WHO] (ed). ICF: International Classification of Functioning, Disability and Health. Geneva: WHO 2001.

Yalom JD. Existential Psychotherapy. New York: Basic Books 1980.

Yontef G, Simkin JS. Gestalttherapie: Eine Einführung. In: Corsini RJ (Hrsg). Handbuch der Psychotherapie 4. Aufl. Weinheim: Psychologie Verlags Union 1994; 720–37.

Young JE, Klosko JS, Weishaar ME. Schema therapy: A Practitioner's Guide. New York: Guilford Press 2003.

Young JE, Klosko JS, Weishaar ME. Schematherapie: Ein Praxisorientiertes Handbuch. Paderborn: Junfermann 2005.

Zerssen D von. Beschwerden-Liste. Manual. Hogrefe: Göttingen 1976a.

Zerssen D von. Paranoid-Depressivitäts-Skala/Depressivitäts-Skala (PD-S/D-S). Manual. Hogrefe: Göttingen 1976b.

Ziegle N. Langzeitveränderungen schlafbezogener Verhaltens- und Erlebensmuster nach stationärer Verhaltenstherapie bei psychosomatischen Erkrankungen. Lengerich: Pabst Science Publishers 2005.

Zielke M, Borgart EJ, Carls W, Herder F, Lebenhagen J, Leidig S, Limbacher K, Meermann R, Reschenberg I, Schwickerath J. Ergebnisqualität und Gesundheitsökonomie verhaltensmedizinischer Psychosomatik in der Klinik. Krankheitsverhalten und Ressourcenverbrauch von Patienten mit psychischen und psychosomatischen Erkrankungen: Ergebnisse verhaltensmedizinischer Behandlung und Rehabilitation im Langzeitverlauf. Lengerich: Pabst Science Publishers 2004.

Zielke M, Carls W. Problemkonstellationen und Konzeptansätze zur Betreuung und Behandlung von Patienten mit Posttraumatischen Belastungsstörungen. In: Zielke M, Meermann R, Hackhausen W (Hrsg). Das Ende der Geborgenheit? Die Bedeutung von traumatischen Erfahrungen in verschiedenen Lebens- und Ereignisbereichen: Epidemiologie, Prävention, Behandlungskonzepte und klinische Erfahrungen. Lengerich: Pabst Science Publishers 2003; 19–32.

Zielke M, Kopf-Mehnert C. Veränderungsfragebogen des Erlebens und Verhaltens (VEV). Manual. Weinheim: Beltz 1978.

Zielke M, Mark N. Struktur der therapeutischen Versorgung. In: Zielke M, Sturm F (Hrsg). Handbuch der stationären Verhaltenstherapie. Weinheim: Beltz Psychologie Verlags Union 1994; 250–64.

Zielke M, Sturm J (Hrsg). Handbuch stationäre Verhaltenstherapie. Weinheim: Psychologie Verlags Union 1994.

Zielke M. Entwicklung und Begründung eines Modells zur Analyse des Arbeits- und Leistungsprozesses AMALPROZESS. In: Zielke M, Keyserlingk H von, Hackhausen W (Hrsg). Angewandte Verhaltensmedizin in der Rehabilitation. Lengerich: Pabst Science Publishers 2001; 629–67.

Zielke M. Förderung und Entwicklung interaktionellen Problemlöseverhaltens in Gruppen. In: Zielke M, Sturm F (Hrsg). Handbuch Stationäre Verhaltenstherapie. Weinheim: Psychologie Verlags Union 1994a; 345–60.

Zielke M. Kieler Änderungssensitive Symptomliste (KASSL) – Manual. Weinheim: Beltz 1979.

Zielke M. Wirksamkeit stationärer Verhaltenstherapie. Weinheim: Psychologie Verlags Union 1993.

Zielke M. Zielsetzungen und Funktionen der Gruppentherapie in der stationären Behandlung. In: Zielke M, Sturm F (Hrsg). Handbuch Stationäre Verhaltenstherapie. Weinheim: Psychologie Verlags Union 1994b; 333–44.

Zorn P, Roder V. Schemazentrierte emotiv-behaviorale Therapie (SET). Stuttgart: Beltz 2011. http://www.deutsche-rentenversicherung.de/cae/servlet/contentblob/208182/publicationFile/11642/2010_Brosch%C3ttCre_Strukturanforderungen.pdf; Seiten 20–21; abgerufen am 22.04.2013).

4 Prozesse und Verfahren

4.1 Multimodale Organisation

4.1.1 Der Bezugstherapeut in der psychosomatischen Rehabilitation

S. Wiegand-Grefe und E. Mans

Psychosomatische Rehabilitation ist ein Verfahren, dessen Aufgaben und Ziele denen der medizinischen Rehabilitation folgen (modifiziert nach VDR 1996):
- Eingangs-, Verlaufs- und Abschlussdiagnostik der Erkrankung
- Erstellung eines individuellen Rehabilitationsplanes mit multimodaler sowie multimethodaler Therapie
- Training von Restfunktionen und Ausbildung neuer Fertigkeiten zur Kompensation von Fähigkeitsstörungen
- Information des Rehabilitanden über die Erkrankung und deren Folgen mit dem Ziel der Förderung einer angemessenen Einstellung zur Erkrankung im Sinne einer sekundären und tertiären Prävention sowie Anleitung und Schulung zum eigenverantwortlichen Umgang mit der Erkrankung
- Verhaltensmodifikation mit dem Ziel des Aufbaus einer krankheitsadäquaten, gesundheitsförderlichen Lebensweise und des Abbaus gesundheitsschädlichen Verhaltens
- Beratung des Rehabilitanden im Hinblick auf die berufliche Tätigkeit und das Alltagsleben auf der Basis des erreichten Leistungsvermögens sowie sozialmedizinische Beurteilung der Leistungsfähigkeit
- Anregung, Planung und Vorbereitung weiterer Maßnahmen (Nachsorge, Berufsförderung, Indikationsstellung für weitere diagnostische/therapeutische Maßnahmen)

In der Rehabilitation geht es um die Überwindung der Einschränkungen und Störungen verschiedener Integritätsbereiche des menschlichen Lebens.

Gemäß dem WHO-ICIDH-Konzept liegen folgende Bereiche gestörter Integrität vor: Störungen und Einschränkungen der körperlichen Integrität, der seelischen Integrität, der leistungsbezogenen Integrität (Alltag und Beruf) und der sozialen Integrität (Partizipation). Rehabilitation strebt insbesondere die soziale und leistungsbezogene (Wieder-)Eingliederung des Rehabilitanden mit Herstellung weitgehender Selbstständigkeit bei Sicherung von Selbstbestimmung und Möglichkeiten der Partizipation am gesellschaftlichen Leben an.

Die psychosomatische Rehabilitation folgt somit anderen Zielen als die stationäre Psychotherapie in der Regelversorgung (Janssen u. Martin 1999; Paar 1999; Paar u. Kriebel 1998). Die Behandlungsmodelle und -konzepte in den Kliniken berücksichtigen die Gegebenheiten und Ziele der Rehabilitation, aus denen sich ihre Organisations- und Behandlungsstrukturen ableiten.

Organisations- und Behandlungsprinzipien der psychosomatischen Rehabilitation

Unter Beibehaltung der therapeutischen Grundorientierung integrieren die meisten Rehabilitationskliniken pragmatische Ansätze und Therapieverfahren in unterschiedlichem Ausmaß. Rehabilitationsspezifisch, aber therapieschulenübergreifend, haben sich die folgenden sieben Organisations- und Behandlungsprinzipien durchgesetzt (Paar u. Wiegand-Grefe 2001):

- das Prinzip des Bezugstherapeuten
- das Prinzip der Gruppenbehandlung
- das Prinzip der Multimethodalität
- das Prinzip der Multiprofessionalität
- das Prinzip der Teamarbeit
- das Prinzip der Patienteninformation, des Selbstmanagements und der Aktivierung sozialer Ressourcen
- das Prinzip der Kooperation und Nachsorge

■ **Bezugstherapeuten.** Bezugstherapeuten steuern zusammen mit ihren Patienten den Behandlungsverlauf in der Klinik. Im psychodynamischen Ansatz geschieht dies unter Berücksichtigung des Wirkungsprinzips der therapeutischen Beziehung (Gaston 1990). Psychoanalytiker beschäftigen sich gemäß der konzeptuellen Überlegung, dass sich die frühen Objektbeziehungserfahrungen in den aktuellen Beziehungen und auch in der therapeutischen Arbeitsbeziehung aktualisieren, in besonderem Maße mit der therapeutischen Beziehung. Grundlegende und zentrale Konzepte der analytischen Arbeit sind Beziehungskonzepte, z. B. der Übertragung und Gegenübertragung. In den kognitiv-behavioralen Verfahren ist ebenfalls das Prinzip des Bezugstherapeuten bekannt (Zielke 1994). Auch in der Verhaltenstherapie ist die Einzeltherapie ein wesentlicher Baustein des stationären Settings (Zaudig 1999). Differenzierte Konzepte im Kontext des Prinzips des Bezugstherapeuten werden bisher jedoch nicht entwickelt, wenngleich die praktische Bedeutung der therapeutischen Arbeitsbeziehung, z. B. als Wirkfaktor, auch in der Verhaltenstherapie zunehmend Eingang findet (Margraf u. Brengelmann 1992).

■ **Gruppenbehandlung.** Die Gruppenarbeit, alle Formen der Gruppenbehandlung und verschiedene Ansätze der Gruppenpsychotherapie spielen in der psychosomatischen Rehabilitation eine besondere Rolle (s. a. Kap. 4.1.2 und 4.2.3).

■ **Multimethodalität.** In der psychosomatischen Rehabilitation werden verschiedene Behandlungsmethoden angewandt, es wird multimethodal gearbeitet. Die einzelnen Verfahren der somatischen Therapie (z. B. ärztliche Beratung, Psychopharmakotherapie, balneopysikalische Maßnahmen) und die psychotherapeutische Arbeit werden in eine Gesamtbehandlungsplanung integriert und verschiedene Methoden und Strategien verknüpft, z. B. die therapeutische Einzel- und Gruppenarbeit. Außerdem finden auch körperorientierte Therapieverfahren, Gestaltungstherapie und Sozialtherapie Anwendung. In den psychodynamischen Kliniken wird die analytische, fokale Einzel- und Gruppenarbeit mit themenzentrierter, indikativer Arbeit zur Verhaltensmodifikation und zur Gesundheitsinformation und Prävention kombiniert.

■ **Multiprofessionalität.** Aus der vielfältigen Arbeit, den verschiedenen Zielen der Rehabilitation und dem großen Behandlungsspektrum einer Rehabilitationsklinik erwächst die Realität, dass im Rahmen der Klinikorganisation und -struktur im Sinne einer Multiprofessionalität verschiedene Berufsgruppen in ihrem therapeutischen Feld qualifiziert tätig sind. Der psychodynamische Ansatz formuliert Konzepte für die verschiedenen therapeutischen Felder. In vergleichbaren Ansätzen in den kognitiv-behavioralen Verfahren wurden methodisch ausgearbeitete Konzepte für die verschiedenen angewandten Therapieverfahren und Berufsgruppen entwickelt, z. B. das Co-Therapeutenmodell der Gesundheits- und Krankenpflegerinnen und Gesundheits- und Krankenpfleger.

■ **Teamarbeit.** Aus der Tätigkeit der verschiedenen Berufsgruppen, die an der Behandlung beteiligt sind, erwächst die Notwendigkeit der Integration und Zusammenführung der jeweiligen Behandlungsverläufe und -ergebnisse. Die Behandlung erfolgt also im Team, für die darin organisierte Arbeit formuliert der psychodynamische Ansatz das Konzept des therapeutischen Teams (Bardé u. Mattke 1993; Janssen 1987). Die Arbeit in den Teams erfolgt unter interner, häufig auch externer Supervision.

- **Patienteninformation, Selbstmanagement, Aktivierung sozialer Ressourcen.** Fragen der Prävention und Psychoedukation spielen gemäß den Zielen der Rehabilitation eine wichtige Rolle. Vor allem bei chronischen Erkrankungen mit langfristigem, häufig progredientem Verlauf sind unter Berücksichtigung von Lebensstil und Verhaltenseinstellungen Fragen der Gesundheitsbildung zu berücksichtigen. Mittels rehabilitationspädagogischer Programme wird versucht, eine Erweiterung individueller Kompetenzen sowie Einstellungs- und Verhaltensänderungen zu erreichen (VDR 2000). Zu den wesentlichen Zielen der individuellen Gesundheitsbildung gehören (Vogel u. Reusch 2000):
  - Die Patienten werden zum „Laien-Experten" ihrer Störung gemacht.
  - Sie werden möglichst konkret zur Bewältigung ihrer Probleme angeleitet.
  - Ihnen werden allgemeine gesundheitspsychologische Anleitungen gegeben.
  - Die Patienten erarbeiten Präventionsstrategien.
  - Die Sicherstellung des Transfers in den beruflichen Alltag und in die realen Lebensbedingungen werden berücksichtigt.

Die oftmals notwendige, intensivere Durcharbeitung biografischer Themen bei psychosomatischen Rehabilitanden wird zugunsten der Betonung ressourcenorientierter, psychoedukativer und präventiver Ansätze in den ambulanten Bereich verlagert. Psychoedukative und gesundheitspsychologische Maßnahmen sind jedoch per se weniger wirksam, sondern potenzieren sich, eingebettet in das psychotherapeutische und in das beziehungsorientierte Milieu des klinischen Settings. Psychoedukation wird ebenfalls in Gruppen durchgeführt.

- **Kooperation und Nachsorge.** Soll der Therapieerfolg stationärer Rehabilitation auch mittel- bis langfristig stabilisiert werden, ist die Nachsorge der Patienten notwendig, z. B. die Kooperation mit ambulanten Einrichtungen und Kollegen. Dazu gehören Absprachen mit sozialen und beruflichen Institutionen und Ämtern wie Gesundheitsamt, Berufsförderungswerk, Arbeitsamt sowie den Behandlern vor Ort, z. B. Hausärzten, Ärzten für Psychosomatische Medizin und Psychotherapie, Psychiatern oder psychologischen bzw. ärztlichen Psychotherapeuten. Die mittlerweile installierten psychosomatischen Nachsorgeprogramme nehmen dieses Prinzip auf und fördern damit die Rehabilitationsziele. Sie etablieren eine spezifische, individuelle, auf die Rehabilitationsbehandlung zugeschnittene Nachsorge, die übrigens in der Regel ebenfalls in Gruppenmodellen erfolgt (z. B. Kobelt et al. 2001).

Der Bezugstherapeut im Prozess der psychosomatischen Rehabilitation

Historische Entwicklung

Der „Bezugstherapeut" ist ein relativ junges Konzept der psychosomatischen Rehabilitation. Obschon teilweise bereits seit gut zwei Jahrzehnten gebräuchlich, haben Begriff und Konzept sich erst in den letzten Jahren in größerem Umfang durchgesetzt. Konzeption und Praxis des „Bezugstherapeuten"-Ansatzes gestalten sich bis heute divergent und heterogen. Die stationäre analytische Psychotherapie, die in Akutkliniken und später in universitären Einrichtungen entstanden ist, kennt den Begriff des Bezugstherapeuten kaum. Begünstigt durch relativ kleine Institutionen mit einer Stationsorganisation, einer geringen Zahl von Patienten und einem begrenzten

Behandlungsteam entstanden Konzeptionen, die – ob integrativ oder bipolar ausgerichtet – die Behandlung durch ein Therapeutenteam, einen „ideellen Bezugstherapeuten", vorsahen (Becker u. Senf 1988; Janssen 1987; Schepank u. Tress 1988; Senf 1994). Verstärkt wurde diese Konzeption der Behandlung mit einem stationären Team und nicht nur mit einem Einzeltherapeuten durch die schon früh einsetzende Rezeption der Gruppendynamik und Entwicklung der Gruppenpsychotherapie in der Klinik. Auch die psychoanalytisch ausgerichteten Rehabilitationskliniken, die durchweg – wenn auch nach dem Stationsprinzip organisierte – Großkliniken mit einer Vielzahl von Patienten, einer großen und multidisziplinären Mitarbeiterschaft und einem umfangreichen und differenzierten multimethodalen Therapieangebot waren, verfuhren zunächst nach diesen stationären Psychotherapie-Konzeptionen (Hellwig u. Schoof 1990; Mentzel 1981). Auf dem Weg von der „Kur" über die psychotherapeutische Fachbehandlung hin zur psychosomatisch-psychotherapeutischen Rehabilitationsbehandlung griffen analytisch orientierte Rehabilitationskliniken zunächst auf die Konzeptionen der stationären psychosomatisch-psychotherapeutischen Akut-Medizin zurück, bevor sie in einem weiteren Schritt unter dem Einfluss gesundheitspolitischer und gesundheitsökonomischer Entwicklungen und der Herausbildung einer eigenständigen Rehabilitationsmedizin neue rehabilitationsspezifische psychotherapeutische Konzeptionen entwickelten. In diesem Zusammenhang hat der Begriff des „Bezugstherapeuten" erst in den letzten Jahren zögerlich Eingang in Konzeptionen stationärer analytisch orientierter psychosomatischer Rehabilitation gefunden.

Eingeführt wurde der Begriff des Bezugstherapeuten in die stationäre psychosomatische Rehabilitation durch die sich zu Beginn der 1980er Jahre entwickelnde stationäre Verhaltenstherapie. Diese hatte ihren Ursprung in Rehabilitationskliniken mit den entsprechenden institutionellen, personellen und konzeptionellen Bedingungen. Aus der Suchttherapie übernommen, war der „Bezugstherapeut" folgerichtig für die stationäre Verhaltenstherapie ein zentrales Konzept und die Antwort auf die Herausforderungen der Rehabilitation, der Großklinik, des komplexen indikativen multimethodalen Therapieangebots und des multiprofessionellen Klinikteams (Borgart u. Meermann 2004; Broda u. Engelhardt 1994; Schwarz 1987; Zielke et al. 1988). So gesehen ist der „Bezugstherapeut" ein genuin rehabilitatives und zugleich verhaltenstherapeutisches stationäres Konzept.

Erst in den letzten Jahren ist der „Bezugstherapeut" ein weitgehend akzeptierter Begriff in einer übergreifenden Konzeption der stationären psychosomatischen Rehabilitation geworden, der allgemein als sachgerecht und rehabilitationsspezifisch akzeptiert wird (Neun 1998; Paar 1999). Durch bestimmte zentrale Merkmale gekennzeichnet, wird der Bezugstherapeut gleichwohl von den Konzeptionen der Verhaltenstherapie und der analytisch orientierten Psychotherapie unterschiedlich ausgestaltet. Dennoch können Charakteristika, Funktionen und Aufgaben definiert werden, die das „common core" des Konzepts des Bezugstherapeuten in der psychosomatischen Rehabilitation bilden.

Allgemeine Charakteristika

Der Bezugstherapeut ist in seinem Grundberuf Arzt oder Diplom-Psychologe, ist in aller Regel in einer psychotherapeutischen Weiterbildung oder hat diese bereits abgeschlossen. Er arbeitet in einem stationären oder stationsübergreifenden Rehabilitationsteam unter der Supervision eines Oberarztes oder leitenden Diplom-Psychologen. Er ist für die psychotherapeutisch-rehabilitative Betreuung von 10–14 Patienten zuständig. Häufig führt er neben den psychotherapeutischen oder rehabilitationsbezogenen Einzelgesprächen auch eine Gruppenpsychotherapie durch. Durch eine

4.1 Multimodale Organisation

Vielzahl von Funktionen und Aufgaben ist der Bezugstherapeut der wichtigste professionelle Ansprechpartner für den Patienten, die zentrale Steuerungs- und Schaltstelle für den Rehabilitationsprozess und beeinflusst durch seine Handlungen wesentlich den Verlauf und das Ergebnis der Rehabilitationsmaßnahme. Er ist ein Fallmanager für die Rehabilitation des Patienten in der Rehabilitationsmaßnahme selbst und darüber hinaus.

Aufgaben und Funktionen

Die Tätigkeit des Bezugstherapeuten wird durch eine Anzahl von Aufgaben und Funktionen bestimmt, die er in der psychosomatischen Rehabilitationsmaßnahme in der Klinik wahrnehmen muss (Mans 1997). Diese im Folgenden skizzierten Aufgaben und Funktionen sind von jedem Bezugstherapeuten zu übernehmen, können aber je nach institutionellen Gegebenheiten, konzeptionellen Vorgaben und therapeutischer Ausrichtung unterschiedlich interpretiert und spezifisch ausgestaltet werden. Insbesondere in den beiden großen Therapierichtungen in der psychosomatischen Rehabilitation, der Verhaltenstherapie und der psychoanalytisch orientierten Therapie, werden einzelne Tätigkeiten unterschiedlich konzipiert und ausgeübt.

■ **Erstellung und Integration der Diagnostik.** Der Bezugstherapeut erstellt und koordiniert die Diagnostik zu Beginn der Rehabilitationsbehandlung und ergänzt diese bei Notwendigkeit in deren Verlauf. Dazu sichtet er die Vorbefunde und sonstige Unterlagen in der Akte, führt ein psychotherapeutisch-rehabilitatives Interview mit dem Patienten, wertet die Befunde der ärztlichen Aufnahmeuntersuchung aus (gegebenenfalls in Rücksprache mit dem Arzt), veranlasst eventuell erforderliche weitere Diagnostik durch den Sozialarbeiter, den Ergotherapeuten, den Ernährungsberater, den Bewegungstherapeuten, die Gesundheits- und Krankenpflegerin/den Gesundheits- und Krankenpfleger oder andere Mitarbeiter des Rehabilitationsteams. Der Bezugstherapeut erhebt des Weiteren die Zielvorstellungen des Patienten für die Rehabilitation und die Erwartungen an die Behandlung.

Auf dieser Grundlage erstellt er eine Symptomdiagnose nach den ICD-10-Kriterien und Diagnosen der Behinderungen und Beeinträchtigungen wie der Ressourcen zur Teilhabe am sozialen Leben in Arbeit, Familie und Gesellschaft (nach Möglichkeit in Anlehnung an die ICF). Für die psychotherapeutische Behandlung im engeren Sinne erarbeitet er eine Verhaltens- und Bedingungsanalyse (Verhaltenstherapie) bzw. eine psychodynamische Konfliktkonstellation oder einen Befund nach der Operationalisierten Psychodynamischen Diagnostik (OPD) (psychoanalytisch orientierte Psychotherapie). Schließlich formuliert er aufgrund der eigenen Diagnostik und der Zielvorstellungen des Patienten mögliche Schwerpunkte und Ziele für die Rehabilitation.

■ **Planung der Rehabilitationsbehandlung.** Vor dem Hintergrund der in der Diagnostik erhobenen Befunde und der Therapiemöglichkeiten der Klinik entwirft der Bezugstherapeut einen Gesamtbehandlungsplan für die Rehabilitation des Patienten. Er legt zu bearbeitende Problembereiche oder Therapiefoki fest. Darauf bezogen nennt er in dem Behandlungsplan verschiedene Therapiefelder und Therapiemethoden. In der Aufnahmekonferenz im multiprofessionellen Stationsteam und unter der Supervision des Stationsleiters (Oberarztes/Leitenden Psychologen) wird dieser Behandlungsplan überprüft und gegebenenfalls verändert.

Der Bezugstherapeut bespricht anschließend diesen Behandlungsplan mit dem Patienten und stimmt ihn möglicherweise weiter auf die individuellen Gegebenheiten des Patienten ab. In diesem Zusammenhang vereinbart er mit dem Patienten Ziele für die Rehabilitation und Aufgaben für die festgelegten Therapiefelder.

■ **Delegation und Integration von Behandlungsaufgaben.** Bei dem multimethodalen Behandlungsprogramm überträgt der Bezugstherapeut bestimmte Teilaufgaben im Gesamtbehandlungsplan an Mitarbeiter im Stationsteam oder in der Klinik. Er bespricht mit ihnen Schwerpunkte für das jeweilige Therapiefeld oder bestimmte Therapiemaßnahmen, erfragt schriftliche oder mündliche Rückmeldungen und steht bei Auffälligkeiten oder Problemen in der Behandlung zur Verfügung. Die Besprechungen finden teils im Rehabilitationsteam, teils in Einzelkontakten mit den Mitarbeitern statt. Diese Delegation und Integration von Behandlungsaufgaben durch den Bezugstherapeuten durchzieht die gesamte Rehabilitationsmaßnahme.

■ **Koordination der Behandlung.** Der multidimensionale Ansatz der psychosomatischen Rehabilitationsbehandlung, der multimethodale Charakter der Therapie, die Vielfalt der Therapieveranstaltungen, der Einbezug einer Mehrzahl von therapeutischen Mitarbeitern im Stationsteam und innerhalb der Klinik, die räumliche und personelle Komplexität einer Großklinik, die häufige Kombination (psycho-) somatischer und psychischer Erkrankungen und Behandlungsnotwendigkeiten sowie die Nutzung auch externer Behandlungs- und Beratungsmöglichkeiten erfordern einen Bezugstherapeuten als zentrale steuernde und organisierende Person für die Durchführung der Rehabilitationsmaßnahme. Die Koordination der Behandlung durch den Bezugstherapeuten umfasst die inhaltliche Ausgestaltung des therapeutischen Programms unter Nutzung der vielfältigen Angebote der gesamten Klinik, die Erstellung eines Arrangements von Therapieveranstaltungen und dessen organisatorische Regelung im Laufe der Behandlung, die Kommunikation mit den Therapeuten und die Klärung organisatorischer Fragen bei Ausfall, Terminänderung oder Wechsel von Veranstaltungen. In allen Unklarheiten der Durchführung des Therapieprogramms oder bei Klagen über einzelne Veranstaltungen wendet sich der Patient an den Bezugstherapeuten, der für entsprechende Regelungen sorgt. Der Bezugstherapeut ist auch für die Annahme und Erledigung von Beschwerden des Patienten zuständig.

■ **Festlegung und Aufrechterhaltung des Settings.** Der Bezugstherapeut legt im Kontext des Gesamtbehandlungsplans auch die formalen Rahmenbedingungen der Rehabilitationsbehandlung fest, überwacht diese und modifiziert sie gegebenenfalls im Verlauf der Rehabilitationsmaßnahme. Dazu gehören unter anderem der voraussichtliche zeitliche Rahmen, Verlängerungen der Behandlung, Verlegung, vorzeitige Entlassung, die Regelung der Teilnahme an Therapieveranstaltungen, Freistellung von Teilnahmeverpflichtungen, Besuchs- und Kontaktregelungen, Festlegung von Alkohol-, Drogen- und Medikamentenkarenz (evtl. in Absprache mit dem Arzt), Gewichtsvereinbarungen, Therapievereinbarungen, therapeutische Beurlaubungen oder Belastungserprobungen. Außerdem geht der Bezugstherapeut Verstößen gegen Therapievereinbarungen oder die Stations- und Hausordnung nach und nimmt in Absprache mit dem Stations- oder Klinikleiter Sanktionen vor.

■ **Regelung organisatorischer Angelegenheiten.** Im Laufe einer Rehabilitationsmaßnahme fallen eine Reihe von organisatorischen Angelegenheiten an, deren Regelung zu den Aufgaben des Bezugstherapeuten gehören. So sind Bescheinigungen unterschiedlicher Art auszustellen, interne und externe Verlängerungsmeldungen und Entlassungsmeldungen vorzunehmen, Kostenübernahmeanträge zu stellen, Anfragen von Krankenkassen, dem Medizinischen Dienst der Krankenversicherung (MDK), von Berufsgenossenschaften, Sozial-, Arbeits- und Versorgungsämtern zu beantworten, Unterlagen von Vorbehandlern, Kliniken und anderen externen Stellen anzufordern, Formulare für interne oder externe Rehabilitationsberatung auszufüllen, Gutachten und Stellungnahmen für nachfolgende Maßnahmen abzugeben oder Berichte für den Psychotherapeuten am Heimatort zu verfassen. Neben diesen schriftlichen organisatorischen Aufgaben sind eine Vielzahl von mündlichen und telefonischen Anfragen zu erledigen oder Informationen einzuholen. Unterstützt wird der Bezugstherapeut, der in jedem Fall die Federführung und Verantwortung hat, durch die Stationsschwester beziehungsweise den Stationspfleger, Sekretärinnen oder Sozialarbeiter.

■ **Strukturierung des Rehabilitationsverlaufs.** Der Bezugstherapeut strukturiert durch seine Aktivitäten den Verlauf der Rehabilitationsmaßnahme. Dies ist deshalb von Bedeutung, weil die Rehabilitationsmaßnahme keine erschöpfende Krankenbehandlung mit dem Ziel einer möglichen Heilung ist, sondern eine befristete Maßnahme mit begrenzten Wirkungsmöglichkeiten. In der Verwaltung dieser limitierten therapeutisch-rehabilitativen Ressourcen hat der Bezugstherapeut eine wichtige Funktion. Den Beginn markiert das primär diagnostische Aufnahmegespräch, Gespräche zur Besprechung und Vereinbarung der Therapieziele und des Behandlungsplans sowie zur Vorbereitung und Einstellung des Patienten auf die besondere psychotherapeutisch-rehabilitative Arbeit schließen sich an. Im Zwischenbilanzgespräch zur Mitte des anfangs bewilligten Zeitraums der Rehabilitation nimmt der Bezugstherapeut mit dem Patienten eine Auswertung des bisherigen Behandlungsverlaufs vor und legt mit ihm auf der Grundlage der noch angestrebten Rehabilitationsziele die voraussichtliche Dauer der Rehabilitationsmaßnahme im Rahmen der von den Kostenträgern eingeräumten zeitlichen Möglichkeiten fest. In der Vorbereitung der Entlassung führt er in der Woche vor dem Ende der stationären Behandlung mit dem Patienten ein Gespräch zur Klärung der für den Abschluss der Rehabilitationsmaßnahme noch notwendigen Dinge. In einem Abschlussgespräch zieht der Bezugstherapeut mit dem Patienten eine Bilanz der Rehabilitationsmaßnahme.

■ **Vorbereitung und Einstellung des Patienten auf die Behandlung.** Trotz einer zunehmenden Zahl von Patienten mit – meist ambulanten – Vorbehandlungen ist für viele Patienten die stationäre psychosomatische Rehabilitation die erste Erfahrung mit Psychosomatischer Medizin und Psychotherapie, Rehabilitation und Klinik. Psychosomatisches Denken ist ihnen oft fremd, Psychotherapie „unheimlich", Rehabilitation unbekannt und die Klinik als Institution „ängstigend". In dieser Situation kommt dem Bezugstherapeuten die wichtige Aufgabe zu, den Patienten von seinem je individuellen Stand abzuholen, mit seinen Gefühlen, insbesondere mit seinen Ängsten und Besorgnissen, anzunehmen, auf sein Selbst- und Krankheitsverständnis einzugehen.

Der Bezugstherapeut versucht, dem Patienten zu helfen, seine Ängste zu bewältigen, ein angemessenes psychosomatisches Krankheitsverständnis zu entwickeln und eine sachgerechte und produktive Einstellung zu Psychotherapie zu entwickeln. Dazu gibt er ihm einführende und vorbereitende Informationen über die Arbeit der psychosomatisch-psychotherapeutischen Rehabilitation allgemein und über die Möglichkeiten und Notwendigkeiten der Mitarbeit in einzelnen therapeutischen Feldern und Veranstaltungen im Besonderen. Der Bezugstherapeut ist für den Patienten auch im weiteren Verlauf der Rehabilitationsbehandlung bei Schwierigkeiten mit der Einstellung auf die Behandlung ansprechbar und versucht in weiteren Gesprächen von sich aus, Motivation, Krankheitsverständnis und Therapienutzung des Patienten zu fördern.

- **Individualisierung der Behandlung.** Ein wesentliches Kennzeichen der Rehabilitation allgemein und der psychosomatischen Rehabilitation im Besonderen ist die Konzentration auf das Individuum, seine jeweiligen Einschränkungen und Beeinträchtigungen und die für seine spezielle Situation notwendige Rehabilitation. Der Bezugstherapeut hat deshalb die übergeordnete Aufgabe, die Besonderheiten des einzelnen Patienten zu berücksichtigen und ihnen in der Rehabilitationsbehandlung zur Geltung zu verhelfen. Dies ist umso wichtiger, als in Rehabilitationskliniken notwendigerweise ein standardisiertes Therapieprogramm vorgehalten wird, das erst den Notwendigkeiten des einzelnen Patienten angepasst werden muss. Der Bezugstherapeut ist der „Wächter" des Prinzips der Individuenbezogenheit der Rehabilitation und ein Advokat der individuellen Rehabilitationsbedürfnisse seines Patienten gegenüber den allgemeinen Vorgaben der Rehabilitationsbehandlung und den generellen gesellschaftlichen Rehabilitationszielen.

- **Gestaltung der Therapiebeziehung zum Patienten.** In einer zentralen Funktion ist der Bezugstherapeut ein „Beziehungstherapeut". Er übernimmt in ganz besonderem Maße das, was für den Erfolg einer Psychotherapie, die die psychosomatische Rehabilitation als ihren Kern hat, das wichtigste Element ist: die Herstellung und Aufrechterhaltung einer therapeutischen Beziehung. In der stationären psychosomatischen Rehabilitation hat diese Funktion des Bezugstherapeuten aufgrund der institutionellen Gegebenheiten eine besondere Wichtigkeit. Die verwirrende Vielzahl der Personen, die in unterschiedlicher Weise als Mitglieder des unmittelbaren stationären Rehabilitationsteams, als therapeutische Mitarbeiter in der Klinik, als nichttherapeutisches Personal in verschiedenen Servicebereichen und als Mitpatienten innerhalb und außerhalb der Stationsgemeinschaft mit dem Patienten in Beziehung treten, die fordernde Menge der therapeutischen Veranstaltungen, rehabilitativen Maßnahmen und freien Angebote innerhalb der Station und in der gesamten Klinik, an denen der Patient mit verschiedener Intensität und Frequenz und in unterschiedlicher Konstellation teilnimmt, und die Fülle der Beziehungen therapeutischer und nichttherapeutischer Art, die der Patient sucht oder die an ihn herangetragen werden, erfordern eine zentrale Person mit einer basalen haltenden und akzeptierenden Beziehung, beruhigenden und sichernden Funktion, unterstützenden und aufbauenden Einstellung, die für den und mit dem Patienten die Grundlage für die Beschäftigung mit sich selbst und der sozialen Situation und für Veränderungen der Beziehungs- und Lebensgestaltung schafft.

Als Psychotherapeut hat der Bezugstherapeut im Besonderen die Aufgabe, eine spezielle – wenn auch in der Klinik vielleicht nicht einzigartige – Beziehung zum Patienten herzustellen, die neben der basalen Akzeptanz und Förderung wesentlich durch die Vermittlung von Hoffnung und Aussicht auf kompetente Hilfe geprägt ist. Unterstützt wird der Bezugstherapeut in dieser psychotherapeutischen Beziehungsfunktion durch das multilaterale therapeutische Beziehungsgefüge, das zwischen dem Patienten und verschiedenen Mitgliedern des Stationsteams sowie den Mitpatienten entsteht. Im weithin üblichen gruppentherapeutischen Setting der psychosomatischen Rehabilitation ergeben sich zudem haltende, hilfreiche und fördernde Beziehungen in der interpersonellen Konstellation der Therapiegruppen.

- **Einzelpsychotherapie.** Neben der Gruppenpsychotherapie, die in psychosomatischen Rehabilitationskliniken die Regel sein dürfte, führt der Bezugstherapeut psychotherapeutische Einzelgespräche mit dem Patienten. Zusätzlich zu den inhaltlich vorgegebenen strukturierenden Gesprächen (Aufnahme,

4.1 Multimodale Organisation

Therapieeinleitung, Zwischenbilanz, Entlassung) finden wöchentliche Gespräche mit offenem Inhalt statt. Der Bezugstherapeut nutzt diese, um Themen anzusprechen, die ihm aus der Rückmeldung anderer Therapiefelder für die Rehabilitationsziele bedeutsam erscheinen, und Themen aufzugreifen, die der Patient selbst mitbringt. Je nach Therapierichtung werden auch Schwierigkeiten des Patienten in der Gruppenpsychotherapie besprochen oder Gruppensitzungen inhaltlich vorbereitet. Gelegentlich werden in den Einzelgesprächen auch Probleme bearbeitet, die in der Gruppentherapie nicht angesprochen werden können und sollen. Eine wichtige Funktion dieser Gespräche ist auch die beständige Arbeit am Krankheitsverständnis und der Therapiemotivation.

■ **Kontakt zum und im Rehabilitationsteam.** Die Durchführung der Rehabilitation im multiprofessionellen und interdisziplinären Rehabilitationsteam ist ein Kennzeichen der psychosomatischen Rehabilitation. Der Bezugstherapeut ist deshalb Mitglied in einem stationären oder übergreifenden Rehabilitationsteam. Je nach Konzeption der Teamarbeit arbeitet er integrativ oder additiv in seiner Behandlungsführung mit Vertretern anderer Berufsgruppen zusammen. Entsprechend hat er auch in Angelegenheiten seiner Patienten eine separate und herausgehobene Stellung und eine besondere Verantwortung oder versteht sich als Teil eines multidimensionalen therapeutischen Beziehungsgefüges. Die Kommunikation mit den Therapeuten anderer Felder ist danach jeweils wechselnd einzelfallbezogen und bilateral oder teambezogen und multilateral.

■ **Sicherstellung der Beziehung zur heimatlichen Lebenswelt des Patienten.** Die stationäre psychosomatische Rehabilitation zeichnet sich dadurch aus, dass der Patient aus seiner heimatlichen Lebenssituation herausgenommen ist und durch den Abstand zu den dortigen konflikthaften Konstellationen am Arbeitsplatz, im Privatleben und im Sozialleben die psychosozialen Probleme bearbeiten und seine Möglichkeiten der Teilhabe am Leben in diesen Bereichen verbessern kann. Neben den Vorteilen, in der Abgeschiedenheit der Rehabilitationsklinik aus der Distanz neue Sichtweisen zu gewinnen und veränderte Beziehungs-, Gefühls-, Denk- und Verhaltensweisen zu entwickeln, besteht der Nachteil für die Rehabilitation, von dem sozialen Feld getrennt zu sein, in dem die Veränderungen umgesetzt werden müssen. Der Bezugstherapeut hat deshalb die Aufgabe, während der Rehabilitationsmaßnahme den Bezug zur heimatlichen sozialen Situation des Patienten in Zusammenarbeit mit diesem zu erhalten und die nachfolgende Umsetzung des in der Behandlung Erarbeiteten zu fördern. Dazu kann der Bezugstherapeut bei Notwendigkeit in Abstimmung mit dem Patienten Kontakt zu Ärzten und Psychotherapeuten aufnehmen, den Patienten bei der Anbahnung der Weiterbehandlung unterstützen, mit Unterstützung des Sozialarbeiters Kontakt zu Ämtern und sozialen Institutionen herstellen, eine Rehabilitations-Beratung veranlassen, bei Arbeitsplatzproblemen Gespräche mit dem Arbeitgeber fördern, gegebenenfalls eine Belastungserprobung während der Rehabilitationsmaßnahme oder eine stufenweise Wiedereingliederung einleiten, Leistungen zur Teilhabe am Arbeitsleben anregen, eine therapeutische Beurlaubung des Patienten zur Konfrontation mit Belastungssituationen zuhause und zur Erprobung neuer Bewältigungsformen vornehmen, Partner- und Familiengespräche durchführen oder Kontakte des Patienten zur Gestaltung des sozialen Umfeldes am Heimatort fördern. Der Bezugstherapeut hat so vielfältige Möglichkeiten, dem Auftrag zur Erhaltung der Teilhabe am sozialen Leben oder der Wiedereingliederung des Patienten durch eine Verschränkung der Rehabilitationsmaßnahme mit der sozialen Lebenswelt des Patienten zu entsprechen.

■ **Sozialmedizinische Beurteilung des Patienten.** Der Bezugstherapeut nimmt in enger Zusammenarbeit mit dem zuständigen Arzt die von den Kostenträgern verlangte sozialmedizinische Beurteilung der Arbeitsfähigkeit und des Leistungsvermögens des Patienten vor. Dabei integriert er somatische und psychische Befunde mit den Ergebnissen einer Berufs-/ Ausbildungs- und Arbeitsplatzanamnese, bei der er von der Sozialarbeiterin unterstützt wird. Der Bezugstherapeut hat dabei auch die Aufgabe, die sozialmedizinische Beurteilung und die psychotherapeutische Arbeit im Prozess der Rehabilitation zusammenzuführen. Obwohl unterschiedlich und potenziell gegensätzlich, durchzieht die sozialmedizinische Thematik die gesamte psychosomatische Rehabilitationsbehandlung. Schon bei der Aufnahme erhebt der Bezugstherapeut den sozialmedizinischen Status, bespricht ihn mit dem Patienten und formuliert eventuell diesbezügliche Rehabilitationsziele. Einschränkungen der Leistungsfähigkeit thematisiert der Bezugstherapeut mit dem Patienten in der Zwischenbilanz, erarbeitet im Folgenden mit ihm Möglichkeiten der Verbesserung und bespricht die zugehörige soziale Realität und Auswirkungen auf die Lebensgestaltung. Zum Ende der Behandlung hält der Bezugstherapeut im Gespräch mit dem Patienten dessen sozialmedizinischen Stand fest und bespricht nachfolgende Maßnahmen und die Unterstützung bei Umstellungen. Dem Bezugstherapeuten kommt so eine zentrale Funktion für die psychosomatische Rehabilitation zu: deren heterogene und potenziell antagonistische Komponenten, sozialmedizinische Beurteilung und psychotherapeutische Behandlung sowie sozialmedizinische Perspektive und psychotherapeutische Beziehung in einem spannungsreichen Prozess zu integrieren.

■ **Erstellung des Entlassungsberichtes.** Der Entlassungsbericht für den Kostenträger ist ein wichtiges Element der Rehabilitationsmaßnahme, da er als psychotherapeutisch-psychosomatischer Bericht und sozialmedizinisches Gutachten die Darstellung des Verlaufs und des Ergebnisses der Rehabilitationsbehandlung enthält und zugleich die Grundlage für weitere versicherungsrechtliche Regelungen und Maßnahmen bildet. Der Bezugstherapeut ist für die sachgerechte und zeitnahe Erstellung dieses Entlassungsberichtes zuständig. Dazu muss er unter anderem den Anlass und den Ausgangspunkt der Rehabilitation darstellen, psychische und somatische Befunde und Diagnosen aufführen, Rehabilitationsziele, Rehabilitationsverlauf und Rehabilitationsergebnis angeben und eine Leistungsbeurteilung formulieren. In dem Bericht muss der Bezugstherapeut die rehabilitative Arbeit in verschiedenen therapeutischen Feldern integrierend darstellen. Die Grundzüge und wichtigen Aussagen des Berichts bespricht der Bezugstherapeut vor Entlassung mit dem Patienten.

■ **Evaluation und Qualitätssicherung der Behandlung.** In der Evaluation der Behandlung und der Qualitätssicherung der Rehabilitationsmaßnahme hat der Bezugstherapeut eine wichtige Funktion. Im Verlauf der Rehabilitationsbehandlung gibt er an festen Zeitpunkten Einschätzungen der Annäherung an die Therapieziele oder des Nutzens einzelner Therapiemaßnahmen ab und dokumentiert diese in standardisierter Form. Er bewertet das Ergebnis der Rehabilitation aus seiner psychotherapeutisch-rehabilitativen Perspektive ebenfalls in schriftlicher standardisierter Form. Außerdem füllt er Fragebogen und andere Erhebungsinstrumente zur Beurteilung festgelegter Aspekte der Rehabilitation aus. Der Bezugstherapeut trägt durch diese Daten wesentlich zur Sicherung von Prozess- und Ergebnisqualität der Rehabilitationsmaßnahme bei.

Zusammenfassung

Die nach dem Krankheitsfolgenmodell organisierte Behandlung in der psychosomatischen Rehabilitation hat heterogene Zielvorstellungen, die den Behandlungsaufgaben in der medizinischen Rehabilitation folgen und in deren Mittelpunkt sowohl somatische und psychotherapeutische als auch sozialmedizinische Aufgaben stehen. Insoweit muss ein systemisches Behandlungsmodell diese geforderte Komplexität widerspiegeln (Paar u. Grohmann 2000). Neben der enormen Komplexität der Ziele und Aufgaben der Rehabilitation kommt erschwerend hinzu, dass es sich eher um Patienten mit einem hohen Chronifizierungsgrad der Störungen und langjähriger Fixierung auf ein somatisches Krankheitsverständnis handelt, weniger um ein bio-psycho-soziales Krankheits- bzw. Ressourcenmodell, und dass bei diesen Patienten eher eine passive Heilungserwartung statt aktiv adaptiver Veränderungsvorstellungen vorliegen. Gerade für die Kurzzeitverfahren wird eine besonders sorgfältige Festlegung von Ein- und Ausschlusskriterien in der Indikationsstellung gefordert (Koss u. Shiang 1994), was in der psychosomatischen Rehabilitation aufgrund ihrer Rahmenbedingungen so nicht möglich ist. Im Gegensatz zur ambulanten und stationären Psychotherapie der Regelversorgung behandeln wir in der psychosomatischen Rehabilitation eine nicht vorselektierte Klientel (Potreck-Rose u. Koch 1994). Trotzdem stellt psychosomatische Rehabilitation ein ausgesprochen wirksames und kostengünstiges Behandlungsverfahren dar (Zielke 1993a). Rehabilitationsspezifisch, aber therapieschulenübergreifend, haben sich die oben bereits erwähnten Organisations- und Behandlungsprinzipien durchgesetzt (Paar u. Wiegand-Grefe 2001), von denen sich das Prinzip des Bezugstherapeuten als ein grundlegendes Prinzip erweist, um der Komplexität der Aufgaben in der psychosomatischen Rehabilitation gerecht zu werden. Der Bezugstherapeut übernimmt dabei eine Vielzahl von zentralen Aufgaben.

4.1.2 Gruppenbehandlung als Grundprinzip

S. Wiegand-Grefe, J. Lindner und V. Tschuschke

Stationäre psychosomatische Rehabilitation ist eingebettet in den Versorgungsverlauf psychogen/psychosomatisch kranker Menschen. Stationäre Rehabilitationseinrichtungen verfügen im Allgemeinen über mehr als 80 Behandlungsplätze; die Behandlung der Patienten wird in Gruppenmodellen organisiert. Auch wenn Patienten einzeltherapeutisch behandelt werden, so entwickelt die Institution Modelle der therapeutischen Gemeinschaft, um Tagesstrukturierung und therapeutische Aktivitäten zu organisieren. Über die Deskription therapeutischer Modelle und günstigenfalls deren Evaluation hinaus existieren bislang jedoch keine empirischen Befunde einer vergleichenden Prozess-, Outcome- und die Organisationsstruktur berücksichtigenden Evaluationsforschung.

Gruppenformen in der stationären psychosomatischen Rehabilitation

Wir unterscheiden zwischen verschiedenen Therapeutengruppen und mehreren Patientengruppen.

■ **Therapeutengruppen.** Die Therapeutengruppen gliedern sich in berufsgruppenbezogene und -übergreifende Arbeitsgruppen, in stationsbezogene Gruppen und das (patientenbezogene) Team im engeren Sinne. Dabei ist in der stationären Rehabilitationsbehandlung eine hohe interne Vernetzung, z. B. zwischen den verschiedenen Berufsgruppen, ein wesentlicher Qualitätsfaktor.

■ **Patientengruppen.** Innerhalb der Patientengruppen kann zwischen Milieugruppen und Therapiegruppen im engeren und im weiteren Sinne unterschieden werden.

Unter Milieugruppen zählen wir beispielsweise die Morgenrunde, die Stationsgruppe, die Freizeitgruppe, die Rauchergruppe oder die Tischgruppe beim Essen.

Als Therapiegruppen im weiteren Sinne verstehen wir die Stammgruppe zur psychosomatischen Grundversorgung, Informationsgruppen, Gruppen zur Psychoedukation oder die Gruppen in den balneophysikalischen Maßnahmen und Anwendungen.

Mit Therapiegruppen im engeren Sinne meinen wir die Kreativtherapiegruppen, die Körpertherapiegruppen und die verschiedenen Formen der Gruppenpsychotherapie.

Das Prinzip der Gruppenbehandlung

Das Prinzip der Gruppenbehandlung ist ein weiteres rehabilitationsspezifisches, therapieschulenübergreifendes Organisations- und Behandlungsprinzip (s. a. Kap. 4.1.1 und Paar u. Wiegand-Grefe 2001).

Die Gruppenarbeit und alle Formen von Gruppenbehandlungen spielen in der psychosomatischen Rehabilitation eine besondere Rolle. Verschiedene Formen von Gruppenarbeit werden angewendet: Informationsgruppen, Arbeitsgruppen, Milieugruppen und Gruppenpsychotherapie im engeren Sinne (s. a. Kap. 4.2.3).

Da Gruppenpsychotherapien effektiv sind und eigene, gut untersuchte Wirkfaktoren aufzuweisen haben (Tschuschke 2010), haben sie sich in der psychosomatischen Rehabilitation durchgesetzt (Lindner et al. 2001, 2007; Paar u. Kriebel 1997; Zielke 1993b, c).

Im Vergleich zur Einzeltherapie weisen Gruppentherapien noch robustere Behandlungsergebnisse auf (Tillitski 1990; Tschuschke u. Mattke 1997) und verbessern den Transfer der klinischen Veränderungen des Patienten in den ambulanten Bereich. Sie werden allerdings unterschiedlich konzeptualisiert.

Innerhalb der psychodynamischen Ansätze werden für die Gruppenarbeit störungsspezifische, für Patienten mit verschiedenen Störungsbildern, Strukturniveaus und Konfliktthematiken, eigene Gruppenkonzepte entwickelt, wie z. B. im Göttinger Modell die analytische, die analytisch orientierte sowie die analytisch-interaktionelle Methode (Heigl-Evers u. Heigl 1997; Heigl-Evers u. Ott 1996; König u. Lindner 1992). In diesen verschiedenen Verfahren werden bestimmte Verhaltensweisen und Interventionen des Therapeuten per Konzept variiert, was den therapeutischen Prozess je nach Störung, Struktur und Konfliktthematik der Patienten steuert.

Auch in den kognitiv-behavioralen Verfahren wird in Gruppen gearbeitet. Die Konzepte für Gruppenverfahren in der Verhaltenstherapie versuchen jedoch eher, phänomen-, problem- bzw. störungsspezifische Ansätze der Einzeltherapie auf Gruppen zu übertragen. Sie räumen dem Prinzip Einzelarbeit in der Gruppe Vorrang ein und folgen, technisch gesehen, in der Regel einem hochstrukturierten programmatischen Vorgehen (Fiedler 1995, 1996; Zaudig 1999; Vogelgesang 2010; Zielke 2010).

Zaudig (1999) unterscheidet zwischen störungsspezifischen und zieloffenen Gruppen. Die störungsspezifischen Gruppen sind multimodular und bestehen aus inhaltlich vorgegebenen Therapiebausteinen; die Themen sind festgelegt. Im Mittelpunkt stehen die Störungen und ihre Bewältigung. Ein ökonomischer Vorteil liegt in der Standardisierung. Die zieloffenen Gruppen dagegen sind hinsichtlich Methodenauswahl und Therapiezielbestimmung offen, es gibt kein festgelegtes Programm. Zaudig differenziert zudem zwischen Problemlösegruppen und interaktionellen Verhaltenstherapiegruppen. In der Problemlösegruppe wird Therapie als Problemlöseprozess auf alle Gruppenmitglieder übertragen:

Patienten sollen im Problemlösen geschult werden. Aufgaben, die in der Einzeltherapie vom Therapeuten durchgeführt werden (Problemanalyse, Zielanalyse, Therapieplanung), werden auf die Gruppe übertragen. Das Prinzip der interaktionellen Verhaltenstherapie-Gruppe hingegen ist das sogenannte Eine-Sitzung-Konzept: Ein Patient bearbeitet seine Probleme vertieft, die anderen treten in den Hintergrund. Eine Mischung stellen sogenannte multimodular-zieloffene Gruppen dar, es wird nach dem „Baukastensystem" gearbeitet. Die zeitliche Abfolge orientiert sich an vorgegebenen Modulen, die schrittweise absolviert werden (z. B. Entspannung, Selbstsicherheit, Selbstmanagement, Training sozialer Kompetenz).

> **!** Gruppenbehandlungen sind in der psychosomatischen Rehabilitation ein grundlegendes Behandlungs- und Organisationsprinzip. Alle Formen von Gruppenbehandlungen spielen in der psychosomatischen Rehabilitation aufgrund ihrer Ökonomie und ihrer Möglichkeiten bei der Umsetzung der Zielsetzungen psychosomatischer Rehabilitation, z. B. der Aktivierung und Förderung sozialer und beruflicher Ressourcen, eine besondere Rolle.

4.2 Multimethodale Behandlungsprinzipien und beteiligte Berufsgruppen

4.2.1 Der Arzt in der psychosomatischen Rehabilitation

J. Bastin und G. H. Paar

Dem Stationsarzt in der psychosomatischen Rehabilitation kommt ein besonderer Stellenwert zu, nimmt er doch eine Mittelstellung zwischen der reinen „Organmedizin" und einem psychosomatisch-psychotherapeutischen Erklärungsmodell ein. Diese Vermittlerrolle bringt letztendlich hohe Anforderungen an den Arzt selbst mit sich. Er vertritt in besonderer Weise das bio-psycho-soziale Paradigma der Rehabilitation.

Neben einem fundierten medizinischen Basiswissen bei gleichzeitig psychosomatischem Symptomverständnis bedarf es zusätzlich eines gewissen Maßes an Selbstreflexion. Dies vor allem im Umgang mit den sogenannten „Problempatienten", wo insbesondere Patienten mit Somatisierungsstörungen genannt sein sollen. Eigenreflexion seitens des Stationsarztes soll im Umgang mit diesen Patienten vor allem voreilige aversive Gegenübertragungsphänomene verhindern.

Wie die Kommunikationswissenschaft zeigt, werden neben „Sachaspekten" auch „Beziehungsaspekte" zum Tragen kommen und letztere sogar überwiegen. In einem Kommunikationsmodell (von Thun 1981) wird dargestellt, dass neben einem Ohr, welches die Sachaspekte aufnimmt, das Beziehungsohr immer mithört.

Es erscheint sinnvoll, im Erstkontakt mit den Patienten keinerlei Wertung über eventuelle Hintergründe der bestehenden Symptomatik vorzunehmen, da für viele Patienten das Wort „psychosomatisch" nach wie vor tabuisiert und gleichgesetzt wird mit: „Ich bilde mir die Symptome nur ein" oder „Ich bin verrückt". Voreilige Interpretationen führen häufig zur Überforderung des Patienten, der bislang auf organische Ursachen der bestehenden Symptome fixiert war. Sie enden letztlich nur damit, dass sich der Patient unverstanden und nicht ernst genommen fühlt, und führen zu einer erheblichen Beeinträchtigung der Arzt-Patient-Beziehung, die gerade in der psychosomatischen Rehabilitation von enormer Wichtigkeit ist.

Hauptaufgabe des Stationsarztes in der psychosomatischen Rehabilitation ist es, neben der notwendigen medizinischen Begleitung vor allem die Eigeninitiative des Patienten zu stärken. Hier stellt die physiotherapeutische Behandlung ein probates Mittel dar, da sie neben der Linderung von Schmerzen die Aktivität des Patienten fördern kann. Aufgabe des Arztes in diesem Rahmen ist es, gemeinsam mit dem Patienten ein Verständnis dafür zu entwickeln, dass Schonverhalten auch gleichzeitig Schmerzverstärkung bedeuten kann. Hieraus ergibt sich oft der erste Konflikt zwischen Arzt und Patient: Die fordernde Haltung des Arztes enttäuscht die Erwartung des Patienten, da deutlich wird, dass der Stationsarzt kein Kurklima im Sinne von Schonung und Ablenkung vertritt, sondern versucht, den Patienten in seiner Selbstwahrnehmung und Selbstreflexion zu fordern und zu fördern.

Eine mögliche Konfliktlösung besteht darin, das primäre somatische Krankheitsverständnis des Patienten zu verändern, indem der Arzt ihm sein Verständnis vom Zusammenspiel zwischen Gefühlen, Beziehungen und dem Körper zu vermitteln versucht. Durch die Erläuterung des neurobiologischen

Wissens (Rief et al. 2006) wird versucht, das dualistische Verständnis von Krankheit hin zu einem Krankheitsfolgenmodell (ICF) aufzulösen.

In der **Aufnahmeuntersuchung**, die meist den ersten Kontakt mit dem Patienten darstellt und für die ein Zeitfenster von mind. 45 Min. vorgehalten werden sollte, liegt neben der ausführlichen körperlichen Untersuchung das Hauptaugenmerk auf der **ausführlichen Anamneseerhebung**. Dazu gehört immer das Befragen nach aktuellen und vorangegangenen somatischen Beschwerden. Zu den gegebenenfalls genannten Beschwerden sind auch bereits durchgeführte Untersuchungen zu erfragen. Wichtige Vorbefunde, die nicht vorliegen, sollten entweder vom Patienten selbst beigebracht oder nach Vorlage einer Schweigepflichtentbindung angefordert werden.

> **!** Eine komplette Befundlage ist nicht nur zwingende Voraussetzung für eine realistische sozialmedizinische Leistungsbeurteilung, sondern verhindert vor allem die (allerdings vom Patienten häufig erwünschte) Doppel- und Wiederholungsdiagnostik.

Die **körperliche Untersuchung**, die – wie gewöhnlich – am bis auf die Unterwäsche entkleideten Patienten durchgeführt wird, beinhaltet neben der üblichen allgemeinärztlichen, internistischen Untersuchung auch einen groben Überblick über den orthopädischen und neurologischen Status. Es sollte zum alltäglichen Stil des Arztes gehören, jeden Untersuchungsschritt vorher anzukündigen. Dies ist vor allem bei traumatisierten Patienten notwendig, um eventuelles „Übergriffserleben" zu vermeiden. Hilfreich ist hier auch die Untersuchung in Etappen, eventuell sollte eine weitere (weibliche) Person bei der Untersuchung zugegen sein.

Alle notwendigen Verordnungen sind ebenfalls ausführlich mit dem Patienten zu besprechen. Dazu gehört nicht nur eine **weiterführende Diagnostik** wie Labor, EKG, Langzeit-EKG oder Langzeit-Blutdruckmessung, sondern auch die Verordnung von Ernährungsberatung und Physiotherapie. Oft wird bereits hier die Fixierung des Patienten auf eine eventuelle **Medikation** deutlich. Dass ein erhöhter Blutfett- bzw. Blutcholesterinspiegel durch eine entsprechende Ernährungsumstellung genauso gut beeinflussbar ist wie durch einen Lipidsenker, scheint vielen Patienten erst einmal nicht vorstellbar. Antworten wie „Das habe ich alles schon versucht" oder „Das liegt bei uns in der Familie" sollten den Arzt nicht dazu verleiten, dem Patienten sein Behandlungsmodell aufdrängen zu wollen. Vielmehr sollten sie dazu verhelfen mit dem Patienten ins Gespräch zu kommen.

Bereits hier (und nicht nur in Bezug auf Schmerzmedikamente bei Patienten mit somatoformen Schmerzen) ist es für den Stationsarzt wichtig, die Bedeutung eines Medikaments für den Patienten im Auge zu behalten. Dem Medikament kommt neben der medizinisch-pharmakologischen Wirkung auch eine Bedeutung im Rahmen der Arzt-Patient-Beziehung zu. Das Medikament wird zu einem eigenen Beziehungsobjekt, das in Ergänzung, Ersatz oder in Konkurrenz zum ärztlichen Beziehungsobjekt eine große Wichtigkeit erhalten kann. Aus dieser „Beziehungsbedeutung" leiten sich verschiedene Wirkeffekte ab: es kann zum guten Objekt, Übergangsobjekt, gespaltenen Objekt, unzuverlässigen Objekt, steuernden Objekt, erlösenden Objekt oder Angst auslösenden Objekt werden (Danckwarth u. Gauss 2003).

Im **Verlauf der Behandlung**, die regelmäßige ärztliche Sprechstundenkontakte vorsieht, wird schrittweise versucht, Gefühle und Erleben in die somatische Beschwerdeschilderung des Patienten einzubeziehen. Damit wird das Wahrnehmungsfeld des Patienten erweitert, ohne dass ihm ein psychologisches Krankheitsmodell aufgezwungen wird. Es ist wichtig, dass der Stationsarzt eine gemeinsame Sprache mit dem Patienten findet. Gefühl, Affekt oder innere Anspannung werden erst einmal als Schmerz oder als ein Symptom mit Krankheitswert interpretiert. Von Bedeutung sind hier Gesprächstechniken wie „aktives Zuhören" oder „nonverbale Gesprächsführung". Der Arzt versucht, das Erleben des Patienten nachzuvollziehen und konzentriert sich nicht ausschließlich auf körperliche Symptome. In seinen Rückmeldungen macht er für den Patienten überprüfbar, was er verstanden hat. Gerade der Diagnostikverzicht beim fordernden somatoformen Patienten erfordert eine klare, aber auch die Nöte des Patienten respektierende Haltung. Eine so verstandene Diagnostik und medizinische Therapie entwickelt sich in einem kontinuierlichen interaktionellen Prozess zwischen dem Patienten und seinem Arzt vor dem Hintergrund der Teamarbeit. Vor allem bei somatisierenden Patienten macht sich die Verkürzung der Rehabilitationsdauer bemerkbar. Bei zunehmender Anspruchshaltung vor allem an die „Institution Reha" erwarten diese Patienten eine noch schnellere Linderung der körperlichen Symptome, was sich in einem hohen Bedarf an ärztlichen Kontakten äußert. Inwieweit sich das Outcome bei Patienten mit Somatisierungsstörung durch die Verkürzung der Rehabilitationsdauer verändert, ist noch nicht belegt.

> Auch wenn die ärztliche Behandlung in der psychosomatischen Rehabilitation sozial-emotionale Aspekte mit einbezieht, ersetzt sie keinesfalls die Psychotherapie. Hauptaufgabe des Stationsarztes bleibt nach wie vor die medizinische Versorgung.

Die sowohl beziehungs- als auch zeitintensive stationsärztliche Arbeit wird durch folgende Einflüsse nicht unerheblich erschwert. Die Anforderungen der Kostenträger, entsprechend den QS-Vorgaben, wöchentliche ärztliche Visiten vorzuhalten, werden gleichzeitig durch die Interpretation von „medizinischer Rehabilitation" unterlaufen. So heißt es in der KTL 2007: *„Nicht klassifiziert werden ferner die festen Bestandteile des Behandlungsablaufs, die in jedem Einzelfall notwendig zu erbringen sind ... ."*

Zu diesen „nicht klassifizierten Leistungen" gehören neben Anfangs-, Verlaufs- und Abschlussuntersuchung (s. KTL 2007, S.16) alle ärztlichen Visiten und Gespräche mit dem Rehabilitanden sowohl in Bezug auf seine Erkrankung selbst als auch im Hinblick auf deren Auswirkungen auf Aktivität und Teilhabe.

Alle stationsärztlichen Leistungen sind im Verständnis der Kostenträger als Basisleistungen zu erbringen und sind nicht in den KTL-Katalog aufgenommen worden. Somit sind sie nicht in die QS-Vorgaben bzgl. KTL-Häufigkeit (mind. 22 Anwendungen/Woche) und KTL-Dauer (mind. 15 Std./Woche) integriert. Daraus ergibt sich das Problem, wie Kliniken bei bestehendem und zunehmendem Mangel an Fachkräften ärztliches Personal finanzieren sollen, welches keine dokumentierten und damit nachweisbaren Leistungen erbringt. Dieser Konzeptmangel droht langfristig in einigen Kliniken zu einem deutlichen Qualitätsverlust und letztlich zu wirtschaftlichen Problemen zu führen. Droht sich die psychosomatische Rehabilitation also zunehmend von ihrem Grundverständnis zu entfernen? Und was bedeutet dies für die Qualität der Behandlung?

Vor diesem Hintergrund wird das **Behandlungsteam** für die stationsärztliche Tätigkeit zum stabilisierenden Faktor. Der Stationsarzt arbeitet in einem multiprofessionellen interdisziplinären Team in einer Atmosphäre gegenseitiger Akzeptanz. Dabei ist eine engmaschige **Kommunikation zwischen dem Stationsarzt und dem zuständigen Psychotherapeuten sowie dem restlichen Behandlungsteam** unabdingbar. Dieser Austausch erfolgt nicht nur in den regelhaft erfolgenden Teamkonferenzen,

4.2 Multimethodale Behandlungsprinzipien und beteiligte Berufsgruppen

sondern zusätzlich in regelmäßigen Terminen mit Bezugstherapeuten, Physiotherapeuten und leitenden Ärzten. Insbesondere die psychologischen Bezugstherapeuten müssen nicht alle medizinischen Differentialdiagnosen kennen, sollten aber die Überlegungen der anderen Berufsgruppen akzeptieren. Regelhafte interne theoretische und praktische Fortbildungen fördern exemplarisch die Sichtweisen der verschiedenen Berufsgruppen.

Limbacher und Olivet (1994) weisen auf den Irrtum des „durchuntersuchten" Patienten hin. Patienten in der psychosomatischen Rehabilitation sind immer weniger vor stationärer Aufnahme ausreichend diagnostiziert, differentialdiagnostisch abgeklärt und entsprechend medikamentös eingestellt. Häufig ist die Aktenlage zudem unvollständig. Der typische psychosomatische Rehabilitationspatient hat eine hohe psychisch-somatische Komorbidität. So nimmt der Anteil an medizinischer Versorgung einen immer bedeutenderen Stellenwert ein, was sich in einer aufwendigen Diagnostik, Hinzuziehung mehrerer Fachärzte verschiedener Disziplinen und im Medikamentenverbrauch einer psychosomatischen Klinik zeigen lässt.

> ! Auch für die psychosomatische Rehabilitation gilt: Erst nachdem kein Hinweis auf eine organische Ursache (neutraler Check-up) für die bestehenden Beschwerden gefunden wurde, kann das psychosomatische Krankheitsmodell dem Patienten ausreichend verständlich gemacht werden.

Alle Stationsärzte stehen in engmaschigem Austausch mit den fachärztlichen Kollegen des internistischen, orthopädischen und neurologischen Fachgebiets.

Eine ebenso wichtige Funktion nimmt der Stationsarzt im Rahmen der **sozialmedizinischen Leistungsbeurteilung** ein. Diese erfolgt innerhalb des Behandlungsteams in der Zusammenschau aller medizinischen, psychotherapeutischen und physiotherapeutischen Befunde sowie der Verhaltensanalyse während des stationären Aufenthaltes.

Aufgabe des Stationsarztes ist es hier, die medizinisch relevanten Befunde zu benennen und zu prüfen, ob sich hieraus qualitative Leistungseinschränkungen ergeben (keine schweren körperlichen Tätigkeiten bei bekannter Osteochondrose, keine Tätigkeiten auf Leitern und Gerüsten bei Polyneuropathie, Arbeiten unter Witterungsschutz bei Polyarthritis, nur Tätigkeiten im Wechsel zwischen Gehen, Stehen und Sitzen bei Z. n. tiefer Beinvenenthrombose mit nachfolgender Embolie, keine Tätigkeiten an ungesicherten Maschinen bei Epilepsie etc.).

Dies setzt wiederum eine hohe sozialmedizinische Kompetenz seitens des Stationsarztes voraus, zieht doch nicht jeder medizinische Befund eine qualitative Leistungseinschränkung nach sich. Hier sei nochmals auf die große Bedeutung sowohl der Interaktion zwischen den verschiedenen medizinischen Fachgebieten als auch des sozialmedizinischen Teams hingewiesen.

Letztendlich bleibt aber eine tragfähige Arzt-Patient-Beziehung wichtigster Prognosefaktor für eine erfolgreiche psychosomatische Rehabilitationsmaßnahme.

4.2.2 Psychodynamische Einzeltherapie (Kurz- und Fokaltherapie)

S. Wiegand-Grefe und M. Winkler

Bei Patienten in sehr unterschiedlichen Situationen kann eine Einzeltherapie als Kurztherapie indiziert sein:
- bei Patienten mit einem umschriebenen Anliegen
- bei Patienten, für die eine längere Psychotherapie zu aufwendig scheint, die aber erhebliche psychische Probleme haben

- bei Patienten, die z. B. für eine Psychoanalyse zu schwer gestört sind
- bei Patienten mit großer Ich-Stärke und guten Ressourcen, die keine längere Psychotherapie brauchen

Es gibt auch ganz pragmatische Indikationen vonseiten des Patienten:
- begrenzte Zeit
- begrenztes inhaltliches Ziel
- begrenztes Sich-Einlassen (Beziehungsangst)
- eine frühere Langzeittherapie

Darüber hinaus existieren natürlich ganz pragmatische Indikationen vonseiten des Therapeuten:
- begrenztes Setting (Klinik, Institution)
- Zeitmangel
- begrenzte Abrechnungsmöglichkeit
- therapeutische Überzeugung
- Kontraindikation für eine regressionsfördernde Behandlung

! Einzeltherapie in der stationären psychosomatischen Rehabilitation ist aufgrund des begrenzten Zeitrahmens immer Kurz- und Fokaltherapie.

Begriff des Fokus

Der Begriff „Focus" kommt aus dem Lateinischen und bedeutet so viel wie „Herd" oder „Brandstätte" sowie „Feuer, Glut", daneben auch „Heim, Familie".
In der Medizin bezeichnet der Begriff einen Krankheitsherd, in der Psychotherapie ist eine auf einen zentralen Bereich konzentrierte Arbeit gemeint.

Frühe psychotherapeutische Begriffsbestimmungen stammen z. B. von French (1958), der die Begriffe „Fokalkonflikt" und „Kernkonflikt" einführte. Dabei ist der „Fokalkonflikt" für French ein vorbewusster Konflikt; dieser liegt der Oberfläche jeweils am nächsten und erklärt in der jeweiligen Behandlungsstunde den größten Teil des klinischen Materials. Im Fokalkonflikt werden die Impulse zu einem einzigen Konflikt verdichtet, der sich in Äußerungen und Verhaltensweisen des Patienten zeigt (French 1958).

Schematisch baut sich der Fokalkonflikt folgendermaßen auf: ein „störendes Motiv" (ein Triebimpuls oder Wunsch) steht im Konflikt mit einem „reaktiven Motiv" (einer Über-Ich- oder Ich-Reaktion), daraus ergibt sich die Notwendigkeit, eine Lösung (z. B. einen adaptiven oder Abwehrkompromiss) zu finden. Fokalkonflikte sind Abkömmlinge tieferer und früherer Kernkonflikte. Diese Kernkonflikte sind vermutlich während wichtiger Entwicklungsphasen der Frühkindheit entstanden. Sie bleiben meist latent, sind verdrängt oder „gelöst", aber ein Kernkonflikt davon wird aktiviert (oder ist aktiv geblieben) und scheint das Verhalten in Form von Fokalkonflikten ständig zu beeinflussen. Diese können als Variationen ein und desselben Themas erkannt werden.

Historischer Überblick

Freud thematisierte mögliche Forderungen, die einmal an die Psychoanalyse herantreten würden, nämlich das künftige Bedürfnis der Gesellschaft, für weite Bevölkerungskreise Behandlungsmöglichkeiten zu finden. In seinem Vortrag auf dem 5. Internationalen Psychoanalytischen Kongress in Budapest 1918 sagte er voraus, dass an die Psychoanalyse als therapeutischen Prozess zukünftig größere Anforderungen gestellt werden würden, er fasste den Stand der analytischen Technik zusammen und erwähnte Ferenczis „aktive Technik" (1921, 1926) als einen Weg in die Richtung, in der die Psychoanalyse sich weiterentwickeln könnte. Freud meinte, die notwendige und wünschbare Abkürzung des therapeutischen

4.2 Multimethodale Behandlungsprinzipien und beteiligte Berufsgruppen

Prozesses könnte sich „aktiver Verfahren" bedienen, um die psychoanalytische Therapie auf breiter Ebene kostengünstig in Kliniken ausüben zu können. Auf diesem Kongress äußerte sich Freud wie folgt: „Wir werden auch sehr wahrscheinlich genötigt sein, in der Massenanwendung unserer Therapie das reine Gold der Analyse reichlich mit dem Kupfer der direkten Suggestion zu legieren" (Freud 1918 bzw. 1982, S. 249).

Später entwickelten Ferenczi und Rank (1924) Wege zur Abkürzung der Behandlung, stellten der „Passivität" des Analytikers „Aktivitäten" entgegen und experimentierten mit der sogenannten „aktiven Technik". Sie beschrieben Versuche, wie
1. Verbot oder Gebot bestimmter Verhaltensweisen, etwa dass zwanghafte Patienten ihre Rituale unterlassen oder phobische Patienten sich den gefürchteten Erlebnissen aussetzen sollen,
2. Festsetzung eines Schlusstermins für die Behandlung,
3. Verwendung „forcierter Phantasien", um verborgene Konflikte schneller ans Licht zu ziehen und
4. die Übernahme einer bestimmten Rolle gegenüber dem Patienten, die die Behandlung beschleunigen sollte.

Ferenczis Experimente trafen jedoch weitgehend auf Kritik, er selbst bezeichnete seine Versuche bald als misslungen. Dieser Misserfolg verhinderte eine Zeit lang die Entwicklung weiterer Formen der Kurztherapie.

20 Jahre später setzten Alexander und French (1946) dort an, wo Ferenczis Versuche aufgehört hatten. Ihre 1938 begonnenen Experimente waren systematischer und „öffentlicher", neun weitere Mitarbeiter waren beteiligt, eine größere Zahl von Analytikern war nun an der Abkürzung des analytischen Prozesses und der Entwicklung einer Kurztherapie interessiert. Alexander und French betonten die zentrale Bedeutung der emotionalen Erfahrung, sprachen von einer „korrigierenden emotionalen Erfahrung" und unterstrichen die therapeutische Kraft der Arbeit in und an der aktuellen Beziehung im Hier und Jetzt der Übertragung. Zugleich berichteten sie von der Notwendigkeit intellektueller Integration, d. h. des Durcharbeitens, das ihrer Meinung nach von Ferenczi und Rank vernachlässigt worden war. Auch sie erprobten eine Vielfalt von „Aktivitäten", um die ihnen zu groß erscheinende Abhängigkeitsentwicklung in langen Analysen zu vermeiden, und experimentierten mit Therapieunterbrechungen, Frequenzwechseln und Terminsetzungen. Die umstrittensten technischen Vorschläge waren:
- Veränderung der Häufigkeit der Behandlungsstunden
- zeitweilige Unterbrechung der Behandlung
- Ersetzung der spontanen Gegenübertragungshaltung des Analytikers durch bewusste, geplante, der elterlichen Einstellung entgegengesetzten Einstellung, um eine korrigierende emotionale Erfahrung zu fördern

Die Versuche, gezielte „Aktivitäten" in den analytischen Prozess einzubauen, die über das deutende Verfahren hinausgehen und die „zwischenmenschliche Atmosphäre" bewusst zu beeinflussen, konnten vom „Mainstream" der Psychoanalyse nicht absorbiert werden. Es folgten weitere Versuche, Kurzformen zu entwickeln, die den einen oder anderen Aspekt der Technik, der implizit oder explizit im Standardverfahren enthalten ist, besonders betonten, beispielsweise zum Umgang mit Übertragungen, indem zum einen in kurzen Behandlungen Übertragungsdeutungen verwendet werden bzw. zum anderen diese in diesem Setting gerade konsequent vermieden werden.

Wichtige Einflüsse auf die weitere Entwicklung entstammen den Arbeiten der Gruppe um Michael Balint in der Tavistock-Klinik in London, zu der neben Enid Balint noch John

Boreham und David Malan gehörten. Diese Gruppe arbeitete in ihrer „Werkstatt für Fokaltherapie", die 5 Jahre lang bis 1961 bestand, daran, Erkenntnisse der Psychoanalyse in allen Bereichen der Patientenversorgung wirksam werden zu lassen. Michael Balint hatte erkannt, dass die langfristige Psychotherapie und besonders die Psychoanalyse, so günstig sie sich auf das Leben einiger weniger Menschen auswirken möchte, im Vergleich zu dem „neurotischen Elend in der Welt immer nur ein Tropfen auf den heißen Stein sein konnte". Balint arbeitete auch mit Kollegen anderer Berufsgruppen, z. B. mit Allgemeinärzten und anderen Nicht-Psychoanalytikern, um ihnen eine möglichst gute Basis-Psychotherapie zu vermitteln (vgl. Balint et al. 1973; Malan 1965). Dieser Arbeitsgruppe war es wichtig, Indikationskriterien zur Differenzierung zwischen Kurztherapie und Langzeit-Psychoanalyse zu finden. Indikationen für Kurztherapie wurden zunächst vor allem bei recht gesunden, weil Ich-starken Patienten gesehen, und die Gruppe war überrascht, als sie herausfand, dass auch kränkere Patienten gut von der fokalen Psychotherapie profitierten.

Zur gleichen Zeit hat sich in den USA vor allem Leopold Bellak, gemeinsam mit Leonard Small, in der „Trouble Shooting Clinic" mit Kurzpsychotherapie und „Notfallpsychotherapie" beschäftigt (Bellak u. Small 1972). Die Klinik war im November 1958 innerhalb der psychiatrischen Abteilung des City Hospital in Elmhurst (Queens/New York) gegründet worden und wurde von Bellak geleitet. Diese Klinik wurde in den nächsten Jahren zu einer Einrichtung, in der speziell notfalltherapeutische und andere kurzpsychotherapeutische Behandlungsmethoden angewendet und erprobt wurden.

In den USA beschäftigte sich später auch James Mann (1978) mit dem Faktor „Zeit". Er arbeitete konsequent aus der Erkenntnis heraus, dass eine primäre und absehbare zeitliche Begrenzung erhebliche Effekte auf die laufende Therapie hat. Sein 1978 erschienenes Buch über „Time-Limited Psychotherapy" heißt auf Deutsch zutreffend „Psychotherapie in 12 Stunden". Der Therapie-Ablauf mit den überwiegend recht stabilen und Ich-starken, sehr motivierten Patienten wird uniform beschrieben: 1/3 unbewusste Erwartung nach unendlicher Zuwendung, 1/3 Enttäuschung und Ambivalenz, weil das Ende doch naht, und schließlich die unterschiedliche Reaktion auf die unvermeidliche Trennung (Mann 1978).

Habib Davanloo (1978, 1980) nahm in Montreal die Ideen von Mann und Malan auf und entwickelte sie zu einer sehr aktiven Methode für Patienten, die sich auf ein recht unflexibles und streng an einem Hauptkonflikt arbeitendes Schema einlassen können und heftig an Widerstandsphänomenen arbeiten müssen, was oft als sehr belastend erlebt wird.

In den 1960er und 1970er Jahren beforschten verschiedene deutschsprachige Arbeitsgruppen die Möglichkeiten psychoanalytischer Kurztherapien und folgten den an der Tavistock-Klinik in London entwickelten Ideen der Fokaltherapie von Balint und Malan, wie Rolf Klüwer (1970), Eugen Mahler (1968), Dieter Beck (1974) und Peter Kutter (1977).

In neuerer Zeit sind vor allem die Arbeiten von Strupp und Binder (1984), im gleichen Jahr von Lester Luborsky, von Merton Max Gill (1996, 1997) bedeutsam. Im deutschsprachigen Raum sind neben Rolf Klüwer (z. B. 1971, 2000) auch die Arbeiten von Rudolf Lachauer (1992) von Bedeutung.

Bestimmung und Formulierung des Fokus nach Lachauer (1999)

In der Tradition der Arbeiten zur Kurz-Psychotherapie wird der Fokalsatz in einer „Fokalkonferenz" (Klüwer 2000) oder „Fokalgruppe" erarbeitet. Lachauer führt aus: „Der Fokus ... stellt eine Verbindung dar zwischen einem aktuellen Hauptproblem und einer Aus-

4.2 Multimethodale Behandlungsprinzipien und beteiligte Berufsgruppen

sage über dessen unbewusste Hintergründe." (Lachauer 1999, S. 22). Er benennt das aktuell dringlichste Hauptproblem des Patienten und eine Hypothese über die zentrale unbewusste Dynamik hinter den Problemen des Patienten (Fokusdeutung). Der „Fokalsatz" nach Lachauer setzt sich aus einer Benennung bzw. Beschreibung eines Symptoms oder relevanten Verhaltens und einer psychodynamischen Hypothese über die unbewussten Hintergründe dieses Symptoms oder Verhaltens zusammen. Dabei sieht Lachauer den Wert des Fokus in dessen strukturierender Funktion im Kopf des Therapeuten, während es für andere zwingend erscheint, dass der Fokus gemeinsam von Patient und Therapeut erarbeitet wird, was einen bewusstseinsfähigen Fokus erfordert. Bezüglich der Funktionen eines Fokus geht es in der Kurz-Psychotherapie darum, bei Zeitbegrenzung als wesentlich erkannte Probleme und Schwierigkeiten des Patienten zu bearbeiten, also eine Auswahl aus der unbegrenzten Fülle möglicher Inhalte vorzunehmen. Der Fokus übernimmt in diesem Sinne erstens die Funktion einer „gestaltenden Kraft" zwischen Chaos und Struktur. „Fokussieren ... ist also die gestaltende vorausschauende und Sinn gebende Kraft, die zwischen ... Verwirrung und ... Starrheit durch die Verbindung von Einfühlung und Ordnung eine Krise erkennt, die es zu bewältigen gilt ..." (Lachauer 1999, S. 25), was auf drei Ebenen notwendig ist:

- in der Technik der Erarbeitung des Fokus aus dem anfänglichen Material
- bei der konkreten Formulierung
- bei der Umsetzung des Fokus in der Therapie

Zweitens übernimmt er die Funktion einer Entscheidungshilfe im Deutungsprozess: „Der Fokus im Sinne eines technischen Hilfsmittels in der Psychotherapie ist ... nichts anderes als eine bewusst herausgearbeitete Hypothese über die unbewussten Hintergründe dessen, was aktuell ist, um einen Ansatzpunkt für therapeutische Interventionen zu haben ..." (Lachauer 1999, S. 27). Drittens übernimmt er eine integrative und strukturierende Funktion und viertens eine inhaltlich begrenzende Funktion.

Der Vorteil von Lachauers Methode der Fokusformulierung liegt in seiner Praktikabilität. Die einfache Zentrierung auf ein Hauptproblem ist hilfreich und machbar, lässt aber den psychoanalytischen Ansatz im Verstehen außer Acht und verzichtet auf die Berücksichtigung unbewusster Prozesse. Ausgefeilte psychodynamische Hypothesen sind in der täglichen klinischen Arbeit wegen ihrer zu großen Komplexität häufig nicht praktikabel.

Das Ausgangsmaterial für diese Arbeit über den Patienten ergibt sich aus drei Quellen:

- aus Szene, Interaktion, Beziehung zwischen Diagnostiker und Patient, einschließlich Übertragungs-Gegenübertragungsmanifestationen
- aus der Symptomatik mit auslösender Situation
- aus der Genese, den lebensgeschichtlichen Erfahrungen des Patienten

Aus diesen Daten wird in zwei aufeinanderfolgenden „Zentrierungen" der Fokalsatz gebildet (Abb. 4-1), der die allgemeine Form hat:

> ! Ich {Hauptproblem}, weil {psychodynamische Hypothese}

Dabei soll diese Ausformulierung in der Sprache des Patienten abgefasst werden und seiner Problembeschreibung folgen.

■ **Erste Zentrierung.** In der ersten Zentrierung wird das aktuelle Hauptproblem aus den Informationen zu Beziehung (der Szene zwischen Patient und Therapeut, einschließlich Übertragungs-Gegenübertragungsgeschehen) und der Symptomatik mit auslösender Situation herausgearbeitet. Es geht dabei nicht

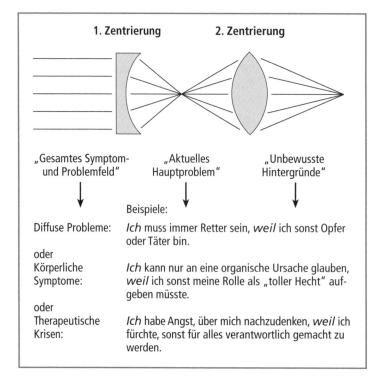

Abb. 4-1 Der Fokalsatz als Ergebnis von zwei Zentrierungsschritten

darum, eine „tiefe" oder den Problemen „zugrunde liegende" Schwierigkeit anzusprechen, sondern mit dem „aktuellen Hauptproblem" die momentan dringlichste Schwierigkeit eines Patienten zu thematisieren.

Im Kontext dieses aktuellen Hauptproblems wird ein bewusster oder bewusstseinsfähiger Konfliktbereich angesprochen, der für die Erkrankung oder ein Problem in der therapeutischen Beziehung verantwortlich ist. Probleme in der therapeutischen Beziehung oder Motivationsprobleme müssen vorrangig fokussiert werden, da ein hieraus resultierender Widerstand die Bearbeitung anderer Probleme beeinträchtigen oder verhindern würde. Das aktuelle Hauptproblem kann insofern aus einem der folgenden Bereiche entnommen werden: erstens ein Symptom oder eines der Symptome, zweitens Probleme mit der Motivation oder der therapeutischen Beziehung und drittens die Neudefinition eines bekannten Problems. Wenn ein Symptom nicht in einer direkten Hypothese verstehbar ist, dann muss ein dahinter liegendes Verhaltensmuster, ein fokalisierbarer Konflikt, gesucht werden, der für die Entstehung des Symptoms verantwortlich ist; dieser wird dann als Hauptproblem definiert.

■ **Zweite Zentrierung.** In der zweiten Zentrierung sollen die unbewussten, psychodynamisch wirksamen Hintergründe des Hauptproblems erfasst und benannt werden, wieder in möglichst einfacher Ausdrucksweise und in der Sprache des Patienten. Diese zentrale unbewusste Dynamik lässt sich am ehesten aus den Bereichen Beziehung und Genese herausarbeiten. Wichtig ist dabei, dass nur das Hauptproblem hinreichend und möglichst zutreffend erklärt werden soll, nicht das ganze Wesen des Patienten. Fokussiert werden sollten im Sinne einer Prioritätenliste:

4.2 Multimethodale Behandlungsprinzipien und beteiligte Berufsgruppen

1. Motivationsprobleme, Probleme in der Therapeut-Patient-Beziehung
2. Probleme mit Realitätswahrnehmung oder -anpassung
3. Probleme mit der Selbst-Objekt-Differenzierung (in der Regel formuliert als interpersonelles Verhaltensproblem)
4. körperliche oder seelische Symptome bzw.
5. innerseelische Konflikte

Es gilt, den Patienten von Beginn an für die Arbeit durch das Aufgreifen seiner freien Einfälle zu interessieren. Dies wird durch die Verhaltenshinweise des Therapeuten unterstützt und erfordert eine andere Einstellung als in der Langzeit-Therapie: Es ist notwendig, von Behandlungsbeginn an verstärkt auf das Arbeitsbündnis zu achten, spontane positive Übertragungsgefühle zu nutzen und zu fördern, Interesse und Akzeptanz für den Patienten zu zeigen, Patienten dazu zu ermutigen, sich auszusprechen, früh Verständnis für den Patienten auszudrücken, frühzeitig negative Übertragungen zu deuten, Gefühle von hoffnungsvollem Optimismus zu vermitteln, Patienten zu ihrer Rolle in der Therapie zu erziehen und übertragungsbedingte Störungen im Arbeitsbündnis zu beachten.

Die Fokusformulierung in der psychosomatischen stationären Therapie am Henrietten-Stift in Hannover orientiert sich an Lachauer. Hentschel und Kämmerer (1997) formulieren „einen Fokus, der das Körpersymptom mit dem oft unbewussten dominanten Affekt des zentralen Konflikts des Patienten verbindet und auch eine mögliche Veränderung als Lösung aus diesem Konflikt anzudeuten versucht" (S. 220). Dieser vom Team erarbeitete Fokus wird dem Patienten auf einer Visite mitgeteilt – die dadurch erhebliche Bedeutung für alle Beteiligten gewinnt. Der Fokus sollte möglichst in den Worten des Patienten formuliert werden und ohne Verneinungen auskommen. Das Schema des Fokus lässt sich verallgemeinern: Mein ... „Körpersymptom" ... hilft mir, meinen ... „Affekt" ... wahrzunehmen, wenn ich ... „Konfliktbeschreibung" ... oder ... „Beschreibung der fehlenden Abwehr- und Bewältigungsmechanismen im Konflikt" ..., bis ich es wage, ... „Veränderung als Lösung aus dem Konflikt".

Ziel ist es immer, die bio-psycho-sozialen Zusammenhänge wiederherzustellen, die beim Auftreten der psychosomatischen Störung verloren gegangen sind.

Aktuellere Konzepte: Strupp und Binder (1984)

Einen aktuellen Überblick über psychodynamische Kurztherapien gibt Beutel (2000). Er unterscheidet zwischen den Pionierarbeiten (Freud, Ferenczi u. Rank, Alexander u. French), triebdynamischen Ansätzen (z.B. Balint, Malan bzw. Sifneos), eklektischen Ansätzen (z.B. Bellak u. Small bzw. Gustafson) sowie interpersonellen Ansätzen (z.B. Luborsky, Horowitz, Weiss u. Sampson bzw. Strupp u. Binder).

Strupp und Binder (1984) entwerfen ein Konzept der Kurz-Psychotherapie, das sich den Standpunkten Gills (1996, 1997) eng verbunden weiß. Gill hat die Bedeutung der aktuellen Interaktion zwischen den beiden Beteiligten des therapeutischen Geschehens als zentral hervorgehoben. Beide Partner interagieren verbal und nonverbal, handeln in der Realität der therapeutischen Beziehung immer gemeinsam, wenn auch mit unterschiedlicher Verteilung der Aktivität. Gill geht so weit, zu sagen, dass jede Psychotherapie als Kurztherapie begonnen werden solle. In dieser Kurztherapie ist die sich individuell entfaltende Beziehung zwischen Therapeut und Patient Gegenstand der Betrachtung. Erweist sich in der therapeutischen Arbeit, dass die Übertragungsbereitschaften und Widerstände nicht in einem überschaubaren Zeitrahmen bis zu 50 Stunden konstruktiv zu bearbeiten sind, ist die Indikation zur Langzeit-Psychotherapie zu stellen.

Gill meint auch, dass bei konsequenter therapeutischer Arbeit in der so verstandenen Übertragungsanalyse der Kurz-Psychotherapie auf einen Fokus verzichtet werden kann. Er geht davon aus, dass bei dieser Art von Arbeit und Einstellung alles relevante Material des Patienten erreicht wird und dass Psychotherapie eine besondere zwischenmenschliche Beziehung ist und dazu dient, Erfahrungen zu vermitteln, die zu konstruktiven Veränderungen im Selbstbild und Verhalten des Patienten führen. Er spricht auch von der psychotherapeutischen Beziehung als eine höchst persönliche Beziehung in einem höchst unpersönlichen Rahmen als Basis des gemeinschaftlichen therapeutischen Bemühens (Gill 1996 bzw. 1997).

Für den Umgang mit den Patienten empfehlen Strupp und Binder (1984) folgende Regeln:
- Widerstehen Sie dem Impuls, dass der Patient unbedingt möglichst kurzfristig wieder gesund werden soll, in jeglicher Form.
- Widerstehen Sie der Versuchung, unbedingt etwas zu tun, vor allem wenn Sie sich vonseiten des Patienten dazu gedrängt fühlen.
- Lassen Sie bei sich keine Größenphantasien und Allmachtswünsche zu.
- Wenn sie sich nicht sicher sind, aus welchem Motiv heraus Sie etwas sagen wollen, schweigen Sie lieber.
- Stützen Sie sich immer auf einigermaßen hinreichende Belege und berücksichtigen Sie alternative Hypothesen.
- Bevorzugen Sie knappe, skizzenhafte Darstellungen, die sich eng an die klinischen Daten und die Ausdrucksweise des Patienten halten.
- Versuchen Sie, realistisch einzuschätzen, welches die momentan wahrscheinlich konstruktivste Intervention ist.
- Denken Sie immer daran, dass das wesentliche Merkmal jeder Psychotherapie die zwischenmenschliche Beziehung ist.

Um in der von Strupp und Binder empfohlenen Weise kurztherapeutisch zu arbeiten, muss es dem Patienten gelingen, in zwischenmenschlichen Beziehungen und in der Therapie auf das Geschehen zwischen ihm und seinen jeweiligen Partnern zu achten. Er sollte sich rasch in unmittelbarer und lebhafter Weise darauf beziehen lernen. Mithilfe dieser genannten Regeln für die Therapeuten sollen den Patienten bestimmte Einstellungen und Verhaltensweisen in der Behandlung ermöglicht und erleichtert werden: Ich darf und kann über mich nachdenken. Ich darf offen über meine Gefühle und Gedanken reden. Meine Gedanken und Gefühle sind hier interessant und wichtig. Es hat mittelfristig sogar einen Sinn, sich mit Schmerzlichem zu beschäftigen … auch wenn ich nur begrenzte Zeit und ein begrenztes Ziel habe.

Dabei gestaltet nicht nur das gesprochene Wort, sondern mehr noch nonverbales Verhalten und Handeln die Interaktion zwischen Therapeut und Patient. Allein was gesprochen wird, kann vielfältig zur Verschleierung latenter Inhalte und Beziehungsgestaltungen dienen. Aber auch was sich im Handeln und Fehlhandeln, in Intonation und Modulation von Sprache, in Gestik, Mimik und Haltung, Kleidung und Vorlieben (Gedichte, Geschichten, Lieder, Filme …), in Erinnerungen und Träumen äußert, bietet Einblick in die zwischenmenschlichen Beziehungen eines Menschen – und in dieser Perspektive in seine Versuche, seine Beziehungsgestaltungen zu verbergen, seine Wünsche abzuwehren usw.

Immer wieder sind die folgenden Fragen nützlich:
- In welchem Kontext, in welcher Situation befinden wir, das therapeutische Paar, uns in der Vorstellung, im Erleben des Patienten?
- Was versucht der Patient im Augenblick mir gegenüber, für mich, mit mir, trotz mir oder ohne mich zu tun?
- Wozu versucht der Patient mich gerade zu bewegen; was soll ich mit ihm, für ihn oder ihm gegenüber machen?

4.2 Multimethodale Behandlungsprinzipien und beteiligte Berufsgruppen

- Woran versucht der Patient mich zu hindern; was soll ich nicht mit ihm, für ihn oder ihm gegenüber machen?
- Woran versucht der Patient sich selber zu hindern; was will er nicht mit mir, für mich oder mir gegenüber tun?

Diese Fragen können immer mehrere, auch widersprüchliche Antworten gleichzeitig haben und die Gegenübertragungsmanifestationen können Hinweise auf mögliche Antworten liefern. Diese Arbeit in der Kurz-Psychotherapie behält also alle Elemente der Psychoanalyse mit Ausnahme der Zeitlosigkeit bei: Passivität und Abwarten aufseiten des Therapeuten, Arbeit an und mit Übertragung bzw. Beziehung und Widerstand, Klären und Deuten statt Wunschbefriedigung (Abstinenz und Neutralität) und auch die Regel der freien Assoziation. Die Auswahl des Materials steht dem Patienten ebenso frei wie in der Psychoanalyse. Um dann allerdings die Arbeit (am Fokus, in der begrenzten Zeit, am Problem) nicht aus dem Auge zu verlieren, ist der Therapeut gehalten, den Patienten gegebenenfalls zu relevantem Material zurückzuführen. Die Strategie einer solchen Kurztherapie liegt in der systematischen Erarbeitung der Interaktionen zwischen Patient und Therapeut, wobei zu erwarten ist, dass die konflikthaften Verhaltensweisen des Patienten rasch sichtbar werden.

Strupp und Binder (1991, S. 210) formulieren vier Leitfragen:
- Wie erlebt mich der Patient und welcher Art sind seine Gefühle mir gegenüber?
- Wie erlebt der Patient vermutlich meine Intentionen, Haltungen und Gefühle ihm gegenüber?
- Welche emotionalen Reaktionen könnte der Patient aufgrund von Phantasien zu meiner Person haben?
- Wie deutet der Patient die Beziehung zu mir und inwiefern könnten seine gegenwärtigen Reaktionen eine Folge unserer vorangegangenen Interaktionen sein?

Der dynamische Fokus nach Strupp und Binder basiert auf zwei Prinzipien: Erstens wird bei den mithilfe der psychodynamischen Kurztherapie behandelten Arten von psychischen Problemen die Lebenserfahrung in erster Linie im zwischenmenschlichen Bereich gedeutet. Zweitens wird die Lebenserfahrung hierbei in erster Linie mithilfe der Erzählung psychologisch gedeutet: Man erzählt sich und anderen eine Geschichte. Diese „Fokuserzählung" soll beschreiben: menschliche Handlungen, die in einen zwischenmenschlichen Transaktionskontext eingebettet sind, einem zyklischen psychodynamischen Muster folgen und die immer wieder zu Problemen im Leben geführt haben und auch gegenwärtig Schwierigkeiten bereiten. In der Fokusformulierung wird formal unterteilt in: Eigenhandlungen, Erwartungen im Hinblick auf die Reaktionen anderer Menschen, Handlungen anderer dem Selbst gegenüber und Eigenhandlungen gegenüber dem Selbst bzw. Introjekt.

Fazit

Die Frage, was in Einzel-Kurz-Psychotherapien erreichbar ist, beantwortet Lachauer (1992, S. 192) folgendermaßen: Modifizierung oder Beseitigung von Symptomen und Erleichterung des Leidens; Wiederbelebung des Funktionsniveaus, das der Patient vor dem Ausbruch der Krankheit besaß; Förderung eines Verständnisses dafür, dass Verhaltensmuster verfolgt werden, die Symptome fördern, die Funktionen sabotieren und ein vollständiges Genießen des Lebens stören; Erreichung einer gewissen Vorstellung davon, wie man das Vorhandensein selbstzerstörerischer Verhaltensmuster erkennt und ihre Konsequenzen untersucht; zur Verfügung stellen nützlicher Wege, mit solchen Verhaltensmustern und ihren Wirkungen umzugehen, um sie zu verändern und durch konstruktive Bewältigungsmaßnahmen zu ersetzen.

In der psychosomatischen Rehabilitation sind für eine psychodynamisch orientierte

Einzel-Kurztherapie zur Fokusbestimmung vor allem die Konzepte von Lachauer (1999) praktikabel und geeignet, aber auch die Überlegungen von Strupp und Binder (1984, 1991) hilfreich.

4.2.3 Gruppentherapie

S. Wiegand-Grefe, J. Lindner und V. Tschuschke

In der stationären psychosomatischen Rehabilitation wird konzeptuell überwiegend in Gruppen gearbeitet. Diese Behandlungsform ist nicht nur ökonomisch, sie steht in der Zusammenschau aktueller empirischer Befunde in ihrer Wirksamkeit der Einzeltherapie in nichts nach (Burlingame et al. 2001, 2002; Nosper 2002; Tschuschke 1999a, 2001, 2010). Zusammengefasst gibt es auf der Basis von Meta-Analysen keinen „Sieger" im Vergleich der beiden Behandlungsmodalitäten (Burlingame et al. 2001; Tschuschke 1999a).

> ! So können Gruppenbehandlungen als wesentliches Organisations- und Behandlungsprinzip und Gruppenpsychotherapien als maßgebliches psychotherapeutisches Setting in der psychosomatischen Rehabilitation gelten.

Mittlerweile finden in den Gruppenpsychotherapien neben störungsunspezifischen immer mehr störungsspezifische Konzepte Anwendung. Auch in der Psychotherapieforschung bezogen sich bis in die 1980er Jahre die meisten Ergebnisstudien auf äußerst heterogene Gruppen, sowohl hinsichtlich der Patientenstichproben wie auch der Behandlungsmodelle. Erst in den späten 1980er und frühen 1990er Jahren hat sich der Schwerpunkt mehr und mehr auf spezifische Patientenpopulationen bzw. Störungsbilder und Behandlungsmodelle verlagert. Hier scheint sich in jüngster Zeit ein Paradigmenwechsel zu vollziehen. Psychotherapiestudien sind also mittlerweile in zunehmendem Maße auf spezifische Störungen ausgerichtet und überprüfen manualisierte, den Störungen angepasste Behandlungsmethoden und Interventionen.

Gefördert wurde dieser Paradigmenwechsel nicht zuletzt durch das in den USA durch die *American Psychological Association* initiierte Projekt der „empirisch validierten Behandlungen" und der „evidenzbasierten Medizin", in dessen Rahmen strenge Kriterien für die Akzeptanz spezifischer Therapien bei möglichst genau diagnostizierten Störungsbildern propagiert werden (Strauß 2002). Im Ansatz findet diese Tendenz auch in Deutschland ihren Niederschlag (Buchkremer u. Klingberg 2001), z. B. in den Kriterien für die Anerkennung von Psychotherapieverfahren durch den wissenschaftlichen Beirat Psychotherapie gemäß § 11 des Psychotherapeutengesetzes oder in der Entwicklung von diagnosebezogenen Leitlinien zur Behandlung psychischer Störungen. So kommen Burlingame et al. (2002) in einer neueren Übersicht über die Forschung in der Gruppenpsychotherapie seit 1990 zu dem Schluss, dass systematische Studien „gemischter Gruppen quasi von der Bildfläche verschwunden" (S. 22) sind – zugunsten störungsspezifischer Ansätze. Auch in der klinischen Praxis beginnt sich die in der Forschung dominierende störungsspezifische Ausrichtung durchzusetzen. Dieser Trend zu störungsspezifischen Konzepten in der Psychotherapie, der auch in der Rehabilitation zu beobachten ist und auf der impliziten Hypothese „Je spezifischer, desto wirksamer" beruht, wird in dieser Arbeit vor dem Hintergrund aktueller empirischer Befunde und der Kontroverse über allgemeine und spezifische Wirkfaktoren von Gruppentherapien reflektiert.

Gruppenformen

In der Gruppenpsychotherapie können wir die folgenden Gruppenformen unterscheiden:
- Kurzzeit- versus Langzeitgruppentherapie
- zeitlich begrenzte versus zeitlich unbegrenzte Gruppen
- geschlossene versus offene Gruppen
- heterogene (störungsunspezifische) versus homogene (störungsspezifische) Gruppen

Gruppenpsychotherapie ist in der stationären psychosomatischen Rehabilitation immer Kurzzeitgruppentherapie, also zeitlich eng auf in der Regel 4–8 Wochen begrenzt. Dabei wird in psychosomatischen Rehabilitationskliniken konzeptuell sowohl in geschlossenen wie auch in halboffenen und offenen Gruppen gearbeitet. Häufig werden ergänzend zur Gruppenpsychotherapie gelegentliche Einzelgespräche entweder vom Bezugs- oder vom Gruppentherapeuten durchgeführt, meist mit psychotherapeutischem Fokus im engeren Sinne, seltener auch zur Klärung pragmatisch-organisatorischer Gegebenheiten der Behandlung (z. B. Verlängerungen, Wochenend-Urlaub). Eine Übersicht dazu gibt Mans (1997). Weiterhin wird in der psychosomatischen Rehabilitation mit heterogener und homogener Gruppenzusammensetzung gearbeitet, d. h., es finden sowohl störungsspezifische wie auch – unspezifische Konzepte Anwendung (Lindner et al. 2007).

Störungsspezifische und -unspezifische Gruppentherapiekonzepte

Störungsspezifische Behandlungskonzepte richten sich auf eine homogene Gruppenkonstellation. Von **homogenen Gruppen** spricht Pritz dann, „wenn die Gruppenzusammenstellung von einem bestimmten Topos hergeleitet wird. Das kann ein Symptom, eine Eigenschaft oder auch ein bestimmtes gemeinsames Ziel sein. Homogene Gruppen können sich aber auch praxeologisch durch die Beratungsstelle oder Klinik bilden, in die der Ratsuchende oder Patient gerät" (Pritz 2001, S. 207).

Nach dieser Definition ist fraglich, ob wir in der psychosomatischen Rehabilitationsklinik überhaupt von heterogenen Gruppen sprechen können, weil allen der gleichzeitige Aufenthalt in einer Klinik gemein ist, womit diese Patientengruppe im weitesten Sinne schon als homogen gelten kann. Homogene Gruppen sind in der Literatur wissenschaftlich besser untersucht, weil es nötig erscheint, bestimmte Verhaltensweisen besonders herauszustellen und gesondert zu untersuchen, um die Wirkungsweise einer spezifischen Gruppentherapie besser untersuchen zu können, argumentiert Pritz (2001). Häufig suchen sich Menschen andere mit gleichen oder ähnlichen Interessen. Unter psychotherapeutischem Aspekt sind homogene Gruppen in störungsspezifischen Therapiekonzepten insofern von Vorteil, als die Erfahrung der „Universalität des Leidens" von großem therapeutischem Wert sein kann. Insbesondere, wenn der Betreffende vorher seine Problematik als singulär und einzigartig erlebt hat und dann in der Gruppe wahrnimmt, dass er keineswegs einsam sein Schicksal ertragen muss (Pritz 2001). Auch dieses Erleben ist allerdings von der Individualität und der Persönlichkeit des Einzelnen abhängig, wenn wir an die therapeutische Situation mit narzisstisch strukturierten Menschen in der Gruppe denken, die bei noch so ähnlichen und vergleichbaren Erfahrungen von Gruppenteilnehmern darauf bestehen, dass ihr Erleben einzigartig sei und niemand diese Erfahrungen verstehe oder gar teile. Die Erfahrung, dass andere am gleichen leiden, kann jedoch auch ein tieferes gemeinsames Eindringen in die Thematik ermöglichen, wobei aber auch die Gefahr einer gemeinsamen Abwehr der dahinter liegenden Ängste gegeben sein kann (Pritz 2001).

Häufig können jedoch störungsspezifische Konzepte eine größere Akzeptanz des Spezialsettings durch die Patienten finden, indem sie weitere kommunale Gruppenfaktoren unterstützen und die Identifikation der Patienten im Sinne der Kohäsion erleichtern. Homogene, störungsspezifische Gruppen fördern also vermutlich eher Gruppenwirkfaktoren wie „Kohäsion" oder „Universalität des Leidens". Diese Wirkfaktoren sind auch vor allem in frühen Gruppenphasen und bei Kurzzeitgruppen besonders bedeutsam (Tschuschke 2001, 2010). Nach neuesten empirischen Befunden sind störungsspezifische Ansätze vor allem dann sinnvoll, wenn es sich um abgegrenzte Störungsbilder handelt, die in der Praxis übliche Komorbidität (z. B. zwischen Ängsten und Depressionen) schmälert allerdings das Behandlungsergebnis (vgl. Burlingame et al. 2001). Störungsspezifische Konzepte können aber auch zu problematischen narzisstischen Überidentifikationen führen (vgl. Schwickerath et al. 2000) und es kann zu einer Einengung und Fixierung auf die Symptomatik kommen. Für Patienten geht eine Bereicherung durch den Austausch mit Menschen mit unterschiedlichen Erfahrungen verloren.

Deshalb werden **heterogene Gruppen** gerade mit Teilnehmern verschiedener Problem- oder Krankheitsgenese gebildet. Die Absicht bei der Bildung heterogener Gruppen besteht darin, den Gruppenmitgliedern unterschiedliche Lernmöglichkeiten in der Gruppe zu bieten. Die Unterschiedlichkeit bringt die Gruppenteilnehmer dazu, sich andere als Modell auszusuchen und von ihnen zu lernen (Mahler-Bungers 1999; Pritz 2000). Gleichwohl wird sich in einem fruchtbaren Gruppenprozess auch bei heterogener Gruppenzusammensetzung ein „Wir-Gefühl", eine „Gruppen-Identität", die zu einer Kohäsion beiträgt, entwickeln. Möglicherweise fördern heterogene Gruppen jedoch andere Gruppenwirkfaktoren, z. B. Faktoren wie „Einsicht", zumindest in anderem Ausmaße. Zudem entsprechen heterogene Gruppen mehr der Alltagsrealität, die uns mit unterschiedlichen Menschen konfrontiert (Boss 1992). Auch das „unbewusste

Organisationsniveau" der Teilnehmer ist für Pritz (2001, S. 207) bei der Gruppenzusammenstellung von Bedeutung: In Gruppen von neurotischen Personen empfiehlt er, ein oder zwei Gruppenmitglieder einzubeziehen, die an psychotischen Störungen leiden, die aufgrund einer erhöhten Sensibilität oft in der Lage sind, das von den anderen Gruppenmitgliedern gemeinsam Abgewehrte zu thematisieren. Umgekehrt erleben diese dann aber auch, dass man bei auftretenden Widersprüchen nicht sofort mit Rückzug reagieren muss, sondern sich einer verbalen Konfrontation stellen kann.

Störungsspezifische Therapiekonzepte haben also jeweils spezifische Vor-, aber auch Nachteile. Teilnehmer homogener Gruppen haben den Vorteil und können unter Umständen davon profitieren, „Ihresgleichen" zu treffen und so die Einsamkeit und Isolation mit ihrer spezifischen Problematik zu überwinden. Dagegen bietet sich Teilnehmern heterogener Gruppen die Möglichkeit, stärker von unterschiedlichen Herangehensweisen an Konflikte zu lernen. Für die Entscheidung einer bestimmten Gruppenkonstellation ist nach Pritz (2001) das theoretische Verständnis einer Störung ausschlaggebend: Sieht man im Vordergrund eine bestimmte Problematik relativ losgelöst von der Gesamtpersönlichkeit, wird man eher eine homogene Gruppenkonstellation zur Bewältigung vorschlagen, sieht man die Gesamtpersönlichkeit als „lernbedürftig", wird man eher für eine heterogene Gruppe plädieren.

Von einem generellen Überwiegen von Vor- oder Nachteilen kann gegenwärtig nicht gesprochen werden. Vielmehr ist die Frage der differenziellen Indikation zukünftig stärker zu berücksichtigen.

■ **Hypothese: „Je störungsspezifischer ausgewählt die Patienten, desto wirksamer die Behandlung?"** Es soll auf der Grundlage aktueller empirischer Befunde zur Wirkfaktorenforschung dieser Hypothese nachgegan-

4.2 Multimethodale Behandlungsprinzipien und beteiligte Berufsgruppen

gen und der Mythos besonderer Effizienz störungsspezifischer Behandlung reflektiert werden.

Häufig wird davon ausgegangen, dass störungsspezifische Ansätze eine besonders effiziente Behandlungsform darstellen. Relevant für die zukünftige Konzeptentwicklung ist jedoch, welchen gewissermaßen „reinen" Erfolg störungsspezifische Ansätze aufzuweisen haben. Im Ergebnis weisen störungsspezifische und -unspezifische Behandlungsergebnisse ähnliche Effekte auf. Die Unterschiede zwischen den Behandlungen in störungsspezifischen und -unspezifischen Gruppen stellen sich als deutlich geringer heraus als erwartet (vgl. hierzu die ausführlichen, aktuellen Übersichten und die Zusammenstellung der einzelnen Befunde zur Effektivität störungsspezifischer und -unspezifischer Gruppenbehandlungen bei Burlingame et al. 2001, 2002).

Es bleibt bislang ungeklärt, wie hoch der Anteil des Therapieerfolges und der Wirkung ist, den wir ausschließlich störungsspezifischer Behandlung verdanken können. Die Frage nach einer spezifischen Effektivität gruppentherapeutischer Ansätze ist noch längst nicht abschließend zu beantworten, hierzu wären noch weitere vergleichende Studien von höherer methodischer Qualität notwendig, schlussfolgern auch Burlingame et al. (2001).

Wirkfaktoren

Spezifische und unspezifische Wirkfaktoren

Die Diskussion um die Störungsspezifität in der Psychotherapie hat die Debatte um die relative Bedeutung allgemeiner Wirkfaktoren der Psychotherapie gegenüber spezifischen Interventionstechniken und Behandlungsansätzen neu entfacht (Strauß 2002). Die zunehmende Störungsspezifität in der Psychotherapie, die sich an dem Störungsbegriff der gängigen Klassifikationssysteme orientiert, begünstigt naturgemäß behaviorale Behandlungskonzepte und offenbart Schwächen der Psychoanalyse mit der Spezifität, speziell was den praktischen Umgang mit dem Symptom betrifft (Küchenhoff 2001). Dies wird reflektiert durch die relativ geringe Bedeutung psychodynamischer Behandlungsansätze in der Psychotherapieeffektforschung der letzten Jahre, zumindest wenn vergleichende, kontrollierte Studien betrachtet werden (Strauß 2002). Auch im Bereich der Gruppentherapie hat die Fokussierung auf störungshomogene Gruppen dazu geführt, dass hauptsächlich kognitiv-behaviorale Ansätze überprüft werden, während psychodynamische Gruppenbehandlungen in der Effektforschung kaum noch eine Rolle spielen. Die vorgelegte Effektivitäts- und Effizienzforschung ist Ergebnisforschung. Da sich mit den bisherigen Methoden keine wesentlichen Unterschiede in den Effekten störungsspezifischer und störungsunspezifischer Behandlung feststellen lassen, ist Prozessforschung notwendig. Zur Beantwortung der Frage „Was wirkt?" bzw. „Warum?" sind Gruppenpsychotherapieansätze wirkungsvoll.

Während die psychodynamische Gruppenpsychotherapie aus der Literatur zur Wirksamkeitsforschung – mit wenigen Ausnahmen (z. B. Tschuschke et al. 2007) – weitgehend verschwunden ist, ist sie in der Prozessforschung nach wie vor impulsgebend (MacKenzie et al. 2002). Dabei scheint die Untersuchung von Gruppenprozessen eine „eigene Welt im Bereich der Gruppenpsychotherapieforschung" (Burlingame et al. 2001) darzustellen und nicht – von wenigen Ausnahmen abgesehen – mit der Effektivitätsforschung verbunden zu sein. Es wurden bislang nur wenige Studien durchgeführt, in denen sowohl auf die formale Veränderungstheorie wie auch auf die Bedeutung von Ausgangsmerkmalen der Patienten für den Therapieerfolg und spezifische Prozesskomponenten fokussiert wurde. Es gibt gegenwärtig lediglich drei komplexe Forschungsprogramme, die diese Ansprüche erfüllen. Dazu gehören das Forschungsprogramm der Gruppe um Piper in Edmonton/

Vancouver (Piper et al. 1992). Im deutschsprachigen Raum wurden im letzten Jahrzehnt drei aufwendige Gruppentherapieprojekte mit dem Fokus auf Prozessmerkmale durchgeführt: das Stuttgarter Gruppentherapieprojekt um Tschuschke und Mitarbeiter (Catina u. Tschuschke 1993; MacKenzie u. Tschuschke 1993; Tschuschke u. Dies 1997, Tschuschke et al. 1996), die Kieler Gruppenpsychotherapiestudie (Strauß u. Burgmeier-Lohse 1994) und die Düsseldorf-Kölner Studie zur Kurzgruppenpsychotherapie mit somatoformen Störungsbildern (Tschuschke et al. 2007; Tschuschke et al. 2013). Alle drei Forschungsprogramme sind im psychodynamischen Feld angesiedelt (vgl. die ausführliche Darstellung dieser Forschungsprogramme in MacKenzie et al. 2002; Mattke et al. 2012, Tschuschke et al. 2007). Bislang wird also Ergebnisforschung eher von behavioralen Therapiemethodikern betrieben, während Prozessforschung fast ausschließlich von psychodynamischen Psychotherapieforschern und Methodikern vorgelegt wird (Tschuschke 1999b).

In der Psychotherapieforschung wird zwischen unspezifischen (auch als kommunale oder allgemeine Wirkfaktoren bezeichnet) und spezifischen Wirkfaktoren unterschieden. Dabei ist der (empirische) Nachweis spezifischer Wirkfaktoren, d. h. der Nachweis von Wirkelementen, die ausschließlich dem jeweiligen Behandlungskonzept immanent sind, bislang nicht erbracht worden. Zuweilen wird angezweifelt, ob es spezifische Wirkfaktoren überhaupt gibt (Tschuschke 2001). Vielmehr wurden immer wieder unspezifische Wirkfaktoren empirisch nachgewiesen, also Wirkelemente, die unterschiedlichen Konzepten und vermutlich allen Formen psychotherapeutischer Hilfe, zugrunde liegen (Tschuschke et al. 2013). In einer Untersuchung von Lambert (1992) werden folgende Varianzanteile des Therapieerfolges erklärt:

- 40 % durch extratherapeutische Veränderungen/Patientenfaktoren, wie Ich-Stärke, soziale Unterstützung, glückliche Lebensumstände etc.
- 30 % durch kommunale Wirkfaktoren, wie therapeutische Beziehung, Supportfaktoren, Lernfaktoren, Handlungsfaktoren
- 15 % durch Behandlungstechnik: Biofeedback, Hypnose, systematische Desensibilisierung, kognitiv-behaviorale, psychodynamische Technik etc.
- 15 % durch Hoffnungsfaktoren, Placebofaktoren, Erwartung an die Wirksamkeit der Psychotherapie, Rationale der jeweiligen Psychotherapieform etc.

Der größte Varianzanteil therapeutischer Wirksamkeit wird also durch interne Faktoren des Patienten und seine sozialen Ressourcen erklärt. Orlinsky et al. (1994) stellen in ihrer Arbeit „Prozess and outcome in psychotherapy" im *Handbook of Psychotherapy and Behavior Change* fest, dass innerhalb der psychotherapeutischen Wirkfaktoren das therapeutische Bündnis den engsten Zusammenhang mit dem Therapieerfolg hat. Auch Strauss (2002, S. 55) schlussfolgert: „Die Bedeutung allgemeiner Wirkfaktoren ist ein (mindestens) ebenso gesicherter empirischer Befund, wie die Überlegungen bestimmter störungsspezifischer Verfahren. Zudem sind allgemeine ‚Interventionen' durchaus in der Lage, spezifische Störungen oder Symptome zu beeinflussen, während umgekehrt störungsspezifische Interventionen auch allgemeine Effekte haben." Er verweist auch darauf, dass allgemeine versus spezifische Wirkfaktoren oder Therapiemodelle nicht zwei Pole einer Dimension sind, d. h., dass keine Dichotomie vorliegt, sondern dass es sich um ein interaktives Geschehen handelt.

Wirkfaktoren in der Gruppenpsychotherapie

Untersuchungen zu den Gruppenwirkfaktoren im Sinne von Yalom (1970) sind in der Gruppenpsychotherapieforschung besonders traditionsreich. Wirkfaktoren in der Gruppen-

4.2 Multimethodale Behandlungsprinzipien und beteiligte Berufsgruppen

psychotherapie sind beispielsweise von Bloch und Crouch (1985), Yalom (1970, 1975, 1985, 1995) und Tschuschke (2001; 2010) untersucht worden. Tschuschke (2001) stellt anhand der Untersuchungen von Yalom (1985) (ambulante Gruppe); Liebermann et al. (1973) (Selbsterfahrungsgruppe), Tschuschke (1989) (stationäre Gruppe), Strauß und Burgmeier-Lohse (1994) (stationäre Slow-open-Gruppe), Rudnitzki et al. (1998) (stationäre Reha-Gruppe) eine Rangfolge von Wirkfaktoren auf. Er errechnet folgende durchschnittliche Rangfolge der Gruppenwirkfaktoren (Tschuschke 2001, S. 145; vgl. auch http://www.efpp.ch/german/group/dokumente/Gruppenpsychotherapie.pdf):

1. Katharsis (über innere Konflikte bzw. verdrängte Emotionen, vor allem Aggressionen, kann offen gesprochen werden und sie können partiell ausgelebt werden; dies soll eine Verringerung von Konflikten und „negativen" Gefühlen bewirken)
2. Kohäsion (im Sinne eines therapeutisch wirksamen Zusammenhaltes der Gruppe)
3. interpersonelles Lernen (Feedback durch andere, wie die Einzelne bzw. der Einzelne auf andere Gruppenmitglieder wirkt)
4. Einsicht
5. existenzielle Faktoren (Bewusstwerden der eigenen Begrenztheit)
6. Universalität des Leidens („Ich stehe mit meinen Problemen nicht alleine da")
7. interpersonelles Lernen (Output) („Output", d. h. sich mit anderen in Beziehung zu setzen)
8. Einflößen von Hoffnung
9. Altruismus (Unterstützung für andere)
10. Anleitung
11. Rekapitulation (d. h. bewusste Erinnerung der Situation in) der Primärfamilie
12. Identifikation mit anderen Gruppenmitgliedern und deren Erleben und Verhalten

Die meisten traditionellen Studien zu den Gruppenwirkfaktoren haben dennoch wenige Erkenntnisse bezüglich der differenziellen Bedeutung von Wirkfaktoren erbracht. Dies ist zum einen dadurch bedingt, dass es zu diesem Thema verschiedene, nicht vergleichbare Instrumente gibt, sodass mittlerweile eine „Kernbatterie" der Gruppenpsychotherapie-Prozessforschung gefordert wird (Burlingame et al. 2002; Strauß et al. 2001), für die MacKenzie et al. (2002, S. 126) konkrete Vorschläge unterbreiten. Zum anderen wurden in den meisten Studien Wirkfaktoren lediglich nach ihrer subjektiven Bedeutung „gelistet", ohne sie mit dem Therapieergebnis in Verbindung zu bringen. Allenfalls wurden Vergleiche der subjektiven Wirkfaktoren im Hinblick auf unterschiedliche Gruppen (Nationalität, Ethnie, Diagnosen etc.) oder das Setting (ambulant vs. stationär etc.) vorgenommen (vgl. die Übersicht bei MacKenzie et al. 2002).

Auf der Basis der vorliegenden Studien sollten Wirkfaktorenstudien daher künftig komplexer angelegt werden und die sequenzielle Messung von Wirkfaktoren mit möglichen Kovarianten verbinden, fordern MacKenzie et al. (2002). Zudem erfassen die von Yalom entwickelten Wirkfaktoren vermutlich eher allgemeine Gruppenmechanismen, aber nicht spezifische Faktoren verschiedener Gruppensettings.

Entsprechend versuchte Davies-Osterkamp (1996), den Düsseldorfer Wirkfaktorenbogen so zu konzeptualisieren, dass sowohl die Erfahrungen der Gruppenmitglieder miteinander wie auch das wahrgenommene Therapeutenverhalten erfasst werden. Eine modifizierte Version des Fragebogens in einer faktorenanalytisch gewonnenen Drei-Skalen-Lösung erarbeitete Nosper (1999) in der Tannenwald (TK)-Studie. Die faktorielle Trennung zeigt, dass Therapeuteneinfluss, soziale Lernprozesse in der Gruppe und das Gruppenklima als relativ eigenständige Wirkfaktoren zum Gelingen der Gruppentherapie beitragen. Die Revision dieses Wirkfaktorenbogens wurde an einer Stichprobe von 2290 Patienten einer psychosomatischen Klinik vorgenommen (WDO-GK/WDO-GK 3F, Schmitz-Buhl et al. 2003). Zwei Versionen, eine klinische, am Original orientierte Fassung (WDO-GK, Wirkfaktorenbogen Davies-Osterkamp Gelderlandklinik) und eine trifaktorielle Lösung (WDO-GK 3F) wurden entwickelt. Im WDO-GK erfassen jeweils drei Subskalen das erlebte Therapeutenverhalten („Klarifikation/Konfrontation/Deutung", „emotional präsenter Therapeut", „akzeptierender Therapeut") und drei Subskalen die Gruppenerfahrung („interpersonelle Einsicht", „interpersonelles Lernen", „Akzeptanz/Kohäsion"). Für die Konstruktvalidität ergeben sich erwartete Zusammenhänge zwischen Wirkfaktoren und Therapieerfolg. Der Wirkfaktorenfragebogen differenziert nur bedingt zwischen verschiedenen Gruppenmethoden im klinischen Setting. So profitierten in einer Studie im jeweils störungsspezifischen Setting somatoforme Patienten eher von haltgebenden und akzeptierenden Interventionen des Gruppenleiters, essgestörte Patientinnen hingegen mehr von interaktionellen Lernprozessen in der Gruppe (Schmitz-Buhl et al. 2003). Die Prozessanalyse mit dem Wirkfaktorenfragebogen zeigt sich sensitiv gegenüber Merkmalen wie Geschlecht und Rentenwunsch. Alle Wirkfaktoren werden von hochmotivierten Patienten als hilfreicher erlebt als von Patienten mit mittlerer oder niedriger Psychotherapiemotivation.

Als weiteres positives Beispiel, Wirkfaktorenstudien komplexer anzulegen, kann auch die Studie von Kivlighan et al. (1996) gelten. Die Autoren beschreiben mittels Faktorenanalyse vier zentrale Wirkdimensionen als **therapeutische Faktoren,** die vom **Leiterstil** abhängig waren: Beziehungsklima, Fokus (selbst vs. andere), emotionale Berührtheit und Einsicht; Problemlösung und Verhaltensänderung. Slavin (1993) zeigte, dass die Gruppenkohäsion durch „Hier-und-Jetzt"-bezogene Selbstöffnung, nicht aber durch eine „Dort-und-Damals"-bezogene Selbstöffnung gefördert wurde.

Zur **Vorhersage von Prozess- und Ergebnismerkmalen auf der Basis von Patientencharakteristika** konnte Piper (1994) in einer Übersicht über 83 Studien zeigen, dass nicht die Diagnose, sondern der interpersonale Stil eines Gruppenmitgliedes der vielversprechendste Prädiktor für Prozess und Ergebnis zu sein scheint. Zu diesem Konstrukt zählen Variablen wie die Qualität der Objektbeziehungen, interpersonale Probleme, Ich-Stärke und Bindungssicherheit.

Weitere Einzelstudien aus jüngster Zeit stellten einen **Zusammenhang zwischen persönlichkeitsbezogenen Merkmalen und Behandlungsergebnis** fest: Externalisierende Patienten profitieren mehr von einer kognitiven Verhaltenstherapie-(VT-)Gruppe, gehemmtere Patienten eher von einer „self-directed-therapy" (Beutler et al. 1991); Patienten, die eher offen sind für Beziehungen, profitieren mehr (MacKenzie 2001); Männer mit antisozialen Zügen profitieren mehr von kognitiven VT-Gruppen, gehemmte Männer eher von prozessorientierten Gruppen (Saunders 1996). Im Gegensatz dazu wählen gehemmte Patienten eher strukturierte, externalisierende Patienten eher prozessorientierte, unstrukturierte Gruppen (Tasca et al. 1994). Kordy und Senf (1992) untersuchten 445 Patienten aus 58 stationären Gruppen daraufhin, welche Merkmale mit Abbruch assoziiert waren und stellten eine isolierte Position in der Gruppe im Hinblick auf die primäre Diagnose, eine große Gruppengröße, lange Wartezeit und die Aufnahme in eine existierende geschlossene Gruppe als gruppenbezogene Prädiktoren heraus. Patientenbezogene Faktoren waren eine geringe Motivation, körperliche Symptome, chronische Krankheiten und größere Distanz des Wohnortes zur Klinik.

Einige Studien weisen **Zusammenhänge zwischen Gruppenprozess und Ergebnis** nach: Frühe Kohäsion, frühe Konfrontation, positive therapeutische Allianz und eine Zunahme der Abstinenz des Gruppenleiters

4.2 Multimethodale Behandlungsprinzipien und beteiligte Berufsgruppen

wurden im Zusammenhang mit günstigen Therapieergebnissen beschrieben (Marziali et al. 1997; Soldz et al. 1992; Strauß 1992; Tschuschke und Dies 1994). Eine hochauflösende Prozess-Ergebnisstudie wies die Bedeutung des Wirkfaktors „Feedback" (interpersonelles Lernen-input nach Yalom) nach. Speziell das kritische Feedback von anderen Gruppenmitgliedern (peers) wies korrigierende therapeutische Potenz auf (Tschuschke und Dies 1997), insbesondere dann, wenn die Feedback-Inhalte diskrepant zum Selbstbild des Feedback-Empfängers waren. Darüber hinaus zeigte die Studie, dass die Wirkfaktoren der Gruppentherapie eine bestimmte Abfolge benötigen und nicht zur selben Zeit auftreten. Voraussetzungen für einen produktiven Arbeitsprozess der Gruppen waren vorangegangene Herstellung von ausreichender Gruppenkohäsion, daraus resultierend eine Risikobereitschaft sich zu öffnen (Selbstöffnung), was dann erst Feedback-Prozesse im interaktionellen Gruppenprozess ermöglichte, die schließlich zu therapeutischen Veränderungen im eigentlichen Sinne führten, was wiederum mit Therapieerfolg verbunden war.

Strauß und Burgmeier-Lohse (1994) unterscheiden zwischen **gruppenbezogenen und individuumsbezogenen Faktoren** für den Erfolg einer stationären Gruppenpsychotherapie. Sie finden folgende prognostisch günstige gruppenbezogene Faktoren: Entwicklung eines mittleren Maßes an Gruppenspannung als Zeichen für affektive Beunruhigung (s. a. Hess 1990); zunehmende Kohäsion und Konfrontation; adäquates Verhältnis von affektiver Berührtheit und Zufriedenheit; positives Erleben aktiver Gruppenmitglieder; zunehmende Zurückhaltung durch den Therapeuten; sozial integrierte Strategie des Problemlösens und einen Wechsel soziometrischer Positionen in der Gruppe. Außerdem nennen die Autoren folgende prognostisch günstige individuumsbezogene Faktoren: hoher emotionaler Bezug zur Gruppe; positives Gruppenerleben und soziale Integration; keine Fixierung auf negative soziometrische Position; affektive Beunruhigung; Aktivität, Beachtung und Resonanz; Rekapitulation von Aspekten der Primärfamilie, Feedback, Selbstöffnung, interpersonales Lernen sowie zunehmende Konfliktoffenheit und Realismus.

Angesichts der Tatsache, dass aus dem kognitiv-behavioralen Feld kaum Prozessstudien vorliegen, sind vier Studien besonders erwähnenswert:

Castonguay et al. (1998) fanden bei Essstörungen, dass früher positiver Affekt, Arbeitsatmosphäre, frühe Kohäsion und Konflikte in der Mitte des Gruppenverlaufs das Ergebnis begünstigen; Oei und Sullivan (1999) beschreiben bei Depressionen, dass geringere Beteiligung am Gruppengeschehen eher zu Abbruch führt; Hamblin et al (1993) fanden für Altersdepressionen, dass eine Responsivität der Gruppenmitglieder für Therapeuteninterventionen das Ergebnis begünstigen und Glass und Arnkoff (2000) zeigten, dass allgemeine Faktoren, wie Zuhören, Hausaufgaben, sich in der Gruppe äußern, ähnlich wichtig sind wie Aspekte der formalen Veränderungstheorie. Insbesondere die letzteren Ergebnisse deuten darauf hin, dass in der Gruppentherapie vielleicht ähnlich starke Einflüsse allgemeiner, von der formalen Veränderungstheorie unabhängiger Faktoren bedeutsam sind, wie dies für die Einzeltherapie beschrieben wurde (Strauß 2001).

Diese neueren Befunde der Prozessforschung in der Gruppenpsychotherapie sind – abgesehen von der nachgewiesenen Bedeutsamkeit interpersonaler Merkmale – noch sehr spärlich. Bisher handelt es sich um Einzelbefunde in der Gruppenpsychotherapie-Prozessforschung, die unerlässlich sind. Insgesamt ist bislang ungenügend geklärt, was an psychotherapeutischen Gruppen spezifisch für die Veränderungen steht, welche der Gruppenwirkfaktoren spezifische Effekte haben. Eine spezifische Effektivität gruppentherapeutischer Ansätze ist zum gegenwärtigen Zeitpunkt nicht abschließend zu beantworten, schlussfolgern auch Burlingame et al. (2001) in ihrer ausführlichen Übersicht aller Gruppenpsychotherapiebefunde der jüngeren Zeit.

Einige Gruppenwirkfaktoren, wie Kohäsion, Katharsis oder interpersonelles Lernen (Feedback), scheinen innerhalb der Gruppenwirkfaktoren eine besondere Rolle zu spielen, sie werden in verschiedenen Studien auf vorderen Rangplätzen genannt. Dabei hat die Kombination oder die Abfolge bestimmter Wirkfaktoren vermutlich mit den konzeptuellen Realisierungen der Gruppenarbeit zu tun (Tschuschke 1993). Patientengruppen mit unterschiedlichen Störungen werden unterschiedliche Wirkmechanismen als hilfreich bzw. weniger hilfreich erleben, zu derartigen differenziellen Fragestellungen liegen allerdings bislang nur die genannten Einzelbefunde vor.

So fasst Tschuschke (2001, S. 146) die Ergebnisse zu den Wirkfaktoren bisheriger Prozess- und Ergebnisforschung zusammen:
- Frühe und gute emotionale Bezogenheit zur Gruppe scheint den initialen Punkt zu setzen: Ohne eine solche günstige Beziehungsaufnahme (Objektbeziehung) ergibt sich kein späterer Therapieerfolg, weil nur sie den Weg für weitere Wirkfaktoren zu bahnen scheint (Budman et al. 1990; McKenzie u. Tschuschke 1993; Tschuschke 1993; Tschuschke u. Dies 1994).
- Patienten mit besserer Objektbeziehung zur Gruppe gehen eher Risiken ein und öffnen sich frühzeitiger, sind aktiver in der Gruppe und realisieren eher therapeutische Arbeit, indem an Selbstaspekten gearbeitet wird (Piper et al. 1992; Tschuschke u. Dies 1994; Tschuschke et al. 1996).
- Die Resonanz auf diese frühen Selbstöffnungen seitens der gut bezogenen Gruppenmitglieder drückt sich in einem deutlich erhöhten Feedback aus, das vom Rest der Gruppe erhalten wird. Selbstöffnung und erhaltenes Feedback sind signifikant positiv miteinander korreliert (Tschuschke u. Dies 1994; Tschuschke et al. 1996).
- Erhaltenes Feedback führt zu günstigen therapeutischen Veränderungen, was sich in ersten Verhaltensänderungen ausdrückt (Tschuschke u. Dies 1994; 1997).
- Schließlich zeigen sich Veränderungen in den inneren Strukturen, in den Objekt- und Selbstrepräsentanzen (Catina u. Tschuschke 1993).

Letztlich legen die neueren Befunde aus der Prozessforschung nahe, dass nicht störungsspezifische, diagnosebezogene Faktoren, sondern wiederum Beziehungsaspekte bei den Patientenmerkmalen, wie der „interpersonale Stil eines Gruppenmitgliedes" (Piper 1994) der vielversprechendste Prädiktor für Prozess und Ergebnis zu sein scheinen. Beziehungsaspekte wie „hoher emotionaler Bezug zur Gruppe", „positives Gruppenerleben und soziale Integration" oder die Fähigkeit, bei anderen Menschen etwas wahrnehmen zu können bzw. sich in gewisser Weise einfühlen und engagieren zu können, scheinen eine günstige Prognose für eine Gruppenteilnahme zu sein (Strauß u. Burgmeier-Lohse 1994; Tschuschke et al. 2013). Das hieße, dass man nicht primär auf die Symptomatik der Patienten, z. B. phobische oder depressive Beschwerden, bezogene Merkmale etc. achten sollte, sondern auf eine **Gruppen-, Mentalisierungs- oder Beziehungsfähigkeit**, die es ermöglichen würde, eine starke, kontinuierliche Selbstöffnung, die Feedback nach sich zu ziehen und zum späteren Therapieerfolg in der Gruppe wesentlich beizutragen in der Lage wäre, zu achten (Tschuschke 2001; McKenzie et al. 2002, Tschuschke et al. 2013).

Gruppentherapie-Modelle

Ein frühes Beispiel eines psychodynamischen, störungsspezifischen Behandlungsansatzes in der Gruppentherapie ist das Göttinger Modell der Gruppentherapie. Es stellt Gruppenkon-

4.2 Multimethodale Behandlungsprinzipien und beteiligte Berufsgruppen

zepte für Patienten mit verschiedenen Störungsbildern, unterschiedlichem Strukturniveau und eigener Konfliktthematik bereit: die analytische Gruppe für neurotische Störungen, die analytisch orientierte (tiefenpsychologisch fundierte) Gruppe für konfliktbedingte Störungen, z. B. Beziehungskonflikte, die analytisch-interaktionelle Gruppe für Patienten mit strukturellen Störungen (Heigl-Evers u. Heigl 1997; Heigl-Evers u. Ott 1996; König u. Lindner 1992; König 2010; Streeck 2010).

Bezogen auf die spezifischen Behandlungsziele der psychosomatischen Rehabilitation wurden von Lindner und Mitarbeitern modifizierte psychodynamische Gruppentherapiekonzepte des Göttinger Modells entwickelt, die sich für eine differenzielle rehabilitationsbezogene Anwendung eignen (Lindner et al. 2007, 2001; Günther u. Lindner 1999).

Als Beispiel kognitiv-behavioraler störungsspezifischer Psychotherapie können die Teufelskreismodelle der Angst gelten. Verschiedene Forschergruppen haben psychologische (psychophysiologische, kognitive) Modellvorstellungen zur Angstentstehung und -behandlung entwickelt. Die gemeinsame zentrale Annahme dieser Ansätze besagt, dass Angstanfälle durch einen Aufschaukelungsprozess zwischen körperlichen Symptomen, deren Assoziation mit Gefahr und der daraus resultierenden Angstreaktion bestehen. Die Modelle betonen die Rolle interner Angstauslöser, insbesondere körperlicher Veränderungen. Ziel wirksamer Interventionen ist es, zu versuchen, diesen „Aufschaukelungsprozess" wirksam zu unterbrechen, z. B. durch Verhinderung von Vermeidung (Übersichten z. B. bei Ehlers u. Markgraf 1989; McNally 1990).

In Analogie zu den psychodynamischen Ansätzen lassen sich auch für die verhaltenstherapeutische Gruppenarbeit adaptierte Konzepte zur Anwendung in der psychosomatischen Rehabilitation finden (Limbacher 2007).

Allen spezifischen Behandlungsmodellen und Therapiemanualen liegen aber in der Regel allgemeine, unspezifische Konzepte und Modellvorstellungen zugrunde, die nicht voneinander zu trennen sind.

Fazit

Gruppenbehandlung ist ein elementares Organisations- und Behandlungsprinzip in der psychosomatischen Rehabilitation. In den Gruppenpsychotherapien der stationären psychosomatischen Rehabilitation wird, unabhängig von der Therapieschule, störungsspezifisch und störungsunspezifisch gearbeitet. Beide Konzepte bilden keine gegensätzlichen Pole einer Dimension, keine Dichotomie, sondern vermutlich eher ein Kontinuum, es handelt sich um ein interaktives Geschehen. Die implizite Annahme „Je spezifischer, desto wirksamer" muss zum gegenwärtigen Zeitpunkt aus drei Gründen verneint werden:

- Erstens weisen störungsspezifische und -unspezifische Behandlungen im Ergebnis im Wesentlichen ähnliche Effektstärken auf.
- Zweitens erklären im Prozess nach neuesten empirischen Befunden aus der Psychotherapieprozessforschung nicht nur auf Therapeutenseite die kommunalen Wirkfaktoren, z. B. die therapeutische Beziehung, sondern auch auf Patientenseite die Beziehungsaufnahme der Patienten, ihr interpersonaler Stil etc., mehr Varianz als spezifische Behandlungstechniken.
- Letztlich liegen drittens allen spezifischen Behandlungsmodellen jeweils unspezifische Konzepte und Modelle, wie z. B. Teufelskreismodell oder psychodynamisches Konfliktmodell, zugrunde.

Die Psychotherapieprozessforschung, die Wirkfaktorenforschung, die Einflüsse und Variablen des therapeutischen Prozesses sind im Gegensatz zur Ergebnisforschung – relativ gesehen – ein Niemandsland in der Psychotherapieforschung. Auf welche Variablen des therapeutischen Prozesses die abschließend festzustellenden Veränderungen zurückgehen, ist bislang ungenügend geklärt. Daher sollten zukünftige Forschungsschwerpunkte die differenzielle Forschung (welche Patienten profitieren von welchen Konzepten) und die Prozessforschung (welche Variablen des Prozesses stehen in welchem Zusammenhang mit dem Therapieerfolg) berücksichtigen, die weitere, wesentliche Impulse geben können, um eine hohe Ergebnis- und Prozessqualität in der psychosomatischen Rehabilitation zu sichern.

4.2.4 Entspannungsverfahren

N. Klinkenberg

Autonome Selbstregulation menschlicher Individuen schließt die Fähigkeit zur Entspannung und Anspannung ein. Unterschiedlichste Praktiken, körperlich-seelisches Wohlbefinden zu erzeugen, den Organismus vor Überlastung zu schützen und das Bewusstsein zu erweitern, sind aus allen Kulturepochen bekannt. Demgegenüber stellen Entspannungsverfahren empirisch entwickelte, theoretisch und praktisch gut begründete Techniken dar. Sie erfüllen Forderungen, die an eine wissenschaftlich begründete Psychotherapie und Rehabilitation zu stellen sind, und nehmen deshalb in der Patientenversorgung und Therapeutenausbildung einen festen Platz ein. Die Grenzen zu bewegungs- und körpertherapeutischen Verfahren (s. a. Kap. 4.2.6) oder sporttherapeutischen Angeboten (s. a. Kap. 4.2.7) sind fließend.

Entspannungsverfahren kommt ein hoher Nutzen für die Ressourcenaktivierung von Patienten zu. Sie tragen zu den wesentlichen Wirkprinzipien von Psychotherapie, zur „Problembewältigungs-" und „Klärungsperspektive" (Grawe et al. 1994), bei. Darüber hinaus stellen sie Bestandteile verschiedener psychotherapeutischer Interventionen dar. Die Zielsetzungen ihrer Anwendung liegen in

- der Fähigkeit zur Spannungsregulation und Modulation innerer Erregung,
- der bewussten Lenkung von Wahrnehmungen,
- dem willkürlichen Anstoßen zunehmend konditioniert ablaufender, gewünschter Körperreaktionen und
- einer Verbesserung internaler Kontrollüberzeugungen, von Selbstwirksamkeitsüberzeugung und Selbstwertgefühl.

Entspannungsverfahren stellen somit ein effektives und wichtiges Modul psychosomatischer Rehabilitation „zwischen Somato- und Psychotherapie" dar. Diese Einordnung ist wichtig, da Entspannungsverfahren häufig auch in anderen Zusammenhängen (z. B. Wellness-Programmen) angeboten werden. Ihre Anwendung als alleiniger Therapieansatz oder als allgemein nützliches, ubiquitär anzuwendendes Therapieprinzip („Basispsychotherapeutikum") ist empirisch jedoch nicht gesichert.

Voraussetzungen und Rahmenbedingungen

Zu den Voraussetzungen und Rahmenbedingungen des Einsatzes von Entspannungsverfahren gehören eine fundierte und qualifizierte Ausbildung der Instruktoren, ansprechende und angemessene Räumlichkeiten mit der notwendigen Ausstattung, eine zeitlich günstige Platzierung des Entspannungsangebots und ausreichende Gelegenheiten zum weiteren Üben und Transfer in den Alltag. Die Patienten sollten über mögliche unerwünschte Wirkungen aufgeklärt und vorbereitet werden, wie eine passagere Neigung zum Einschlafen oder eine initial verstärkte Wahrnehmung von Schmerzreizen, Ängsten (sog. „entspannungsinduzierte Angst"; Heide u. Borkovec 1983) oder Tinnitusgeräuschen. Die formulierten

Kontraindikationen für „averbale Verfahren" (z. B. psychotische, ängstliche oder Missbrauchs-Patienten) sind zu beachten, sie sind jedoch im Rahmen stationärer Psychotherapie nur relativ.

Multimodale Therapieansätze

Zahlreiche Studien untersuchen multimodale Therapieansätze, die neben psychotherapeutischen Interventionen im engeren Sinne auch das Erlernen von Entspannungsverfahren mit einschließen. Metaanalysen zeigen deutliche positive Effekte solcher Kombinationen für die Behandlung von Angsterkrankungen (Clum et al. 1993; Eppley et al. 1989), nicht organische Schlafstörungen (Morin et al. 1994; Murtagh u. Greenwood 1995), chronische Schmerzen (Carrol u. Seers 1998; Devine 2003; Lübbert et al. 2001; Malone et al. 1988) oder chronisch-komplexen Tinnitus (Anderson u. Lyttkens 1999). Entspannungs- und Biofeedback-Verfahren zur Migräneprophylaxe erwiesen sich als signifikant wirkungsvoller gegenüber Placebo und gleich effektiv wie pharmakologische Behandlungen (Holroyd u. Penzien 1990). Für eher somatische Diagnosen zeigen Entspannungsverfahren eher schwache Effektstärken (Hymann et al. 1989), wobei metaanalytische Einschätzungen nahelegen, dass sie zu psychologischen Ansätzen synergistisch wirken, also eher Depression, Angst, Ärgerbereitschaft und Selbstwirksamkeitsüberzeugung verbessern (Astin et al. 2002; Devine 1996; Ernst et al. 2002; Huntley u. Ernst 2000; Huntley et al. 2002; Nunes et al. 1987; Ramaratnam et al. 2003; Seers u. Carroll 1998). Andererseits lassen sich jedoch auch konsistente und teils signifikante Wirkungen von Entspannung auf somatische Indikatoren, wie z. B. auf die Immunmodulation (Rood et al.1993) oder den Blutdruck feststellen.

Zu den in der psychosomatischen Rehabilitation etablierten Entspannungsverfahren zählen die progressive Muskelentspannung, das autogene Training, die Hypnose und das Biofeedback. Der empirische Nachweis ihres klinischen Nutzens nimmt in der genannten Reihenfolge, gemessen an der Zahl der veröffentlichten Studien, ab, darf aber insgesamt als gut belegt gelten, und zwar sowohl im Rahmen von Grundlagen- wie Anwendungsforschung sowie teilweise mit hoher Evidenz (entsprechend der Klassifikation der Evidenzstufen nach Rudolf u. Eich 1999), d.h. in adäquat randomisierten und kontrollierten Studien. Allerdings sind diese Studien trotz ihrer relativ großen Gesamtzahl angesichts der Methodenvielfalt und möglichen Variabilität in der Anwendung der Verfahren und ihrer Kontexte sowie bei der Vielzahl der zu überprüfenden Effekte nur bedingt vergleichbar.

Progressive Relaxation nach Jacobson

Die progressive Relaxation nach Edmund Jacobson (Jacobson 1938) kann als das Entspannungsverfahren mit den zuverlässigsten Wirksamkeitsnachweisen angesehen werden (Stetter 1998). Meyer et al. (1991) berichten in ihrem Forschungsgutachten von 63, Grawe et al. (1994) von 66 kontrollierten Studien mit über 3 000 Patienten. Hamm referiert 1993 für die zurückliegenden 10 Jahre über 230 Publikationen nur zu diesem Verfahren (Hamm 1993). Widersprüchliche empirische Ergebnisse begründet er durch die hohe prozedurale Variabilität der untersuchten Interventionen (z. B. Einfluss suggestiver Elemente, Stärke, Art, Abfolge von zu übenden Muskelgruppe), durch die sich zwangsläufig unterschiedliche physiologische Effekte ergeben.

Die unterschiedlichen Anwendungsformen erklären sich durch die Rezeptionsgeschichte der progressiven Relaxation, die erst ab Ende der 1950er Jahre in erheblich verkürzter und veränderter Form und zunächst nur als Teil eines verhaltenstherapeutischen Verfahrens Eingang in die psychotherapeutische Praxis fand (Klinkenberg 1996). Hieraus resultiert die

Forderung, in Forschung und Anwendung auch begrifflich zwischen der „progressiven Relaxation" in der Originalversion von Jacobson und den Post-Jacobson'schen Varianten einer „progressiven Muskelrelaxation" z. B. nach Bernstein und Borkovec (1995), zu unterscheiden. In dem Originalverfahren geht es darum, sich körperlich „unter allen Lebensbedingungen angemessen" verhalten zu können. Die Zahl der Instruktionssitzungen und die Gesamtzeit der Einübephase sind erheblich länger, die Zahl der willentlich zu entspannenden Muskelgruppen pro Sitzung erheblich geringer als in den späteren Varianten. Anspannung dient in der Originalversion ausdrücklich nur dazu, dem Patienten zu zeigen, was er „nicht" tun sollte. Empirische Befunde besagen dementsprechend, dass nur persönlich unterrichtete, ausreichend geübte Patienten in der Lage sind, auch über die Trainingssitzungen hinaus stabile physiologische Veränderungen und eine generelle Reduktion der Sympathikuserregung zu induzieren.

Selbst mittels der Kurzformen lassen sich jedoch eine Reduktion der EMG-Aktivität, der Herz- und Atemfrequenz und des Blutdrucks, eine geringere Anspannung bei emotionaler Belastung und eine größere subjektive und objektive Schmerztoleranz nachweisen. In klinischen Effektivitätsstudien erwiesen sich diese Verfahren als effektiv bei Angststörungen, bei Schmerzen, insbesondere Spannungskopfschmerzen, bei der Behandlung der essenziellen Hypertonie und bei Schlafstörungen (Überblick bei Hamm 1993).

Autogenes Training nach Schultz

Studien zum autogenen Training nach Schultz (1976) beziehen sich zumeist auf die überwiegend in der psychosomatischen Rehabilitation angewandten Unterstufen-Übungen. Grawe et al. (1994) bezogen 14 kontrollierte klinische Studien zum autogenen Training ein, Linden (1994) 24, Stetter und Kupper (2002) 60 kontrollierte Studien zwischen 1952 und 1999.

Aufgrund dieser Studien darf eine therapeutische Wirksamkeit im Rahmen der Behandlung von Spannungskopfschmerzen, Migräne, essenzieller Hypertonie, kardiologischer Rehabilitation, Asthma, somatoformen Schmerzstörungen, Angststörungen, Dysthymie, leichter bis mittelschwerer Depression sowie bei funktionellen Schlafstörungen als gesichert gelten. Unspezifische Wirkungen des Verfahrens wie die Verbesserung von Stimmung, Lebensqualität oder physiologische Variablen wiesen teilweise größere Effektstärken auf.

Hypnose

Für die unterschiedlichen Verfahren der Hypnose fehlt bislang eine einheitliche, allgemein akzeptierte Theoriebildung (Überblick bei Kossak 1993). Grawe et al. (1994) nennen 19 empirische Studien, in denen sich die Hypnose als wirksam für die Behandlung von Schmerzen, psychosomatischen Störungen und Schlafstörungen, jedoch anderen Entspannungsverfahren gegenüber nicht überlegen erwies. Bongartz und Bongartz (2000) verweisen auf rund 200 klinische Studien, die eine Wirksamkeit im Rahmen psychotherapeutischer Programme bei Schmerz, Angst, Schlafstörungen, bei der Raucherentwöhnung oder Adipositasbehandlung belegen.

Biofeedback-Verfahren

Biofeedback-Verfahren wurden von Meyer et al. (1991) als verhaltenstherapeutisches Verfahren eingeordnet. Durch akustisches oder optisches Feedback normalerweise nicht wahrnehmbarer physiologischer Prozesse wird die Beeinflussbarkeit autonomer Körperfunktionen vermittelt. Durch Rückmeldung physiologischer Entspannungsfunktionen kann beim EMG-, Atem-, Hautwiderstands-, EEG-Biofeedback usw. Entspannung induziert werden. Allerdings sind die Effektstärken in den Studien bei dieser Indikation eher niedrig; auch scheinen der technische Aufwand für das in der Regel im Einzelsetting angewandte Verfahren hoch und der Alltagstransfer problematisch zu sein. Besser ist der Nutzen für spezielle klinische Fragestellungen belegt. Grawe et al. (1994) nennen 63 Studien mit fast 100 Behandlungsbedingungen für klinisch relevante Probleme. Empirisch begründet ist der Einsatz von Biofeedback-Verfahren bei essenzieller arterieller Hypertonie, Spannungskopfschmerzen, Migräne, somatoformen Störungen, Inkontinenz und chronischen Schmerzzuständen (Bruns u. Praun 2002; Rief u. Birbaumer 2000; Vaitl 1993). Einzelne Indikationen benötigen aufwendige und spezialisierte technische Voraussetzungen.

Meditation

Meditation ist als Entspannungsverfahren im deutschsprachigen Raum kaum verbreitet. Die von Grawe et al. (1994) genannten 15 überwiegend US-amerikanischen Studien über Meditation vor allem im ambulanten Einzelsetting zeigen bei eher überdurchschnittlicher Qualität der Untersuchungen eine deutliche Wirksamkeit dieses Verfahrens. Hauptanwendungsbereiche waren Angst- und Spannungszustände sowie arterielle Hypertonie (Überblick in Linden 1993).

Imaginative Verfahren

Imaginative Verfahren sind empirisch vor allem als Bestandteile verhaltenstherapeutischer Interventionen untersucht worden. So wird klassisch-verhaltenstherapeutische Imagination im Rahmen der systematischen Desensibilisierung, Implosion, verdeckten Konditionierung etc. angewandt, hat sich jedoch experimentell den Verfahren einer Imaginationskontrolle oder emotionalen Imagination als unterlegen erwiesen. Der mancherorts beliebte Einsatz imaginativer Verfahren (z. B. Fantasiereise) als Entspannungsverfahren ist in seiner Effektivität wissenschaftlich bisher nicht belegt.

4.2.5 Psychopharmakotherapie

A. Hillert, I. Pollmann und T. Fröhlich

Persönliche Perspektiven und wissenschaftlich fundierte Standards

„Psychopharmaka" ist eines der Themen, an dem sich in der psychosomatischen Behandlung und Rehabilitation weiterhin die Geister scheiden. Und das sowohl aufseiten der Ärzte und Therapeuten als auch auf der der Patienten. Hier treffen tradierte, teils auch institutionalisierte, von unterschiedlichen Ideologien und Interessen geprägte Weltbilder aufeinander: das der zwangsläufig auf enge Kooperation u. a. mit der Pharmaindustrie (vgl. Lieb et al. 2011) angewiesenen biologischen Psychiatrie, beseelt von der Idee, letztlich (fast) alle relevanten psychischen Probleme „an den Synapsen" lösen zu können, und das einer Psychotherapie, die den Anspruch hat, (fast) jede psychische Problematik aus der individuellen Biografie bzw. Lerngeschichte heraus erklären und behandeln zu können. In den Jahren seit der ersten Auflage dieses Buches hat sich die diesbezügliche Waage eher zuungunsten der Psychopharmaka verschoben: Erhoffte innovative, neue Wirkmechanismen aufzeigende Substanzen konnten die in sie gesetzten Hoffnungen nicht erfüllen, bei anderen zeigte sich bei kritischer Würdigung u. a. zuvor unpublizierter Studien, dass deren Wirkung – zumal bei leichtgradigen Depressionen – doch nicht so überzeugend zu sein scheint, wie bis dato postuliert (vgl. Kirsch et al. 2008). Ungeachtet dessen sind Antidepressiva, Neuroleptika, Sedativa/Anxiolytika und phasenprophylaktisch wirkende Substanzen im Kontext von Akutbehandlung bis Rückfallprophylaxe verschiedener psychiatrischer Störungsbilder weiterhin unverzichtbar. Auf Meta-Ebene, untermauert u. a. mit genetischen und neuroendokrinologischen Befunden, wurde der Konflikt zwischen der medikamentös-organischen und der psychotherapeutischen Behandlung seelischer Erkrankungen längst kompromisshaft gelöst. Das bio-psycho-soziale Krankheits- bzw. Störungsmodell, das biologische Veranlagung, Lebens- und Lerngeschichte sowie aktuelle Lebensereignisse bzw. Stressoren als Basis der individuellen, in unserem Fall psychosomatischen Symptomatik integriert, ist als konzeptuelle Grundlage der medizinischen Rehabilitation heute allgemein anerkannt. So evident diese Konstellationen wissenschaftlich gesehen auch sind, so schwierig bleibt es, den Stellenwert der einzelnen Faktoren angesichts eines konkreten Patienten zu bestimmen. Die ICD-10-Klassifikation, die sich wegen der erschreckend geringen Reliabilität von traditionellen, neben der Symptomatik auch Kausalitäten implizierenden Diagnosen (prominentestes Beispiel: neurotische vs. endogene Depression) programmatisch auf die deskriptiv-symptomatische Ebene konzentriert, kann entsprechend, bezogen auf ein erkranktes Individuum, kaum Anhaltspunkte zur Diskrimination bzw. Gewichtung medikamentös und psychotherapeutisch zu behandelnder Anteile geben. Dass etwa die Behandlung mit Antidepressiva die Therapie der Wahl bei Patienten sei, die die Kriterien einer Major-Depression erfüllen, mag bezogen auf eine größere Gruppe von Patienten unter Studienbedingungen richtig sein. Mit Blick auf die komplexe Konstellation eines zu behandelnden Einzelfalles scheint es jedoch mitunter naheliegender, etwa depressive Symptome als „normale", nachvollziehbare Reaktion auf erhebliche, durch die Persönlichkeit eines Patienten mitgetragene Konflikte in Beruf und/oder Privatleben zu verstehen. In der Praxis bedeutet dies zum einen, dass Psychotherapeuten primär psychotherapeutisch sozialisiert sind, d. h. von einer psychischen Ursache der Beschwerden der Patienten ausgehen und damit – mutmaßlich – anders als biologische Psychiater hinter einer Symptomatik primär nach etwas anderem als nach einer Indikation für Psychopharmaka suchen werden. Diese im klinischen Alltag allgegenwärtige, aus unterschiedlichen Perspektiven bzw. Sozialisationen resultierende Problematik wird derzeit unter anderem im Vorfeld der anstehenden Überarbeitung der ICD-10-Klassifikation diskutiert (Beutler u. Malik 2002). Dabei ist zu erwarten, dass die neuen Versionen der Diagnosemanuale diese Problemkonstellationen zwar differenzierter abbilden, aber kaum auflösen werden. Gleichzeitig werden viele Patienten in psychosomatische Rehabilitationskliniken eingewiesen, weil von den Einweisenden (und von vielen Patienten) dezidiert die Durchführung einer Psychotherapie erwartet wird. Medikamente hätten auch ambulant verordnet werden können – was zusammengenommen wiederum eher einen geringen Stellenwert der Psychopharmakotherapie im Rahmen der psychosomatischen Rehabilitation nahelegt. Aus psychiatrischer Perspektive ließe sich diese Konstellation unschwer kritisieren: Patienten, die eine psychosomatische Rehabilitation antreten, sind häufig psychopharmakologisch vor- bzw. anbehandelt, allerdings nicht immer auf eine psychiatrischen Standards entsprechende Art und Weise (Zielke u. Carls 2005). Jeder in der psychosomatischen Rehabilitation tätige Arzt weiß, dass viele seiner Patienten, um bei der häufigsten Diagnose „Depression" zu bleiben, mit zu geringen Antidepressiva-Dosen, die vielfach auch nur sporadisch eingenommen wurden, vorbehandelt sind. Schon aus Kostengründen bleibt Drugmonitoring eine Ausnahme. In diesem Zusammenhang spielt u. a. die in diesem Kontext nicht berechtigte Angst der Patienten vor einer Abhängigkeit eine Rolle. Auch die aus guten psychiatrischen Gründen obsolete intramuskuläre Gabe von Fluspirilen (z. B.

4.2 Multimethodale Behandlungsprinzipien und beteiligte Berufsgruppen

Imap®) kommt im Versorgungsalltag weiter vor, ebenso die nicht indizierte Verordnung von Benzodiazepinen. Und die nicht seltenen Kombinationsbehandlungen mit diversen, teils unterdosierten Antidepressiva lassen häufig eher keine pharmakologische Rationale erkennen (vgl. Bauer 2005). Andererseits fokussiert die wissenschaftliche Evaluation von Psychopharmaka weitgehend auf deren Anwendung in der Akutbehandlung (Linden u. Müller 2005); Daten über Langzeittherapien, Augmentations- und Kombinationsbehandlungen sind – verglichen damit – bislang eher selten. Die im Alltag häufige Polypharmazie, wenn etwa neben zwei Antihypertensiva Analgetika, zwei verschiedene Antidepressiva und ein Benzodiazepin zur Nacht verordnet wurden, liegen jenseits dessen, was Leitlinien empfehlen. Die in solchen Fällen üblicherweise hierzu gegebene Begründung, der Hinweis auf klinische Erfahrungen, spiegelt nicht selten ärztliche Hilflosigkeit angesichts (zumindest) mit den angewendeten Strategien nur unzureichend behandelbarer Verläufe wider (vgl. König u. Kaschka 2003).

Vor eben diesem komplexen Hintergrund spielt sich Psychopharmakotherapie in der Psychosomatik ab. An einer individuellen Standortbestimmung kommt aus den dargelegten Gründen kein hier tätiger Arzt vorbei. Persönliche Erfahrungen, Vorbilder und das therapeutische Gesamtklima der jeweiligen Institution haben mutmaßlich erheblichen Einfluss darauf, ob Psychopharmaka als therapeutischer Standard bei allen die ICD-10-Kriterien erfüllenden Patienten gelten, ob mehr oder weniger sinnvolle Vormedikationen aus Gründen der Konfliktvermeidung (u. a. mit den Einweisenden) unkommentiert weitergeführt werden oder, von besonders schweren Fällen abgesehen, alles, was sich als nicht sicher wirksam erwiesen hat, abgesetzt wird, um sich an – mit guten Argumenten konzipierten – Therapiealgorithmen und Leitlinien zu orientieren (Fähser et al. 2005). Dass die Überzeugungskraft, Patienten zur Einnahme (oder Nichteinnahme) von Psychopharmaka zu motivieren (und damit deren Compliance zu fördern bzw. zu dämpfen), maßgeblich durch den diesbezüglichen Standpunkt des verordnenden Arztes mit-determiniert wird, ist anzunehmen. Wissenschaftlich basierte Therapieleitlinien werden die hier skizzierte Problematik im Idealfall kanalisieren, aber nicht auflösen können. Wenn der vorliegende Beitrag dazu beiträgt, für den höchst heterogenen Umgang mit dem Thema Psychopharmaka in der psychosomatischen Rehabilitation zu sensibilisieren und – aus biologisch-psychiatrischer Perspektive – einige in der (Langzeit-) Psychopharmakotherapie elementare Aspekte zu vermitteln, wären die Autoren zufrieden.

Dieses Kapitel kann und will kein Lehrbuch der Psychopharmakotherapie ersetzen (z. B. Benkert u. Hippius 1996, 2014; Laux u. Dietmaier 2006; Laux et al. 2000; Möller et al. 2002; Voderholzer u. Hiemke 2015). Zudem ist die Zahl der verwendeten Substanzen, Antidepressiva, Antipsychotika, Anxiolytika, Hypnotika etc., so groß und die Studienlage im Fluss, dass eine angemessen-sachliche Darstellung, unter Abwägung der jeweiligen Wirkungs- und Nebenwirkungsprofile, im gegebenen Rahmen unmöglich ist. In der Praxis wird die Auswahl der rezeptierten Medikamente erfahrungsgemäß in hohem Maße von den erlernten Standards des jeweiligen Kollegen, Kostenargumenten und anderen Zufällen (mit)determiniert. Ein argumentativer Abgleich der Profile aller potenziell infrage kommenden Präparate mit der Symptomatik und Konstitution des Patienten ist de facto nur annäherungsweise möglich. Entsprechend ist zu empfehlen, möglichst intensive Erfahrungen mit einer überschaubaren Zahl von Medikamenten aus verschiedenen Substanzgruppen zu machen, um auf dieser Basis angemessen handeln und Patienten gegenüber sicher auftreten zu können.

Was ist Rehabilitations-Psychopharmakotherapie?

Ziele der Psychopharmakotherapie sind Symptomreduktion, Wiederherstellung des prämorbiden Funktionszustandes bzw. Prävention von Rückfall und Chronifizierung. Basierend auf im ambulanten oder stationär-psychiatrischen Setting durchgeführten kontrollierten Studien, liegen zahlreiche Leitlinien zur psychopharmakologischen Behandlung psychischer Störungen vor (siehe z. B. http://www.uni-duesseldorf.de/awmf/ll/; DGPPN 2000; Bauer 2005). Untersuchungen zur Wirksamkeit von Psychopharmaka, dezidiert im Setting der psychosomatischen Rehabilitation, stehen aus bzw. sind nicht zuletzt deshalb, weil psychosomatische Rehabilitation ein weitgehend auf Deutschland beschränktes Phänomen ist, auch zukünftig kaum zu erwarten. So gesehen fehlt für spezifische Empfehlungen zur Psychopharmaka-Anwendung in der psychosomatischen Rehabilitation jegliche Datenbasis.

Im Verlauf einer psychopharmakologischen Behandlung werden **Akutbehandlung**, **Erhaltungstherapie** und **Rückfallprophylaxe** unterschieden. Im Sinne einer konzeptuellen Trennung von Akut- und Rehabilitationsbehandlung liegt die Prämisse nahe, dass bei den in der psychosomatischen Rehabilitation behandelten Patienten Erhaltungstherapie und/oder Rückfallprophylaxe im Vordergrund stehen. Hinsichtlich Schweregrad und Chronifizierung müsste dies in etwa dem im ambulanten psychiatrischen Setting behandelten Patientenkollektiv entsprechen. Die Frage, inwieweit im ambulanten und/oder psychiatrisch-stationären Bereich etablierte Standards unmittelbar auf Patienten und Rahmenbedingungen der psychosomatischen Rehabilitation übertragen werden können, muss – wenn man wissenschaftliche Kriterien zugrunde legt (s. o.) – allerdings offen bleiben. Diese Einschränkungen gilt es im Folgenden zu berücksichtigen.

Viele der in der psychosomatischen Rehabilitation behandelten Patienten mit den Diagnosen (entsprechend ICD-10) Major-Depression, Angst-/Panikstörung, Zwangsstörung etc. wurden und werden vor Beginn der Rehabilitationsbehandlung auf Psychopharmaka eingestellt. Wenn diese Medikation nicht hinreichend wirksam war, was in vielen Fällen konstatiert werden muss (oft begründen ja der im ambulanten Rahmen unzureichend beeinflussbare Schweregrad der Symptomatik und die daraus resultierenden Einschränkungen die Reha-Indikation), ist eine Überprüfung und gegebenenfalls eine Anpassung der Medikation indiziert. Auf institutioneller Ebene setzt dies eine qualitativ und quantitativ ausreichende psychiatrische Versorgung der psychosomatischen Kliniken voraus.

Allgemeine Grundlagen der (Langzeit-) Psychopharmakotherapie

Patienten sind über Wirkungen, Wirkmechanismen und potentielle Nebenwirkungen der Medikation, alternative Behandlungsmöglichkeiten und die Notwendigkeit einer kontinuierlichen, von der Dosis her angemessenen Einnahme zu informieren. Darüber hinaus sollte es v. a. in der psychosomatischen Rehabilitation ein besonderes Anliegen sein, gemeinsam mit dem Patienten Krankheitsmodelle zu erarbeiten, in denen sich der Stellenwert sowohl der Psychopharmaka als auch des therapeutischen Vorgehens angemessen wiederfinden (vgl. Möller et al. 2000). Vorbehalte der Patienten bezüglich der Medikation sollten vor dem Hintergrund möglicher Compliance-Probleme offensiv thematisiert werden. Eine – auch diesbezüglich – tragfähige Patient-Arzt-Beziehung hat signifikante positive Auswirkungen auf den Behandlungserfolg (vgl. Krupnick et al. 1996).

Folgende, üblicherweise im Hinblick auf die Zielsymptomatik hin klassifizierte Psychopharmaka-Hauptgruppen werden unterschieden: Antidepressiva, wobei einige dieser Substanzen auch bei Angst- und Zwangsstörungen sowie chronischen Schmerzen wirksam sind, Antipsychotika (auch als Neuroleptika bezeichnet), Phasenprophylaktika, Anxiolytika und Hypnotika, wobei zwischen den letztgenannten Gruppen fließende Übergänge bestehen (Benzodiazepine!). Speziell im Bereich der Suchtbehandlung sind zudem Medikamente zur Behandlung von Entzugssyndromen und Anti-Craving-Substanzen wichtig; Antidementiva werden mit der ihrem Namen entsprechenden Indikation evaluiert und verordnet.

Eine Reihe von möglicherweise auf eine veränderte Pharmakokinetik hinweisenden Laborparametern sollten bei Aufnahme und im Verlauf einer Psychopharmakotherapie erhoben werden: Kreatinin, Elektrolyte, Leberenzyme, Gesamteiweiß, Cholinesterase, Blutbild und EKG. Bei Therapieresistenz trotz klinisch ausreichender Dosis bietet sich insbesondere bei Antidepressiva die Messung von Plasmaspiegeln an; neben dem Nachweis fehlender Compliance sind daraus unter anderem Aufschlüsse über pharmakokinetische Besonderheiten (z. B. ein „fast metabolizing") möglich. Vor diesem Hintergrund lässt sich das weitere Prozedere (Aufdosierung oder Präparatwechsel) rational entscheiden. Umgekehrt kann so bei Angabe von erheblichen subjektiven Nebenwirkungen trotz niedriger Medikamentendosen ein „poor metabolizing" ausgeschlossen werden (zusammenfassend in Benkert u. Hippius 2010; vgl. König u. Kaschka 2003).

Selbstverständlich muss bei jeder Psychopharmakaein- und -umstellung die Anamnese des Patienten reflektiert werden: Welche Therapien, insbesondere welche Psychopharmakotherapien, wurden zuvor durchgeführt? Wurde das jeweilige Medikament dabei ausreichend dosiert und lange genug verabreicht bzw. eingenommen (auch unter Berücksichtigung von Alter, Komorbidität und Komedikation des Patienten)? Welche Stoffklassen kamen zur Anwendung und wie wurden die betreffenden Substanzen vertragen? Gemessen an psychiatrischen Leitlinien bzw. Standards dürften derzeit noch relativ viele Patienten als psychopharmakologisch unzureichend vorbehandelt einzustufen sein (s. o.).

Kombinationen und Interaktion: Psychotherapie und Psychopharmaka

Ob und, wenn ja, bei welchen Patienten eine Kombination von Psychotherapie und Psychopharmaka vertretbar oder sinnvoll ist, war u. a. Gegenstand kontroverser Diskussionen. Dabei wurden und werden folgende Standpunkte vertreten.

Positive Interaktionseffekte

- Psychotherapie kann die Compliance bezüglich der Medikation erhöhen.
- Psychotherapie kann auf der Basis einer durch die Medikation begründeten Stabilisierung die sozialen Funktionen und die Fähigkeit des Patienten zur Alltagsbewältigung verbessern.
- Durch die Kombination kommt es zu einer Wirkungsverstärkung durch Komplementärwirkung auf neurobiologischer und psychologischer Ebene.
- Die Medikation kann durch Symptomreduktion den Zugang zur Psychotherapie erleichtern, die Reflexionsfähigkeit verbessern und die Compliance bezüglich der Psychotherapie erhöhen.
- Die Medikation impliziert, dass seelische Störungen wie andere Erkrankungen behandelt werden können. Dadurch wird die stigmatisierende Qualität psychischer Erkrankungen reduziert (im Sinne des biologisch-psychiatrischen Credos, wonach z. B. Depressionen Stoffwechselerkrankungen des Gehirns sind).

Negative Interaktionseffekte
- Der unter anderem durch den biografischen Bezug für den Patienten leichter nachvollziehbare Ansatz der Psychotherapie kann dazu führen, dass biologische Faktoren ignoriert werden und der Patient entsprechend keine potente Hilfe durch Psychopharmaka erhält bzw. akzeptiert.
- Medikation kann den Leidensdruck und damit die Psychotherapiemotivation reduzieren, der Patient bleibt passiv und konfliktvermeidend.
- Medikation kann ihrerseits Ängste induzieren (z. B. Angst vor Abhängigkeit und Autonomieverlust).
- Psychopharmaka können durch Nebenwirkungen (z. B. Sedierung) Symptome hervorrufen, die schwerwiegend und mitunter kaum von den zu behandelnden Phänomenen unterscheidbar sind.
- Medikation kann bei ausbleibender Wirkung Patient und Behandler Therapieresistenz suggerieren.
- Medikation kann den Patienten „an das Medikament binden".
- Fokussierung auf medikamentöse Aspekte kann die therapeutische Arbeit behindern.
- Attribuierung von im Verlauf der Behandlung auftretenden Fortschritten auf die Medikation kann dazu führen, dass Patienten den Erfolg nicht als eigene Leistung ansehen, kein diesbezügliches Selbstvertrauen aufbauen und in ihren therapeutischen Bemühungen nachlassen.
- Zwischen dem die Medikamente verordnenden Arzt und dem psychologischen Psychotherapeuten kann es zu Koordinationsproblemen kommen, etwa Unklarheit darüber, wer in einer Krise primär zuständig ist (Breitman et al. 2003; Riederer et al. 2002).

Mehrere Studien (z. B. Barlow et al. 2002; Breitman et al. 2003; Cuijpers et al. 2009) und die klinische Praxis zeigen, dass die realen Psychotherapie-Psychopharmaka-Interaktionen meist erheblich unproblematischer sind, als die oben skizzierten theoretischen Standpunkte vermuten lassen. Dabei gilt grundsätzlich, dass die Wirkung der – kurzfristig kostengünstigeren – Psychopharmaka in der Regel nur für die Zeit der Medikamenteneinnahme anhält. Psychotherapie hingegen zeichnet sich durch längerfristige Wirksamkeit aus. Zudem gibt es zumindest Hinweise auf differenzielle Wirkungsspektren. So gibt es Hinweise darauf, dass Pharmakotherapie in der Depressionsbehandlung anscheinend mehr somatische Symptome, Psychotherapie hingegen vorrangig soziale Interaktionsmodi und kognitive Funktionen verbessert.

Unabhängig vom jeweiligen therapeutischen Zugang ist es ein elementares Anliegen der psychosomatischen Rehabilitation, dass Patienten lernen, Frühsymptome eines Rückfalles bzw. eines sich ankündigenden Stimmungsumschwunges zu erkennen, um rechtzeitig reagieren zu können (Meyer u. Hautzinger 2002). Hierzu ist es wichtig, die individuelle Sensibilität von Patienten auf die individuellen Konstellationen zu erhöhen und möglichst klare Kriterien zu formulieren (z. B. „wenn ich zwei Nächte kaum geschlafen habe und tagsüber mein Pensum nicht schaffe, dann ist die Wahrscheinlichkeit eines Rückfalls groß …"). Hierauf Bezug nehmend gilt es, die im individuellen Fall angemessenen Gegenstrategien zu definieren, seien sie medikamentöser Art (z. B. Arztbesuch, Erhöhung der Medikation, zusätzliche Einnahme eines schlaffördernden Medikamentes) oder auf der Verhaltensebene angesiedelt (Schlafhygiene, Auszeit, Belastungsreduktion etc.). Dass ein solches, auf die individuelle Konstellation abgestimmtes, Medikation und Verhalten des Patienten integrierendes Vorgehen vorteilhaft ist, wurde wiederholt belegt. Entsprechend behandelte Patienten werden seltener rehospitalisiert und sind affektiv stabiler (Meyer u. Hautzinger 2002).

Spezielle Aspekte der Psychopharmakotherapie häufiger Störungsbilder

Unipolare Depression und Dysthymie

Antidepressiva (AD) wirken vor allem auf das serotonerge und/oder noradrenerge System: Serotonin-Wiederaufnahmehemmer [SSRI], Serotonin-Noradrenalin-Wiederaufnahmehemmer [SNRI], selektive Noradrenalin-Wiederaufnahmehemmer [NARI], trizyklische Antidepressiva [TZA] (s. zusammenfassend Benkert u. Hippius 2010; Schmauß 2010; Stahl 1999). Bei der Auswahl eines Antidepressivums sind zu berücksichtigen: Klinik (Antriebshemmung, Agitiertheit, Zwangsgedanken, Schlafstörung, Suizidalität u. a.), Schwere der Symptomatik und Nebenwirkungsspektrum. Trizyklische Antidepressiva (TZA) (z. B. Amitriptylin, Clomipramin) sind im Vergleich zu selektiven Serotonin-Wiederaufnahmehemmern (SSRI) bei schweren Störungsbildern mutmaßlich stärker, bei mittelgradigen Konstellationen gleich wirksam. Laut einer Metaanalyse (Cipriani et al. 2009) sind auch unter den neueren Antidepressiva in der Regel weniger selektive bzw. mehrere Wirkmechanismen aufweisende Substanzen (etwa Mirtazapin, Venlafaxin und Duloxetin – Ausnahme: Escitalopram) wirksamer als hochselektive Medikamente, wobei Escitalopram und Sertralin am wenigsten Nebenwirkungen zeigten. Da bei den trizyklischen Antidepressiva Nebenwirkungen häufiger und schwerer sind (von Gewichtszunahme, Mundtrockenheit und Sedierung über Auffassungs- und Konzentrationsstörung bis zu orthostatischem Kollaps, Harnverhalt, Reizleitungsstörung, Erhöhung des Augeninnendrucks, Senkung der Krampfschwelle, anticholinergem Delir und Ileus), sind aktuell modernere nichttrizyklische Antidepressiva insbesondere auch bei Dysthymien die Mittel der Wahl. Bei Serotonin-Wiederaufnahmehemmern (z. B. Paroxetin, Fluoxetin und Fluvoxamin) werden als Begleitwirkung vor allem innere Unruhe, gastrointestinale Beschwerden und sexuelle Funktionsstörungen beobachtet, zudem ist die Interaktionsmöglichkeit mit anderen Medikamenten (Hemmung des Cytochrom-P-450-Systems) zu beachten. Auf Interaktionen mit dem vegetativen Nervensystem rückführbare Nebenwirkungen klingen in vielen Fällen bei Weiterführung und gegebenenfalls langsamer Aufdosierung von Antidepressiva ab oder verringern sich zumindest. Antidepressiva mit hoher sedierender Potenz (u. a. Trimipramin, Mirtazapin) werden bei Formen der Depression bevorzugt, die mit erheblichen Schlafstörungen einhergehen und – unter anderem aufgrund ihres nicht vorhandenen Abhängigkeitspotenzials – vielfach auch primär als Schlafmittel verordnet.

Aufgrund der sich zu Beginn der Medikation oft am heftigsten manifestierenden Nebenwirkungen und auch als Grundlage späterer Medikamenten-Compliance des Patienten sollten die Substanzen vorsichtig aufdosiert werden. In dieser Phase ist unter Umständen eine Komedikation mit Benzodiazepinen nötig. Der Antidepressiva-Wirkeintritt erfolgt bei ausreichender Dosierung frühestens nach 2 Wochen. Soweit das Medikament vertragen wird, ist dann eine längerfristige Weiterführung indiziert, bei Erstmanifestationen gilt dies zumindest für insgesamt 6 Monate, bei Rezidiven auch mehrjährig. Bei Nichtansprechen der antidepressiven Monotherapie stellt sich zunächst die Frage der Compliance und ob der Plasmaspiegel im therapeutischen Bereich liegt, wobei eventuell Dosiserhöhungen nötig werden. Darüber hinaus bieten sich bei fehlender Therapieresponse neben einer Hochdosistherapie oder dem Wechsel auf ein Antidepressivum einer anderen Substanzgruppe (z. B. auf einen Monoaminooxidase-[MAO-]Hemmer) eine Kombinationstherapie verschiedener Antidepressiva und eine Augmentation (Lithium – L-Thyroxin und Quetiapin Retard) an (Bauer et al. 2002; Bschor u. Bauer 2004). Eine Kombination verschiedener Antidepressiva, obgleich im Alltag de facto üblich, hat sich in kontrollierten Studien als nicht effektiver erwiesen als eine (adäquate) Monotherapie (Rush et al. 2011). Die Lithium-Augmentation ist im Vergleich zu den übrigen Augmentationssubstanzen das einzige Verfahren, dessen Wirksamkeit in mehreren doppelblinden, placebokontrollierten Studien eindeutig nachgewiesen werden konnte und entspricht deshalb dem höchsten Evidenzgrad (Bauer et al. 2002; ders. et al. 2005). Patienten mit therapieresistenten, chronifizierten Depressionen können, wenn eine ambulante pharmakologische bzw. psychotherapeutische Behandlung vorher keinen ausreichenden Erfolg hatte, häufig von der Kombination der Gabe eines antidepressiv wirksamen Medikamentes und der Teilnahme an einer Psychotherapie im Sinne einer Kurztherapie im stationären Setting profitieren; daraus ergibt sich eines der Ziele psychosomatischer Rehabilitation (Bruce et al. 2003). Bei wahnhaften Depressionen ist eine Kombination von Antidepressiva mit Antipsychotika zu erwägen. Wegen eines möglichen serotonergen Syndroms muss eine Kombination von serotonerg wirksamen Medikamenten (z. B. SSRI, Triptane, Clomipramin) oder eine Kombination serotonerger Medikamente mit MAO-Hemmern vermieden werden. Die Kombination von MAO-Hemmern mit trizyklischen Antidepressiva sollte entsprechend den Richtlinien erfolgen (Benkert u. Hippius 2014; zusammenfassend Bauer 2005).

Rezidivierende Depression

Entsprechend der Häufigkeit, der Schwere sowie der genetischen Belastung der Erkrankung ist eine Rezidivprophylaxe (u. U. lebenslang) erforderlich. Das in der Akutphase wirksame Antidepressivum kann in der Regel als Phasenprophylaktikum benutzt werden, wobei Lithium wirksamer zu sein scheint und seine Überlegenheit bezüglich der Suizidprävention beweisen konnte (Lamotrigin kann als Depressionsprophylaxe eingesetzt werden, wobei die Kombination Lamotrigin und Sertralin nicht empfohlen wird) (Müller-Oerlinghausen et al. 2003; Bauer et al. 2005).

Bipolare Störung

Eine Antidepressiva-Therapie sollte nicht ohne Mood Stabilizer erfolgen. Hypomane Zustände können häufig (nur) fremdanamnestisch erfragt werden, sind aber zur Diagnosestellung, die eine Phasenprophylaxe (nach 2 Phasen) begründet, zentral. Mischzustände und „Rapid cycling" sprechen auf Lithium oft nur unzureichend an. Hier empfiehlt sich die Gabe von Carbamazepin (CBZ), Valproat oder die Add-on-Therapie mit atypischen Neuroleptika. Aripripazol und Olanzapin sind indiziert bei überwiegend manischer Symptomatik. Quetiapin ist bei manischer und depressiver Symptomatik wirksam. Sollten Antidepressiva in der depressiven Phase notwendig sein, sind Serotonin-Wiederaufnahmehemmer und Bupropion zu bevorzugen, da im Gegensatz zu trizyklischen Antidepressiva eine Konversion zum Rapid cycling oder zur Manie seltener auftreten soll. Standard ist eine Erhaltungsdosis in voller Dosis über 6–12 Monate (zusammenfassend: Schläpfer et al. 2010).

Angststörungen

Aufgrund des fehlenden Abhängigkeitsrisikos und angesichts der Häufigkeit der Chronifizierung werden – zumindest in Deutschland – bei Angsterkrankungen primär Antidepressiva eingesetzt; Anxiolytika (z. B. Lorazepam, Alprazolam) wirken zwar schnell, sicher und auf eine für den Patienten angenehme Art und Weise, angesichts chronifiziert verlaufender Angststörungen wird ihr Suchtpotenzial jedoch zum limitierenden Faktor. Bei Angst- und Zwangsstörungen sind spezielle serotonerge Antidepressiva indiziert, wobei die therapeutischen Dosen deutlich über denen der Depressionsbehandlung liegen und auch die Wirklatenz länger sein kann. Die Pharmakotherapie von Angststörungen erfolgt entsprechend zumeist mit einem Seroto-

4.2 Multimethodale Behandlungsprinzipien und beteiligte Berufsgruppen

nin-Wiederaufnahmehemmer (Clomipramin ist zwar hochwirksam, weist jedoch die für trizyklische Substanzen typischen Nebenwirkungen auf; 2. Wahl: MAO-Hemmer). Auf dieser Basis kann ein psychotherapeutischer Zugang mitunter erst möglich werden. Während der eigentlichen Expositionsbehandlung von Angststörungen sollten Benzodiazepine ausgeschlichen sein und vermieden werden (Meyer u. Hautzinger 2002, S. 1216), um einer sonst möglichen Fehlattribution des Therapieerfolges durch den Patienten entgegenzuwirken (Breitman et al. 2003). Bei Reduktion der Antidepressiva – insbesondere wenn keine psychotherapeutische Behandlung erfolgte – verschlechtert sich die Angstsymptomatik häufig wieder. Bei Nonresponse unter Medikation ist nach 4 Wochen und ausreichend hoher Dosierung ein Wechsel des Präparates indiziert. Eine Kombination von Fluvoxamin mit Verhaltenstherapie ist einer medikamentösen Monotherapie überlegen (Sharp et al. 1997). Andererseits wurde bei ausbleibendem Erfolg kognitiver Verhaltenstherapie unter Zugabe von Paroxetin eine signifikante Besserung beobachtet (Kampman et al. 2002a). Diese Kombination war aber einer Behandlung mit kognitiv-behavioraler Therapie (CBT) und Placebo in der Postakutphase nicht überlegen. Eine zusätzliche Imipramin-Therapie bei laufender CBT scheint die Langzeiteffektivität der Behandlung zu reduzieren (Barlow et al. 2002).

Zur Behandlung von Angsterkrankungen konnte primär die kognitive Verhaltenstherapie in hochwertigen Studien eine gute Wirksamkeit belegen. Psychotherapeutische und psychopharmakologische Behandlungsansätze in der Behandlung von Angsterkrankungen sollten hierbei nicht als konkurrierende Elemente, sondern als komplementär angesehen werden.

Generalisierte Angststörung

Buspiron, über mehrere Wochen gegeben, beeinflusst vor allem die Symptome Ängstlichkeit, Feindseligkeit sowie Ärger und wurde in einer Dosierung von 15–60 mg zeitweise als Mittel der Wahl angesehen. In einer direkten Vergleichsstudie zeigte sich Buspiron im Vergleich mit Venlafaxin dann jedoch als signifikant weniger wirksam (Davidson et al. 1999). Zur Anwendung kommen auch Opipramol, Paroxetin und trizyklische Antidepressiva wie Imipramin (125–150 mg/d), Amitriptylin (30–150 mg/d) und Doxepin (75–200 mg/d). Die anxiolytische Wirkung von Amitriptylin und Doxepin zeigt häufig auch schon bei geringer Dosierung einen frühen Wirkungseintritt (Stunden, Tage). Auch Pregabalin ist bei generalisierten Angststörungen wirksam, wobei das Missbrauchspotenzial berücksichtigt werden muss.

Soziale Phobie

Serotonin-Wiederaufnahmehemmer (SSRI) und Serotonin-Noradrenalin-Wiederaufnahmehemmer (SNRI) sind aufgrund ihrer guten Verträglichkeit und ihrer Effizienz in der Komorbidität mit depressiven Episoden vorzuziehen. Paroxetin (20–50 mg/d), Fluvoxamin (150 mg/d) und Sertralin (bis 200 mg/d) sowie auch Fluoxetin und Citalopram zeigten in verschiedenen Studien Wirksamkeit (z. B. Benkert u. Hippius 2010).

Posttraumatische Belastungsstörung

Eine Besserung der Symptome wurde unter Gabe von Serotonin-Wiederaufnahmehemmern (Fluoxetin) (Breitman et al. 2003), moderat auch unter MAO-Hemmern beschrieben.

MAO-Hemmer beeinflussen demnach eher die Flashbacks, Intrusionen und Albträume als Symptome wie Vermeidungsverhalten und emotionalen Rückzug. Außerdem ist eine Besserung der Intrusion und des Hyperarousals durch die Gabe von Lithium, Valproat und Clonidin möglich. In einer offenen Studie führte Topiramat unterhalb der antiepileptisch wirksamen Dosierung zu einer schnellen Therapieresponse (Überblick bei Benkert u. Hippius 2014).

Borderline-Störung

Durch Affektlabilität, insbesondere depressive Einbrüche, und Impulskontrollstörungen (Selbstverletzungsdruck) dominierte Krisen können jeweils situativ-symptomatisch (z. B. mit sedierenden, niedrig- oder mittelgradig potenten Antipsychotika) kupiert werden. Aufgrund emotionaler Labilität, Impulskontrollstörung und/oder instabiler zwischenmenschlicher Beziehungen besteht ein erhöhtes Risiko bezüglich parasuizidaler Handlungen. Die Toxizität der verordneten Medikamente muss im Hinblick darauf bedacht werden (Meyer u. Hautzinger 2002, S. 1550). Neuere Antidepressiva, z. B. Serotonin-Wiederaufnahmehemmer, waren bezüglich einer längerfristigen Rezidivprophylaxe wirksam (Meyer u. Hautzinger 2002, S.1561). Ein Rückgang von Frequenz und Ausprägung der Phasen von Impulskontrollverlust konnten auch unter Carbamazepin nachgewiesen werden (vgl. z. B. Benkert u. Hippius 2010). Nur in Krisensituationen und Phasen akuter Suizidalität ist die Gabe von Benzodiazepinen indiziert.

Im Kontext der Borderline-Störung sei an dieser Stelle auch die **Dissoziation** erwähnt: Bei dieser Symptomatik wurden die Serotonin-Wiederaufnahmehemmer, Buspiron, Clonazepam und Naltrexon eingesetzt. Einzelberichten zufolge wirkt Naltrexon nur auf ein selbstverletzendes Verhalten, wenn dieses zur Beendigung der als quälend erlebten Dissoziation eingesetzt wird. Voraussetzung für die Gabe der Medikation ist, dass die Patienten die Realität ertragen können, ohne auf die Dissoziation angewiesen zu sein. Naltrexon soll unwirksam sein, wenn Selbstverletzung als Selbstbestrafung oder Spannungsabfuhr angewendet wird (Bolm u. Piegler 2001).

Zwangsstörung

Die Erhaltungsdosis serotonerger Antidepressiva liegt im oberen Dosisbereich. Ein Zeitintervall von 12–26 Wochen sollte abgewartet werden, um die Wirkung abschließend beurteilen zu können. Bei Nonresponse ist nach 10–12 Wochen ein Wechsel von einem auf einen anderen Serotonin-Wiederaufnahmehemmer möglich, ebenso eine Augmentation mit Lithium. Psychotherapie ist in Kombination mit Serotonin-Wiederaufnahmehemmern bei Handlungszwängen, vor allem aber bei gedanklichen Zwängen, sinnvoll (Meyer u. Hautzinger 2002, S. 1241). Ein sequenzielles Vorgehen, beginnend mit zunächst im Vordergrund stehender medikamentöser Behandlung, kann bei schwerer Symptomatik erforderlich sein. Nach einer Hochdosismedikation mit Fluoxetin (60 mg/d) über 12 Wochen konnte eine signifikante Besserung der Zwangssymptome, der Ängstlichkeit und der depressiven Symptomatik erzielt werden (Kampman et al. 2002b; vgl. Koran et al. 2007).

Essstörung

Bei Bulimia nervosa kann der Effekt einer kognitiv-verhaltenstherapeutischen Behandlung durch Zugabe eines Serotonin-Wiederaufnahmehemmers hinsichtlich der Häufigkeit bulimischer Attacken verbessert werden. Unter einer höheren Dosis Fluoxetin (60 mg/d), im Gegensatz zu einer unwirksamen niedrigen Dosis (20 mg/d), kam es zu einer Reduktion der Häufigkeit von Essattacken bei Patienten mit Bulimia nervosa (Fichter et al. 1996). Bei Anorexia nervosa sind weder Antidepressiva noch Antipsychotika wirksam. So werden zwar bei zwanghaft-rigidem Essverhalten häufig Serotonin-Wiederaufnahmehemmer (Fluoxetin, Sertralin) verschrieben. Grundsätzlich sollten bei jeder psychopharmakologischen Therapie im Rahmen der Anorexie-Erkrankung die häufig nur mangelhafte Compliance seitens der Patienten und eine offenbar bei niedrigem Körpergewicht generell reduzierte Wirksamkeit (hier wirkt primär eine Gewichtszunahme antidepressiv!) berücksichtigt werden.

Schmerzstörung/Somatisierungsstörung

Die Pharmakotherapie stellt zusammen mit psychotherapeutischen Strategien eine wir-

4.2 Multimethodale Behandlungsprinzipien und beteiligte Berufsgruppen

kungsvolle Behandlungsmöglichkeit dar. Zu den Pharmaka erster Wahl zählen hierbei trizyklische Antidepressiva. Die analgetische Wirkung zeigt sich zumeist schon nach wenigen Tagen und wird unabhängig vom antidepressiven Effekt dieser Wirkstoffklasse vermittelt. Sie tritt bereits bei einer Dosis dieser Medikamente ein, welche relativ zur Depressionsbehandlung gesehen niedriger ist. Die symptomorientierte Therapie mit Antidepressiva – bei nicht ausreichender Wirksamkeit trizyklischer Antidepressiva kann klinischen Erfahrungen nach die Verordnung von Serotonin-Wiederaufnahmehemmern, z. B. Sertralin, erwogen werden – sollte einer langandauernden Behandlung mit Schmerzmitteln (z. B. Opiaten) vorgezogen werden (Laux et al. 2000; Wörz 2001).

Fazit

Konzeptuell gesehen expliziert sich in der Frage nach dem Stellenwert von Psychopharmaka im Rahmen der psychosomatischen Rehabilitation die Tragfähigkeit bio-psycho-sozialer Störungsmodelle. Dass zumal die von der Pharmaindustrie getragene Forschung bislang eher geneigt war, unangemessenen Heilserwartungen an Medikamenten Vorschub zu leisten und spezifische Probleme, insbesondere der Verlauf nach Absetzen der Medikation, oft nicht hinreichend berücksichtigt wurden, wurde in den vergangenen Jahren zunehmend deutlicher.

> **!** Als Faustregel gilt: Psychopharmaka wirken nur so lange, wie sie eingenommen werden!

Nicht zuletzt ergibt sich hieraus die Notwendigkeit und existenzielle Bedeutung von Psychotherapie. Dies sollte in der Praxis aber keineswegs dazu führen, dass die in biologisch-psychiatrischen Evaluationen gesicherten Standards unterschritten werden und damit die möglichen, in aller Regel psychotherapeutische Behandlungen stützenden Effekte von adäquat verordneten Psychopharmaka ungenutzt bleiben. Vor diesem Hintergrund ist die kritische Überprüfung der Vormedikation und eine, wenn nötig, leitlinienkonforme Adaptation integraler Bestandteil jeder lege artis durchgeführten psychosomatischen Behandlung. Dies ist entsprechend zu dokumentieren. Insbesondere auch, wenn eine nicht den Standards entsprechende Medikation (z. B. unterdosierte Gabe eines Antidepressivums mit zu geringem Plasmaspiegel bei relevanter depressiver Symptomatik) dennoch weitergeführt wird, sollte dies mit den jeweiligen Gründen (z. B. „auf ausdrücklichen Wunsch des Patienten") dezidiert vermerkt werden. Es bleibt zu hoffen, dass – zumal vor dem Hintergrund des Paradigmas bio-psycho-sozialer Störungsmodelle – zukünftig einerseits Vorbehalte aufseiten der Patienten wie auch aufseiten der Psychotherapeuten gegenüber (adäquat verordneten) Psychopharmaka abgebaut werden. Andererseits müssen vonseiten der Therapieforschung die spezifischen Aspekte der psychopharmakologischen Langzeittherapie und die Interaktion von Psychotherapie und Psychopharmakotherapie, als Basis eines diesen Namen verdienenden integrativen pharmakologisch-therapeutischen Vorgehens, eingehender untersucht werden, von den Synapsen bis zum Verhalten.

4.2.6 Körperorientierte Verfahren

N. Klinkenberg

Psychosomatische Patienten leiden häufig unter Beeinträchtigungen ihres Körperverhaltens. Diese betreffen sowohl körperliche Funktionsstörungen und Störungen der autonomen Selbstregulationsfähigkeit des Organismus als auch perzeptive, kognitive und Verhaltensdefizite im Zusammenhang mit Körper und Bewegung (z. B. Wahrnehmungsverzerrungen, Nichtintegration von Körperteilen, Körperschema-Störungen, Zuviel an Anspannung und Haltearbeit, Neigung zu schmerzhafter Körpererfahrung). Es verwundert deshalb nicht, dass dem Einbezug des Körpers in der psychosomatischen Rehabilitation von Anfang an besondere Aufmerksamkeit geschenkt wurde. Dabei lassen sich zwei unterschiedliche Akzentuierungen ausmachen, nämlich einerseits körperbezogene Übungen eher subsidiär mit anderen Verfahren zu kombinieren oder andererseits Körperlichkeit im Sinne einer Körperpsychotherapie als essenziellen Erfahrens- und Verhaltensraum einzubeziehen: Körperübungen und Körperpsychotherapie.

Körperübungen

Das Spektrum von Indikationen, den Körper im Rahmen psychosomatischer Rehabilitation therapeutisch einzubeziehen, ist breit:
- So kann die Kombination von Methoden der physikalischen und rehabilitativen Medizin (Krankengymnastik, Massage etc.) mit Verhaltenstherapie bei Psychotherapie-Patienten mit den häufigen zusätzlichen Erkrankungen des Skeletts, der Muskeln und des Bindegewebes notwendig sein.
- Wissenschaftlich gut belegt ist der Nutzen regelmäßiger aerober sportlicher Betätigung für die somatische, aber auch für die psychische Gesundheit (Amann u. Wipplinger 1998).
- Entspannungsverfahren (s. a. Kap. 4.2.4) haben sich früh in der Verhaltenstherapie etabliert und stellen einen festen Bestandteil rehabilitativer Konzepte in der Psychosomatik dar.

Darüber hinaus werden bei der Behandlung psychischer und psychosomatischer Störungen Körper-, Gefühls- oder erlebnisorientierte Übungen angewendet (Görlitz 1988; Röhricht 2000). Diese dienen entweder
- der experimentellen Erforschung physiologischer Reaktionen (z. B. Hyperventilationsübungen im Rahmen der Angstbehandlung),
- der Exposition und Verhaltensbeobachtung (z. B. Übung „Drängeln" bei soziophobischen Patienten) oder
- der spielerischen Konkretisierung und Erprobung neuer Verhaltensweisen (z. B. Rollenspiel).

Historisch betrachtet bereitete der Einbezug von Entspannungsverfahren in verhaltenstherapeutische Behandlungscurricula und seit den 1970er Jahren die Beschreibung der Anorexia nervosa als Körperschemastörung den Boden für den multimodalen Einbezug von Übungen zur Verbesserung der Körperwahrnehmung und Körperzufriedenheit im Rahmen psychosomatischer Rehabilitation. Sofern die genannten Körperübungen evaluiert wurden, geschah dies im Rahmen der Evaluation entsprechender Psychotherapie-Manuale oder sie wurden als Verfahren einer Kontrollgruppe überprüft. Dabei erwies sich in der Regel die Kombination von „Psychotherapie" mit Körperverfahren einem alleinigen Verfahren gegenüber als überlegen.

Körperpsychotherapie

Bis vor kurzem noch kam dem Körper im psychotherapeutischen Denken und Handeln der sogenannten Richtlinien-Psychotherapien nur eine Nebenrolle zu. Freuds Psychoanalyse klammerte das Körperliche durch Betonung des Psychischen und der Sprache als Mittel der Aufdeckung des Unbewussten aus. Die sogenannte „kognitive Wende" in der Verhaltenstherapie förderte eine geradezu systematisch zu nennende Vernachlässigung des Körpers auch in dieser Therapierichtung. In einer Bibliografie der deutschsprachigen Literatur zur Körperpsychotherapie 2002 wurden dementsprechend lediglich 13 von über 2 000 Titeln in der Rubrik „Verhaltenstherapie und Körperpsychotherapie" ausgewiesen (Geuter

2002). Diese Vernachlässigung beginnt sich jedoch in jüngster Zeit zugunsten einer Diskussion über den begründeten Einbezug des Körpers auch in den Richtlinientherapien zu wandeln.

Außerhalb der Richtlinien-Psychotherapien ist das 20. Jahrhundert geradezu reich an Formulierungen einer Körperpsychotherapie und entsprechenden Methoden und Schulen (Marlock u. Weiss 2006). Neben einer tiefenpsychologischen Entwicklungslinie über Wilhelm Reich (1897–1957) und seine Nachfolger vor allem in Norwegen und den USA und der späteren Entwicklung der Humanistischen Psychologie um F. Perls (1893–1970) lässt sich eine andere Tradition ausmachen, in der Körpertherapeuten in seelische Erfahrungsbereiche vordrangen und Psychotherapeuten inspirierten. Die Beeinflussungen waren außerordentlich wechselseitig und vielschichtig. So finden sich Wurzeln der Körperpsychotherapie im Tanz- und Theaterbereich. Gerade in Deutschland und im deutschsprachigen Raum entwickelten sich zahlreiche Ansätze einer sogenannten Körperkulturbewegung, die körperpsychotherapeutisch aufgegriffen wurde. Als bedeutsamste Vertreterin muss Elsa Gindler (1885–1961) genannt werden, auf die wissenschaftsgeschichtlich der Einbezug des eigenen Verhaltens und „sinnlicher Selbstreflexivität" als Grundprinzip einer Körperpsychotherapie (Marlock u. Weiss 2006) zurückgeht (Jacoby 1989, 2004; Ludwig 2002). Auf sie berufen sich weitere körperbezogene Ansätze, die sich in der psychosomatischen Rehabilitation etablieren konnten, wie die Feldenkrais-Methode oder die Konzentrative Bewegungstherapie, auf die exemplarisch eingegangen werden soll. Das Spektrum der in Deutschland heute in der psychosomatischen Rehabilitation benutzten Verfahren umfasst jedoch – häufig zufällig aufgrund einer entsprechenden Ausbildung der Mitarbeiter – fast das gesamte Spektrum körperpsychotherapeutischer Ansätze.

Zu den in der psychosomatischen Rehabilitation verbreiteten tiefenpsychologisch orientierten Verfahren, die sich auf Elsa Gindler berufen, gehört die Konzentrative Bewegungstherapie, die von dem Neurologen und Psychiater Helmuth Stolze (1917–2004) formuliert wurde. Die Konzentrative Bewegungstherapie versucht, die Erinnerungsarbeit durch sogenannte „Arbeitssituationen" und reflektierende Gestalt- und Regelkreise von „Wahrnehmen und Bewegen", „Denken und Sprechen" zu fördern, wodurch ein „Prozess der Symbolisierung" entstehen soll (Stolze 1967, 2006). Die Konzentrative Bewegungstherapie gehört heute in zahlreichen psychosomatischen Kliniken zum multimodalen Behandlungsangebot. Es gibt einen Trend, das Verfahren nicht mehr nur als adjuvante Gruppentherapie zur tiefenpsychologischen Psychotherapie, sondern als selbstständiges körperpsychotherapeutisches Verfahren anzuwenden (Seidler et al. 2002).

In verhaltenstherapeutischer Perspektive stellt Körperlichkeit eine konstituierende Variable jeder Wahrnehmung und jeder Verhaltensweise dar. Körperverhaltenstherapeutische Ansätze berücksichtigen Gesetzmäßigkeiten menschlicher Wahrnehmung, des Lernens und Verhaltens, insbesondere die sensomotorischen Fähigkeiten sowie die enorme Lernfähigkeit des Menschen im Zusammenhang mit Bewegung (Klinkenberg 2002). In psychosomatischen Rehabilitationseinrichtungen werden diese Aspekte häufig durch Einbezug der Feldenkrais-Methode abgedeckt (Klinkenberg 2005). Die Wirksamkeit dieser Methode wird durch eine große Zahl von Studien von allerdings unterschiedlicher Qualität mit zudem sehr unterschiedlichen Zielgruppen und Zielsetzungen belegt (Reviews: Ives u. Shelley 1998; Schmidt 1996). In ersten randomisierten klinischen Studien zeigten sich schwache bis mittlere Effekte für Bewegungs- und psychologische Parameter (Gutman et al. 1977; Johnson et al. 1999; Kerr et al. 2002; Kolt u. McConville 2000; Lake 1992; Löwe et al. 2002;

Lundblad et al. 1999; Malmgren-Olsson et al. 2001; Smith et al. 2001). In Pilotstudien zur Anwendung der Feldenkrais-Methode in psychosomatischen Rehabilitationseinrichtungen konnten zum Teil signifikante Verbesserungen von Selbstakzeptanz, Verhaltens- und Entscheidungssicherheit nachgewiesen werden (Diegelmann 2000; Güner 2001; Laumer et al. 1997; Wendhut 2000).

Als jüngste Entwicklung im Bereich körperpsychotherapeutischer Interventionen sind achtsamkeitsbasierte und achtsamkeitsassoziierte Verfahren zu nennen, die Körperlichkeit, körperliche Spannungsregulation, euthymes Verhalten oder Achtsamkeit („mindfulness") als Behandlungsprinzip integrieren: so z.B. zur Stressreduktion, zur Rückfallprophylaxe der Depression oder in der dialektischen Borderline-Therapie (Übersicht: Berking u. von Känel 2007; Heidenreich u. Michalak 2003, 2004). Dabei geht es darum, ein unreflektiertes Verfangensein in automatisierte Verhaltens- und Erlebensmuster zugunsten einer bewussten Verhaltenssteuerung (Selbstmanagement) zu verändern (Deautomatisierung), die Gegenwart umfassend wahrzunehmen und sich von störenden, aufdrängenden Gedanken und Gefühlen zu distanzieren („metacognitive awareness"). Die teilweise komplexen Behandlungsmanuale sind nur im multimodalen Setting therapeutischer Einrichtungen realisierbar und häufig Bestandteil psychosomatischer Rehabilitationsangebote. Erste kontrollierte Studien zur Wirksamkeit von Achtsamkeitstrainings zeigen mittlere bis große Effektstärken auf (Metaanalysen: Baer 2003; Grossmann et al. 2004). Die Konsistenz dieser Wirksamkeit für unterschiedliche Patientengruppen und Settings weist darauf hin, dass es sich beim Achtsamkeitstraining um ein allgemeines therapeutisches Wirkprinzip handelt. Die genannten Behandlungsansätze orientieren sich, was die „Übung von Achtsamkeit" angeht, überwiegend an der buddhistischen Meditationspraxis. Dies ist jedoch für die Übung von Achtsamkeit nicht zwingend. In körperverhaltenstherapeutischer Sicht ist Achtsamkeit nichts, was „geübt" werden muss, sondern eine grundsätzliche menschliche Verhaltensmöglichkeit und Funktionsweise. In einem verhaltenstherapeutisch orientierten Achtsamkeitstraining wird im Kern versucht, die biologischen Fähigkeiten des Menschen zu bewusster Wahrnehmung und zu einem physikalisch leichten und physiologisch angemessenen Verhalten wiederzuentdecken und zu entwickeln (Klinkenberg 2007).

4.2.7 Aktive und passive physiotherapeutische Verfahren sowie Sporttherapie

E. Gründel

Bewegungstherapie versucht, einen ganzheitlichen Behandlungsansatz in der Psychosomatik zu fördern, denn durch die integrative Repräsentanz aller Behandlungsgruppen ist das Erleben der Einheit von Körper und Psyche und das Erlernen der „Sprache des Körpers" möglich (Winkler u. Gründel 2000). Aktive Bewegungstherapie beinhaltet insbesondere die Sporttherapie und aktive Maßnahmen in der Krankengymnastik (Abb. 4-2). Bei der Bewegungstherapie handelt es sich um ein Verfahren, das sich an die Steigerung der Belastbarkeit anpasst und sich durch einen systematischen und stufenförmigen Behandlungs-

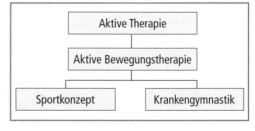

Abb. 4-2 Inhalte aktiver Therapie

4.2 Multimethodale Behandlungsprinzipien und beteiligte Berufsgruppen

aufbau auszeichnet. Ziel ist es, die normale Funktion wiederherzustellen bzw. zu erhalten und die Belastungsfähigkeit zu erhöhen. Es geht auch um die Wahrnehmung innerer und äußerer Bewegung und deren Veränderung. Ein weiteres Ziel der psychosomatischen Rehabilitation ist, den Rehabilitanden auf eigene Reaktionen aufmerksam zu machen, sich damit auseinander zu setzen und neue Ideen für die eigene Begegnung mit z. B. der Schmerzerkrankung zu entwickeln.

In der Krankengymnastik, die ein fester Baustein der Bewegungstherapie ist (Abb. 4-3), sind passive und aktive Maßnahmen integriert. Bei den passiven Maßnahmen unterstützt der Therapeut die Bewegung. Aktive Methoden sind beispielsweise PNF-Techniken (PNF = propriozeptive neuromuskuläre Faszilation), manuelle Therapie, medizinische Trainingstherapie bzw. gerätegestützte Krankengymnastik oder Atemtherapie. Bewegungstherapie hat zu den Zielen „aktiv werden" und „aktiv sein" oder „den Alltag sinnvoll gestalten" wesentliche therapeutische Charakteristika.

Positive Einflüsse des Trainings auf die Steigerung der körperlichen Leistungsfähigkeit sowie einige Parameter, die die Allgemeinsituation kennzeichnen, konnten z. B. bei Fibromyalgiepatienten nachgewiesen werden

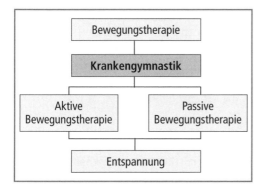

Abb. 4-3 Krankengymnastik – Bestandteil der Bewegungstherapie

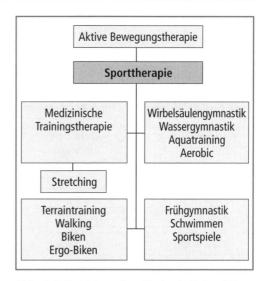

Abb. 4-4 Sporttherapie – Bestandteil der aktiven Bewegungstherapie

(Meiworm et al. 1999). Kessler et al. (1993) führten eine Studie zu Auswirkungen eines Muskelaufbautrainings und eines muskulären Entspannungstrainings auf das Schmerzerleben durch. Das Muskelaufbautraining führte im Gegensatz zum Entspannungstraining zu einer statistisch signifikanten Abnahme des Schmerzes. Um eine dauerhafte Schmerzreduktion zu erzielen, bedarf es allerdings langfristiger oder wiederholt einsetzender muskulärer Trainingsmaßnahmen. Die in Abbildung 4-4 dargestellten Methoden beinhalten die Sporttherapie als Bestandteil der aktiven Bewegungstherapie. Welche Therapieziele werden mit der Sporttherapie verfolgt? Die Freude an der Bewegung zu erlangen und schmerzreduziertes Bewegen sind u. a. Ziele der Therapie. Der Rehabilitand soll u. a. einen spielerischen, kreativen Umgang mit der Bewegung bekommen. Er erlernt ein eigenes Übungsprogramm, welches ihn zum eigenständigen Üben motivieren soll. Passive Maßnahmen werden dabei überwiegend am Anfang des Behandlungsprozesses begleitend und nachbereitend eingesetzt (Abb. 4-5).

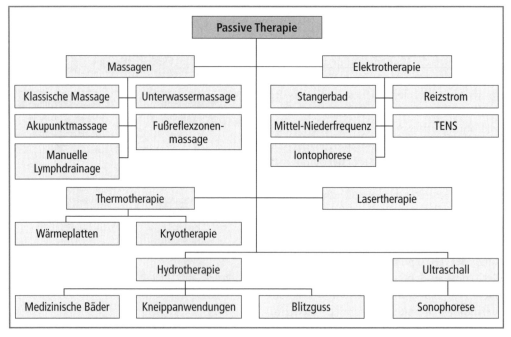

Abb. 4-5 Inhalte passiver Therapie

4.2.8 Psychoedukation – Gesundheitspsychologie und Patientenschulung

G. Schmid-Ott und F. Petermann

Gesundheitspsychologie in der stationären psychosomatischen Rehabilitation

Unter gesundheitspsychologischen Aspekten dient die medizinische Rehabilitation dazu, die Kompetenzen und die Lebensqualität der chronisch Kranken im Rahmen der Krankheitsbewältigung zu verbessern (Petermann u. Koch 1998). Auf der Basis dieser Konzepte lassen sich nicht nur Maßnahmen der Patientenschulung im Zusammenhang mit der medizinischen Rehabilitation entwickeln, sondern z. B. auch Interventionsstrategien und Outcome-Maße im Bereich der psychosomatischen Rehabilitation prägnanter konzeptualisieren.

Im Folgenden sollen einige Teilaspekte des Krankheitsmanagements näher ausgeführt werden:

- die Bedeutung subjektiver Krankheitskonzepte bzw. -theorien in der psychosomatischen stationären Rehabilitation (ein in diesem Kontext häufig eher zu wenig beachteter Aspekt, der jedoch durchaus hilfreich nicht nur in Patientenschulungen aufgegriffen werden kann bzw. muss)
- die Compliance (dieser Faktor hängt entscheidend von subjektiven Krankheitskonzepten ab)
- die Lebensqualität

Patientenschulung

Fokus: Vermittlung von Krankheits- und Behandlungswissen

Die seit 20 Jahren in der Bundesrepublik Deutschland entwickelten Ansätze zur Patien-

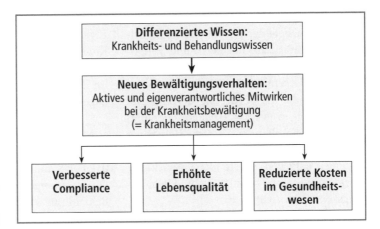

Abb. 4-6 Globale Ziele der Patientenschulung (mod. nach Petermann 1997, S. 6)

tenschulung (zuerst für Diabetes mellitus und Asthma bronchiale) hatten anfangs vor allem das Ziel, Patienten durch die Vermittlung differenzierteren Wissens im Umgang mit ihrer Krankheit „kompetenter" zu machen. Mehr Krankheits- und Behandlungswissen sollte ein neues Krankheitsverhalten ermöglichen und den Patienten in die Lage versetzen, sich aktiver und mit mehr Eigenverantwortung für die Bewältigung seiner Krankheit einzusetzen. Global sollten damit die Patienten-Compliance verbessert, die Lebensqualität des Patienten erhöht und die Kosten im Gesundheitswesen reduziert werden (Petermann 1997) (Abb. 4-6).

Fokus: Verbesserung des Selbstmanagements

Durch die Vermittlung von Krankheits- und Behandlungswissen werden Patienten in die Lage versetzt, ihre Krankheit (z. B. spezifische Krankheitssymptome wie Vorboten einer Stoffwechselentgleisung) realistischer einzuschätzen. In der Regel werden die Patienten jedoch erst durch das Einüben von praktischen Fertigkeiten befähigt, aktiv und eigenverantwortlich im Rahmen des Krankheitsmanagements mitzuarbeiten. Durch ein solches Vorgehen soll der Patient durch die spürbaren Behandlungserfolge langfristig zur Risikovermeidung und Lebensstiländerung motiviert werden. Effektivitätsstudien belegen, dass sich auf diese Weise psychosoziale Belastungen (Krankheitsfolgen) und Krankheitskosten reduzieren lassen (Volmer 1997). Ein effektives Selbstmanagement durch den Patienten erhöht die Lebensqualität; zudem wirkt es sich günstig auf den Krankheitsverlauf und die Mortalität aus (Petermann 1997).

Zumindest die folgenden sechs Kerndimensionen der Lebensqualität sind im Kontext des Krankheitsmanagements von Relevanz:

- Gesundheitszustand und Krankheitssymptome
- subjektive Gesundheitswahrnehmung und -bewertung
- Leistungs- und Funktionsfähigkeit (funktionaler Status)
- Aktivitätsgrad und Mobilität
- psychische Stabilität, emotionales Wohlbefinden und Stimmung
- soziale Funktionsfähigkeit und Integration

Dieses Konzept subjektiver Gesundheit weist damit starke Überschneidungen mit den sozialrechtlich verankerten Zielen der Rehabilitation auf, denn hier wird neben der Wiederherstellung bzw. Verbesserung des körperlichen und psychischen Wohlbefindens vor allem die berufliche und soziale (Re-)Integration der Patienten angestrebt (Weis u. Koch 1995).

Fokus: Patientenschulung

Die Basiskonzepte der Patientenschulung leiten sich vor allem aus der Lern- und Verhaltenspsychologie ab (Petermann u. Smolenski 2008). Ein wesentliches Ziel der Patientenschulung bildet die Förderung der langfristigen und eigenverantwortlichen Therapiemitarbeit (Compliance). Diesem Ziel stehen häufig emotionale und kognitive Barrieren des Patienten entgegen, welche die Entwicklung eines angemessenen Krankheits- und Behandlungskonzeptes verhindern.

Das Krankheitskonzept des Patienten beeinflusst direkt sein Behandlungskonzept, in das z. B. der vermutete Nutzen der medikamentösen Therapie, die selbst eingeschätzten eigenen Handlungskompetenzen, die vorliegenden Ressourcen zur Krankheitsverarbeitung und das Ausmaß der sozialen Unterstützung eingehen. Alle krankheits- und behandlungsbezogenen Überzeugungen, Bemühungen und Kompetenzen des Patienten beeinflussen seine spezifischen Selbstwirksamkeitserfahrungen im Zusammenhang mit dem Krankheitsmanagement (Abb. 4-7).

Vielfach sind die Wünsche und Überzeugungen des Patienten nicht mit den „objektiven" Behandlungsanforderungen vereinbar. Diese unangemessenen Krankheits- und Behandlungskonzepte zu differenzieren und den wissenschaftlich begründeten schulmedizinischen bzw. psychosomatischen/psychologischen Erkenntnissen anzunähern, ist eine grundlegende Aufgabe der Patientenschulung (de Vries u. Petermann 2010).

Qualitätsstandards für Schulungen, auch in psychosomatischen Rehabilitationsklini-

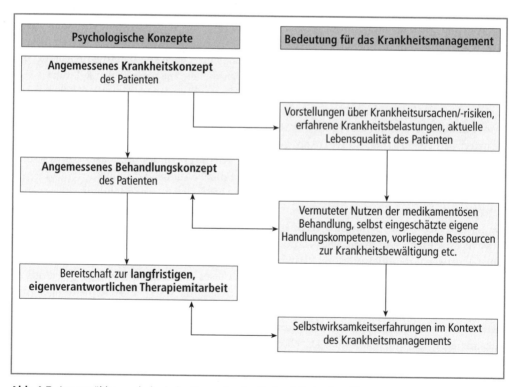

Abb. 4-7 Ausgewählte psychologische Konzepte, die die Qualität des Krankheitsmanagements beeinflussen (mod. nach Petermann 1999, S. 29)

4.2 Multimethodale Behandlungsprinzipien und beteiligte Berufsgruppen

ken, machen eine Standardisierung der Schulungsinhalte im Rahmen von Manualen, der Ausbildung von Trainern (Train-the-Trainer-Kurse), der methodisch-didaktischen Umsetzung der Schulungsinhalte und der Evaluation (Qualitätssicherung) der Schulungen erforderlich.

Voraussetzungen für die Teilnahme an einer Schulung sind die Bestätigung der Diagnose sowie eine gezielte Indikationsstellung, die Aussagen über die Motivation der Teilnehmer, ihre Schulbarkeit und den Bedarf beinhaltet. Zwingend ist ein interdisziplinäres Schulungsteam, wobei die Teilnahme eines („somatischen") Arztes und eines Diplom-Psychologen bzw. Arztes für Psychotherapeutische Medizin minimal obligat ist; zudem muss ein Nachweis über die pädagogische Kompetenz des Schulungspersonals erbracht werden, d. h. mindestens ein Schuler des Teams muss einen anerkannten Train-the-Trainer-Kurs absolviert haben.

Der Einsatz von multimedialen Schulungsmaterialien (z. B. Flipcharts, Overheadfolien, Videos, Kartenabfragen) erhöht die Motivation der Patienten und deren aktive Teilnahme an der Schulung. Die Schulungen finden in Gruppen zu jeweils 8 bis 12 Teilnehmern an 6 bis 8 Terminen statt. Jede Schulung setzt geeignete und ausreichend große Räume voraus. Im Rahmen der Qualitätssicherung bzw. des Qualitätsmanagements sind Erfolgskontrollen erforderlich. Des Weiteren wird teilweise eine einmalige „Auffrischung" der Schulungsinhalte nach einem bestimmten Zeitraum im Rahmen einer (kürzeren) Nachschulung für notwendig gehalten. Die Schulungsprogramme müssen für jede Sitzung im Einzelnen ausgearbeitet vorliegen (in der Regel in Form von Manualen); hierbei greift man auf die von den Fachgesellschaften empfohlenen Schulungsinhalte zurück. Neben den Inhalten sind dabei auch deren Abfolge und die Art der Vermittlung aus Gründen der Qualitätssicherung weitgehend vorgegeben.

Der Anspruch der skizzierten verhaltenspsychologisch begründeten Schulungsprogramme ist klar definiert. Ihr Ziel ist, dass die Inhalte der Schulung nicht nur erlernt, sondern auch eingeübt, im Alltag erprobt und langfristig praktiziert werden müssen. Dies wird vor allem durch eine Stärkung der Therapiemotivation, eine angemessenere Krankheitsbewältigung sowie die Aktivierung und Nutzung eigener Ressourcen bewirkt (Schmid-Ott et al. 2000). Übersichtsarbeiten zur Wirksamkeit von Schulungsmaßnahmen verdeutlichen, dass sich wesentliche Aspekte des Krankheitsverlaufs optimieren lassen. Im Rahmen der Diabetesschulung konnten z. B. folgende Effekte erzielt werden (Ellis et al. 2004):
- verbesserte Stoffwechseleinstellung
- Reduktion der lebensbedrohlichen Ketoazidosen
- weniger diabetische Spätfolgen bzw. höhere Lebenserwartung
- Kostenersparnis

Die Deutsche Rentenversicherung Bund hat für eine Vielzahl chronischer Erkrankungen Curricula für das indikationsbezogene Gesundheitstraining in der medizinischen Rehabilitation entwickelt (www.deutsche-rentenversicherung-bund.de). Es liegen zurzeit Curricula zu folgenden Erkrankungen vor: Neubildungen, Ernährungs- und Stoffwechselkrankheiten, zu Krankheiten des Herz- und Kreislaufsystems, der Haut, des Atmungssystems, des Verdauungssystems, des Bewegungsapparates und zu tabakassoziierten Krankheiten.

Damit sind auch Qualitätsstandards im Sinne einer Standardisierung der medizinischen und psychologischen bzw. psychosomatischen Inhalte im Rahmen von Manualen für das indikationsbezogene Gesundheitstraining gesetzt, das in der Regel jedoch in somatischen Rehabilitationskliniken durchgeführt wird. Allerdings fehlt im Gegensatz zu der

Patientenschulung im oben definierten Sinne unseres Wissens nach die systematische Ausbildung von Trainern in Train-the-Trainer-Kursen.

Zur Relation von Patientenschulung (Psychoedukation) und Psychotherapie

Abschließend ist festzuhalten, dass einige der Betroffenen starke Vorbehalte gegen eine „Schulung" haben, sofern sie damit negative eigene Erfahrungen und mangelnde Selbstbestimmung assoziieren. Die emotionalen Barrieren einer Psychotherapie gegenüber sind jedoch vermutlich noch höher (Schmid-Ott et al. 2003). Die klinische Erfahrung zeigt, dass die kleine Gruppe der Geschulten, bei der nach einer Patientenschulung die Indikation für eine Psychotherapie besteht, in diesem Kontext weniger Bedenken in Bezug auf eine Diskriminierung hat. Anscheinend können entsprechende Vorurteile durch die persönliche Erfahrung mit Diplom-Psychologen bzw. Ärzten für Psychotherapeutische Medizin als Referentinnen und Referenten der Schulung abgebaut werden.

4.2.9 Ernährung in der Rehabilitation

A. Zingel, U. Schröder, S. Chytrek, und S. Wortmann

Die massiv zunehmende Prävalenz ungesunder Ernährungsgewohnheiten und ernährungsbedingter Erkrankungen spiegelt sich, nicht zuletzt aufgrund des Wandels in der Altersstruktur und im Lebensstil der Bevölkerung, bei den in Rehabilitationskliniken behandelten Patienten wieder. Der Ernährungsintervention wird deswegen als zentrale präventive und therapeutische Maßnahme bei ernährungsabhängigen Erkrankungen und als begleitende therapeutische Maßnahme bei einer Vielzahl anderer Diagnosen von den Kostenträgern zunehmend Bedeutung beigemessen (Oehler 2006).

Die Form der Ernährung der Rehabilitanden hat in den entsprechenden Kliniken für die Betroffenen eine besondere Bedeutung im Sinne einer Vorbildfunktion in Bezug auf ihre Ernährung im Alltag nach dem Ende der Rehabilitation (Verstetigung des Behandlungserfolges). Deshalb sollten in diesem Rahmen die Empfehlungen der Deutschen Gesellschaft für Ernährung (DGE 2013) unbedingt konsequent eingehalten werden. Diese sind durch die Vorgaben der Verordnung „Qualitätsstandard für die Verpflegung in Rehabilitationskliniken" (DGE 2011a) zusammengefasst worden. Die Ernährung bei Stoffwechselerkrankungen wie Hyperlipoproteinämien, Diabetes mellitus Typ 2, Hyperurikämie sowie die leichte Vollkost bei Beschwerden des Verdauungstraktes wie z. B. bei Reizmagen- bzw. Reizdarmsyndrom, Morbus Crohn und Colitis ulcerosa sollten selbstverständlich sein. Dies gilt ebenfalls für eine energiereduzierte Mischkost zur Gewichtsreduktion. Darüber hinaus besteht in der Regel auch ein Diätangebot für Zöliakiepatienten (glutenfreie Kost) und für Patienten mit Laktoseintoleranz. Spezielle Ernährungsangebote wie z. B. bei diversen Lebensmittelallergien und -unverträglichkeiten sind nach individueller Absprache möglich, eine „Wunschkost" wird ggfs. in Rehabilitationskliniken mit onkologischer Zuweisung benötigt.

Da Akutkrankenhäuser mit einer durchschnittlichen Aufenthaltsdauer von 7 Tagen eine andere Zielsetzung haben, unterscheiden sich die vorgegebenen Qualitätsstandards (DGE 2011b) von denen in Rehabilitationskliniken (DGE 2011a). Der längere Aufenthalt im psychosomatischen Rehabilitationsbereich von zurzeit in der Regel drei bis fünf Wochen bietet die besten Voraussetzungen für eine erfolgreiche Ernährungstherapie, mit dem Ziel einer langfristigen Lebensstiländerung. Ernährungsabhängige Erkrankungen entste-

4.2 Multimethodale Behandlungsprinzipien und beteiligte Berufsgruppen

hen nicht durch ein Akutereignis, sondern durch oft monate- bzw. jahrelange unbewusste Fehlernährung, daher ist dem Patienten eine alltagstaugliche Dauerernährung anzubieten. Dazu gehören das Angebot eines abwechslungsreichen, ausgewogenen Speiseplanes im Speisesaal sowie eine gute allgemeine Motivationsschulung in Bezug auf eine adäquate Ernährung und eine individuelle Ernährungsberatung.

In Rehabilitationskliniken erhalten deutlich mehr Patienten eine Ernährungstherapie in Form von spezifischen Essensangeboten wie auch Beratung und Schulung als in Akutkrankenhäusern. Hierbei müssen nicht nur Patienten, welche primär an einer ernährungsabhängigen Erkrankung leiden, sondern auch Patienten mit einer ernährungsabhängigen Begleiterkrankung in die Ernährungstherapie miteinbezogen werden. Damit die Ernährungstherapie optimal in ein ganzheitliches Behandlungskonzept integriert werden kann, sind eine gute Zusammenarbeit bzw. das regelmäßige Zusammentreffen eines interdisziplinären Teams von zentraler Bedeutung. Dazu gehören: ernährungsbeauftragter Arzt, Chefarzt, Diätassistent oder Ökotrophologe, Küchenleiter bzw. Koch, eventuell diätetisch geschult, sowie andere beteiligte Berufsgruppen, wie z. B. Diplom-Psychologe oder Servicekraft.

Grundvoraussetzung für realisierbare Erfolge in diesem Kontext ist eine adäquate Motivation des Patienten. Diese kann durch die bewährten ernährungsmedizinischen Vorträge und verhaltenstherapeutischen Gruppen und auch durch die mit der entsprechenden Kostform realisierbaren individuellen Erfolge während des Aufenthalts geweckt bzw. gestärkt werden. Gesundheitsbildung bzw. Gesundheitstraining findet je nach Behandlungsschwerpunkt und indikationsspezifisch in Form von Schulungen, Seminaren, Vorträgen, praktischen Übungen innerhalb einer Lehrküche und Unterstützung durch eine Ernährungsfachkraft am Schulungsbuffet sowie

integriert in psychosomatische bzw. psychotherapeutische Behandlungsangebote statt.

Die Patientenschulung ist dabei immer als ein zentraler Behandlungsbaustein in der medizinischen Rehabilitation anzusehen (z. B. Worringen 2006; s. a. Kap. 4.2.8). Ziel ist in diesem Kontext, die Kompetenz der Patienten im Umgang mit ihren Krankheiten bzw. Behinderungen zu fördern und auch eine Veränderung im Umgang mit Risikofaktoren einzuleiten, v. a. durch die Vermittlung von Informationen zur Entstehung und zum Verlauf von Krankheiten, zur gesunden Ernährung, zu den Prinzipien einer angemessenen Bewegung und Freizeitgestaltung sowie Seminare zur Raucherentwöhnung und zur Stressbewältigung. An der praktischen Umsetzung des Gesundheitstrainings sind die verschieden in der Rehabilitation tätigen Berufsgruppen beteiligt. Erwähnenswert in Bezug auf die inhaltlichen Vorgaben sind hier vor allem die differenzierten Konzepte der Deutschen Rentenversicherung Bund (siehe z. B. Haupt et al. 2010).

Die konsequente Umsetzung der Empfehlungen der DGE (2011a) für eine ausgewogene und bedarfsdeckende Ernährung bewirkt bei vielen Patienten bereits eine Reduktion des Fett-, Zucker- und Kochsalzverzehrs. Die Sensibilität der Geschmackssensoren wird dadurch geschärft. Eine intensive Aufklärung der Patienten gleich zu Beginn des Aufenthaltes ist vorteilhaft, um eine möglichst hohe Akzeptanz zu erzielen. Immer wiederkehrende Überprüfungen der Qualität und Quantität des Essens sowie des Erfolges der eingesetzten Ernährungstherapie helfen dem Patienten, seine Gewohnheiten zu verändern.

Entscheidend für den langfristigen Erfolg der Ernährungstherapie ist eine dauerhafte Umstellung der Ernährungsgewohnheiten. Hier ist eine Sensibilisierung der Patienten für ihr eigenes Essverhalten erforderlich, um dieses mit den Empfehlungen der DGE (2013) zu vergleichen. Um den Patienten die Möglichkeit zu geben, sich mit dem Essen vertraut zu machen, ist ein entsprechendes Angebot über die Klinikküche unumgänglich. Dazu gehört innerhalb eines abwechslungsreichen Speiseplanes mit mehreren Menüs auch das tägliche Angebot eines vegetarischen Gerichtes.

Von Außenseiterdiäten wie z. B. Trennkost, „Low Carb-Diet" bzw. Verminderungsdiäten, welche oft durch selbst diagnostizierte Lebensmittelallergien ohne medizinischen Befund von Patienten umgesetzt werden, ist dringend abzuraten. Diese führen zu einer deutlichen Fokussierung des Essens während der Rehabilitationsmaßnahme. Erfahrungsgemäß setzt ein solcher Patient die Wichtigkeit des Essens so hoch an, dass von der Behandlung der Zuweisungsdiagnosen abgelenkt wird. Da übergewichtige bzw. adipöse Patienten häufig psychische Belastungen mit Essen kompensieren, muss in der Ernährungstherapie sehr sensibel mit diesem Thema umgegangen werden. Bewusstes Genussessen sollte gefördert bzw. auf Verbote sollte soweit wie möglich verzichtet werden.

Zentrale Ziele der Rehabilitationsmaßnahme sind, die erheblich gefährdete oder bereits geminderte Erwerbsfähigkeit der Rehabilitanden wesentlich zu bessern bzw. wiederherzustellen, zumindest aber eine Verschlechterung abzuwenden, aber auch wieder Möglichkeiten einer umfassenden Teilhabe am privaten gesellschaftlichen Leben zu eröffnen. In diesem Zusammenhang kann durch eine Verminderung des Körpergewichts eine Reduzierung der Adipositas-assoziierten Folgeerkrankungen erreicht werden. Bedingungen, welche einen Rehabilitationsaufenthalt im Hinblick auf eine Ernährungsumstellung erfolgreich werden lassen, sind sowohl eine ausreichende Motivation des Patienten als auch eine realistische Zielsetzung, welche mit dem Patienten zu Beginn des Aufenthaltes abgestimmt werden muss.

Die Ernährungstherapie besteht aus drei Säulen (Haupt et al. 2010):
- Ernährung
- Bewegung
- Verhaltensmodifikation

Dazu wird ein umfassendes Team benötigt, bestehend aus Ärzten, Diplom-Psychologen, Ernährungsfachkräften und Physiotherapeuten. Im Rahmen der Ernährungstherapie sollte jeder Patient zeitnah nach Anreise mit den Empfehlungen der Deutschen Gesellschaft für Ernährung (DGE 2013) vertraut gemacht werden. In psychosomatischen Rehabilitationseinrichtungen sollten Schulungen in Form von Einzel- oder Gruppenberatungen indikationsbezogen angeboten werden. Schulungsinhalte können innerhalb des Speisesaales, der Lehrküche oder im Rahmen eines Einkaufstrainings vertieft werden. Es besteht die Möglichkeit der täglichen Umsetzung des Gelernten innerhalb der Mahlzeiten über das Frühstücksbuffet, Menüwahl beim Mittagessen und Abendbuffet. Unterstützung durch die Ernährungsfachkraft erfolgt über das Schulungsbuffet. Dadurch kann der Patient eine alltagstaugliche Dauerernährung erlernen.

Übersicht: vegetarische und vegane Ernährung

Der Hintergrund dieser Ernährung kann ethischer, ökologischer oder auch geschmacklicher Natur sein. Die DGE (2011a) empfiehlt neben der Mischkostvariante mit Fleisch-, Wurstwaren- und Eireduktion auch eine ausgewogene und abwechslungsreiche (ovo-) lakto-vegetabile Ernährung. Somit sollte auch Nichtvegetariern täglich ein vegetarisches Menüangebot zur Verfügung stehen. Im Gegensatz dazu setzt eine vegane Versorgung, die den Verzehr jeglicher Art von tierischen Produkten (Ei, Milch, Gelatine usw.) ablehnt, ein fundiertes Fachwissen jedes Einzelnen voraus, um eine Mangelversorgung zu vermeiden (Oehler 2005, S. 89). Es ist davon auszugehen, dass nur ein Teil der Patienten über dieses komplexe Fachwissen verfügt.

Überblick über die Ernährung nach den Gesetzen des Islams

Die muslimischen Speisegesetze basieren auf dem Koran, der besagt, dass bestimmte Speise-, Trink- und Schlachtvorschriften eingehalten werden sollen (z. B. Schrode 2010). Erlaubte Speisen und Getränke werden als „halal" bezeichnet; grundsätzlich gilt, dass alle Lebensmittel, die nicht eindeutig verboten wurden, erlaubt sind (z. B. Schrode 2010). Die wichtigsten Verbote umfassen Schweinefleisch (sowie Lebensmittel und Zutaten, die Schweinefleischbestandteile enthalten) und Alkohol. Als zentrales Gebot gilt auch das Einhalten eines betäubungslosen Schlachtvorganges, des Schächtens. Muslimische Gelehrte interpretieren die Speisegesetze jedoch teilweise sehr konsequent, teilweise weniger streng und entsprechend verhalten sich auch viele Gläubige (Schrode 2010).

Neben den religiösen Speisevorschriften gelten kulturelle Besonderheiten im Verständnis von Krankheit, Therapie und Ernährung in vielen muslimisch geprägten Ländern, auch wenn diese Einstellungen primär nichts mit dem Islam als Religion zu tun haben. Gewichtsabnahme, selbst bei bestehendem Übergewicht oder Adipositas, wird z. B. ggfs. als Krankheit wahrgenommen. Es ist in diesem Zusammenhang sinnvoll, auf die Sorgfaltspflicht von Menschen aller Religionen für den eigenen Körper und die Gesundheit hinzuweisen, denn z. B. gilt ein gut genährter Mensch bei vielen Muslimen als Sinnbild für eine finanziell gut gestellte Familie, einen gesunden Körper und Geist.

In der Ernährung in vielen muslimisch geprägten Ländern überwiegen zwei warme Mahlzeiten pro Tag, wobei das Abendessen eher üppiger als das Mittagessen ausfällt. Die Umsetzung dieser Gewohnheit ist im Rehabilitationsbereich schwierig, da die Gemeinschaftsverpflegung im Speisesaal stattfindet und die warme Mahlzeit traditionell zu Mittag serviert wird. – Der Rehabilitationsaufenthalt kann in die Fastenzeit fallen. Alljährlich schreibt der Koran mündigen Muslimen ab der Pubertät vor, sich während des Monats Ramadan eines Fastens zu unterwerfen. Zwischen Sonnenaufgang und -untergang soll nichts gegessen oder getrunken werden. Bei Krankheit bzw. medizinischer Behandlung darf das Fasten laut Koran jedoch verschoben werden. – Die Einhaltung der islamischen Speisegesetze gestaltet sich in der stationären Rehabilitation teilweise als schwierig, da nach einer strikten Interpretation Halal-Lebensmittel gesondert bezogen, gekocht und auch gelagert werden müssten. Manche Muslime können sich jedoch mit dem Standardangebot an Fisch, für den das Schächten-Gebot nicht gilt, oder mit einer vegetarischen Ernährung für den Zeitraum des Aufenthaltes gut arrangieren; das geforderte Angebot von Speisen nach den Richtlinien der Deutschen Gesellschaft für Ernährung (Menüwahl, mindestens ein Gericht vegetarisch, z. B. DGE 2011a) ermöglicht dann für diese eine adäquate Versorgung in der Rehabilitation.

Rehabilitationsnachsorge

Zur Stärkung der individuellen Selbstverantwortung ist es sinnvoll, jedem Patienten ein Nachsorgeangebot mit an die Hand zu geben. Gerade im Bereich der Stoffwechsel- und Herz-Kreislauf-Erkrankungen ist dies sehr wichtig. Es soll der Festigung der in der Rehabilitation erworbenen Kenntnisse und Fertigkeiten dienen und den Transfer des Gelernten in den Alltag erleichtern, indem einzelne Bausteine, die in der Rehabilitation erlernt wurden, für einige Wochen in einer ambulanten wohnortnahen Einrichtung berufsbegleitend fortgesetzt werden. Bei einer einschneidenden Lebensstiländerung, die weiterer Stabilisierung bedarf, ist dies sehr wichtig. Meist sind es auch die langfristig gesetzten Ziele, deren Erreichung nach der Rehabilitation angestrebt werden muss und die einer weiteren Betreuung bedürfen, z. B. Gewichtsreduktion bei Adipositas bzw. Diabetes mellitus.

Für den Erfolg einer Rehabilitationsmaßnahme ist es am wichtigsten, dass der Rehabilitand Verantwortung für sich selbst übernimmt. Nur so lassen sich die gesundheitsfördernden Maßnahmen erfolgreich umsetzen. Deshalb ist das Thema „gesunde Ernährung" nicht nur im Hinblick auf ernährungsabhängige Erkrankungen sehr wichtig. Denn das hier eingeübte Verhalten kann auch erfolgreich auf andere Bereiche übertragen werden. Außerdem ist eine enge Zusammenarbeit von Ärzten, Diplom-Psychologen, Ernährungstherapeuten und Physiotherapeuten sehr wichtig, denn nur so kann der Patient im Sinne der Hilfe zur Selbsthilfe lernen, seine Probleme ganzheitlich und erfolgreich zu lösen (Deck et al. 2004).

4.2.10 Sozialarbeit/Sozialpädagogik

R. Bückers

Der vorliegende Beitrag berücksichtigt die Besonderheiten der Gelderland-Klinik, Fachklinik für Psychosomatik und Psychotherapie in Geldern.

Sie ist eine Vorsorge- und Rehabilitationseinrichtung. Hauptbeleger der Gelderland-Klinik sind die Rentenversicherungsträger Deutsche Rentenversicherung (DRV) Bund, DRV Westfalen und DRV Rheinland.

Die Rentenversicherungsträger haben sich auf ein für alle verbindliches Qualitätssicherungsprogramm verständigt.

Die „Klassifikation therapeutischer Leistungen – KTL" (Deutsche Rentenversicherung Bund, Ausgabe 2015) ist Teil dieses Qualitätssicherungsprogramms. Es handelt sich hierbei um ein umfassendes Leistungsverzeichnis zur Abbildung der Prozessqualität in Einrichtungen der medizinischen Rehabilitation. In der KTL ist auch für die klinische Sozialarbeit ein verbindlicher Orientierungsrahmen mit relevanten Qualitätsmerkmalen und Mindestanforderungen formuliert (KTL 2015).

Außerdem sind in den Leitlinien für die medizinische Rehabilitation in der Rentenversicherung Reha-Therapiestandards für den Bereich der depressiven Störungen festgehalten (Deutsche Rentenversicherung 4/2011).

Die Reha-Therapiestandards für die stationäre Rehabilitation von Patientinnen und Patienten mit depressiven Störungen bestehen für den Bereich der klinischen Sozialarbeit aus den evidenzbasierten Therapiemodulen (ETM) 10–12 und umfassen die Bereiche „Sozial- und sozialrechtliche Beratung", „Unterstützung der beruflichen Integration" und „Nachsorge und soziale Integration". Schon seit Jahren erfüllt die Sozialarbeit in der Gelderland-Klinik diese Standards. Inhaltlich und konzeptionell entspricht die Soziale Arbeit einem modernen Verständnis von Klinischer Sozialarbeit.

In einer ganzheitlichen psychosomatischen Rehabilitation, die sich einem bio-psycho-sozialen Verständnis verpflichtet fühlt, beschäftigt sich Sozialarbeit mit den sozialen Dimensionen von Krankheit, Krankheitsfolgen, Funktionalität und Gesundheit. Die Sozialarbeit ist neben der Medizin und der Psychotherapie als gleichberechtigte Profession in einem interdisziplinär arbeitenden Team vertreten. „Sie unterstützt Hilfeleistungen anderer Professionen und ergänzt diese mit eigenen beraterischen, pädagogischen und therapeutischen Kompetenzen." (Zimmermann und Maasmeier 2003)

Das Besondere der Sozialarbeit innerhalb der psychosomatischen Rehabilitation ist zum einen ein Spezialwissen über psychische bzw. psychosomatische Störungen, über sozialmedizinische Sachverhalte und deren berufliche und damit auch soziale Auswirkungen für die Patienten. Darüber hinaus besitzen Sozialarbeiter eine Querschnittskompetenz, bestehend aus z. B. rechtlichen, berufskundlichen, wirtschaftlichen, pädagogischen und institutionellen Kenntnissen, die Teil des Studiums ist und

4.2 Multimethodale Behandlungsprinzipien und beteiligte Berufsgruppen

die sich aus der Beschäftigung mit den unterschiedlichsten Lebenslagen der spezifischen Zielgruppe erklärt.

Sozialarbeit in der psychosomatischen Rehabilitation ist keine spezifische Methode und auch keine Teildisziplin innerhalb der Sozialarbeit, sondern konstituiert sich aus der Aufgabenstellung heraus, die sich einerseits aus den sich ständig ändernden Rahmenbedingungen der Rehabilitation (gesetzliche Aufträge, institutionelle Bedingungen, indikative Ausrichtung usw.) und andererseits aus den aktuellen Lebensbedingungen der Patienten mit ihren gesundheitlichen Einschränkungen, Behinderungen und Notlagen ergibt.

Die Sozialarbeiter erheben hierzu soziale, persönliche, familiäre, berufliche und finanzielle Lebenssituationen mit ihren psychosozialen Belastungen (Lebenslagenkonzept, Amman 1983; Wendt 1988) und greifen diese auf, indem sie die Betroffenen in ihren Anpassungs- und Bewältigungsbemühungen unterstützen und helfen, vorhandene Ressourcen (wieder) nutzbar zu machen (Konzept der Salutogenese, Antonovsky 1997).

Methoden der Klinischen Sozialarbeit

Sozialarbeiter führen Einzelgespräche mit Patienten und bieten themenbezogene Gruppenarbeit an. Im Bedarfsfall führen sie auch Gespräche mit Partnern, Familienangehörigen oder mit Personen des erweiterten Hilfesystems (z. B. Betreuer) durch, um so das soziale Umfeld des Patienten aktiv und unterstützend mit in die Behandlung einzubeziehen (systemischer Ansatz).

Klinische Sozialarbeit im Behandlungsverlauf

Gliedert man die Behandlung in eine Eingangs-(Diagnostik-), eine Therapie-(Arbeits-) und in eine Abschluss-(Transfer-)Phase, ist Sozialarbeit in allen drei Abschnitten gefordert, jedoch mit unterschiedlicher Aufgabenstellung.

In der **Eingangsphase** geht es vor allem um die Regulierung von aktuellen Belastungen, die unter Umständen einer Behandlung im Wege stehen oder die sich negativ auf den therapeutischen Prozess auswirken können. Besonders die Klärung der wirtschaftlichen Absicherung während der Rehabilitation und die Versorgung von Familienmitgliedern (z. B. durch eine Haushaltshilfe) spielen hier eine große Rolle. Aufgabe der Sozialarbeiter an dieser Stelle ist es vor allem, zu informieren, zu unterstützen und zu klären mit dem Ziel einer realen Entlastung.

Der Mittelteil der Behandlung steht ganz im Zeichen der **beruflichen und sozialen Realitäten**. Die Erstellung einer detaillierten Arbeits- und Berufsanamnese gehört hierbei zu den Hauptaufgaben der Sozialarbeiter. Erhoben werden der schulische und berufliche Werdegang, die individuelle Arbeitsplatzsituation, das Arbeits- und Leistungsverhalten, die wirtschaftliche Situation, die Beschwerden und Beeinträchtigungen durch die Erkrankung sowie deren Auswirkungen im beruflichen, im privaten und im sozialen Leben. Dazu gehört auch der Einsatz von Screening-Methoden zur Datenerhebung.

Die Arbeits- und Berufsanamnese ist ein wesentlicher Teil der sozialmedizinischen Leistungsbeurteilung und dient dazu, die Beschwerdesymptomatik des Patienten und seine Leistungsfähigkeit im Hinblick auf Belastungen und Beanspruchungen am Arbeitsplatz bzw. im Arbeitsleben einordnen zu können. In den regelmäßig stattfindenden, multiprofessionell besetzten Teamkonferenzen werden diese Erhebungen mit den medizinischen und psychotherapeutischen Befunden vernetzt und münden so in die sozialmedizinische Beurteilung der Leistungsfähigkeit.

Da eine sozialmedizinische Leistungsbeurteilung auch weitreichende soziale Folgen haben kann, klären die Sozialarbeiter die

Patienten über die Konsequenzen der Beurteilung auf und besprechen mit ihnen das weitere Vorgehen. In diesem Zusammenhang spielen z. B. die Einleitung der stufenweisen Wiedereingliederung, Leistungen zur Teilhabe am Arbeitsleben (vgl. § 33–43 SGB IX) und Rentenleistungen (vgl. § 33 ff. SGB VI) eine zentrale Rolle. Die Sozialarbeiter arbeiten hier eng mit externen Rehabilitationsberatern oder Integrationsfachdiensten zusammen.

Die Durchführung berufsspezifischer Behandlungsangebote in Form einer psychoedukativen Gruppenarbeit, in der es um die Entwicklung von Lösungsmöglichkeiten im Umgang mit Konflikten am Arbeitsplatz geht, gehört ebenso zu den Aufgaben der Sozialarbeiter wie Gruppenangebote zum Thema „Burnout" und „Mobbing" sowie das Thema „Selbstpräsentation im Rahmen des Bewerbungsverfahrens". Ein Angebot für Menschen in helfenden Berufen zum Themenkomplex: „Helfer-Syndrom" und sich wandelnde (verschärfende) Rahmenbedingungen im Gesundheitswesen rundet das Leistungsspektrum der Sozialarbeit ab. Um eine angemessene Krankheitsverarbeitung zu unterstützen und gesundheitsgerechte Verhaltensweisen zu fördern, führen die Sozialarbeiter aufgrund ihrer systemisch-therapeutischen Kompetenz im Bedarfsfall auch Angehörigengespräche durch.

Die Einbeziehung von Partnern und Familienangehörigen in die Behandlung dient sowohl diagnostischen Zwecken, da Angehörige wichtige Informationsträger mit einem enormen Wissenspotential sind, andererseits sind sie Experten in eigener Sache, was die Entstehung und Bewältigung von Krankheiten betrifft. Auf diese Weise können sie zu einem verbesserten Umgang mit einer psychischen/psychosomatischen Erkrankung beitragen.

Wohnungsprobleme, Schulden, Trennung, Scheidung, Sorgerechtsregelungen, Erziehungsfragen, Pflege von Angehörigen, Behinderung, Steuererleichterungen u. v. m. sind weitere Themen, mit denen Sozialarbeiter in der Beratung konfrontiert werden. Trotz der Unterschiedlichkeit der Beratungsinhalte ist es das Ziel des Beratungsprozesses, den Patienten zu befähigen, dass er mit seinem Lebensalltag mit all seinen Aufgaben und Anforderungen zurechtkommt. Eine so verstandene „Hilfe zur Selbsthilfe" erfordert von den Sozialarbeitern eine aktive Zurückhaltung in Form einer Anleitung, wie der Patient sich z. B. Informationen selber beschaffen, Schreiben selber aufsetzen, Anliegen selber vortragen kann usw.

Sozialarbeiter müssen im Umgang mit Patienten differenzieren können, ob eine Notwendigkeit zu sofortiger Unterstützung und aktiver Hilfestellung bei aktuellen Belastungen besteht oder ob es sich um ein Anliegen handelt, dass aus einer neurotischen Störung heraus agiert wird. Bezogen auf den letzteren Fall bedarf es einer reflektierenden und zuwartenden Haltung dem Patienten gegenüber. Dies verlangt von den Sozialarbeitern eine hohe Beratungskompetenz, setzt Selbsterfahrung voraus und erfordert permanente Weiterbildung.

In der **Abschluss- oder Transferphase** der Behandlung haben die Sozialarbeiter eine wichtige Aufgabe, da sie den Übergang vom stationären Aufenthalt zurück in das soziale Umfeld des Patienten mit vorbereiten, indem sie nachsorgende Maßnahmen anregen, organisieren oder koordinieren. Neben den bereits erwähnten Maßnahmen zur Teilhabe am Arbeitsleben gehören die ambulante Psychotherapie ebenso wie andere psychologische, pädagogische aber auch soziale, finanzielle und technische Hilfen zu den Angeboten, auf die Sozialarbeiter aufmerksam machen oder die Patienten dabei unterstützen, sie für sich zu nutzen.

Ausblick

Die Entwicklungen in der Arbeitswelt (exemplarisch seien hier nur einige Schlagworte genannt: Vernetzung der weltwirtschaftlichen

Güter-, Informations- und Kapitalströme, Flexibilisierung der Arbeitszeiten und der räumlichen Mobilität, technischer Fortschritt, ständige Erreichbarkeit durch eine wachsende Verbreitung neuer Informationstechnologien, atypische Beschäftigungsverhältnisse und die Notwendigkeit zum lebenslangen Lernen) stellen uns alle vor hohe Anforderungen und deren Bewältigung. Die Folgen in der Arbeitswelt sind:

- Beschäftigungsverhältnisse werden sich weiter verändern und Normalerwerbsbiographien auflösen.
- Wir sind konfrontiert mit einer weiter voranschreitenden Entstandardisierung und Flexibilisierung der Arbeit durch flexiblere Arbeitszeiten, Teleheimarbeit, Zeit- oder Leiharbeit, virtuelle Unternehmen, non-territoriale Büro- und Arbeitskonzepte, Auslagerungen von Produktionseinheiten oder Dienstleistungen, zeitlich befristete, unternehmensübergreifende Zusammenarbeit (sog. Time-Industrien) oder das Arbeiten in sogenannten „Remote-Teams", womit virtuell kommunizierende und hochspezialisierte Teams mit internationaler Zusammensetzung gemeint sind.
- Wechselnde Aufgaben in unterschiedlichen Kooperationsbezügen im Rahmen von projektförmig organisierter Arbeit gehört in vielen Firmen mittlerweile zum Alltagsgeschäft, um rasch auf Anforderungen der Märkte reagieren zu können.
- Durch eine Verringerung der Stammbelegschaft (Stellenabbau) im Verbund mit externen Spezialisten und Zulieferern entstehen (durch Personalleasing) Unternehmen mit Netzwerkcharakter. Die Folge für die Stammbelegschaft wird eine wachsende Aufgabenvielfalt bei gleichzeitiger Leistungsverdichtung sein.
- Eine räumliche und zeitliche Entkoppelung von Arbeit (morgens im Betrieb, mittags außer Haus in einem Projektteam und abends von zuhause im firmeneigenen Kommunikationsnetz (Intranet) unterwegs, am nächsten Tag als Leiharbeiter oder als (virtuell) reisender Berater tätig) stellt für viele Arbeitnehmer schon heute die Arbeitsrealität dar.
- Neue, zusätzliche Basisqualifikationen werden erforderlich werden, die auf den herkömmlichen Grundkompetenzen, nämlich Lesen, Schreiben und Rechnen fußen: „IT-Fertigkeiten, Fremdsprachen, Technologische Kultur, Unternehmergeist und soziale Fähigkeiten" (Memorandum über lebenslanges Lernen 2000). In diesem Zusammenhang sprechen einige Sozialwissenschaftler von einem neuen Typus des Arbeitskraftunternehmers, der sich durch eine systematische Selbst-Kontrolle in der Arbeitsausführung, durch Selbst-Ökonomisierung der eigenen Arbeitsfähigkeiten und durch Selbst-Rationalisierung der Lebensführung auszeichnet. Das heißt: Um den Anforderungen der Arbeitswelt beggnen zu können, gilt es, die persönliche Handlungskompetenz zu erhalten, zu verbessern oder wiederherzustellen. Die persönliche Handlungskompetenz ist gekennzeichnet durch Selbstkompetenz (Umgang mit sich), Sozialkompetenz (Umgang mit anderen), Fachkompetenz (Fachwissen, Kenntnisse) und Methodenkompetenz (Planungswissen/Planungsverhalten).
- Andererseits sprechen wir aber auch über befristete Arbeitsverträge, Lohnverzicht, Lohndumping, niedrige Einkommen, prekäre Arbeitsverhältnisse, soziale Unsicherheit, Existenzängste und Armut.

Die oben skizzierten Entwicklungen in der Erwerbswirtschaft werden die Unterschiede zwischen den Beschäftigten weiter vertiefen: Ungleiche Qualifikationschancen führen zur ungleichen Verteilung von Arbeit und damit von Einkommen und Wohlstand. Wissen bzw. Nicht-Wissen wird so zum Indikator für soziale Integration bzw. Ausgrenzung. Insgesamt ist davon auszugehen, dass in Zukunft kognitive, psychomentale und soziale Belastungen und damit soziale Problemlagen weiter zunehmen werden.

Die medizinische Rehabilitation und hier die klinische Sozialarbeit werden sich hierauf einstellen müssen bzw. haben dies bereits getan, indem arbeits- und berufsspezifische Behandlungs- und Beratungsangebote vorgehalten werden, die das Ziel verfolgen, die Versicherten bei ihrer Rückkehr an den Arbeitsplatz oder ins Arbeitsleben zu unterstützen. Gruppenangebote zu den Themenkomplexen: „Burnout", „Mobbing", „Helfer-Syndrom", „Arbeitslosigkeit" oder „Probleme am Arbeitsplatz" sind mittlerweile flächendeckend implementiert.

So sehr die Erwartung der Rentenversicherung, schon möglichst früh in der medizinischen Rehabilitation Arbeits- und Belastungserprobungen durchzuführen, nachvollziehbar ist, so stellt sie doch die Rehakliniken vor kaum lösbare konzeptionelle, organisatorische, methodische und personelle Umsetzungsprobleme. Zudem scheitern derartige Bemühungen nicht selten am Widerstand der Patienten, die für berufsbezogene Angebote dieser Art (noch) nicht offen sind.

Ein längeres Arbeitsleben bedeutet auch, länger belastenden Arbeitsbedingungen ausgesetzt zu sein. Hier gilt es, die Arbeitsbewältigungsfähigkeit durch gezielte Maßnahmen der Gesundheitsförderung bis zum Erreichen des Rentenalters zu fördern und zu erhalten. Das heißt aber auch, dass die verschiedenen Spezialdisziplinen in der medizinischen Rehabilitation sich mit ihren Angeboten auf den demografischen Wandel und seine Folgen einzustellen haben.

„Die Verpflichtung aus der Behindertenrechtskonvention zum frühzeitigen Handeln greift die Rentenversicherung auf, indem sie sich zum Beispiel neuen Handlungsfeldern – wie der Prävention – geöffnet hat. Hier bietet die Deutsche Rentenversicherung unter anderem Leistungen für Arbeitgeber und Betriebe an; in verschiedenen Projekten wird das Betriebliche Eingliederungsmanagement unterstützt und weiterentwickelt, verbunden mit einer verstärkten Zusammenarbeit mit Werks- und Betriebsärzten." (Reha-Bericht 2012 der Deutschen Rentenversicherung). Den Sozialdiensten in der medizinischen Rehabilitation kommt in diesem Zusammenhang sicher eine tragende Rolle zu.

In der psychosomatischen Rehabilitation sind Frauen fast doppelt so häufig vertreten wie Männer. Die Beschäftigung mit genderspezifischen Aspekten der Genese und Therapie psychischer Störungen steckt noch in den Anfängen. Die Entwicklung gendergerechter Interventionen wird neben der Entwicklung weiterer evidenzbasierter Therapiemodule ein weiterer Forschungsschwerpunkt in der medizinischen Rehabilitation sein.

Das Schnittstellenmanagement am Übergang von der stationären Rehabilitation zu Leistungen zur Teilhabe am Arbeitsleben und zu nachsorgenden Stellen bedarf einer noch fokussierteren und nachhaltigeren Aufmerksamkeit als es bislang der Fall ist. Viel versprechende Perspektiven eröffnet das SGB IX, dem ein Vernetzungskonzept zugrunde liegt, deren Möglichkeiten bislang aber nicht hinreichend ausgeschöpft sind.

4.2.11 Gesundheits- und Krankenpflege

K. Bergers

Die Gesundheits- und Krankenpflege in der psychosomatischen Rehabilitation ist in unterschiedlicher Weise in den therapeutischen Behandlungsprozess eingebunden. Als Grundlage dienen sowohl die Aspekte rehabilitierender Gesundheits- und Krankenpflege als auch psychosomatisch-psychotherapeutischer und somatischer Gesundheits- und Krankenpflege. Rehabilitierende Pflege hat folgende Ziele:

4.2 Multimethodale Behandlungsprinzipien und beteiligte Berufsgruppen

- die Wiederbefähigung des Patienten zu Selbstständigkeit und Unabhängigkeit
- die Erhaltung und Ausweitung verbleibender Funktionen bzw. Fähigkeiten
- die Kompensation nicht zu behebender Funktionsverluste
- die Anpassung an bleibende Behinderungen
- die Prävention und Prophylaxe weiterer Schädigungen
- die Vorbereitung auf die häusliche Situation
- die Eingliederung in den bisherigen sozialen, beruflichen und wirtschaftlichen Kontext

Rehabilitierende Pflege bezieht die Ressourcen des Patienten mit ein und zielt auf die Wiedererlangung der Unabhängigkeit und Selbstpflegefähigkeit. Sie ist ganzheitlich, d. h. bio-psycho-soziale Aspekte der Behinderung werden in die Pflege integriert. Sie ist partizipativ, der Patient gestaltet aktiv und verantwortlich seinen Pflegeprozess. Rehabilitierende Pflege ist teamorientiert und erfolgt interdisziplinär unter Einsatz der Fertigkeiten und Kenntnisse verschiedener Berufsgruppen (Georg u. Frowein 1999).

Pflegekonzepte sind eng verknüpft mit dem Gesamtbehandlungskonzept einer psychosomatischen Rehabilitationseinrichtung und orientieren sich zusätzlich an wissenschaftlich fundierten Pflegetheorien (Drerup 1997, S. 43 ff.).

Das Aufgabengebiet hängt zu einem großen Teil vom Stellenplan der Berufsgruppe ab: „Die Anzahl der Pflegekräfte in psychosomatischen Rehabilitationskliniken ist immer abhängig von den individuellen Gegebenheiten einer Einrichtung und von der Aufgabenverteilung für diese Berufsgruppe. Für den Nachtdienst ist entscheidend, welcher Hintergrunddienst zur Verfügung steht." (BfA 2001, persönliche Mitteilung) Dieses Statement nimmt Bezug auf die einzelnen Therapiekonzepte in den Fachkliniken, die je nach Therapiekonzept den Bedarf an Mitarbeitern der einzelnen Berufsgruppen vorgeben. Zudem werden Personalvorgaben bezogen auf die Anzahl der Vollkräfte der Gesundheits- und Krankenpflegerinnen und Gesundheits- und Krankenpfleger festgelegt und deren Einhaltung regelmäßig seitens der Kostenträger überprüft. Der Einsatz und die Aufgabenstellung des Gesundheits- und Pflegepersonals basiert auf dem Klinikkonzept und dem zugrunde liegenden Pflegekonzept der Fachklinik.

Aufgaben der Gesundheits- und Krankenpflegerinnen und Gesundheits- und Krankenpfleger

Das Pflegepersonal steht den Patienten als Gesprächspartner zur Verfügung. Dies ist – je nach Pflegekonzept – in eigenen Veranstaltungen möglich, die sowohl Einzelinterventionen als auch Gruppenveranstaltungen beinhalten. Zum anderen können die Patienten auf eigene Initiative hin außerhalb ihrer Therapieveranstaltungen Kontakte zu den Gesundheits- und Krankenpflegerinnen und Gesundheits- und Krankenpflegern aufnehmen. Diese stehen als basale, mütterliche, tragende Instanz zur Verfügung und sind bereit, Sorgen, irritierende Gedanken und Konflikte aufzunehmen und im „Hier und Jetzt" mit dem Patienten zu bearbeiten. „Der therapeutische Bereich der Schwestern ist der tragende und sorgende Bereich des stationären Settings." (Janssen 1987, S. 174)

In den Gesprächskontakten geht es um die Förderung der Wahrnehmung von Gefühlen, um mit ihnen Zusammenhänge zwischen körperlichen Beschwerden und seelischem Befinden zu erkennen. Daraus folgend können neue Problemlösungsmöglichkeiten geschaffen werden. Die Ressourcen des Patienten sind hierfür von großer Bedeutung. Die psychosomatisch-rehabilitierende Pflege legt ein Hauptaugenmerk auf die unterstützende Aktivierung der Patienten in ihrer Autonomie. Die Förderung der Motivation und Unterstützung gesundheitsfördernder Maßnahmen stehen ebenfalls im Mittelpunkt der Kontaktaufnahme.

Somatische Gesundheits- und Krankenpflege im Sinne grund- und behandlungspflegerischer Maßnahmen sind ebenfalls von großer Bedeutung, da zunehmend multimorbide Patienten in den Einrichtungen behandelt werden. Patienten mit Selbstpflegedefiziten, die z. B. aufgrund einer Adipositas per magna ihre Körperhygiene nicht ohne Hilfe durchführen können, oder Patienten mit somatoformen Störungen und Problemen bei den „Aktivitäten des täglichen Lebens" gehören zum Alltag der Pflegekräfte in der psychosomatischen Rehabilitation. Aktivierende pflegerische Maßnahmen, die auf der Basis einer Pflegeplanung durchgeführt werden, tragen zur Erreichung des Rehabilitationsziels bei.

Orientierungshilfen, Leitlinien und Pflegestandards dienen den Mitarbeitern zur Strukturierung, Erweiterung und Erhaltung der Pflegekompetenz und somit der Qualitätssicherung. Auf der Basis der aufgeführten Grundlagen für rehabilitierende psychosomatische Pflege lassen sich folgende Tätigkeitsschwerpunkte definieren:
- Entwicklung und Aufrechterhaltung eines sozial-strukturierenden Milieus
- Aufrechterhaltung des Stationsrahmens und der Hausregeln
- supportive und strukturierende Gesprächsführung, auch in Krisensituationen
- milieutherapeutische Gruppenveranstaltungen, Skills-Training
- Gesundheitsförderung
- somatische Gesundheits- und Krankenpflege (Grundpflege, Behandlungspflege)
- Pflegeplanung, Pflegeprozess
- Terminplanung
- Pflegedokumentation und Administration
- Stationsorganisation, Bestellwesen
- Notfallmanagement
- Hygienemanagement

In den verschiedenen Einrichtungen der psychosomatischen Rehabilitation werden die Kompetenzen des Pflegepersonals unterschiedlich eingesetzt. So gibt es Kliniken, in denen Gesundheits- und Krankenpflegerinnen und Gesundheits- und Krankenpfleger ausschließlich für die Grund- und Behandlungspflege eingesetzt werden und in der „medizinischen Zentrale" des Hauses über 24 Stunden tätig sind. Hier stehen das Bereitstellen der Medikamente, Blutdruck-, Puls- und Gewichtskontrollen im Vordergrund. Milieutherapeutische Gespräche sowie oben angeführte Interventionen finden hier nicht statt. Hierfür sind „Andere" zuständig. Co-Therapeuten oder Pflegepersonal mit der Bezeichnung Bezugsschwester o.ä. sind als Ansprechpartner im Sinne der psychosomatisch-psychotherapeutischen Gesundheits- und Krankenpflege tätig und in der Regel nur tagsüber eingesetzt. Ein „Splitting" der Aufgaben wird vielfach der umfassenden Zuständigkeit für „Körper und Seele" vorgezogen, je nach therapeutischem Konzept und Stellenplan.

Qualifikation der Mitarbeiter und Maßnahmen zur Psychohygiene

Pflegepersonal wird in den Fachkliniken nicht ausgebildet. In der Regel werden examinierte Pflegekräfte mit 3-jähriger Ausbildung eingestellt. Dies erscheint sinnvoll bei Betrachtung des komplexen Aufgabenbereichs. Gesundheits- und Krankenpflegeschülerinnen werden zunehmend im Rahmen ihrer praktischen Ausbildung auch in Fachkliniken für psychosomatische Rehabilitation eingesetzt und erhalten somit einen Einblick in dieses komplexe Arbeitsfeld.

Spezielle Weiterbildungen werden entweder als hausinterne Fortbildungen oder extern durchgeführt. Eine Fachausbildung zur Fachkrankenschwester für Psychosomatik und Psychotherapie, die staatlich anerkannt ist, existiert bis heute nicht deutschlandweit.

Im Rahmen der Fachweiterbildung Psychiatrie gibt es einen Schwerpunkt Psychosomatik/Psychotherapie, welcher jedoch nicht rehabilitationsbezogen ausgerichtet ist. Einzelne Kliniken haben hausinterne Curricula entwickelt und bilden danach aus. Hier stehen die Vermittlung von Grundlagen über spezifische Krankheitsbilder, Gesprächsführung und Selbsterfahrung im Vordergrund. Einrichtungen empfehlen dem Pflegepersonal eine Weiterbildung an bestehenden Instituten, z. B. zum Erwerb der Kompetenzen eines Co-Therapeuten in der Verhaltenstherapie.

Neben der Berufserfahrung des Pflegepersonals, die in der Regel vor Eintritt in die psychosomatische Rehabilitation in der somatischen oder psychiatrischen Gesundheits- und Krankenpflege erworben wurde, hat eine fundierte Einarbeitung in das Klinikkonzept im Rahmen eines Tutorensystems oberste Priorität (Bergers 2008, S. 106). Die Einarbeitung neuer Mitarbeiter und die Einführung in die Gesprächsführung müssen anhand von Leitlinien und Standards durchgeführt werden. Psychohygienische Maßnahmen wie Supervision, Balintgruppen, Berufsgruppensitzungen etc. gehören zu den Dienstobliegenheiten der Mitarbeiter und sollten in jeder Einrichtung selbstverständlich sein (Bergers, a. a. O., S. 40–41).

Pflegerische Maßnahmen in der psychosomatischen Rehabilitation können derzeit nur zum Teil für die Kostenträger dokumentiert und verschlüsselt werden. Fachweiterbildungen zur „Pflegeexpertin für integrative Rehabilitation" werden implementiert, um die speziellen Aufgabenstellungen und Ansprüche an die Fachlichkeit des Pflegepersonals klarer definieren und herausstellen zu können.

4.2.12 Rekreative Verfahren

I. Stodtmeister

In der Rehabilitation wird zwischen therapeutischen und rekreativen Verfahren unterschieden. Die Rekreativverfahren umfassen Veranstaltungen, die der Erholung des Patienten dienen. Der Begriff der Rekreation weist auch auf Aspekte von Erquickung und Erheiterung hin. Die rekreativen Angebote einer rehabilitativen Maßnahme sollen hier dem Freizeitbereich zugeordnet werden. Somit wird der Begriff der „Rekreationstherapie", wie er in der „Klassifikation therapeutischer Leistungen" (KTL, DRV 2007) der Deutschen Rentenversicherung verwendet wird, nicht übernommen, sondern es wird von „rekreativen Verfahren" gesprochen, um die Freizeit- und Erholungsfunktion zu verdeutlichen.

Wie aus der Klassifikation der therapeutischen Leistungen der Deutschen Rentenversicherung ersichtlich, beinhalten die rekreativen Maßnahmen je nach Indikation bzw. Spezialisierung der Klinik

- den Bereich Bewegung und Sport (differenziert nach Ausdauerorientierung, Muskelaufbau oder sonstigem Freizeitsport),
- den Bereich Ballsport und Bewegungsspiele (differenziert nach kleinem Spiel, großem Spiel, Rückschlagspiel und sonstigen geeigneten Bewegungsspielen) sowie
- den Bereich der strukturierten sozialen Kommunikation; hierunter versteht die Deutsche Rentenversicherung Dia- und Filmvorführungen, Musik und Bewegung, Singen, Gruppenausflüge mit einem Therapeuten und sonstige strukturierte soziale Kommunikation.

Die rekreativen Maßnahmen zielen auf Anleitung zur gesundheitsorientierten Freizeitgestaltung und Förderung der sozialen Interaktion, Positivierung der Grundeinstellung zum Heilverfahren und Adaptation im Umgang mit der chronischen Erkrankung und Entspannung ab.

Nach Winnicott (1987) ist der Mensch von Geburt an mit der Beziehung zwischen innerer und äußerer Realität befasst. Genau in diesem „intermediären Bereich" zwischen primärer Kreativität und objektiver, realitätsgeprüfter Wahrnehmung ist das Spiel anzusiedeln. Dieser intermediäre Bereich bleibt auch für den Erwachsenen bestehen. Es ist dies sein Umgang mit Kultur, Kunst, Musik, Tanz, Sport und Spiel in allen seinen Erscheinungsweisen.

Spiel ist stets eine schöpferische Erfahrung. Beim Spielen wird ein Raum eröffnet, der Kreativität und Selbstentfaltung ermöglicht und Freude spürbar werden lässt. Kreativität – hier umfassend verstanden als ursprüngliche Ausdruckskraft des Selbst – ist somit Sinn gebend. Hierzu Winnicott: „Mehr als alles andere ist es die kreative Wahrnehmung, die dem einzelnen das Gefühl gibt, dass das Leben lebenswert ist" (Winnicott 1987, S. 78). Dem Patienten einen solchen „Spielraum" zu eröffnen, ist Aufgabe der rekreativen Veranstaltungen.

Ein breit gefächertes Angebot von Veranstaltungen soll den unterschiedlichen Bedürfnissen des Patienten gerecht werden. Neben dem Spiel im engeren Sinne sind die Bereiche Sport und Bewegung, Tanz und Rhythmusarbeit, Musik und Gesang von Bedeutung. Weiterhin stehen das produktive Arbeiten mit verschiedenen Materialien wie Ton, Speckstein, Holz etc. sowie der Umgang mit Farben im Mittelpunkt, um bildnerische Ausdrucksmöglichkeiten zu eröffnen. Die Beschäftigung mit den Medien Film und Literatur und den Hörmedien, mit Kunst und Kultur soll Raum finden. Nicht zuletzt sind auch gemeinsame Ausflüge und die Gestaltung von Festen und Feiern unter Einbeziehung der Patienten als wichtige Elemente rekreativer Verfahren zu nennen.

Insbesondere bei kooperativen Spielen kann der Einzelne die Erfahrung machen, von der Gruppe mitgetragen zu werden und erleben, welche Kreativität gemeinsam freigesetzt werden kann. Eigene Verhaltensspielräume können bewusst erlebt und befriedigende Interaktionen und Kooperation mit anderen als Prozess erfahren werden, den alle Mitspieler beeinflussen und mitbestimmen. Indem sich schöpferische Aktivitäten frei von Konkurrenzdruck entwickeln, kann Spielen das Selbstwirksamkeitsgefühl stärken und emanzipatorisch wirken. Spiel ist nicht Rückzug aus der Realität, sondern lässt neue Perspektiven und Verhaltensmöglichkeiten auch für den Alltag entstehen. Gemeinsames Tun kann dazu führen, Einsamkeit, Lethargie und Passivität zu überwinden, eigene schöpferische Quellen (wieder) zu entdecken oder zum Erleben eines positiven Körpergefühls führen.

> ! Allen Erfahrungen gemeinsam ist das Spürbarwerden der eigenen Ressourcen und der damit verbundenen Freude. So kann der Rekreativbereich gezielt dazu beitragen, positive Emotionen zu kultivieren – ein Schritt auf dem Weg zur Stabilisierung des seelischen Gleichgewichts.

Der Patient hat im relativ „geschützten" Raum der Klinik die Möglichkeit, eventuelle Schwellenängste, negative Erfahrungen und Vorurteile wie „Ich kann das sowieso nicht." zu überwinden und Zugang zu einer Lebensgestaltung zu finden, welche ihm neue, positive Eindrücke und Erlebnisse eröffnet und eine Perspektive zur Gestaltung seines Alltags auch über den Klinikaufenthalt hinaus bietet.

Hierbei kommt der Gruppenleitung eine wichtige Funktion zu. Planung, Initiierung und Motivierung der Teilnehmer, Lenkung und anschließende Reflexion des Prozesses – mit den Teilnehmern in Form eines Blitzlichtes – erfordern pädagogische Kompetenz.

Die Veranstaltungen werden von Therapeuten, Sportlehrern, Physiotherapeuten, Medizinischen Bademeistern, Pädagogen, Pflegekräften und anderen geeigneten Berufsgruppen

4.2 Multimethodale Behandlungsprinzipien und beteiligte Berufsgruppen

begleitet. Eine Zusammenarbeit mit örtlichen Institutionen wie der Volkshochschule (VHS) oder den Familienbildungsstätten (FBS) ist gegebenenfalls anzustreben.

Die in der Freizeit des Rehabilitanden stattfindenden rekreativen Maßnahmen sind zu unterscheiden von ergotherapeutischen und kreativtherapeutischen Gruppen (Bewegungs-, Kunst- und Musikpsychotherapie). Während im Rahmen dieser Therapieformen die Gestaltungen, das innere Erleben und die Verhaltensweisen des Patienten Ausgangspunkt für eine vertiefende therapeutische Bearbeitung sind, geschieht eine solche Aufarbeitung in den rekreativen Veranstaltungen nicht.

Ebenfalls abzugrenzen sind die gesundheitsbildenden Maßnahmen, wie Gesundheitsvorträge und -kurse, in denen es um die gezielte Vermittlung von Lernprozessen, um Aufklärung, Einübung und Training gesundheitsfördernden Lebensstils geht (BfA 2003).

In dem Dokumentationsinstrument der RV zur Klassifikation therapeutischer Leistungen (KTL) erscheinen in der Neufassung von 2007 (DRV 2007) Leistungen zur Rekreationstherapie unter dem Kapitel L und sind dort definiert und nach Qualitätsmerkmalen spezifiziert. Getrennt codiert werden Qualität und Dauer der Leistung.

Gerade in der Rekreationstherapie wird jedoch häufig keine Angabe zur Zeitdauer gemacht, sondern die Codierung „individuelle Ausgestaltung" (Z-Codierung) genutzt. Damit entfällt eine weitergehende Analyse zur Durchführungsdauer dieser Leistungsgruppe (Zander et al. 2009).

Eine Auswertung der in Anspruch genommenen Leistungen in Bezug auf „Rekreation" im DRV Bericht zur Qualitätssicherung von 2013 (Bezug Leistungen im Jahr 2011/2012) erbrachte bezogen auf die Gesamtleistungen, dass 65 % der Rehabilitanden mindestens eine rekreative Einzelleistung erhalten haben. Das entspricht 12,7 % Rehabilitanden, die pro Woche zwei Stunden rekreative Angebote in Anspruch nehmen (DRV 2013)

Die Bedeutung der rekreativen Angebote wird auch vor dem Hintergrund der Gesundheitsdefinition der Weltgesundheitsorganisation deutlich. Richtete sich in der Vergangenheit die Aufmerksamkeit der Forschung hauptsächlich auf krankmachende Faktoren, so hat mittlerweile die „Positivforschung" eine wachsende Bedeutung erlangt. Die Wichtigkeit von Wohlbefinden im Sinne von positivem Lebensstil, Lebensqualität, Genussfähigkeit und Lusterleben gehört zum modernen Paradigma einer psychosomatischen Rehabilitation.

> **!** Rekreative Veranstaltungen in der stationären psychosomatischen Rehabilitation haben sich als ergänzende Leistung bewährt. Durch sie wird der Veränderungsprozess des Patienten unterstützt. Sie stellen unter einem bio-psycho-sozialen Krankheitsmodell eine bedeutsame Ergänzung der anderen therapeutischen Angebote dar.

4.3 Berufsbezogene Behandlungsangebote in der psychosomatischen Rehabilitation

Stefan Koch und Andreas Hillert

4.3.1 Hintergrund

Die Wiederherstellung der Arbeitsfähigkeit bzw. die Vorbeugung vorzeitiger Erwerbsunfähigkeit ist ein zentrales Ziel der psychosomatischen Rehabilitation. Angesichts der einschneidenden Entwicklungen auf dem Arbeitsmarkt in den vergangenen Jahren wurde seit der ersten Auflage dieses Buches zunehmend deutlich, wie vielfältig die Zusammenhänge sind (vgl. Koch et al. 2014; Hillert et al. 2009). Arbeitsfähigkeit ist keineswegs eine statische Größe, sondern konstelliert sich stets relativ zu den real vorhandenen Arbeitsplätzen: Durch den zunehmenden Leistungsdruck und die Wegrationalisierung einfacher, ein eher geringes Maß an kognitiven Fähigkeiten und Flexibilität voraussetzenden Tätigkeiten drohen Menschen, die in der nahen Vergangenheit auf dem ersten Arbeitsmarkt noch problemlos Arbeitsplätze fanden, heute de facto auf Dauer erwerbsunfähig zu werden. Hier trägt dann der Sozialstaat die Kosten des Fortschritts. Umgekehrt haben sich vielfach die mit gehobenen Tätigkeiten verbunden Stress-Belastungen erhöht. Neben der fachlichen Qualifikation werden Fähigkeiten, sich adäquat im aktuellen Berufsleben und seinen mitunter subtilen Sprach- und Kommunikationsregeln zu etablieren, entscheidend für den Erfolg respektive Misserfolg. Ein Scheitern dieser Adaptationsleistung, und die damit verbundenen Verunsicherungen und Kränkungen prädisponieren wiederum zur Manifestation psychischer Erkrankungen und Burnout-Erleben. Der folgende Beitrag versteht sich als Übersicht über den Entwicklungsstand und die Evidenz berufsbezogener Interventionen in der therapeutischen Praxis und gibt darüber hinaus Anregungen zur Durchführung, Qualitätssicherung und Weiterentwicklung berufsbezogener Behandlungsmaßnahmen.

Theoretische Konzepte

Dass sich berufliche Probleme und psychosomatische Erkrankungen wechselseitig bedingen, ist gut belegt. Als gesundheitsrelevante berufliche Belastungsfaktoren erwiesen sich insbesondere hohe psychosoziale und psychomentale Arbeitsanforderungen (Zapf u. Semmer 2004; Zielke 2000). Neben einer erhöhten beruflichen Belastung zeichnen sich psychosomatische Patienten gegenüber der Allgemeinbevölkerung zudem durch geringere berufliche Bewältigungsressourcen aus (Zwerenz et al. 2004). Aus dem Bereich der Arbeitswissenschaften liegen mehrere Modelle zum Zusammenhang von Arbeit und Gesundheit vor (Semmer u. Mohr 2001; Zapf u. Semmer 2004), z. B. das Modell der beruflichen Gratifikationskrise (Siegrist 1996; Siegrist u. Dragano 2008, Lehr, Hillert u. Keller 2009; Bauernschmitt 2011) und das Anforderungs-Kontroll-Modell (Karasek 1979; Theorell u. Karasek 1996), die auch in Zusammenhang mit dem psychosomatischen Erkrankungsrisiko untersucht wurden (Larisch et al. 2003, Lehr et al. 2007). Daneben stellt Arbeitslosigkeit ein hohes gesundheitliches Risiko dar (z. B. McKee-Ryan et al. 2005). Ferner können z. B. anhand des diagnostischen Verfahrens „Arbeitsbezogene Verhaltens- und Erlebensmuster (AVEM)" gesundheitsrelevante Formen der Arbeitsbewältigung unterschieden werden (Schaarschmidt u. Fischer 2001, 2003). In der stationären psychosomatischen Rehabilitation kommt dabei dem Risikotyp B (Burnout-Typus) als häufigstes bei den Betroffenen auftretendes Bewältigungsmuster eine besondere Bedeutung zu (z. B. Heitzmann et al. 2005; Koch et al. 2006).

Bedeutung berufsbezogener Interventionen

Zwar erreichen die in psychosomatischen Einrichtungen verbreiteten symptombezogenen Rehabilitationsprogramme neben gesundheitlichen Verbesserungen auch anhaltende berufliche Veränderungen (z. B. Gerdes et al. 2000; Koch et al. 2007a; Zielke 1993). Dies kann jedoch vielfach nicht verhindern, dass ein erhöhter Anteil psychosomatischer Patienten aus dem Erwerbsleben ausscheidet (Koch et al. 2006, 2007a, Schaaf et al. 2011). Hieraus ergibt sich die Notwendigkeit für berufsspezifische Behandlungsmaßnahmen (Hillert et al. 2009; Limbacher 2005; Müller-Fahrnow et al. 2006).

Seit Jahren ist aus Sicht der Patienten die Bedeutung beruflicher Belastungen für die Entstehung psychosomatischer Beschwerden ausgesprochen hoch (Bürger 1997, 1999). Umgekehrt ist die Arbeit, etwa durch das Erleben von Handlungsspielräumen oder dem Zugang zu positiven sozialen Kontakten (z. B. Bürger 1998), von gesundheitsprotektiver Bedeutung. Klinische Erfahrungen mit Problemen wie Mobbing (Leymann 1993; Schwickerath 2005), Burnout (Hillert u. Marwitz 2006; Hillert 2012) und Rentenbegehren (Bernardy u. Sandweg 2003; Plassmann u. Färber 1995; Zielke 1988) zeigen, dass die therapeutische Bearbeitung beruflicher Problemlagen für Betroffene wie für professionelle Therapeuten oftmals schwierig ist, gleichzeitig aber als ein wesentlicher Bestandteil der Behandlung erlebt wird.

Traditionell fokussierten die in psychosomatischen Rehabilitationskliniken praktizierten psychotherapeutischen Konzepte entweder auf die individuelle Biografie der Patienten (psychodynamischer Ansatz) oder aber auf die jeweilige Symptomatik und Möglichkeiten, diese „im Hier und Jetzt" zu bewältigen (verhaltenstherapeutischer Ansatz). Zunächst waren es Phänomene wie „Rentenbegehren/Rentenneurose" (z. B. Oberdalhoff 1987) als Grundlage einer vermeintlich reduzierten Therapiemotivation, welche das Interesse auf die berufliche Situation der Betroffenen lenkten. Zugleich erwies sich die Annahme, dass in der psychosomatischen Rehabilitation erzielte Therapieerfolge von den Patienten unmittelbar in deren berufliche Realität übertragen werden, bei näherer Betrachtung als nicht haltbar (Bürger 1997). Hieraus abzuleitende therapeutische Konsequenzen wurden zunächst kaum gezielt umgesetzt (Gerdes et al. 2000; Irle et al. 2005), erst in den letzten Jahren, vor allem auch unter dem Begriff der „Medizinisch-beruflich orientierten Rehabilitation" (MBOR bzw. MBO), rückte die Thematik zunehmend in den Fokus der Aufmerksamkeit sowohl der Leistungsträger (die u. a. diesbezügliche Studien förderten), der Kliniken und der Rehabilitationswissenschaften. Die Zielsetzung berufsbezogener Behandlungsangebote reicht dabei von der Beratung und Aufklärung über die Diagnostik und Motivation bis zu Behandlung und Training im Hinblick auf die berufliche Wiedereingliederung (Bürger 2006).

Die im Folgenden dargestellten berufsbezogenen Therapieansätze werden in den psychosomatischen Einrichtungen in teils sehr unterschiedlicher Form und Intensität bei verschiedenen Patientengruppen und Indikationsstellungen angeboten. Bis auf erste Evaluationen beruflicher Belastungserprobungen (BE) und berufsbezogener Gruppenprogramme beschränken sich Evidenznachweise jedoch meist auf Erfahrungsberichte und nichtkontrollierte Dokumentationen.

Indikationsstellung

Zur Indikationsstellung berufsbezogener Behandlungsangebote fehlten klar definierte und verbindliche Standards. Ausgehend von Prädiktoren eines erhöhten Berentungsrisikos (z. B. Zielke et al. 1995) werden als Indikationskriterien für berufsbezogene Therapiemaßelemente

- die drohende bzw. eingetretene Arbeitslosigkeit,
- längere Episoden von Arbeitsunfähigkeit in der Vorgeschichte,
- ein hohes berufliches Belastungserleben sowie
- eine negative Erwerbsprognose

empfohlen (Mittag u. Raspe 2003). In den vergangenen Jahren beschäftigten sich mehrere wissenschaftliche Projekte mit der Entwicklung und Evaluation berufsbezogener Screening-Instrumente zur Indikationsstellung berufsbezogener Interventionen (Bürger et al. 2006; Löffler et al. 2009; Streibelt u. Müller-Fahrnow 2006). Darüber hinaus stehen testdiagnostische Verfahren zur Verfügung, z. B. das Verfahren „Arbeitsbezogene Verhaltens- und Erlebensmuster (AVEM)" (Schaarschmidt u. Fischer 2003), der „Fragebogen zur berufsbezogenen Therapiemotivation (FBTM)" (Zwerenz et al. 2005), der „Fragebogen zur Erfassung von Kompetenzen und Belastungen am Arbeitsplatz (KoBelA)" (Zielke u. Leidig 2005; Zielke et al. 2005), das „Instrument zur tätigkeitsbezogenen Stressanalyse (ISTA)" (Semmer 1984) sowie die „Indikatoren des Reha-Status (IRES-2)" (Gerdes u. Jäckel 1992), welche auf unterschiedliche Weise die individuelle berufliche Belastung und Bewältigung abbilden. Für eine Übersicht zur diagnostischen Eignung berufsbezogener Evaluationsinstrumente sei auf Richter (2010) verwiesen.

4.3.2 Berufsbezogene Behandlungskonzepte

Ergänzend zur jeweiligen psychotherapeutischen Standardtherapie der Kliniken werden aktuell folgende berufsbezogene Therapieangebote praktiziert:
- sozialtherapeutische Beratung
- berufliche Belastungserprobungen (BE) bzw. Arbeitserprobungen
- berufsbezogene Gruppenkonzepte

Eine Bestandsaufnahme und Aufbereitung berufsbezogener Behandlungskonzepte in Form eines Praxisleitfadens, einschließlich einer zusammenfassenden Internet-Präsentation, wurde erstellt (Löffler et al. 2012; Neuderth et al. 2009).

Sozialtherapeutische Einzel- und Gruppenberatung

Die zumeist im Rahmen von Einzelgesprächen durchgeführte Beratung von Patienten mit beruflichen Problemen durch Diplom-Sozialpädagogen oder Sozialarbeiter kann als Standardangebot der psychosomatischen Rehabilitation gelten (z. B. Czikkely u. Limbacher 1998; Deutsche Vereinigung für den Sozialdienst im Krankenhaus 1999). Systematische Evaluationen sozialtherapeutischer Beratungsangebote fehlen aber. So bleibt beispielsweise die Frage offen, wann ein sozialtherapeutisches Beratungsangebot indiziert ist und wie der Zugang erfolgen sollte.

Sozialtherapie versteht sich in der Regel als „Hilfe zur Selbsthilfe". In vielen Kliniken werden sozialtherapeutische Einzelgespräche durch Informationsveranstaltungen, teils auch durch Gruppentherapie oder Bewerbungstrainings, ergänzt. Ein Beispiel für die Bearbeitung sozialmedizinischer Anliegen bildet ein entsprechendes Modul der berufsbezogenen Therapiegruppe „Stressbewältigung am Arbeitsplatz (SBA)" (Hillert et al. 2007;

Koch et al. 2006), welches unter anderem die Beratung und Einübung von Fertigkeiten im Bewerbungsprozess vorsieht. Im Rahmen von Qualitätssicherungsprogrammen durchgeführte Evaluationen der Patientenzufriedenheit zeigen, dass die Sozialtherapie von Patienten relativ zu anderen Abteilungen oft als weniger hilfreich beurteilt wird. Dies ist in der therapeutischen Praxis nicht selten auf enttäuschte Patientenerwartungen hinsichtlich erhoffter finanzieller Unterstützung oder Rentengewährung zurückzuführen (Hillert et al. 2002; Sgolik et al. 2003).

Berufliche Belastungserprobungen

In der beruflichen Belastungserprobung (BE) werden Patienten in der Regel unabhängig von ihrer Behandlungsdiagnose parallel zur stationären Rehabilitationsbehandlung an externen Praktikumsplätzen tätig. Bezüglich Indikationsstellung, Zielsetzung, Dauer, Intensität und Art der erprobten Tätigkeiten, aber auch hinsichtlich der Ein- und Ausschlusskriterien, gibt es bislang kaum gesicherte Standards. Hauptzielgruppe der BE bilden Patienten mit erhöhter beruflicher Belastung und einer bedrohten Erwerbssituation (s. o., Indikationskriterien). Übereinstimmend wird von einer großen Akzeptanz bei den Patienten, nur sporadisch hingegen über Probleme der Maßnahme oder therapeutische Misserfolge berichtet. In der therapeutischen Praxis erweist sich diese aufwendige therapeutische Maßnahme für Patienten mit manifestem Rentenbegehren als kaum geeignet. Hierbei besteht ein hohes Risiko der Provokation von Misserfolgen im Sinne einer selbsterfüllenden Prophezeiung.

Neben unkontrollierten Evaluationsstudien (z. B. Kieser et al. 2000) liegen Ergebnisse kontrollierter Evaluationen der BE in der verhaltenstherapeutisch wie auch der tiefenpsychologisch fundierten stationären Rehabilitation vor. Diese bestätigen die Praktikabilität der von Patienten und Therapeuten in der Regel als positiv bewerteten Belastungserprobungen. So konnte im Vergleich zu einer Kontrollgruppe (Standardtherapie) die Wirksamkeit der BE in subjektiven arbeitsbezogenen Bewertungen wie auch objektiven Zielkriterien bis 24 Monate nach Entlassung gezeigt werden. Verglichen mit der Standardtherapie konnte infolge der ergänzenden BE-Teilnahme eine signifikante Verbesserung beruflicher Leistungsfähigkeit und sozialkommunikativer Fähigkeiten in Selbst- wie auch Fremdeinschätzungen durch Vorgesetzte beobachtet werden (Beutel et al. 1998a, b, 2005; Hillert et al. 1998, 2002, 2003).

Selbstverständlich ist der Erfolg der beruflichen Wiedereingliederung in erheblichem Maße auch vom derzeit bekanntermaßen engen Arbeitsmarkt abhängig.

Berufsbezogene Therapiegruppen

Stationäre berufsbezogene Therapiegruppen bilden eine weitere Möglichkeit der Bearbeitung beruflicher Probleme, alternativ oder in Ergänzung zur beruflichen Belastungserprobung (BE). In den vergangenen Jahren wurden für das deutsche Gesundheitssystem mehrere berufsbezogene Gruppenkonzepte bekannt (Tab. 4-1).

Kontrollierte Evaluationsstudien zur Wirksamkeit berufsbezogener Gruppeninterventionen (Beutel et al. 2006; Koch et al. 2006, 2007 a) belegen konsistent eine Aufwertung stationärer Rehabilitationskonzepte im Hinblick auf die Patientenakzeptanz und die berufsbezogene Behandlungszufriedenheit. Darüber hinaus erreichten z. B. Teilnehmer der verhaltenstherapeutisch fundierten berufsbezogenen Therapiegruppe „Stressbewältigung am Arbeitsplatz (SBA)" (Hillert et al. 2007; zuletzt: Schaaf et al. 2011) bis 7 Jahre nach Entlassung in objektiven Erwerbskriterien (berufliche Wiedereingliederungsquoten, Arbeitsunfähigkeitszeiten, Inanspruchnahme beruflicher Reha-Nachsorge) eine günstigere

Tab. 4-1 Übersicht über berufsbezogene verhaltenstherapeutisch fundierte Gruppenkonzepte für psychisch Erkrankte (aktualisiert nach: Koch u. Hillert 2009)

Programm	Quelle	Indikation	Behandlungssetting
Arbeitsbezogenes Gruppenprogramm „Zusammenhang zwischen Erkrankung, Rehabilitation und Arbeit" (ZERA)	Hammer u. Plößl 2001; Plößl et al. 2006; siehe auch: Hammer et al. 2007	Psychosen bzw. chronische psychiatrische Erkrankungen	stationäre psychiatrische Rehabilitation (ca. 20 Sitzungen)
Therapiegruppe für Mobbing-Betroffene	Schwickerath 2000, 2005	Psychosomatik	stationäre psychosomatische Rehabilitation (ca. 8 Sitzungen)
Berufsübergreifende Therapiegruppe „Stressbewältigung am Arbeitsplatz" (SBA)	Koch et al. 2006; Koch et al. 2007 a; Hillert et al. 2007; Schaaf et al. 2011	Psychosomatik	stationäre psychosomatische Rehabilitation (8 Sitzungen)
Berufsspezifische Therapiegruppe für Lehrkräfte „Arbeit und Gesundheit im Lehrerberuf" (AGIL)	Hillert et al. 2005; Lehr et al. 2007; Hillert et al. 2012	Psychosomatik	stationäre psychosomatische Rehabilitation (8 Sitzungen)
Berufsbezogene Therapiegruppe für ältere Arbeitnehmer	Beutel et al. 2002	Psychosomatik	stationäre psychosomatische Rehabilitation (8 Sitzungen)
Berufsübergreifendes fokaltherapeutisches Gruppenprogramm „Berufsbezogene Therapiegruppe" (BTG)	Beutel et al. 2006	Psychosomatik	stationäre psychosomatische Rehabilitation (8 Sitzungen)
Gesundheitstraining Stressbewältigung am Arbeitsplatz (GSA)	Hillert et al. 2007	Kardiologische und orthopädische Rehabilitation	Stationäre medizinische Rehabilitation (5 Sitzungen)
Fit für den Beruf	Heitzmann et al. 2008	Rehabilitation	Stationäre Rehabilitation (5 Sitzungen)
Zielanalyse und Zieloperationalisierung (ZAZO)	Fiedler et al. 2010; Hanna et al. 2010	Rehabilitation	Stationäre Rehabilitation (4 Sitzungen)
Psychische Belastungen im Arbeitsalltag	Schuster et al. 2011	Psychische Erkrankungen	Ambulante Psychotherapie (12 Sitzungen)
Beruf und Stresskompetenz (BUSKO)	Küch et al. 2011	Rehabilitation	Stationäre Rehabilitation (7 Sitzungen)

berufliche Prognose als Patienten nach stationärer Standardtherapie.

Das SBA-Programm umfasst ein für 8 Sitzungen (etwa 4 Behandlungswochen) ausgearbeitetes Gruppenmanual (Hillert et al. 2007), welches folgende Behandlungsbausteine enthält:
- „Berufliches Wohlbefinden" (Motivations-Modul)
- „Umgang mit Kollegen und Vorgesetzten" (Soziale-Kompetenz-Modul)
- „Arbeitsbewältigung" (Stressbewältigungs-Modul)
- „Berufliche Neuorientierung" (sozialtherapeutisch begleitetes Transfer-Modul)

Ziel der Therapiegruppe ist eine Reduktion beruflichen Belastungserlebens und die Förderung des beruflichen Wiedereinstiegs. Als therapeutischer Ansatzpunkt wird eine Reduktion gesundheitsgefährdender Bewältigung (z.B. berufliches Überengagement, Perfektionismus und resignatives Rückzugsverhalten) sowie eine Verbesserung berufsrelevanter Bewältigungsressourcen (z.B. Distanzierungsfähigkeit, Inanspruchnahme sozialer Unterstützung und Ausgleichsaktivitäten) angestrebt.

Kognitiv-verhaltenstherapeutische Standardverfahren wie das soziale Kompetenztraining (Hinsch u. Pfingsten 2002), das Stressbewältigungstraining (z.B. Kaluza 2004; Wagner-Link 1995) und Problemlösetrainings (z.B. D'Zurilla u. Goldfried 1971) enthalten ein breites Repertoire therapeutischer Strategien zur Förderung der Arbeitsbewältigung. Gezielt zur Bewältigung beruflicher Probleme angewendete Rollenspiele, Gruppenübungen und kognitive Behandlungstechniken können z.B. um psychoedukative Behandlungseinheiten, Problemaufstellungen oder Bewerbungseinheiten ergänzt werden. Neben der Nutzung gruppentherapeutischer Ressourcen (z.B. Modelllernen) kann hierbei auch der Austausch von Betroffenen unterschiedlicher Berufsgruppen (z.B. Arbeiter und Angestellte, Angestellte in leitenden und in untergeordneten Positionen) wertvolle Perspektiven liefern. Nach der Motivation und Sensibilisierung für die gesundheitliche Bedeutung der Arbeit und ihrer Bewältigung sollten praktische Behandlungseinheiten (z.B. gezielte Verhaltensübungen, Rollenspiele) die emotionale Beteiligung der Betroffenen ansprechen und vor Ort Erfahrungen mit alternativen Bewältigungsmöglichkeiten bereitstellen. Der Bezug auf die beim beruflichen Wiedereinstieg anstehenden beruflichen Anforderungen bildet den zentralen Fokus der Intervention.

Darüber hinaus kann auf die Bedürfnisse einzelner Berufsgruppen in berufsspezifischen Therapiegruppen eingegangen werden, wie etwa in der Therapiegruppe „Arbeit und Gesundheit im Lehrerberuf (AGIL)" (Hillert et al. 2005; Lehr et al. 2007; Hillert et al. 2012).

Die in Tabelle 4-1 gegebene Übersicht über Entwicklungen berufsbezogener Gruppenprogramme veranschaulicht, dass in den vergangenen Jahren eine erfreuliche Vielfalt von Interventionsmöglichkeiten entstanden ist. Die genannten Programme erlauben die praktische Anwendung eines breiten und weiter wachsenden Spektrums wissenschaftlich fundierter arbeitswissenschaftlicher, rehawissenschaftlicher und klinisch-psychologischer Konzepte, z.B. kognitiv-verhaltenstherapeutisch fundierte Stressbewältigungsstrategien, Selbstmanagementfertigkeiten, berufliches Gratifikationserleben und Motivations- und Zielsetzungsstrategien und das Konzept der prognostisch entscheidenden subjektiven Erwerbsprognose. Für die weitere Konzeptentwicklung ist zu empfehlen, zunehmend gemeinsame Standards von Zielkriterien und Evaluationsstandards zu definieren, um vergleichbar mit Evaluationsstandards der klinischen Forschung multizentrische Studien und metaanalytische Bewertungen dieser Programme zu erlauben. Eine besondere Herausforderung dieses Bereiches besteht darin, dass die Programme vorwiegend im stationären Setting und somit vor dem Hintergrund stationärer Standardtherapie zur Anwendung kommen. Randomisiert-kontrollierte Gruppenevaluationen stoßen hierdurch leicht an ihre Grenzen, wenn es darum geht, spezifische Behandlungseffekte über die zumeist starken Effekte von Standardtherapien hinaus zu identifizieren. Die vorliegenden Evaluationsbefunde berufsbezogener Gruppeninterventionen belegen eine gute Akzeptanz psychotherapeutisch fundierter, berufsbezogener Interventionen für Patientengruppen der somatischen wie auch psychosomatischen Rehabilitation.

Rahmenkonzeption zur Integration berufsbezogener Therapieangebote

Für die Praxis stellt sich darüber hinaus die Frage, wie im Einzelfall die oben genannten berufsbezogenen Behandlungseinheiten zu kombinieren sind, um sowohl in ökonomisch vertretbarem Maße als auch in ausreichender Intensität beruflich belastete Patienten gezielt zu fördern. Anregungen hierzu liefert ein von Bürger und Koch vorgeschlagenes Rahmenkonzept (Bürger 1999), welches als Phasenmodell konzipiert ist. Unter Integration mehrerer Abteilungen und Berufsgruppen einer psychosomatischen Fachklinik zielt es auf die Integration verschiedener berufsbezogener Behandlungsbausteine ab. In der ersten Phase wird eine gezielte Indikationsstellung empfohlen. In einer zweiten Phase wird die Teilnahme an einer Motivationsgruppe intendiert, die für die Behandlung beruflicher Themen im Rahmen des stationären Aufenthaltes sensibilisieren und die individuelle Zielstellung weiter konkretisieren soll. Im Anschluss daran sind spezifische Kompetenzgruppen (z. B. soziale Kompetenz, Stressbewältigung und Bewerbungstraining) vorgesehen. Eine dritte Phase zielt auf die Umsetzung erlernter Strategien in Belastungserprobungen bei begleitendem stationärem Gruppenangebot ab. Die vierte und letzte Phase dient der Nachsorge.

Belastbare Evaluationsdaten zu diesem oder ähnlichen Konzepten stehen weiterhin aus. Das Modell liefert einen Überblick über das Spektrum stationärer berufsbezogener Behandlungsmaßnahmen sowie eine sinnvolle Abfolge entsprechender Behandlungseinheiten. Jedoch dürfte selbst in großen psychosomatischen Einrichtungen eine komplette Umsetzung solcher Ansätze aufgrund des erheblichen personellen Aufwandes sowie nötiger Patientenzahlen und Behandlungszeiten schwierig sein. In der Praxis wird das therapeutische Angebot einer Institution an die Bedürfnisse der Zielgruppe anzupassen sein.

Bei der Durchführung berufsbezogener Interventionen haben sich die in Tabelle 4-2 aufgeführten Behandlungsprinzipien bewährt.

Tab. 4-2 Behandlungsprinzipien berufsbezogener Therapie

1. Akzeptanz	Der Patient sollte in seiner Schilderung und seinem subjektiven Erleben bestehender beruflicher Probleme unbedingt ernst genommen werden.
2. Therapeutisches Bündnis	Die Herstellung eines tragfähigen therapeutischen Bündnisses zwischen Patient und behandelndem Arzt bzw. Psychologischem Psychotherapeuten ist insbesondere angesichts der häufig im Anschluss an die Therapie erforderlichen Beurteilungen der Arbeits- und Erwerbsfähigkeit besonders wichtig.
3. Individuelle Exploration	Die Vielzahl möglicher beruflicher Problemkonstellationen erfordert eine individuelle Verhaltens- und Bedingungsanalyse der beruflichen Krankheitsgeschichte, vorzugsweise in der bezugstherapeutischen Einzeltherapie.

Tab. 4-2 Fortsetzung

4. Multikausaler Ansatz	In der Regel ist die Eskalation der beruflichen Probleme nicht allein auf einen Ursachenbereich (z. B. das Verhalten des Patienten oder die betrieblichen Rahmenbedingungen) beschränkt. Dieser Tatsache ist bei der Erarbeitung von Erklärungs- und Veränderungsansätzen für den Patienten wie auch bei der sozialmedizinischen Beurteilung Rechnung zu tragen. Dies gilt auch dann, wenn sich die therapeutischen Bemühungen zunächst auf individuelle Handlungsmöglichkeiten des Patienten beziehen (mehr Verhaltens- als Verhältnisprävention).
5. Zielorientierung	Für den stationären Aufenthalt wie auch die folgende Umsetzung im Arbeitsalltag sind mit dem Betroffenen gemeinsam individuelle, konkrete, angemessen hohe und aus der Exploration abgeleitete Rehabilitationsziele zu vereinbaren.
6. Motivation	Der Motivation des Patienten zu Veränderungen im Arbeitsalltag ist aufgrund häufig ambivalenter Motivationslagen (z. B. bei Rentenbegehren) besondere Aufmerksamkeit zu schenken. Die Erarbeitung individueller Therapieziele sowie die individuelle Bedeutung eines Erhalts der Arbeitsfähigkeit für die eigene psychosomatische Gesundheit (z. B. soziale Kontakte, Zeitstrukturierung, Kompetenzerleben) können hierzu beitragen. Bei fehlender Motivierbarkeit des Patienten sollte eine Behandlung nicht erzwungen und der stationäre Aufenthalt gegebenenfalls verkürzt werden.
7. Transfersicherung	Ein Transfer des im stationären Aufenthalt Gelernten auf den Arbeitsalltag ist nicht selbstverständlich. Dies ist auch schon während des Aufenthaltes zu berücksichtigen und es sind entsprechende Maßnahmen der Transfersicherung zu treffen. Beispiele: Durchführung einer BE, Teilnahme an spezifischen berufsbezogenen Therapiegruppen, Vorbereitung des beruflichen Wiedereinstiegs durch eine entsprechende sozialmedizinische Anbindung am Wohnort, Nutzung von Angeboten der beruflichen Rehabilitation (z. B. der stufenweisen Wiedereingliederung), Angebote telefonischer Nachbetreuung und „Booster Sessions" bzw. ambulante Rehabilitationsnachsorgegruppen.
8. Kompetenzansatz	Viele eskalierte berufliche Problemkonstellationen gehen seitens der Betroffenen häufig mit einem Mangel entsprechender Bewältigungskompetenzen einher. Berufsbezogene Behandlungsangebote sollten daher Möglichkeiten des Erwerbs und der Einübung berufsrelevanter Fertigkeiten (z. B. Stressbewältigung und soziale Kompetenz am Arbeitsplatz) bieten.
9. Interdisziplinarität	Die umfassende Behandlung beruflicher Probleme ist in der Regel durch eine Berufsgruppe allein nicht zu leisten. Daher kommt es hierbei in besonderer Weise auf die Zusammenarbeit des ärztlichen, psychologischen, sozialpädagogischen und ergotherapeutischen Fachpersonals an.
10. Forschungsbezug	Bislang liegen nur begrenzt methodisch tragfähige Befunde über Indikationskriterien, Prädiktoren und Wirksamkeit berufsbezogener Behandlungsmaßnahmen vor. Daher sind eine systematische Nachbefragung und deren Publikation durch die beteiligten Institutionen weiter zu fördern. Da sich die vorliegenden Daten in der Regel auf die Evaluation in einzelnen Behandlungszentren und auf Projektlaufzeiten begrenzte Erfahrungen beschränken sind vor allem multizentrische Bewährungsstudien von Interesse.
11. Bedarfsorientierung	Berufsbezogene Angebote einer Einrichtung sollten sich an individuellen Bedarfsanalysen ihrer Zielgruppe und den katamnestischen Rückmeldungen ihrer Klientel orientieren.

4.3.3 Bewertung berufsbezogener Behandlungsmaßnahmen

Zusammenfassend ergibt sich folgendes Bild: Bei Patienten mit Problemen im beruflichen Bereich gelten berufsbezogene Therapieangebote als grundsätzlich sinnvoll und indiziert. Angesichts der aktuellen Entwicklungen auf dem Arbeitsmarkt dürfte der Anteil dieser Rehabilitanden – zumal in psychosomatischen Fachkliniken – weiter ansteigen. Zur Wirksamkeit berufsbezogener Therapiebausteine liegt die breiteste Datenbasis derzeit für die (externe) berufliche Belastungserprobung und berufsbezogene Therapiegruppen vor (Hillert et al. 2009). Ausgehend von praktischen Erfahrungen können die in Tabelle 4-3 formulierten Empfehlungen zur Strukturqualität bei der Ausgestaltung berufsbezogener Behandlungsmaßnahmen formuliert werden.

Tab. 4-3 Empfehlungen zur Strukturqualität berufsbezogener Therapie

1. Patienten und Diagnosen	Zielgruppe berufsbezogener Behandlungsmaßnahmen sollten alle beruflich hoch belasteten Patienten mit bestehenden oder drohenden Einschränkungen in Arbeits- und Erwerbsfähigkeit – weitgehend unabhängig vom diagnostischen Hintergrund – sein (zur Indikationsstellung s. Kap. 4.3.1), Ausschlusskriterien bilden eine nicht ausreichende Belastbarkeit für die Maßnahme (z. B. ein BMI unter 16), nicht ausreichende Behandlungsdauer (abhängig von der Art der Maßnahme) sowie Patienten mit besonders schwerem Beschwerdebild und Bedarf einer fokussierten Akutbehandlung (z. B. Alkoholabhängigkeit, schwere Zwänge, psychotische Zustandsbilder). Auch bei Patienten, die deutlich älter als 50 Jahre sind, ist mindestens das Behandlungsangebot auf die speziellen Bedürfnisse dieser Zielgruppe abzustimmen. Und schließlich kann auch eine nicht ausreichende Motivierbarkeit des Betroffenen ein Grund für einen Ausschluss aus berufsbezogenen Maßnahmen sein.
2. Interventionen	Es stehen verschiedene berufsbezogene Behandlungsprogramme zur Verfügung (s. Kap. 4.3.2). Die beschriebenen Maßnahmen sind miteinander kombinierbar und als Ergänzung zur Standardtherapie anzubieten. So kann z. B. bei vorliegender Arbeitsunfähigkeit (AU) über 30 Wochen vor Klinikaufenthalt eine Kombination aus BE und berufsbezogener Therapiegruppe mit begleitender sozialtherapeutischer Beratung sinnvoll sein.
(a) Sozialtherapie	Die Sozialtherapie umfasst insbesondere ein Angebot individueller Beratungsgespräche nach vorausgegangener Klärung und Indikationsstellung durch den Bezugstherapeuten. Die Hauptindikationen der Sozialtherapie bestehen in Beratungsanliegen, z. B. der Antragsstellung auf Berentung oder Schwerbehinderung, der Klärung beruflicher Perspektiven und Maßnahmen der beruflichen Wiedereingliederung sowie weiterer sozialrechtlicher, zur Verfügung stehender Unterstützungsangebote. Personelle Voraussetzungen: mindestens eine Vollstelle (Diplom-Sozialpädagoge) pro 100 Patienten.
(b) Belastungserprobung (BE)	Für die angemessene Durchführung einer BE werden ausreichende Behandlungszeiten über etwa 4 Wochen, üblicherweise zunächst halbtags, später gegebenenfalls bis zu 8 Stunden am Tag bei intensiver sozial- und psychotherapeutischer Begleitung (einzel- wie auch gruppentherapeutisch) als notwendig erachtet.

Tab. 4-3 Fortsetzung

(c) Berufsbezogene Therapiegruppen	Strukturierte bzw. teilstandardisierte geschlossene Gruppenprogramme sind nach Möglichkeit offenen Therapiegruppen vorzuziehen. Als Behandlungssetting ist außerdem ein Umfang von etwa 8 Sitzungen à 90 Minuten, zwei Sitzungen pro Woche mit 8 bis maximal 10 Teilnehmern pro Gruppe, anzustreben. Eine Behandlungsintensität unterhalb von etwa 5 Doppelstunden ist zur Erreichung dauerhafter Behandlungseffekte als kritisch zu bewerten. Als Anleiter bietet sich eine Kombination aus psychotherapeutischem und sozialpädagogischem Fachpersonal an. Die Ausgestaltung der Gruppeninhalte sollte sich an Bedarfserhebungen in der einzelnen Institution orientieren, wobei sich eine Kombination aus Themen der Motivation, der sozialen Kompetenz, der Stressbewältigung und der beruflichen Perspektive anbietet. Bei ausreichenden Teilnehmerzahlen kann weiterhin das Angebot berufsspezifischer Gruppentherapien eine interessante Ergänzung der Standardtherapie darstellen.
3. Personalbedarf und erforderliche Qualifikationen	Für die Durchführung berufsbezogener Maßnahmen ist eine Kombination aus psychotherapeutischem und sozialtherapeutischem Fachpersonal essenziell, wobei einige Bausteine mit Übungsanteilen von Co-Therapeuten übernommen werden können.
4. Qualitätssicherung	Zur Sicherstellung der Behandlungsintegrität sind eine ausführliche supervidierte Einarbeitung neuer Kollegen und – insbesondere im verhaltenstherapeutischen Setting – eine Manualisierung der Maßnahmen empfohlen. Diagnostische Erfolgsbeurteilungen sollten sowohl direkte Einschätzungen relevanter Veränderungen und der Behandlungszufriedenheit wie auch standardisierte Verfahren (z. B. den AVEM) umfassen.

4.3.4 Fazit

Berufsbezogene Behandlungsangebote gehören zu den Kernaufgaben psychosomatischer Rehabilitation. Zunehmend erschwerte Arbeitsmarktbedingungen machen eine immer spezifischere berufliche Förderung im Rahmen stationärer Rehabilitationsbehandlungen erforderlich. Die Ergebnisse von Patientenbefragungen weisen darauf hin, dass die Betroffenen selbst Bedarf an berufsbezogenen Interventionen sehen und neue berufsbezogene Programme eine gute Akzeptanz bei den Patienten finden.

Der Blick auf den Stand arbeitswissenschaftlicher Untersuchungen zum Zusammenhang von Arbeit und Gesundheit eröffnet, dass spezifische Konzepte vorliegen (für eine aktuelle Übersicht: Koch, Lehr u. Hillert, 2015), die sich als theoretische Grundlage berufsbezogener Interventionen anbieten. Verglichen mit dem fortgeschrittenen Entwicklungsstand symptombezogener Interventionen sollte die Entwicklung und Evaluation berufsbezogener Behandlungsangebote sowie deren Umsetzung auf breiter Ebene nachhaltig vorangetrieben werden. Berufsbezogene Neuentwicklungen der psychosomatischen Rehabilitation sind dabei richtungsweisend auch für berufsbezogene Schulungsprogramme in der medizinischen Rehabilitation (vgl. Tabelle 4-1) und leisten einen Beitrag zur verstärkten medizinisch-beruflichen Orientierung in der Rehabilitation (Müller-Fahrnow et al. 2005, 2006).

Angesichts einer wachsenden Sensibilisierung für die Bedeutung beruflicher Belastungen bei der Entwicklung und Aufrechterhaltung psychischer Erkrankungen verbessert sich die Evidenzbasis berufsbezogener Interventionen. Gemessen an Forschungsstandards klinischer Evaluation (vgl. z. B. das CONSORT-Statement, Boutron et. al. 2008) kann dieser Stand jedoch kaum befriedigen. Breit angelegte Studien mit großer Teilnehmerzahl sind hierfür erforderlich. Ergebnisse von beruflichen Stressbewältigungsprogrammen für gesunde berufstätige Zielgruppen (z. B. van der Klink et al. 2001) sowie Programme der Gesundheitsförderung (z. B. Bamberg u. Busch 2006) legen eine Überlegenheit individuumsbezogener Interventionen (Verhaltensprävention) gegenüber organisationalen Interventionen (Verhältnisprävention) nahe (z. B. Ivancevich et al. 1990; van der Klink et al. 2001) und lassen eine vergleichbare Wirksamkeit stationär-klinischer Interventionen erwarten. Dabei bedarf die diagnostische Erfassung beruflicher Zielkriterien zu Zwecken der Qualitätssicherung einer stärkeren Standardisierung. Insofern besteht Forschungsbedarf in der Weiterentwicklung berufsbezogener diagnostischer Instrumente (Löffler et al. 2009).

Die zunehmende Berücksichtigung beruflicher Belastung und Beanspruchung für die Entwicklung und Aufrechterhaltung psychosomatischer Störungsbilder (z. B. Richter 2006; Hillert et al. 2009) hat in den vergangenen Jahren zu einer erfreulichen Sensibilisierung von Therapeuten und Rehabilitationswissenschaftlern für die berufliche Situation ihrer Patienten geführt und sollte weiterverfolgt werden. Speziell für Patienten mit chronischen Einschränkungen der beruflichen Leistungsfähigkeit ergeben sich zunehmend erschwerte Bedingungen auf dem allgemeinen Arbeitsmarkt. Es bleibt zu empfehlen, sich mit dem aktuellen Entwicklungsstand berufsbezogener Behandlungsprogramme keinesfalls zufriedenzugeben sondern diese fortlaufend zu verbessern und den sich zunehmend schwierigeren Bedingungen auf dem ersten Arbeitsmarkt anzupassen.

4.4 Medizinisch-beruflich orientierte Rehabilitation (MBOR) in der Psychosomatik

V. Köllner und S. Stock Gissendanner

4.4.1 Begriff

Das Sozialgesetzbuch IX erteilt dem Rehabilitationswesen im Bereich der gesetzlichen Rentenversicherung (GRV) den gesetzlichen Auftrag zur Sicherung oder Wiederherstellung der Teilhabe am Erwerbsleben. Insofern ist Rehabilitation in Trägerschaft der GRV in Deutschland per Gesetz beruflich orientiert. Der Begriff „medizinisch-beruflich orientierte Rehabilitation" (MBOR) bezeichnet jedoch eine Ergänzung zur herkömmlichen Praxis, wodurch der Berufs- bzw. Arbeitsplatzbezug noch stärker und früher als bisher im Mittelpunkt der medizinischen Rehabilitation steht. Gemeint sind hiermit nicht die schon etablierten beruflichen Eingliederungsleistungen der Phase-II-Reha (als „medizinisch-berufliche Rehabilitation" bezeichnet) oder Leistungen zur Teilhabe am Arbeitsleben. Es geht stattdessen um einen von den Leistungsträgern geforderten Arbeitsbezug früh im Rehabilitationsprozess. Unter MBOR versteht man also „die verstärkte Ausrichtung des Rehabilitationsprozesses auf gesundheitsrelevante Faktoren des Arbeitslebens, deren frühzeitige Identifikation und das Angebot an Rehabilitationsleistungen, die den Verbleib des Patienten im Beruf fördern bzw. seine Wiedereingliederung erleichtern" (Lukasczik et al. 2011, S. 154).

Die MBOR ist eine Initiative der Rentenversicherungsträger. Ihre Anforderungen sind mit der Erwartung verbunden, dass der frühzeitige Arbeitsbezug die Berufsrückkehrwahrscheinlichkeit von Rehabilitanden mit besonderen beruflichen Problemlagen (BBPL) erhöht (Streibelt 2010). Sie sind die eigentliche Zielgruppe für dieses Projekt. Drei Merkmale sind für die Einschätzung einer BBPL von besonderer Bedeutung:

- problematische sozialmedizinische Verläufe, insbesondere häufige Arbeitsunfähigkeitszeiten oder Arbeitslosigkeit
- eine negative subjektive berufliche Prognose
- eine „aus sozialmedizinischer Sicht erforderliche berufliche Veränderung" (Deutsche Rentenversicherung Bund 2012, S. 6)

Für Rehabilitationseinrichtungen bedeutet die MBOR, dass das Rehabilitationsgeschehen „diagnostisch und therapeutisch erweitert und um berufsbezogene Kernelemente vertieft wird. Dabei handelt es sich um Maßnahmen, die noch stärker auf beruflich relevante personale Ressourcen und den beruflichen, möglichst arbeitsplatzbezogenen Kontext fokussiert sind. Das Ziel ist die Stärkung der arbeitsplatzbezogenen Ressourcen und die Befähigung der Rehabilitandinnen und Rehabilitanden, trotz BBPL eine nachhaltige berufliche Integration zu erreichen" (Deutsche Rentenversicherung Bund 2011a, S. 9).

Inhaltlich bedeutet die MBOR sowohl eine neue „Ausrichtung" bestehender Maßnahmen und Prozesse als auch die Entwicklung neuer Konzepte und Therapiebausteine in der Rehabilitation. Konkret geht es z. B. um eine verbesserte Vermittlung von Informationen in der Sozialberatung und Gesundheitsaufklärung, eine frühzeitige Identifikation von Personen mit einer BBPL, eine Erweiterung der individuellen arbeitsplatzbezogenen Sozialberatung, die Entwicklung und gezielte

Verordnung von ressourcenorientierten Rehabilitationsleistungen für die Bewältigung arbeitsbezogener Probleme sowie ein besseres Schnittstellenmanagement in der Nachsorge.

4.4.2 Hintergrund und Entwicklung

Die Entwicklung der MBOR reicht in die 90er Jahre zurück und wurde von einer Vielzahl an Faktoren bedingt. Zunächst spielten epidemiologische Veränderungen eine zentrale Rolle. Ein signifikanter Wandel in den typischen Ursachen von Arbeits- und Berufsunfähigkeit zeichnete sich in den 90er Jahren ab. Im Allgemeinen manifestierte sich dieser Wandel als eine zunehmende Bedeutung psychischer Probleme als Ursache von beruflichen Krankheiten oder als Ursache steigender direkter und indirekter Behandlungskosten. Zwischen 1995 und 2011 sank nämlich der Anteil medizinischer Leistungen zur Rehabilitation im Bereich des muskuloskelettalen Systems von ca. 45 % auf 35 %; im gleichen Zeitraum stieg der Anteil an Leistungen wegen psychischer Störungen von ca. 11 % auf ca. 17 % an (Quelle: Statistik der Deutschen Rentenversicherung – Rehabilitation, verschiedene Jahrgänge). In diesem Zeitraum verfestigte sich ein Zusammenhang zwischen psychischen Störungen und der Dauer der Arbeitsunfähigkeit, was zugleich auf eine zunehmende Bedeutung (diagnostizierter) psychischer Komorbiditäten bei somatischen Erkrankungen hinweist (Linden u. Weidner 2005). Wichtig für die orthopädische Rehabilitation war der parallel laufende Anstieg an Patienten mit Rückenbeschwerden in stationärer Behandlung (60 % zwischen 2000 und 2009). Patienten mit chronischen Rückenschmerzen haben sehr häufig psychische Komorbiditäten. Gleichzeitig sind Arbeitsplatzkonflikte oder Unzufriedenheit am Arbeitsplatz wesentliche Risikofaktoren für die Chronifizierung von Kreuzschmerz (NVL Kreuzschmerz). Weil die effektive Behandlung chronischer Rückenschmerzen einen multimodalen Ansatz, ähnlich dem der Psychosomatik, erfordert (Greitemann et al. 2012), erschienen die Integration psychotherapeutischer und psychoedukativer Bestandteile sowie eine gut abgestimmte interdisziplinäre Zusammenarbeit notwendig (Deutsche Rentenversicherung Bund 2013).

Nicht zufällig stieg in dieser Zeit auch die gesellschaftliche Wahrnehmung arbeitsbedingter psychosozialer Belastungen. In der Arbeitswelt stiegen die Erwartungen in Bezug auf Eigenverantwortung und Produktivität der Arbeitnehmer. Damit einhergehend waren erhöhte Anforderungen an die psychische Belastbarkeit, eine zunehmende Entgrenzung der Arbeits- und Freizeit, die Aushöhlung von Tarif- und Arbeitsplatzsicherheit und vieles mehr. Im Bereich der psychischen Störungen vermehrten sich Argumente, dass der Anstieg der Erkrankungsfälle und AU-Tage wegen stressbedingter Störungen wie Angst und Depression vor allem auf arbeitsbezogenen Stress zurückzuführen ist (Hillert u. Koch 2009, S. 332).

Entwicklungen aus der internationalen und deutschen Rehabilitationsforschung fließen in die Diskussion um den verstärkten Arbeitsbezug ein. Ein Meilenstein war der im Jahr 1998 gestartete Forschungsverbund „berufliche Orientierung in der medizinischen Rehabilitation", gefördert durch die Deutsche Rentenversicherung und das Bundesministerium für Bildung und Forschung. Im Vorfeld war das Interesse für das Thema berufliche Orientierung erhöht. Mehrere Studien deuteten auf Defizite in Bezug auf die Rückkehr der Rehabilitanden in sozialversicherungspflichtige Arbeit nach medizinischer Rehabilitation hin (Zwingmann et al. 2004). Durch internationale Forschung waren zudem spezifische, vielversprechende Strategien zur Erhöhung der Reha-Wirksamkeit bekannt geworden. Ein spezifischer Handlungsbedarf wurde in mehreren Bereichen gesehen: in der Verbesserung des Schnittstellenmanagements zwischen medizinischer und beruflicher Rehabilitation (Hillert, Staedtke u. Cuntz 2002; Kayser et al. 2002), in Maßnahmen zur Steigerung der Arbeits- und Berufsrückkehrmotivation der Rehabilitanden (Zwerenz et al. 2003; Zwerenz 2009), in der frühen Erfassung von Patienten in besonderen beruflichen Problemlagen sowie in der flächendeckenden Gewährleistung von Therapie- und Beratungsangeboten für jeden betroffenen Rehabilitanden.

Sowohl die Empfehlungen relevanter Verbände als auch Reformen im gesetzlichen Auftrag der Rehabilitation stärkten den Impuls zur beruflichen Orientierung. Die Reha-Kommission des Verbandes Deutscher Rentenversicherungsträger (VDR) empfahl bereits 1991, Angebote zur beruflichen Eingliederung innerhalb der medizinischen Rehabilitation auszubauen (VDR 1992). Im Jahr 1993 wurde die Zuständigkeit der Rentenversicherung für die berufliche Rehabilitation erweitert: Sie sollte eine Mitverantwortung tragen, wenn der Bedarf schon während der medizinischen Rehabilitation erkennbar ist (Hansmeier u. Schliehe 2009, S. 36). 2001 wurde das SGB IX, § 11 dahingehend geändert, um den nahtlosen Übergang zwischen der medizinischen Rehabilitation und Leistungen zur Teilhabe am Arbeitsleben zum gesetzlichen Auftrag zu machen. Zeitgleich wurde die stufenweise Wiedereingliederung in den Leistungskatalog der Rentenversicherung aufgenommen. Diese Änderungen spiegelten sich im Strategiepapier „Eckpunkte arbeitsbezogener Strategien bei Leistungen zur med. Rehabilitation" wider, das 2003 durch die Deutsche Rentenversicherung Bund (ehemals BfA) veröffentlicht wurde (Bundesversicherungsanstalt für Angestellte 2003, Deutsche Rentenversicherung Bund 2007).

Ab 2001 wurde die theoretische Bandbreite rehabilitativer Aufgaben wegen der Verabschiedung der Internationalen Klassifikation der Funktionsfähigkeit, Behinderung und Gesundheit (ICF) durch die Vollversammlung der Weltgesundheitsorganisation (World Health Organization 2005) deutlich erweitert. Das in der ICF elaborierte bio-psycho-soziale Modell der Gesundheit (s. a. Kap. 2.2.2) erweiterte das theoretische Verständnis der Behinderung von rein körperlichen Beeinträchtigungen hin zu den Auswirkungen körperlich-funktionaler Beeinträchtigungen auf Tätigkeiten und Teilhabe in allen Lebensbereichen. Kontextfaktoren wie Arbeitsbedingungen rückten als Risiko- und als protektive Faktoren dezidiert ins Blickfeld der Leistungserbringer im Rehabilitationswesen. Damit wurde die berufliche Integration „sowohl aus Sicht der Betroffenen als auch aus ökonomischen Gründen der am meisten Erfolg versprechende Ansatz, um langfristig und effektiv die Auswirkungen von Krankheit und Behinderung auf die Teilhabe am Erwerbsleben und am Leben in der Gemeinschaft positiv zu beeinflussen" (Deutsche Rentenversicherung Bund 2007). Durch die Übernahme des ICF-Paradigmas in verschiedene Teile des Sozialgesetzbuches V und IX im Jahr 2004 wurde dieser Auftrag der Rehabilitation entsprechend verdeutlicht (s. a. Kap. 2.2).

Nachdem der Bedarf einer verstärkten beruflichen Orientierung in der Rehabilitation festgestellt, die theoretischen Grundlagen verfestigt, konkrete Maßnahmen identifiziert und der gesetzliche Auftrag verdeutlicht wurden, begann der praktische Umsetzungsprozess in den DRV-geführten bzw. -belegten Kliniken. Im Jahr 2005 initiierte die Deutsche Rentenversicherung eine Bestandsaufnahme von existierenden Maßnahmen der beruflich orientierten medizinischen Rehabilitation zur Bearbeitung beruflicher Problemlagen in deutschen Rehabilitationskliniken (Neuderth, Gerlich u. Vogel 2009). Die Befragung von 1127 Einrichtungen der stationären und ambulanten medizinischen Rehabilitation zeigte, dass das Angebot an berufsbezogenen Therapiebausteinen schon reichlich war und sich quer durch alle Indikationen zog. Um eine Orientierung im „Dschungel" der Angebote zu schaffen, förderte die DRV Bund 2009 einen Konsensfindungsprozess unter Experten zur Präzisierung und Vereinheitlichung relevanter Begriffe; daraus wurde ein „Praxishandbuch" (Löffler et al. 2012; Lukasczik et al. 2011). Das Handbuch verdeutlichte die Ziele der MBOR-Leistungen und beschrieb Best-Practice-Beispiele in Bezug auf „Inhalte und Durchführungsmodalitäten, angewandte Methoden und Assessments, Dauer und Frequenz, die Zielgruppe, beteiligte Berufsgruppen sowie Hinweise zur notwendigen Ausstattung" (Löffler et al. 2009, S. 3). Das Praxishandbuch ist als „Sammlung von MBOR-Bausteinen" zu verstehen und bietet „eine Hilfestellung für die Erstellung klinikspezifischer MBOR-Konzepte" (Streibelt u. Buschmann-Steinhage 2011, S. 165).

Bis spätestens 2008 war MBOR als fester Begriff etabliert (Hillert et al. 2009). Ausschlaggebend in diesem Jahr war die Klarstellung einer Strategie zur Etablierung berufsbezogener Konzepte in der medizinischen Rehabilitation auf dem Reha-Forum der DRV Bund. Diese Strategie war auf zwei primäre Ziele ausgerichtet: die Implementierung einer MBOR-„Basisphilosophie" in allen Rehabilitationseinrichtungen sowie den „Ausbau von einzelnen Rehabilitationseinrichtungen zu regionalen MBOR-Kompetenzzentren" (Streibelt u. Buschmann-Steinhage 2011, S. 162). In der DRV Bund wurde 2009 eine AG „Berufliche Orientierung" konstituiert (ibid.), die an der Erstellung eines Anforderungsprofils beteiligt werden sollte. Das Profil wurde 2010 für somatische Indikationen veröffentlicht und 2011 und 2012 auf die Psychosomatik erweitert und überarbeitet. Das MBOR-Anforderungsprofil „enthält klare Festsetzungen hinsichtlich der konkreten Durchführung einzelner Therapieelemente" und dient als „Leitfaden zur Ausgestaltung der MBOR" (ibid., S. 165). Diese Anforderungen sind unten zusammengefasst.

Begleitend zur Erstellung des Anforderungsprofils wurde das Begleitforschungsprojekt „MBOR-Management" im Auftrag der Deutschen Rentenversicherung gestartet. Ziel des Projektes war die Evaluation des Anforderungsprofils in Bezug auf die Zugangssteuerung, die praktische Durchführung und die Vergütung. Der Abschlussbericht wurde 2012 erstellt. Er bestätigte die Wirtschaftlichkeit der Anforderungen, schlug aber etliche Nachbesserungen vor: u. a. eine indikationsspezifische Differenzierung der Anforderungen, eine weitere Konkretisierung der Zielgruppe mittels umwelt- und personenbezogener Kontextfaktoren, eine Screening gestützte Zuweisung in Kliniken seitens der Rentenversicherungsträger, die Integration eines Screenings in die Antragsunterlagen, die Vorbereitung des Rehabilitanden auf die MBOR im Vorfeld des Aufenthalts, konkretere Empfehlungen zur arbeits- und berufsbezogenen Diagnostik einschließlich einer Möglichkeit zu objektiven Arbeitsplatzbeschreibungen, die Verlängerung der Rehabilitationsdauer für MBOR-Rehabilitanden sowie eine Vergütung für den erforderlichen Mehraufwand (Bethge et al. 2012a, Bethge et al. 2012b).

4.4.3 Inhalte

Charakteristisch für die MBOR ist zunächst ein prozesshafter Verlauf (Deutsche Rentenversicherung Bund 2012), beginnend entweder mit einer gezielten Zuweisung von Patienten mit besonderen beruflichen Problemlagen (BBPL) oder mit dem Einsatz eines BBPL-Screenings in der Klinik in den ersten Tagen des Aufenthalts. Als Ergebnis des Screenings folgt eine intensivierte Diagnostik der beruflichen Leistungsfähigkeit, auf deren Grundlage dann Therapiemaßnahmen zur Bewältigung beruflicher Probleme verordnet werden. Die MBOR endet mit einer strukturierten Berichterstattung über arbeitsrelevante Ergebnisse der Rehabilitation sowie einem konkreten Plan zur Nachsorge einschließlich der Aufnahme bzw. Wiederaufnahme einer Erwerbstätigkeit.

Das Screening

Als MBOR-Zielgruppe gelten Rehabilitanden, die über die zu erwartende Gefährdung der Berufsrückkehr hinaus eine besondere berufliche Problemlage (BBPL) anhand bekannter Prädiktoren der Berufsrückkehr aufweisen (Streibelt 2010). Zwei Hauptprädiktoren der Berufsrückkehr werden in der internationalen und deutschen Forschung genannt: „die subjektive berufliche Prognose und die Länge der Fehlzeiten vor der Maßnahme". In der klinischen Umsetzung gelten, wie oben beschrieben, drei Merkmale für die Feststellung einer BBPL als besonders bedeutend (Deutsche Rentenversicherung Bund 2012, S. 6):
- problematische sozialmedizinische Verläufe insbesondere häufige Arbeitsunfähigkeitszeiten oder Arbeitslosigkeit
- negative subjektive berufliche Prognose
- eine aus sozialmedizinischer Sicht erforderliche berufliche Veränderung

Es gibt mehrere Screening-Instrumente, die auf Basis dieser Faktoren Patienten mit BBPL identifizieren können. Insbesondere drei werden als besonders geeignet eingeschätzt (Streibelt 2010, S. 8):
- das Würzburger Screening
- das Screening-Instrument Beruf und Arbeit in der Rehabilitation (SIBAR)
- das Screening-Instrument zur Erkennung eines MBOR-Bedarfs (SIMBO)

Die Subjektive Prognose der Erwerbstätigkeit (SPE) bemisst mit lediglich drei Fragen ähnliche Konstrukte (Mittag u. Raspe 2010).

Das Screening sollte als Teil der Anamnese durchgeführt werden oder schon vor der Anreise erfolgen, weil es als Steuerungsinstru-

Tab. 4-4 Geschätzter Anteil Rehabilitanden mit BBPL nach Indikationsbereich

Psychosomatik	48 %
Orthopädie	31 %
Onkologie	30 %
Kardiologie	25 %
Sucht	51 %
Endo/Gastro	43 %
Neurologie	51 %
Dermatologie	32 %
Gesamt	36 %

Quelle: (Streibelt 2010)

ment für die Therapieplanung funktioniert: Patienten mit BBPL sollten im weiteren Rehabilitationsverlauf MBOR-Kernmaßnahmen (s. u.) erhalten. Der Bedarf an MBOR-Kernmaßnahmen richtet sich demzufolge stets nach dem Anteil der Rehabilitanden mit BBPL. Der prognostizierte Bedarf variiert nach Indikationsbereichen (Tab. 4-4). Die in Tabelle 4-4 geschätzten Werte basieren auf strukturierten Entlassungsberichten und Expertenschätzungen aus dem Jahr 2007. Aktuellere Erfahrungswerte sind noch nicht vorhanden; eine systematische Erfassung der Erfahrungswerte wäre als künftige Forschungsaufgabe wünschenswert.

MBOR-Maßnahmen

In der Psychosomatik stehen interaktionelle Probleme, Stress, Motivation und Schmerzen im Vordergrund der medizinisch-beruflich orientierten Rehabilitation. Stress am Arbeitsplatz ist dann problematisch, wenn ein Ungleichgewicht zwischen Leistungsanforderungen und Leistungsressourcen – insbesondere Motivation – entsteht. Chronische

Schmerzen stellen bei vielen Patienten eine Dauerherausforderung für ihre Arbeitsleistung dar. Sowohl interaktionelle als auch motivationale Probleme stehen in enger Wechselwirkung mit psychischen Erkrankungen, z. B. einer Depression. Zur Bewältigung von interaktionellen Problemen, zur Förderung der Arbeitsmotivation, zur besseren Regulation von arbeitsbezogenem Stress und zum Management von Schmerzen am Arbeitsplatz werden im Allgemeinen folgende generelle Arten von Maßnahmen empfohlen (Deutsche Rentenversicherung Bund 2012):

- ein direkter Bezug zu den Anforderungen des Arbeitsplatzes beim Erlernen von Schmerz-Bewältigungsstrategien
- berufsorientierte Psychotherapie in Gruppen und im Einzelgespräch, darunter Arbeitsmotivation, Zielplanung, Stressbewältigung und Konfliktbewältigung (vgl. Hillert und Koch 2009; Fiedler et al. 2011)
- Sozialberatung in Gruppen und im Einzelgespräch, darunter sozialrechtliche Orientierung und begleitende Maßnahmen zur beruflichen Wiedereingliederung

Die Verankerung von MBOR-Maßnahmen in der Klinik impliziert zunächst nicht nur neue Therapieangebote, sondern die Bemühung aller Berufsgruppen, den Bezug zur Arbeit und zu spezifischen Arbeitsplatzproblemen herzustellen, auch in Standardangeboten und immer, wenn es angebracht ist.

Abgestuftes Konzept der Versorgung

Darüber hinaus sind Angebote gefordert, die den ausschließlichen Fokus auf Arbeitsthemen legen und eine Erweiterung des Standardangebotes darstellen. Diese unterteilen sich in Bezug auf ihre Intensität und Spezifizität in

- **Information und Motivation** durch Hinweise auf die berufliche Orientierung bereits im Einladungsschreiben, durch Info-Broschüren über entsprechende Angebote der Klinik sowie Thematisierung berufsbezogener Inhalte im Aufnahmegespräch, bei der Zielformulierung, in Schulungsprogrammen und Therapiegruppen,
- beruflich orientierte **Basis-Angebote** für alle Rehabilitanden (Leistungen der Stufe A),
- **MBOR-Kernangebote** für Patienten in besonderen beruflichen Problemlagen (Leistungen der Stufe B) und
- „spezifische" MBOR-Angebote für Einzelpersonen (Leistungen der Stufe C).

Letztere richten sich an die Rehabilitanden, bei denen „nicht absehbar ist, dass sie ihren alten oder einen entsprechenden Arbeitsplatz wieder erfolgreich einnehmen können" (Deutsche Rentenversicherung Bund 2012, S. 7–8).

Leistungen der Stufe A sollten alle Rehabilitanden – d. h. auch diejenigen ohne BBPL – erreichen. Das BBPL-Screening selbst ist eine Leistung der Stufe A, so auch sozialrechtliche Informationsveranstaltungen und niederschwellige Gruppenangebote zu berufsbezogenen Themen. Letztere sollten vorzugsweise die Steigerung der Arbeitsmotivation als Ziel haben, beispielsweise durch Vorträge zu gesundheitsfördernden Funktionen der Arbeit. Von der DRV Bund wird erwartet, dass Leistungen der Stufe A mit bisheriger struktureller und personeller Ausstattung abgedeckt werden.

Leistungen der Stufe B sind die eigentlichen „Kernangebote" und sind Personen mit BBPL vorbehalten. Sie dienen vor allem der Stärkung von persönlichen Ressourcen und der Verbesserung der Teilhabe im beruflichen Leben. In der psychosomatischen Rehabilitation sind die therapeutischen Konzepte der Stufe B v. a. „auf die positive Veränderung von Kognition und Verhalten sowie die Stärkung von Selbstmanagement und Selbstwirksamkeit im Kontext von Arbeitsausführung und -bedingungen ausgerichtet" (Deutsche Rentenversicherung Bund 2012, S. 18). Diese Leistungen schließen auch Maßnahmen der berufsbezogenen Diagnostik ein (s. a. Kap. 4.3.1).

4.4 Medizinisch-beruflich orientierte Rehabilitation (MBOR) in der Psychosomatik

Eine Übersicht über mögliche Elemente der Stufe B gibt Tabelle 4-5 wieder. Geeignete und zum Teil evaluierte berufsbezogene Behandlungskonzepte für die Psychosomatik existieren (s. a. Kap. 4.3.2). Maßnahmen zur Erhöhung der Arbeitsmotivation sind von besonderer Bedeutung (Zwerenz 2009). Das Anforderungsprofil enthält weitere Angaben zu Inhalten und Durchführung, darunter zur empfohlenen Therapiedosis. Zurzeit gibt es in Bezug auf Leistungen der Stufe B „unterschiedliche Ansichten darüber, inwiefern eine flächendeckende Verbreitung wünschenswert und auch machbar ist" mit der Frage, ob kleinere Kliniken auch in der Lage sein werden, diese Maßnahmen bereitzustellen (Bethge et al. 2012, S. 35).

Leistungen der Stufe C sind personenbezogene Maßnahmen zur Unterstützung bei der gegenseitigen Anpassung des Rehabilitanden und seines beruflichen Umfeldes. Im klinischen Setting kommt vor allem die Belastungserprobung als Leistung der Stufe C in Frage (vgl. Hillert u. Koch 2009, S. 341–2). Eine MBOR-Belastungserprobung sei „eine primär diagnostische Leistung, die dazu dient, die persönliche psychische und physische Belastungsfähigkeit von Rehabilitandinnen und Rehabilitanden einzuschätzen" (Deutsche Rentenversicherung Bund 2012, S. 29). Es werden keine spezifischen Vorgaben zur Therapiedosis oder zum Inhalt vorgeschrieben. Allerdings scheint es Konsens zu sein, dass diese Maßnahmen „nur an einigen spezialisierten Kliniken vorgehalten werden sollten" (Bethge et al. 2012, S. 35)

Wie Tabelle 4-5 zeigt, wurden die MBOR-Elemente an die KTL 2007 adaptiert und das

Tab. 4-5 Zusammenfassende Darstellung der Anforderungen an die MBOR-Angebote für Rehabilitanden mit besonderer beruflicher Problemlage

MBOR Angebote	Dosis	Anzahl Teilnehmer	Personelle Voraussetzungen	Rehabilitanden Anteil	Abbildung in der KTL
Berufsorientierte Diagnostik	90 Min. 1–2×	1	Ergotherap., Sporttherap., Physiotherap., Psychologen, Sozialarbeiter, Ärzte	100 %	D01, D02, D03, D05, D08
Soziale Arbeit in der MBOR	15–60 Min. 2–5×	1, ggf. Gruppe 4–12	Sozialarbeiter/Sozialpäd.	100 %	D01, D02, D03, D05, D08
Berufsbezogene Gruppen	45 Min. 4–10×	4–12	Psychologen/Psychotherap., Sozialarbeiter/Sozialpäd., Ergotherapeuten	< 100 %, indikationsspezifisch	D05, F051, F054, F059
Arbeitsplatztraining	60 Min. 6–10×	4–12	Ergotherap., Arbeitspäd., Arbeitstherap., Physiotherap. mit Zusatzqualifikation	< 100 %, indikationsspezifisch	E02, E05
Belastungserprobung MBOR	variabel	1	Ergotherap., Arbeitspäd., Sozialarbeiter/Sozialpäd., Ärzte, Psychologen/Psychotherap.	< 100 %, indikations- und berufsspezifisch	E02, E03, E04, E05, E14, E20, E22, G15, G161

Quelle: Deutsche Rentenversicherung Bund 2012, S. 33

Anforderungsprofil entspricht mit seiner Vorgabe von Zeitdauern und Mindestmengen von Rehabilitanden, die diese Bausteine absolvieren sollen, der Systematik der Reha-Therapiestandards. Die empfohlene Mindestmenge an MBOR-Maßnahmen der Stufe B für Rehabilitanden mit BBPL liegt bei 11 Stunden pro Reha (Deutsche Rentenversicherung Bund 2012, S. 33). Empirische Daten aus den Jahren 2010 und 2011 ergaben, dass bei den 7 untersuchten Kliniken im Mittel 13,9 Stunden berufsorientierter Therapien erbracht wurden mit einem zusätzlichen personellen Ressourcenverbrauch in Höhe von mindestens 8 Stunden pro Patientin bzw. Patient für alle Maßnahmen über den gesamten Rehabilitationsverlauf (Bethge et al. 2012, S. 3).

4.4.4 MBOR in der Orthopädie

In der Umsetzung von MBOR-Konzepten spielen die Orthopädie und die Psychosomatik die dominierende Rolle. Eine Literaturübersicht ordnete diesen beiden Indikationsbereichen 19 von 29 strukturierten MBOR-Konzepten zu; vertreten zum geringeren Anteil waren die Kardiologie, die Neurologie und die Onkologie (Streibelt 2010, S. 5). Da die Etablierung von MBOR in der orthopädischen Rehabilitation fortgeschritten ist, soll die Entwicklung in dieser Indikation im Folgenden nur kurz dargestellt werden.

In der orthopädischen Rehabilitation stehen verständlicherweise körperbezogene Therapien im Mittelpunkt: Physiotherapie und Ergotherapie, aber auch etablierte Angebote in der Belastungserprobung und Arbeitstherapie, wie im § 42 SGB V verankert. Die Einführung der MBOR bedeutete für die Orthopädie die Erweiterung des klassischen körperbezogenen Angebots um psychosoziale Interventionen und somit die Umsetzung eines bio-psycho-sozialen Ansatzes für einen größeren Anteil ihrer Patienten. Darüber hinaus sollten physio- und ergotherapeutische Leistungen, die als Leistungen der Stufe B gelten sollen, noch besser auf das „Trainieren komplexer, am aktuellen oder angestrebten Arbeitsplatz geforderter Bewegungsmuster" ausgerichtet werden (Deutsche Rentenversicherung Bund 2012, S. 18).

Infolgedessen übernimmt und integriert die orthopädische Rehabilitation – vor allem für Patienten mit chronischen Schmerzen – therapeutische Interventionen, die in der Psychosomatik verbreitet sind (siehe z.B. Dibbelt, Greitemann u. Büschel 2006). Diese Erweiterung um psychotherapeutische Inhalte wurde bereits durch eine fachinterne Dynamik angespornt. Das Ergebnis war der bessere Einbezug eines bio-psycho-sozialen Behandlungsmodells, basierend auf Forschungsergebnissen und Leitlinien (Greitemann et al. 2012).

4.4.5 Umsetzung in der Psychosomatik

Sowohl die Inhalte der Informations- und Motivationsphase als auch die Angebote der Stufe A sollten routinemäßig Inhalt der psychosomatischen Rehabilitation sein. Auch wenn es keine validen Daten hierzu gibt, kann z.B. aus den Ergebnissen des Peer Review abgeleitet werden, dass diese Forderung nahezu vollständig umgesetzt ist. Offen ist allerdings die Frage, in wie vielen Kliniken dieser Berufsbezug den Rehabilitanden im Rahmen eines transparenten und strukturierten Konzepts vermittelt wird oder ob die einzelnen Angebote eher unverbunden nebeneinander stehen. Hier besteht noch Forschungsbedarf.

Von besonderer Bedeutung für die psychosomatische Rehabilitation ist die Frage, wie gut es gelingt, den Berufsbezug im psychotherapeutischen Prozess zu implementieren und den Patienten hierzu zu motivieren. Hier sind unterschiedliche Ausgangslagen (Abb. 4-8) denkbar, die in der diagnostischen Phase ab-

4.4 Medizinisch-beruflich orientierte Rehabilitation (MBOR) in der Psychosomatik

Abb. 4-8 Unterschiedliche Konstellationen der Motivation zur Bearbeitung beruflicher Problemlagen und der Verknüpfung dieser mit der Rehabilitationsdiagnose

geklärt und im Therapieplan berücksichtigt werden müssen.

Wenn Rehabilitanden den Bezug zwischen ihrer Erkrankung und der beruflichen Problemsituation klar erkennen und benennen können, besteht in der Regel eine hohe Eigenmotivation, diese zu bearbeiten. Beispiele hierfür sind:
- chronische Schmerzen, die die berufliche Leistungsfähigkeit mindern
- kognitive Einschränkungen bei Depression, somatoformer Störung oder PTBS
- arbeitsplatzbezogene Ängste
- Schwierigkeiten, sich abzugrenzen, mit der eventuellen Folge von Erschöpfungssymptomen und Depression.

Schwieriger ist die Ausgangslage, wenn die Rehabilitanden primär eine von einer existierenden beruflichen Problemlage unabhängige Behandlungsmotivation haben („ich muss zuerst meine Lebensgeschichte aufarbeiten, dann kann ich mich um den Beruf kümmern") oder sie sich eher als Opfer der beruflichen Situation attribuieren und bei sich selbst wenig Veränderungspotenzial oder -bedarf erkennen. Bei der letzten Gruppe kann es ein wesentliches Ziel der Rehabilitation sein, zunächst ein Bewusstsein für diesen Zusammenhang und das eigene Änderungspotenzial zu erarbeiten. Oft kann eine Rückmeldung über die Testdiagnostik (z. B. auffälliges Profil im AVEM oder ausgeprägte interaktionelle Schwierigkeiten im Health-49) den Betroffenen helfen, eigene Anteile zu erkennen; in vielen Fällen gelingt dies aber erst durch die Auseinandersetzung mit und die Rückmeldung von Mitpatienten im therapeutischen Gruppenprozess.

Es fehlen noch Daten dazu, welcher Anteil an Rehabilitanden in die o. g. Gruppen gehört und welche spezifischen Motivationsstrategien in welchem Fall wirkungsvoll sind.

Grundsätzlich sind 3 Stufen der Integration berufsbezogener Elemente abzugrenzen:
1. Berufsbezogene Therapiebausteine haben einen eher ergänzenden Charakter, z. B. kognitives Training bei Depression oder PTBS, rückengerechtes Arbeiten bei chronischem Rückenschmerz, Bewerbungstraining bei Arbeitslosigkeit.
2. Spezifische Psychotherapiegruppen werden bei beruflichen Problemlagen angeboten, wie z. B. Erschöpfung/Burnout oder Mobbing.
3. Das Therapiekonzept ist überwiegend auf die berufliche Problemlage ausgerichtet. Hier sind wiederum 2 Formen zu unterscheiden:
   a. berufsgruppenübergreifende Konzepte
   b. berufsgruppenspezifische Konzepte, z. B. für Lehrkräfte, Pflegeberufe, Soldaten etc.

Für die Stufen 3a und 3b folgen 2 Beispiele aus der Fachklinik für Psychosomatische Medizin in den Mediclin Bliestal Kliniken.

Stufe 3a: Arbeitsplatzbezogene interaktionelle Therapie

Wenn in der Aufnahmediagnostik klar wird, dass eine berufliche Problemlage zentrales Element der Entstehung und Aufrechterhaltung der psychischen Problematik ist, nehmen die Rehabilitanden an einer psychodynamisch-interaktionell geführten Gruppenpsychotherapie teil, die bei gleichbleibender Gruppenzusammensetzung durch eine ergotherapeutische Projektgruppe ergänzt wird (Kopka et al. 2009). In der ergotherapeutischen Arbeit an einer gemeinsamen Aufgabe werden auf der Handlungsebene Ausdauer, Konzentrationsfähigkeit und Leistungsmotivation, soziale Kompetenzen und Ich-Funktionen trainiert. Dabei stellen sich in der Gruppe im Sinne der Problemaktualisierung als Wirkfaktor der Psychotherapie häufig ähnliche Konfliktsituationen dar, wie sie die Teilnehmer von ihrer persönlichen Arbeitsplatzsituation her kennen. Diese Konflikte werden in der interaktionellen Gruppentherapie im Hinblick auf eigene Anteile, Parallelen zu Konflikten in anderen Lebensbereichen und auch biografische Hintergründe analysiert. Neue Konfliktlösungsstrategien werden erarbeitet, erprobt und eingeübt.

Patienten mit Burnout-Problematik zeigen in der Projektarbeit z. B. häufig eine übergroße Leistungsmotivation und Anpassungsbereitschaft, Orientierung am Arbeitsergebnis und an den (vermuteten) Reaktionen der anderen sowie Fürsorglichkeit für andere im Sinne altruistischer Abtretung eigener regressiver Bedürfnisse. Die interaktionelle Therapie zielt auf die Auflösung des dahinterliegenden zentralen Beziehungskonfliktes und die Lenkung der Aufmerksamkeit auf die erbrachte Leistung anstelle auf alles noch Unerledigte. Zudem werden durch die gemeinsamen Gruppentermine und die Zusammenarbeit auf der Handlungsebene das Zusammengehörigkeitsgefühl auf der Station und persönliche Gespräche mit Mitpatienten gefördert, die einen wichtigen Beitrag zum Therapieerfolg leisten (Tab. 4-6).

Stufe 3b: Rehakonzept für Pflegeberufe

In den Pflegeberufen wird der bestehende Fachkräftemangel dadurch verschärft, dass der Anteil derer, die vorzeitig aus dem Beruf ausscheiden, zunimmt. Diese Berufsgruppe ist in der psychosomatischen Rehabilitation häufig vertreten und die berufliche Problemlage ist bei vielen Rehabilitanden ähnlich. Zunehmende Arbeitsüberlastung durch Personalabbau oder -mangel führt in der Kombination mit schlechter Abgrenzungs- bzw. Selbstfürsorgefähigkeit häufig zu *depressiven Störungen* und *chronischen Rückenschmerzen*. Diese Ähnlichkeit im Verlauf führte zu der Idee, ein berufsgruppenspezifisches Reha-

Tab. 4-6 Übersicht über die Arbeitsplatzbezogene interaktionelle Therapie (AIT)

Indikationen	Burnout-Syndrom, Arbeitsplatzkonflikte, Mobbing
Diagnostik	• Ausführliche Anamneseerhebung bei Aufnahme • AVEM, Health-49 (Prä- und Post-Messung) • Abschlussgespräch
Gruppenstärke	8–10 Patienten, halboffene Gruppe
Therapiedichte pro Woche	• 1 × 30 Min. Einzeltherapie • 3 × 90 Min. ergotherapeutische Projektgruppe • 2 × 90 Min. psychodynamisch-interaktionelle Gruppentherapie zusätzlich je nach Indikation • störungsspezifische Gruppe (z. B. Depression, Schlafstörung, Schmerzbewältigung) • Psychoedukation • Kreativtherapie • Sozialberatung • Ausdauertraining • Physiotherapie
	Inhaltliche Schwerpunkte
	Ergotherapie: • Problem-/Konfliktaktualisierung • Training von sozialen Kompetenzen und Ich-Funktionen • Handlungsebene: Verbesserung von Leistungsmotivation und Ausdauer
	Interaktionelle Gruppenpsychotherapie: • Reflexion von Konflikterfahrungen im Hinblick auf eigene Anteile, Parallelen zu anderen Lebensbereichen, Erarbeitung biografischer Zusammenhänge • Erarbeitung von alternativen Handlungsstrategien

bilitationskonzept anzubieten (Köllner et al. 2013). Der gemeinsame berufliche Erfahrungshintergrund macht die Therapiegruppe in der Selbstbeschreibung der Betroffenen effektiver und stärkt das Selbsthilfepotenzial der Gruppe. Hinzu kommt, dass Rehabilitandinnen und Rehabilitanden mit depressiver Symptomatik sehr dazu neigen, ihre Symptomatik als persönliches Versagen zu erleben und schuldhaft zu verarbeiten. Der Kontakt mit den Mitpatientinnen und Mitpatienten ermöglicht es ihnen, zu erleben, dass sie mit ihrer Problematik nicht alleine sind und dass gerade in Pflegeberufen als Folge der Ökonomisierung im Gesundheitswesen und des Mangels an Fachkräften eine Leistungsverdichtung stattgefunden hat, die sich auf der individuellen Ebene nur schwer abfangen lässt und die ohne adäquate Abgrenzungsstrategien depressogen wirken kann.

Zentrales Element des Konzepts ist eine berufsgruppenhomogene Psychotherapiegruppe in fester Kombination mit Tanztherapie. Die Gruppenleiterin ist sowohl psychodynamisch als auch verhaltenstherapeutisch qualifiziert, was erlaubt, sowohl Zusammenhänge der beruflichen Problematik mit der Biografie und unbewussten Konflikten zu bearbeiten als auch konkrete Lösungsstrategien für den beruflichen Alltag zu erarbeiten und z. B. in Rollenspielen zu erproben. Die Tanztherapie wirkt als Erfahrungsraum, der in der Therapiegruppe reflektiert werden kann (z. B. „Wie viel Raum nehme ich mir?", „Wie behaupte ich meinen Standpunkt?"). Die Ausdrucks- und Beziehungsaufgaben in der Gruppe sind so konzipiert, dass typische Konfliktsituationen in pflegerischen Berufen unmittelbar erlebt und danach bewusst reflektiert werden können. Weitere Ziele der Tanztherapie sind die Schulung der Körperwahrnehmung und die spielerische Erprobung neuer Verhaltensweisen in der Bewegung und der Begegnung mit anderen (Tab. 4-7).

Konzepte für spezifische Berufsgruppen bieten sich an, wenn eine genügend große Berufsgruppe psychisch überproportional hoch belastet ist und ein ähnliches Problem- oder Konfliktmuster aufweist. Dies trifft z. B. auch bei Lehrern, Soldaten, Polizisten, Erzieherinnen oder Außendienst- bzw. Callcentermitarbeitern zu.

Reha-Nachsorge und Vernetzung

Da der berufliche Wiedereinstieg erst nach der Entlassung aus der Rehaklinik beginnt, muss diese Phase besonders gut vorbereitet sein und es ist ideal, wenn die Rehabilitanden in dieser meist schwierigen Zeit durch Reha-Nachsorgeprogramme begleitet werden können. Hier

Tab. 4-7 Rehabilitationskonzept für Pflegeberufe

Indikationen	Depressive Störungen, Anpassungsstörungen, Angststörungen, somatoforme Störungen und chronische Schmerzen bei Rehabilitanden, die in Pflegeberufen arbeiten und hierdurch belastet sind
Diagnostik	• Ausführliche Anamneseerhebung bei Aufnahme • AVEM, Health-49, BDI-II (Prä- und Post-Messung) • Abschlussgespräch
Gruppenstärke	9–12 Patienten, halboffene Gruppe
Obligate Therapiebausteine nur im Pflegekonzept	• 2 × 90 Min./Woche Gruppentherapie und • 2 × 90 Min./Woche Tanztherapie in einer geschlossenen Gruppe nur für Rehabilitanden im Pflege-Konzept • 30 Min./Woche Einzeltherapie
Zusätzliche Therapiebausteine gemeinsam mit anderen Rehabilitanden	• 2 × 90 Min./Woche indikative/störungsspezifische Gruppe • 2 × 90 Min./Woche Ergotherapie • 2 × 45 Min. Entspannungstraining (PMR) • Psychoedukative Seminare • 3 × 60 Min./Woche Ausdauertraining (Nordic Walking, Schwimmen, Ergometertraining, Cross-Trainer) • 2 × 60 Min. Kraft-Ausdauertraining (Geräteraum) für die Rückenmuskulatur • Physiotherapie • Physikalische Therapie • Sozialberatung

4.4 Medizinisch-beruflich orientierte Rehabilitation (MBOR) in der Psychosomatik

ist es sinnvoll, im Sinne eines Casemanagements sowohl mit den ambulanten Behandlern (z. B. Hausarzt, Psychotherapeut) als auch mit dem Betrieb bzw. dem Betriebsarzt Kontakt aufnehmen zu können, wenn entsprechender Handlungsbedarf besteht. MBOR-Nachsorgeprogramme mit integriertem Casemanagement werden derzeit z. B. von der DRV Braunschweig-Hannover erprobt (Kobelt 2013).

4.4.6 Fazit und Perspektive

Mit MBOR wird seitens der Rehabilitationsträger die Erwartung verbunden, dass der konsequente Arbeitsbezug in der medizinischen Rehabilitation langfristig die Berufsrückkehrwahrscheinlichkeit von Rehabilitanden mit beruflichen Schwierigkeiten erhöht. Auf welcher Basis beruht diese Erwartung? Die Wirksamkeit und Wirtschaftlichkeit der MBOR, wie im Anforderungsprofil empfohlen, ist bisher nur für orthopädische Indikationen geprüft worden (Streibelt et al. 2008, Bethge et al. 2010, Bethge et al. 2012). Erwartungen in Bezug auf die Wirksamkeit (jedoch nicht in Bezug auf die Wirtschaftlichkeit) arbeitsbezogener Maßnahmen in der Psychosomatik beruhen immerhin auf Studien zu etablierten berufsbezogenen Behandlungsprogrammen. Evaluationen bescheinigen zumindest zum Teil eine Effektivität hinsichtlich der Steigerung der Berufsrückkehrwahrscheinlichkeit. Aber auf welchen Effekten beruht die erhoffte positive Auswirkung der MBOR?

Die Effektsteigerung der stationären Rehabilitation durch die MBOR scheint erstens auf die höhere Wahrscheinlichkeit, dass Patienten mit arbeitsplatzbezogenen Problemen identifiziert werden und dann spezifische Interventionen verordnet bekommen, zurückzuführen zu sein. Zweitens ist der Fokus auf Motivationsförderung während des gesamten Reha-Verlaufs zentral, ausgehend davon, dass die subjektive Erwerbsprognose eine der wichtigsten Return-to-Work-Prädiktoren ist und unter sämtlichen Prädiktoren eine der wenigen veränderbaren Stellschrauben darstellt. Dies bedeutet auch, einer „falschen Motivation" (z. B. verfrühter Rentenwunsch mit der Idee, dessen Erfüllung könnte auch die psychischen Probleme lösen) der Rehabilitanden entgegenzuwirken. Drittens gibt es die Hoffnung, dass eine mentale Umstellung unter den verschiedenen Berufsgruppen in den Reha-Einrichtungen zur Return-to-Work-Motivation beisteuert: „Beschäftigte aus den für die Rehabilitation typischen Gesundheitsberufen (Medizin, Pflege, Physiotherapie, Sport- und Bewegungstherapie, Psychologie u. a.) haben bislang in ihren jeweiligen Ausbildungen nicht unbedingt einen Schwerpunkt bzgl. beruflicher Orientierung. [Sie] haben qua Ausbildung in erster Linie ein krankheits- bzw. störungsspezifisches und kuratives Verständnis ihrer beruflichen Rolle, im günstigen Fall noch erweitert um die Bedeutung der anderen relevanten Sektoren des bundesdeutschen Gesundheitssystems, nämlich Prävention, Pflege und Rehabilitation" (Küch 2009). Viertens sollten der frühere Einbezug berufsbezogener Maßnahmen in der medizinischen Rehabilitation sowie der kontinuierliche und prozesshafte Charakter der MBOR helfen, Übergangs- und Schnittstellenprobleme zu reduzieren, was wiederum Unterbrechungen in der berufsorientierten Rehabilitation verhindern kann. Das setzt eine neue Art der Zusammenarbeit mit externen Institutionen bei der Diagnostik und Planung der beruflichen (Wieder-)Eingliederung voraus. Hier kommt der Reha-Nachsorge (teilweise auch unter Einbeziehung neuer Medien, denn klassische Gruppenprogramme lassen sich auf absehbare Zeit nicht flächendeckend umsetzen) eine besondere Bedeutung zu.

Die Durchführung von Leistungen der Stufe B und C ist nur mit erhöhten Ressourcen möglich (Bethge et al. 2012), besonders wenn sich an die stationäre Phase ein Casemanagement anschließen soll. Die psychosomatische

Rehabilitation sieht sich damit mit zweierlei Herausforderungen nicht nur finanzieller Art konfrontiert, weil zeitgleich zum MBOR-Anforderungsprofil der Reha-Therapiestandard „Depressive Störungen" bekanntgemacht wurde (Deutsche Rentenversicherung Bund 2011b).

Abschließend ist festzustellen, dass MBOR für die psychosomatische Rehabilitation die Chance bietet, ihr berufsbezogenes Profil zu stärken und sich hier von der psychosomatischen Krankenhausbehandlung abzuheben. Dieser Aspekt ist auch unter dem Gesichtspunkt der differenzierten Indikationsstellung zu stationären Maßnahmen von Bedeutung. Forschungsbedarf besteht sowohl hinsichtlich des aktuellen Implementierungsgrades beruflich orientierter Konzepte als auch hinsichtlich deren Effizienz und Nachhaltigkeit.

Literatur zu Kapitel 4

Alexander F, French T. Psychoanalytic therapy. New York: Ronald Press 1946.
Amann A. Lebenslage und Sozialarbeit. Elemente zu einer Soziologie von Hilfe und Kontrolle. Berlin: Duncker & Humblot 1983.
Amann G, Wipplinger R (Hrsg). Gesundheitsförderung – ein multidimensionales Tätigkeitsfeld. Tübingen: dgvt 1998.
Amann, A. Lebenslage und Sozialarbeit. Elemente zu einer Soziologie von Hilfe und Kontrolle. Duncker und Humblot. Berlin 1983.
Andersson G, Lyttkens L. A meta-analytic review of psychological treatments for tinnitus. Br J Audiol 1999; 33: 201–10.
Antonovsky, A. Salutogenese. Zur Entmystifizierung der Gesundheit. Dt. erweiterte Herausgabe von A. Franke. dgtv. Tübingen 1997.
Astin JA, Beckner W, Soeken K, Hochberg MC, Berman B. Psychological interventions for rheumatoid arthritis: a meta-analysis of randomized controlled trials. Arthritis Rheum 2002; 47: 291–302.
Baer RA. Mindfulness training as a clinical intervention: A conceptual and empirical review. Clin Psychol Sci Pr 2003; 10: 125–43.

Balint M, Ornstein PH, Balint E. Fokaltherapie. Ein Beispiel angewandter Psychoanalyse. Frankfurt am Main: Suhrkamp 1973.
Bamberg E, Busch C. Stressbezogene Interventionen in der Arbeitswelt. Z Arb Organ 2006; 50: 215–26.
Bardé B, Mattke D. Therapeutische Teams. Theorie-Empirie-Klinik. Göttingen: Vandenhoeck & Ruprecht 1993.
Barlow D, Gorman J, Shear M, Woods S. Cognitive-behavioral therapy, Imipramine, or their combination for panic disorder. JAMA 2002; 83: 2529–36.
Bauer M, Berghöfer A, Adli M (Hrsg.). Akute und therapieresistente Depressionen. Pharmakotherapie, Psychotherapie, Innovationen. Berlin-Heidelberg-New York, Springer 2005.
Bauer M, Whybrow PC, Angst J, Versiani M, Möller HJ, WFSBP Task Force on Treatment Guidelines for Unipolar Depressive Disorders. World Federation of Societies of Biological Psychiatry (WFSBP) guidelines for biological treatment of unipolar depressive disorders, part 1: Acute and continuation treatment of major depressive disorder. World J Biol Psychiatry 2002, 3: 5–43.
Bauer M. Leitlinien und Therapiealgorithmen in der Behandlung depressiver Störungen. Psychopharmakatherapie 2005; 12 (Suppl 13): 18–23.
Bauernschmitt V. Stress durch Selbstwertbedrohung. Berufliche Gratifikationskrise und depressive Symptomatik und dem Fokus der Selbstwertbedrohung. Unveröff. Diplomarbeit an der Ludwig-Maximilians Universität München 2011.
Beck D. Die Kurzpsychotherapie. Eine Einführung unter psychoanalytischem Aspekt. Bern, Stuttgart, Wien: Huber 1974.
Becker H, Senf W. Praxis der stationären Psychotherapie. Stuttgart: Thieme 1988.
Bellak L, Small L. Kurzpsychotherapie und Notfallpsychotherapie. Frankfurt am Main: Suhrkamp 1972.
Benkert O, Hippius H (Hrsg). Kompendium der Psychiatrischen Pharmakotherapie. Berlin: Springer 2014, 10., vollst. überarb. u. akt. Aufl.
Benkert O, Hippius H (Hrsg). Psychiatrische Pharmakotherapie. Berlin: Springer 1996.
Berger M. Psychische Erkrankungen. Klinik und Therapie. München: Urban & Fischer 2004.
Bergers, K. E. (2008) Pflege in der psychosomatischen Rehabilitation. Eine organisationsbezo-

gene Beratung zur Planung und Durchführung von Veränderungsprozessen unter Berücksichtigung des Belastungserlebens. Saarbrücken: VDM Verlag Dr. Müller e. K. 2013.
Berking M, Känel M von. Achtsamkeitstraining als psychotherapeutische Interventionsmethode. Konzeptklärung, klinische Anwendung und aktuelle empirische Befunde. Psychother Psychosom Med Psychol 2007; 57: 170–7.
Bernardy K, Sandweg R. Frühberentung: Bedingung und Folgen – Eine retrospektive Untersuchung zur Prognostik der Frührente und dem Krankheitsverlauf nach vorzeitiger Berentung. Nervenarzt 2003; 74: 406–12.
Bernstein DA, Borkovec TD. Entspannungs-Training. Handbuch der „progressiven Muskelentspannung" nach Jacobson. München: Pfeiffer 1995.
Bethge M, Brandes I, Kleine-Budde K, Löffler S, Neuderth S, Schwarz B et al. Abschlussbericht zum Projekt „MBOR-Management – Formative Evaluation der Medizinisch-beruflich orientierten Rehabilitation (MBOR)" im Auftrag der Deutschen Rentenversicherung Bund. Würzburg und Hannover: Julius-Maximillians-Universität Würzburg und Medizinische Hochschule Hannover 2012a.
Bethge M, Herbold D, Trowitzsch L, Jacobi C. Berufliche Wiedereingliederung nach einer medizinisch-beruflich orientierten orthopädischen Rehabilitation: Eine clusterrandomisierte Studie. Rehabilitation 2010; 49: 2–12.
Bethge M, Schwarz A, Brandes I, Löffler S, Neuderth S, Vogel H et al. Zugang zur medizinisch-beruflich orientierten Rehabilitation: Ergebnisse der MBOR-Management-Studie. Phys Rehab Kur Med 2012b; 22: A5.
Beutel M, Dommer T, Kayser E, Bleichner F, Vorndran A, Schlüter K. Arbeit und berufliche Integration psychosomatisch Kranker: Nutzen und Indikation der beruflichen Belastungserprobung. Psychother Psychosom Med Psychol 1998a; 48: 368–74.
Beutel M, Gerhard C, Kayser E, Gustson D, Weiss B, Bleichner F. Berufsbezogene Therapiegruppen für ältere Arbeitnehmer im Rahmen der tiefenpsychologisch orientierten psychosomatischen Rehabilitation. Gruppenpsychother 2002; 38: 313–34.
Beutel M, Kayser E, Vorndran A, Schlüter K, Bleichner F. Berufliche Integration psychosomatisch Kranker – Ergebnisse einer Verlaufsuntersuchung mit Teilnehmern der beruflichen Belastungserprobung. Prax Klin Verhaltensmed Rehabil 1998b; 42: 22–7.
Beutel M, Knickenberg RJ, Krug B, Mund S, Schattenburg L, Zwerenz R. Psychodynamic focal group treatment for psychosomatic inpatients: with an emphasis on work related conflicts. Int J Group Psychoth 2006; 56: 285–306.
Beutel M, Zwerenz R, Bleichner F, Vorndran A, Gustson D, Knickenberg RJ. Vocational training integrated into inpatient psychosomatic rehabilitation: short and long term results from a controlled study. Disabil Rehab 2005; 27: 891–900.
Beutel M. Psychodynamische Kurztherapien. Psychotherapeut 2000; 45: 203–13.
Beutler LE, Engle D, Mohr D, Daldrup RJ, Bergan J, Meredith K, Merry W. Predictors of differential response to cognitive, experiential, and self-directed psychotherapeutic procedures. J Cons Clin Psychol 1991; 59: 333–40.
Beutler LE, Malik ML. Rethinking the DSM. A psychological perspective. Washington: American Psychologica Association 2002.
Bloch S, Crouch E. Therapeutic factors in Group Psychotherapy. Oxford: Oxford University Press 1985.
Bolm T, Piegler T. Der Einsatz von Naltrexon bei Dissoziativen Störungen. Psychiat Prax 2001; 28: 214–8.
Bongartz W, Bongartz K. Hypnosetherapie. Göttingen: Hogrefe 2000.
Borgart EJ, Meermann R. Stationäre Verhaltenstherapie. Bern: Huber 2004.
Boss JL. What makes a group heterogeneous? Am J Occ Ther 1992; 46: 1145.
Boutron I, Moher D, Altman DG, Schulz KF, Ravaud P. Extending the CONSORT statement to randomized trials of nonpharmacologic treatment: explanation and elaboration. Annals of Internal Medicine 2008; 148: 295–309.
Breitman B, Blinder B, Thase M, Riba M, Safer D. Integrating psychotherapy and pharmacotherapy. New York: Norton & Company Inc 2003.
Broda M, Engelhardt W. Stationäre verhaltensmedizinische Psychosomatik. Das Erlernen neuer Problemlösungen als Therapie. In: Neun H (Hrsg). Psychosomatische Einrichtungen. Göttingen: Vandenhoeck & Ruprecht 1994; 45–53.
Bruce A, Constantino A, Constantino M. Effectiveness of psychotherapy and combination tre-

atment for chronic depression. JCLP/In Session 2003; 591: 893-905.

Bruns T, Praun N. Biofeedback. Ein Handbuch für die therapeutische Praxis. Göttingen: Vandenhoeck & Ruprecht 2002.

Bschor T, Bauer M. Therapieresistente Depressionen. In: Lemke RM (Hrsg). Affektive Störungen. Stuttgart: Thieme 2004; 101-15.

Buchkremer G, Klingberg S. Was ist wissenschaftlich fundierte Psychotherapie? Zur Diskussion um Leitlinien für die Psychotherapieforschung. Nervenarzt 2001; 72: 20-30.

Budman SH, Soldz S, Demby A, Feldstein M, Springer T, Davis MS. Kohäsion, therapeutische Allianz und Therapieerfolg in der Gruppenpsychotherapie. Eine empirische Untersuchung. In: Tschuschke V, Czogalik D (Hrsg). Psychotherapie. Welche Effekte verändern? Zur Frage der Wirkmechanismen therapeutischer Prozesse. Berlin: Springer 1990; 369-86.

Bundesversicherungsanstalt für Angestellte (BfA) (Hrsg). Gesundheitstraining in der medizinischen Rehabilitation. Berlin: Bundesversicherungsanstalt für Angestellte 2003a.

Bundesversicherungsanstalt für Angestellte (BfA). Eckpunkte arbeitsbezogener Strategien bei Leistungen zur medizinischen Rehabilitation. Berlin: Bundesversicherungsanstalt für Angestellte 2003b.

Bundesversicherungsanstalt für Angestellte. KTL – Klassifikation therapeutischer Leistungen in der medizinischen Rehabilitation. Berlin: BfA 2000.

Bundesversicherungsanstalt für Angestellte. KTL-Dokumentationsanleitung für die Anwendung der Klinischen Sozialarbeit. 1. Aufl. Berlin: BfA 2002.

Bürger W, Deck R, Fuhrmann I. SIBAR: Ein Fragebogen zur Erfassung des Bedarfs an berufsbezogenen Behandlungsangeboten in der Medizinischen Rehabilitation. DRV-Schriften 2006; 64: 42-3.

Bürger W. Arbeit, Psychosomatik und medizinische Rehabilitation: Eine Längsschnittuntersuchung. Bern: Hans Huber 1997.

Bürger W. Entwicklungsstand der berufsbezogenen Angebote in der medizinischen Rehabilitation. In: Müller-Fahrnow W, Hansmeier T, Karoff M (Hrsg). Wissenschaftliche Grundlagen der medizinisch-beruflich orientierten Rehabilitation. Assessments – Interventionen – Ergebnisse. Lengerich: Pabst Science Publishers 2006; 47-55.

Bürger W. Positive und gesundheitsförderliche Aspekte der Arbeit und ihre Bedeutung für Patienten in medizinischer Rehabilitation. Z Ges Psych 1998; 6: 137-50.

Bürger W. Rahmenkonzeption für berufsbezogene Behandlungsangebote in der medizinischen Rehabilitation. Verhaltensther Psychosoz Prax 1999; 31: 9-21.

Burlingame GM, MacKenzie KR, Strauß B. Zum aktuellen Stand der Gruppenpsychotherapieforschung. II. Effekte von Gruppenbehandlungen als Bestandteil komplexer Behandlungsangebote. Gruppenpsychother Gruppendyn 2002; 38: 1-28.

Burlingame GM, MacKenzie KR, Strauß B. Zum aktuellen Stand der Gruppenpsychotherapieforschung. I. Allgemeine Effekte von Gruppenpsychotherapien und Effekte störungsspezifischer Gruppenbehandlungen. Gruppenpsychother Gruppendyn 2001; 37: 299-318.

Carroll D, Seers K. Relaxation for the relief of chronic pain: a systematic review. J Adv Nurs 1998; 27: 476-87.

Castonguay LG, Pincus AL, Agras WS, Hines CE. The role of emotion in group cognitive-behavioral therapy for binge eating disorder: When things have to feel worse before they get better. Psychother Res 1998; 8: 225-38.

Catina A, Tschuschke V. A summary of empirical data from the investigation of two psychoanalytic groups by means of repertory grid technique. Group Anal 1993; 26: 443-9.

Cipriani A, Furkukawa TA, Salanti G et al. Comparative efficacy and acceptability of 12 new-generation antidepressants: a multiple-treatment-meta-analysis. Lancet 2009; 373: 746-758.

Clum GA, Clum GA, Surls R. A meta-analysis of treatments for panic disorder. J Consult Clin Psych 1993; 61: 317-26.

Cuijpers P, van Straten A, Warmwerdam L. Psychotherapy versus the combination of psychotherapy and pharmacotherapy in the treatment of depression: a meta-analysis. Depress Anxiety 2009; 26: 279-288.

Czikkely M, Limbacher K. „Meine beruflichen Schwierigkeiten bewältige ich, wenn es mir wieder besser geht …" Berufsbezogene Behandlungsansätze während eines stationären Heilverfahrens. Prax Klin Verhaltensmed Rehabil 1998; 11: 4-10.

D`Zurilla TJ, Goldfried MR. Problem solving and behavior modification. J Abnorm Psychol 1971; 78: 107–26.

Danckwarth JF, Gaus E. Therapeut-Patient-Beziehung und Verordnung von Psychopharmaka. In: Uexküll T von (Hrsg). Psychosomatische Medizin. 6. Aufl. München: Urban & Fischer 2003; 527–36.

Davanloo H (ed). Basic principles and techniques in short-term dynamic psychotherapy. New York, London: SP Medical and Scientific Books 1978.

Davanloo H (ed). Short-term dynamic psychotherapy. New York, London: Jason Aronson 1980.

Davidson JR, DuPont RL, Hedges D, Haskins JT. Efficacy, safety, and tolerability of venlafaxine extended release and buspirone in outpatients with generalized anxiety disorder. J Clin Psychiatry 1999; 60: 528–35.

Davies-Osterkamp S. Der Düsseldorfer Wirkfaktorenfragebogen. Ein Instrument zur differenziellen Beschreibung von Gruppenpsychotherapien. In: Strauß B, Eckert J, Tschuschke V (Hrsg.). Methoden der empirischen Gruppenpsychotherapieforschung. Ein Handbuch. Opladen: Westdeutscher Verlag 1996; 116–27.

de Vries U, Petermann F. Patientenschulung in der medizinischen Rehabilitation. Phys Rehab Kur Med 2010; 20: 137–143

Deck R, Glaser-Möller N, Mittag O. Rehabilitation und Nachsorge – Bedarf und Umsetzung. Lage: Jacobs-Verlag 2004.

Deutsche Gesellschaft für Ernährung (DGE) (Hrsg). Referenzwerte für die Nährstoffzufuhr. Bonn: DGE 2013.

Deutsche Gesellschaft für Ernährung (DGE). Beratungspraxis. Bonn: DGE 2002.

Deutsche Gesellschaft für Ernährung (DGE). DGE-Qualitätsstandard für die Verpflegung in Rehabilitationskliniken, 1. Auflage. Bonn: DGE 2011a.

Deutsche Gesellschaft für Ernährung (DGE). DGE-Qualitätsstandard für die Verpflegung in Krankenhäusern. Bonn: DGE 2011b.

Deutsche Gesellschaft für Ernährung. Ernährungsbericht 1992. Frankfurt: FRG 1992.

Deutsche Gesellschaft für Ernährung. Prinzipien der onkologischen Rehabilitation. AWMF online. http://leitlinien.net (19. März 2007).

Deutsche Gesellschaft für Ernährung. Vollwertige Ernährung nach den 10 Regeln der DGE. http:// www.dge.de/modules.php? name = St & file = vw_et. 30.09.2007.

Deutsche Gesellschaft für Psychiatrie, Psychotherapie und Nervenheilkunde (DGPPN) (Hrsg). Behandlungsleitlinie Affektive Erkrankungen. Darmstadt: Steinkopff 2000.

Deutsche Rentenversicherung Bund (Hrsg). Berichte zur Reha-Qualitätssicherung der deutschen Rentenversicherung. Therapeutische Leistungen (KTL). Bericht 2013a.

Deutsche Rentenversicherung Bund (Hrsg). KTL – Klassifikation therapeutischer Leistungen in der medizinischen Rehabilitation. Berlin: DRV 2007a.

Deutsche Rentenversicherung Bund. Anforderungsprofil für die verhaltensmedizinisch orthopädische Rehabilitation (VMO). Berlin: DRV Bund 2013b.

Deutsche Rentenversicherung Bund. Anforderungsprofil zur Durchführung der Medizinisch-beruflich orientierten Rehabilitation (MBOR) im Auftrag der Deutschen Rentenversicherung, Stand: September 2011. Berlin: DRV Bund 2011.

Deutsche Rentenversicherung Bund. Anforderungsprofil zur Durchführung der Medizinisch-beruflich orientierten Rehabilitation (MBOR) im Auftrag der Deutschen Rentenversicherung, Stand: August 2012. Berlin: DRV Bund 2012.

Deutsche Rentenversicherung Bund. Eckpunkte arbeitsbezogener Strategien bei Leistungen zur medizinischen Rehabilitation. Berlin: Deutsche Rentenversicherung Bund 2007b.

Deutsche Rentenversicherung Bund. http://www.deutsche-rentenversicherung-bund.de/nn_10216/SharedDocs/de/Inhalt/Zielgruppen/01_sozialmedizin_forschung/05_konzepte_system fragen/konzepte/gesundheitstraining_ind_spe zifisch.html (26.09.2007).

Deutsche Rentenversicherung Bund. http://www.deutsche-rentenversicherung-bund.de/nn_10216/SharedDocs/de/Inhalt/Zielgruppen/01_sozialmedizin_forschung/05_konzepte_system fragen/dateianh_C3_A4nge/gesundheitstrai ning_ind_spezifisch/ern_C3_A4hrung.html. 30.09.2007.

Deutsche Rentenversicherung Bund. http://www.deutsche-rentenversicherung-bund.de/nn_10216/SharedDocs/de/Inhalt/Zielgruppen/01_sozialmedizin_forschung/05_konzepte_system fragen/konzepte/gesundheitstraining_ind_spe zifisch.html (26.09.2007).

Deutsche Rentenversicherung Bund. http://www.deutsche-rentenversicherung-bund.de/nn_10216/SharedDocs/de/Inhalt/Zielgruppen/01_sozialmedizin_forschung/05_konzepte_system fragen/dateianh_C3_A4nge/gesundheitstraining_ind_spezifisch/ern_C3_A4hrung.html. 30.09.2007.

Deutsche Rentenversicherung Bund. Reha-Therapiestandards Depressive Störungen: Leitlinie für die medizinische Rehabilitation der Rentenversicherung. Berlin: DRV Bund 2011a.

Deutsche Vereinigung für den Sozialdienst im Krankenhaus e.V. (Hrsg). Qualitätsmanagement in der Krankenhaussozialarbeit. Ein Manual. Mainz: Eigenverlag 1999.

Devine EC. Meta-analysis of the effect of psychoeducational interventions on pain in adults with cancer. Oncol Nurs Forum 2003; 30: 75–89.

Devine EC. Meta-analysis of the effects of psychoeducational care in adults with asthma. Res Nurs Health 1996; 19: 367–76.

Dibbelt S, Greitemann B, Büschel C. Nachhaltigkeit orthopädischer Rehabilitation bei chronischen Rückenschmerzen – Das Integrierte orthopädisch-psychosomatische Behandlungskonzept (IopKo). Rehabilitation 2006; 45: 324–335.

Diegelmann B. Therapeutische Effekte der Feldenkrais-Methode im Rahmen einer stationären verhaltenstherapeutischen Rehabilitationsbehandlung. Psychologische Diplomarbeit. Universität Koblenz-Landau, Abteilung Landau; 2000.

Dörr M (Hrsg). Klinische Sozialarbeit – eine notwendige Kontroverse. Baltmannsweiler: Schneider Verlag Hohengehren 2002.

Drerup E. Modelle der Krankenpflege. Freiburg: Lambertus 1997.

Dührssen A. Möglichkeiten und Probleme der Kurztherapie. Z Psychosom Med Psychoanal 1969; 15: 229.

Ehlers A, Markgraf J. The psychophysiological model of panic. In: Emmelkamp PMG, Everaerd W, Kraaimaat F, Son M van (eds.). Fresh perspectives on anxiety disorders. Amsterdam: Swets 1989; 1–29.

Ellis SE, Speroff T, Dittus RS, Brown A, Pichert JW, Elasy TA. Diabetes patient education: a meta-analysis and meta-regression. Patient Educ Couns 2004; 52, 97–105.

Eppley KR, Abrams AI, Shear J. Differential effects of relaxation techniques on trait anxiety: a meta-analysis. J Clin Psychol 1989; 45: 957–74.

Ernst E, Pittler MH, Stevinson C. Complementary/alternative medicine in dermatology: evidence-assessed effficacy of two diseases and two treatments. Am J Clin Dermatol 2002; 3: 341–8.

Fähser NC, Wiethoff K, Adli M. Therapiealgorithmen in der Langzeitpsychopharmakotherapie. In: Linden M, Müller WE (Hrsg). Rehabilitations-Psychopharmakotherapie. Köln: Deutscher Ärzte-Verlag 2005; 43–56.

Ferenczi S, Rank O. Entwicklungsziel der Psychoanalyse. Zur Wechselbeziehung von Theorie und Praxis. Leipzig: Internationaler Psychoanalytischer Verlag 1924.

Ferenczi S. Kontraindikationen der „aktiven psychoanalytischen Technik". Int Z Psychoanal 1926; 12: 3.

Ferenczi S. Weiterer Ausbau der „aktiven Technik" in der Psychoanalyse. Int Z Psychoanal 1921; 7: 16.

Fichter M, Krüger R, Rief W. Fluvoxamine in prevention of relapse in bulimia nervosa: effects on eating-specific psychopathology. J Clin Psychopharmacol 1996; 16: 9–18.

Fiedler P. Verhaltenstherapie in Gruppen. Psychother 1995; 40: 43–50.

Fiedler P. Verhaltenstherapie in und mit Gruppen. Weinheim: Psychologie Verlags Union 1996.

Fiedler RG, Hanna R, Hinrichs J, Heuft G. Förderung beruflicher Motivation: Trainingsprogramm für die Rehabilitation. Weinheim: Beltz 2011.

French TM. The Integration of Behavior Vol III: The reintegrative process in a psychoanalytic treatment. Chicago: The University of Chicago Press 1958.

Freud S. Wege der psychoanalytischen Therapie (1918). In: Studienausgabe Ergänzungsband – Schriften zur Behandlungstechnik. Frankfurt am Main: Fischer 1982; 241–9.

Gaston L. The concept of alliance and its role in psychotherapy. Theoretical and empirical considerations. Psychotherapy 1990; 27: 143–53.

Georg J, Frowein M (Hrsg). Pflege-Lexikon. Berlin: Hans Huber 1999.

Gerdes N, Jäckel WH. Indikatoren des Reha-Status (IRES) – Ein Patientenfragebogen zur Beurteilung von Rehabilitationsbedürftigkeit und -erfolg. Rehabilitation 1992; 31: 73–9.

Gerdes N, Weidemann H, Jäckel W (Hrsg). Die PROTOS-Studie. Ergebnisqualität stationärer Rehabilitation in 15 Kliniken der Wittgensteiner Klinik-Allianz. Darmstadt: Steinkopff 2000.

Geuter U. Deutschsprachige Literatur zur Körperpsychotherapie. Eine Bibliografie. Schriftenreihe der Deutschen Gesellschaft für Körperpsychotherapie, Band 1/2. Rieden im Allgäu: Leutner 2002.

Gill MM. Die Übertragungsanalyse. Theorie und Technik. Frankfurt am Main: Fischer 1996.

Gill MM. Psychoanalyse im Übergang. Eine persönliche Betrachtung. Stuttgart: Verlag Internationale Psychoanalyse 1997.

Glass CR, Arnkoff DB. Consumers` perspectives on helpful and hindering factors in mental health treatment. J Clin Psychol 2000; 56: 1467–80.

Görlitz G. Körper und Gefühl in der Psychotherapie. 2 Bände. Basisübungen – Aufbauübungen. München: Pfeiffer 1998.

Görlitz G. Körper und Gefühl in der Psychotherapie. 2 Bände. Basisübungen – Aufbauübungen. München: Pfeiffer 1998.

Grawe K, Donati R. Bernauer R. Psychotherapie im Wandel. Von der Konfession zur Profession. Göttingen: Hogrefe 1994.

Greitemann R, Dibbelt S, Fröhlich S, Niemeyer C. DGRW-Update: Erkrankungen des Muskel-Skelettsystems. Rehabilitation 2012; 51: 378–384.

Grossmann P, Niemann L, Schmidt S, Walach H. Mindfulness-based stress reduction and health benefits: A meta-analysis. J Psychosom Res 2004; 57: 43–53.

Güner PR. Körperbildveränderungen durch die Feldenkrais-Methode: Möglichkeiten der Operationalisierung. Psychologische Diplomarbeit. Universität Koblenz-Landau, Abteilung Landau; 2001.

Günther U, Lindner J. Die psychoanalytisch begründete Kurzgruppenpsychotherapie unter rehabilitationsbezogenem Fokus. Gruppenpsychotherapie und Gruppendynamik 1999; 35: 203–221.

Gutman G, Brown S, Herbert C. Feldenkrais vs. conventional exercise for the elderly. J Gerontol 1977; 32: 562–72.

Hamblin DL, Beutler LE, Scogin F, Cobishley A. Patient responsiveness to therapist values and outcome in group cognitive therapy. Psychotherapy Research 1993; 3: 36–46.

Hamm A. Progressive Muskelentspannung. In: Vaitl D, Petermann F (Hrsg). Handbuch der Entspannungsverfahren. Bd. 1. Weinheim: PVU 1993; 243–71.

Hammer M, Plößl I, Hundsdörferhttps://www.thieme-connect.de/DOI/DOI?10.1055/s-2007-970582 – A1, T. Stressbewältigungstraining (SBT) für psychisch kranke Menschen – Pilotstudie in einer WfbM über ein Gruppenprogramm zur Unterstützung der beruflichen Rehabilitation. Rehabilitation 2007; 46(2): 102–110.

Hammer M, Plößl I. Zusammenhang zwischen Erkrankung, Rehabilitation und Arbeit (ZERA) – Ein Schulungsprogramm für die medizinisch-berufliche Rehabilitation psychisch kranker Menschen. Rehabilitation 2001; 40: 28–35.

Hanna R, Fiedler RG, Dietrich H, Greitemann B, Heuft G. Zielanalyse und Zieloperationalisierung (ZAZO): Evaluation eines Gruppentrainings zur Förderung beruflicher Motivation. Psychotherapie, Psychosomatik, Medizinische Psychologie 2010; 60: 316–325.

Hansmeier T, Schliehe F. Rechtliche und institutionelle Rahmenbedingungen der medizinisch-beruflich orientierten Rehabilitation. In A.Hillert, W. Müller-Fahrnow, F. M. Radoschewski (Eds.), Medizinisch-beruflich orientierte Rehabilitation 2009; pp. 34–49. Köln: Deutscher Ärzte-Verlag.

Haupt E, Herrmann R, Schulungsteam Reha-Zentrum Bad Kissingen Klinik-Saale DRV Bund. Curriculum Gesunde Ernährung. Aus der Reihe „Curricula für das Gesundheitstraining in der medizinischen Rehabilitation". Berlin: Deutsche Rentenversicherung Bund 2010.

Heide FJ, Borkovec TD. Relaxation-induced anxiety: paradoxical anxiety enhancement due to relaxation training. J Consult Clin Psych 1983; 51: 171–82.

Heidenreich T, Michalak J (Hrsg). Achtsamkeit und Akzeptanz in der Psychotherapie. Tübingen: dgvt 2004.

Heidenreich T, Michalak J. Achtsamkeit („Mindfulness") als Therapieprinzip in Verhaltenstherapie und Verhaltensmedizin. Verhaltenstherapie 2003; 13: 264–74.

Heigl-Evers A, Heigl F. Gruppentherapie: interaktionell – tiefenpsychologisch fundiert (analytisch orientiert) – psychoanalytisch. Gruppenpsychother Gruppendyn 1997; 7: 132–57.

Heigl-Evers A, Ott J. Die psychoanalytisch-interaktionelle Methode. Ein Behandlungsangebot für strukturell gestörte Patienten. Psychother 1996; 41: 77–83.

Heitzmann B, Helfert S, Schaarschmidt U. Fit für den Beruf. AVEM-gestütztes Patientenschulungsprogramm zur beruflichen Orientierung in der Rehabilitation. Bern: Huber 2008.

Heitzmann B, Schaarschmidt U, Kieschke U. Diagnostik beruflichen Bewältigungsverhaltens bei Rehabilitationspatienten. Die Leistungsmöglichkeiten des Verfahrens AVEM im Bereich medizinischer Rehabilitation. Prax Klin Verhaltensmed Rehabil 2005; 70: 269–80.

Hellwig A, Schoof M (Hrsg). Psychotherapie und Rehabilitation in der Klinik. Göttingen: Vandenhoeck & Ruprecht 1990.

Hentschel HJ, Kämmerer W. Zur Fokusformulierung für Patienten mit körperlichem Leitsymptom. Elemente des Psychosomatischen Dialogs III. Psychotherapeut 1997; 42: 218–22.

Hess H. Affektive Beunruhigung als erlebnismäßiger Ausdruck der Dynamik im gruppentherapeutischen Veränderungsprozeß. In: Tschuschke V, Czogalik D (Hrsg). Psychotherapie – Welche Effekte verändern? Zur Frage der Wirkmechanismen therapeutischer Prozesse. Berlin: Springer 1990; 387–404.

Hillert A, Cuntz U, Heldwein C, Froben B, Fichter M. Die berufliche Belastungserprobung im Rahmen klinisch-stationärer Verhaltenstherapie. Praktische Durchführung, soziodemografische und psychologische Charakteristika der Patienten als Verlaufsprädiktoren. Prax Klin Verhaltensmed Rehabil 1998; 42: 28–34.

Hillert A, Koch S, Beutel ME, Holme M, Knickenberg RJ, Middeldorf S, Wendt T, Milse M, Scharl W, Zwerenz R, Schröder K. Berufliche Belastungen und Indikationsstellung für ein berufsbezogenes Schulungsmodul in der medizinischen Rehabilitation: Bericht einer multizentrischen Evaluationsstudie. Praxis Klinische Verhaltensmedizin und Rehabilitation 2007; 77: 147–154.

Hillert A, Koch S, Hedlund S. Stressbewältigung am Arbeitsplatz: Ein stationäres Gruppenprogramm zur Bewältigung beruflicher Belastungen. Göttingen: Vandenhoeck & Ruprecht 2007.

Hillert A, Koch S. Klinik berufsbezogener Gesundheitsstörungen -- Psychosomatik. In A.Hillert, W. Müller-Fahrnow, F. M. Radoschewski (Eds.), Medizinisch-beruflich orientierte Rehabilitation 2009; pp. 331–348. Köln: Deutscher Ärzte-Verlag.

Hillert A, Lehr D, Koch S, Bracht M, Ueing S, Sosnowsky-Waschek N. Lehrergesundheit. AGIL – das Präventionsprogramm für Arbeit und Gesundheit im Lehrerberuf. Stuttgart: Schattauer 2012.

Hillert A, Marwitz M. Die Burnout-Epidemie, oder: Brennt die Leistungsgesellschaft aus? München: Beck 2006.

Hillert A, Müller-Fahrnow W, Radoschewski FM (Hrsg). Medizinisch-beruflich orientierte Rehabilitation. Grundlagen und klinische Praxis. Köln: Deutscher Ärzte-Verlag 2009.

Hillert A, Sosnowsky N, Lehr D. Idealisten kommen in den Himmel, Realisten bleiben AGIL! Risikofaktoren, Behandlung und Prävention von psychosomatischen Erkrankungen im Lehrerberuf. Lehren und Lernen 2005; 31: 17–27.

Hillert A, Staedtke D, Cuntz U. Berufliche Belastungserprobung als integrierter Bestandteil der verhaltenstherapeutisch-psychosomatischen Rehabilitation. Theoretische Konzepte, real existierende Patienten und multiple Schnittstellen. Prax Klin Verhaltensmed Rehabil 2002; 58: 94–100.

Hillert A. Wie wird Burnout behandelt? Zwischen Wellness, berufsbezogener Stressprävention, Psychotherapie und Gesellschaftskritik. Bundesgesundheitsblatt 2012; 55: 190–196.

Hinsch R, Pfingsten U. Gruppentraining sozialer Kompetenzen (GSK). Grundlagen, Durchführung, Anwendungsbeispiele. 4. überarb. Aufl. Weinheim: PVU 2002.

Holroyd KA, Penzien DB. Pharmacological versus non-pharmacological prophylaxis of recurrent migraine headache: a meta-analytic review of clinical trials. Pain 1990; 42: 1–13.

Huntley A, Ernst E. Complementary and alternative therapies for treating multiple sclerosis symptoms: a systematic review. Complement Ther Med 2000; 8: 97–105.

Huntley A, White AR, Ernst E. Relaxation therapies for asthma: a systematic review. Thorax 2002; 57: 127–31.

Hyman RB, Feldman HR, Harris RB, Levin RF, Malloy GB. The effects of relaxation training on clinical symptoms: a meta-analysis. Nurs Res 1989; 38: 216–20.

Irle H, Sommhammer B, Klosterhuis H. Arbeitsbezug als Aufgabe der medizinischen Rehabilitation im Spiegel der KTL. DRV-Schriften 2005; 59: 251.

Ivancevich JM, Matteson MT, Freedman SM, Phillips JS. Worksite stress management interventions. Am Psychol 1990; 45: 252–61.

Ives JC, Shelley GA. The Feldenkrais Method in rehabilitation: A review. J Prev Assess Rehab 1998; 11: 75–90.

Jacobson E. Progressive Relaxation. A physical and clinical investigation of muscular states and their significance in psychology and medical practice. Chicago, London: The University of Chicago Press 1938.

Jacoby H. Erziehen – Unterrichten – Erarbeiten. Hamburg: Christians 1989.

Jacoby H. Jenseits von „Begabt" und „Unbegabt". Zweckmäßige Fragestellung und zweckmäßiges Verhalten – Schlüssel für die Entfaltung des Menschen. Hamburg: Christians 2004.

Janssen PL, Martin K. Methodik der stationären Psychotherapie. In: Janssen PL, Franz M, Herzog T, Heuft G, Paar GH, Schneider W (Hrsg). Psychotherapeutische Medizin. Standortbestimmung zur Differenzierung der Versorgung psychisch und psychosomatisch Kranker. Stuttgart: Schattauer 1999; 33–59.

Janssen PL. Psychoanalytische Therapie in der Klinik. Stuttgart: Klett-Cotta 1987.

Johnson SK, Frederick J, Kaufman M, Mountjoy B. A controlled investigation of bodywork in multiple sclerosis. J Altern Complement Med 1999; 5: 237–43.

Kaluza G. Stressbewältigung. Trainingsmanual zur psychologischen Gesundheitsförderung. Berlin: Springer 2004.

Kampman M, Keijsers G, Hoogduin C, Verbraak M. Addition of cognitive-behavior therapy for obsessive-compulsive disorder patients non-responding to fluoxetine. Acta Psychiatr Scand 2002b; 106: 314–9.

Kampman M, Keijsers G, Hoogduin C. A randomised, double-blind, placebo-controlled study of the effects of adjunctive paroxetine in panic disorder patients unsuccessfully treated with cognitive-behavioral therapy alone. J Clin Psychiatry 2002a; 63: 772–7.

Karasek R. Job demands, job decision latitude, and mental strain: Implications for job redesign. Administrative Science Quarterly 1979; 24: 285–308.

Kayser R, Zwerenz R, Gustson D, Vorndran A, Beutel ME. Schnittstellenproblematik am Beispiel der integrierten Beruflichen Belastungserprobung (BE). Praxis Klinische Verhaltensmedizin und Rehabilitation 2002; 15: 58, 101–106.

Kerr GA, Kotynia P, Kolt GS. Feldenkrais Awareness Through Movement and state anxiety. J Bodywork Movement Ther 2002; 6: 1–6.

Kessler M, Neef P, Grupp B, Kollmannberger A, Traue HC. Veränderungen des Schmerzerlebens durch Muskeltraining bei Rückenschmerzpatienten. Dtsch Z Sportmed 1993; 44: 379–92.

Kieser J, Schmidt P, Krambeck R, Nübling R, Wittmann WW. Psychosomatische Rehabilitation mit integrierter Berufstherapie (berufliche Belastungserprobung): Ergebnisse einer Evaluationsstudie. Prax Klin Verhaltensmed Rehabil 2000; 52: 48–56.

Kirsch I, Deacon B J, Huedo-Medina T B et al. Initial severity and antidepressant benefits: a meta-analysis of data submitted to the food and drug administration. PLoS Med 2008; 5(2): e45 doi:10.1371/journal.pmed.0050045.

Kivlighan DM, Multon KD, Brossar DF. Helpful impacts in group counseling: Development of a multidimensional rating system. J Couns Psychol 1996; 43: 347–55.

Klinkenberg N. „So that you can learn really to run yourself properly relaxed under all conditions" – Die Progressive Muskelrelaxation als pädagogisches Körperverfahren, unvereinbare Reaktion, Entspannungskonditionierung oder indikationsspezifisches Verfahren in der Verhaltenstherapie. Verhaltenstherapie und psychosoziale Praxis 1996; 28: 183–90.

Klinkenberg N. Achtsamkeit in der Körperverhaltenstherapie. Ein Arbeitsbuch mit 20 Probiersituationen aus der Jacoby/Gindler-Arbeit. Stuttgart: Klett-Cotta 2007.

Klinkenberg N. Feldenkrais-Pädagogik und Körperverhaltenstherapie. Karlsruhe: von Loeper 2005.

Klinkenberg N. Grundzüge einer Körperverhaltenstherapie. Praxis Klin Verhaltensmed Rehabil 2002; 59: 164–70.

Kluthe B. Ernährungsintervention – Rehabilitation. Wissenschaftliche Tagung des Bundesverbandes Deutscher Ernährungsmediziner, Freiburg 2000.

Klüwer R. Erfahrungen mit der psychoanalytischen Fokaltherapie. Psyche 1971; 25: 933–9.

Klüwer R. Fokus-Fokaltherapie-Fokalkonferenz. Psyche 2000; 54, 4: 299–321.

Klüwer R. Über die Orientierungsfunktion eines Fokus bei der psychoanalytischen Kurztherapie. Psyche 1970; 24: 739–55.

Kobelt A, Grosch F, Lamprecht F. Ambulante psychosomatische Nachsorge nach stationärer Rehabilitation. Stuttgart: Schattauer 2001.

Kobelt A. Fallmanagement und medizinisch beruflich orientierte Rehabilitation (MBOR) in der psychosomatischen Rehabilitation. Vortrag bei der Jahrestagung der DGPPR, Clausthal-Zellerfeld 2013.

Koch S, Geissner E, Hillert A. Berufliche Behandlungseffekte in der stationären Psychosomatik. Der Beitrag einer berufsbezogenen Gruppentherapie im Zwölf-Monats-Verlauf. Z Psychiatr Psychol Psychother 2007 a; 55 (2): 97–109.

Koch S, Hedlund S, Rosenthal S, Hillert A. Stressbewältigung am Arbeitsplatz. Ein stationäres Gruppentherapieprogramm. Verhaltenstherapie 2006; 16: 7–15.

Koch S, Hillert A. Therapeutische Interventionen auf psychosozialer Ebene. Konzeption, Durchführung und Wirksamkeit psychotherapeutisch fundierter berufsbezogener Interventionen. In: Hillert A, Müller-Fahrnow W, Radoschewski FM (Hrsg). Medizinisch-beruflich orientierte Rehabilitation. Köln: Deutscher Ärzteverlag 2009.

Koch S, Lehr D, Hillert A. Burnout Syndrom und chronischer beruflicher Stress. Reihe Fortschritte der Psychotherapie, Göttingen: Hogrefe 2014.

Koch S, Lehr D, Hillert A. Burnout und chronischer beruflicher Stress. Reihe Fortschritte der Psychotherapie, Göttingen: Hogrefe 2015.

Köllner V, Eckert-Tag Elsier C, Freiberg A, Lipka-Stöhr G. Stationäre Rehabilitation bei depressiven Störungen. Psychotherapie im Dialog 2013: 14 (3): 64–68.

Kolt GS, McConville JC. The effects of a Feldenkrais Awareness Through Movement program on state anxiety. J Bodywork Movement Ther 2000; 4: 216–20.

König F, Kaschka WP (Hrsg). Interaktionen und Wirkmechanismen ausgewählter Psychopharmaka. Stuttgart: Thieme 2003.

König K, Lindner WV. Psychoanalytische Gruppentherapie. Göttingen: Vandenhoeck & Ruprecht 1992.

König K. Einzelpsychotherapie außerhalb des klassischen Settings. Göttingen: Vandenhoeck & Ruprecht 1993.

König K. Göttinger Modell als Sonderform psychodynamischer Gruppentherapie. In: Tschuschke V. (Hrsg.). Gruppenpsychotherapie. Von der Indikation bis zu Leitungstechniken. Stuttgart: Thieme 2010; 269–272.

König K. Therapien in Gang bringen und konzentrieren. Göttingen: Vandenhoeck & Ruprecht 1997.

Kopka E, Ast C, Hügel H, Köllner V. Arbeitsplatzbezogene interaktionelle Therapie (AIT). Psychotherapie im Dialog 2009; 10: 230–235.

Koran LM, Hanna GL, Hollander E et al. Practice guideline for the treatment of patients with obsessive-compulsive disorder. American Journal of Psychiatry 2007; 164 (suppl): 1–56.

Kordy H, Senf W. Therapieabbrecher in geschlossenen Gruppen. Psychother Psychosom Med Psychol 1992; 42: 127–35.

Korsukewitz C. Ernährung in der Rehabilitation – ein Weg zum Selbstmanagement. Ernährungs-Umschau 2005; 52: 236.

Koss MP, Shiang J. Research on Brief Psychotherapy. In: Bergin AE, Garfield SL (eds). Handbook of psychotherapy and behavior change. 4th ed. New York: Wiley 1994; 664–700.

Kossak HC. Hypnose. In: Vaitl D, Petermann F (Hrsg). Handbuch der Entspannungsverfahren. Bd. 1. Weinheim: PVU 1993; 132–66.

Krupnick J, Sotsky S, Simmens S, Moyer J, Elkin I, Watkins J, Pilkonis P. The role of the therapeutic alliance in psychotherapy and pharmacotherapy outcome: findings in the National Institute of Mental Health treatment of depression collaborative research program. J Consult Clin Psychol 1996; 64: 532–9.

KTL – Klassifikation therapeutischer Leistungen in der medizinischen Rehabilitation. Ausgabe 2015 (Hrsg). Deutsche Rentenversicherung Bund, 6. Auflage 2014; 101–112.

Küch D, Roßband H, Morfeld M, Fischer D. Evaluation des psychologischen Gruppenprogramms BUSKO (Beruf und Stresskompetenz) in der orthopädischen Rehabilitation – Ergebnisse der Katamnese nach 12 Monaten. DRV-Schriften 2011; 93: 197–198.

Küch D. Umsetzung arbeits- und berufsbezogener Maßnahmen im Klinikalltag: Eindrücke aus der Praxis (Psychosomatik) 2009. http://www.

medizinisch-berufliche-orientierung.de/umsetzung-arbeits-und-berufsbezogener-masnahmen-im-klinikalltag-eindrucke-aus-der-praxis. Letzter Abruf: 26. September 2014.

Küchenhoff J. Störungsspezifität und psychoanalytische Psychotherapie – Ein Widerspruch? Psychother Med Psychol 2001; 51: 418–24.

Kutter P. Der Basiskonflikt der Psychosomatose und seine therapeutischen Implikationen. Jahrbuch der Psychoanalyse 1981; 13: 93–114.

Kutter P. Konzentrierte Psychotherapie auf psychoanalytischer Grundlage. Psyche 1977; 31: 957–74.

Lachauer R. Der Fokus in der Psychotherapie. Fokalsätze und ihre Anwendung in Kurztherapie und anderen Formen analytischer Psychotherapie. 2. Aufl. Stuttgart: Pfeiffer bei Klett-Cotta 1992.

Lachauer R. Methoden und Erfahrungen mit der Kurzpsychotherapie. Nissen G (Hrsg). Verfahren der Psychotherapie. Stuttgart: Kohlhammer 1999.

Lake B. Photoanalysis of standing posture in controls and low back pain: effects of kinesthetic processing (Feldenkrais Method). In: Woollocott M, Horak F (eds). Posture and Gait: Control Mechanisms VII. Oregon: University of Oregon Press 1992; 400–3.

Lambert MJ. Psychotherapy outcome research. Implications for integrative and eclectic therapists. In: Norcross JC, Goldfried MR (eds). Handbook of psychotherapy integration. New York: Basic Books 1992; 94–129.

Larisch M, Joksimovic L, Knesenbeck O von dem, Starke D, Siegrist J. Berufliche Gratifikationskrisen und depressive Symptome. Eine Querschnittsstudie bei Erwerbstätigen im mittleren Erwachsenenalter. Psychother Psychosom Med Psychol 2003; 53: 223–8.

Laumer U, Bauer M, Fichter M, Milz H. Therapeutic effects of Feldenkrais Method Awareness Through Movement in patients with eating disorders. Psychother Psychosom Med Psychology 1997; 47: 170–80.

Laux G, Dietmaier O, König W. Pharmakopsychiatrie. München, Jena: Urban & Fischer 2000.

Laux G, Dietmaier O. Praktische Psychopharmakotherapie. 5. Aufl. Stuttgart: Urban & Fischer 2006.

Lehr D, Hillert A, Keller S. What can Balance the Effort ? International Journal Of Occupational And Environmental Health 2009; 15 (4): 374–384.

Lehr D, Hillert A, Sosnowsky N, Schmitz E. Was kann berufliche Belastungen kompensieren? Eine Fall-Kontroll-Studie zum Zusammenhang von beruflicher Gratifikationskrise, Erwerbstätigkeitsprognose und psychischen Störungen. Verhaltenstherapie 2007; 17: 29.

Lehr D, Sosnowsky N, Hillert A. Stressbezogene Interventionen zur Prävention von psychischen Störungen im Lehrerberuf. AGIL „Arbeit und Gesundheit im Lehrerberuf" als Beispiel einer Intervention zur Verhaltensprävention. In: Rothland M (Hrsg). Belastung und Beanspruchung im Lehrerberuf. Modelle – Befunde – Interventionen. Wiesbaden: Verlag für Sozialwissenschaften 2007; 7–29.

Leymann H. Mobbing: Psychoterror am Arbeitsplatz und wie man sich dagegen wehren kann. Hamburg: Rowohlt Taschenbuch 1993.

Lieb K, Klemperer D, Ludwig W-D. Interessenkonflikte in der Medizin. Hintergründe und Lösungsmöglichkeiten. Springer 2011.

Liebermann MA, Yalom ID, Miles MB. Encounter groups: First facts. New York: Basics Books 1973.

Limbacher K, Olivet HP. Die medizinische Versorgung im therapeutischen Prozess. In: Zielke M, Sturm J (Hrsg). Handbuch Stationäre Verhaltenstherapie. Weinheim: Psychologie Verlags Union 1994; 286–329.

Limbacher K. Berufsbezogene Therapieangebote in der Psychosomatischen Rehabilitation. Prax Klin Verhaltensmed Rehabil 2005; 69: 107–15.

Limbacher K. Verhaltenstherapeutische Gruppenarbeit in der psychosomatischen Rehabilitation. In: Lindner J, Angenendt G, Tschuschke V (Hrsg). Gruppentherapie in der psychosomatischen Rehabilitation. Gießen: Psychosozial-Verlag 2007; 137–154.

Linden M, Müller WE (Hrsg). Rehabilitations-Psychopharmakotherapie. Köln: Deutscher Ärzte-Verlag 2005.

Linden M, Weidner C. Arbeitsunfähigkeit bei psychischen Störungen. Der Nervenarzt 2005; 76: 1421–1431.

Linden W. Autogenic training: a narrative and quantitative review of clinical outcome. Biofeedback Self Regul 1994; 19: 227–64.

Linden W. Meditation. In: Vaitl D, Petermann F (Hrsg). Handbuch der Entspannungsverfahren. Bd. 1. Weinheim: PVU 1993; 207–16.

Lindner J, Günther U, Dechert B. Psychoanalytisch begründete Gruppenpsychotherapie in der psychosomatischen Rehabilitation. In: Tschuschke V (Hrsg). Praxis der Gruppenpsychotherapie. Stuttgart: Thieme 2001; 247–56.

Lindner J, Angenendt G, Tschuschke V (Hrsg). Gruppentherapie in der psychosomatischen Rehabilitation. Gießen: Psychosozial-Verlag 2007.

Lindner J, Günther U, Dechert B, Benkner H. Modifizierte psychodynamische Gruppentherapie in der psychosomatischen Rehabilitation. In: Lindner J, Angenendt G, Tschuschke V (Hrsg). Gruppentherapie in der psychosomatischen Rehabilitation. Gießen: Psychosozial-Verlag 2007; 109–136.

Löffler S, Gerlich C, Lukasczik M, Vogel H, Wolf HD, Neuderth S. Praxishandbuch: Arbeits- und berufsbezogene Orientierung in der medizinischen Rehabilitation, 3. erweiterte Auflage. Berlin: DRV Bund 2012.

Löffler S, Wolf HD, Neuderth S, Vogel H. Screening-Verfahren in der medizinischen Rehabilitation. In: Hillert A, Müller-Fahrnow W, Radoschewski FM (Hrsg). Medizinisch-beruflich orientierte Rehabilitation. Grundlagen und klinische Praxis. Köln: Deutscher Ärzte-Verlag 2009; 133–140.

Löwe B, Breining K, Wilke S, Wellmann R, Zipfel S, Eich W. Quantitative and qualitative effects of Feldenkrais, progressive muscle relaxation and standard medical treatment in patients after acute myocardial infarction. Psychother Res 2002; 12: 179–91.

Lübbert K, Dahme B, Hasenbring M. The effectiveness of relaxation training in reducing treatment-related symptoms and improving emotional adjustment in acute non-surgical cancer treatment: a meta-analytical review. Psychooncology 2001; 10: 490–502.

Luborsky L. Einführung in die analytische Psychotherapie. Ein Lehrbuch. Göttingen: Vandenhoeck & Ruprecht 1984.

Ludwig S. Elsa Gindler – von ihrem Leben und Wirken. Hamburg: Christians 2002.

Lukasczik M, Löffler S, Gerlich C, Wolf HD, Neuderth S. Entwicklung eines Praxishandbuchs und einer Homepage zur arbeits- und berufsbezogenen Orientierung in der medizinischen Rehabilitation als nutzerorientierte Medien für die rehabilitative Versorgungspraxis. Rehabilitation 2011; 50: 152–159.

Lundblad I, Elert J, Gerdle B. Randomized controlled trial of physiotherapy and Feldenkrais interventions in female workers with neck-shoulder complaint. J Occup Rehabil 1999; 9: 179–94.

MacKenzie KR, Burlingame G, Strauß B. Zum aktuellen Stand der Gruppenpsychotherapieforschung. III. Gruppenpsychotherapieprozessforschung. Gruppenpsychother Gruppendyn 2002; 38: 111–31.

MacKenzie KR, Tschuschke V. Relatedness, group work, and outcome in long-term inpatient psychotherapy groups. J Psychother Pract Res 1993; 2: 147–56.

MacKenzie KR. Group psychotherapy. In: Livesley WJ (ed). Clinical handook of personality disorders. New York: Guilford Press 2001; 497–526.

Mahler E. Zur Frage der Behandlungstechnik bei psychoanalytischer Kurztherapie. Psyche 1968; 22: 823–37.

Mahler-Bungers A. Group analysis in the Ukraine. Group Analysis 1999; 32: 195–206.

Malan DH. Psychoanalytische Kurztherapie. Eine kritische Untersuchung. Stuttgart: Klett 1965.

Malmgren-Olsson E, Armelius B, Armelius K. A comparative outcome study of body awareness therapy, Feldenkrais, and conventional physiotherapy for patients with non-specific musculoskeletal disorders: changes in psychological symptoms, pain and self-image. Physiother Theory Pract 2001; 17: 77–95.

Malone MD, Strube MJ, Scogin FR. Meta-analysis of non-medical treatments for chronic pain. Pain 1988; 34: 231–44.

Mann J. Psychotherapie in 12 Stunden. Zeitbegrenzung als therapeutisches Instrument. Olten: Walter 1978.

Mans EJ. Einzelgespräche im gruppentherapeutischen Setting der stationären psychosomatischen Rehabilitation. Gruppenpsychother Gruppendyn 1997; 33: 308–26.

Margraf J, Brengelmann JC (Hrsg). Die Therapeut-Patient-Beziehung in der Verhaltenstherapie. München: Gerhard Röttger 1992.

Marlock G, Weiss H (Hrsg). Handbuch der Körperpsychotherapie. Stuttgart, New York: Schattauer 2006.

Marziali E, Munroe-Blum H, McCleary L. The contribution of group cohesion and group alliance to the outcome of group psychotherapy. Int J Group Psychother 1997; 47: 475–97.

Mattke D, Zeeck A, Strauß B. Stationäre und teilstationäre Gruppenpsychotherapie. In: Strauß B, Mattke D (Hrsg). Gruppenpsychotherapie. Lehrbuch für die Praxis. Berlin: Springer 2012; 405–416.

McKee-Ryan FM, Song Z, Wanberg CR, Kinicki AJ. Psychological and physical well-being during unemployment: a meta-analytic study. J Appl Psychol 2005; 90: 53–76.

McNally RJ. Psychological approaches to panic: A review. Psychol Bull 1990; 108: 403–19.

Meiworm L, Strass D, Jakob E, Walker UA, Peter HH, Keul J. Auswirkungen eines aeroben Ausdauertrainings auf Schmerzsymptomatik und Allgemeinbefinden bei Patienten mit Fibromyalgie. Dtsch Z Sportmed 1999; 50: 188–92.

Memorandum über Lebenslanges Lernen, Kommission der europäischen Gemeinschaften, Arbeitsdokument der Kommissionsdienststellen, Brüssel 30.10.2000, SEK (2000) 1832; 12.

Mentzel G (Hrsg). Die psychosomatische Kurklinik. Göttingen: Vandenhoeck & Ruprecht 1981.

Meyer AE, Richter R, Grawe K, Graf v. d. Schulenburg JM, Schulte B. Forschungsgutachten zu Fragen eines Psychotherapeutengesetzes im Auftrag des Bundesministeriums für Jugend, Familie, Frauen und Gesundheit. Hamburg-Eppendorf: Universitäts-Krankenhaus 1991.

Meyer R. Der psychosomatisch Kranke in der analytischen Kurzpsychotherapie. Psyche 1978; 32: 881.

Meyer T, Hautzinger M. Kognitive Verhaltenstherapie als Ergänzung der Pharmakotherapie manisch-depressiver Störungen. Wie sieht die Empirie aus? Nervenarzt 2002; 7: 620–8.

Mittag O, Raspe H. Eine kurze Skala zur Messung der subjektiven Prognose der Erwerbstätigkeit: Ergebnisse einer Untersuchung an 4279 Mitgliedern der gesetzlichen Arbeiterrentenversicherung zu Reliabilität (Guttman-Skalierung) und Validität der Skala. Rehabilitation 2010; 42: 169–174.

Möller HJ, Laux G, Kapfhammer HP. Psychiatrie und Psychotherapie. Berlin, Heidelberg, New York: Springer 2000.

Möller HJ, Müller WE, Rüther E. Moderne Antidepressiva. Stuttgart, New York: Thieme 2002.

Morin CM, Culbert JP, Schwartz SM. Nonpharmacological interventions for insomnia: a meta-analysis of treatment efficacy. Am J Psychiatry 1994; 15: 1172–80.

Müller-Fahrnow W, Greitemann B, Radoschewski FM, Gerwinn H, Hansmeier T. Berufliche Orientierung in der medizinischen Rehabilitation und Leistungen zur Teilhabe am Arbeitsleben. Rehabilitation 2005; 44: 287–96.

Müller-Fahrnow W, Hansmeier T, Karoff M (Hrsg). Wissenschaftliche Grundlagen der medizinisch-beruflich orientierten Rehabilitation. Assessments – Interventionen – Ergebnisse. Lengerich: Pabst Science Publishers 2006.

Müller-Oerlinghausen B, Berghöfer A, Ahrens B. The antisuicidal and mortality-reducing effect of lithium prophylaxis: consequences for guidelines in clinical psychiatry. Can J Psychiatry 2003; 48: 433–9.

Murtagh DR, Greenwood KM. Identifying effective psychological treatments for insommnia: a meta-analysis. J Consult Clin Psychol 1995; 63: 79–89.

Neuderth S, Gerlich C, Vogel H. Berufsbezogene Therapieangebote in deutschen Rehabilitationskliniken: aktueller Stand. In: Hillert A, Müller-Fahrnow W, Radoschewski FM (Hrsg). Medizinisch-beruflich orientierte Rehabilitation. Grundlagen und klinische Praxis. Köln: Deutscher Ärzte-Verlag 2009; 185–196.

Neuderth S, Gerlich C, Vogel H. Projekt C3: Konzepte für die systematische Sammlung und wissenschaftliche Bewertung von Interventionsbausteinen zur gezielten Bearbeitung beruflicher Problemlagen während der medizinischen Rehabilitation. 2006. http://www.rehawissenschaft.uni-wuerzburg.de/bo/projekt-c3.html. (16.02.2007).

Neun H. Psychosomatische Erkrankungen. In: Delbrück H, Haupt E (Hrsg). Rehabilitationsmedizin. München: Urban & Schwarzenberg 1998; 636–77.

Nosper M. Einzel- oder Gruppenpsychotherapie? Patientenmerkmale und Behandlungsergebnisse im Vergleich. Gruppenpsychother Gruppendyn 2002; 38: 33–52.

Nosper M. Psychosomatische Rehabilitation. Untersuchung zur Ergebnis- und Prozessqualität stationärer Einzel- und Gruppenpsychotherapie. Berlin: Logos-Verlag 1999.

Nunes EV, Frank KA, Kornfeld DS. Psychologic treatment for the type A behavior pattern and for coronary heart disease: a meta-analysis of the literature. Psychosom Med 1987; 49: 159–73.

Oberdalhoff H. Psychosomatische Rehabilitation im Rentenverfahren. Psychother Med Psychol 1987; 37: 53-7.

Oehler, G (Hrsg). Ernährungsmedizin und Diätetik in Rehabilitationseinrichtungen. Deutsche Rentenversicherung Bund 2006.

Oei TP, Sullivan LM. Cognitive changes following recovery from depression in a group cognitive-behaviour therapy program. Aust N Z J Psychiatry 1999; 33: 407-15.

Orlinsky DE, Grawe K, Parks BK. Process and outcome in psychotherapy - Noch einmal. In: Bergin AE, Garfield SL (eds). Handbook of psychotherapy and behavior change. 4th ed. New York: Wiley 1994; 270-378.

Paar GH, Grohmann S, Kriebel R. Medizinische Rehabilitation. In: Adler RH, Herrmann, JM, Köhle K, Langewitz W, Schonecke OW, Uexküll T von, Wesiack W (Hrsg). Uexküll. Psychosomatische Medizin. Modelle ärztlichen Denkens und Handelns. München, Jena: Urban & Fischer 2003, 537-46.

Paar GH, Grohmann S. Überlegungen zu einem „Allgemeinen Modell" der psychosomatischen Rehabilitation mit Ableitungen zur angemessenen Behandlungsintensität und erforderlichen Verweildauer. Rehabilitation 2000; 39: 8-16.

Paar GH, Kriebel R. Psychodynamisch fokale Gruppenpsychotherapie im Rahmen eines integrativen Konzeptes bei stationärer psychosomatischer Rehabilitation. In: Hennig H, Fikentscher E, Bahrke U, Rosendahl W (Hrsg.). Kurzzeit-Psychotherapie in Theorie und Praxis. Lengerich: Pabst Science Publ 1997; 381-90.

Paar GH, Kriebel R. Qualitätssicherung in der stationären Psychotherapie. In: Kriebel R, Paar GH (Hrsg). Psychosomatische Rehabilitation: Möglichkeit und Wirklichkeit. Zehn-Jahres-Bericht der Gelderland-Klinik. Geldern: Keuck 1999; 55-69.

Paar GH, Kriebel R. Stationäre Psychotherapie in der psychosomatischen Rehabilitation in Deutschland. Psychotherapeut 1998; 43: 310-5.

Paar GH, Wiegand-Grefe S. Störungsspezifische Psychotherapie in der Psychosomatischen Rehabilitation. In: Bassler M (Hrsg). Störungsspezifische Ansätze in der stationären Psychotherapie. Gießen: Psychosozial Verlag 2001; 176-204.

Paar GH. Psychosomatische Rehabilitation. In: Janssen PL, Franz M, Herzog T, Heuft G, Paar GH, Schneider W (Hrsg). Psychotherapeutische Medizin. Standortbestimmung zur Differenzierung der Versorgung psychisch und psychosomatisch Kranker. Stuttgart: Schattauer 1999; 60-74.

Peichl J, Pontzen W. Bedeutung und Erarbeitung des Fokus in der integrativen klinischen Psychotherapie. Psychotherapeut 1995; 40: 284-90.

Petermann F, Koch U. Rehabilitationsforschung - Welchen Beitrag kann die Gesundheitspsychologie leisten? Z Gesundheitspsychologie 1998; 6: 151-6.

Petermann F, Smolenski UC. Psychologische Aspekte in der Rehabilitation. Phys Rehab Kur Med 2008; 18: 311-312

Petermann F, Wiedebusch S. Patientenschulung mit Kindern: Wie lassen sich subjektive Krankheits- und Behandlungskonzepte berücksichtigen? Kindheit und Entwicklung 2001; 10: 13-27.

Petermann F. Asthma bronchiale. Göttingen: Hogrefe 1999.

Petermann F. Patientenschulung und Patientenberatung - Ziele, Grundlagen und Perspektiven. In: Petermann F (Hrsg). Patientenschulung und Patientenberatung. Göttingen: Hogrefe 1997; 3-21.

Piper WE, McCallum M, Azim HFA. Adaptation to loss through short-term group psychotherapy. New York: Guilford Press 1992.

Piper WE. Client variables. In: Fuhriman A, Burlingame GM (Hrsg). Handbook of group psychotherapy. An empirical and clinical synthesis. New York: Wiley and Sons 1994; 83-113.

Plassmann R, Färber K. Rentenentwicklung bei psychosomatisch Kranken. Rehabilitation 1995; 34: 23-7.

Plößl I, Hammer M, Schelling U. ZERA Zusammenhang zwischen Erkrankung, Rehabilitation und Arbeit. Ein Gruppentrainingsprogramm zur Unterstützung der beruflichen Rehabilitation von Menschen mit psychischer Erkrankung. 3. bearb. Aufl. Bonn: Psychologie-Verlag 2006.

Potreck-Rose F, Koch U. Chronifizierungsprozesse bei psychosomatischen Patienten. Stuttgart: Schattauer 1994.

Pritz A. Gruppenpsychotherapie. In: Stumm G, Pritz A. Wörterbuch der Psychotherapie, Wien: Springer 2000.

Pritz A. Heterogene versus homogene Gruppenzusammensetzung. In: Tschuschke V (Hrsg). Praxis der Gruppenpsychotherapie. Stuttgart: Thieme 2001; 206-8.

Rabast U. Der Ernährungsmediziner DAEM/DGEM und seine Organisation, der Berufsverband Deutscher Ernährungsmediziner e. V. (BDEM). Akt Ernähr Med 2003; 28: 33–7.

Ramaratnam S, Baker G, Goldstein L. Psychological treatments for epilepsy. Cochrane Database Syst Rev 2003; 4: CD 002029.

Reha-Bericht 2012 der Deutschen Rentenversicherung, Die medizinische und berufliche Rehabilitation im Licht der Statistik, (Hrsg). Deutsche Rentenversicherung Bund, Berlin 2012; 10.

Reha-Therapiestandards Depressive Störungen, Leitlinien für die medizinische Rehabilitation der Rentenversicherung, (Hrsg). Deutsche Rentenversicherung Bund, Geschäftsbereich Sozialmedizin und Rehabilitation, 1. Auflage 04/2011; 22–24.

Richter G (2010). Toolbox Version 1.2 – Instrumente zur Erfassung psychischer Belastungen. Dortmund: Bundesanstalt für Arbeitsschutz und Arbeitsmedizin. [Verfügbar über: http://www.baua.de/de/Informationen-fuer-die-Praxis/Handlungshilfen-und-Praxisbeispiele/Toolbox/Toolbox.html, Zugriff vom 24.02.2014].

Richter P. Occupational Health Psychology. Gegenstand, Modelle, Aufgaben. In: Wittchen HU, Hoyer J (Hrsg). Klinische Psychologie und Psychotherapie. Berlin: Springer 2006; 311–30.

Riederer P, Laux G, Pöldinger W. Neuro-Psychopharmaka. Berlin, Heidelberg, New York: Springer 2002; 162 ff.

Rief W, Birbaumer N. Biofeedback-Therapie. Grundlagen, Indikation und praktisches Vorgehen. Stuttgart: Schattauer 2000.

Rief W, Henningsen P & Hiller W. Explaining medically unexplained symptoms – models and mechanisms. Clinical Psychology Review 2006; 27: 821–841.

Röhricht F. Körperorientierte Psychotherapie psychischer Störungen. Ein Leitfaden für Forschung und Praxis. Göttingen: Hogrefe 2000.

Rood YR, Bogaards M, Goulmy E, Houwelingen HC. The effects of stress and relaxation on the in vitro immune response in man: a meta-analytic study. J Behav Med 1993; 16: 163–81.

Rudnitzki G, Körtel B, Tschuschke V. Gruppenanalyse und Adoleszenz. Über die Wirkungen gruppenanalytischer Gruppenarbeit mit jungen Erwachsenen und deren Eltern in einem komplexen Setting. Gruppenanal 1998; 8: 149–63.

Rudolf G, Eich W. Die Entwicklung wissenschaftlich begründeter Leitlinien. Psychotherapeut 1999; 44: 124–6.

Rugulies R. Einfluss einer umfassenden Lebensstiländerung. Therapiewoche 1996; 30: 1662–5.

Rush AJ, Trivedi MH, Stewart JW et al. Combinding medications to enhance depression outcomes (CO-MED): acute and logterm outcomes of a single-blind randomized study. Am J Psychiatry 2011; 168: 689–701.

Saunders DG. Feminist cognitive-behavioral and prozess-psychodynamic treatments for men who batter: Interaction of abuser traits and treatment models. Violence and Victims 1996; 11: 393–413.

Schaaf V, Koch S, Lehr D, Hillert A. Langzeiteffekte in der klinischen Behandlung beruflichen Belastungserlebens: Kontrollierte Evaluation eines berufsbezogenen Gruppentherapieprogramms (7-Jahres-Follow-up). Beitrag beim 7. Workshopkongress der DGPs Fachgruppe für Klinische Psychologie und Psychotherapie 2011.

Schaarschmidt U, Fischer AW. AVEM. Arbeitsbezogenes Verhaltens- und Erlebensmuster. 2. erw. überarb. Aufl. Frankfurt/M: Swets & Zeitlinger 2003.

Schaarschmidt U, Fischer AW. Bewältigungsmuster im Beruf: Persönlichkeitsunterschiede in der Auseinandersetzung mit der Arbeitsbelastung. Göttingen: Vandenhoeck & Ruprecht 2001.

Schepank H, Tress W (Hrsg). Die stationäre Psychotherapie und ihr Rahmen. Berlin: Springer 1988.

Schläpfer T, Greil W, v. Strahlendorff I (2010): Bipolare Störungen. In: Voderholzer, U., Hohagen, F. (Hrsg.). Therapie psychischer Erkrankungen. State oft the Art. München: Urban & Fischer (5. Aufl.) 2010, 198–218.

Schmauß M (2010). Unipolare Depression: Pharmakotherapie. In: Voderholzer, U., Hohagen, F. (Hrsg.). Therapie psychischer Erkrankungen. State oft the Art. München: Urban & Fischer (5. Aufl.) 2010, 134–160

Schmid-Ott G, Keins P, Fartasch M, Ring J, Lob-Corzilius T, Rüden U von, Wolf P, Gieler U. Atopic eczema prevention program in childhood and adolescence. A model project of the German government. Dermatol Psychosom 2000; 1: 179–82.

Schmid-Ott G, Reibold S, Ernst G, Niederauer HH, Künsebeck HW, Schulz W, Lamprecht F, Jäger

B. Development of a questionnaire to assess attitudes towards psychotherapeutic treatment. Dermatol Psychosom 2003; 4: 187–93.

Schmidt J. Gutachten zum Stand des Nachweises der Wirksamkeit der Feldenkrais-Methode. In: Bühring M, Kemper FH (Hrsg). Naturheilverfahren und unkonventionelle medizinische Richtungen. Folgelieferung. Berlin, Heidelberg, New York: Springer 1996; 1–8.

Schmidt LR, Dlugosch GE. Psychologische Grundlagen der Patientenschulung und Patientenberatung. In: Petermann F (Hrsg). Patientenschulung und Patientenberatung. Göttingen: Hogrefe 1997; 23–51.

Schmitz-Buhl SM, Kriebel R, Paar GH. Was wirkt in der gruppenpsychotherapeutischen Behandlung? Studie zur Validität des Wirkfaktorenfragebogens Davies-Osterkamp. Revision Gelderlandklinik. DRV-Schriften 2003; 40: 472–4.

Schrode P. Sunnitisch-islamische Diskurse zu Halal-Ernährung: Konstituierung religiöser Praxis und sozialer Positionierung. Würzburg: Ergon 2010.

Schultz IH. Das autogene Training. Stuttgart: Thieme 1976.

Schuster N, Haun S, Hiller W. Psychische Belastungen im Arbeitsalltag. Trainingsmanual zur Stärkung persönlicher Ressourcen. Weinheim: Beltz 2011.

Schwarz B, Bethge M, Schwarze M. Quo vadis MBOR? 3. Herbsttagung der Koordinierungsstelle Angewandte Rehabilitationsforschung der Medizinischen Hochschule Hannover am 10.11.2011 in Hannover. Rehabilitation 2012; 51: 200–201.

Schwarz D. Stationäre Verhaltenstherapie. In: Quint H, Janssen PL (Hrsg). Psychotherapie in der psychosomatischen Medizin. Berlin: Springer 1987; 49–54.

Schwickerath J, Berrang F, Kneip V. Mobbing: Interaktionelle Problembereiche am Arbeitsplatz. Psychosomatische Reaktionsbildungen und Behandlungsansätze. Prax Klin Verhaltensmed Reha 2000; 50: 28–46.

Schwickerath J. Mobbing am Arbeitsplatz. Grundlagen und stationäre Verhaltenstherapie psychosomatischer Erkrankungen bei Mobbing. Prax Klin Verhaltensmed Rehabil 2005; 69: 132–145.

Seers K, Carroll D. Relaxation techniques for acute pain management: a systematic review. J Adv Nurs 1998; 27: 466–75.

Seidler KP, Schreiber-Willnow K, Hamacher-Erbguth A, Pfäfflin M. Die Praxis der Konzentrativen Bewegungstherapie. Psychotherapeut 2002; 47: 223–8.

Semmer NK, Mohr G. Arbeit und Gesundheit: Konzepte und Ergebnisse der arbeitspsychologischen Stressforschung. Psychol Rundschau 2001; 52: 150–8.

Semmer NK. Stressbezogene Tätigkeitsanalyse. Weinheim: Beltz 1984.

Senf W. Stationäre psychoanalytische Psychotherapie: Die therapeutische Situation ohne Couch. In: Neun H (Hrsg). Psychosomatische Einrichtungen. Göttingen: Vandenhoeck & Ruprecht 1994; 35–44.

Sgolik A, Heldwein C, Rambeck J, Toth A, Hillert A. Nie war Sozialtherapie so wertvoll wie heute? Anliegen und Einschätzungen von PatientInnen in der psychosomatischen Rehabilitation. DRV-Schriften 2003; 40: 511–3.

Sharp D, Power K, Simpson R, Swanson V, Anstee J. Global measures of outcome in a controlled comparison of pharmacological and psychological treatment of panic disorder and agoraphobia in primary care. Br J Gen Pract 1997; 47: 150–5.

Siegrist J, Dragano N. Psychosoziale Belastungen und Erkrankungsrisiken im Erwerbsleben. Bundesgesundheitsblatt 2008; 51: 305–312.

Siegrist J. Soziale Krisen und Gesundheit: eine Theorie der Gesundheitsförderung am Beispiel von Herz-Kreislauf-Risiken im Erwerbsleben. Göttingen: Hogrefe 1996.

Slavin RL. The significance of here-and-now disclosure in promoting cohesion in group psychotherapy. Group 1993; 17: 143–50.

Smith AL, Kolt GS, McConville JC. The effect of the Feldenkrais Method on pain and anxiety in people experiencing chronic low back pain. New Zealand J Physiotherapy 2001; 29: 6–14.

Soldz S, Budman S, Demby A. The relationship between main actor behaviours and treatment outcome in group psychotherapy. Psychotherapy Research 1992; 2: 52–62.

Stahl M. Psychopharmakologie der Antidepressiva. London: Martin Dunitz Ltd. 1999.

Stetter F, Kupper S. Autogenic training: a meta-analysis of clinical outcome studies. Appl Psychophysiol Biofeedback 2002; 27: 45–98.

Stetter F. Was geschieht, ist gut. Entspannungsverfahren in der Psychotherapie. Psychotherapeut 1998; 43: 209–20.

Stetter F. Was geschieht, ist gut. Entspannungsverfahren in der Psychotherapie. Psychotherapeut 1998; 43: 209–20.

Stolze H. Bewegen – Besinnen – Begreifen – Bedeuten: Symbolisieren in der Körperpsychotherapie. In: Marlock G, Weiss H (Hrsg). Handbuch der Körperpsychotherapie. Stuttgart: Schattauer 2006; 442–9.

Stolze H. Selbsterfahrung und Begegnung mit dem Anderen durch Konzentrative Bewegungstherapie. In: Arbeitsgemeinschaft für Psychohygiene an der Universität Basel (Prof. Dr. H. Meng) (Hrsg). Du und der Andere – Festschrift für die Arbeitsgemeinschaft für Psychohygiene an der Universität Basel. Biel: Institut für Psychohygiene 1967; 47–58.

Strauß B, Burgmeier-Lohse M. Evaluation einer stationären Langzeitgruppenpsychotherapie. Psychother Psychosom Med Psychol 1994; 44: 184–92.

Strauß B, Burlingame G, MacKenzie KR. Minimalanforderungen für die Veröffentlichung gruppentherapiebezogener Forschungsergebnisse. Gruppenpsychother Gruppendyn 2001; 37: 207–13.

Strauß B. Abschied vom Dodo-Vogel. Störungsspezifische vs. Allgemeine Psychotherapie aus der Sicht der Psychotherapieforschung. Psychother Psychosom Med Psychol 2001; 51: 425–9.

Strauß B. Empirische Untersuchungen zur stationären Gruppentherapie. Gruppenpsychother Gruppendyn 1992; 28: 125–49.

Strauß B. Störungsspezifische Ansätze in der Gruppenpsychotherapie. Gruppenpsychother Gruppendyn 2002; 38: 205–11.

Streeck U. Klinische Psychotherapie als Fokalbehandlung. Z Psychosom Med Psychoanal 1991; 1: 3–13.

Streeck U. Psychoanalytisch-interaktionelle Gruppentherapie. In: Tschuschke V. (Hrsg.). Gruppenpsychotherapie. Von der Indikation bis zu Leitungstechniken. Stuttgart: Thieme 2010; 273–279.

Streibelt M, Buschmann-Steinhage R. Ein Anforderungsprofil zur Durchführung der medizinisch-beruflich orientierten Rehabilitation aus der Perspektive der gesetzlichen Rentenversicherung. Rehabilitation 2011; 50: 160–167.

Streibelt M, Blume C, Thren K, Müller-Fahrnow W. Ökonomische Evaluation einer medizinisch-beruflich orientierten Maßnahme bei Patienten mit muskuloskelettalen Erkrankungen – Eine Kosten-Nutzen-Analyse aus Rentenversicherungsperspektive. Rehabilitation 2008; 47: 150–157.

Streibelt M, Müller-Fahrnow W. SIMBO: Ein Screening-Instrument zur Feststellung des Bedarfs an berufsbezogenen medizinischen Rehabilitationsmaßnahmen. DRV-Schriften 2006; 64: 40–1.

Streibelt M. Steuerung besonderer beruflicher Problemlagen als Voraussetzung effektiv durchgeführter medizinischer Rehabilitationsleistungen. Praxis Klinische Verhaltensmedizin und Rehabilitation 2010; 86: 5–14.

Strupp HH, Binder JL. Kurzpsychotherapie. Stuttgart: Klett-Cotta 1991.

Strupp HH, Binder JL. Psychotherapy in a new key: A guide to time-limited dynamic psychotherapy. New York: Basic Books 1984.

Tasca GA, Russell V, Busby K. Characteristics of patients who choose between two types of group psychotherapy. Int J Group Psychorther 1994; 44: 499–508.

Theorell T, Karasek R. Current issues relating to psychosocial job strain and cardiovascular disease research. J Occup Health Psychol 1996; 1: 9–26.

Tillitski CJ. A meta-analysis of estimated effect sizes for group versus individual versus control treatments. Int J Group Psychother 1990; 40: 215–24.

Tschuschke V, Anbeh T, Kiencke P. Evaluation of long-term analytic outpatient group therapies. Group Analysis 2007; 40: 140–159.

Tschuschke V, Blawath S, Horn E, Tress W. Beziehungs- oder Mentalisierungsfähigkeit. Outcome-Prädiktoren in der Gruppenpsychotherapie. Psychotherapeut 2013; 58: 589–597.

Tschuschke V, Crameri A, Koehler M, Berglar J, Muth K, Staczan P, von Wyl A, Schulthess P, Koemeda-Lutz M. The role of therapists' treatment adherence, professional experience, therapeutic alliance, and clients' severity of psychological problems: Prediction of treatment outcome in eight different psychotherapy approaches. Preliminary results of a naturalistic study. Psychother Res 2014 http://dx.doi.org/10.1080/10503307.2014.896055.

Tschuschke V, Dies RR. Intensive analysis of therapeutic factors and outcome in long-term inpatient groups. Int J Group Psychother 1994; 44: 185–208.

Tschuschke V, Dies RR. The contribution of feedback to outcome in long-term group psychotherapy. Group 1997; 21: 3–15.

Tschuschke V, MacKenzie KR, Haaser B, Janke G. Selfdisclosure, feedback, and outcome in longterm inpatient psychotherapy groups. J Psychother Pract Res 1996; 5: 35–44.

Tschuschke V, Mattke D. Kurzgruppentherapie. Entwicklung, Konzepte und aktueller Forschungsgegenstand. Gruppenther Gruppendyn 1997; 33: 36–54.

Tschuschke V, Weber R, Horn E, Kiencke P, Tress W. Ambulante psychodynamische Kurzgruppenpsychotherapie bei Patienten mit somatoformen Störungen. Z Psychiat Psychol Psychother 2007; 55: 87–95.

Tschuschke V. Gruppen- versus Einzeltherapie – Setting und Wirkfaktoren. In: Tschuschke, V. (Hrsg.). Gruppenpsychotherapie. Von der Indikation bis zu Leitungstechniken. Stuttgart: Thieme 2010; 13–17.

Tschuschke V. Gruppentherapie versus Einzeltherapie. Z Gruppenther Gruppendyn 1999a; 35: 257–74.

Tschuschke V. Empirische Studien mit verhaltenstherapeutischen und psychoanalytischen Gruppenpsychotherapiebehandlungen – ein Literaturüberblick. Prax Klin Verhaltensther Rehab 1999b; 48: 11–17.

Tschuschke V. Wirkfaktoren der Gruppenpsychotherapie. In: Tschuschke V (Hrsg). Praxis der Gruppenpsychotherapie. Stuttgart, New York: Thieme 2001; 140–7.

Tschuschke V. Wirkfaktoren stationärer Gruppenpsychotherapie. Prozess – Ergebnis – Relationen. Göttingen: Vandenhoeck & Ruprecht 1993.

Tschuschke V. Wirksamkeit und Erfolg in der Gruppenpsychotherapie. Gruppenpsychother Gruppendyn 1989; 25: 60–78.

Vaitl D. Biofeedback. In: Vaitl D, Petermann F (Hrsg). Handbuch der Entspannungsverfahren. Bd. 1. Weinheim: PVU 1993; 272–315.

Van der Klink JJL, Blonk RWB, Schene AH, van Dijk FJH. The benefits of interventions for work-related stress. Am J Public Health 2001; 91: 270–6.

Verband Deutscher Rentenversicherungsträger (Hrsg). Bericht der Reha-Kommission des Verbandes Deutscher Rentenversicherungsträger – Empfehlungen zur Weiterentwicklung der medizinischen Rehabilitation in der gesetzlichen Rentenversicherung. Frankfurt am Main: VDR 1992.

Verband Deutscher Rentenversicherungsträger (Hrsg). VDR-Info. Jahresübersicht 2003; Nr. 4. Berlin: VDR 2003.

Verband Deutscher Rentenversicherungsträger [VDR] (Hrsg). Aktiv Gesundheit fördern. Gesundheitsbildungsprogramm der Rentenversicherung für die medizinische Rehabilitation. Stuttgart: Schattauer 2000.

Verband Deutscher Rentenversicherungsträger [VDR] (Hrsg). Rahmenkonzept zur medizinischen Rehabilitation in der gesetzlichen Rentenversicherung. Empfehlungen des Verbandes Deutscher Rentenversicherungsträger. Deutsche Rentenversicherung 1996; 10–11: 633–65.

Voderholzer U, Hiemke C. Psychopharmaka. In: Voderholzer U, Hohagen F (Hrsg). Therapie psychischer Erkrankungen. State of the Art. München: Urban und Fischer 2015; 10. Aufl. 444–65.

Vogel H, Reusch A (Hrsg). Themenschwerpunkt: Patientenschulung. Prax Klin Verhaltensmed Reha 2000; 51: 3–39.

Vogelgesang M. Verhaltenstherapeutische Gruppentherapie bei Anorexia und Bulimia nervosa. In: Tschuschke V (Hrsg). Gruppenpsychotherapie. Von der Indikation bis zu Leitungstechniken. Stuttgart: Thieme 2010; 184–187.

Volmer T. Wirtschaftlichkeitsüberlegungen bei Patientenschulungen. In: Petermann F (Hrsg). Patientenschulung und Patientenberatung. Göttingen: Hogrefe 1997; 101–20.

Wagner-Link A. Verhaltenstraining zur Stressbewältigung. München: Pfeiffer 1995.

Walden J, Normann C, Langosch J, Grunze H. Wirksamkeitsprädiktoren für Phasenprophylaktika bei bipolaren affektiven Störungen. Fortschr Neurol Psychiatr 1999; 67: 75–80.

Weis J, Koch U. Forschung in der Rehabilitationsmedizin. In: Delbrück H, Haupt E (Hrsg). Rehabilitationsmedizin: Therapie und Betreuungskonzepte bei chronischen Krankheiten. München: Urban & Schwarzenberg 1995; 617–32.

Wendhut M. Zur Inanspruchnahme der Feldenkrais-Methode in der stationären Rehabilitation. Psychologische Diplomarbeit. Universität Koblenz-Landau, Abteilung Landau; 2000.

Wendt WR. Das Konzept der Lebenslage. Seine Bedeutung für die Praxis der Sozialarbeit. Blätter der Wohlfahrtspflege 1988; 135: 79–83.

Winkler G, Gründel E. Schmerztherapie in der Psychosomatik. Entspannungsverfahren – Zeitschrift der psychologischen Fachgruppe Entspannungsverfahren 2000; 17:61–72.

Winnicott DW. Vom Spiel zur Kreativität. Stuttgart: Klett-Cotta 1987.

World Health Organization. Internationale Klassifikation der Funktionsfähigkeit, Behinderung und Gesundheit ICF. Genf: World Health Organization 2005.

Worringen U. Patientenschulung ist immer ein zentraler Behandlungsbaustein in der medizinischen Rehabilitation. Verhaltenstherapie 2006; 16: 222–4.

Wörz R. Differenzierte medikamentöse Schmerztherapie. München, Jena: Urban & Fischer 2001.

Yalom ID. The theory and practice of group psychotherapy. 1st ed. New York: Basic Books 1970; 2[nd]ed 1975; 3[rd]ed 1985; 4[th]ed 1995.

Zander J, Beckmann U, Sommerhammer B und Klosterhuis H. Therapeutische Versorgung in der medizinischen Rehabilitation – mehr Transparenz mit der Klassifikation therapeutischer Leistungen. RVaktuell 5/6 2009.

Zapf D, Semmer NK. Stress und Gesundheit in Organisationen. In: Schuler H (Hrsg). Enzyklopädie der Psychologie, Themenbereich D, Serie III, Band 3: Organisationspsychologie. 2. Aufl. Göttingen: Hogrefe 2004; 1007–112.

Zaudig M. Die Methoden stationärer Verhaltenstherapie. In: Janssen PL, Franz M, Herzog T, Heuft G, Paar GH, Schneider W (Hrsg). Psychotherapeutische Medizin. Standortbestimmung zur Differenzierung der Versorgung psychisch und psychosomatisch Kranker. Stuttgart: Schattauer 1999; 45–51.

Zielke M (Hrsg). Gruppentherapie in der Verhaltenstherapie. Teil I: Grundlagen und Standardgruppen. Prax Klin Verhaltensmed Reha 1993b; 6–36.

Zielke M (Hrsg). Störungsspezifische Gruppentherapie in der Verhaltenstherapie. Prax Klin Verhaltensmed Reha 1993c; 73–113.

Zielke M, Carls W. Häufigkeit und Veränderungen der Arzneimitteleinnahme bei Patienten in der Psychosomatischen Rehabilitation. In: Linden M, Müller WE (Hrsg). Rehabilitations-Psychopharmakotherapie. Köln: Deutscher Ärzte-Verlag 2005; 37–43.

Zielke M, Ciric P, Leidig S. Risikotypen bei arbeitsbezogenen Verhaltens- und Erlebensmustern und deren Bedeutung für Krankheitsverläufe und Behandlungsergebnisse in der psychosomatischen Rehabilitation. Prax Klin Verhaltensmed Rehabil 2005; 69: 206–18.

Zielke M, Dehmlow A, Broda M, Carls W, Höhn U, Jahrreiss R, Keyserlingk H von, Kosarz P, Limbacher K, Meermann R, Missel P, Schuhler P, Siegfried J, Sobottka B. Ermittlung prognostischer Indikatoren für die Wiederherstellung der Arbeitsfähigkeit im Verlauf der stationären Behandlung von psychosomatischen Erkrankungen. Prax Klin Verhaltensmed Rehabil 1995; 30: 139–47.

Zielke M, Leidig S. KoBelA: Entwicklung und Validierung eines Fragebogens zur Erfassung der Kompetenzen und Belastungen am Arbeitsplatz. In: Müller-Fahrnow W, Hansmeier T, Karoff M (Hrsg). Wissenschaftliche Grundlagen der medizinisch-beruflich orientierten Rehabilitation. Assessments – Interventionen – Ergebnisse. Lengerich: Pabst Science Publishers 2005; 193–206.

Zielke M, Sturm J, Mark N. Der Gesamtbehandlungsplan einer verhaltenstherapeutischen Klinik. In: Zielke M, Sturm J, Mark N (eds). Die Entzauberung des Zauberbergs. Dortmund: modernes lernen 1988; 235–67.

Zielke M. Der Bezugstherapeut in der stationären Verhaltenstherapie und Rehabilitation. In: Zielke M, Sturm J (Hrsg). Handbuch stationärer Verhaltenstherapie. Weinheim: Psychologie Verlags Union 1994; 305–32.

Zielke M. Macht Arbeit krank? Neue Anforderungen im Arbeitsleben und Krankheitsrisiken. Prax Klin Verhaltensmed Rehabil 2000; 50: 13–27.

Zielke M. Stationäre Rehabilitation mit Rentenbewerbern. In: Zielke M, Sturm J, Mark N (Hrsg). Die Entzauberung des Zauberbergs: Therapeutische Strategie und soziale Wirklichkeit. Dortmund: modernes Lernen 1988; 375–87.

Zielke M. Wirksamkeit stationärer Verhaltenstherapie. Weinheim: Psychologie Verlags Union 1993.

Zielke M. Gruppenbehandlung in speziellen Settings: verhaltensmedizinische Rehabilitation in der Psychosomatik. In: Tschuschke V (Hrsg).

Gruppenpsychotherapie. Von der Indikation bis zu Leitungstechniken. Stuttgart: Thieme 2010; 164–168.

Zielvorgaben und Hinweise zur Umsetzung und Patientenberatung. Berlin: Deutsche Rentenversicherung Bund 2005.

Zimmermann RB, Maasmeier S. Masterstudiengang Klinische Sozialarbeit. Soziale Arbeit 2003; 6: 207–14.

Zwerenz R, Knickenberg RJ, Schattenburg L, Beutel M. Motivation zur Auseinandersetzung mit beruflichen Belastungen in der stationären psychosomatischen Rehabilitation – Entwicklung und Validierung eines Fragebogens. In Verband Deutscher Rentenversicherungsträger (Hrsg.). Rehabilitation im Gesundheitssystem. 12. Rehabilitationswissenschaftliches Kolloquium vom 10. bis 12. März 2003 in Bad Kreuznach. 40, Frankfurt/Main 2003; 82–83.

Zwerenz R, Knickenberg RJ, Schattenburg L, Beutel ME. Berufliche Belastungen und Ressourcen berufstätiger Patienten der psychosomatischen Rehabilitation im Vergleich zur Allgemeinbevölkerung. Rehabilitation 2004; 43: 10–6.

Zwerenz R, Knickenberg RJ, Schattenburg L, Beutel ME. Motivation zur psychosomatisch-psychotherapeutischen Bearbeitung von beruflichen Belastungen – Entwicklung und Validierung eines Fragebogens. Rehabilitation 2005; 44: 14–23.

Zwerenz R. Psychologische Grundlagen der arbeits- und rehabilitationsbezogenen Motivation. In A.Hillert, W. Müller-Fahrnow, F. M. Radoschewski (Eds.), Medizinisch-beruflich orientierte Rehabilitation. Köln: Deutscher Ärzte-Verlag 2009; 91–109.

Zwingmann C, Buschmann-Steinhage R, Gerwinn H, Klosterhuis H. Förderschwerpunkt „Rehabilitationswissenschaften": Ergebnisse – Umsetzung – Erfolge und Perspektiven. Rehabilitation 2004; 43: 260–270.

5 Differenzialindikation psychosomatischer Rehabilitation

5.1 Kriterien zur Indikation psychosomatischer Rehabilitation und Abgrenzung zur kurativen Psychotherapie

J. v. Wahlert und R. Mestel

Patienten mit Erkrankungen, die einer psychotherapeutischen Behandlung zugänglich sind, sehen sich in Deutschland einem stationären Versorgungssystem gegenüber, das „in seiner Differenziertheit und in seinen Behandlungsangeboten weltweit einzigartig" ist (Schauenburg et al. 2007, S. 2). Ermöglicht hat diese Entwicklung der gesellschaftliche Konsens, die Behandlung psychischer und psychosomatischer Erkrankungen solidarisch zu tragen, in den Leistungskatalog der gesetzlichen Krankenkassen aufzunehmen und die Träger der Rentenversicherung zu beauftragen, die Krankheitsfolgen in Rehabilitationseinrichtungen zu behandeln. Letzteres geschah mit dem Ziel, Menschen wieder die psychosoziale und berufliche Teilhabe zu ermöglichen, bevor sie berentet werden. Dieses Prozedere ist volkswirtschaftlich sinnvoll, wie es z. B. von Zielke (1993) oder Zielke et al. (2004) belegt wurde. Sie errechnen einen Kosten-Nutzen-Quotienten von 1:3,5, wenn man die Ausgaben für die psychotherapeutische Behandlung den anfallenden Folgekosten (Arztbesuche, Arbeitsunfähigkeitszeiten etc.) bei Nichtbehandlung gegenüberstellt.

Die Epidemiologie psychogener Erkrankungen zeigt die gesellschafts- und gesundheitspolitische Relevanz der Thematik:
- 27 % der Gesamtbevölkerung leiden aktuell unter mindestens einer psychischen Störung (83 Mio. Personen in der EU; Lebenszeitprävalenz ca. 50 %; Wittchen u. Jacobi 2005), wobei in den Erhebungen mehrere Störungsgruppen unberücksichtigt blieben (Persönlichkeitsstörungen, posttraumatische Belastungsstörung, psychosomatische Erkrankungen im engeren Sinne).
- Viele Personen mit psychischen Störungen nehmen keine Behandlung in Anspruch, unter anderem, weil in diesem Bereich in Deutschland nach wie vor eine Unterversorgung vorliegt (Wittchen u. Jacobi 2001).
- Psychische Komorbidität findet sich bei vielen internistischen Patienten.

Psychogene Erkrankungen werden oft weder von Betroffenen noch von Ärzten als solche erkannt. Die Vielfalt der Erscheinungsbilder bewirkt, wie Hildenbrand (2003) beschreibt, „eine kaum überschaubare Streuung der Inanspruchnahme teilweise unwirksamer, aber kostenintensiver medizinischer Diagnostik und Therapie" (Hildenbrand 2003; S. 308). Psychogene Erkrankungen remittieren selten spontan, sondern chronifizieren bzw. verschlechtern sich im Verlauf (Franz 1999).

Der Großteil der ambulanten Behandlung erfolgt durch Psychiater, Fachärzte für Psychosomatische Medizin und Psychotherapie, Psychologische Psychotherapeuten und ärztliche Psychotherapeuten (z. B. Fachärzte einer anderen Fachrichtung mit der Zusatzbezeichnung Psychotherapie/Psychoanalyse) (Wittchen u. Jacobi 2001) und wird im Rahmen der Richtlinienverfahren „Psychotherapie" durch die gesetzlichen Krankenkassen finanziert.

Die stationäre psychotherapeutische Versorgungsstruktur weist eine Gliederung auf, die sich nur aus der historischen Entwicklung verstehen lässt (Schauenburg et al. 2007). Psychosomatische Abteilungen an Universitätskliniken, Allgemeinkrankenhäuser und psychosomatische Fachkrankenhäuser sind für die Krankenhausbehandlung (§ 39 SGB V) zuständig, während psychosomatische Rehabilitationsfachkliniken Patienten zur psychosomatisch-psychotherapeutischen Rehabilitation aufnehmen. Die manchmal nur schwer zu überschauende Versorgungslandschaft besteht aus psychotherapeutischen Einrichtungen mit unterschiedlichsten Behandlungskonzepten, die sich zudem noch in den nicht immer schlüssig abgrenzbaren Behandlungszielen (Behandlung von Krankheiten vs. Rehabilitation von Krankheitsfolgen), in den Zugangswegen (Überweisung zur stationären Behandlung vs. Antrag auf medizinische Rehabilitation) und in der Zuständigkeit der Kostenträger (Krankenkasse vs. Rentenversicherungsträger) unterscheiden. Dabei können sowohl Krankenkassen als auch Rentenversicherungsträger unter bestimmten Voraussetzungen für eine medizinische Rehabilitation in Anspruch genommen werden. Die oft synonym verwendeten Bezeichnungen Krankenhaus- und Akutbehandlung tragen zusätzlich zur Verwirrung bei. Krankenhausbehandlung bezeichnet aus sozialrechtlicher und medizinischer Sicht eine Behandlung, die kurativ auf Heilung und Besserung ausgerichtet ist: „Sie ist auch, aber nicht ausschließlich, Akutbehandlung" (Senf 2007; s. darin Diskussionsbeitrag von Hildenbrand, S. 10).

5.1.1 Psychosomatisch-psychotherapeutische Rehabilitation

Nach den Richtlinien der Deutschen Rentenversicherung Bund (Deutsche Rentenversicherung Bund 2007) kann die psychosomatisch-psychotherapeutische Rehabilitation in ambulanter oder stationärer Form bzw. in einer Kombination beider Modalitäten durchgeführt werden.

Die stationäre psychosomatische Rehabilitationsbehandlung erfolgt in einem deutschlandweit gespannten Netz von etwa 175 Fachkliniken, die mit insgesamt ca. 15 000 Behandlungsplätzen (Koch u. Pawils-Lecher 2003; Senf et al. 2007) 79 % der stationären psychosozialen Versorgung von Patienten mit Erkrankungen, die einer psychotherapeutischen Behandlung zugänglich sind, übernehmen.

Darüber hinaus werden von Rehabilitationsträgern wohnortnahe Konzepte der teilstationären (tagesklinischen) und ambulanten Rehabilitation vorangetrieben, die für Patienten im Sinne einer Behandlungskette als Ergänzung oder alternativ zur stationären Therapie zur Verfügung stehen. Allerdings macht der ambulante Sektor bislang nur durch einen geringen Anteil (2005: 3,8 %; Keck u. Egner 2007) der Rehabilitationsmaßnahmen aus.

In der Rehabilitation werden wissenschaftlich erprobte, differente, multimodale Interventionen kombiniert eingesetzt, um stabile positive Effekte auf die Gesundheit, Lebensqualität und insbesondere auf die Erwerbsfähigkeit zu erzielen. Es geht um die diagnostische und therapeutische Berücksichtigung individueller Schädigungen („Impairment"), Behinderungen („Disability") und sozialer Beeinträchtigungen („Handicap").

Vordringliches Ziel der psychosomatisch-psychotherapeutischen Rehabilitation ist es, dass Patienten die Eigenverantwortung für ihre Krankheit bzw. Störung übernehmen. Ressourcen zur gesundheitsorientierten Lebensgestaltung und zur adäquaten Krankheitsbewältigung werden erschlossen und gefördert. Sind Krankheitsfolgen irreversibel, besteht die Aufgabe darin, dem Patienten geeignete Strategien der Anpassung und des Umgangs mit der eigenen Krankheit zu vermitteln

5.1 Kriterien zur Indikation psychosomatischer Rehabilitation

und die Gesundheitsschäden und Funktionsstörungen zu kompensieren.

Die Behandlung von Patienten mit psychischen und psychosomatischen Störungen erfolgt nur dann in einer Rehabilitationseinrichtung, wenn ein klarer, vorweg definierter Rehabilitationsauftrag durch Antragstellung über den Versicherten nach adäquater Begutachter- und Kostenübernahmeerklärung, entweder durch Krankenkasse oder Rentenversicherungsträger vorliegt. Dabei sind die sozialrechtlichen Vorgaben des Gesetzgebers verbindlich, welche auf eine Reduktion der Funktionseinschränkungen und Verbesserung der Leistungsfähigkeit hinzielen.

5.1.2 Indikationen und Kontraindikationen für eine psychosomatisch-psychotherapeutische Rehabilitation

Die Indikation für eine psychosomatisch-psychotherapeutische Rehabilitation kann von der Definition einer Behinderung im Neunten Buch des Sozialgesetzbuches (SGB IX) abgeleitet werden, auch wenn der Begriff „Behinderung" für die Betroffenen (und auch ihre Behandler) teilweise befremdlich klingen mag.

> Eine psychosomatisch-psychotherapeutische Rehabilitation ist danach indiziert bei Patienten, „deren seelische Gesundheit mit hoher Wahrscheinlichkeit länger als sechs Monate von dem für das Lebensalter typischen Zustand abweicht und deren Teilhabe am Leben in der Gesellschaft daher beeinträchtigt ist bzw. wenn eine Beeinträchtigung zu erwarten ist" (§ 2 Neuntes Buch Sozialgesetzbuch; Beauftragte der Bundesregierung für die Belange behinderter Menschen 2007).

Schädigungen und Beeinträchtigungen der Aktivitäten bzw. der Teilhabe können entsprechend der Gemeinsamen Empfehlung gemäß § 13 Abs. 2 Nr. 2 SGB IX zur frühzeitigen Erkennung eines Bedarfs an Leistungen zur Teilhabe (Gemeinsame Empfehlung „Frühzeitige Bedarfserkennung") der Bundesarbeitsgemeinschaft für Rehabilitation (BAR; Bundesarbeitsgemeinschaft für Rehabilitation 2004a) bei Beschäftigten unter anderem schon bei Vorliegen der folgenden Kriterien festgestellt werden:
- innerhalb eines Jahres länger als 6 Wochen ununterbrochene oder wiederholte Arbeitsunfähigkeit,
- chronische Krankheit bei Menschen jeden Alters,
- bei Vorliegen besonders belastender Arbeits- und Lebensbedingungen sowie
- bei Menschen, bei denen der Gesundheitsschädigung vermutlich eine psychosomatische Reaktion zugrunde liegt.

Eine beeinträchtigte Teilhabe bezieht sich, angelehnt an das Konzept der Weltgesundheitsorganisation, auf folgende Bereiche (Gromann 2002):
- Störungen einer oder mehrerer psychischer Funktionen eines Menschen, die direkt aus der Erkrankung resultieren, wie Antrieb, Aufmerksamkeit, Kontrolle des Denkens, emotionale Stabilität, Merkfähigkeit, Motivation, Orientierung und Wahrnehmung
- Behinderungen, die auf die persönlichen Bewältigungsstrategien der Erkrankung zurückgehen, also die Art und das Ausmaß einer zielgerichteten Aktivität einer Person; so können die Selbstversorgung, die Kommunikation mit anderen, Ausbildungs- oder Arbeitsanforderungen, das Sich-im-öffentlichen-Raum-Bewegen gestört sein
- Behinderungen, die aus den sozialen Benachteiligungen entstehen, also die Folgen der Störung von Beziehungen mit der Um-

welt (gesellschaftlicher Partizipation) und die sich anhäufenden Unterversorgungslagen (z. B. Verlust von Arbeit, Vermögen und sozialen Kontakten durch die lange Erkrankung)

Leistungen zur Teilhabe haben nach § 9 Abs. 2, Sechstes Buch Sozialgesetzbuch (SGB VI), und nach § 8 Abs. 2 Neuntes Buch Sozialgesetzbuch (SGB IX) Vorrang vor Rentenleistungen (Rische 2007).

Hierbei wird deutlich, dass gemäß dem Krankheitsfolgemodell bei der psychosomatisch-psychotherapeutischen Rehabilitation die Behandlung von Funktionsstörungen im Vordergrund steht. Die Rehabilitation zur Teilhabe beinhaltet zentral auch Elemente der Heilung oder Besserung und ist keineswegs nur auf den beruflichen Bereich beschränkt. Die intensive Förderung der beruflichen Teilhabe ist ein spezifischer Behandlungsauftrag, der zusätzlich in die Zielsetzung der Rehabilitation aufgenommen wird bei Patienten, die im Erwerbsleben stehen oder wieder Zugang zum Arbeitsmarkt bekommen können.

Eine Rehabilitation ist indiziert (Bundesarbeitsgemeinschaft für Rehabilitation 2004b), wenn
- Rehabilitationsbedürftigkeit und Rehabilitationsfähigkeit bestehen,
- eine positive Prognose gestellt werden kann und
- die individuellen (versicherungsrechtlichen) Voraussetzungen erfüllt sind.

Wesentliche Kontraindikationen für eine psychosomatisch-psychotherapeutische Rehabilitation sind akute und chronische psychotische Prozesse, manifeste Suizidalität, stoffgebundene Abhängigkeitserkrankungen oder fremdgefährdendes dissoziales Verhalten (Bundesarbeitsgemeinschaft für Rehabilitation 2004b).

Rehabilitationsbedürftigkeit

Bei psychischen Störungen ist zur Prüfung der Rehabilitationsbedürftigkeit grundsätzlich das Ausmaß der funktionalen und strukturellen Integrität bzw. der Schädigung von Körperfunktionen und Körperstrukturen einschließlich psychischer Funktionen, z. B. nach dem AMDP-System (Arbeitsgemeinschaft für Methodik und Dokumentation in der Psychiatrie 2006), zu prüfen.

Schädigungen und Funktionsstörungen treten in folgenden Bereichen auf (Bundesarbeitsgemeinschaft für Rehabilitation 2004b, S. 35):

- Dimensionen der Persönlichkeit, z. B. mangelnde psychische Stabilität, gestörtes Vertrauen
- emotionale Funktionen, z. B. Störung der affektiven Kontrolle, depressive Verstimmung
- Funktionen der psychischen Energie und des Antriebs, z. B. mangelnde Impulskontrolle
- Funktionen der Selbstwahrnehmung, z. B. Störung des Körperbildes, mangelnde Selbstakzeptanz
- höhere kognitive Leistungen, z. B. Störung des Einsichtsvermögens, Störung des Zeitmanagements
- Denkfunktionen, z. B. Zwangsgedanken und Aufmerksamkeitsfunktionen, Konzentrationsstörungen
- Körperfunktionen, z. B. als Somatisierungsstörung oder als primär somatische Störung
- Schlaffunktionen, z. B. gestörter Schlafrhythmus
- psychomotorische Funktionen

Fähigkeitsstörungen, die aufgrund der genannten Schädigungen/Funktionsstörungen auftreten, betreffen folgende Bereiche (Bundesarbeitsgemeinschaft für Rehabilitation 2004b, S. 35):

5.1 Kriterien zur Indikation psychosomatischer Rehabilitation

- alltägliches Verhalten, z. B. in Familie, Beruf, Freizeit
- psychische Belastbarkeit, z. B. Schwierigkeiten beim Umgang mit Anforderungen des Alltags
- interpersonelle Beziehungen und Interaktionen, z. b. Störungen bei der Aufnahme und Aufrechterhaltung von Beziehungen
- Problemlösefähigkeit und Entscheidungsfindung
- Umstellung, z. B. auf neue Berufssituation
- Krankheitsbewältigung

Beeinträchtigungen wegen der genannten Schädigungen/Funktionsstörungen und/oder Fähigkeitsstörungen treten insbesondere in folgenden Bereichen auf (Bundesarbeitsgemeinschaft für Rehabilitation 2004b, S. 36):
- physische Unabhängigkeit
- psychische Unabhängigkeit
- soziale Integration/Reintegration
- wirtschaftliche Eigenständigkeit

Die Behandlungsbedürftigkeit im Rahmen einer Rehabilitationsmaßnahme ergibt sich also nicht allein aus der Erkrankung, sondern aus den daraus resultierenden Folgen, die entsprechend dem bio-psycho-sozialen Krankheitsmodell wiederum in komplexer Weise Wechselbeziehungen zu den aufgeführten Ebenen der Schädigungen und Funktionsstörungen aufweisen. Die Art und das Ausmaß der Störung werden dabei erheblich vom Verarbeitungsprozess der Betroffenen beeinflusst, der wiederum entscheidend von Kontextfaktoren abhängt.

Kontextfaktoren, die psychosomatische und psychische Erkrankungen beeinflussen (Bundesarbeitsgemeinschaft für Rehabilitation 2004b, S. 37), können sein:
- persönliche Unterstützung und tragfähige Beziehungen, z. B. Familienmitglieder, Freunde, Bekannte, Kollegen, Hilfs- und Pflegepersonen, professionelle Helfer, Tiere
- individuelle Arbeitssituation
- Zugang und Nutzung sozialer Einrichtungen, soziale Absicherung
- soziokulturelle Strukturen, z. b. Familie, Verwandtschaft, Gemeinschaften
- natürliche Umwelt, z. b. Geografie, Klima, Licht, Lärm, Luftqualität
- persönliche Umwelt, z. B. Gestaltung der Wohnung
- Einstellungen und Wertesysteme, z. B. Religiosität

Kontextfaktoren können positive sowie negative Auswirkungen auf den Verarbeitungsprozess und damit auf den Krankheitsverlauf haben (s. a. Kap. 2.2). Insofern gilt es, sie möglichst früh zu identifizieren und gegebenenfalls als Unterstützung für den Rehabilitationsverlauf zu nutzen (Ressourcenkonzept der Rehabilitation) oder ihre schädigende Wirkung einzugrenzen (Risikofaktorenkonzept). „Die Rehabilitanden/innen sind darin zu unterstützen, mit den Folgen ihrer Erkrankung bzw. ihrer Behinderung zu leben (Coping) und negativ wirkende Kontextfaktoren zu vermeiden, zu beseitigen bzw. deren Wirkungen zu vermindern." (Deutsche Rentenversicherung Bund 2007)

In den Leitlinien wird weiterhin ausgeführt, dass eine Rehabilitationsbedürftigkeit nicht vorliegt, wenn eine kurative Versorgung in Form einer ambulanten fachärztlichen Mitbehandlung, einer medikamentösen Therapie oder einer ambulanten oder stationären Psychotherapie ausreicht und geeignet ist, um eine Besserung zu erreichen.

Rehabilitationsfähigkeit

Rehabilitationsfähigkeit besteht, wenn nach Abschluss diagnostischer und akutmedizinischer Maßnahmen vor dem Hintergrund der psychischen Stabilität und körperlichen Belastbarkeit ein Milieu- und Settingwechsel sowie eine aktive Teilnahme am Rehabilitationsangebot sinnvoll und notwendig sind (Deutsche Rentenversicherung Bund 2007).

> **!** Keine psychosomatisch-psychotherapeutische Rehabilitationsmaßnahme sollte bei folgenden Anzeichen durchgeführt werden:
> - ausgeprägte Antriebsstörung
> - schwere Zwangsrituale
> - Beeinträchtigungen der Realitätskontrolle
> - ernsthafte Kommunikationsstörungen
> - durch Wahrnehmung oder Halluzinationen beeinflusstes Verhalten
> - Selbst- oder Fremdgefährdung
> - erhöhter pflegerischer oder ärztlicher Behandlungs- und/oder Überwachungsbedarf
> - gravierende Suchtproblematik (indiziert ist hier primär eine Entgiftung oder eine Entwöhnungsbehandlung)
> - stärkere körperliche Mobilitätseinschränkungen
> - gravierende hirnorganische Schädigung
> - Intelligenzminderung mit gravierender Beeinträchtigung der kognitiven und emotionalen Einsichts- und Introspektionsfähigkeit

Positive Prognose

Voraussetzung für die Kostenübernahme durch den Rentenversicherungsträger ist auch eine positive Rehabilitationsprognose. Grundsätzlich gelten über viele Studien eine gute Motivation für die Psychotherapie (z. B. Geiser et al. 2001; Nosper 1999), kein verborgenes oder offenes Rentenbegehren (z. B. Bernhard et al. 2000; Sandweg et al. 2001) und aus klinischen Beobachtungen eine gewisse Introspektionsfähigkeit und ein Verständnis für psychosomatische Zusammenhänge als Prädiktoren für ein positives Behandlungsergebnis.

Bei häufigen oder länger andauernden Arbeitsunfähigkeitszeiten, fehlender Motivation für psychosomatisch-psychotherapeutische Behandlungsansätze oder laufenden Rentenantragsverfahren wird vonseiten der Rentenversicherungsträger die Rehabilitationsprognose als weniger günstig beurteilt.

Persönliche (versicherungsrechtliche) Voraussetzungen

Die Zuständigkeit eines Rentenversicherungsträgers ist gegeben, sobald der Versicherte die gesetzlich vorgeschriebene Wartezeit von 15 Jahren erfüllt hat oder bereits eine Rente wegen verminderter Erwerbsfähigkeit bezieht. Leistungen zur medizinischen Rehabilitation werden als sogenannte Leistungen zur Teilhabe, je nach Zuständigkeit von den Rentenversicherungsträgern, von den privaten Krankenversicherungen oder gesetzlichen Krankenkassen, von der gesetzlichen Unfallversicherung, von der Versorgungsverwaltung, von den Trägern der öffentlichen Jugendhilfe oder von den Sozialhilfeträgern erbracht.

Behandlung

Empirische Ergebnisse belegen, dass die Rehabilitation bei etwa 80 % der Patienten Erfolg hat (Rische 2007). Die Behandlung in der stationären psychosomatisch-psychotherapeutischen Rehabilitation orientiert sich an einem umfassenden bio-psycho-sozialen Modell, das die Zusammenhänge zwischen einer psychischen und psychosomatischen Erkrankung mit der Umwelt berücksichtigt. Durch die Ergänzung der ICD-10-Diagnose um die Internationale Klassifikation der Funktionsfähigkeit, Behinderung und Gesundheit (ICF) (WHO 2001) als Grundlage für eine indikationsspezifische Behandlung entsteht ein Behandlungsauftrag, der die Wechselwirkungen zwischen den Einschränkungen auf der Ebene der Struktur und Funktion des Körpers und der Psyche und die daraus resultierenden Einschränkungen der Aktivitäten und Fähigkeiten einbezieht. Berücksichtigt wird, wie Patienten auf verschiedene Lebensbereiche (Alltag, Familie, Beruf, Freizeitgestaltung) im Sinne einer ressourcenorientierten Lebensgestaltung Einfluss nehmen können (Wehrmann 2007). Im ICF-Praxisleitfaden (Schuntermann 2007) wird beschrieben, wie mit dem bio-psycho-sozialen Modell ein bedeutender Paradigmenwechsel vollzogen wurde, indem funktionale Probleme nicht mehr als Attribute einer Person, sondern als das negative Ergebnis einer Wechselwirkung beschrieben werden.

Diese Betrachtung eröffnet neue Perspektiven der Hilfe.

5.1.3 Abgrenzung der psychosomatischen Rehabilitation zur kurativen Psychotherapie

Theoretische Unterscheidung

Die theoretische Unterscheidung zwischen Krankenhausbehandlung und Rehabilitationsmaßnahme umfasst die Bereiche Indikation, Ziel, Behandlung und Rahmenbedingungen.

Indikationen

Eine **Krankenhausbehandlung** ist dann gerechtfertigt, wenn das Vorliegen einer ausreichend schweren (nicht ambulant oder teilstationär zu behandelnden) akuten Erkrankung oder die akute Zuspitzung einer chronischen Erkrankung bei Notwendigkeit ständiger ärztlicher Präsenz oder ärztlich geleiteter Durchführung des Behandlungskonzeptes besteht (vgl. z. B. Hildenbrand u. Merkle 2006). Die Behandlung erfolgt auch, wenn zwar eine Mitwirkungsbereitschaft gegeben ist, Krankheitseinsicht und Motivation für Psychotherapie aber noch weitgehend fehlen. Postuliert wird als Kriterium für eine Krankenhausbehandlung, dass die Krankheitsschwere stärker (z. B. operationalisiert mit dem Beeinträchtigungs-Schwere-Score, BSS; Schepank 1995) und das Strukturniveau (OPD-Strukturachse; Arbeitskreis OPD 2006) geringer ausgeprägt sein sollte (Hildenbrand 2003). Ebenfalls werden psychische Instabilität, ausagierendes, selbstverletzendes und impulsives Verhalten genannt. Physische Instabilität bei somatischer Grund- oder Begleiterkrankung spricht ebenso für eine Krankenhausbehandlung.

Die **Rehabilitationsbehandlung** sieht eine Behandlung vor, wenn Erkrankungen chronifiziert und die Teilhabefähigkeiten beeinträchtigt sind. Voraussetzungen sind Rehabilitationsbedürftigkeit und -fähigkeit. Dies schließt eine grundsätzliche Motivation und Introspektionsfähigkeit ein (vgl. Paar u. Schneider 1999).

Ziele

In der **Krankenhausbehandlung** wird der Fokus auf die Therapie der Grunderkrankung (Kausalbehandlung der „Ursache") gelegt, verbunden mit einem ätiologischen Verständnis und einem kurativen oder die Beschwerden lindernden Behandlungsziel, während in der Rehabilitation die Krankheitsfolgen gemindert werden sollen.

Eine **Rehabilitation** ist vom Gesetzgeber (§ 9 SGB VI) vorgesehen, um den Auswirkungen einer Krankheit oder einer körperlichen, geistigen oder seelischen Behinderung auf die Erwerbsfähigkeit der Versicherten entgegenzuwirken oder sie zu überwinden und dadurch Beeinträchtigungen der Erwerbsfähigkeit der Versicherten oder ihr vorzeitiges Ausscheiden aus dem Erwerbsleben zu verhindern oder sie möglichst dauerhaft in das Erwerbsleben wiedereinzugliedern.

Behandlung

In der **Krankenhausbehandlung** werden in der Regel individualisierte Behandlungspläne und speziell angepasste Behandlungszeiten und -strategien festgelegt. Die Umsetzung erfolgt gruppen- und einzeltherapeutisch, das bio-psycho-soziale Krankheitsmodell wird auch in der Krankenhausbehandlung weitgehend angewendet und die Therapie erfolgt mehrdimensional.

Die Konzepte in der **Rehabilitation** sind interdisziplinär und verfügen über die Psychotherapie im engeren Sinne hinaus über medizinische, psychiatrische, sport- und körpertherapeutische sowie kunst-, musik- und gestaltungstherapeutische Angebote (vgl. Sturm et al. 2005). In Rehabilitationskliniken wird oft sowohl Einzel- als auch Gruppentherapie praktiziert, ergänzt durch indikationsspezifische Angebote.

Rahmenbedingungen

Im Gegensatz zu Rehabilitationsmaßnahmen entscheidet im **kurativen Bereich** der aufnehmende Arzt über die Zugangsmöglichkeit für die anstehende Behandlung und stellt die Indikation für eine notwendige Therapie sowie für die erforderliche Dauer. Die Notwendigkeit zur Krankenhausbehandlung ist dem Kostenträger gegenüber regelmäßig nachzuweisen.

Zur Teilnahme an einer **Rehabilitation** erfolgt im Vorfeld ein Antragsverfahren, das zum Teil zeitaufwendig und ergebnisoffen ist und die Mitwirkung des Patienten erfordert.

Tabelle 5-1 sind die zusammenfassenden differenziellen Indikationskriterien für eine Rehabilitations- oder eine Krankenhausbehandlung zu entnehmen. Die Einschätzungen der einzelnen Kriterien bilden die Grundlage für einen Gewichtungsprozess, der dann die Richtung weist. Für die Praxis ist insbesondere wichtig, ob ein Patient durch die aktuelle Symptomatik unmittelbar und vorherrschend beeinträchtigt ist und die aktuelle Linderung dieser Symptomatik im Vordergrund für die kurative Behandlung steht oder ob schon weiterführende Ziele der Reintegration im Rahmen einer Rehabilitation anvisiert werden können. Für eine Rehabilitationsbehandlung spricht, wenn ein mehrdimensionaler Zugang erforderlich ist und die Reintegration tatsächlich erreichbar erscheint, wenn also die Prognose für die Teilhabefähigkeit günstig ist.

Eine weiterführende Operationalisierung der Zuweisungskriterien für Krankenhaus- und Rehabilitationsbehandlung auf der Basis von mehrstufigen schriftlichen und mündlichen Expertenkonsensusverfahren in die kriteriengeleitete Liste AKUT-REHA („KLAR") legten jüngst Büscher et al. (2007) vor. Es bleibt abzuwarten, ob sich das Verfahren bundesweit durchsetzen wird.

Schnittmenge der Indikationen für Krankenhausbehandlung und Rehabilitation

Psychische und psychosomatische Erkrankungen im Erwachsenenalter sind häufig durch chronische und rezidivierende Verläufe sowie hohe Komorbiditäten mit anderen psychischen und somatischen Erkrankungen geprägt. Die Behandlung kann abhängig vom akuten Schweregrad, dem individuellen Krankheitsverlauf und der notwendigen Behandlungsmethode sowie der spezifischen Zielsetzung kurativ oder rehabilitativ erfolgen. Die Unterscheidungskriterien für Rehabilitations- und Akutbehandlung sind allerdings weder vom Gesetzgeber noch in der Praxis trennscharf. Für die Entscheidung sind keine harten Abgrenzungskriterien verfügbar, sondern es ist im Einzelfall eine Abwägung erforderlich, die den Schweregrad, die individuelle Verlaufsform, das notwendige Behandlungsangebot, die Verfügbarkeit eines Behandlungsplatzes und die spezifische Zielsetzungen mit einbezieht.

Die Analysen der Rentenversicherungsträger und der Fachgesellschaften zeigen eine große gemeinsame Schnittmenge von Patienten mit psychogenen Erkrankungen in Akut- und Rehabilitationsbehandlungen, insbesondere im Bereich der ICD-10-Diagnosen (Diskussionsbeitrag von G. Hildenbrand; in Senf 2007). Patienten unterscheiden sich kaum anhand der Aufnahmediagnosen (ICD-10, Kapitel F), der Symptombelastung (Symptom-Checkliste von Derogatis SCL-90-R, Beeinträchtigungs-Schwere-Score etc.), der Behandlungsdauer (Nübling et al. 2005; Paar u. Kriebel 1998) oder in den Grundsätzen der stationären Psychotherapie, die gemäß dem bio-psycho-sozialen Krankheitsmodell neben

Tab. 5-1 Differenzialindikationen für Krankenhausbehandlung versus Rehabilitation bei psychischen Störungen mit oder ohne somatische Komorbidität

Eine Krankenhausbehandlung ist indiziert:	Eine Rehabilitationsmaßnahme ist indiziert:
1. Medizinische Indikationen[1]	
• wenn Krankheitssymptome unmittelbar behandelt werden sollen • bei akuter körperlicher/psychischer Instabilität • wenn eine diagnostische Klärung erforderlich erscheint • wenn ein Krankenhaus mit entsprechender apparativer und personeller Ausstattung erforderlich ist bei hoher körperlicher Komorbidität und somatischer Instabilität	• wenn die Krankheitsfolgen (s. Konzept der Teilhabe[2]) behandelt werden sollen (in viele Fällen untrennbar mit der Behandlung der zugrunde liegenden psychischen Erkrankung verknüpft[2]) • wenn keine unmittelbare psychische Instabilität besteht • wenn die diagnostische Abklärung weitgehend abgeschlossen ist • wenn eine komorbide organische Erkrankung einigermaßen stabilisiert ist
2. Persönliche Indikationen	
• wenn zwar eine Mitwirkungsbereitschaft gegeben ist, Krankheitseinsicht und Motivation für Psychotherapie aber noch weitgehend fehlen • wenn die zeitnahe, regionale und unaufwendige Überweisung zur stationären Krankenhausbehandlung erforderlich ist (z. B. krisenhafte Zuspitzung der Symptomatik) • wenn die körperliche und psychische Belastbarkeit erheblich eingeschränkt ist	• Rehabilitationsbedürftigkeit (z. B. wenn die wirtschaftliche Eigenständigkeit gefährdet ist) • bei drohender Chronifizierung (z. B. wenn ein Milieuwechsel erforderlich ist, um pathologische Verhaltensmuster zu durchbrechen) • Rehabilitationsfähigkeit (z. B. wenn die körperliche und psychische Belastbarkeit ausreicht, um der Mitwirkungspflicht nachzukommen; hohe Motivation und Introspektionsfähigkeit)
3. Versorgungsstrukturelle Indikationen	
• wenn die Notwendigkeit ärztlicher Behandlung und Präsenz mit engmaschiger Befunderhebung im Vordergrund steht • wenn ein individueller, abgestimmter, veränderbarer Behandlungsplan erforderlich ist • wenn eine hohe Behandlungsdichte notwendig ist	• wenn ärztliche, psychologische und andere Interventionen gleichrangig in Sinne eines mehrdimensionalen Behandlungskonzeptes für den Behandlungserfolg indiziert sind • wenn Behandlungsprogramme als Gruppen- oder Einzeltherapie sinnvoll erscheinen
4. Indikation nach Therapiezielen[3]	
• Heilung und Linderung der Symptomatik durch eine kurative, auf einem ätiologischen Verständnis der Grunderkrankung basierende Behandlung	• vollständige oder größtmögliche Wiederherstellung der ursprünglichen Struktur und Funktion bzw. Aktivitäten und der Teilhabe • Kompensation erarbeiten (Ersatzstrategien) • Adaptation/Krankheitsverarbeitung

[1] Nach Maylath 2005
[2] Anmerkungen der Autoren
[3] Gültig nur für Rehabilitationsmaßnahmen; Deutsche Rentenversicherung Bund 2006

der akuten Symptomatik immer, also sowohl in den Konzepten der Krankenhausbehandlung als auch in der Rehabilitation, auch die Hintergründe und die Kontextfaktoren zu berücksichtigen hat. So weist beispielsweise Sturm (in Senf 2007) unserer Einschätzung nach zu Recht darauf hin, dass das kurative Ziel der Heilung und Linderung in der Krankenhausbehandlung von den Rentenversicherungsträgern lediglich operationalisiert und ergänzt wurde als „vollständige oder größtmögliche Wiederherstellung der ursprünglichen Struktur und Funktion bzw. Aktivitäten und der Teilhabe" (Deutsche Rentenversicherung Bund 2007). Die Daten zur Wirksamkeit der Behandlung deuten vergleichbare Effektstärken an (Nübling et al. 2005).

Die Schnittmengen der Indikationen zur Krankenhaus- oder stationären Rehabilitationsbehandlung lassen sich gut an der Abgrenzung zur ambulanten Psychotherapie darstellen. Eine Indikation für stationäre Krankenhaus- oder Rehabilitationsbehandlung im Vergleich zur ambulanten Behandlung besteht bei folgenden Anzeichen:

- bei schweren Neurosen, die ambulant nicht ausreichend behandelt werden können, wie z. B. dissoziative Störungen (ICD-10: F44), schwere Angststörungen (F41), schwere Phobien (F40), schwere Zwangsstörungen (F42)
- bei Persönlichkeitsstörungen mit Ich-strukturellen Schwächen, die ambulant nicht behandelt werden können; dies gilt auch für die posttraumatische Belastungsstörung (F43.1), agierendes Verhalten bei Persönlichkeitsstörungen (vor allem F60.2, F60.3) oder Essstörungen (F50); ein niedriges Strukturniveau ist keine grundsätzliche Kontraindikation für eine psychosomatische Rehabilitation
- bei komplexen Krankheitsbildern, wenn die Erkrankung eine hohe Behandlungsdichte und die mehrdimensionale Herangehensweise eines stationären Therapiekonzeptes erfordert

- bei (kontrollierbaren) Suizidabsichten und Selbstverletzungstendenzen, sofern die Patienten absprachefähig sind
- bei hoher psychischer Komorbidität (bei somatischer Komorbidität ist die Behandlung in der Rehabilitation nur dann indiziert, wenn die somatische Erkrankung einigermaßen stabilisiert ist)
- bei einer Indikation zum Milieuwechsel, wenn die Herauslösung aus einem pathogenen Milieu erforderlich erscheint oder wenn störungsinduzierte schwerwiegende soziale Folgeerscheinungen unterbrochen werden sollen (Streeck u. Ahrens 2002); die Rehabilitation setzt dabei mehr auf wohnortferne Behandlungen, während die Krankenhausbehandlung durch regionale Strukturen angehalten ist, das soziale Umfeld mit in die Behandlung einzubeziehen
- wenn durch die stationäre Maßnahme erst ein therapeutischer Zugang und damit eine ambulante Behandlung ermöglicht wird (s. Joraschky u. Geyer 2001)

Die Schwere der Erkrankung, gemessen am Grad der strukturellen Beeinträchtigung (nach OPD-2 2006), lässt sich als Differenzierungskriterium zwischen Krankenhausbehandlung und Rehabilitation nur beschränkt heranziehen. Gerade für Patienten mit schweren Persönlichkeitsstörungen, emotional impulsiven, autodestruktiven und suizidalen Verhaltensweisen gibt es in Rehabilitationskliniken geeignete Behandlungskonzepte (z. B. Janssen et al. 2007; Votsmeier-Röhr 2001), die es den Patienten erleichtern, auf destruktives Ausagieren zu verzichten, vorausgesetzt die Patienten sind hinreichend motiviert und absprachefähig.

Betrachtet man den Überschneidungsbereich von Krankenhausbehandlung und Rehabilitation, stellt man fest, dass sich die Indikationskriterien nicht binär abgrenzen lassen, sondern im Verlauf des Therapieprozesses einen fließenden Übergang bilden (Abb. 5-1).

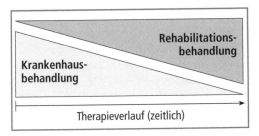

Abb. 5-1 Modell zu den Überschneidungsbereichen von Krankenhaus- und Rehabilitationsbehandlung für eine prototypische Behandlung über den Zeitverlauf

Am Anfang der Behandlung stehen oft kurative Gesichtspunkte, mit zunehmender Stabilisierung dann rehabilitative Ziele im Vordergrund.

Eine plausible Lösung der Problematik bestünde darin, dass Patienten mit schweren, ambulant nicht behandelbaren psychischen und psychosomatischen Erkrankungen ohne große bürokratische Hürden stationär aufgenommen und so lange behandelt werden könnten, bis die stationäre Therapie in eine teilstationäre oder ambulante Weiterbehandlung überführt werden kann. Der Patient bräuchte während der Behandlung keine Verunsicherung wegen der Kostenübernahme hinzunehmen. Es würde zwischen der Klinik und den gesetzlichen Kostenträgern (Krankenkassen, Deutsche Rentenversicherung) anhand der differenziellen Einschätzung des behandelnden Arztes geklärt, bis wann die kurative ärztliche Behandlung einer Krankenhausbehandlung und ab wann das mehrdimensionale Therapieangebot der Rehabilitation für das Erreichen der Behandlungsziele erforderlich sind. Für die Weiterentwicklung der Versorgungsstrukturen bedeutet dies, die Integration und/oder die Kooperation von Einrichtungen der Krankenhausbehandlung und Rehabilitation sowie die individuell zu prüfende, kriteriengeleitete Aufteilung der Behandlungskosten voranzutreiben.

5.1.4 Fazit

Die psychotherapeutische Behandlung hat sich in Deutschland als differenzierter, effektiver, evidenzbasierter medizinischer Sektor etabliert. Patienten mit psychischen und psychosomatischen Erkrankungen profitieren von der vielfältigen Versorgungsstruktur mit ihren unterschiedlichen Konzepten. Die psychosomatisch-psychotherapeutische Rehabilitation hat sich in den letzten Jahren umfangreichen Bereinigungsprozessen stellen müssen und durch relativ niedrige Vergütungssätze die Inhalte und Abläufe ihrer Behandlungsverfahren auf Effizienz hin untersucht und verändert. Ferner hat sie die Behandlungsdauer an die Vorgaben der Kostenträger angepasst, was den Behandlungsergebnissen kaum geschadet hat. Der Zwang zur Ökonomisierung im Gesundheitswesen wird beide Arme der psychosozialen Versorgungsstruktur weiter beschäftigen und bei den Patienten, bei denen dies möglich erscheint, zu einer verstärkten Zuweisung in die kostengünstigeren Strukturen führen (vgl. Diskussionsbeitrag Sturm; in Senf 2007). Gleichzeitig wird der medizinische Bedarf aufgrund der zunehmenden Prävalenz psychischer und psychosomatischer Krankheiten zunehmen und der gesundheitsökonomische Nutzen beider Behandlungsformen an Bedeutung gewinnen.

Die Versorgungsstrukturen in Deutschland sind inhaltlich aufgrund ihrer spezialisierten und differenzierten Behandlungskonzepte für die Herausforderungen gerüstet. Linden (2005) weist allerdings zu Recht darauf hin, dass sich die Leistungsangebote des Akutbereichs und der Fachkliniken eher hinsichtlich des Zuweisungsmodus und der Behandlungsschwerpunkte unterscheiden und die sogenannten psychosomatischen Rehabilitationskliniken in diesem Kontext eine Krankenbehandlung mit besonderem psychotherapeutischem Schwerpunkt durchführen. Allerdings erscheint es notwendig, die Zuständigkeit von ambulanter und stationärer Behandlung so zu definieren, dass Patienten in akuten Krisensituationen zeitnah durch einen niedergelassenen Facharzt gesehen und in ein entsprechendes Behandlungsangebot bzw. akut in eine stationäre Behandlung integriert werden können. Hier zeigen psychosomatische Praxen mit offenen Sprechstunden, Ambulanzen und Krisensprechstunden an Kliniken, psychosomatische Abteilungen, die für Akutaufnahmen Betten frei halten, und integrierte Versorgungsformen mit abgestuften Behandlungsangeboten zukunftsweisende Wege auf. Die flächendeckende Umsetzung solcher Konzepte wird bei den gesundheitsökonomischen Anforderungen an die Versorgungsstrukturen nicht allein über die Ausweitung der Angebote der Facharztpraxen und der psychosomatischen Krankenhausbehandlung zu bewerkstelligen sein, sondern erfordert die differenzierte Nutzung vorhandener Ressourcen und die Vernetzung unterschiedlicher Angebote (Diskussionsbeitrag G. Hildenbrand, in Senf 2007; Sturm u. Vogel 2001).

Allerdings spielt für die Behandlungsbereitschaft von Patienten bei psychischen Erkrankungen das Maß an Vertrauen der Patienten in die Behandlungsstruktur und in die Mitglieder des therapeutischen Teams eine entscheidende Rolle. Dieses Vertrauen kann durch sinnvolle, verständliche Behandlungswege und durch klare Zuständigkeiten aufgebaut werden. Es sollte nicht durch unnötige bürokratische oder strukturelle Hürden verspielt werden, besonders wenn man berücksichtigt, dass immer noch durchschnittlich 7 Jahre vergehen, bevor Patienten mit psychogenen Erkrankungen Zugang zu einer geeigneten Therapie finden. Hinsichtlich der Behandlungsdauer und der Konstanz des Settings sind individuelle Lösungen angebracht. Weder erscheint es plausibel, die Dauer der Krankenhausbehandlung auf die Zeit der Krisenintervention zu begrenzen und Patienten grundsätzlich nach einer mehr oder weniger kurzen Stabilisierungsphase weiter in die Rehabilitation zu überweisen, noch sollte die Idee verworfen werden, Patienten, die durch die Krankenhausbehandlung rehabilitationsfähig geworden sind, auch in ein entsprechendes Rehabilitationskonzept zu überführen. Hierbei erscheint ein flexibles, undogmatisches, an die Patienten und deren Krankheitsverlauf angepasstes Vorgehen wünschenswert. Nicht immer ist die Konstanz der therapeutischen Beziehung Voraussetzung für einen Behandlungserfolg, auch wenn sie in individuellen Fällen fachlich indiziert ist und strukturell zur Verfügung gestellt werden sollte.

Die Herausforderung für die zukünftige Gestaltung der psychosozialen Versorgung in Deutschland stellt sich darin, die Bedeutung der Psychosomatischen Medizin und Psychotherapie für die Behandlung von Patienten in entsprechende Strukturen umzusetzen. Hierfür ist die Entwicklung von nachvollziehbaren, abgestuften, den individuellen Anforderungen und Möglichkeiten der Patienten entsprechenden Behandlungswegen hilfreich. Sie sollte auf eine vertrauensvolle Kooperation und Kompatibilität der unterschiedlichen Versorgungsformen aufbauen und sich im Sinne einer ganzheitlichen Betrachtung eng mit der somatisch orientierten Medizin verständigen.

5.2 Differenzialindikation zwischen verhaltenstherapeutischer und psychodynamischer Psychotherapie in der psychosomatischen Rehabilitation

H. Rüddel

Für die Methoden der Richtlinien-Psychotherapie ist die Wirksamkeit der Verhaltenstherapie, der tiefenpsychologisch fundierten Psychotherapie, der psychoanalytischen Therapie sowie der Gesprächspsychotherapie nachgewiesen. Bei jeder Psychotherapie müssen allgemeine von spezifischen Effekten unterschieden werden. Seit 50 Jahren werden diese allgemeinen Wirkfaktoren systematisch untersucht und sind unter anderem von Yalom (1970), Orlinski und Howard (1987) sowie von Strauß und Wittmann (2000) jeweils unterschiedlich zusammengefasst worden. Grawe (1995) betont als wichtige Wirkfaktoren einer allgemeinen Psychotherapie Ressourcenaktivierung, Problemaktualisierung, aktive Hilfe zur Problembewältigung sowie die motivationale Klärung. Eine gute, emotional besetzte, vertrauensvolle Beziehung zwischen Patient und Psychotherapeut ist unstrittig der wichtigste allgemeine Wirkfaktor in jeder Psychotherapie. Weitere wichtige allgemeine Wirkfaktoren (Eckert et al. 2004) sind:

- ein plausibles Erklärungsprinzip bezüglich der Ursachen der Erkrankungen und Störungen und eine damit zusammenhängende Methode für die Beseitigung bzw. Überwindung der Störung
- eine Problemanalyse, die dem Patienten Möglichkeiten der Bewältigung eröffnet
- die Vermittlung von Hoffnung mit dem Ziel, die Demoralisierung des Patienten abzubauen
- die Vermittlung von Erfolgserlebnissen, die sowohl der Hoffnung auf Therapiefortschritte weitere Nahrung geben, als auch dem Patienten zunehmende Sicherheit und Kompetenz vermitteln
- die Förderung emotionalen Erlebens als Voraussetzung für Einstellungs- und Verhaltensänderungen

Psychotherapie wird sowohl im ambulanten Setting als auch in der Krankenhausbehandlung und in der Rehabilitation durchgeführt. Die Abgrenzung zwischen kurativer Behandlung im Krankenhaus und Rehabilitationsbehandlung erfolgt juristisch und inhaltlich (Hildenbrand 2003; s. a. Kap. 5.1).

Gemäß dem Krankheitsfolgenmodell nach der ICF-Klassifikation kommt in der Rehabilitationsbehandlung der Überwindung einer eingeschränkten Leistungsfähigkeit eine wesentliche Bedeutung zu. Die Rehabilitationsbehandlung erfolgt nach Zuweisung durch Kostenträger und somit nach vorheriger Prüfung auf Indikation und ist auf einen relativ klaren zeitlichen Rahmen beschränkt.

Der Frage einer differenziellen Indikation zwischen verhaltenstherapeutischer und psychodynamischer Psychotherapie wird in der Rehabilitation keine große Bedeutung beigemessen. Bei der Aufnahme einer Rehabilitation spielen Wertschätzung, Konzepte und persönliche Erfahrungen mit den Einrichtungen aus dem privaten Umfeld eine größere Rolle als die Aspekte einer differenziellen Indikation zwischen Verhaltenstherapie und psychodynamischer Psychotherapie. In der folgenden Übersicht werden die empirischen Daten zu Fragen der differenziellen Indikation dargestellt und Möglichkeiten des praktischen

Umgangs mit dem Problem der differenziellen Indikation in der psychosomatischen Rehabilitation aufgezeigt.

5.2.1 Empirische Untersuchungen

In einer Vielzahl von vergleichender empirischer Forschung zeigt sich immer wieder, dass sich die Behandlungseffekte zwischen den Methoden nicht wesentlich unterscheiden (Grawe et al. 1994; Wampold 2001). Bereits aus der frühen empirischen Literatur kann abgeleitet werden, dass für eine differenzielle Indikationsstellung weder der Schweregrad der Störung noch die Diagnose oder einzelne Patientenmerkmale bzw. der soziokulturelle Status geeignet sind (Enke u. Czogalik 1993). Die Annahme, dass sich spezifische Krankheitsbilder für eine spezielle Methode besonders eignen, z. B. Verhaltenstherapie bei Angst- und Panikstörungen oder eher bei Patienten „mit leichten Krankheitsbildern" oder für „schlichte Patienten", ist nicht durchgehend empirisch begründbar (Mans 1995). Aus den Studien zur Effektivität der Psychotherapie kann abgeleitet werden, dass eine differenzielle Indikationsstellung zu einer der etablierten Psychotherapiemethoden bis maximal 20 % Varianzaufklärung in den Therapieeffekten beiträgt.

Eine systematische Untersuchung zur differenziellen Indikationsstellung in der psychosomatischen Rehabilitation erfolgte in den letzten 10 Jahren im St. Franziska-Stift Bad Kreuznach.

Im St. Franziska-Stift Bad Kreuznach werden Patienten nach einem Algorithmus der differenziellen Indikationsstellung entweder in der Abteilung für psychoanalytische Psychotherapie und Psychosomatik oder der verhaltensmedizinischen Abteilung aufgenommen. Beide Abteilungen arbeiten mit vergleichbaren Rahmenkonzeptionen der psychosomatischen Rehabilitationsbehandlung und vergleichbaren Strukturen. Die Kriterien für eine differenzielle Indikationsstellung wurden aus einer Delphi-Befragung mit Experten abgeleitet (Rüddel 1997).

Als wesentliche Grundsätze für die Zuteilung zur psychodynamischen bzw. verhaltenstherapeutischen Psychotherapie gelten der Patientenwunsch und die Wünsche/Erfahrungen der zuweisenden Fachkollegen. Inhaltliche Kriterien sind:
- Verhaltenstherapie während der Rehabilitationsbehandlung, wenn die symptomorientierte Überwindung der Störung bzw. eine bessere Bewältigung der Funktionseinschränkung im Vordergrund steht
- Psychodynamische Psychotherapie während der Rehabilitationsbehandlung, wenn die Funktionseinschränkung und Störung wesentlich durch Konflikte und Beziehungsprobleme beeinflusst werden und Identitäts- und Strukturstörungen überwunden werden sollen

In den Katamnesestudien aus Bad Kreuznach über 1–3 Jahre zeigte sich, dass keine wesentlichen Unterschiede in Bezug auf die Rehabilitationsergebnisse bei Patienten gefunden wurden, die entweder in der verhaltensmedizinischen Abteilung oder in der Abteilung für psychoanalytische Psychotherapie und Psychosomatik rehabilitiert wurden (Schulz et al. 1999). Die durchgeführte Therapie ist in den beiden Abteilungen tatsächlich sehr unterschiedlich (wie aufgrund der methodenspezifischen Arbeitsprinzipien zu erwarten ist). Es konnte gezeigt werden, dass sich die Behandlungen sehr deutlich im Ausmaß der Interpretation, in der Thematisierung von Beziehungen, der Konfrontation, der behavioralen Intervention unterschieden (Watzke et al. 2000). In einer prospektiven randomisiert-kontrollierten Studie zeigte sich die differenzielle Indikationsstellung nicht als signifikant und relevant für die Behandlungseffekte (Watzke et al. 2005a, b). Es zeigte sich allerdings einschränkend, dass Patienten, die randomisiert zur psychodynamischen Therapie im speziellen Setting der Klinik in Bad Kreuznach zugewiesen wurden, eher relativ schlechtere Behandlungsergebnisse erzielten. Wünschenswert wäre in diesem Zusammenhang eine prospektive **multizentrische** Studie zu diesem Thema, um mögliche klinikspezifische Effekte gegebenenfalls zu minimieren. Motivationale Aspekte erscheinen somit wichtiger als Faktoren einer differenziellen Indikation.

Eine differenzielle Indikationsstellung zwischen verhaltenstherapeutischer und psychodynamischer Psychotherapie steht im Gegensatz zu den Strategien, die eine Überwindung einer differenziellen Indikationsstellung durch Methodenintegration (z. B. Senf u. Broda 1997) anstreben oder Psychotherapiemethoden, die alle bisherigen Methoden durch eine allgemeine Psychotherapie ablösen wollen (Grawe 1995). Mit der Betonung von Besonderheiten in den Therapiemethoden wird in der differenziellen Indikation zwischen verhaltenstherapeutischer und psychodynamischer Psychotherapie akzeptiert, dass die jeweilige Methode in ihrer Entwicklung abrufbare Methoden zur Klärung von Kontraindikationen entwickelt hat und wie bei Problemen in der Therapie vorzugehen ist.

In jeder Methode der Psychotherapie müssen die bio-psycho-sozialen Gegebenheiten jedes Patienten adäquat berücksichtigt werden. In der Ausgestaltung der Psychotherapie ergibt sich nicht selten die Notwendigkeit, klassische Interventionen durch spezifische Ergänzungen zu erweitern. In der Psychotherapiepraxis wird somit ein seit langem bekanntes Ergebnis der Psychotherapieforschung aufgegriffen, dass nämlich die Behandlungseffekte innerhalb einer Patientenstichprobe mit der Behandlungsmethode „x", „y" oder „z" sehr unterschiedlich sind.

In der intrakonzeptionellen differenziellen Indikation wird die Therapieselektion aus verschiedenen Behandlungsverfahren innerhalb einer Therapiemethode vorgenommen. Die intrakonzeptionelle Indikation arbeitet mit Kriterien, die innerhalb der verschiedenen Therapierichtungen für die dort entwickelten Verfahren festgelegt wurden (Bundesarbeitsgemeinschaft für Rehabilitation 2004c; Mans 1994).

5.2.2 Klinische Konsequenzen

Da keine empirisch belegten Kriterien für eine differenzielle Indikation zwischen verhaltenstherapeutischer und psychodynamischer Psychotherapie in der psychosomatischen Rehabilitation vorliegen, ist in der klinischen Praxis nach der initialen Entscheidung, ob überhaupt die Indikation zu einer psychosomatischen Rehabilitation vorliegt, die Therapie nach folgenden Prinzipien auszurichten:

- Beachtung der allgemeinen Wirkfaktoren, insbesondere die Qualität der Beziehung zwischen Patient und Therapeut
- konsequentes Einsetzen der klaren Therapiekonzepte in der jeweiligen Methodik
- Überprüfung der intrakonzeptionellen differenziellen Indikation während einer Psychotherapie
- Integration von Therapieelementen anderer Methoden in die gewählte Richtlinien-Psychotherapiemethode, wenn dies während der Behandlung notwendig erscheint

Für die klinische Praxis werden einige praktische Aspekte einer differenziellen Indikation auch ohne empirische Basis akzeptiert (Faber et al. 1999).

So wird für die **analytische Psychotherapie** ein Schwerpunkt bei psychisch Erkrankten gesehen, bei denen das Beziehungsgefüge durch neurotische Interaktionen chronisch gestört ist, die Ich-Struktur des Patienten aber zugleich für eine ätiologisch orientierte Arbeit an unbewussten innerpsychischen Prozessen geeignet erscheint. Entscheidende Voraussetzung ist, dass die therapeutische Aktualbeziehung für den psychotherapeutischen Prozess instrumentalisiert und ohne andauernde destruktive Belastung genutzt werden kann, damit die Übertragungsdynamik neurotischer Beziehungsmuster sich in reflektierte Neuerfahrung wandeln kann.

Die **psychodynamische Psychotherapie** hat insbesondere eine Indikation: wenn die Ich-Struktur des Patienten eine Erfolg versprechende Bearbeitung intrapsychischer und interaktioneller Konflikte mit Konzentration auf einen Fokus erlaubt – mit der Aussicht, dass der Patient, angeregt und ermutigt durch die erfolgreiche Lösung des fokalen Konflikts, noch nicht bearbeitetes Konfliktmaterial selbst bewältigen kann.

Die **Verhaltenstherapie** hat den Vorzug, von konkreten Aktualsituationen auszugehen und handlungsorientiert zu intervenieren. Damit spricht sie insbesondere solche Patienten an, die nicht die Psychodynamik ihrer Konflikte, sondern die aktuelle Symptomatik mit ihren Verflechtungen angehen wollen. Daraus ergibt sich, dass Patienten, die weniger introspektiv reflektieren, tendenziell eher zu lerntheoretisch begründeten Verfahren neigen und sich auch eher für solche eignen. Patienten mit gut abgrenzbarer Symptomatik werden sich bevorzugt der Verhaltenstherapie zuwenden und dort auch eine optimale Therapie erhalten können.

Bei psychosomatischen Erkrankungen kann die Verhaltenstherapie vor allem dann angezeigt sein, wenn unter ätiologischen Gesichtspunkten eine intrapsychische Psychodynamik der Erkrankung nicht erkennbar wird. Verhaltenstherapeutisches Arbeiten ist auch dann indiziert, wenn eine Kontramotivation gegen psychodynamische Verfahren besteht und der Patient auf die Bearbeitung konkreter aktueller Probleme festgelegt ist.

In der psychotherapeutischen Praxis wird es in der Zukunft weniger darauf ankommen, nach welcher Methode eine psychosomatische Rehabilitationsklinik arbeitet, sondern wie die Therapieprozesse innerhalb der Klinik ausgestaltet sind. Die in den letzten Jahrzehnten vom „Schulenstreit" geprägten Auseinandersetzung zur differenziellen Indikation zwischen verhaltenstherapeutischer und psychodynamischer Psychotherapie ist abgelöst worden von dem Bemühen um ein bestmögliches Behandlungsergebnis für den Patienten in der psychosomatischen Rehabilitation.

Literatur zu Kapitel 5

Arbeitsgemeinschaft für Methodik und Dokumentation in der Psychiatrie. Das AMDP-System. Manual zur Dokumentation psychiatrischer Befunde. Göttingen: Hogrefe 2006.

Beauftragte der Bundesregierung für die Belange behinderter Menschen 2007. http://www.sgb-ix-umsetzen.de/index.php/nav/tpc/nid/1/aid/157, 30. September 2007.

Bernhard P, Kupka U, Lutz R. Effekte stationärer Verhaltenstherapie. Studie der verhaltenstherapeutischen Abteilung der Hardwaldklinik II. Marburger Gesundheitsstudien V. In: Bassler M (Hrsg). Leitlinien zur stationären Psychotherapie – Pro und Contra. Gießen: Psychosozial Verlag 2000; 44–57.

Bundesarbeitsgemeinschaft für Rehabilitation (BAR). Gemeinsame Empfehlung gem. § 13 Abs. 2 Nr. 2 SGB IX zur frühzeitigen Erkennung eines Bedarfs an Leistungen zur Teilhabe (Gemeinsame Empfehlung „Frühzeitige Bedarfserkennung") der Bundesarbeitsgemeinschaft für Rehabilitation (BAR), 30.09.2007. BAR 2004a.

Bundesarbeitsgemeinschaft für Rehabilitation (BAR). Rahmenempfehlungen zur ambulanten Rehabilitation bei psychischen und psychosomatischen Erkrankungen. http://www.bar-frankfurt.de/ upload/Rahmenempfehlung_psychische_Erkrankungen_145.pdf. 30.09.2007. BAR 2004b.

Bundesarbeitsgemeinschaft für Rehabilitation (BAR). Konzeption zur ambulanten Rehabilitation bei psychischen und psychosomatischen Erkrankungen. Frankfurt: Bundesarbeitsgemeinschaft für Rehabilitation 2004c.

Büscher C, Rustenbach SJ, Watzke B, Koch U, Schulz H. KLAR – die Kriterienliste AKUT-REHA – Indikationskriterien für die differenzielle Zuweisung zur Rehabilitation und zur Krankenhausbehandlung für die Psychosomatik. Poster auf dem 16. Reha-Wissenschaftlichen Kolloquium der Deutschen Rentenversicherung, Berlin, 26.3.2007.

Deutsche Rentenversicherung Bund. Anforderungsprofil für eine stationäre Einrichtung zur medizinischen Rehabilitation von psychosomatischen und psychischen Störungen mit 100 Rehabilitationsplätzen. Indikationsprofile. http://www.deutsche-rentenversicherung-bund.de/nn_39014/DRVB/de/Inhalt/Zielgruppen/Infos__f_C3_BCr__Rehaeinrichtungen/indikationsprofile/profil__psycho.html. 27.09.2007. DRV Bund 2007.

Eckert J, Frohburg I, Kriz J. Therapiewechsler – Differenzielle Therapieindikation durch die Patienten? Psychotherapeut 2004; 49: 415–26.

Enke H, Czogalik D. Allgemeine und spezielle Wirkfaktoren in der Psychotherapie. In: Heigl-Evers A, Heigel F, Ott J (Hrsg). Lehrbuch der Psychotherapie. Stuttgart: Gustav Fischer 1993; 511–22.

Faber FR, Dahm A, Kallinke D. Faber-Haarstrick: Kommentar Psychotherapie-Richtlinien. München: Urban & Fischer 1999.

Franz M. Epidemiologie psychogener Störungen und Bedarf an Versorgungsleistungen. In: Janssen PL, Franz M, Herzog T, Heuft G, Paar G, Schneider W, Bell K, Martin K, Stein B, Zaudig M (Hrsg). Psychotherapeutische Medizin. Standortbestimmung zur Differenzierung der Versorgung psychisch und psychosomatisch Kranker. Stuttgart: Schattauer 1999; 103–39.

Geiser F, Bassler M, Bents H, Carls W, Joraschky P, Michelitzsch B, Paar G, Ullrich J, Liedtke R. Stationäre Angsttherapie: Wodurch wird die Erfolgszufriedenheit der Patienten beeinflusst? In: Bassler M (Hrsg). Störungsspezifische Ansätze in der stationären Psychotherapie. Gießen: Psychosozial Verlag 2001; 65–73.

Grawe K, Donati R, Bernauer F. Psychotherapie im Wandel. Von der Konfession zur Profession. Göttingen: Hogrefe 1994.

Grawe K. Grundriss einer Allgemeinen Psychotherapie. Psychotherapeut 1995; 40: 130–45.

Gromann P. Eine Einführung zum Konzept psychischer Behinderung und psychiatrischer Rehabilitation. 5. August 2002. http://www.ibrp-online.de/download/psychbehin.pdf (19. March 2007).

Hildenbrand G. Zur Differenzierung psychosomatisch-psychotherapeutischer Krankenhausbehandlung und stationärer Rehabilitation. Z Psychosom Med Psychother 2003; 47: 308–21.

Hildenbrand G, Merkle W. Psychosomatische Medizin im Krankenhaus. 50 Jahre Entwicklung komplexer multimodaler und methodenintegrativer Behandlungsstrukturen und -konzepte in Deutschland. Ärztl Psychother 2006; 1: 34–7.

Janssen PL, Martin K, Martius P, Votsmeier-Röhr A, Dammann G. Stationäre Psychodynamische Psychotherapie von Patienten mit Borderline-Persönlichkeitsstörungen. In: Dammann G, Janssen PL (Hrsg). Psychotherapie der Borderline-Störungen. 2. Aufl. Stuttgart: Thieme 2007.

Joraschky P, Geyer M. Psychotherapeutische Medizin in Sachsen – Standortbestimmung, Versorgungsdichte, Weiterentwicklung. In: Sturm J, Vogel RT (Hrsg). Neue Wege in der Psychosomatik und Psychotherapie – Aufbruch in die Vernetzung. Lengerich: Pabst 2001; 1–17.

Keck T, Egner U. Die Rehabilitationsleistungen der Deutschen Rentenversicherung Bund im Jahr 2005. RV aktuell 2006; 53: 353–64.

Koch U, Pawils-Lecher S (Hrsg). Psychosoziale Versorgung in der Medizin. Lengerich: Papst 2003.

Linden M. Stationäre psychosomatische Rehabilitation gemäß Sozialgesetz. In: Frieboes RM, Zaudig M, Nosper M (Hrsg). Rehabilitation bei psychischen Störungen. München: Urban & Fischer 2005; 332–52.

Mans EJ. Der Umgang mit der Indikation in der psychotherapeutischen Erstuntersuchung. Z Psychosom Med Psychoanal 1994; 40: 174–87.

Mans EJ. Diagnostik für die differenzielle Indikation zwischen heterogenen Therapieeinrichtungen: Grundlagen und ein Modell für die stationäre psychosomatische Rehabilitation. Prax Klin Verhaltensmed Rehabil 1995; 32: 305–12.

Maylath E. Differenzielle Indikationsstellung zwischen stationärer Akutbehandlung und medizinischer Rehabilitation in der Psychosomatik. Vortrag auf der VDR-Tagung der Fachklinik Waren, 14.09.2005.

Nosper M. Psychosomatische Rehabilitation. Untersuchungen zur Ergebnis- und Prozessqualität von Einzel- und Gruppenpsychotherapien. Berlin: Logos 1999.

Nübling R, Löschmann C, Steffanowski A, Wittmann W. Effektivität und Effizienz der stationären Behandlung psychisch Kranker – Vergleich zwischen den Versorgungssektoren Rehabilitation und Akutpsychosomatik. DRV-Schriften 2005; 59: 472–5.

Operationalisierte Psychodynamische Diagnostik OPD-2. Das Manual für Diagnostik und Therapieplanung. Bern: Hans Huber 2006.

Orlinsky DE, Howard K. A generic model of psychotherapy. J Integrative Eclectic Psychother 1987: 6; 6–27.

Paar G, Kriebel K. Stationäre Psychotherapie in der Psychosomatischen Rehabilitation in Deutschland. Psychotherapeut 1998; 5: 310–5.

Paar G, Schneider W. Indikation zur stationären psychosomatischen Rehabilitation. In: Janssen PL, Franz M, Herzog T, Heuft G, Paar G, Schneider W, Bell K, Martin K, Stein B, Zaudig M (Hrsg). Psychotherapeutische Medizin. Standortbestimmung zur Differenzierung der Versorgung psychisch und psychosomatisch Kranker. Stuttgart: Schattauer 1999; 26–8.

Rische H. Die Herausforderung annehmen – Den Wandel gestalten – Die Rehabilitation zukunftsfest machen. RV aktuell 2007; 1: 2–8.

Rüddel HP. Verhaltenstherapie und psychodynamische Psychotherapie In: Bernhard P (Hrsg). Methodenmodifikation und Indikation in der psychosomatischen Rehabilitation. Zwesten: Eigenverlag 1997; 43–50.

Sandweg R, Bernardy K, Riedel H. Prädiktoren des Behandlungserfolges in der stationären psychosomatischen Rehabilitation muskuloskelettaler Erkrankungen. Psychother Psychosom Med Psychol 2001; 51: 394–402.

Schauenburg H, Hildenbrand G, Koch U, Mattke D, Neun H, Rüddel H. Klinikführer. Psychosomatisch-psychotherapeutische Einrichtungen. Stuttgart: Schattauer 2007.

Schepank H. Der Beeinträchtigungs-Schwere-Score (BSS). Ein Instrument zur Bestimmung der Schwere einer psychogenen Erkrankung. Göttingen: Beltz Test GmbH 1995.

Schulz H, Lotz-Rambaldi W, Koch U, Jürgensen R, Rüddel H. Behandlungserfolg stationärer psychosomatischer Rehabilitation nach differenzieller Zuweisung auf Stationen mit entweder psychoanalytischem oder verhaltenstherapeutischem Konzept – Ergebnisse einer Ein-Jahres-Katamnese. Psychother Psychosom Med Psychol 1999; 49: 114–30.

Schuntermann MF. Einführung in die ICF: Grundkurs, Übungen, offene Fragen. Landsberg: Ecomed 2007.

Senf W. Krankenhausbehandlung und/oder Rehabilitation – eine Kontroverse. PiD 2007; 8: 13–22.

Senf W, Broda M. Methodenkombination und Methodenintegration als Standard der Psychotherapie? Psychother Psychosom Med Psychol 1997; 47: 92–6.

Senf W, Köllner V, Schauenburg H. Unentbehrlich, weil einzigartig. PiD 2007; 1: 1–2.

Strauß B, Wittmann WW. Wie hilft Psychotherapie? In: Senf W, Broda M (Hrsg). Praxis der Psychotherapie. 2. Aufl. Stuttgart: Thieme 2000; 734–47.

Streeck U, Ahrens S. Konzept und Indikation stationärer Psychotherapie. In: Ahrens S (Hrsg). Lehrbuch der Psychotherapeutischen Medizin. Stuttgart, New York: Schattauer 1997; 615–22.

Sturm J, Vogel RT. Neue Entwicklungen in Psychotherapie und Psychosomatik – Aufbruch in die Vernetzung? Lengerich: Pabst 2001.

Sturm J, Bents H, Wendler S. Möglichkeiten und Grenzen stationärer psychosomatisch-psychotherapeutischer Behandlung. PiD 2005; 2: 202–6.

Votsmeier-Röhr A. Stationäre psychodynamisch-erfahrungsorientierte Therapie bei Borderline-Störungen. Das Grönenbacher Modell. In: Dammann G, Janssen PL (Hrsg). Psychotherapie der Borderline-Störungen. Stuttgart: Thieme 2001; 178–90.

Wampold BE. The great psychotherapy debate. Models, methods, and findings. London: Lawrence Erlbaum Associates 2001.

Watzke B, Schulz H, Koch U, Rudolph M, Rüddel H. Unterschiede und Gemeinsamkeiten therapeutischer Variablen bei psychodynamisch und verhaltenstherapeutisch orientierter Gruppentherapie aus Sicht der Patienten. In: Schuntermann MF, Schliehe F (Hrsg). 8. Rehabilitationswissenschaftliches Kolloquium. DRV-Schriften 2000; 14: 381–2.

Watzke B, Rüddel H, Jürgensen R, Grothgar B, Koch U, Schulz H. Experimentelle Überprüfung der Effektivität einer differenziellen Indikationsstellung in psychodynamischer oder verhaltenstherapeutischer Psychotherapie. Eine randomisiert-kontrollierte Studie unter klinisch repräsentativen Bedingungen. DRV-Schriften 2005a; 44: 340–2.

Watzke B, Schulz H, Koch U, Rüddel H. Überprüfung der Effektivität einer differenziellen Indikationsstellung für psychoanalytische bzw. verhaltenstherapeutisch orientierte stationäre Behandlung; Vergleich des Behandlungserfolges randomisiert vs. indiziert zugewiesener Patienten in der psychosomatischen Rehabilitation. Abschlussbericht für die DFG, Hamburg/Bad Kreuznach 2005b.

Wehrmann J. Psychosomatische Rehabilitation. Differenzielle Indikationsstellung für eine psychosomatische Rehabilitationsmaßnahme dermatologischer Patienten. Unveröffentlichtes Arbeitspapier, Bad Berleburg 2007.

Wittchen HU, Jacobi F. Die Versorgungssituation psychischer Störungen in Deutschland. Eine klinisch-epidemiologische Abschätzung anhand des Bundes-Gesundheitssurveys 1998. Bundesgesundheitsblatt, Gesundheitsforschung, Gesundheitsschutz 2001; 44: 993–1000.

Wittchen HU, Jacobi F. Size and burden of mental disorders in Europe – a critical review and appraisal of 27 studies. Eur Neuropsychopharmacol 2005; 15: 357–76.

World Health Organization. International Classification of Functioning, Disability and Health – ICF. Geneva: WHO 2001.

Yalom ID. The theory and practice of group psychotherapy. New York: Basic Books 1970.

Zielke M. Wirksamkeit stationärer Verhaltenstherapie. Weinheim: Beltz 1993.

Zielke M, Borgart EJ, Carls W, Herder F, Lebenhagen J, Leidig S, Limbacher K, Meermann R, Reschenberg I, Schwickerath J. Ergebnisqualität und Gesundheitsökonomie verhaltensmedizinischer Psychosomatik in der Klinik. Lengerich: Pabst 2004.

6 Prozessqualität

6.1 Prästationäre Motivierung von Patienten zur stationären psychosomatischen Rehabilitation

C. Bischoff, S. Gönner, M. Ehrhardt und K. Limbacher

Der Übergang aus der ambulanten Betreuung zu Hause in die stationäre Umgebung einer psychosomatischen Rehabilitationsklinik erfordert vom Patienten häufig die Überwindung innerer Hürden. In einer Studie von Lange et al. (2010) in einer DRV-Klinik gaben vor der Aufnahme 75 % der Patienten an, wenig über psychosomatische Rehabilitation zu wissen, 96 % fühlten sich wenig motiviert zu einer solchen Maßnahme, 50 % hatten wenig Vertrauen, dass die Rehabilitation ihnen hilft. Tatsächlich wünschen sich Patienten die Hinführung zur Rehabilitations-Maßnahme. In einer Befragung von Patienten, die sich bereits in einer stationären psychosomatischen Rehabilitation befanden, gaben 83,5 % an, dass sie das Angebot ambulanter Einzel- und Gruppengespräche zur Vorbereitung auf den Klinikaufenthalt begrüßt und in Anspruch genommen hätten, wenn es ihnen angeboten worden wäre (Bischoff 1998).

6.1.1 Theoretischer/konzeptueller Rahmen

Beim ambulant-stationären Übergang kann ein Annäherungs-Vermeidungs-Konflikt Hintergrund der Problematik sein. Dem Wunsch nach intensiver und fachkompetenter Unterstützung bei der Überwindung seiner Gesundheitsstörungen können beim Patienten Kräfte entgegenstehen, aufgrund derer er am liebsten von einem stationären Aufenthalt Abstand nehmen würde. Hierzu zählen:

- frustrierte Erwartungen bei Patienten, die oftmals auf der Basis eines organmedizinischen Krankheitskonzeptes eine rein körperbezogene Behandlung wünschen und die traditionell-asymmetrische Arzt-Patient-Beziehung kennen und bevorzugen, während in der Klinik ein bio-psycho-sozialer und auf Selbstverantwortung setzender Behandlungsansatz vertreten wird
- Angst vor der Kliniksituation als solcher aufgrund ihrer unbekannten Abläufe und Angebote, vor allem bei Patienten, die selten ihr gewohntes häusliches Umfeld verlassen haben
- Befürchtungen, die der Patient angesichts seiner längeren Abwesenheit von zu Hause hegt (z. B. „Wie kommen die Angehörigen ohne mich zurecht?")
- Angst, bei Aufnahme in eine stationäre psychosomatische Behandlung von Angehörigen, Freunden und Kollegen als psychisch krank stigmatisiert oder als Simulant eingestuft zu werden
- der Wunsch des Patienten, aufgrund seiner Gesundheitsstörungen eine Erwerbsunfähigkeitsrente zu erhalten und die damit oft verbundene grundsätzliche Ablehnung einer Zuweisung zur stationären Rehabilitation durch den Leistungsträger

Die geschilderten Ängste und Befürchtungen verzögern bei der stationären Aufnahme den Einstieg in die Therapie.

6.1.2 Vorbereitungsmöglichkeiten

Die Vorbereitungsmöglichkeiten auf eine stationäre psychosomatische Rehabilitation lassen sich folgenden Kategorien zuordnen:
- Aufklärungs- und Motivationsgespräche des zuweisenden niedergelassenen Arztes
- Vermittlung von Informationsmaterial seitens der Rehabilitationseinrichtung in Papierform oder als Verweis auf einen Klinikauftritt im Internet
- ambulante prästationäre Einzel- und/oder Gruppentermine durch Mitarbeiter der Rehabilitationsklinik oder des Kosten-/Leistungsträgers
- internetbasierte Information des Kosten-/Leistungsträgers

Es gibt keine wissenschaftlichen Erkenntnisse zum Vorgehen der Gesprächsführung zuweisender Kollegen bezüglich einer stationären psychosomatischen Rehabilitationsmaßnahme. Auch sind uns keine Schulungsprogramme für potenzielle Zuweiser bekannt.

Die Versendung von schriftlichen Informationsmaterialien an Patienten ist vor einer stationären Aufnahme in eine Rehabilitationsklinik üblich. Viele Kliniken nutzen darüber hinaus das Internet als Präsentationsforum. Auf manchen Homepages finden Patienten neben Beschreibungen von Klinik- und Behandlungskonzepten Gelegenheit zu einem virtuellen Rundgang durch die Klinik. Daneben gibt es Darstellungen der Tagesabläufe durch die Kliniken selbst oder durch ehemalige Patienten.

Ambulante Vorbereitung auf stationäre psychosomatische Rehabilitation durch Mitarbeiter der Rehaklinik findet, wenn sie durchgeführt wird, meist in Form eines einmaligen Einzelgesprächs, des sogenannten Vorgesprächs, statt. In diesem werden die Indikation der geplanten stationären Maßnahme sowie die Therapiemotivation des Patienten geprüft und möglichst gefördert. Bei fraglicher Indikation und fehlender Motivation wird von einem stationären Klinikaufenthalt abgeraten.

Eine intensivere Form der prästationären Vorbereitung kann im Rahmen von ambulanten Einzelgesprächen mit dem zukünftigen Bezugstherapeuten realisiert werden, in denen bereits ein Bedingungsmodell der Störung und der Behandlungsplan der stationären Rehabilitation erarbeitet werden. Eine solche Vorbereitung hat den Vorteil, dass sie in der ambulant-stationären Übergangsphase therapeutische Beziehungskonstanz ermöglicht (Bischoff et al. 2005). Sie wird allerdings kaum praktiziert. Singulär in der Reha-Szene ist das gezielte vorbereitende Einzelberatungsgespräch durch Mitarbeiter der Rentenversicherung (Lange et al. 2010).

Wenig verbreitet ist auch die Vorbereitung in Form einer oder mehrerer ambulanter Gruppenveranstaltungen. Solche Interventionen sind in der Regel psychoedukativ manualisiert und enthalten als mögliche Elemente die Wissensvermittlung über psychosomatische Zusammenhänge und Störungen, Selbsterfahrung von psychophysiologischen Reaktionen unter Stress, eine Einführung in Autogenes Training oder Progressive Muskelentspannung, Klinikrundgänge, Hinweise auf Eigenverantwortung und die vorläufige Erarbeitung persönlicher Rehabilitationsziele (Bischoff et al. 2005; Gelbhaar et al. 2000).

Durch den Einsatz neuer Technologien können Patienten mit einer Psychoedukation im Internet über psychosomatische Rehabilitation im Allgemeinen und über die stationäre Behandlung in einer Rehabilitationsklinik informiert und für berufliche und arbeitsplatzbezogene Problemlagen sensibilisiert werden (Zwerenz 2013).

Die überwiegend zum Einsatz kommende und bewährte (z. B. Bischoff et al. 2008) Art der Vorbereitung auf eine stationäre psychosomatische Rehabilitationsbehandlung findet allerdings nicht prästationär, sondern stationär in Form von Motivations- oder Einführungstrainings statt. Neu aufgenommene Patienten werden in einer Gruppe zusammengefasst und in das Konzept und die Abläufe der Klinik eingeführt.

6.1.3 Evaluation der Literatur

Es gibt nach unseren Recherchen vier empirische Studien, in denen Maßnahmen zur Vorbereitung auf die stationäre psychosomatische Rehabilitation evaluiert wurden bzw. werden.

In einem **Modellversuch an Patienten einer psychosomatischen DRV-Rehaklinik** konnte gezeigt werden, dass sich durch ein patientenzentriertes, aufklärendes und motivationsförderndes Einzelberatungsgespräch durch einen Sozialpädagogen der DRV vor Aufnahme das Wissen über die Motivation zur und das Vertrauen in die Reha-Maßnahme im Vergleich zu einer randomisierten Kontrollgruppe ohne Vorbereitung günstiger entwickeln (Lange et al. 2010).

In einem **Modellprojekt der Psychosomatischen Fachklinik Schloss Waldleiningen** wurde der Effekt eines psychoedukativen Vorbereitungstages auf die Rehabilitations-Motivation und den Behandlungserfolg gemessen. Hierbei wurde eine Gruppe von Patienten mit einem Vorbereitungstag mit einer Patientengruppe ohne jede Vorbereitung sowie mit einer Gruppe von Patienten verglichen, die während der gesamten ersten stationären Aufenthaltswoche eine intensive Vorbereitung zur Motivationsförderung erhielten. Diese bestand im Wesentlichen aus den Elementen der ambulanten Vorbereitungsgruppe und umfasste darüber hinaus einen Schnupperkurs zu den üblichen Therapieangebotsbausteinen der Klinik. In beiden Experimentalgruppen ließ sich die Psychotherapiemotivation der Patienten, verglichen mit der Kontrollgruppe, signifikant verbessern, was die Arbeit im stationären Setting erleichtert. Die Versuchsgruppen unterschieden sich nicht hinsichtlich ihres Rehabilitationserfolgs, wobei die Patienten mit einwöchiger Vorbereitung nach Aufnahme tendenziell im Vorteil waren (Gelbhaar et al. 2000).

Eine dritte Studie ist das **Prä-Post-Projekt der Psychosomatischen Fachklinik Bad Dürkheim**. Patienten einer Experimentalgruppe (n = 163), die spezifische ambulante Vorbereitungsmaßnahmen (in der Regel zwei verhaltenstherapeutische Einzelgespräche beim späteren Bezugstherapeuten und zwei erlebnisaktivierende, psychoedukative Informationsabende) erhalten hatten, wurden mit Patienten einer unvorbereiteten Kontrollgruppe (n = 170) verglichen. Die prästationären Maßnahmen wurden von den Teilnehmern sehr positiv bewertet und führten zu einer Verbesserung von Therapiewissen und Allgemeinbefinden und zu einer Verringerung der Anspannung. Effekte auf die Therapiemotivation und den Rehabilitationserfolg konnten nicht nachgewiesen werden (Bischoff et al. 2005).

Zur **internetbasierten Vorbereitung auf die psychosomatische Rehabilitation** wird gegenwärtig – gefördert von der DRV im Forschungsschwerpunkt „Wege in die medizinische Rehabilitation" – im Rahmen eines Kooperationsprojekts der Klinik und Poliklinik für Psychosomatische Medizin und Psychotherapie der JGU Mainz mit der AHG Klinik für Psychosomatik Bad Dürkheim und der Psychosomatischen Klinik Bad Neustadt/Saale eine kontrollierte und randomisierte Studie durchgeführt (Zwerenz 2013). Es wird erwartet, dass durch die Nutzung einer multimodalen, internetbasierten Vorbereitung die Behandlungsmotivation, insbesondere die berufsbezogene Therapiemotivation, verbessert wird. Darüber hinaus soll die Vorbereitung die Entwicklung von realistischen Ergebniserwartungen fördern und somit die Voraussetzungen für einen erfolgreichen Behandlungsprozess/Behandlungsergebnis verbessern.

6.1.4 Fazit

Ambulante Vorbereitungsmaßnahmen erleichtern den Start in die stationäre Rehabilitation, führen allerdings nach gegenwärtigem Kenntnisstand nicht zu einer Steigerung des Rehabilitationserfolges.

Ambulante Vorgespräche haben bei individueller Indikationsstellung ihre Berechtigung. Dies gilt insbesondere, wenn das Klinikkonzept bei bestimmten Störungsbildern (bei Anorexie, Zwang, Suizidalität, Selbstverletzungsverhalten u. a.) therapeutische Auflagen oder Verträge vorgibt, zu denen Patienten sich freiwillig verpflichten, bevor sie stationär aufgenommen werden. Die Entscheidung zur Teilnahme an solchen spezifischen Therapieprogrammen wird vom Patienten im besten Falle bereits vor Aufnahme aktiv getroffen. Nach unserer Erfahrung sind ambulante Vorgespräche auch bei Patienten indiziert, bei denen die Rehabilitationsmaßnahme auf Wunsch des Patienten oder des Leistungsträgers ganztägig ambulant durchgeführt wird (Bischoff 1998).

6.2 Psychometrische, klassifikatorische Diagnostik und Dokumentation

R. Mestel

Im vorliegenden Kapitel wird auf die Diagnostik der zentralen Störungsbilder fokussiert, die in der psychosomatischen Rehabilitation behandelt werden. Nach der bisher umfangreichsten träger- und therapieschulenübergreifenden Aufstellung (Heymann et al. 2003) von 17860 Fällen aus 21 Rehabilitations- und Akut-Kliniken erhielten als ICD-10-Haupt- oder Nebendiagnose (Dilling et al. 2000, 2004) 54,2 % der Patienten die Diagnose einer affektiven Störung, 26,1 % die Diagnose einer Persönlichkeitsstörung, 19,6 % hatten Angst- und Zwangsstörungen, 15,8 % Suchterkrankungen, 14,8 % somatoforme Störungen, 13,2 % Anpassungsstörungen, 12,9 % Essstörungen und 4,7 % hatten posttraumatische Belastungsstörungen. Auf die Diagnostik schizophrener Störungen (Vauth u. Stieglitz 2001), organischer Psychosyndrome (Rösler u. Schaub 2001) und neuropsychologischer Störungen (Rist u. Dirksmeier 2001) wird nicht eingegangen. In Bezug auf spezielle psychodiagnostische Themen wird auf detaillierte Monographien und Lehrbücher verwiesen (Amelang u. Zielinski 2002; Stieglitz 2000; Stieglitz et al. 2001b).

Einheitliche biografische Anamneseschemata haben sich bisher in der stationären psychosomatischen Rehabilitation nicht durchgesetzt. Viele Einrichtungen verwenden therapieschulengebundene Eigenentwicklungen, die sich z.B. am Schema von Lazarus (Keßler 2001; Zimmer u. Echelmeyer 1978) orientieren.

6.2.1 Basisdokumentation

In Basisdokumentationen werden wesentliche patienten-, behandlungs- und ergebnisbezogene Daten standardisiert erfasst. Die meisten Systeme bestehen aus einem Grundmodul, welches durch Zusatzmodule erweitert werden kann. Basisdokumentationen schaffen mit der Standardisierung ihrer Items eine gute Vergleichbarkeit zwischen Kliniken als Grundlage der Qualitätssicherung und Forschung.

Seit Anfang der 1990er Jahre lässt sich sowohl im gesamten psychosozialen Sektor als auch speziell im Bereich der stationären psychosomatischen Rehabilitation eine zunehmende Vereinheitlichung der Basisdokumentationen feststellen. Träger- oder therapieschulengebundene Verfahren in der psychosomatischen Rehabilitation sind z.B. die verhaltensmedizinische Dokumentation der Allgemeinen Hospitalgesellschaft (AHG) (Zielke 1994), eine psychoanalytische Basisdokumentation (Rudolf et al. 1997) oder die Basis- und Behandlungsdokumentation (BEDOK) der Marseille-Kliniken (Nübling et al. 2004). Broda et al. (1993) entwickelten eine therapieschulen- und trägerübergreifende Basisdokumentation des Kollegiums für Psychosomatische Medizin (DKPM-Basisdokumentation), die als zentrale Grundlage für die Psychotherapeutische Basisdokumentation (Psy-BaDo) der Arbeitsgemeinschaft der Wissenschaftlichen Medizinischen Fachgesellschaften (AWMF) (Heuft u. Senf 1998a) diente. Einen Vergleich der Systeme gibt Laireiter (2003).

Die Basisdokumentation für die stationäre Psychosomatik Psy-BaDo-PTM gilt als therapieschulen- und trägerübergreifende Basisdokumentation, die mit der Psy-BaDo (Heymann et al. 2003) vollständig kompatibel ist, allerdings stärker auf das stationäre Setting zugeschnitten ist und eine zusätzliche Dokumentation therapeutischer Leistungen ermöglicht. Für diese seit 1998 in 17 psychosomatischen Kliniken oder Abteilungen eingesetzte Basisdokumentation liegen bis zum Jahr 2006 etwa 70 000 dokumentierte Behandlungsfälle vor, die als Grundlage eines Vergleichs der Struktur-, Prozess- und Ergebnisqualität zwischen den Einrichtungen dienen. In der aktuellen Psy-BaDo-PTM (Stationäre Version 3.6 von November 2003; Download unter www.cibait.net) werden 15 Items zur Sozio-Demografie wie z. B. Familienstand, je 34 Items zu den Behandlungsvoraussetzungen wie z. B. Rentenwunsch, Motivation zur Psychotherapie, Arbeitsunfähigkeitsdauer vor Aufnahme, zur Therapieevaluation und Prognose, wie sich beispielsweise das seelische Befinden verändert, sowie 67 Items zur Medikation und den Behandlungsangeboten erfasst. Zusätzlich werden neben den ICD-10-Diagnosen zwei psychometrische Tests, die Symptom-Checkliste von Derogatis (SCL-90-R) und der Veränderungsfragebogen des Erlebens und Verhaltens für Kinder und Jugendliche (VEV-K), dokumentiert sowie 58 Items für katamnestische Erhebungen vorgegeben.

Die Klassifikation therapeutischer Leistungen (KTL), die unter dem Link www.deutsche-rentenversicherung-bund.de zu finden ist, ist für alle Rehabilitationspatienten der Deutschen Rentenversicherung obligat zu dokumentieren und wird deshalb hier nicht als Element der Prozessqualität innerhalb der Klinikbasisdokumentation besprochen.

Kritisch kann an allen bisherigen Basisdokumentationen gesehen werden, dass die psychometrische Qualität der verwendeten Items wie Durchführungsobjektivität, Retestreliabilität, Interraterreliabilität zwischen Patienten und Therapeutenrating (Laireiter et al. 2001) ungeklärt ist.

6.2.2 Klassifikation

Alle Kostenträger schreiben vor, psychische Störungen und körperliche Erkrankungen nach der Internationalen Klassifikation der Krankheiten (ICD-10) in der jährlich vom Deutschen Institut für medizinische Dokumentation und Information (DIMDI, www.dimdi.de) aktualisierten Version in der *German Modification* (GM) zu dokumentieren. Auf allgemein zu beachtende Aspekte bei der ICD-10-Diagnostik gehen in umfangreicher Weise Freyberger et al. (2001) und Stieglitz (2000) ein. Einen praktischen ICD-10-Leitfaden für Psychotherapeuten schrieb Paulitsch (2004).

An dieser Stelle sollen nur einige zentrale Hinweise zur ICD-Diagnostik gegeben werden, welche primär für Psychotherapeuten in stationären psychosomatischen Einrichtungen von Relevanz sind. Der Wechsel von der ICD-9 zur ICD-10 erzeugte zwar nach dem Stand der bisherigen Feldforschung insgesamt reliablere Diagnosen, allerdings ist die Diagnostik durch die deutliche Zunahme der Einzelkriterien wesentlich komplexer und damit gerade im Bereich der Differenzialdiagnostik wie Agoraphobie versus einer spezifischen Phobie auch schwieriger geworden. Jedem Anwender wird ein Training empfohlen (Freyberger u. Stieglitz 2006). Nach empirischen Erhebungen fühlt sich etwa jeder fünfte Psychotherapeut in der ICD-10-Psychodiagnostik wenig kompetent (Mestel u. Heymann 2005).

Psychotherapeuten in stationärer psychosomatischer Rehabilitation unterscheiden sich hinsichtlich des Zeitpunkts der Diagnosestellung (Eingangs-, Verlaufs- und Entlassungsdiagnosen) deutlich (Mestel u. Heymann 2005), wobei z. B. im Glossar der Psy-BaDo-PTM vorgegeben wird, in der ICD-10-Psychodiagnostik die Beschwerden vor Aufnahme, ergänzt um Informationen aus dem Therapieverlauf (was vor allem bei Persönlichkeitsstörungen von Relevanz ist), zu diagnostizieren. Die meisten stationären Psychotherapeuten diagnostizieren relativ frei nach ICD-10, wobei unklar bleibt, inwiefern ihre Urteile in den konkreten operationalen Kriterien verankert sind. So ist z. B. bei der geringen Prävalenz von bipolaren Störungen in der stationären Psychosomatik von deutlich unter 1 % (Heymann et al. 2003), welche der Auftrittshäufigkeit in der Normalbevölkerung nahekommt (DSM-IV-TR 2003), bei gleichzeitig hoher Basisrate von unipolaren Depressionen davon auszugehen, dass die Psychotherapeuten das Ausschlusskriterium G2 für die depressive Episode (F32) oder rezidivierende depressive Episode (F33) häufig nicht beachten.

Strukturierte oder standardisierte diagnostische Interviews wie das Strukturierte Klinische Interview für DSM-IV (SKID) (Wittchen et al. 1997) oder das Diagnostische Expertensystem DIA-X (Wittchen u. Pfister 1997), welche für die meisten Diagnosekategorien hinreichend reliable Diagnosen erzeugen, werden aus Aufwandsgründen im klinischen Alltag kaum durchgeführt (Mestel u. Heymann 2005). Die zumeist sehr gut überprüften Formulierungen der Einzelfragen dieser Interviews können jedoch nutzbringend vom Diagnostiker bei einzelnen Diagnosen herangezogen werden, auch wenn diese Interviews sich ausschließlich auf das DSM-IV beziehen. Zumindest bei den Hauptdiagnosen sollten die ICD-10-Diagnosechecklisten für klinische Syndrome (Bronisch et al. 1995; Hiller et al. 1995) herangezogen werden, um einigermaßen reliable Diagnosen zu vergeben. Beim Gebrauch der Checklisten ist darauf zu achten, keine ausschließliche Bestätigungsdiagnostik durchzuführen, sondern alle wichtigen ICD-Psychodiagnosen zu beachten.

Weiter wird häufig dem im ICD-10 geforderten Komorbiditätsgebot keine angemessene Rechnung getragen. Nur etwa die Hälfte (49,3 %) der Therapeuten in stationärer psychosomatischer Rehabilitation gab an, alle vorliegenden psychischen Störungen und körperlichen Erkrankungen zu vergeben (Mestel u. Heymann 2005). Jeder Vierte diagnostizierte nur die behandlungsrelevanten Störungen, wobei man hier eine noch höhere Dunkelziffer vermuten kann. Schließlich vergeben die Therapeuten im klinischen Alltag nur bei 45 % der Patienten genau eine einzige Psychodiagnose nach ICD-10 (Heymann et al. 2003), was angesichts der eigentlich zu erwartenden Fallschwere im stationären Rahmen einen hohen Prozentsatz darstellt.

Auf andere Fehlerquellen und Fallstricke der Diagnostik gehen Freyberger et al. (2001) ein.

Selbstbeurteilungsskalen zur ICD-10-/DSM-IV-Diagnostik

In den letzten Jahren werden zunehmend Fragebogenskalen oder psychometrische Testverfahren in Anlehnung an ICD-10- und (häufiger) an DSM-IV-Kriterien entwickelt (Stieglitz 2000), wie z. B.

- der „Patient Health Questionaire" (PDQ-R) von Löwe et al. (2004) zum Screening von depressiven, somatoformen, Angst- und Essstörungen
- der Fragebogen zu körperbezogenen Ängsten, Kognitionen und Vermeidung (AKV) von Ehlers et al. (2001) zur Prädiktion der Agoraphobie und Panikstörung
- der Fagerström-Test für Nikotinabhängigkeit (FTNA) von Bleich et al. (2002)
- die Impact of Event Scale (IES-R) von Maercker und Schützwohl (1998)
- die „Posttraumatic Stress Diagnostic Scale" (PDS) von Ehlers (1999) für die Bestätigung der Diagnose einer posttraumatischen Belastungsstörung

Auch der Fragebogen für dissoziative Symptome (FDS) von Freyberger et al. (2005) und seine Kurzform (FDS-20) von Spitzer et al. (2004) erlauben ein gutes Screening für dissoziative Störungen (Rodewald et al. 2006).

Einige Skalen wurden sogar gezielt zur Stellung der Psychodiagnose entwickelt, wobei als prominentes Beispiel der Fragebogen zur Depressionsdiagnostik nach DSM-IV (FDD-DSM-IV) von Kühner (1997) gilt. Dieser kann auch gewinnbringend und kostengünstig zur Feststellung einer Depressionsdiagnose im Katamnesezeitraum nach der stationären Behandlung eingesetzt werden (Mestel et al. 2000). Zudem sind die genannten Verfahren auch als Evaluationsinstrumente zu verwenden.

Breitbandskalen wie die Symptom-Checkliste 90-R (Becker et al. 2002; Tritt et al. 2002) oder das Inventar Interpersoneller Probleme (Wolf et al. 2005) oder auch ältere Testinventare mit anderer theoretischer Basis sind nur sehr bedingt geeignet, spezifische Diagnosen zu stellen.

6.2.3 Dimensionale störungs-bezogene Diagnostik

Als Standard kann die Forderung von Seidenstücker und Baumann (1987) nach einer Mehrebenendiagnostik und einer multimethodalen Diagnostik gelten, da z. B. Fremd- und Selbstbeurteilungsskalen bezogen auf dasselbe Konstrukt überwiegend mäßig interkorrelieren. Die Symptome der meisten psychischen Störungen sind in der Normalbevölkerung nahezu normal verteilt, wodurch kategoriale Schwellen eher artifiziellen Charakter haben (Freyberger u. Stieglitz 2006). Eine angemessenere diagnostische Strategie besteht folglich in der zumindest ergänzenden Erfassung von zugrunde liegenden Dimensionen oder kontinuierlichen psychometrischen Skalen.

Es werden Verfahren beschrieben, die in der Selbst- und Fremdbeurteilung in der stationären psychosomatischen Rehabilitation häufiger eingesetzt werden. Diese Verfahren werden trotz einiger Mängel als Vorschläge für eine einheitlichere Diagnostik verstanden, um der häufig beklagten Heterogenität in der Verwendung von Selbst- und Fremdratingskalen über Studien entgegenzuwirken (Lambert u. Hill 1994; Ogles et al. 1990). Die Vorschläge gehen einher mit den Empfehlungen anderer Autorengruppen für eine Standard-(Core-)Testbatterie (Fydrich et al. 1996; Strupp et al. 1994), sie sind nur enger auf die stationäre psychosomatische Rehabilitation zugeschnitten.

Selbstbeurteilungsskalen

Vorteile der Selbstbeurteilungsinstrumente liegen im geringen Erhebungszeitaufwand, der großen Vielfalt vorhandener Verfahren und dem häufigen Vorliegen von Normen. Nachteile liegen in der Verfälschbarkeit (Vogel et al. 2006), den intellektuellen Mindestvoraussetzungen und der geringen Differenzierungsfähigkeit bei schwerwiegenderen Störungsgraden.

Einen Überblick über Selbstbeurteilungsskalen und deren wissenschaftliche Gütekriterien bieten für den Rehabilitationsbereich Biefang et al. (1999) und für den allgemeinen klinisch-psychologischen Bereich Berth und Balck (2006), Brähler et al. (2002a, b) oder Westhoff (1993).

■ **Psychische Symptomatik.** Als Breitbandverfahren für die psychische Symptomatik bietet sich an, die weltweit verbreitete Symptom-Checkliste 90-R (Franke 2002) oder den PHQ-D (Löwe et al. 2004) zu verwenden. Die SCL-90-R bildet folgende neun klinische Skalen ab: Somatisierung, Zwanghaftigkeit, Unsicherheit im Sozialkontakt, Depressivität, Ängstlichkeit, Aggressivität, phobische Angst, paranoides Denken und Psychotizismus.

Der Hauptkritikpunkt bezieht sich auf die mangelnde Ökonomie, da viele Studien nur einen Generalfaktor finden (Hessel et al. 2001). Es liegen diverse Kurzformen mit 9 oder 14 Items vor, die sich jedoch noch nicht durchgesetzt haben und deren Anwendung aus Copyrightgründen nicht unproblematisch ist. Nach wie vor kann der Globalwert der SCL-90-R (GSI; Global Severity Index) als das Schweregradkriterium für die patientenseitige Symptombelastung gelten.

▪ **Depression.** Zur Erfassung des Schweregrads der Depression wird weltweit am häufigsten das Beck-Depressions-Inventar (BDI) eingesetzt (Hautzinger et al. 1995), in Deutschland auch die Allgemeine Depressionsskala (ADS) (Hautzinger u. Bailer 1993), welche sich enger an den ICD-Kriterien orientiert und einfacher zu beantworten ist. Die Depressionsskalen (BDI, ADS, SCL-4, FDD-A) interkorrelieren mit r = 0,7–0,9 stark (Mestel et al. 2001), wobei sich der BDI im Vergleich der Depressionsskalen als besonders änderungssensitiv erwiesen hat (Mestel et al. 2000).

▪ **Angststörungen.** Einen Überblick über Skalen zur Angststörungsdiagnostik bieten Hoyer und Margraf (2003). Für Panikstörungen und Agoraphobie wird häufig der bereits erwähnte AKV-Fragebogen (Ehlers et al. 2001) verwendet, der eine Abbildung körperbezogener Ängste, angstbezogener Kognitionen und des Vermeidungsverhaltens ermöglicht. Teststatistische Kennwerte und Beschreibungen von Fragebögen zu diversen spezifischen Phobien finden sich gleichfalls bei Hoyer und Margraf (2003) und bei Hamm (2006) anwenderfreundlich für die Auswertung als deutschsprachige Kopiervorlage im Anhang des zitierten Buches. Für die Abbildung der Qualität und des Schweregrades der sozialen Phobie und der generalisierten Angststörung liegen eine Vielzahl an Instrumenten vor (Hoyer u. Margraf 2003), die, vor allem im Rahmen der kognitiven Verhaltenstherapie, zum großen Teil auch für die Therapieplanung und die Evaluation genutzt werden können (Kopiervorlagen in den Manualen: Becker u. Hoyer 2005; Becker u. Margraf 2002; Stangier et al. 2003).

▪ **Zwangsstörung.** Im Bereich der Zwangsstörung wird im deutschsprachigen Raum häufig das Hamburger Zwangsinventar-Kurzform (HZI-K) von Klepsch et al. (1993) als Instrument zur Schweregradseinstufung und Therapieevaluation verwendet. Einen umfangreichen Überblick über andere Zwangsstörungs-Skalen bieten Hoyer und Margraf (2003), ferner eignet sich die copyrightfreie Kopiervorlage des prägnanteren Padua-Zwangsfragebogens mit Auswertung im Buch von Emmelkamp und van Oppen (2000).

▪ **Posttraumatische Belastungsstörung.** Zur Diagnostik, Schweregradseinstufung und Verlaufsmessung der posttraumatischen Belastungsstörung wird in Deutschland und weltweit die „Impact of Event Scale" (IES-R) in deutscher Sprache von Maercker und Schützwohl (1998) häufig angewendet. Daneben wird auf die ebenso verbreitete PDS bzw. PSDS nach Foa („Posttraumatic Stress Diagnostic Scale"; Ehlers 1999), zu finden im Anhang bei Ehlers (1999), hingewiesen, die noch etwas änderungssensitiver im Vergleich zur IES-R zu sein scheint. Einen guten Überblick zu den meisten Skalen im Feld geben Hoyer und Margraf (2003) oder die Homepage von Andreas Maercker.

▪ **Somatoforme bzw. körperliche Beschwerden.** Zur Erfassung somatoformer bzw. körperlicher Beschwerden sind bundesweit folgende Inventare verbreitet und geeignet: das Screening für Somatoforme Störungen (SOMS) von Rief et al. (1997), welches sich enger an die ICD-/DSM-Kriterien anlehnt; die Freiburger Beschwerdenliste (FBL-R) von Fahrenberg (1994) und der ökonomische Gießener Beschwerdebogen (GBB-24) von Brähler et al. (2006).

▪ **Essstörungen.** Für Essstörungen wird häufig das weltweit verbreitete „Eating Disorder Inventory" (EDI-2) von Paul und Thiel (2004) mit

Skalen zu Anorexie und Bulimie verwendet, bisweilen auch der Fragebogen zum Essverhalten (FEV) von Pudel und Westenhöfer (1989).

■ **Schädlicher Gebrauch oder Abhängigkeit von chemischen Substanzen.** Beides wird in der psychosomatischen Rehabilitation meist komorbid diagnostiziert und tritt häufig auf. Verbreitete und empfehlenswerte Inventare sind der Münchner Alkoholismus-Test (MALT) von Feuerlein et al. (1999) und der Fagerström-Test für Nikotinabhängigkeit (FTNA) von Bleich et al. (2002).

■ **Persönlichkeitsstörungen.** Zur Diagnostik von Persönlichkeitsstörungen empfiehlt sich als Screening der an den DSM-IV-Kriterien angelehnte SKID-II-Fragebogen (Fydrich et al. 1997), zur Borderline-Schweregradeinstufung die Borderline-Symptom-Liste (BSL; Bohus et al. 2001), zur psychodynamischen Borderline-Diagnostik das Borderline-Persönlichkeits-Inventar (BPI; Leichsenring 1997) und zur Prädiktion der Borderline-Diagnose und Verlaufsmessung der CUT-20-R (Mestel u. Leichsenring 2002). Für eine detailliertere tiefenpsychologisch fundierte Diagnostik der narzisstischen Persönlichkeitsstörung sind das Narzissmus-Inventar (Denecke u. Hilgenstock 1993) und das Persönlichkeitsstil- und -störungs-Inventar (PSSI) von Kuhl und Kazen (1997), welches zusätzlich zur ressourcenorientierten Diagnostik sehr gut geeignet ist, verbreitet.

■ **Darbietung und Auswertung von Selbstbeurteilungsskalen.** Die Selbstbeurteilungsskalen werden in der Regel entweder im Paper-Pencil-Format dargeboten, was den Nachteil hat, dass man die Daten zur Dokumentation und Auswertung zusätzlich in den PC eingeben muss. Alternativ bietet sich eine direkte Eingabe der Daten durch die Patienten am PC, Tablet- oder Pocket-PC an. Grundsätzlich ist von einer weitgehenden Äquivalenz der am PC oder Papier dargebotenen Tests im Bereich der klinischen und Persönlichkeitsdiagnostik, nicht jedoch bei Leistungstests, auszugehen (Klinck 2002). Die Darbietung in Papierform (Kopien) oder am PC ist bei Verfahren, die in Testverlagen publiziert wurden (wie bei Hogrefe, Schufried, Harcourt), streng copyrightgeschützt. Die Auswertung von Testskalen kann über die klassischen Schablonen geleistet werden, sie ist allerdings zeit- und fehlerintensiv. Praktikabler ist meist die Copyright-ungebundene Auswertung über selbst erstellte Excel-/Word-/Access-/SPSS-/SAS-Makros, insofern keine verlagseigenen Normwerte verwendet werden, oder die Auswertung über professionelle Anbietersoftware für Einzeltests oder Testbatterien, die preislich divergieren (www.cibait.de; www.apparatezentrum.de). Die Darbietung und Auswertung wird inzwischen auch über Internetdienste angeboten, z. B. beim Hogrefe Verlag.

Fremdbeurteilungsskalen

Vorteile von Fremdbeurteilungsskalen liegen in der geringeren Verfälschbarkeit und der Einsatzmöglichkeit bei allen Schweregraden psychischer Störungen. Nachteile liegen vor allem im erhöhten Zeitaufwand und dem Trainingsbedarf des Beurteilers aufgrund der zahlreichen möglichen Beurteilerfehler (Stieglitz et al. 2001a).

In zahlreichen psychosomatischen Kliniken wird routinemäßig eine Beurteilung der Beeinträchtigungsschwere durch den Therapeuten, meist im Rahmen der Basisdokumentation (Heuft u. Senf 1998a; Heymann et al. 2003), durchgeführt. Dabei wird in erster Linie der Beeinträchtigungs-Schwere-Score (BSS) von Schepank (1995) herangezogen, eine sehr reliable Skala, welche sich aus den drei Unterbereichen körperliche, psychische und sozial-kommunikative Beeinträchtigung zusammensetzt, für die ein mehrstündiges Ratertraining sinnvoll und notwendig ist.

Seltener wird die aus der psychiatrischen Tradition stammende GAF-Skala des DSM-IV, Achse V zur globalen Erfassung des Funktionsniveaus verwendet (Lange u. Heuft 2002).

Hier wird nicht näher auf störungsspezifische Fremdbeurteilungsskalen eingegangen, da diese in der stationären Psychosomatik aus Gründen des Aufwandes überwiegend für Forschungszwecke oder indikativ eingesetzt werden. Einen Überblick über Fremdbeurteilungsskalen und deren wissenschaftliche Gütekriterien bieten Strauss und Schumacher (2005) oder Hoyer und Margraf (2003) für Angststörungen im weiteren Sinne und für psychiatrische Belange die Internationalen Skalen für Psychiatrie (Collegium Internationale Psychiatriae Scalarum 2004).

6.2.4 Persönlichkeits- und Beziehungsdiagnostik

Zur Erfassung interpersoneller Probleme gilt das Inventar Interpersoneller Probleme (IIP-D) von Horowitz et al. (2002) vor allem in der Zirkumplex-Version mit 64 Items als weltweiter Standard, wobei von Becker und Mohr (2005) kürzlich darauf hingewiesen wurde, die Skalenrohwerte anstatt der ipsatierten IIP-Werte, d. h. Skalenwerte jeweils abzüglich des IIP-Gesamtwertes, zu verwenden.

Weiterhin wird auf die zahlreichen Fragebögen zur Abbildung von Bindungsstilen im Sinne der Bindungstheorie hingewiesen (Höger 2002), von denen sich noch kein Verfahren in der stationären Psychosomatik wirklich als Standard durchsetzen konnte.

Zur Unterstützung der Paartherapie wird meist der Fragebogen zur Partnerschaftsdiagnostik (PFB) von Hahlweg (1996) eingesetzt.

Als das differenzierteste System zur Beziehungsdiagnostik, welches in Kurz-, Medium- und Langformen vorliegt, kann die Strukturale Analyse Sozialen Verhaltens (SASB) gelten (Tress 1993; Software MakeMapsWin: Tscheulin u. Harms 2001a, b; Software QS-TESTS: Bürkle et al. 2007).

Im Bereich der Persönlichkeitsdiagnostik ist das NEO-Persönlichkeitsinventar nach Costa und McCrae dominierend, das in der aktuellen Version mit dem NEO-PI-R gemessen wird (Ostendorf u. Angleitner 2004). Häufiger kommt aus traditionellen Gründen der auf psychoanalytischer Basis konstruierte Gießen-Test (Beckmann et al. 1991) zur Anwendung, der auch in der Partnerschaftsdiagnostik zum Einsatz kommt, jedoch kritisch beurteilt wird (Fydrich 2002a).

6.2.5 Diagnostik von Lebensqualität und Ressourcen

Eine prominente Stellung unter den Fragebögen zur Erfassung der Lebensqualität in der allgemeinen Rehabilitation (und bedingt der Psychosomatik) nimmt der SF-36-Fragebogen zum Gesundheitszustand ein (Bullinger u. Kirchberger 1998). In ihm werden eine körperliche Summenskala (PHS) und eine psychische Summenskala (MHS) mit je vier Subskalen abgebildet. Mit dem SF-8 und dem SF-12 existieren aktuellere Kurzversionen, die jedoch noch nicht hinreichend untersucht sind.

Mit diesem Instrument und dem ebenso in Deutschland häufig angewendeten IRES-Fragebogen (Gerdes u. Jäckel 1995) sind Vergleiche des Gesundheitszustandes der Patienten über verschiedene Rehabilitationsindikationsbereiche möglich (Prospektive Therapiezielorientierte Rehabilitationsstudie [PROTOS] der WKA-Klinik Diez; Gerdes et al. 2000). Für die Psychosomatik besonders relevant erscheinen die IRES-Module zur Lebenszufriedenheit (ökonomisch und transparent zu erfassen) und die Skala Berufliche Erschöpfung als wichtiges rehabilitationsspezifisches Supplement zur Abbildung der Depressivität. Für die psychosomatische Rehabilitation bedeutsam ist der psychometrisch gut untersuchte AVEM

(Arbeitsbezogenes Verhaltens- und Erlebensmuster; Schaarschmidt u. Fischer 2003), der gesundheitsförderliche und -gefährdende Verhaltens- und Erlebensweisen bei der Bewältigung von Arbeits- und Berufsanforderungen abbildet. Einen ausführlichen Überblick über die meisten Skalen zur Erfassung von Lebensqualität und Wohlbefinden bieten Schumacher et al. (2003).

Zur Ressourcendiagnostik wird häufig das Salutogenesemodell von Antonovsky zugrunde gelegt, welches testtheoretisch am besten durch die Kurzform des Sense-of-Coherence-Fragebogens operationalisiert ist (SOC-13) (Schuhmacher et al. 2000). Ausführlicher ermöglichen das Trierer Integrierte Persönlichkeitsinventar (TIPI) von Becker (2003) eine ressourcenorientierte Persönlichkeitsdiagnostik und der Fragebogen zur sozialen Unterstützung (F-SozU) (Fydrich et al. 1999). Der F-SozU sowie der bereits erwähnte SASB-Fragebogen (Tress 1993) gelten als häufig angewendete Instrumente inter- und intrapersoneller Ressourcen.

6.2.6 Spezifische Diagnostik nach psychotherapeutischen Orientierungen

In der **kognitiven Verhaltenstherapie** und -medizin spielen naturgemäß Verhaltensbeobachtungsmethoden, die Störungsperspektive in der Diagnostik und die individuelle Problem-, Verhaltens- und Planungsanalyse eine herausragende Rolle (Fydrich 2002a; Hautzinger 2001; Margraf 2000). Kognitiv orientierte Kliniker ziehen häufig Fragebögen zur Erfassung von kognitiven Schemata heran, so z. B. im Bereich sozialer Phobien, Zwangsstörungen, Depressionen oder Persönlichkeitsstörungen das Beck-Inventar für Kognitive Schemata (B-IKS) von Fydrich (2002b). Ein neueres therapieschulenübergreifendes Schema-Diagnostikum stammt von der Arbeitsgruppe um Young (2006).

In der **psychodynamischen Diagnostik** ist die zweite Version der Operationalisierten Psychodynamischen Diagnostik (OPD-2) aus dem Jahr 2006 von prominenter Bedeutung. Im Alltag von psychosomatischen Rehabilitationskliniken wird dabei meist eine reduzierte Version, vorrangig mit der Strukturachse bezüglich der Gesamteinschätzung oder den beiden wichtigsten unbewussten Konflikten, der Konfliktachse, eingeschätzt. Für Rehabilitationszwecke von Bedeutung ist die Dokumentation der Achse I, Krankheitserleben und Behandlungsvoraussetzungen. Verwiesen wird auf einen interessanten Ansatz zur psychodynamischen Diagnostik von Persönlichkeitsstörungen mithilfe des Strukturierten Interviews zur Erfassung von Persönlichkeitsorganisation (STIPO) (Caligor et al. 2004) und auf das grundlegende Lehrbuch der psychoanalytischen Diagnostik von Thomä und Kächele (2006).

In **Verfahren der humanistischen Psychotherapie** wie Gesprächspsycho- oder Gestalttherapie spielt traditionell die Selbstakzeptanz eine wichtige Rolle. Diese kann mit der Skala zur Erfassung der Selbstakzeptierung (SESA) von Sorembe und Westhoff (1985) oder in komplexer Weise mit der bereits besprochenen Strukturalen Analyse Sozialen Verhaltens (SASB) von Tress (1993) in der Introjektversion am besten aufgrund der Gütekriterien in der Langform abgebildet werden. Die zunehmende Kongruenz des realen und idealen Selbstbildes kann mithilfe des Gießen-Tests im Therapieverlauf überprüft werden (Beckmann et al. 1997).

6.2.7 Therapiebezogene Diagnostik

Viele der bereits besprochenen und empfohlenen Instrumente können für die Planung von psychotherapeutischen Interventionen herangezogen werden, so die AKV-Angstskalen, der Schemafragebogen und das SASB-Introjekt.

Eine besondere Bedeutung für die Therapieplanung kommt der Therapiezieldiagnostik zu. Verbreitete Systeme sind das Kategoriensystem Individueller Therapieziele (Heuft u. Senf 1998a), das Berner Inventar für Therapieziele (Grosse Holtforth 2001) und die für die stationäre psychosomatische Rehabilitation aufgrund der Definition von Rehabilitationszielen besonders einschlägigen Systeme von Dirmaier et al. (2002) und Steffanowski et al. (2004). Einen Überblick über die Systeme und Therapieziele in der Psychotherapie im Allgemeinen liefern Michalak et al. (2005) und Ambühl und Strauss (1999).

Ein wichtiges Kriterium für die Auswahl diagnostischer Instrumente liegt zuletzt in der Fähigkeit des Instruments, im Therapieverlauf Veränderungen abbilden zu können (Stieglitz u. Baumann 2001). Ob die Verfahren dazu in der Lage sind, kann meist in den Manualen selbst oder in der Sammelliteratur nachgelesen werden (Brähler et al. 2002a, b; Hoyer u. Margraf 2003; Strauss u. Schumacher 2005). In der Regel sind Instrumente zur Veränderungsmessung geeignet, welche eher Zustände, situative Bedingungen und konkretes Verhalten („states") als Eigenschaften oder die Persönlichkeit („traits") abbilden. Ferner spricht für Änderungssensitivität, wenn das Beantwortungszeitfenster eher schmal gewählt ist (1 Woche vs. das ganze Leben), wenn sich die Niveaus der Skalenmittelwerte nach einer nachgewiesen wirksamen Intervention verändern und die Korrelationen zwischen den Messzeitpunkten gering ausfallen. Bei der Veränderungsmessung selbst müssen nicht viele Skalen verwendet werden, da diese häufig in Faktorenanalysen auf derselben Dimension laden (Michalak et al. 2003; Seiler 2003), jedoch sollte mindestens ein Instrument zum Prä- und Post-Status erhoben werden (indirekte Veränderungsmessung; z. B. SCL-90-R) und eines als Retrospektive nur zum Post-Zeitpunkt (direkte Veränderungsmessung wie z. B. der in Deutschland sehr verbreitete Veränderungsfragebogen des Erlebens und Verhaltens VEV-K; Kriebel et al. 2001). Direkte und indirekte Veränderungsmessung korrelieren erwiesenermaßen nur gering, was daran liegt, dass die direkten Maße eher den Status am Ende der Therapie abbilden als „wahre" Veränderung (Farin et al. 2006; Norman 2003).

6.3 Therapieziele

M. Berking

Therapieziele sind mentale Repräsentationen von zukünftigen Zuständen, die durch die Therapie erreicht werden sollen. Therapiezielen kommt in der psychosomatischen Rehabilitation die zentrale Aufgabe zu, dem intendierten Veränderungsprozess eine konkrete Richtung zu geben. Individuelle Therapieziele sollen klären, was genau in und durch die Rehabilitationsmaßnahme beim einzelnen Patienten erreicht werden soll. Sie dienen ihrerseits wieder der möglichst effektiven und effizienten Erreichung der übergeordneten Ziele der psychosomatischen Rehabilitation, wie sie in §§ 107 und 111 SGB V bzw. § 10 SGB I festgelegt sind. Therapieziele sind ein wichtiger Ausgangspunkt für die Therapieplanung, in der die Mittel gewählt werden, mit denen die intendierten Veränderungen ebenfalls möglichst effektiv und effizient zu erreichen sind. Eine solche an den Therapiezielen orientierte Maßnahmenplanung fördert die Prozesstransparenz, erleichtert die interdisziplinäre Kommunikation und bietet die Möglichkeit, den Erfolg der Behandlungsmaßnahme am Ausmaß der Zielerreichung zu evaluieren. Therapieziele können darüber hinaus als Bindeglied zwischen verschiedenen rehabilitativen Maßnahmen dienen und so die Kontinuität des Rehabilitationsprozesses fördern. Für den Patienten kann eine gemeinsame, transparente, zielorientierte Planung zum einen ein Modell für eine effektive Handlungsregulation liefern, und zum anderen die Eigenverantwortung und Motivation stärken.

6.3.1 Kriterien „wohlgestalteter" Therapieziele

Therapieziele müssen auf angemessene Veränderungen des Rehabilitationsproblems abzielen, welche im Sinne der übergeordneten Rehabilitationsziele eine möglichst große Reduktion von Gesundheitsschäden, Funktionsbeeinträchtigungen und sozialen Beeinträchtigungen bewirken sollen. Gleichzeitig sollten sie den Veränderungswünschen des Patienten entsprechen, um dessen motivationale Ressourcen maximal nutzen zu können (Willutzki u. Koban 2004). Individuelle Therapieziele sollten somit idealerweise einen „informierten Konsens" bzw. mindestens einen von beiden Seiten getragenen Kompromiss zwischen den Behandlungsanliegen des Patienten und denen des Therapeuten darstellen. Therapieziele müssen ferner eine realistische Chance haben, innerhalb der Behandlungsmaßnahme erreicht zu werden. Somit sollte auch die Zahl der vereinbarten Therapieziele überschaubar sein und dem zeitlichen Rahmen der Rehabilitationsmaßnahme Rechnung tragen. Therapieziele sollten so konkret wie möglich formuliert werden, um Missverständnisse zwischen Patient und Behandlern zu vermeiden, die Therapieplanung transparenter zu machen und Validität und Reliabilität der Erfolgsmessung zu erhöhen. Werden mehrere konkrete Veränderungsziele zu einem allgemeinen Ziel abstrahiert, um den „Kern" der Veränderungsintention ökonomisch zu erfassen und auszudrücken, sollten in einem anschließenden Schritt eindeutige Konkretisierungen bzw. Operationalisierungen erarbeitet werden. Um ihre richtunggebende und strukturierende Funktion möglichst effektiv ausüben zu können, sollten Therapieziele positiv und möglichst frühzeitig formuliert werden sowie über eine gewisse zeitliche Stabilität verfügen. Andererseits sind sie stets als vorläufig zu betrachten und müssen revidiert werden, sollten Aktualisierungen der Fallkonzeption dies erfordern (Kanfer et al. 2000).

6.3.2 Prozess der Zielformulierung

Mittlerweile gibt es empirische Belege dafür, dass das gemeinsame Erarbeiten von individuellen Therapiezielen mit einer intensiveren Zielverfolgung seitens des Patienten (Evans 1984) und einem höheren Therapieerfolg einhergeht (Hart 1978; Reddin Long 2001). Dies wird zum Teil darauf zurückgeführt, dass dem Patienten durch einen solchen Prozess signalisiert wird, dass er mit seinen Wünschen und Zielen als Person ernst genommen wird und sich der Therapeut für die Ziele des Patienten einsetzen will, ihn aber auch vor dem Verfolgen nicht hilfreicher Ziele bewahren möchte. Damit verhält sich der Therapeut komplementär zu wichtigen Bedürfnissen des Patienten, was sich positiv auf die therapeutische Beziehung und über diese auf Zusammenarbeit und Therapieerfolg auswirkt (Grawe 1992; Truant u. Lohrenz 1993). In diesem Sinne konnte auch nachgewiesen werden, dass Therapiestunden, in denen Patienten über ihre Ziele und Erwartungen sprechen können, von ihnen als besser und hilfreicher beurteilt wurden als Therapiestunden, in denen das nicht der Fall war (Goldstein et al. 1988). Das gemeinsame Erarbeiten von Zielen erleichtert darüber hinaus auch das Aufdecken und Beseitigen eventuell vorhandener Differenzen zwischen den Zielen des Patienten und denen des Therapeuten.

Dass die Beseitigung solcher Differenzen bzw. die Übereinstimmung der Therapieziele von Patienten und Therapeuten eine wichtige Voraussetzung für eine erfolgreiche Behandlung darstellt, ist mittlerweile ebenfalls durch eine Reihe von Studien belegt. So ergeben sich bei Zielübereinstimmung eine geringere subjektive Belastung und eine höhere Lebenszufriedenheit nach der ersten Therapiestunde (Eisenthal et al. 1983; MacKay et al. 1978; Tryon 1985), eine höhere Zufriedenheit mit der Behandlung (Willer u. Miller 1976), eine bessere Zielerreichung (Willer u. Miller 1976; Schulte-Bahrenberg 1990) und ein besseres Therapieergebnis jeweils gegen Ende der Behandlung (Dormaar et al. 1989; Safran u. Wallner 1991).

Mussell et al. (2000) fanden einen deutlichen positiven Zusammenhang zwischen der Zielübereinstimmung und dem Therapieerfolg in einer Stichprobe von Bulimie-Patienten wie auch Strauß und Burgmeier-Lohse (1995) bezüglich psychodynamischer Verfahren in stationären Gruppentherapien diverser Störungen. Tryon und Winograd (2001) konnten in einer Übersichtsarbeit positive Effekte der Zielübereinstimmung auf Therapieprozess und -erfolg in 68 % der Studien, die diese Fragestellung untersucht haben, belegen.

Zentrale Grundlage für das gemeinsame Erarbeiten von Therapiezielen ist die Analyse der ursächlichen, der aufrechterhaltenden und vor allem der veränderungsrelevanten Bedingungen des Rehabilitationsproblems. Diese basiert wiederum auf den Ergebnissen der Anamnese sowie der medizinischen und psychologischen Untersuchungen.

Wenn erkennbar ist, welche Veränderungen das Rehabilitationsproblem beseitigen oder lindern könnten, muss im nächsten Schritt geklärt werden, welche dieser Veränderungen in der Rehabilitationsmaßnahme am ehesten erreicht werden können und für welche Veränderungen alternative Maßnahmen am wenigsten verfügbar sind. Der Analyse der Realisierbarkeit muss eine gründliche Erhebung von Ressourcen und Verhaltensaktiva des Patienten zugrunde liegen. In einem weiteren dritten Schritt ist zu eruieren, für welche Veränderungen der Patient am stärksten motiviert ist. Diese Klärung sollte immer auch über das direkte Befragen des Patienten nach seinen Wünschen und Zielen für die Rehabilitationsmaßnahme erfolgen. Einschätzungen der Relevanz, der Realisierbarkeit und der Motivation des Patienten bilden dann die Grundlage für die Festlegung der Therapieziele des Therapeuten.

Eine Hilfestellung zur Orientierung, welche Ziele in der psychosomatischen Rehabilitation durch den Therapeuten verfolgt werden können, bietet ein entsprechender Katalog von Dirmaier et al. (2002) mit den Oberkategorien psycho-soziale, somatische, edukative und funktionale Therapieziele und einer genaueren Auflösungsebene von 28 Kategorien. Für mögliche gemeinsam zu erarbeitende Psychotherapieziele kann eine entsprechende Taxonomie von Grosse Holtforth und Grawe (2002), das Berner Inventar für Therapieziele, mit den Oberkategorien Problem- und störungsbezogene, interpersonale, Wohlbefindens-, Orientierungs- und selbst-bezogene Ziele sowie 23 Unter- und 47 Feinkategorien zu heuristischen Zwecken herangezogen werden. Die Ziele des Therapeuten gilt es dann mit den Therapieanliegen und den Therapiezielen des Patienten in Einklang zu bringen. Dabei sollte stets verdeutlicht werden, dass das Behandlungsteam die Anliegen des Patienten ernst nimmt und in hohem Maße bemüht und gleichzeitig kompetent ist, ihm beim Erreichen seiner Wünsche und Ziele behilflich zu sein, dass die Therapieziele andererseits jedoch auch den zuvor aufgeführten Kriterien entsprechen müssen.

6.3.3 Probleme bei der Zielfindung

Probleme bei der Zielfindung können sich zum einen ergeben, wenn Patienten keine konkreten Veränderungswünsche benennen können (Wendisch 1999). In diesem Fall gilt es die Gründe für diese Schwierigkeiten zu ermitteln und zu beseitigen, wo dies möglich ist.

Eventuell müssen Patienten aufgeklärt werden, was man unter Therapiezielen versteht und bei welchen Problemen ihnen die Rehabilitationsmaßnahme Hilfestellungen bieten kann. Eine Hilfe können hierbei zum einen Listen vorformulierter Therapieziele sein, indem sie Beispiele für Inhalte und Formulierung möglicher Therapieziele liefern (Grosse Holtforth u. Grawe 2001). Zum anderen können von standardisierten Listen mit Problembereichen, wie z. B. der IRES-Fragebogen, Ziele abgeleitet werden (Gerdes 1998). Zuweilen muss Patienten aber auch geholfen werden, ihre Probleme erst einmal zu überschauen, zu ordnen und besser verstehen zu können, damit Veränderungspunkte besser erkennbar werden. In einem solchen Fall lässt sich „besseres Verständnis meiner Probleme" oder „herausbekommen, was ich in meinem Leben verändern will" als vorläufiges Ziel explizieren und mit Methoden der gemeinsamen Problemanalyse und einer Klärung der Ziele bearbeiten. Für den Fall, dass Patienten psychisch schwer beeinträchtigt oder desorganisiert sind, muss das Behandlungsteam mehr Verantwortung für die Formulierung der Therapieziele übernehmen und gegebenenfalls vorläufig das Ziel der psychischen Stabilisierung setzen. In diesem Fall wäre auch die Rehabilitationsfähigkeit des Patienten zu prüfen.

Eine zweite Klasse von Problemen bei der Zielfindung ergibt sich dann, wenn die Veränderungswünsche des Patienten mit den übergeordneten Rehabilitationszielen nicht in Einklang zu bringen sind. Dies ist sicherlich am häufigsten der Fall, wenn die Symptomatik eingesetzt wird, um Leistungen des Sozialsystems wie Krankengeld oder Erwerbsminderungsrenten zu erlangen, aber auch andere Faktoren des primären, sekundären und tertiären Krankheitsgewinns können zu einem solchen Zielkonflikt führen. In diesem Falle ist es für die Behandler zunächst einmal wichtig, zu erkennen und zu explizieren, dass dem Therapieerfolg entgegenstehende Motivationen existieren und worin diese bestehen. Anschließend muss der Versuch unternommen werden, die motivationalen Beeinträchtigungen ab- und eine tragfähige Veränderungsmotivation aufzubauen. Als vorläufige gemeinsam erarbeitete Therapieziele lassen sich dabei in der Regel Formulierungen wie „Klärung der beruflichen Zukunft" finden. Sollte sich das als nicht ausreichend erfolgreich erweisen, gilt es zu prüfen, inwieweit sich die Behandler nicht auf eine ausführliche Diagnostik und Dokumentation beschränken müssen, welche gegebenenfalls auch mit einer Verkürzung der Rehabilitationsmaßnahme einhergehen sollte.

6.3.4 Erfassung von Therapiezielen und Messung der Zielerreichung

Aufgrund ihres prinzipiell idiosynkratischen Charakters empfiehlt es sich, Therapieziele, so wie sie gemeinsam erarbeitet wurden, vom Patienten aufschreiben zu lassen.

Von der Niederschrift sollte eine Kopie erstellt werden, sodass anschließend sowohl Patient als auch das Behandlungsteam über eine schriftliche Dokumentation der Therapieziele verfügen. Etwaige Modifikationen sollten stets in beiden Dokumentationen schriftlich festgehalten werden.

Zu Forschungszwecken sind mittlerweile Klassifikationssysteme entwickelt worden, die die Vielzahl der möglichen Zielformulierungen in eine überschaubare Menge von Klassen ordnen (Grosse Holtforth u. Grawe 2002). Zur möglichst validen, reliablen und ökonomischen Messung der Zielerreichung können beim Prozess der Zielformulierung die Stufen der Zielerreichung operationalisiert werden und als Vergleichspunkt für die Evaluation späterer Zielerreichungsgrade dienen.

Klassisches Beispiel für diese Methode ist das „Goal Attainment Scaling" (GAS) (Kiresuk u. Sherman 1968). Hier werden auf einer fünfstufigen Skala mit dem Patienten zusammen zu Beginn der Therapie Operationalisierungen für „das schlechteste zu erwartende Ergebnis" („-2"), über „keine Veränderung zum aktuellen Zustand" („0") bis hin zum „optimalen Ergebnis" („+2") erarbeitet. Dem zu evaluierenden Zustand wird dann das numerische Relativ zugeordnet, was der entsprechenden Operationalisierung am ähnlichsten ist (Kordy u. Hannöver 1999).

Trotz des zum Teil erheblichen Aufwandes gelten Reliabilität und Validität des Verfahrens als problematisch (Lambert u. Hill 1994).

Ökonomischer sind Vorgehensweisen, bei denen der zu evaluierende Zustand mit dem Therapieziel ins Verhältnis gesetzt wird und das Verhältnis quantitativ über Prozentangaben oder quantifizierende Begriffe ausgedrückt wird. In diesem Sinn werden z. B. in der Psy-BaDo (Heuft u. Senf 1998b) die eingangs formulierten Ziele daraufhin beurteilt, ob sie „nicht erreicht", „teilweise erreicht", „erreicht" oder „mehr als erreicht" wurden.

Aussagekräftige Studien, die das Skalenniveau und die Gütekriterien dieser Verfahren prüfen, fehlen jedoch bislang. Unabhängig vom Erfassungsverfahren sollten die Beurteilungen idealerweise sowohl vom Patienten als auch vom Therapeuten vorgenommen werden. Neben einer Erfolgskontrolle gegen Ende der Therapiemaßnahme empfehlen sich auch Verlaufsmessungen, um unbefriedigende Therapieverläufe rechtzeitig erkennen und beeinflussen zu können. Erste Befunde dazu, welche Ziele von Patienten in der psychosomatischen Rehabilitation häufig verfolgt werden, welche Patientengruppen welche Ziele verfolgen, welche Ziele in welchem Ausmaß erreicht werden und bei welchen Zielen die Zielerreichung besonders stark mit weiteren Behandlungserfolgsmaßen assoziiert ist, liefern Berking et al. (Berking 2004; Berking et al. 2001, 2004, 2005).

6.3.5 Fazit

Zusammenfassend lässt sich festhalten, dass das gemeinsame Erarbeiten individueller Therapieziele eine Reihe von positiven Effekten auf Behandlungsverlauf und -erfolg hat und auf der Grundlage der bisherigen empirischen Befunde aus verschiedenen Behandlungskontexten auch für den Bereich der psychosomatischen Rehabilitation empfohlen werden kann.

6.4 Die Dauer psychosomatischer Rehabilitation – Regelungen, Einflussfaktoren und Empfehlungen[1]

M. Nosper

Die Deutsche Rentenversicherung vereinbart mit den von ihr belegten psychosomatischen Rehabilitationseinrichtungen eine durchschnittliche Jahresverweildauer und stellt in das Ermessen der Einrichtung, die individuelle Rehabilitationsdauer in Abhängigkeit von Zielsetzung und Verlauf so zu variieren, dass über alle Fälle hinweg der Jahresdurchschnitt eingehalten wird. Dieses Vorgehen reguliert die Gesamtkosten und ermöglicht gleichzeitig eine individualisierte Rehabilitation ohne Verlängerungsanträge.

Die Dauer von Rehabilitationsleistungen in Trägerschaft der Gesetzlichen Krankenversicherung ist im SGB V gesetzlich geregelt. Die Krankenkasse bestimmt nach den medizinischen Erfordernissen des Einzelfalls in pflichtgemäßem Ermessen Art, Dauer, Umfang, Beginn und Durchführung der Leistungen in einer von ihr gewählten Rehabilitationseinrichtung. Die ambulante Rehabilitation ist begrenzt auf längstens 20 Behandlungstage, die stationäre Rehabilitation auf längstens 3 Wochen. Eine Verlängerung der Behandlungsdauer ist im Einzelfall möglich, wenn sie aus medizinischen Gründen erforderlich ist. Die Spitzenverbände der Krankenkassen können gemeinsam und einheitlich nach Anhörung der Interessenvertretungen der Rehabilitationseinrichtungen in Leitlinien Indikationen festlegen und diesen jeweils eine Regeldauer zuordnen. Von dieser Regel kann nur aus dringenden medizinischen Gründen im Einzelfall abgewichen werden (§ 40 Abs. 3 SGB V). Bislang haben die Spitzenverbände der Krankenkassen für keine Rehabilitationsindikation eine Regeldauer festgelegt. Die Rehabilitationsdauer wird deshalb durch die Krankenkasse unter Berücksichtigung der Regelungen im Versorgungsvertrag, der Angaben im Rehabilitationsantrag und Verlängerungsantrag festgesetzt. Der Medizinische Dienst der Krankenversicherung (MDK) kann beratend hinzugezogen werden.

Die Entscheidung des Gesetzgebers, Rehabilitationsleistungen der Gesetzlichen Krankenversicherung (GKV) auf 3 Wochen zu begrenzen, orientierte sich weniger an rehabilitationswissenschaftlichen Erkenntnissen als vielmehr an ökonomischen Überlegungen. Vor diesem Hintergrund soll der Frage nachgegangen werden, inwieweit die medizinische Erfahrung und empirische Daten Erkenntnisse darüber liefern, welche Rehabilitationsdauern im Bereich der psychosomatischen Rehabilitation notwendig und zweckmäßig sind und durch welche Maßnahmen die Wirksamkeit ohne Ausweitung der Behandlungsdauer erhalten werden kann.

6.4.1 Methode

Es wurde eine eigene Literaturrecherche mit den Schlüsselwörtern psychosomatische Rehabilitation, Rehabilitationsdauer, Psychotherapie, Behandlungsdauer, Dose-Effect, Duration-Outcome, Zeit, Outcome in PubMed und Fachzeitschriften durchgeführt. Berücksichtigt wurden Veröffentlichungen, die sich auf

---
[1] Aktualisierter Nachdruck der Originalarbeit, Nosper M; Die Rehabilitation 2008; 1: 8–13

psychosomatische Rehabilitation beziehen und Arbeiten, die Zusammenhänge zwischen Behandlungsdauern und Ergebnissen von Psychotherapie untersuchten. Melchior (2011) untersuchte den Zusammenhang zwischen der Dauer stationärer psychosomatischer Krankenhausbehandlungen und Rehabilitationsbehandlungen und dem Behandlungserfolg auf der Grundlage einer aktuellen systematischen Literaturrecherche und einer empirischen Analyse der symptomatischen Besserungsverläufe. Diese Befundlage wird unter sozialmedizinischen Gesichtspunkten durch den Autor diskutiert und es werden Empfehlungen für die Praxis abgeleitet.

6.4.2 Ergebnisse

Der derzeitige Forschungsstand zum Zusammenhang zwischen Behandlungsdauer und Behandlungsergebnis ermöglicht wegen der Heterogenität des Klientels und der Therapieverläufe keine Empfehlung einer einheitlichen Rehabilitationsdauer für bestimmte psychische Störungen oder psychosomatische Erkrankungen. Es lassen sich jedoch Anhaltspunkte ableiten, die bei der Entwicklung von Rehabilitationskonzepten einschließlich Regelungen der individuellen Rehabilitationsdauer berücksichtigt werden können. Dabei kann unterschieden werden zwischen Einflussfaktoren auf die Rehabilitationsdauer, Hinweisen auf eine zweckmäßige Rehabilitationsdauer und Möglichkeiten der Optimierung der Rehabilitation.

Einflussfaktoren auf die Behandlungsdauer

Die Behandlungsdauer an sich ist kein ausreichender Prädiktor für das Behandlungsergebnis (Fliege et al. 2002; Steenbarger 1994). Eine längere Behandlung ist nicht grundsätzlich auch eine effektivere Behandlung. Patienten, die rasch von der Therapie profitieren, werden kürzer behandelt. Patienten, die sehr lange behandelt wurden, können dennoch ein unbefriedigendes Ergebnis zeigen (Schauenburg et al. 2001). Rehabilitanden, die innerhalb der ersten 3 Behandlungswochen keine relevante symptomatische Besserung erreichten, profitierten überwiegend auch nicht von der Fortführung der Rehabilitation (Nosper 1999a). Die Vorhersage notwendiger Rehabilitationsdauer für spezifische klinische Gruppen oder einzelne Personen gelingt nur sehr begrenzt. Die Behandlungsdauer variiert sehr stark auch in diagnostisch homogenen Gruppen (Borgart u. Meermann 1999). Bedeutsam für die Prognose einer effektiven Rehabilitation scheint die Güte des Prozesserlebens in der ersten Phase der Rehabilitation zu sein (Nosper 1999a, b). Über die Dauer stationärer Behandlung entscheiden weniger klinische Merkmale, sondern insbesondere die vom Patienten erlebte Güte der therapeutischen Beziehung (Bassler et al. 1995). Akute Störungen tendieren zu schnellerer Besserung als chronifizierte Störungen (Kordy u. Kächele 1995). Die akute Symptomatik lässt sich schneller verändern als Einstellungen oder Verhaltensstile. Einzelne Komponenten psychischer Störungen wie akute Symptomatik, chronifizierte Störungsbilder, Persönlichkeitsstörungen, interpersonale Probleme bessern sich unterschiedlich schnell (Barkham et al. 1996; Howard et al. 1999; Kopta 2003; Steenbarger 1994). Phasenmodelle psychotherapeutischer Veränderung (Howard et al. 1986) sind jedoch nicht generalisierbar und gelten eher für milde und moderate Störungen in nicht zeitlimitierter Psychotherapie.

Bei schwerer gestörten Patienten können Komplikationen im Therapieverlauf, Patientencharakteristika und der Therapieansatz das Muster der Veränderungen wesentlich modifizieren (Joyce et al. 2002). Ist die Wiederherstellung erheblich geminderter Erwerbs- bzw. Arbeitsfähigkeit das Rehabilitationsziel, bedarf es einer vergleichsweise längeren Rehabilitation (Borgart u. Meermann 1999; Geiser et al. 2003; Zielke et al. 1997). Essstörungen benötigen eine längere Behandlungsdauer in Abhängigkeit vom Gewicht bei Aufnahme (Junge u. Ahrens 1996; Oehlschlägel-Akiyoshi 1998). Die Rehabilitation von Abhängigkeitserkrankungen und schweren Persönlichkeitsstörungen scheint insgesamt zeitintensiver zu sein. Die empirisch untersuchten Einflussfaktoren auf die Behandlungsdauer sind in Tabelle 6-1 zusammengestellt.

Tab. 6-1 Einflussfaktoren auf die Behandlungsdauer

Einflussfaktoren	Literatur
Die Behandlungsdauer ist kein ausreichender Prädiktor für das Behandlungsergebnis.	Fliege et al. 2002; Steenbarger 1994
Die Behandlungsdauer variiert auch in diagnostisch homogenen Gruppen.	Borgart u. Meermann 1999
Eine lange Behandlung garantiert kein gutes Ergebnis.	Schauenburg et al. 2001
Patienten, die sich schnell bessern, werden kürzer behandelt.	Neeb et al. 2001; Schauenburg et al. 2001
Bei nur geringer symptomatischer Besserung in den ersten 3 Wochen der Rehabilitation bleibt die Prognose ungünstig.	Nosper 1999a
Die Güte des Prozesserlebens in der ersten Phase der Rehabilitation ist ein zentraler Prädiktor für ein gutes Ergebnis.	Nosper 1999a, b
Die Dauer der Behandlung wird stärker durch die Güte der therapeutischen Beziehung beeinflusst als durch klinische Merkmale der Patienten.	Bassler et al. 1995
Akute psychische Störungen tendieren zu schnellerer Besserung als chronifizierte.	Kordy u. Kächele 1995
Akute Symptomatik lässt sich schneller verändern als Einstellungen oder Verhaltensstile.	Barkham et al. 1996; Howard et al. 1999; Kopta 2003; Steenbarger 1994
Der Behandlungsverlauf komplexer Störungen ist multifaktoriell beeinflusst und kaum vorhersagbar.	Joyce et al. 2002
Die Wiederherstellung der Arbeitsfähigkeit nach längerer Arbeitsunfähigkeit erfordert eine längere Rehabilitation.	Borgart u. Meermann 1999; Geiser et al. 2003; Zielke et al. 1997
Essstörungen benötigen eine längere Rehabilitation in Abhängigkeit vom Gewicht bei Aufnahme.	Junge u. Ahrens 1996; Oehlschlägel-Akiyoshi 1998
Die Rehabilitation von ausgeprägten Abhängigkeitserkrankungen und schweren Persönlichkeitsstörungen scheint zeitintensiver zu sein.	Howard et al. 1999

Melchior (2011, S. 43–45) fasst den aktuellen Forschungsstand zu den Prädiktoren der Behandlungsdauer und des Symptomverlaufs zusammen. Als die Dauer verlängernde Einflussfaktoren werden die Schwere und Dauer der Erkrankung, die Komorbidität, das Spektrum der Problembereiche, die Anzahl der Vorbehandlungen, die Dauer der Arbeitsunfähigkeit sowie spezifische Diagnosen wie Zwangs-, Ess- und Persönlichkeitsstörungen beschrieben. Melchior untersuchte in ihrer Studie (2011, S. 118) die Veränderung der Symptomatik durch wöchentliche Messung mit dem HEALTH-49. Sie identifizierte in einer Stichprobe von 576 Patienten 5 unterscheidbare Verlaufstypen: „Linear Response" (71 %, niedrige Ausgangsbelastung, stetige, lineare Verbesserung); „Non-Response" (11 %, mittlere Ausgangsbelastung, geringe bis keine Verbesserung); „Early Response" (9 %, mittlere Ausgangsbelastung, frühe Verbesserung), „Delayed Response" (5 %, hohe Ausgangsbelastung, verzögerte Verbesserung); „Atypical Course" (4 %, Atypische Verläufe). Die Autorin kommt bei ihrer Analyse des Zusammenhangs von Dauer und Wirksamkeit der Behandlung zu dem Schluss, dass „eine längere Behandlung [...] *nur dann* einen positiven Einfluss auf das längerfristige Behandlungsergebnis haben [könnte], wenn eine gute therapeutische Beziehung besteht und/oder schon früh während der Behandlung eine Besserung der Symptombelastung auftritt" (Melchior 2011, S. 219).

Hinweise auf zweckmäßige Behandlungsdauern

Die Rehabilitationsdauer kann offengehalten werden und sich am individuellen Fortschritt orientieren oder aber in Verbindung mit der Vereinbarung individueller Rehabilitationsziele vorab festgelegt werden. Häufig grenzt der Rehabilitationsträger die mögliche Behandlungsdauer durch Vorgaben ein (Nosper 2005b). Die vorab festgelegte Rehabilitationsdauer hat therapeutische Vorteile. Sie strukturiert die Therapie mit und kann die symptomatische Besserung beschleunigen (Barkham et al. 1996; MacKenzie 1996; Reister 2000). Die erreichte Besserung ist verhältnismäßig größer in den ersten Psychotherapiestunden und wächst langsamer mit wachsender Stundenzahl (Kächele 1990). Mit zunehmender Dauer der Rehabilitation wird der messbare Nutzen geringer und die Kosten-Nutzen-Relation ungünstiger. Die Sättigungsgrenze stationärer psychotherapeutischer Maßnahmen scheint bei ca. 12 Wochen zu liegen. Eine Rehabilitationsdauer von 9–12 Wochen erwies sich als optimal, leichtere Fälle erzielten bei kürzerer Behandlung vergleichbare Effekte (Neeb et al. 2001).

> ! Eine zu kurze stationäre Behandlungsdauer kann zu steigenden Wiederaufnahmeraten führen (Richter 2001). Rehabilitation benötigt eine Mindestdauer, um sich konzeptionell von ambulanter Psychotherapie zu unterscheiden und ausreichend wirksam werden zu können. Unabhängig von Merkmalen der Patienten, den Therapieverfahren, der Therapeutenerfahrung und dem Prozesserleben wurden erst bei Rehabilitationsdauern von mehr als 3 Wochen klinisch bedeutsame und langzeitstabile Effektstärken erreicht (Nosper 1999a, b; Paar u. Grohmann 2000; Schmitz-Buhl et al. 1999).

Die im Rahmen von Dosis-Effektstudien gewonnenen Erkenntnisse lassen sich nicht unmittelbar auf die psychosomatische Rehabilitation übertragen, liefern jedoch Erfahrungswerte für die notwendige therapeutische Dichte. Nach 8 Behandlungsstunden ambulanter Psychotherapie waren bis zu 50 % der Psychotherapiepatienten messbar gebessert, nach 26 Behandlungsstunden 75 % (Howard et al. 1986). Damit mehr als 50 % der Klientel ein klinisch relevantes Ziel erreichen konnten, waren nach den Ergebnissen einer anderen Metaanalyse mehr als 20 Behandlungsstunden notwendig (Hansen et al. 2002). Innerhalb einer typischen Rehabilitation von 6 Wochen lassen sich bei 3 wöchentlichen psychotherapeutischen Kontakten ca. 20 Einheiten Psychotherapie realisieren. Dies entspricht ungefähr der Dosis, die notwendig ist, damit ca. 50 % der Fälle eine ausreichende Besserung ihrer Symptome erreichen können (Nosper 2002). Derartige Zahlen bieten lediglich grobe Anhaltspunkte, da sie sich auf eine heterogene ambulante Klientel beziehen. Die empirisch untersuchten Hinweise auf eine zweckmäßige Behandlungsdauer sind in Tabelle 6-2 zusammengestellt.

Optimierung der Behandlungsdauer durch verbesserte Vorbereitung, Verdichtung, Konzeptoptimierung, Flexibilisierung und Vernetzung

Die Budgetierung der Aufwendungen für Rehabilitationsleistungen erlaubt es den Rehabilitationsträgern auch künftig nicht, die Dauer der Rehabilitation über den heutigen Standard auszuweiten. Der Ressourcenverbrauch für Rehabilitationsleistungen im Segment der somatischen Anschlussheilbehandlungen wird aus demografischen Gründen ansteigen. Dies kann dazu führen, dass Heilverfahren, die nicht wegen einer unmittelbar vorgeschalteten Krankenhausbehandlung unumgänglich sind, restriktiver bewilligt und kürzer durchgeführt werden. Dies ließe sich realisieren durch strengere Zugangskriterien, Verlagerung in die ambulante psychotherapeutische Versorgung und stärkere Verknüpfung der individuellen Rehabilitationsdauer mit definierten Zielvorgaben. Die differenzielle Zuweisung zu spezifischen Behandlungssettings bei guter Patientenselektion und Vorbereitung kann die Effizienz der Rehabilitation erhöhen (Rüddel 1996). Durch gezielter eingesetzte „Anleitung und Motivation zur Inanspruchnahme von Leistungen der

Tab. 6-2 Hinweise auf zweckmäßige Behandlungsdauern

Zweckmäßige Behandlungsdauer	Literatur
Eine vorab festgelegte Behandlungsdauer strukturiert die Therapie und kann die Besserung beschleunigen.	Barkham et al. 1996; Mac-Kenzie 1996; Reister 2000
Mehr als 20 Stunden Psychotherapie sind notwendig, damit 50 % der Patienten ein klinisch relevantes Ziel erreichen.	Hansen et al. 2002; Nosper 2002
Langzeitstabile Effekte sind nur zu erwarten, wenn bei prognostisch günstigen Fällen länger als 3 Wochen rehabilitiert wird.	Nosper 1999a, b; Paar u. Grohmann 2000; Schmitz-Buhl et al. 1999, Melchior 2011
Mehr als zwei Drittel der stationär behandelten Patienten zeigten einen linearen Besserungsverlauf	Melchior 2011
Eine zu kurze Behandlungsdauer kann zu wiederholter stationärer Behandlungsbedürftigkeit führen.	Richter 2001
Eine lange Rehabilitation von 9–12 Wochen ist optimal bei sehr schweren Fällen.	Neeb et al. 2001
Längere stationäre Behandlung ist nur erfolgversprechend, wenn die Prozessgüte positiv ist und bereits in der Frühphase Besserungen eintreten.	Melchior 2011

Tab. 6-3 Hinweise auf Optimierung der Behandlungen

Optimierung der Behandlung	Literatur
Differenzielle Zuweisung und gute Vorbereitung können die Effizienz der Therapie erhöhen.	Rüddel 1996
Eine höhere Therapiedichte kann die Effektivität erhöhen.	Nosper 1999a
Flexibilisierung der Rehabilitation kann die Effizienz verbessern.	Doßmann 1996; Irle et al. 2001
Die kontinuierliche Kontrolle des Therapieprozesses (therapeutische Beziehung und symptomatische Besserung) liefert Hinweise, ob ein Erfolg wahrscheinlich ist.	Nosper 1999a; Melchior 2011
Sektorübergreifende Gesamtbehandlungspläne können stationäre Leistungen reduzieren.	Zielke et al. 1995

medizinischen Rehabilitation (§ 26 SGB IX)" als Vorstufe der Rehabilitation kann die Indikationsstellung verbessert werden. Patienten ohne ausreichendes Rehabilitationspotenzial ließen sich so früher erkennen und uneffektive Rehabilitationen würden vermieden.

Kostenrelevant ist die Rehabilitationsdauer nicht nur durch die Anzahl der Tagessätze, sondern auch durch Krankengeldzahlungen, berufliche Ausfallzeiten und damit verbundene Lohnersatzleistungen. Deshalb muss der Rehabilitationsablauf so organisiert werden, dass die bereitgestellte Zeit mit der höchst möglichen therapeutischen Dichte genutzt wird, um die Rehabilitationsdauer so kurz wie möglich zu halten. Es kann ökonomischer sein, mehr Ressourcen für die Erhöhung der therapeutischen Dichte bereitzustellen und Effekte verstärkt durch Intensivierung und weniger durch Verlängerung zu erzielen. Eine höhere therapeutische Dichte steigert die Effektivität der Rehabilitation (Nosper 1999a). Durch eine Intensivierung der therapeutischen Dichte würden sich die Tagessätze zwar erhöhen, jedoch ließen sich die Gesamtfallkosten ohne Einbußen an Effektivität verringern.

Rehabilitationsleistungen können ohne Verzicht auf die notwendige Dauer durch Flexibilisierung ökonomischer gestaltet werden (Doßmann 1996; Irle et al. 2001). Durch eine Gliederung in die Phasen
- Basisrehabilitation (Rehabilitationsdiagnostik, Rehabilitationsziele, Motivationsaufbau, Einleitung der Behandlungen, Überprüfung von Prozesserleben und Therapiefortschritt, sozialmedizinische Abklärung),
- erweiterte Rehabilitation (fortgeführte zielorientierte Intensivtherapie) und
- rehabilitative Nachsorge oder ambulante Weiterbehandlung

ließe sich die Rehabilitation gezielter an den individuellen Bedarf anpassen und wirtschaftlicher erbringen. Durch eine bessere Vernetzung der Therapieangebote in Verbindung mit sektorübergreifenden Gesamtbehandlungsplänen kann die Qualität der Gesamtversorgung verbessert werden, auch wenn in einzelnen Segmenten Kürzungen erfolgen (Zielke et al. 1995). In der Literatur beschriebene Ansätze für die Optimierung von Rehabilitationsleistungen sind in Tabelle 6-3 zusammengestellt.

6.4.3 Diskussion

Der Gesetzgeber hat im SGB V die Möglichkeit eröffnet, in Leitlinien Indikationen festzulegen und diesen eine verbindliche Regeldauer zuzuordnen. Die Spitzenverbände der Krankenkassen sahen bislang keine Notwendigkeit, von dieser Möglichkeit Gebrauch zu machen. Indikationsspezifische Regeldauern könnten dazu führen, dass die gesetzlich festgelegte Rehabilitationsdauer von längstens 3 Wochen bei allen psychosomatischen Rehabilitationsindikationen ungeachtet des individuellen Bedarfs ausgeweitet wird. Aus einer formellen Regelung könnten sich individuelle Rechtsansprüche mit schwer kalkulierbaren kostenrelevanten Auswirkungen ergeben. Die geübte Praxis der GKV mit einer Kombination aus Erstbewilligung von 3 Wochen, der Basisrehabilitation und sich anschließender Verlängerung, der erweiterten Rehabilitation mit rehabilitativer Nachsorge oder ambulanter Weiterbehandlung scheint auszureichen, um eine individualisierte und zugleich wirtschaftliche Versorgung im Bereich der psychosomatischen Rehabilitation zu ermöglichen.

Die leitlinienorientierte Festlegung von Indikationen mit zugeordneter Regeldauer würde ungeachtet ihrer spekulativen Vor- und Nachteile voraussetzen, dass eine empirisch gesicherte lineare Beziehung zwischen Rehabilitationsdauer und zu erreichendem Rehabilitationsziel besteht. Vorliegende Erfahrungen und Forschungsbefunde sprechen jedoch dafür, dass sich in Anbetracht vielfältiger Einflussfaktoren keine einfache lineare Beziehung zwischen Behandlungsdauer und angezieltem Rehabilitationsergebnis herstellen lässt. Der individuelle Rehabilitationsverlauf ist ein komplexes Geschehen, das von einer Vielzahl von Einflussfaktoren abhängt. Diese lassen sich grob klassifizieren in

- störungsspezifische Faktoren,
- Einflüsse der Rehabilitationskonzepte und Vorgaben der Rehabilitationsträger und
- personen- sowie umweltbezogene Kontextfaktoren.

Zusätzlich ist zu berücksichtigen, dass das individuelle **Rehabilitationsziel** den Zeitbedarf wesentlich beeinflusst. Die in Verbindung mit Wirksamkeitsstudien berichteten Behandlungsdauern sind auf die rehabilitative Praxis jedoch nur bedingt übertragbar, da sie überwiegend aus anderen Settingbedingungen stammen (ambulante Psychotherapie, psychosomatische Krankenhausbehandlung, Versorgungssysteme anderer Länder). Rehabilitation ist seit Einführung der Rehabilitations-Richtlinien und der Rahmenempfehlungen der Bundesarbeitsgemeinschaft für Rehabilitation (BAR) insbesondere dann indiziert, wenn zusätzlich zu einer krankheitstypischen Symptomatik alltagsrelevante Beeinträchtigungen der Aktivitäten und/oder Teilhabe vorliegen und der Kontext mit berücksichtigt werden muss. Die Auswirkung dieser erweiterten Zielsetzung auf den Zeitbedarf der Rehabilitationsleistungen konnte bislang noch nicht ausreichend untersucht werden.

Der Zeitbedarf rehabilitativer Maßnahmen ist auch abhängig von den **Rehabilitationskonzepten,** die realisiert werden sollen. Rehabilitationskliniken unterscheiden sich dahingehend, welche therapeutischen Verfahren zur Anwendung kommen, wie sie mit anderen Verfahren kombiniert werden und mit welcher therapeutischen Dichte sie umgesetzt werden. Rehabilitationskonzepte können bezüglich der Zeitdauer offen sein und sich am individuellen Fortschritt orientieren, sie können aber auch ein von vornherein zeitlich limitiertes Angebot machen. Charakteristika des einzelnen Rehabilitanden wie Schwere der Symptomatik, das Spektrum beeinträchtigter Aktivitäten, personen- und umweltbezogene Kontextfaktoren gestalten den Rehabilitationsbedarf, das Rehabilitationsziel und die Rehabilitationsprognose wesentlich mit (Nosper 2005a). Bei der Entwicklung und Umsetzung spezifischer Rehabilitationskonzepte sollte vermehrt der aktuelle Forschungsstand berücksichtigt werden. Eingesetzt werden sollten nach Möglichkeit Interventionen mit nachgewiesener Wirksamkeit. Rehabilitationseinrichtungen können die von ihnen realisierten Behandlungskonzepte auch hinsichtlich der Dauer optimieren, wenn im Rahmen des internen Qualitätsmanagements systematisch untersucht wird, wie sich der Zeitaufwand durch gezielte Anpassung der Therapien und Prozesse ohne Effektverlust reduzieren lässt. Die notwendige Rehabilitationsdauer wird in Zukunft von den neuen Entwicklungen im Bereich der psychosomatischen Rehabilitation wesentlich mitbestimmt werden. Ob sich der Zeitbedarf ambulanter Rehabilitation von dem stationärer Leistungen unterscheidet, wird abhängig sein von den Merkmalen der spezifischen Klientel und den Zielsetzungen, welche die Rehabilitationsträger realisieren wollen.

Die traditionelle Zentrierung der psychosomatischen Rehabilitation auf Psychotherapie wird zunehmend ergänzt durch die **medizinischen, psychologischen und pädagogischen Hilfen**, die der § 26 SGB IX als Leistungen zur medizinischen Rehabilitation vorsieht. Dazu zählen unter anderem:

- Belastungserprobung und Arbeitstherapie
- Hilfen zur Unterstützung bei der Krankheits- und Behinderungsverarbeitung
- Aktivierung von Selbsthilfepotenzialen
- Beratung von Bezugspersonen wie Partner, Angehörige, Vorgesetzte und Kollegen
- Training sozialer und kommunikativer Fähigkeiten
- Training zur Bewältigung von Krisensituationen
- Training lebenspraktischer Fähigkeiten

Gezielte Maßnahmen, die dazu dienen, Ausbildungs- und Beschäftigungsverhältnisse zu erhalten, werden an Bedeutung gewinnen. Während der Zusammenhang von Behandlungsdauer und Psychotherapieeffekt bzw. symptomatischer Besserung empirisch untersucht wurde, liegen für den Zeitbedarf der genannten Trainingsleistungen noch keine ausreichenden Forschungsbefunde vor.

Eine **verbindliche Regelverweildauer** für einzelne Indikationen würde die vielfältigen Unterschiede ignorieren müssen und zu einem Einheitsprodukt führen, das unter Umständen Fälle mit geringerem Rehabilitationsbedarf überversorgt und Fälle mit hohem Bedarf unterversorgt. Vorteile indikationsspezifischer Regeldauern können bestenfalls darin gesehen werden, dass sich der Verwaltungs-, Erstellungs- und Begutachtungsaufwand für Verlängerungsanträge verringert und ein definiertes Verhältnis von Dauer und Effekt gewährleistet ist. Bislang liegen jedoch keine Erkenntnisse vor, die darauf schließen lassen, dass bundesweit geltende indikationsspezifische Regelverweildauern den Beteiligten wesentliche Vorteile böten. De facto wird dem indikationsbezogenen Zeitbedarf psychosomatischer Rehabilitation bereits dadurch Rechnung getragen, dass die überwiegende Zahl der Rehabilitationsbehandlungen mit einer Dauer von 4–6 Wochen durchgeführt wird und darüber hinaus die Option der Verlängerung besteht (Nosper 2005b, Melchior 2011).

Die bessere Alternative zur bundeseinheitlichen indikationsspezifischen Regelverweildauer ist die einzelvertraglich geregelte, **konzeptspezifische Rehabilitationsdauer**. Dabei sollte zwischen Rehabilitationseinrichtungen unterschieden werden, die eine gemischte Klientel behandeln und solchen, die auf die Rehabilitation spezifischer Störungen spezialisiert sind. Bei gemischten Einrichtungen hat sich die Orientierung an einer Rehabilitationsdauer von 4–6 Wochen bewährt. Eine Festlegung der Rehabilitationsdauer für einzelne Indikationen ist hier nicht zweckmäßig, da kein eigenständiges Programm für eine definierte Klientel in einer eigenständigen Funktionseinheit angeboten wird. Bei spezialisierter Rehabilitation in eigenständigen Abteilungen wie z. B. für Anorexiepatienten ist es zweckmäßig, das spezifische Konzept mit einer dazu passenden durchschnittlichen Regelverweildauer zu verknüpfen. Kriterien für die Bemessung konzeptbezogener Regelverweildauern ergeben sich aus dem störungstypischen Rehabilitationsbedarf der Zielgruppe, den therapeutischen Elementen des Rehabilitationskonzeptes und den personellen Ressourcen, mit denen das Konzept umgesetzt werden soll. In diesem Segment können Rehabilitationsdauern notwendig und zweckmäßig sein, die regelhaft über 5 Wochen hinausgehen. Dabei ist jedoch zu berücksichtigen, dass eine längere Rehabilitation nur in den Fällen zweckmäßig ist, die bereits in der Anfangsphase positive Prozessmerkmale aufweisen und ausreichende symptomatische Besserungen zeigen.

Grundsätzlich sollten die ersten 2 Behandlungswochen dazu genutzt werden, die Rehabilitationsdiagnostik abzuschließen, Motivation aufzubauen, den Fall sozialmedizinisch zu klären, die Güte des Prozessverlaufs zu überprüfen und festzustellen, ob ein ausreichender Ersteffekt eingetreten ist. Über 3 Wochen hinaus sollten nur die Fälle fortgeführt werden, bei denen die Überprüfung dieser Voraussetzungen dafür spricht, dass ein bedarfsgerechtes und verbindlich vereinbartes Rehabilitationsziel mit hoher Wahrscheinlichkeit erreicht werden kann. Dadurch ließen sich die in Effektstudien gefundenen ca. 20 % unwirksamen Rehabilitationen reduzieren. Günstig in Gang gekommene und deswegen Erfolg versprechende Rehabilitationen können orientiert am individuellen Bedarf fortgeführt werden. Durch dieses Vorgehen würden die begrenzten Ressourcen konsequenter für zielführende Maßnahmen verwendet und Mehrkosten für Erfolg versprechende längere Rehabilitationen durch Einsparungen bei prognostisch ungünstigen Fällen ausgeglichen.

6.4.4 Fazit

Die psychosomatische Rehabilitation verfolgt anspruchsvolle Gesundheitsziele. Sie will bei psychisch kranken Menschen, bei denen kurative Versorgung nicht ausreicht, die Teilhabe am Leben in der Gemeinschaft oder die Erwerbsfähigkeit erheblich gefährdet ist, Funktionsstörungen bessern, Beeinträchtigungen von Aktivitäten und Teilhabe abbauen und die funktionale Gesundheit wiederherstellen. Die Rehabilitanden müssen bereit und fähig sein, sich aktiv an einem Prozess der Problemklärung und lernintensiven Problembewältigung zu beteiligen. Diese Entwicklungsaufgabe erfordert Zeit, die durch ein gut strukturiertes Angebot des therapeutischen Teams unterstützt werden muss. Gleichzeitig steigen mit der Behandlungsdauer die Kosten für die Rehabilitation und sie ergänzende Leistungen. Rehabilitationskonzepte sollten den Zusammenhang von Behandlungsdauer und Wirtschaftlichkeit systematischer berücksichtigen. Die Ergebnisse der hier vorgestellten Studien liefern dafür Ansatzpunkte, zeigen jedoch auch, dass der Zusammenhang von Rehabilitationskonzepten, Behandlungsdichte, Rehabilitationsdauer und Rehabilitationsergebnis fallgruppenspezifisch weiterhin untersucht werden sollte.

6.5 Behandlungsabbrüche in der Rehabilitation und Beschwerdemanagement

H. Schulz, K. Lang, D. Barghaan und U. Koch

Behandlungsabbrüche in der stationären Rehabilitation von Patienten mit psychischen und psychosomatischen Störungen (im Folgenden auch als „vorzeitige Entlassungen" oder „nicht zeitgerechte Behandlungsbeendigung" bezeichnet) können, wie auch in der ambulanten Psychotherapie, auf mehreren Ebenen Konsequenzen nach sich ziehen:
- So können sie für **Patienten** mit negativen emotionalen Reaktionen wie Enttäuschung oder Ärger, mit Rechtfertigungsnöten sowie mit Folgen für das Krankheitskonzept und die Inanspruchnahme weiterer Gesundheitsdienstleistungen verbunden sein.
- Im **Therapeutenteam** können sie als Scheitern eigenen Engagements oder als Hinweis auf fachliche oder persönliche Defizite bewertet werden.
- Für **Kliniken** ist mit erhöhtem Organisationsaufwand, finanziellen Einbußen oder Imageverlust und für **Kostenträger und Arbeitgeber** mit ökonomischen Folgen zu rechnen.

Unter bestimmten Bedingungen sind aber auch positive Folgen vorzeitiger Entlassungen denkbar wie Entlastung von Überforderung für Patienten, Lösung interaktioneller Probleme für Behandler oder Einsparung eines Kostenanteils für erfolglose Behandlungen.

Die Forschung zu Behandlungsabbrüchen konzentrierte sich bisher auf den Bereich der ambulanten Psychotherapie (Lambert 2003). Ambulantem wie stationärem Setting gemeinsam ist die Schwierigkeit der Definition des Behandlungsabbruchs. So kann der Abbruch ambulanter Therapien über die Zahl absolvierter Sitzungen operationalisiert werden. In diesem Punkt herrscht Dissens über die genaue Anzahl, unterhalb derer eine Beendigung als Abbruch gewertet wird, sowie über das Fernbleiben nach vereinbarter Sitzung und über Therapeutenurteile. Es verwundert daher nicht, dass die Abbruchraten je nach Begriffsdefinition erheblich schwanken, wie eine frühere Metaanalyse gezeigt hat (Wierzbicki u. Pekarik 1993).

Bei Untersuchungen im stationären Therapiesetting erfolgt eine Abbruchdefinition meist über das im Entlassungsbericht dokumentierte Therapeutenurteil (Kriebel u. Paar 1999) und seltener über ein vorab festgelegtes Zeitkriterium (Costa 1995). Dabei liegen die Abbruchquoten in den meisten Studien zwischen 8% und 15%. In absoluten Zahlen bedeutet dies für den Bereich bundesdeutscher stationärer Rehabilitationsmaßnahmen von Patienten mit psychischen und psychosomatischen Störungen eine Größenordnung von ca. 10 000 abgebrochenen Maßnahmen pro Jahr (Verband Deutscher Rentenversicherungsträger 2003).

In diesem Beitrag wird nachfolgend zunächst auf Studien zum Behandlungsergebnis eingegangen. Anschließend werden Fragen zu den Abbruchgründen sowie mögliche Prädiktoren eines Abbruchs behandelt.

6.5.1 Empirische Untersuchungen

Ein Vergleich des Behandlungsergebnisses zwischen vorzeitig und zeitgerecht Entlassenen deutet auf eingeschränkte Therapieresultate nach Abbrüchen hin. Rosin und Wilmers (1999) stellen in einer Studie fest, dass nur 22 % der Abbrecher eines psychosomatischen Akutkrankenhauses im Rückblick ihre Behandlung hinsichtlich der Aufnahmesymptomatik als erfolgreich bezeichnen, während dies in einer Mischgruppe aus vorzeitig und mehrheitlich zeitgerecht Entlassenen für 62 % der Fall war. Niedrige Besserungsraten berichten Lieberz und Ciemer (2000) für vorzeitig entlassene Patienten einer psychosomatischen Universitätsklinik. Bei 8 von 39 Abbrechern (21 %) verbesserte sich laut Therapeutenurteil bei Entlassung die Symptomatik und bei 6 von 39 (15 %) die Gesamtsituation ohne Vergleichswerte von Patienten, die die Therapie beendeten. Als Behandlungsmisserfolge werden abgebrochene Behandlungen in zwei kasuistischen Katamnesen bewertet (Ruff u. Leikert 1995; Ruff u. Werner 1988).

Schulz et al. (1999) erheben eine Sekundäranalyse mit konsekutiven Stichproben auf der Grundlage der Dokumentationsdaten von 4 914 Patienten. Die Daten entstammen zwei Klinikträgern, die vier Fachkliniken beinhalten. Eine Besserung im Gesamtbefinden wird bei 91 % der zeitgerecht entlassenen Patienten dokumentiert. Bei vorzeitigen Entlassungen mit ärztlichem Einverständnis ist dies zu 59 % der Fall. Bei vorzeitig entlassenen Patienten auf ärztliche Veranlassung hin beträgt der Anteil von Patienten mit gebessertem Gesamtbefinden 47 %, bei disziplinarischen Entlassungen 37 %, bei vorzeitigen Entlassungen ohne ärztliches Einverständnis 21 %. In einer zweiten Stichprobe weisen etwa 90 % der zeitgerecht Entlassenen eine Besserung im seelischen oder körperlichen Befinden auf. Unter vorzeitig auf eigenen Wunsch Entlassenen gelten etwa 40 % als gebessert. Die Besserungsquote unter den klinikseitig abgebrochenen Behandlungen liegt sowohl für körperliches als auch für seelisches Befinden bei etwa 28 %.

Diese Ergebnisse beruhen stark auf klinischen Eindrücken und sind, auch aufgrund der geringen Fallzahlen, nicht zu verallgemeinern. Für eine kausale Interpretation, wonach ein schlechteres Behandlungsergebnis ursächlich auf eine vorzeitige Entlassung zurückzuführen wäre, gelten mehrere Einschränkungen:

- Das Behandlungsergebnis wird vom jeweiligen Bezugstherapeuten beim Erstellen des Entlassungsberichts eingeschätzt und damit abhängig von der Kenntnis der Entlassungsform beurteilt, sodass implizite Überzeugungen zu einem Beurteilungs-Bias zuungunsten der vorzeitig Entlassenen geführt haben können.
- Des Weiteren könnten sich Abbrecher und Beender bereits bei Behandlungsbeginn in ihrer Symptomschwere unterschieden haben, sodass Unterschiede im Behandlungsergebnis auf diese bereits vorher bestehenden Differenzen anstatt auf die unterschiedlichen Entlassungsformen zurückzuführen wären.
- Drittens könnte ein schlechteres Behandlungsergebnis bei vorzeitig Entlassenen lediglich eine kurzfristige Beeinträchtigung darstellen, die sich bei katamnestischer Befragung nicht mehr zeigen würde.

Trotz methodischer Kritikpunkte weisen diese Befunde darauf hin, dass es sich bei Therapieabbrechern um eine nicht adäquat versorgte Gruppe handelt. Da diese Gruppe von substanzieller Größe ist, wurde mit dem Ziel einer Verringerung von Abbruchquoten verschiedentlich der Versuch unternommen, Abbruchgründe systematisch zu untersuchen. Selbstangaben von Patienten deuten in entsprechenden Studien in vergleichbare Richtungen:

- Die meisten Patienten, die ihre Behandlung vorzeitig beenden, lassen ein somatisches Krankheitskonzept erkennen und nennen eine mangelnde Berücksichtigung ihrer körperlichen Beschwerden als Abbruchgrund (Barghaan et al. 2005).
- Organisatorische Aspekte wie Therapeutenwechsel oder Unzufriedenheit mit der

Unterbringung werden ebenfalls vergleichsweise häufig als Abbruchgründe genannt (Lieberz u. Ciemer 2000).
- Seltener scheinen Abbrüche auf Konflikte mit Mitpatienten zurückzugehen (Chiesa et al. 2000).
- Noch seltener werden externe Gründe wie häusliche oder berufliche Verpflichtungen und Beschwerdebesserung als Abbruchgrund genannt (Barghaan et al. 2005).

Die Selbstangaben von Patienten weisen auch darauf hin, dass keine singulären Ursachen für Abbrüche verantwortlich zu sein scheinen, sondern jeweils mehrere Gründe gemeinsam auftreten (Barghaan et al. 2005).

6.5.2 Gründe für eine vorzeitige Behandlungsbeendigung

Hinweise auf Gründe für eine vorzeitige Behandlungsbeendigung lassen sich auch aus der Analyse von Beschwerden entnehmen, die Patienten schriftlich gegenüber dem Kostenträger der Rehabilitationsmaßnahme führen. Wie Beutel und Bleichner (1998) feststellen, wird zum Thema Beschwerden wenig diskutiert. Es findet trotz zunehmender Veröffentlichungen zur Qualitätssicherung und Patientenzufriedenheit keine diesbezügliche Untersuchung statt. Beutel und Bleichner (1998) führen aus, dass Patientenbeschwerden ein Spezifikum der Rehabilitation darstellen. Anders als bei der Akutbehandlung wird in einer Klinik eine Begutachtung durch den Kostenträger festgelegt, eine stationäre Behandlung wird häufig nicht durch den Patienten, sondern durch den Kostenträger initiiert, die Bewilligung von Maßnahmen erfolgt in der Regel lediglich alle 3 Jahre und der komplexe Bewilligungsprozess kann beim Patienten Gefühle von Fremdbestimmtheit und mangelnder Transparenz hervorrufen (Koch u. Potreck-Rose 1994). Dies gilt im Besonderen, wenn eine Maßnahme der medizinischen Rehabilitation anstelle einer vom Patienten gewünschten „Kur" bewilligt wird. Für eine Stichprobe von 29 Patienten, die eine schriftliche Beschwerde führten, können Beutel und Bleichner (1998) als wichtigsten Inhalt mit 69 % Beschwerden über die medizinische Betreuung bestimmen. Beklagt wurden vor allem:
- zu wenige Anwendungen
- Überbetonung psychischer Störungsbilder durch die Therapeuten, zu wenig Beachtung der körperlichen Beschwerden
- in 50 % der Fälle wurde die psychische Betreuung bemängelt
- die Bezugstherapeuten wurden als nicht hilfreich erlebt
- es wurde der hohe Stellenwert der Gruppentherapie beanstandet

6.5.3 Prädiktoren des Behandlungsabbruchs

Neben der direkten Erhebung von Gründen für eine vorzeitige Behandlungsbeendigung liegt ein Schwerpunkt bisheriger Forschung in der Untersuchung von Prädiktoren des Behandlungsabbruchs. Als wichtiger klinischer Prädiktor erwies sich in einigen Studien die **diagnostizierte Störung**. So berichten Zielke et al. (1997), dass der Anteil vorzeitig entlassener Patienten in der stationären Psychotherapie mit den Diagnosen Anorexie, Persönlichkeitsstörung, Angstneurose, Zwangsstörung sowie Bulimie mit 17–30 % erheblich höher ist als bei den Diagnosen Neurotische Depression, Anpassungsstörung oder Funktionelle Störung (12–15 %). Auch Schulz et al. (1999) finden in ihrer Sekundäranalyse höhere Abbruchquoten bei Patienten mit den Diagnosen Persönlichkeits- und Essstörungen.

Während Mussgay et al. (1996) keine Unterschiede bezüglich der Diagnose finden, sind in ihrer Studie Therapieabbrüche mit einer Reihe anderer **klinischer Merkmale** assoziiert, dies sind Abhängigkeitsprobleme, Suizidversuche in der Vorgeschichte, geringere Chronifizierung, eher somatisches Krankheitskonzept, geringere depressive Symptomatik und weniger Ängstlichkeit. Terporten et al. (1999) berichten, dass Patienten, die die Behandlung vorzeitig beendeten, vor Behandlungsbeginn ein geringeres Ausmaß an Depressivität und eine höhere Lebenszufriedenheit äußerten. Auf die Bedeutung des Beschwerde- und somit Leidensdrucks weisen auch Ergebnisse von Ciemer und Lieberz (1998) hin, wonach Abbrecher weniger Krankschreibungen vor Behandlungsbeginn (37 %) als Vollender (54 %) aufweisen. Entsprechend ist der Befund von Paar et al. (1994) zu interpretieren, wonach die Abbrecher-Gruppe, bestehend aus 105 Patienten einer psychosomatischen Fachklinik von 1989–1991, bei Aufnahme einen geringeren Beschwerdedruck als die Beender-Gruppe zeigt.

Die Befundlage zum **Geschlecht** als mögliches soziodemografisches Korrelat eines Behandlungsabbruchs ist widersprüchlich. Fünf Studien berichten gleich hohe Abbruchraten für Frauen wie für Männer (Chiesa et al. 2000; Costa 1995; Lieberz u. Ciemer 2000; Mussgay et al. 2001; Ruff u. Werner 1988). Hingegen berichten Damke und Koechel (2001) für vorzeitig aus einer stationären psychosomatischen Rehabilitationsklinik entlassene Patienten einen Männeranteil von 77 % gegenüber 44 % bei regulär entlassenen Patienten. In einer Studie von Donaubauer et al. (2001) überwog in der Subgruppe der späten Abbrüche, d. h. ab der fünften Behandlungswoche, der Männeranteil. 33 % der Männer versus 14 % der Frauen brachen spät ab, während 49 % der Männer und 53 % der Frauen regulär beendeten.

Ruff und Werner (1988) prüften eine **Interaktion zwischen Geschlecht und sozialer Schicht**. Bei den Abbrechern waren in den unteren sozialen Schichten Männer mit 52 % gegenüber 36 % regulär entlassenen Männern unterer sozialer Schichten überrepräsentiert, während bei Abbrechern aus höheren sozialen Schichten die Frauen überwogen.

Zusammenhänge zwischen **Alter** und Abbruchhäufigkeit werden in mehreren Studien überprüft (Damke u. Koechel 2001; Lieberz u. Ciemer 2000; Mussgay et al. 2001; Ruff u. Werner 1988; Schulz et al. 1999). In drei Studien finden sich höhere Abbruchraten bei jüngeren Patienten: Die Altersmittelwerte liegen bei Mussgay et al. (2001) bei 38,9 versus 41,7 Jahren, bei Ruff und Werner (1988) bei 37,5 versus 41,7 Jahren und bei Damke und Koechel (2001) bei 39,1 versus 44,7 Jahren. Lieberz und Ciemer (2000) teilten ihre Patienten anhand des Alters in zwei Gruppen. Sie berichten von einer höheren Abbruchwahrscheinlichkeit für Patienten unter 35 Jahren. Auch bei Schulz et al. (1999) finden sich höhere Quoten für Patienten unter 30 Jahren. Wie konsistent die berichteten Alterseffekte in der Literatur sind, lässt sich jedoch nur schwer beurteilen, da in den übrigen Studien keine Ergebnisse zum Zusammenhang von Alter und Abbruchhäufigkeit mitgeteilt werden und davon auszugehen ist, dass einige Studien auf die Mitteilung getesteter Zusammenhänge, die nicht signifikant ausfielen, verzichtet haben.

In einigen Studien sind auch Merkmale des **Beschäftigungsstatus** mit dem Behandlungsabbruch assoziiert. Abbrecher sind bei Mussgay et al. (1996) und Schulz et al. (1999) weniger häufig regulär erwerbstätig, bei Ruff und Werner (1988) vor Aufnahme häufiger und länger arbeitsunfähig und bei Ciemer und Lieberz (1998) weisen Abbrecher vor ihrer Behandlung häufiger Arbeitsplatzwechsel auf.

> **!** Eine methodenkritische Betrachtung der bisherigen Arbeiten zu Behandlungsabbrüchen in der stationären Rehabilitation von Patienten mit psychischen und psychosomatischen Störungen verdeutlicht vor allem, dass die Stichprobengrößen der untersuchten Abbrechergruppen teilweise noch sehr klein sind. Der zumeist gewählte retrospektive Untersuchungsansatz im

Sinne eines explorativen Vorgehens ist zwar gut geeignet, Hypothesen über relevante Prädiktoren des Therapieabbruchs zu entwickeln, eine valide Hypothesenüberprüfung bleibt jedoch einem theoriegeleiteten und prospektiven Untersuchungsansatz vorbehalten.

Zur theoretischen Konzeptualisierung möglicher Einflussfaktoren auf einen Therapieabbruch haben Lang et al. (1999) ein motivationspsychologisches Modell formuliert, welches als zentrale Einflussfaktoren einer Abbruchentscheidung

- die Intention zur aktiven Mitarbeit an der Behandlung,
- den psychischen Leidensdruck,
- die an die Therapie geknüpfte Erfolgszuversicht und
- die eigene Kompetenzerwartung bezüglich der in der Therapie geforderten Verhaltensweisen wie Selbstreflexion und -öffnung

postuliert. Klinische, sozialmedizinische und soziodemografische Variablen werden als Rahmenbedingungen dieser motivationalen Faktoren betrachtet. Im Hinblick auf Behandlungsabbrüche nimmt das Modell an, dass geringe Ausprägungen der vier genannten und im Therapieverlauf als dynamisch zu betrachtende Variablen zu einer Abbruchintention führen können. Ob eine solche Intention in aktives Handeln umgesetzt wird, hängt im Sinne der Volitionstheorie (Heckhausen 1989) wiederum von hemmenden oder fördernden Einflüssen auf Handlungsplanung und -ausführungskontrolle ab.

Die folgenden Annahmen wurden in einer prospektiven, von uns durchgeführten, jedoch noch nicht publizierten Studie an 4 172 Patienten der Rehabilitation von Patienten mit psychischen Störungen überprüft (untersucht wurden die Patienten zum Zeitpunkt des Erhalts des Bewilligungsbescheides, welcher für die Hälfte der Patienten 64 Tage vor Aufnahme der Behandlung lag):

- Patienten, die ihre Behandlung abbrechen, weisen im Vergleich zu regulär Entlassenen niedrigere Ausprägungen in den motivationalen Variablen Intention zur Mitarbeit, psychischer Leidensdruck, Hoffnung und Kompetenzerwartung auf. Dies gilt umso mehr, je früher sich ein Abbruch im Therapieverlauf ereignet.
- Variablen, für die in der oben zusammengefassten Literatur höhere Abbruchquoten berichtet wurden, werden bivariat auf ihre Zusammenhänge mit der Entlassungsform geprüft. Dabei werden erhöhte Abbruchraten für die soziodemografischen Variablen Alter unter 30 Jahren und geringe Schulbildung erwartet sowie für die klinisch-diagnostischen Variablen Essstörung, Persönlichkeitsstörung, somatoforme Störung und somatische Hauptdiagnose sowie für die sozialmedizinischen Variablen fehlende Berufstätigkeit, mehr als 120 Krankheitstage im Halbjahr vor Behandlungsbeginn, bestehende Arbeitsunfähigkeit und gestellter Rentenantrag. Für die Variable Geschlecht wird hingegen kein Zusammenhang mit der Entlassungsform erwartet.
- Da aus der Literatur bislang nur Erkenntnisse aus bivariaten Zusammenhangsprüfungen vorliegen und somit für gerichtete, multifaktorielle Hypothesen keine ausreichende Grundlage besteht, wird ein multifaktorielles Vorhersagemodell explorativ geprüft.

6.5.4 Fazit

! Die Ergebnisse unserer prospektiven, jedoch noch nicht publizierten Studie lassen sich dahingehend zusammenfassen, dass sich bei einer Gesamtquote von 7,5 % vorzeitig beendeter Maßnahmen ein jüngeres Alter sowie eine fehlende Berufstätigkeit als Prognosefaktoren mit kleiner Effektstärke erwiesen. Motivationale und klinische Variablen unterschieden dagegen nicht zwischen Abbrechern und regulären Beendern.

Ein wesentlicher Erkenntnisgewinn dieser sehr aufwendigen Untersuchung liegt darin, dass trotz hoher statistischer Power kein Zusammenhang zwischen motivationalen Variablen und der Entlassungsform nachgewiesen werden konnte. Dies überrascht insofern, als davon auszugehen ist, dass der Entscheidung zu einem Therapieabbruch eine Intentionsbildung und damit ein motivationaler Prozess vorausgeht. Der Befund lässt sich möglicherweise mit dem Zeitintervall zwischen Motivationserfassung und Behandlungsende erklären, in welchem Einflüsse aus Wartezeit und Therapieprozess die ursprüngliche Ausgangsmotivation überlagern können.

Für den Zeitpunkt der Behandlungsbewilligung, der für eine Zuweisungssteuerung entscheidend ist, lassen die vorliegenden Ergebnisse den Schluss zu, dass eine Vorhersage von Abbrüchen bisher nicht möglich ist. So wenig, wie ein Abbrechertyp existiert, der sich in soziodemografischen oder psychodiagnostischen Begriffen beschreiben lässt, gibt es offenbar einen Abbrechertyp, der sich durch eine besondere motivationale Ausgangslage kennzeichnen lässt.

Vermutlich wird die Entlassungsform („regulär" oder „Abbruch durch den Patienten") eher von Faktoren des therapeutischen Prozesses beeinflusst. So darf den behandelnden Therapeuten unterstellt werden, dass sie auf unterschiedliche Motivationslagen gezielt eingehen und so in vielen Fällen auch Patienten mit niedriger Ausgangsmotivation an ein Therapieengagement heranführen und zum Verbleib in der Therapie motivieren können. Retrospektive Befragungen von Patienten (Barghaan et al. 2005) und Prozessanalysen (Junkert-Tress et al. 2000; Regli et al. 2000) deuten darauf hin, dass insbesondere der Qualität der therapeutischen Beziehung eine wichtige Rolle im Abbruchgeschehen zukommt.

Schließlich ist in Anlehnung an König (1995) davon auszugehen, dass sich unter den regulär Entlassenen auch Patienten befinden, welche einen Behandlungsabbruch aus unterschiedlichen Gründen in Erwägung ziehen, ihn aber aus Angst vor negativen Konsequenzen, z. B. bei der Beantragung einer weiteren Rehabilitationsmaßnahme, letztendlich nicht vollziehen. Stattdessen gingen sie in eine innere Emigration und warteten das reguläre Behandlungsende ab.

Wosgien und Donaubauer (1999) fanden in ihrer empirischen Untersuchung Hinweise auf das Vorhandensein einer Subgruppe von sogenannten „fast vorzeitig Entlassenen" unter den regulär Entlassenen. Diese Patienten zeigten, verglichen mit vorzeitig und regulär Entlassenen, den stärksten Leidensdruck bei gleichzeitig geringstem Therapieerfolg. Auch Barghaan et al. (2005) finden für diese Patientengruppe, verglichen mit den regulär Entlassenen, ein schlechteres Outcome.

Im Hinblick auf künftige Forschungsbemühungen ist von Analysen der Person-Umwelt-Interaktion mehr Aufklärung zu erwarten als von einer Konzentration auf patientenseitige Ausgangsbedingungen. Vorliegende Prozessanalysen (Junkert-Tress et al. 2000; Regli et al. 2000) zeigen, dass dies methodisch möglich ist, erlauben allerdings noch keine quantitative Abschätzung des möglichen Erklärungsbeitrags von Prozessmerkmalen für Behandlungsabbrüche. Des Weiteren muss beim aktuellen Forschungsstand noch offengelassen werden, ob Behandlungsabbrüche überhaupt als therapeutische Misserfolge zu betrachten sind. Wie Behandlungsabbrüche im Hinblick auf das Behandlungsergebnis auch zu bewerten sein mögen, sollten sich Forschungsbemühungen zum Thema therapeutischer Misserfolg nicht auf Abbrüche beschränken, sondern auch Therapieablehnungen, innere Abbrüche (Barghaan et al. 2005) und klinische wie sozialmedizinische Verschlechterungen oder Stagnationen fokussieren.

6.6 Transferförderung klinischer Behandlung

K. Schröder

Ein Ziel der stationären psychosomatischen Rehabilitation ist die Vermittlung neuer und für den Alltag nützlicher Kenntnisse und Erfahrungen.

> Ein **Transfer** ist die Übertragung dieser Kenntnisse und Erfahrungen in den individuellen Alltag der Patienten. Für alles, was in der Klinik als hilfreich erlebt wird, ob im Behandlungsangebot oder in der Freizeitgestaltung, können und sollten Transfermöglichkeiten gefunden werden.

Nach einem Klinikaufenthalt sind Patienten meist wieder auf sich allein gestellt. Nur ein Teil nimmt anschließend an Nachsorgeangeboten teil (s. Kap. 6.7) oder kann direkt im Anschluss eine ambulante Psychotherapie nutzen. Das bedeutet, der Transfer der Klinikerfahrungen in den Alltag muss selbstgesteuert verlaufen (Schröder 2003a). Darauf sollte die Klinikbehandlung vorbereiten, denn nur ein erfolgreicher Transfer in den Alltag führt zu einem langfristig stabilen Behandlungserfolg.

Die Bedeutung des Themas Transfer für die Qualität klinischer Behandlungen wird in den letzten Jahren immer deutlicher. „Der zu früheren Zeiten gängige Optimismus, der von automatischen Stabilisierungs- und Generalisierungseffekten ausging, ist mittlerweile der Erkenntnis gewichen, dass statt passiven Abwartens eine gezielte Planung und aktive Förderung von Transfer möglich und nötig ist." (Kanfer et al. 2000, S. 341) Fiedler (1996) benennt neben der Problem- und Zielorientierung die Transferorientierung als dritte Säule des therapeutischen Prozesses.

Obwohl das Interesse am Thema Transferförderung steigt, gibt es bisher kaum systematische Forschung darüber. Einzelne Kliniken erproben dazu unterschiedliche Ansätze und einige Studien werden dazu aufgebaut (Köpke 2007).

Das Forschungsprojekt „Transferförderung im Rahmen einer stationären psychosomatischen Rehabilitation" ist eine erste abgeschlossene Studie zu diesem Thema (Schröder 2003b). Es wurde in einer tiefenpsychologisch orientierten Rehabilitationsklinik begonnen (Schröder 1998) und in einer verhaltenstherapeutisch orientierten Klinik fortgesetzt. Das Forschungsprojekt widmet sich zwei Fragen:
- Wie verlaufen selbstgesteuerte Transferprozesse und welche Variablen fördern den Transfer?
- Was kann schon während der stationären Behandlung getan werden, um den Transfer zu fördern?

Zur Annäherung an die erste Forschungsfrage wurden Transfervariablen aufgestellt. Patienten und therapeutische Mitarbeiter wurden dazu und zum Transferförderungsbedarf in der stationären Rehabilitation befragt. Nach einem ersten Transfermodell wirken die folgenden fünf Variablen auf den Transfererfolg:
- die Zielorientierung der Patienten
- die Veränderungsunterstützung im Alltag
- das Transferbewusstsein der Patienten
- die Umsetzung von Transferaktivitäten
- der Umgang mit Transferschwierigkeiten

In einer Untersuchung mit 96 Patienten wurde 6 Monate nach dem Klinikaufenthalt der Zusammenhang der Transfervariablen mit verschiedenen Parametern des Transfererfolgs untersucht. In Tabelle 6-4 sind diese Korrelationen dargestellt.

Aus der Untersuchung der Transfervariablen lässt sich zusammenfassen, dass die Variablen

6.6 Transferförderung klinischer Behandlung

Tab. 6-4 Korrelationstabelle nach Pearson

Transfervariablen	Transfererfolg (Schröder 2003b)	Veränderungs-zufriedenheit (Schröder 2003b)	SCL-14 (Harfst et al. 2002a)	VEV (Zielke u. Kopf-Mehnert 1978)
Zielorientierung	0,433[2]	0,788[2]	– 0,323[2]	0,472[2]
Unterstützung im Alltag	0,007	0,111	0,2	– 0,087
Transferbewusstsein	0,284[2]	0,492[2]	– 0,031	0,213[1]
Transferaktivitäten	0,487[2]	0,586[2]	– 0,256[1]	0,5[2]
Umgang mit Transfer-schwierigkeiten	0,598[2]	0,635[2]	– 0,269[2]	0,514[2]

[1] p < 0,05
[2] p < 0,01

Zielorientierung, Transferaktivitäten und Umgang mit Transferschwierigkeiten eine entscheidende Bedeutung für die Transferprozesse und -ergebnisse der Patienten haben. Der Umgang mit Transferschwierigkeiten scheint dabei eine Schlüsselrolle für den Transfererfolg und damit für den langfristigen Behandlungserfolg der stationären psychosomatischen Rehabilitation zu spielen. Die Veränderungsunterstützung scheint dagegen eine kleinere Rolle zu spielen als erwartet. Das Transferbewusstsein der Patienten war in der Stichprobe insgesamt sehr ausgeprägt, der Einfluss eines niedrigen Transferbewusstseins konnte daher kaum untersucht werden.

Zur Annäherung an die zweite Forschungsfrage wurden zwei Interventionen zur Transferförderung entwickelt, durchgeführt und evaluiert:
- der Workshop „Transferförderung" für Therapeuten
- das Transferseminar „Neuorientierung im Alltag" für Patienten

Nach dem Transfermodell ist das Transferbewusstsein der therapeutischen Mitarbeiter eine weitere Variable für den Transfererfolg und es sollte durch den Workshop direkt gefördert werden.

In der Nachuntersuchung der Interventionen zur Transferförderung konnten Tendenzen aufgezeigt werden, dass eine gezielte Transferförderung die Transfervariablen begünstigt und damit den Transfererfolg vergrößert. Beide Interventionen zur Transferförderung wurden von Patienten und Therapeuten als relevant und hilfreich bewertet.

Aus dem Forschungsprojekt lässt sich zusammenfassen:
- Die Zielorientierung der Patienten, die gezielte Planung und Umsetzung von Transferaktivitäten und der bewusste Umgang mit Transferschwierigkeiten sind bedeutsame Variablen für den Transfer- und damit Behandlungserfolg.
- Diese Transfervariablen lassen sich durch gezielte Interventionen fördern.

In der tiefpsychologisch und verhaltenstherapeutisch orientierten Rehabilitation sollte das Transferseminar „Neuorientierung im Alltag" regulär bei allen Patienten durchgeführt werden, um noch umfassendere Ergebnisse über den Nutzen einer gezielten Transferförderung in der Klinik zu erhalten.

Insgesamt besteht zum Thema „Transferförderung in der Klinik" noch Forschungsbedarf. Da die Transferqualität eine entscheidende Komponente der Ergebnisqualität klinischer Behandlungen darstellt, sind hier in den nächsten Jahren weitere Ergebnisse zu erwarten.

6.7 Nachsorge

A. Kobelt

Psychische Erkrankungen nehmen in den letzten Jahren deutlich zu (Böhm u. Cordes 2010). Im Vorfeld der stationären psychosomatischen Rehabilitation zeigen sich nach wie vor Probleme bei der Identifikation und validen Diagnostik psychischer Erkrankungen sowie des benötigten Rehabilitationsbedarfs. Gleichzeitig ist die psychotherapeutische Versorgungslage unzureichend und deckt nur einen kleinen Teil der tatsächlichen Bedürftigkeit ab, was dazu führt, dass nicht nur die Chronifizierung gefördert wird, sondern gleichzeitig auch mutmaßlich unnötige Behandlungs- und Diagnostikstrategien verfolgt werden. Integrierte Versorgungsmodelle, in denen Rehabilitationskliniken einen Teil der vertragsärztlichen bzw. -therapeutischen Versorgung übernehmen, machen diese Defizite deutlich. Die Zunahme der psychischen Erkrankungen hängt eng mit den Verhältnissen am Arbeitsplatz zusammen und muss dementsprechend auch als Folge von unphysiologischen Arbeitsbelastungen und Fehlbeanspruchungen begriffen werden (Badura 2010). Dabei muss zwischen zwei Einflussfaktoren unterschieden werden, die zu psychischen Fehlbeanspruchungen am Arbeitsplatz führen können, nämlich zwischen der objektiven Situation am Arbeitsplatz und den subjektiven Merkmalen der Person (Oppolzer 2010). Die Einflussfaktoren am Arbeitsplatz selbst können jedoch ohne die Berücksichtigung der persönlichen Merkmale der Person, die einen moderierenden Effekt auf die Wahrnehmung und Kompensation der Belastungen haben, nicht ausreichend bearbeitet werden. Für die Aufrechterhaltung des Arbeitsverhältnisses bzw. die Wiedereingliederung ins Erwerbsleben muss daher das Verhältnis der arbeitsplatz- und personenbezogenen Einflussfaktoren im Sinne des ICF für jeden Einzelfall ausgelotet werden, um eine möglichst erfolgreiche Reintegration im Rahmen der psychosomatischen Rehabilitation und Nachsorge zu erreichen.

Etwa 70 % der Rehabilitanden, die sich einer medizinisch-psychosomatischen Rehabilitation unterziehen, kehren an ihren Arbeitsplatz zurück und sind auch noch ein Jahr nach Beendigung der Rehabilitationsbehandlung in ihren Arbeitsplatz integriert. 30 % der Rehabilitanden werden jedoch arbeitsunfähig aus der medizinisch-psychosomatischen Rehabilitation entlassen, wobei der Übergang in die Arbeitstätigkeit vor allem Rehabilitanden mit AU-Zeiten von über 3 Monaten im Jahr vor der Heilbehandlung, Rentenbegehrern und Rentenantragstellern, Arbeitslosen und Patienten mit einer klinisch relevanten Erkrankungsschwere sowie Migranten selten gelingt (Kobelt et al 2010a, 2010b, 2011a).

Der Übergang von der stationären psychosomatischen Heilbehandlung in den beruflichen, familiären und sozialen Alltag verlangt den Rehabilitanden Anpassungs- und Kompensationsleistungen ab, die je nach gesundheitlichem Status nach ihrer Entlassung nicht alle Patienten aufbringen können. So hat die relativ belastungsarme Klinikumgebung die Rehabilitanden dabei unterstützt, neue Lernerfahrungen zu machen, Verhaltensalternativen zu entwickeln, aufzubauen und auszuprobieren oder auch unangemessene kognitive Schemata in ihrer Relevanz zu hinterfragen.

Die medizinische Rehabilitation versteht sich als ein Teilbereich eines Gesamtbehandlungsplans. Der Rehabilitationserfolg ist entscheidend davon abhängig, dass alle beteiligten Leistungsträger und Leistungserbringer,

6.7 Nachsorge

bezogen auf ihre Zuständigkeiten und Behandlungsmöglichkeiten, optimal aufeinander abgestimmt sind, um Chronifizierungstendenzen entgegenwirken zu können (Klose et al. 2006). Die psychosomatische Rehabilitation muss daher möglichst auf ambulante Vorbehandlungen aufbauen können. Die bisherige Datenlage zeigt, dass Patienten mit psychotherapeutischer Vorerfahrung deutlich besser von der stationären medizinisch-psychosomatischen Rehabilitation profitieren, allerdings die Art der Behandlung keinen Einfluss auf das Rehabilitationsergebnis hat (Klose et al. 2006).

Nach einer Studie der Bundespsychotherapeutenkammer (Bundespsychotherapeutenkammer 2011) liegt die Wartezeit auf ein Erstgespräch bei einem Psychotherapeuten bei ungefähr 12,5 Wochen, wobei sich die Wartezeiten aufgrund der unterschiedlichen Versorgungsdichte je nach Region und Bundesland erheblich unterscheiden. Nur jeder Vierte bekommt ein Erstgespräch angeboten, etwa die Hälfte davon beginnt dann auch eine Psychotherapie. Die Gesundheitsberichterstattung des Bundes zur psychotherapeutischen Versorgung gibt eine durchschnittliche Wartezeit auf einen ambulanten Psychotherapieplatz für Kassenpatienten mit 5,6 Monaten an. Bei einer durchschnittlichen Jahresprävalenz psychischer Erkrankungen in Städten und Regionen von 30 % besteht die berechtigte Sorge, dass Erkrankungen aufgrund fehlender rechtzeitiger Behandlung chronifizieren, weil die Hilfebedürftigen mangels Erfolg den Versuch, eine regelmäßige psychotherapeutische Behandlung zu erhalten, aufgeben. Vor dem Hintergrund der langen Wartezeiten auf einen Psychotherapieplatz und einer Inanspruchnahme psychotherapeutischer Hilfe von etwa 40–50 % der Unterstützungsbedürftigen (Bundespsychotherapeutenkammer 2011; Schulz et al. 2008) muss darüber hinaus davon ausgegangen werden, dass ein großer Teil der Krankenbehandlung im Rahmen der medizinischen Rehabilitation und auch im Rahmen der psychosomatischen Nachsorge erfolgt. Dementsprechend bringen etwa 30 bis 70 % der Rehabilitanden keine psychotherapeutische Vorerfahrung für die medizinisch-psychosomatische Heilbehandlung mit (Zielke 2012; Kobelt et al. 2011b; Schmidt et al. 2003), wobei deutliche Geschlechter-, Alters- und Schichteffekte zu erkennen sind. Die Effektivität medizinisch-psychosomatischer Rehabilitation ist in hohem Maß von der psychotherapeutischen Vor- und Nachbereitung abhängig. Eine nahtlose Behandlungskette, die aus einer ausreichenden psychotherapeutischen Vorbehandlung, medizinisch-psychosomatischer Rehabilitation mit psychosomatischer Nachsorge und/oder psychotherapeutischer Nachbehandlung besteht, ist nicht selbstverständlich und führt zu einer Verschiebung der Behandlungsziele innerhalb des medizinisch-psychotherapeutischen Versorgungssystems.

Die geballten Anforderungen des Alltags, mit denen die Patienten nach ihrer Entlassung konfrontiert sind, zwingen die Rehabilitanden daher nicht selten dazu, auf bewährte Bewältigungsstrategien zurückzugreifen (Bischoff et al. 2003). Die Komplexität der Anforderungen, aber auch die multiple Determiniert- und Zielgerichtetheit einer Situation (Welche Konsequenzen hat mein Verhalten in der Zukunft?) sowie die subjektive Wichtigkeit und Konflikthaftigkeit, der sich die Rehabilitanden bei beruflichen und sozialen Problemen und Belastungen, aber auch bei der Notwendigkeit, Entscheidungen zu treffen, gegenübergestellt sehen, erzeugen schnell ein Spannungsniveau, auf das die Patienten gar nicht ausreichend genug während der stationären Rehabilitation vorbereitet werden können, zumal wenn keine ausreichende Vorbehandlung stattgefunden hat (Kobelt et al. 2002). Neben der Notwendigkeit, berufsspezifische und arbeitsplatzproblemorientierte Behandlungsmodule in der psychosomatischen Rehabilitation und

Nachsorge zu etablieren und umzusetzen, wird die Vernetzung zum Betrieb gerade von den Arbeitgebern gefordert, da auf der Seite der Betriebe Zweifel an der Nachhaltigkeit der Rehabilitationserfolge bestehen. Umso mehr wünschen sich die Arbeitgeber, dass die Rehabilitanden auch nach der Rückkehr an den Arbeitsplatz bei aufkommenden Problemen betreut werden (Hesse et al. 2008). Um die Rehabilitanden erfolgreich zu reintegrieren, ist das Ineinandergreifen von Kranken- und Rehabehandlung einschließlich Nachsorge eine wichtige Voraussetzung.

Insgesamt besteht bei über 90 % der Rehabilitanden einer psychosomatischen Rehabilitationsklinik die Notwendigkeit einer Nachbehandlung. 70 % der Rehabilitanden erhalten die Empfehlung, entweder eine ambulante psychotherapeutische Behandlung fortzusetzen oder zu beginnen (Harfst et al. 2002a, Harfst et al. 2002b). Bemerkenswert ist, dass 65,5 % derjenigen, denen eine anschließende psychotherapeutische Behandlung empfohlen wird, zuvor keine fachspezifische Behandlung erhalten hatten (Klose et al. 2006). Harfst weist jedoch darauf hin, dass die Empfehlungen des Entlassungsberichts zu undifferenziert sind und es dadurch zu Kommunikationsverlusten an der Schnittstelle zwischen stationärer Rehabilitation und ambulanter Weiterversorgung kommt (Harfst et al. 2002a, Harfst et al. 2002b).

Aufgrund der Erfahrung, dass die während der stationären psychosomatischen Rehabilitation erreichten Therapieergebnisse ohne weitere Unterstützung nach dem Übergang in den Alltag verblassen, richteten die Deutsche Rentenversicherung Bund und einige Regionalträger (s. auch www.apsn.de oder www.deutsche-rentenversicherung-bund.de) psychosomatische Nachsorgeangebote im Rahmen der medizinischen Leistungen nach §§ 15 oder 31 SGB VI ein. Diese Nachsorgeangebote beinhalten folgende Ziele:

- Sie unterstützen die Rehabilitanden in wohlwollender Abgrenzung zur psychotherapeutischen Regelversorgung der Krankenkassen dabei, das während der stationären Heilbehandlung erreichte Rehabilitationsergebnis im Alltag und Berufsleben zu verankern, zu stabilisieren und bei entsprechenden Voraussetzungen auch weiterzuentwickeln.
- Auf einer übergeordneten Zielebene bemüht sich die Nachsorge vor allem darum, die Rehabilitanden vor dem Hintergrund des festgestellten Leistungsvermögens bei der Wiedereingliederung in das Berufsleben zu betreuen und zu unterstützen, um so die Arbeitsfähigkeit der Patienten langfristig zu sichern. Kovariierende bzw. die Stabilität der Patienten beeinflussende Konflikte und Belastungen am Arbeitsplatz, in der Familie oder in wichtigen Beziehungen werden dabei berücksichtigt.
- Die Schnittstelle zwischen stationärer Rehabilitation und Alltag wird durch die milde Abfederung eines niedrigschwelligen Angebotes, das sich unmittelbar an die stationäre Heilbehandlung anschließt und sich aufgrund der inhaltlichen Konzeption in die Rehabilitationskette einfügt, geschlossen.

Angesprochen sind Versicherte, die eine Leistung zur medizinischen Rehabilitation in einer psychosomatischen Klinik in Anspruch genommen haben und die ein Leistungsvermögen, bezogen auf die zuletzt ausgeübte Tätigkeit und den allgemeinen Arbeitsmarkt, von mehr als 3 Stunden/Tag aufweisen. Versicherte, die aufgrund ihres aufgehobenen Leistungsvermögens eine volle Erwerbsminderungsrente beziehen, sind von diesem Angebot ausgenommen.

6.7.1 Nachsorgeangebote

Im Folgenden werden Konzepte, die therapeutisch-rehabilitativen Leistungen, die Indikation, die Rahmenbedingungen und die empirische Evidenz und Bewertung der bisher eingeführten Nachsorgeangebote vorgestellt.

Die Intensivierte Rehabilitationsnachsorge (IRENA) der Deutschen Rentenversicherung Bund

Konzept

Die Deutsche Rentenversicherung Bund hat nach der Einführung der Intensivierten Rehabilitationsnachsorge (IRENA) ihren Versicherten (neben dem Curriculum Hannover, das unten näher beschrieben werden wird) ermöglicht, nach der oftmals wohnortfern durchgeführten stationären Rehabilitationsleistung an offenen ambulanten Nachsorgeangeboten der in der Nähe des Wohnortes der Versicherten befindlichen und von der Deutschen Rentenversicherung Bund zugelassenen psychosomatischen Rehabilitationskliniken teilzunehmen. Durch die Vernetzung der gegebenen Strukturen im Gesundheitswesen soll die Rehabilitation integrativer und zielgerichteter werden (s. auch http://www.deutsche-rentenversicherung-bund.de).

Therapeutisch-rehabilitative Leistungen

In der Intensivierten Rehabilitationsnachsorge können in Abhängigkeit vom Reha-Nachsorgeziel aus, vier Therapiefelder (kontrollierte Übungs-/Trainingstherapie; Entspannungstraining; problemorientierte Gruppenarbeit; Information, Motivation, Schulung) verschiedener therapeutischer Leistungen empfohlen werden (Tab. 6-5).

Indikation

Die Rahmenkonzeption für die Intensivierte Rehabilitationsnachsorge (IRENA) sieht allgemein eine Indikation für Nachsorgeleistungen als gegeben an:

- bei fortbestehender Arbeitsunfähigkeit
- bei Trainingsbedarf bei fortbestehenden Einschränkungen
- wenn das Reha-Teilziel z. B. auf der kognitiven Verhaltensebene erreicht ist
- wenn das Reha-Teilziel auf der emotionalen Ebene (Selbstwirksamkeitseffekte) bei Entlassung instabil und nur mit professioneller Unterstützung zu sichern ist
- bei längerfristig modifikationsbedürftigem Coping-Stil
- bei längerfristigem Bedarf an Coaching-Intervention bei berufsbezogenen Problemen

Tab. 6-5 Die vier Therapiefelder der Intensivierten Rehabilitationsnachsorge (IRENA) für den Indikationsbereich Psychosomatik

Kontrollierte Übungs-/Trainingstherapie
• verhaltenstherapeutische Problemlösung (90–100 Min.)
• Standardgruppe Selbstsicherheitstraining (75–100 Min.)
• indikative Gruppe (jeweils 90–100 Min.)
– Angst
– Schmerz
– Depression
– Adipositas
– Zwang
– Anorexie/Bulimie
– Körperwahrnehmung
– psychomotorische Therapie
– berufliche Orientierung
– themenspezifisch
– Bewegungs- und Körpertherapie
• psychoanalytische Gruppentherapie (90 Min.)
• körperzentrierte psychoanalytisch orientierte Gruppentherapie (60–90 Min.)
2. Entspannungstraining
• Entspannungstraining, progressive Muskelrelaxation (30–45 Min.)
• autogenes Training in der Gruppe (60 Min.)
3. Problemorientierte Gruppenarbeit
• problemorientierte Gruppenarbeit (60 Min.)
4. Information, Motivation, Schulung
• Motivationsförderung (30–45 Min.)
• Patientenschulung bei Suchtmittelabhängigkeit/-missbrauch (50 Min.)
• Sozialberatung (15 Min.)

Speziell für Rehabilitanden mit psychischen Erkrankungen kann eine Indikation für die Intensivierte Rehabilitationsnachsorge (IRENA) bei funktionellen Einschränkungen gegeben sein, wenn es im Sinne der Rehabilitationsziele notwendig ist, die kommunikativen und sozialen Kompetenzen und/oder die Problemlöse- und Konfliktfähigkeit ggf. unter Ausnutzung von Konzept-, Gruppen- und Therapeutenkonstanz zu verbessern. Weiterhin besteht bei Versicherten mit persönlichkeits- und versorgungsstrukturbezogenen Transferproblemen eine Indikation, wenn die unmittelbare Inanspruchnahme von ambulanter Psychotherapie oder die kontinuierliche Teilnahme an Selbsthilfegruppen erschwert oder behindert ist.

Rahmenbedingungen

Die Intensivierte Rehabilitationsnachsorge (IRENA) im Indikationsbereich Psychosomatik wird vor allem von durch die Deutsche Rentenversicherung Bund zugelassenen Rehabilitationskliniken angeboten und durchgeführt, wobei die Entfernung vom Wohnort des Versicherten 45 Minuten Anfahrtszeit mit öffentlichen Verkehrsmitteln nicht überschreiten sollte. Für die Indikation Psychische Störungen gilt die Kostenzusage für 26 Termine einschließlich je eines Aufnahme- und Abschlussgesprächs innerhalb eines Jahres nach Ende der Leistung zur medizinischen Rehabilitation. Insgesamt können die Rehabilitanden maximal drei Termine pro Woche in Anspruch nehmen, wobei sich die Intensivierte Rehabilitationsnachsorge (IRENA) als berufsbegleitendes Angebot versteht und daher möglichst in den frühen Abendstunden oder am Samstag stattfinden sollte.

Empirische Evidenz und Bewertung

Empirische Ergebnisse zur Intensivierten Rehabilitationsnachsorge (IRENA) im Indikationsbereich Psychosomatik liegen bisher noch nicht vor.

Das Prä-Post-Projekt der Fachklinik Bad Dürkheim

Konzept

Die Nachsorge im Prä-Post-Projekt der Psychosomatischen Fachklinik Bad Dürkheim ist Teil eines Gesamtkonzeptes, das die stationäre medizinische Rehabilitation mit prä- und poststationären Angeboten flankiert. Viele Patienten, die zum Teil unwissend in eine stationäre psychosomatische Heilbehandlung geschickt werden, haben Schwierigkeiten, sich auf die psychotherapeutische Arbeit einzustellen. Sie sind unsicher, was in einer solchen Klinik auf sie zukommt, was von ihnen erwartet wird oder was sie selbst an Hilfestellung von der Klinik erwarten können. Innerhalb von 4 Wochen vor Beginn ihrer stationären Rehabilitation haben die Patienten daher die Möglichkeit, an zwei standardisierten psychoedukativen Gruppeninterventionen und zwei verhaltenstherapeutisch orientierten Einzelgesprächen teilzunehmen (s. a. Kap. 6.1). Das Angebot orientiert sich an den Prinzipien der Konzept- und Personenkonstanz, sodass die Rehabilitanden im Anschluss an die stationäre Rehabilitationsbehandlung die Möglichkeit haben, innerhalb von 8 Wochen an zwei standardisierten psychoedukativen Gruppeninterventionen teilzunehmen und mindestens zwei bis maximal acht verhaltenstherapeutisch orientierte Einzelgespräche beim Bezugstherapeuten wahrzunehmen (Bischoff et al. 2003; Ehrhardt et al. 1996). Ziel des ambulanten Nachsorgeangebotes ist es unter anderem, die stationäre Verweildauer zu verkürzen, um eine Kostenneutralität zu erreichen.

Der stationären psychosomatischen Rehabilitation kommt unter anderem die Aufgabe zu, die Therapie so zu gestalten, dass der Patient in die Lage versetzt wird, erworbene Erkenntnisse und Verhaltensänderungen in den Alltag zu übertragen. Dazu ist es wichtig, die spezifischen individuellen Ziele des Patienten genau zu kennen. Da Verhalten immer intentional ist, gilt es in der Psychotherapie, entweder die Patienten bei ihrer Zielverwirklichung zu unterstützen oder unangemessene bzw. unrealistische, nicht erreichbare Ziele gemeinsam mit dem Patienten zu verändern. Somit kommt der Nachsorge im Prä-Post-Projekt vor allem die Aufgabe der Zielrealisierung zu, wenn man davon ausgeht, dass die Auseinandersetzung mit der Angemessenheit der individuellen Zielvorstellung bereits während der stationären Phase abgeschlossen wurde. Die Autoren legen der poststationären Gruppe folgenden Dreischritt zugrunde (Bischoff et al 2003, S. 33):

- individuelle Zielsetzung
- individuelle Handlungen zur Zielerreichung
- Überprüfung der Zielerreichung

Therapeutisch-rehabilitative Leistungen

Den Teilnehmern des Prä-Post-Projektes der Psychosomatischen Fachklinik Bad Dürkheim werden zwei 90-minütige, manualisierte Gruppensitzungen nach der stationären psychosomatischen Rehabilitationsbehandlung in der Klinik angeboten. Der erste Gruppenabend sollte möglichst unmittelbar nach Entlassung stattfinden, der zweite 14 Tage später. Neben der Möglichkeit, bis zu acht Einzelgespräche bei ihrem Bezugstherapeuten wahrzunehmen, können die Rehabilitanden im Nachsorgezeitraum (8 Wochen) die gesamten Angebote der Klinik wie Sozio-, Sport- und Ergotherapie nutzen.

Der erste Gruppenabend widmet sich vor allem der Formulierung eigener Ziele für die nächsten 2 Wochen, wobei den Gruppenteilnehmern zuvor ein ausführlicher und informativer Überblick über das Wesen von Zielen (z. B. gestufte vs. hierarchische, langfristige vs. kurzfristige, konkrete vs. abstrakte Ziele) und deren Erreichungsmöglichkeiten (Planbarkeit), aber auch über deren tatsächliche Verwirklichungschancen (Hindernisse, Ressourcen) gegeben wird. Die Motivierung, das zuvor konkretisierte Ziel in den nächsten 2 Wochen auch zu verfolgen, rundet den ersten Gruppenabend ab.

Der zweite Gruppenabend beginnt mit der Frage nach der Realisierung der formulierten Ziele, wobei sich die sich anschließende Problemlösegruppe mit den Schwierigkeiten, Konflikten und Hindernissen auseinandersetzt, die bei der Umsetzung der Ziele aufgetreten sind. Im zweiten Teil des Gruppenabends wird eine Zielplanung für die nächsten 3 Monate vorgenommen, wobei sich die Problemlösegruppe nun mit antizipierten Problemen und Hindernissen bei der Zielerreichung beschäftigt, gleichzeitig aber auch mögliche Ressourcen und Problemmanagementfertigkeiten erarbeitet. Zum Schluss adressieren die Teilnehmer einen Brief an sich selbst, in dem die Ziele für die nächsten 3 Monate noch einmal formuliert sind.

Indikation

Da die Teilnahme an der poststationären Nachsorgephase an die Verkürzung der stationären Verweildauer gebunden ist und damit als unmittelbarer Bestandteil des Rehabilitationsplans verstanden werden kann, gibt es prinzipiell neben dem Einverständnis der Versicherten nur wenige Zulassungsvoraussetzungen. Die Teilnehmer sollten im näheren Einzugsbereich der Klinik wohnen und keine längere Anfahrtszeit als 1 Stunde in Kauf nehmen müssen. Wenn eine ambulante Psychotherapie besteht, entfällt das primäre Ziel der poststationären Phase, eine lückenlose Betreuung am Übergang von der stationären Rehabilitation in den Alltag zu gewährleisten. Daher sollten Patienten in diesem Setting mit bestehendem ambulantem Psychotherapieplatz von dem Angebot ausgenommen werden.

Rahmenbedingungen

Die gebotene Konzept- und Behandlerkonstanz setzt voraus, dass die stationäre psychosomatische Rehabilitation in derselben Klinik erfolgt wie die Nachsorge. Somit kann das Nachsorgeprogramm nur den Patienten angeboten werden, die in erreichbarer Entfernung der Klinik wohnen und vom Rentenversicherungsträger entsprechend auch in diese Klinik geschickt werden. In der ursprünglichen Konzeption kann das Programm wegen der angestrebten Kostenneutralität nur durchgeführt werden, wenn gleichzeitig die stationäre Verweildauer verkürzt wird. Die Autoren weisen jedoch darauf hin, dass vor der ohnehin von den Kostenträgern geforderten Verkürzung der Verweildauer kaum weitere Einsparungen mehr möglich sind (Bischoff et al 2003, S. 30).

Empirische Evidenz und Bewertung

Das Prä-Post-Projekt der Fachklinik Bad Dürkheim zeichnet sich durch eine sehr fundierte und überzeugende empirische Begleitforschung aus.

Die Ergebnisse zur Effektivität des Programms wurden auf der Basis eines kontrollierten, randomisierten Kontrollgruppendesigns mit fünf Messzeitpunkten gewonnen. Eine Experimentalgruppe, die die durch die prä- und poststationären Angebote flankierte stationäre Rehabilitation durchlaufen hatte, wurde einer Kontrollgruppe gegenübergestellt, die diese Angebote nicht wahrnehmen konnte (Bischoff et al. 2003; Gönner et al. 2003, Husen u. Bischoff 1998, 1999; Husen et al. 2000).

Die Teilnehmer an der Nachsorge in der Postphase konnten innerhalb der ersten 12 Wochen nach Entlassung ihre internale Kontrollattribution sowie ihre Fähigkeiten zur Anforderungsbewältigung gegenüber der Kontrollgruppe steigern. Tendenziell ließen sich auch die psychosozialen Basisfähigkeiten bei den Nachsorgeteilnehmern verbessern. Darüber hinaus waren durch die Nachsorge günstigere Effekte in den Variablen Intensität und Häufigkeit von Beschwerden, psychischer Beschwerdedruck, Müdigkeit, Anspannung und klinisch relevante Angst nachweisbar. Die Depressivität und das Allgemeinbefinden konnten tendenziell verbessert werden. Die Forschungsgruppe um Bischoff (Bischoff et al. 2003) konnte außerdem zeigen, dass die Teilnahme am Prä-Post-Programm die Realisierung individueller Ziele unterstützt. Ein Jahr nach Entlassung aus der stationären Rehabilitation zeigte sich vor allem, dass die Teilnehmer des Prä-Post-Projektes alltägliche Anforderungen in Beruf und Alltag besser bewältigen können. Außerdem konnte ein Effekt auf die Intensität und Häufigkeit von Beschwerden, auf die Reduktion von Anspannung und klinisch relevanter Angst und auf die Steigerung des Allgemeinbefindens in der 1-Jahres-Katamnese nachgewiesen werden. Tendenziell ließen sich auch der Beschwerdedruck und die Depressivität über das Ergebnis der Kontrollgruppe hinaus reduzieren.

Zusammenfassend kann die Wirksamkeit des poststationären Programms auf einem Evidenzniveau von E-I (Rudolf u. Eich 1999) beurteilt werden. Es leistet einen wichtigen Beitrag zur Transfersicherung der stationär erarbeiteten Rehabilitationsergebnisse, indem sich die behandelnden stationären Therapeuten auch über den Zeitpunkt der Entlassung aus der Klinik hinaus um die Relevanz und Weiterverfolgung der Rehabilitationsziele bemühen.

Das Curriculum Hannover

Konzept

Das Curriculum Hannover soll die Integration der in der vorangegangenen stationären Rehabilitation erreichten Behandlungsergebnisse und Konfliktlösefähigkeiten fördern. In dem manualisierten Gruppenprogramm wird auf Strategien zur Bewältigung von Frustrationen, Konflikten und Befürchtungen, die während der stationären Rehabilitation erarbeitet worden sind, zurückgegriffen und diese gleichzeitig ausgebaut und verfeinert. Beziehungen von psychosozialen Alltagskonflikten zu den entsprechenden Erkrankungen werden anhand der von den Patienten in ihrer eigenen Lebenswelt erlebten Ereignisse deutlich gemacht. Bewältigungsprozesse, die aufgrund der subjektiv wahrgenommenen Unbeeinflussbarkeit des „Schicksals" erfolglos bleiben, werden aufgegriffen und durch Förderung der Selbst- und Außenwahrnehmung und des Einsatzes angemessener Techniken verbessert.

Darüber hinaus wird der Nachsorgegruppenleiter zum Case-Manager seiner Patienten, indem er die Angebote und Möglichkeiten verschiedener Professionen (Ärzte, Psychotherapeuten, Reha-Fachberater, Beratungsstellen) miteinander koordiniert und den Teilnehmern entsprechende Adressen zur Bewältigung der unterschiedlichen, manchmal sehr gravierenden sozialen und gesundheitlichen Probleme vermittelt.

Die therapieschulenübergreifende Manualisierung des Gruppenprogramms soll die konzeptuelle Standardisierung gewährleisten, die notwendig ist, um die psychosomatische Nachsorge als weiteren bundesweit verfügbaren Baustein in den auf den jeweiligen Rehabilitanden zugeschnittenen individuellen Rehabilitationsplan der psychosomatischen Rehabilitationskliniken aufnehmen zu können (Kobelt et al. 2002).

Die psychosomatische Nachsorge nach dem Curriculum Hannover umfasst 25 Gruppensitzungen, die wöchentlich in den frühen Abendstunden über 1,5 Stunden durchgeführt werden. Je nach Kostenträger können zwischen zwei (Deutsche Rentenversicherung Bund) und vier Einzelgespräche (z. B. Deutsche Rentenversicherung Braunschweig-Hannover, Nord) durchgeführt werden. Nach dem ersten Zielvereinbarungsgespräch können die weiteren drei Einzelgespräche jeweils gedrittelt werden, um beispielsweise notwendige Telefongespräche mit Arbeitgeber, Rehabilitationsfachberater oder Hausarzt führen zu können.

Therapeutisch-rehabilitative Leistungen

Das Curriculum Hannover besteht aus 25 manualisierten Gruppensitzungen und dem darin eingebetteten Case-Management (Kobelt et al 2002).

Die Themen, die an den Gruppenabenden bearbeitet werden, lassen sich verschiedenen Phasen der ambulanten Nachsorge zuordnen, die zum einen durch einen bestimmten Arbeitsschwerpunkt, zum anderen auch durch die Entwicklung des Einzelnen in der Gruppe und der Gruppe als Ganzes gekennzeichnet sind (Abb. 6-1).

In der ersten Sitzung stellt sich der Gruppenleiter vor (Anfangsphase). Dabei geht er vor allem noch einmal auf den genauen Ablauf der Gruppensitzungen und der Nachsorge ein. Die Auseinandersetzung mit der Alltagsrealität in der Anfangsphase leitet dann direkt in die Konfliktklärungs- und Kommunikationsphase über, in der das schon in der Klinik erarbeitete (laien)ätiologische Störungswissen zu den Alltagserfahrungen in Beziehung gesetzt und erläuternd bearbeitet wird. Einzelne Situationen werden auf ihren auslösenden Charakter hin in der Gruppe gemeinsam untersucht, wobei der Erfahrungsebene der Patienten das Expertenwissen des Gruppenleiters zur Seite gestellt wird.

Nach der Zwischenbilanz in der 13.–15. Sitzung kann in der Lösungs- und Bewältigungsphase auf spezielle, die Veränderungsmotivation hemmende Faktoren eingegangen werden. Unter Rückgriff auf das während der stationären Rehabilitation und der Konfliktklärungs- und Kommunikationsphase erarbeitete ätiologische Wissen werden in dieser Phase Bewältigungskompetenzen erarbeitet und eingeübt, um damit auch das Selbstwirksamkeitserleben zu steigern. In der Abschiedsphase werden individuelle Ziele für die Zeit nach der Nachsorge besprochen.

Jeder Gruppensitzung ist ein halbstündiges Blitzlicht vorangestellt, in dem im Rahmen des Case-Managements Kurzberatungen möglich sind. Die Teilnehmer werden sozialmedizinisch bei Fragen zum Verhalten mit Arbeitgebern, Krankenkassen, Arbeits- und Sozialamt beraten.

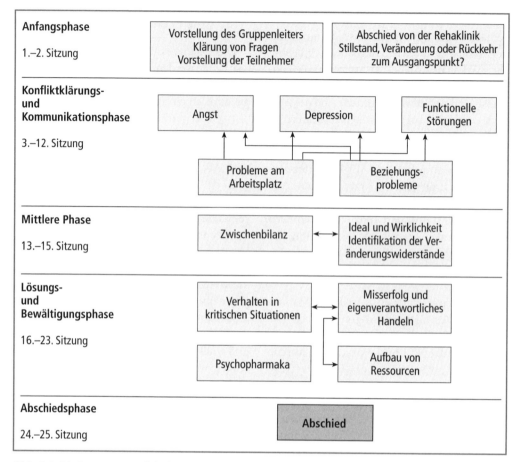

Abb. 6-1 Die Programmmodule des Curriculum Hannover

Je nach Umfang des im Programm enthaltenen Einzelgesprächskontingents sind darüber hinaus Kontakte mit Arbeitgebern, aber auch beispielsweise Paargespräche möglich.

Indikation

Die Indikation zum Curriculum Hannover lässt sich aus 5 Ebenen eines Indikationsmodells ableiten (Kobelt u. Grosch 2005) (Abb. 6-2). Auf der Leistungsebene sollte mindestens ein Leistungsvermögen von 3 bis unter 6 Stunden für den allgemeinen Arbeitsmarkt vorliegen. Auf der Berufsebene können vor allem Probleme am Arbeitsplatz oder die Notwendigkeit eines Case-Managements, bezogen auf Probleme am Arbeitsplatz (Begleitung von beruflichen Maßnahmen, die Einleitung von Leistungen zur Teilhabe am Arbeitsleben, Konfliktmoderation bei Mobbing), neben einer ambulanten Psychotherapie ein guter Indikationsgrund sein, an der ambulanten psychosomatischen Nachsorge teilzunehmen.

Auch wenn eine ambulante Einzeltherapie besteht, schließt das in diesem Setting nicht die Teilnahme an der ambulanten psychosomatischen Nachsorge aus. Gerade für Versicherte, die sozial sehr zurückgezogen und isoliert sind, stellt die ambulante Nachsorge auch im Sinne einer Selbsthilfemöglichkeit die Chance dar, wieder Kontakt zu anderen bzw.

6.7 Nachsorge

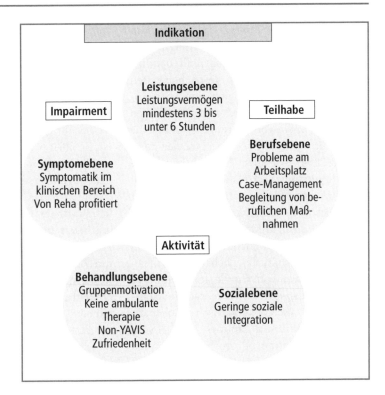

Abb. 6-2 Die fünf Ebenen der Indikation für die Teilnahme am Curriculum Hannover

Gleichgesinnten zu finden. Auf der Behandlungsebene sollte zwingend die Bereitschaft vorhanden sein, sich auf eine Gruppenbehandlung einzulassen. Gleichzeitig empfiehlt sich die ambulante psychosomatische Nachsorge bei Versicherten, die keine ambulante Therapie haben. Die fünfte Ebene der Indikation beschreibt die Symptome. Vor allem Rehabilitanden, deren Symptomatik sich am Ende der stationären Rehabilitation noch im klinisch auffälligen Bereich befindet, können vom Curriculum Hannover profitieren (Kobelt et al. 2000).

Rahmenbedingungen

Es wird empfohlen, das Curriculum Hannover in geschlossenen Gruppen durchzuführen. Das impliziert allerdings, dass Teilnehmer, die durch Urlaub oder Krankheit Stunden versäumen, keine Möglichkeit haben, diese Gruppenabende nachzuholen. Wenn das Curriculum Hannover als halboffene Gruppe durchgeführt wird, sollten Neuaufnahmen in die Gruppe in einem für die Teilnehmer vorhersehbaren Rhythmus (z. B. alle 8 Wochen) erfolgen.

Empirische Evidenz und Bewertung

Das Curriculum Hannover wurde fortlaufend wissenschaftlich begleitet, wobei die Studien auf der Basis eines quasi-experimentellen zweifaktoriellen Messwiederholungsdesigns mit einer Vergleichsgruppe durchgeführt wurden. Es fanden 1-Jahres- und 5-Jahres-Katamnesen statt (Kobelt 2004; Kobelt et al. 2000, 2002, 2004; Lamprecht et al. 1999).

In den Effektivitätsstudien konnte gezeigt werden, dass sich der Beschwerdedruck sowohl im 1-Jahres- wie im 5-Jahres-Katamnesezeitraum gegenüber einer Vergleichsgruppe, deren Beschwerdedruck deutlich anstieg, stabilisieren ließ. Auch die Depressivität ging im 1-Jahres- und 5-Jahres-Katamnesezeitraum bei den Teilnehmern des Curriculum Hannover deutlich zurück. Die Alltagsbewältigungsfertigkeiten konnten ebenfalls deutlich verbessert werden. Es konnte nachgewiesen werden, dass die Abhängigkeit von lebensunterhaltsichernden Versicherungsleistungen (Kranken- und Arbeitslosengeld) durch die Nachsorge nachhaltig reduziert werden kann (Kobelt 2004). Vor allem Rehabilitanden, die sowohl symptomatisch als auch sozial in ihren Aktivitäts- und Partizipationsmöglichkeiten wesentlich eingeschränkt sind, die tendenziell geringere Arbeitsunfähigkeitszeiten im Jahr vor der stationären Rehabilitation hatten und die mit der stationären Heilbehandlung zufrieden sind, können vom Curriculum Hannover profitieren. Es gibt Hinweise, dass Rehabilitanden, die aus sozioökonomisch problematischeren Verhältnissen stammen, weniger vom Curriculum Hannover profitieren können (Kobelt et al. 2010c). Es ist daher empfehlenswert, Schichtunterschiede in der Gruppenzusammensetzung zu berücksichtigen.

Zusammenfassend kann die Datenlage zum Curriculum Hannover als gut auf einem Evidenzniveau von E II-1 (Rudolf u. Eich 1999) bewertet werden.

Die Psychosomatische Reha-Nachsorge (PRN) der Deutschen Rentenversicherung Westfalen

Konzept

Ziel der Psychosomatischen Reha-Nachsorge (PRN) der Deutschen Rentenversicherung Westfalen ist es, den Transfer der in der psychosomatischen Rehabilitationsklinik gewonnenen neuen oder veränderten Haltungen und Verhaltensweisen in den Alltag, insbesondere den beruflichen Alltag, zu fördern. Außerdem sollen Rehabilitanden unterstützt werden, in der Rehabilitationsklinik begonnene, aber noch nicht abgeschlossene Veränderungsprozesse erfolgreich zu beenden und in den Alltag zu integrieren. Der Fokus der Psychosomatischen Reha-Nachsorge (PRN) liegt in der Hilfestellung bei der Bewältigung des Erwerbslebens.

Anspruch der Psychosomatischen Reha-Nachsorge (PRN) ist es, eine flächendeckende Versorgung aller Versicherten in Westfalen zu gewährleisten. Aus diesem Grund wurde ein flexibles Nachsorgemodell entwickelt, das sowohl gruppen- als auch einzeltherapeutische Leistungen vorsieht.

Die Ziele der Nachsorge werden in der Rehabilitationsklinik mit dem Rehabilitanden erarbeitet und schriftlich festgehalten. Bei Einzelsitzungen handelt es sich typischerweise um Ziele, die durch Beratung, Motivationsförderung, Strategieentwicklung und Übung erreichbar sind, z. B. die Etablierung von Verhaltensstrategien im Umgang mit Kollegen, die Etablierung von Regenerationsverhalten im Alltag, die Begleitung beim Wiedereinstieg in den Arbeitsprozess nach langfristiger Arbeitsunfähigkeit oder die Begleitung bei der stufenweisen Wiedereingliederung. Im Gruppenkontext können weitere Ziele die Reflexion der Selbstwahrnehmung und die Förderung der sozialen Kompetenz in der Gruppe sein.

Die Nachsorgetherapeuten sind beauftragt, zur Erreichung der Nachsorgeziele notwendige Vernetzungsleistungen mit anderen Behandlern, anderen relevanten Hilfeeinrichtungen, unter Umständen mit dem Arbeitgeber und mit dem Reha-Fachdienst der Deutschen Rentenversicherung Westfalen zu erbringen.

Therapeutisch-rehabilitative Leistungen

Die Psychosomatische Reha-Nachsorge (PRN) kann als Gruppenbehandlung á 90 Minuten, als Einzelbehandlung á 50 Minuten oder als Mischform durchgeführt werden. Der Leistungsumfang ist bei einer reinen Gruppenbehandlung auf maximal 25 Stunden (s. Curriculum Hannover), bei einer reinen Einzelbehandlung auf 8 Stunden begrenzt. Bei Mischformen ist der Leistungsumfang durch einen finanziellen Höchstbetrag begrenzt.

Vernetzungsleistungen können im Rahmen des Höchstbetrags in 5-Minuten-Einheiten abgerechnet werden. Eine Verlängerung der Nachsorge über diesen Rahmen hinaus ist in begründeten Einzelfällen im Umfang von 4 Einzelstunden möglich.

Die therapeutische Ausgestaltung der Nachsorge im Hinblick auf die Erreichung der Nachsorgeziele liegt in der Verantwortung der Nachsorgetherapeuten.

Indikation

Für die Verordnung einer Psychosomatischen Reha-Nachsorge (PRN) müssen folgende sozialmedizinische und klinisch medizinische Voraussetzungen erfüllt sein:
- Beim Rehabilitanden besteht ein zeitnaher Bezug zum Erwerbsleben, d. h. er steht noch in einem ungekündigten Arbeitsverhältnis oder ist noch nicht länger als 1 Jahr arbeitslos.
- In der sozialmedizinischen Beurteilung wird ein Leistungsvermögen von mindestens 6 Stunden pro Tag auf dem allgemeinen Arbeitsmarkt festgestellt. Ausnahme: Es ist ein ungekündigter Teilzeitarbeitsplatz vorhanden und die Entlassung erfolgt für diesen Arbeitsplatz arbeitsfähig.
- Die Entlassung erfolgt
  - arbeitsfähig
  - *oder* arbeitsunfähig und es ist innerhalb von 2 Monaten nach Entlassung mit Arbeitsfähigkeit an dem bisherigen Arbeitsplatz oder für den allgemeinen Arbeitsmarkt zu rechnen
  - *oder* arbeitsunfähig und innerhalb von 2 Wochen nach Entlassung beginnt eine stufenweise Wiedereingliederung an dem bisherigen Arbeitsplatz.
- Die sozialmedizinische Einschätzung wird von dem Rehabilitanden selbst geteilt, zumindest nicht ausdrücklich abgelehnt.
- Es ist ein konkretes Nachsorgeziel beschreibbar, das innerhalb von acht Einzelsitzungen oder 25 Gruppensitzungen vollständig erreicht werden kann und der Sicherung des Rehabilitationserfolgs sowie der Stabilisierung der beruflichen Leistungsfähigkeit dient.
- Deutliche Erfolge und eine aktive Mitarbeit des Rehabilitanden im Verlauf der Rehabilitation liegen vor.

Ausschlusskriterien sind bei diesem Behandlungsansatz eine laufende ambulante Psychotherapie oder eine Empfehlung zu einer ambulanten Psychotherapie. Solange die ursächliche Behandlung der Symptomatik im Vordergrund steht, ist Psychotherapie indiziert. Für die Eignung zur Psychosomatischen Reha-Nachsorge (PRN) sollte die psychische Symptomatik so weit reduziert sein, dass die Bewältigung des beruflichen Alltags in den Fokus der Nachsorge genommen werden kann.

Rahmenbedingungen

Ein erster Kontakt zum Nachsorgetherapeuten wird bereits aus der Klinik heraus hergestellt. Die erste Sitzung findet innerhalb von 4 Wochen nach Entlassung statt. Die Nachsorgedauer ist auf einen Zeitraum von 6 Monaten ausgerichtet.

Als Nachsorgetherapeuten können niedergelassene approbierte ärztliche und psychologische Psychotherapeuten und Psychotherapeuten in Rehakliniken tätig werden. Voraussetzung zur Zulassung ist der Nachweis rehaspezifischer Kenntnisse und die regelmäßige Teilnahme an PRN-Workshops.

Mit insgesamt 72 Nachsorgetherapeuten in 36 Städten ist eine flächendeckende Versorgung in Westfalen erreicht. Die Nachsorge findet zurzeit überwiegend als Einzelbehandlung statt.

Empirische Evidenz und Bewertung

Die Psychosomatische Reha-Nachsorge (PRN) befindet sich in einem noch nicht abgeschlossenen Evaluationsprozess. Die Implementierung des Nachsorgeangebotes wurde durch die Erhebung von Struktur- und Prozessmerkmalen überprüft; es wurde eine erste Ergebnisevaluation durchgeführt (Heuer et al. 2004). Aufbauend auf diesen Ergebnissen wurde eine Optimierung von Strukturen und Prozessen vorgenommen; die Indikationskriterien wurden geschärft. Die Ergebnisevaluation des modifizierten Konzeptes ist geplant.

6.7.2 Fazit

Nachfolgende Leistungen zur Sicherung des Therapieerfolgs nach stationärer psychosomatischer Rehabilitation sind inzwischen allgemein als notwendiger Bestandteil der Rehabilitationskette anerkannt. Auch wenn die Umsetzung bzw. Installation der vorliegenden Nachsorgekonzepte einige Mühe bereitet (Bischoff et al 2003), hat der empirische Überblick über den derzeitigen Stand der Literatur die Sinnhaftigkeit und Notwendigkeit von Nachsorgemaßnahmen bestätigt.

Die verschiedenen Nachsorgeangebote zeichnen sich durch konzeptimmanente Vor- und Nachteile aus.

Das Prä-Post-Projekt überzeugt durch seine Konzept- und Personenkonstanz und stellt damit ein in sich geschlossenes Rehabilitationskonzept dar, das die Hindernisse an den Schnittstellen mühelos überwinden kann. Voraussetzung für die Übertragbarkeit auf andere Kliniken ist, dass die Zuweisungssteuerung der Rehabilitanden die Nähe des Wohnortes zur Rehabilitationsklinik stärker berücksichtigt. Allerdings kann nicht für alle Ballungszentren ein solches Angebot organisiert werden, da die infrage kommenden Kliniken zu weit weg sind. Dieselbe Schwierigkeit gilt für das IRENA-Programm für den Indikationsbereich Psychosomatik. Ein weiterer deutlicher Vorteil des Nachsorgeangebotes im Prä-Post-Projekt besteht in der konzeptuellen Übersichtlichkeit, wobei der Maßnahmezeitraum von 8 Wochen vor dem Hintergrund der oftmals sehr komplexen psychosozialen Probleme der Rehabilitanden sehr knapp bemessen erscheint. Allerdings hat diese Form der Nachsorge den Vorteil, dadurch kostenneutral arbeiten zu können.

Das Curriculum Hannover hat einerseits den Anspruch, durch die Konzeptstandardisierung ein zentral organisiertes, klinikübergreifendes Nachsorgeangebot zu machen. Auch wenn viele Fallmanagement-Aufgaben im Rahmen der Gruppensitzungen erledigt werden können, ist andererseits aufgrund der komplexen Probleme am Arbeitsplatz einzelner Teilnehmer ein gewisses Einzelgesprächkontingent unverzichtbar (Bischoff et al. 2003). In diesen Fällen reicht es weder während der stationären Rehabilitation noch während der psychosomatischen Nachsorge aus, sich lediglich auf die Reduktion der psychischen Funktionseinschränkungen zu konzentrieren, da eine Verbesserung in diesem Bereich nicht mit einer verbesserten Wiedereingliederungsquote verbunden ist (Koch u. Hillert 2009).

Es gibt verschiedene Gründe, eine auf den Einzelfall differenzierte psychosomatische Nachsorge anzustreben.

- Der Zusammenhang zwischen psychischen Belastungen und Arbeitsplatzproblemen erfordert bei Rehabilitanden mit Arbeitsplatzproblemen, mit langen Arbeitsunfähigkeitszeiten vor der stationären psychosomatischen Rehabilitation, mit Migrationshintergrund oder auch von Arbeitslosen ein individuelleres Vorgehen bei der Nachbereitung psychosomatischer Rehabilitation (Koch u. Hillert 2009). Probleme am Arbeitsplatz und bei der Reintegration müssen gerade bei konkreten Problemen am Arbeitsplatz (z. B. Mobbing) individueller begleitet werden (Bürger 2010).
- Die derzeitigen Angebote psychosomatischer Nachsorge werden nur von etwa knapp 40 % trotz bestehender Indikation, entweder wegen der Rahmenbedingungen (viele wollen keine Gruppenbehandlung) oder weil

kein geeignetes Angebot am Wohnort besteht, genutzt (Kobelt et al. 2004).

Um den Versicherten den Übergang von der stationären Rehabilitation in den Alltag auch flächendeckend weiter zu erleichtern, ihn zu gegebener Zeit ausreichend über die Möglichkeiten des gegliederten Sozialsystems zu informieren und gleichzeitig die individuellen Voraussetzungen zu berücksichtigen, sollten nicht nur die Nachsorgeangebote wie das Curriculum Hannover, sondern auch die telefonische und internetgestützte sowie die elektronische Nachsorge (Bischoff et al. 2010; Golkaramnay et al. 2007) ausgebaut werden.

Es sollten darüber hinaus die Vorteile eines individualisierten Fallmanagements genutzt und für die Bedürfnisse einzelner Versichertengruppen und -indikationen manualisiert werden (Kobelt et al. 2010d, 2011a, 2011b). Meck, Maurer und Wandl (2007) weisen darauf hin, dass ein zusätzliches individuelles Fallmanagement zunächst zwar höhere Kosten verursacht, jedoch bei einer erfolgreichen Wiedereingliederung zu einer Kostenersparnis führt. Studien mit Patienten, deren Arbeitsunfähigkeit aus körperlichen Beschwerden resultierte, konnten nachweisen, dass durch Fallmanagement-Konzepte eine höhere Reintegrationsrate, weniger Langzeitarbeitsunfähigkeit sowie monetäre Ersparnisse erreichbar sind (Dewa et al. 2009; Mallon et al. 2008; Stephens u. Gross 2007). Andere Studien zeigen jedoch auch, dass das Fallmanagement eher geringe Effekte auf die berufliche Wiedereingliederung hat (Palmer et al. 2012; Schandelmaier et al. 2012; Vermeulen et al. 2013). Bisherige Fallmanagementkonzepte wurden in Deutschland überwiegend von Krankenversicherungen und Unfallversicherungen eingesetzt, daher fehlen Studien für den Bereich der Rentenversicherungsträger und speziell in der Psychosomatik (Beck et al. 2003; Dewa et al. 2009; Lawall 2012; Mallon et al. 2008; Meck et al. 2007, Stephens u. Gross 2007).

Fallmanagement in der psychosomatischen Rehabilitation muss sich durch
- Gewährleistung einer kontinuierlichen und angemessenen, dabei jedoch fördernden und fordernden Begleitung,
- Förderung der Arbeitsmotivation bzw. der Motivation zur Rückkehr ins Erwerbsleben,
- Herausarbeitung und Förderung von zusätzlichen individuellen Fähigkeiten, Begabungen und Bewältigungsstrategien, um das Verhältnis zwischen Arbeitgeber und Arbeitnehmer nachhaltig zu stärken,
- Motivation zu einer gesunden und ressourcenschonenden Lebensführung,
- Erhalt oder Beschaffung eines leistungs- und leidensgerechten Arbeitsplatzes,
- Definition und Umsetzung realistischer Ziele und Teilziele bei der beruflichen Wiedereingliederung

auszeichnen.

Strategien, die in möglichst enger Verbindung zu regulären Beschäftigungsverhältnissen stehen, wie z. B. arbeitsbegleitende Betreuungs- und Unterstützungsdienste oder technische und organisatorische Anpassungen des Arbeitsplatzes, könnten sich dabei als besonders effektiv für die Wiedereingliederung von Menschen mit gesundheitlichen Funktionsstörungen erweisen.

Für dieses Ziel muss sich das Fallmanagement schnittstellenübergreifend verstehen und idealerweise schon am Beginn einer Erkrankung einsetzen, also schon im Vorfeld medizinischer Rehabilitation, wobei neben dem Erkrankten, der Haus- und Facharzt, der Betriebsarzt, der Arbeitgeber bzw. die Agentur für Arbeit, die Krankenkasse und die Rentenversicherung einbezogen werden müssen.

Ein Fallmanagement im Rahmen der psychosomatischen Nachsorge kann als erfolgreich angesehen werden, wenn es gelingt, durch geeignete Maßnahmen Funktions-, Aktivitäts- oder Partizipationseinschränkungen zu kompensieren und dadurch ein bestehendes Beschäftigungsverhältnis aufrechtzuerhalten bzw. den Versicherten in einen neuen Arbeitsplatz einzugliedern. Berufliche und soziale Abstiegsprozesse und die damit einhergehenden finanziellen Einschränkungen des Betroffenen sollten möglichst vermieden werden (vgl. a. Kobelt et al. 2011b).

Zusammenfassend haben sich in den letzten Jahren mehrere Nachsorgeangebote nebeneinander entwickelt, die sich einerseits als wirksam, andererseits aber auch als Antwort auf unterschiedliche Bedürfnisse und Notwendigkeiten erwiesen haben.

Literatur zu Kapitel 6

Ambühl H, Strauss B. Therapieziele. Göttingen: Hogrefe 1999.

Amelang M, Zielinski W. Psychologische Diagnostik und Intervention. Berlin: Springer 2002.

Badura B. Wege aus der Krise. In: Badura B, Schröder H, Klose J, Macco K (Hrsg). Fehlzeiten-Report 2009. Berlin: Springer 2010; 3–12.

Barghaan D, Lang K, Lotz-Rambaldi W, Koch U, Schulz H. Therapieabbrüche in der stationären Psychotherapie. Eine kontrollierte Interviewstudie zu Verlauf, Motiven und Behandlungsergebnis. Psychotherapeut 2005; 50: 16–24.

Barkham M, Rees A, Stiles WB, Shapiro DA, Hardy GE, Reynolds S. Dose-effect relations in time-limited psychotherapy for depression. Clin Psychol 1996; 64: 927–35.

Bassler M, Krauthauser H, Hoffmann SO. Welche Faktoren beeinflussen die Dauer der stationären Psychotherapie? Psychother Psychosom Med Psychol 1995; 45: 167–75.

Beck S, Geissberger Brunner S, Vontobel J. Grundlagen zur Evaluation des Fallmanagements einer Krankenversicherung. Managed Care 2003; 3: 21–33.

Becker ES, Hoyer J. Generalisierte Angststörung. Fortschritte der Psychotherapie. Göttingen: Hogrefe 2005.

Becker ES, Margraf J. Generalisierte Angststörung. Ein Therapieprogramm. Weinheim: Beltz Psychologie Verlags Union 2002.

Becker P, Jürgensen R, Rüddel H. Eignen sich die SCL-90-R sowie drei Persönlichkeitsfragebogen für die Differenzialdiagnostik von Patienten aus unterschiedlichen diagnostischen Kategorien? Z Klin Psychol Psychother 2002; 31: 272–83.

Becker P, Mohr A. Psychometrische Argumente für die Verwendung untransformierter Skalenwerte im Inventar zur Erfassung interpersonaler Probleme (IIP-D). Z Klin Psychol Psychother 2005; 34: 205–14.

Becker P. TIPI – Trierer Integriertes Persönlichkeits-Inventar. Testmanual. Göttingen: Hogrefe 2003.

Beckmann D, Brähler E, Richter HE. Der Giessen-Test (GT); Handbuch. Bern: Hans Huber 1991.

Beckmann D, Georgi R von, Mestel R. Das Idealbild und Geschlechtsrollennormen im Gießen-Test. Psychother Psychosom Med Psychol 1997; 2: 58–63.

Berking M, Grosse Holtforth M, Jacobi C, Kröner-Herwig B. Empirically based guidelines for goal-finding procedures in psychotherapy: Are some goals easier to attain than others? Psychother Res 2005; 15: 316–24.

Berking M, Grosse Holtforth M, Jacobi C, Kröner-Herwig B. Sage mir Deine Diagnose und ich sage Dir was Du willst: Inwieweit sind Therapieziele störungstypisch? ZPPP 2004; 52: 223–36.

Berking M, Jacobi C, Masuhr O. Therapieziele in der psychosomatischen Rehabilitation. Verhaltenstherapie und Psychosoziale Praxis 2001; 33: 259–72.

Berking M. Therapieziele in der psychosomatischen Rehabilitation. Göttingen: Dissertation 2004.

Berth H, Balck F. Psychologische Tests für Mediziner. Berlin: Springer 2006.

Beutel M, Bleichner F. Unzufriedene Patienten. Patientenbeschwerden bei den Kostenträgern in der psychosomatischen Rehabilitation: Inhalte, Behandlungserwartungen, Arzt-Patient-Beziehung. Psychotherapeut 1998; 43: 360–8.

Biefang S, Potthoff P, Schliehe F. Assessmentverfahren für die Rehabilitation. Göttingen: Hogrefe 1999.

Bischoff C, Gönner S, Ehrhardt M, Limbacher K, Husen E, Jäger RS. Ambulante prä- und poststationäre Maßnahmen. Ein Beitrag zur Flexibilisierung der stationären psychosomatischen Versorgung. Lengerich: Pabst 2003.

Bischoff C, Gönner S, Ehrhardt M, Limbacher K. Ambulante vor- und nachbereitende Maßnahmen zur Optimierung der stationären psychosomatischen Rehabilitation – Ergebnisse des Bad

Dürkheimer Prä-Post-Projekts. Verhaltenstherapie 2005; 15: 78–87.

Bischoff C, Schmädeke S, Bencetic D, Adam M, Limbacher K. „Elektronisches Coaching": Akzeptanz einer therapeutischen Hausaufgabe bei Patienten in und nach stationärer psychosomatischer Rehabilitation. In: Petermann F (Hrsg). Neue Ansätze in der psychosomatischen Rehabilitation. Roderer-Verlag, Regensburg: Roderer 2010; 71–90.

Bischoff C, Schmidt B, Limbacher K. Einstieg leicht gemacht? Evaluation des Einführungstrainings der Psychosomatischen Fachklinik Bad Dürkheim. In: DRV-Bund (Hrsg.) DRV-Schriften, Band 77. Bad Homburg: wdvGesellschaft, 2008; 504–506.

Bischoff C. Teilstationäre Behandlung: eine Bedarfsanalyse bei Patienten der Psychosomatischen Fachklinik Bad Dürkheim. Prax Klin Verhaltensmed Rehabil 1998; 44: 32–8.

Bleich S, Havemann-Reinecke U, Kornhuber J. FTNA – Fagerström-Test für Nikotinabhängigkeit – Manual. Göttingen: Beltz Test GmbH 2002.

Böhm K, Cordes M. Kosten psychischer Erkrankungen im Vergleich zu anderen Erkrankungen. In: Badura B, Schröder H, Klose J, Macco K (Hrsg). Fehlzeiten-Report 2009. Berlin: Springer 2010; 51–60.

Bohus M, Limberger MF, Frank U, Sender I, Gratwohl T, Stieglitz RD. Entwicklung der Borderline-Symptom-Liste. Psychother Psychosom Med Psychol 2001; 51: 201–11.

Borgart EJ, Meermann R. Bedingungsfaktoren unterschiedlicher Behandlungsdauer bei Angststörungen im Rahmen stationärer Verhaltenstherapie. Psychother Psychosom Med Psychol 1999; 49: 109–13.

Brähler E, Holling H, Leutner D, Petermann F. Brickenkamp Handbuch psychologischer und pädagogischer Tests. Göttingen: Hogrefe 2002b.

Brähler E, Schumacher J, Strauss B. Diagnostische Verfahren in der Psychotherapie. Göttingen: Hogrefe 2002a.

Brähler J, Hinz A, Scheer JW. GBB-24. Gießener Beschwerdebogen. Göttingen: Hogrefe 2006.

Broda M, Dahlbender RW, Schmidt J, Rad M von, Schors R. DKPM-Basisdokumentation. Eine einheitliche Basisdokumentation für die stationäre Psychosomatik und Psychotherapie.

Psychother Psychosom Med Psychol 1993; 43: 214–23.

Bronisch T, Hiller W, Mombour W, Zaudig M. Internationale Diagnosen Checkliste für Persönlichkeitsstörungen nach ICD-10. Bern: Huber 1995.

Bullinger M, Kirchberger I. SF-36-Fragebogen zum Gesundheitszustand. Testmanual. Göttingen: Hogrefe 1998.

Bundespsychotherapeutenkammer. Studie zu Wartezeiten in der ambulanten psychotherapeutischen Versorgung. 2011 http://www.bptk.de/fileadmin/user_upload/Publikationen/BPtK-Studien/Wartezeiten_in_der_Psychotherapie/20110622_BPtK-Studie_Langfassung_Wartezeiten-in-der-Psychotherapie.pdf

Bürger W. Begleitende Nachsorge bei stufenweiser Wiedereingliederungen nach medizinscher Rehabilitation. In: Deck R, Glaser-Möller N, Remé T (Hrsg). Schnittstellen der medizinischen Rehabilitation. Lage: Jacobs 2010; 101–118.

Bürkle H, Mestel R, Stauss K. QS-TESTS. Software zur Auswertung und Darstellung psychologischer Testverfahren. 18.07.2006. http://www.qstests.de (05.02.2007).

Caligor E, Stern B, Kernberg O, Buchheim A, Doering S, Clarkin J. Strukturiertes Interview zur Erfassung von Persönlichkeitsorganisation (STIPO) – Wie verhalten sich Objektbeziehungstheorie und Bindungstheorie zueinander? Persönlichkeitsstörungen: Theorie und Therapie 2004; 8: 209–16.

Chiesa M, Drahorad C, Longo S. Early termination of treatment in personality disorder treated in a psychotherapy hospital. Br J Psychiatry 2000; 177: 107–11.

Ciemer S, Lieberz K. Behandlungsabbruch bei stationären Psychotherapien. Vortrag Deutsches Kollegium für Psychosomatische Medizin 1998, Gengenbach.

Collegium Internationale Psychiatriae Scalarum. Internationale Skalen für Psychiatrie. Göttingen: Hogrefe 2004.

Costa M. Aspekte des Therapieabbruchs bei Patienten einer Psychosomatischen Klinik. Mainz: Unveröffentlichte Diplomarbeit Johannes-Gutenberg-Universität 1995.

Damke B, Koechel R. Therapieabbruch in der stationären Psychosomatik. Eine Pilotstudie. Werkstatt zu empirischer Forschung über stationäre Psychotherapie 2001, Mainz.

Denecke FW, Hilgenstock B. Narzissmus-Inventar. Testmanual. Göttingen: Hans Huber 1993.

Dewa C S, Joch J S, Carmen G, Guscott R, Anderson C. Cost, effectiveness, and cost-effectiveness of a collaborative mental health care program for people receiving short-term disability benefits for psychiatric disorders. The Canadian Journal of Psychiatry 2009; 54 (6): 379–388.

Diagnostisches und Statistisches Manual Psychischer Störungen. Textrevision (DSM-IV-TR). Weinheim: Beltz 2003.

Dilling H, Mombour W, Schmidt MH, Schulte-Markwort E. Internationale Klassifikation psychischer Störungen. ICD-10, Kapitel V, Diagnostische Kriterien für Forschung und Praxis. Bern: Huber 2004.

Dilling H, Mombour W, Schmidt MH. Internationale Klassifikation psychischer Störungen. ICD-10 Kapitel V, Klinisch-diagnostische Leitlinien. Bern: Huber 2000.

Dirmaier J, Koch U, Kawski S, Schulz H. Therapieziele als Qualitätsmanagement-Instrumentarium in der psychosomatischen Rehabilitation. ZaeFQ 2002; 96: 25–30.

Donaubauer B, Wosgien M, Rosin U, Wilmers F. Früher und später Abbruch stationärer Psychotherapie. In: Bassler M (Hrsg). Störungsspezifische Ansätze in der stationären Psychotherapie. Gießen: Psychosozial 2001; 50–64.

Dormaar M, Dukman CIM, De Vries MW. Consensus in patient-therapist interactions: A measure of the therapeutic relationship related to outcome. Psychother Psychosom 1989; 51: 69–76.

Doßmann R. Überlegungen zur Flexibilisierung von Rehabilitationsleistungen bei Patienten mit psychischen und psychosomatischen Erkrankungen. Prax Klin Verhaltensmed Rehabil 1996; 36: 241–5.

Ehlers A, Margraf J, Chambless. AKV-Fragebogen zu körperbezogenen Ängsten, Kognitionen und Vermeidung. Weinheim: Beltz Test GmbH 2001.

Ehlers A. Posttraumatische Belastungsstörung. Göttingen: Hogrefe 1999.

Ehrhardt M, Bischoff C, Limbacher K, Husen E, Jäger RS. Prä- und poststationäre Maßnahmen. Ein Beitrag zur Qualitätssicherung der stationären Verhaltenstherapie. Praxis Klin Verhaltensmed Rehabil 1996; 35: 204–15.

Eisenthal S, Koopman C, Lazare A. Process analysis of two dimensions of the negotiated approach in relation to satisfaction in the initial interview. J Nerv Ment Dis 1983; 171: 49–54.

Emmelkamp PMG, van Oppen P. Zwangsstörungen. Fortschritte der Psychotherapie. Göttingen: Hogrefe 2000.

Evans HM. Increasing patient involvement with therapy goals. Clin Psychol 1984; 40: 728–33.

Fahrenberg J. Freiburger Beschwerdenliste (FBL-R). Manual. Göttingen: Hogrefe 1994.

Farin E, Dudeck A, Glattacker M, Meffert C, Jäckel WH, Arbeitsgemeinschaft der Gesetzlichen Krankenversicherung. Direkte versus indirekte Veränderungsmessung in der ambulanten medizinischen Rehabilitation. DRV-Schriften 2006; 64: 220–2.

Feuerlein W, Ringer C, Küfner H, Antons K. MALT – Münchner Alkoholismus Test. Testmappe. Göttingen: Hogrefe 1999.

Fiedler P. Verhaltenstherapie in und mit Gruppen. Weinheim: Psychologie Verlags Union 1996.

Fliege H, Rose M, Bronner E, Klapp BF. Prädiktoren des Behandlungsergebnisses stationärer psychosomatischer Therapie. Psychother Psychosom Med Psychol 2002; 52: 47–55.

Franke GH. SCL-90-R. Die Symptomcheckliste von Derogatis – Deutsche Version. Manual. Göttingen: Beltz 2002.

Freyberger HJ, Spitzer C, Stieglitz RD. Fragebogen dissoziativer Symptome. Testmanual. Göttingen: Hogrefe 2005.

Freyberger HJ, Stieglitz RD, Wittchen HU. Klassifikation. In: Stieglitz RD, Baumann U, Freyberger HJ (Hrsg). Psychodiagnostik in Klinischer Psychologie, Psychiatrie, Psychotherapie. Stuttgart: Thieme 2001; 50–64.

Freyberger HJ, Stieglitz RD. Leitlinien zur Diagnostik in der Psychiatrie und Psychotherapie. ZPPP 2006; 54: 23–32.

Fydrich T, Geyer M, Hessel A, Sommer G, Brähler J. Fragebogen zur Sozialen Unterstützung (F-SozU): Normierung an einer repräsentativen Stichprobe. Diagnostica 1999; 45: 212–6.

Fydrich T, Laireiter AR, Saile H, Engberding M. Diagnostik und Evaluation in der Psychotherapie: Empfehlung zur Standardisierung. Z Klin Psychol 1996; 25: 161–8.

Fydrich T, Renneberg B, Schmitz B, Wittchen HU. SKID-II, Strukturiertes klinisches Interview für DSM-IV Persönlichkeitsstörungen. Göttingen: Hogrefe 1997.

Fydrich T. B-IKS – Beck Inventar für Kognitive Schemata. In: Brähler E, Schumacher J, Strauss B (Hrsg). Diagnostische Verfahren in der Psychotherapie. Göttingen: Hogrefe 2002b; 51–5.

Fydrich T. Diagnostik und Intervention in der Klinischen Psychologie. In: Amelang M, Zielinski W. Psychologische Diagnostik und Intervention. Berlin: Springer 2002a; 525–70.

Geiser F, Bassler M, Bents H, Carls W, Joraschky P, Kriebel R, Michelitsch B, Ullrich J, Liedtke R. Zusammenhang der Arbeitsunfähigkeit vor Therapiebeginn mit Störungsgrad und Therapieerfolg bei stationären Angstpatienten. Psychother Psychosom Med Psychol 2003; 53: 185–90.

Gelbhaar S, Klöss R, Scharf P, Gerdes N. Motivationsförderung im Vorfeld einer stationären psychosomatischen Rehabilitation. Unveröffentlichter Projektbericht der Psychosomatischen Fachklinik Schloss Waldleiningen 2000.

Gerdes N, Jäckel WH. Der IRES-Fragebogen für Klinik und Forschung. Rehabilitation 1995; 34: 13–24.

Gerdes N, Weidemann H, Jäckel WH. Die PROTOS-Studie. Ergebnisqualität stationärer Rehabilitation in 15 Kliniken der Wittgensteiner Kliniken Allianz. Darmstadt: Steinkopff 2000.

Gerdes N. Rehabilitationseffekte bei zielorientierter Ergebnismessung. Ergebnisse der IRES-ZOE-Studie 1996/97. Deutsche Rentenversicherung 1998; 3–4: 217–37.

Goldstein JM, Cohen P, Lewis SA, Struening EL. Community treatment environments. Patient vs. staff evaluations. J Nerv Ment Dis 1998; 176: 227–33.

Golkaramnay V, Bauer S, Haug S, Wolf M, Kordy H. The exploration of the effectiveness of group therapy through an internet chat as aftercare: A controlled naturalistic study. Psychotherapy and Psychosomatics 2007; 76:219–225.

Gönner S, Bischoff C, Husen E, Ehrhardt M, Limbacher K. Effekte ambulanter prä- und poststationärer Maßnahmen auf die Wirksamkeit stationärer psychosomatischer Rehabilitation. DRV-Schriften 2003; 40: 497–8.

Grawe K. Komplementäre Beziehungsgestaltung als Mittel zur Herstellung einer guten Therapiebeziehung. In: Margraf J, Brengelmann JC (Hrsg). Die Therapeut-Patient-Beziehung in der Verhaltenstherapie. München: Röttger 1992; 215–44.

Grosse Holtforth M, Grawe K. Bern Inventory of Treatment Goals: Part 1. Development and first application of a taxonomy of treatment goal themes. Psychother Res 2002; 12: 79–99.

Grosse Holtforth M, Grawe K. Was möchten Patienten in ihrer Therapie erreichen? Die Erfassung von Therapiezielen mit dem Berner Inventar für Therapieziele (BIT). Verhaltenstherapie und Psychosoziale Praxis 2001; 33: 241–58.

Hahlweg K. PFB – Fragebogen zur Partnerschaftsdiagnostik. Testmanual. Göttingen: Hogrefe 1996.

Hamm A. Spezifische Phobien. Göttingen: Hogrefe 2006.

Hansen N, Lambert MJ, Forman EM. The psychotherapy dose-response effect and its implications for treatment delivery services. Clin Psychol Sci & Pract 2002; 329–43.

Harfst T, Koch U, Kurtz von Aschoff C, Nutzinger DO, Rüddel H, Schulz H. Entwicklung und Validierung einer Kurzform der Symptom-Checklist-90-R. DRV-Schriften 2002a; 33: 71–3.

Harfst T, Koch U, Schulz H. Nachsorgeempfehlungen in der psychosomatischen Rehabilitation. Empirische Analysen auf der Basis des einheitlichen Entlassungsberichts der Rentenversicherungsträger. Rehabilitation 2002b; 41: 407–14.

Hart RR. Therapeutic effectiveness of setting and monitoring goals. JCCP 1978; 46: 1242–5.

Hautzinger M, Bailer M. Allgemeine Depressionskala (ADS). Göttingen: Beltz Test GmbH 1993.

Hautzinger M. Diagnostik in der Psychotherapie. In: Stieglitz RD, Baumann U, Freyberger HJ (Hrsg). Psychodiagnostik in Klinischer Psychologie, Psychiatrie, Psychotherapie. Stuttgart: Thieme 2001; 351–64.

Heckhausen H. Motivation und Handeln. Berlin: Springer 1989.

Hesse B, Heuer J, Gebauer E. Rehabilitation aus der Sicht kleiner und mittlerer Unternehmen: Wissen, Wertschätzung und Kooperationsmöglichkeiten – Ergebnisse des KoRB-Projektes. Rehabilitation 2008; 47:324–333.

Hessel A, Schumacher J, Geyer M, Brähler E. Symptom-Checkliste SCL-90-R: Testtheoretische Überprüfung und Normierung an einer bevölkerungsrepräsentativen Stichprobe. Diagnostica 2001; 47: 27–39.

Heuer J, Hesse B, Gebauer E. Evaluation der Psychosomatischen Reha-Nachsorge (PRN) der LVA Westfalen: Struktur- und Prozessoptimierung als unmittelbares Evaluationsergebnis. Gesundheitswesen 2004; 66: 579.

Heuft G, Senf W. Praxis der Qualitätssicherung in der Psychotherapie: Das Manual zur PSY-BaDo. Stuttgart: Thieme 1998a.

Heuft G, Senf W. Psy-BaDo. Kernmodul einer Basisdokumentation in der Fachpsychotherapie. Stuttgart: Thieme 1998b.

Heymann F von, Zaudig M, Tritt K. Die diagnosebezogene Behandlungsdauer in der Psychosomatischen und Psychotherapeutischen Medizin: Eine homogene Größe? Erste Ergebnisse der Multicenter-Basisdokumentation (Psy-Ba-Do-PTM) als Grundlage qualitätssichernder Maßnahmen in der stationären Psychosomatik. Praxis Klin Verhaltensmed Rehabil 2003; 62: 209–21.

Hiller W, Zaudig M, Mombour W. ICD-10 Checklisten. Bern: Huber 1995.

Höger D. Fragebögen zur Erfassung von Bindungsstilen. In: Strauss B, Buchheim A, Kächele H (Hrsg). Klinische Bindungsforschung. Stuttgart: Schattauer 2002; 94–117.

Horowitz LM, Strauss B, Kordy H, Alden LE, Wiggins JS, Pincus AL, Hannoever W. Inventar zur Erfassung interpersonaler Probleme. Weinheim: Beltz 2002.

Howard KI, Kopta SM, Krause MS, Orlinsky DE. The dose-effect relationship in psychotherapy. Am Psychol 1986; 41: 159–64.

Howard KI, Lueger RJ, Martinovich Z, Lutz W. The cost-effectiveness of psychotherapy. Dose-response and phase models. In: Miller NE (ed). Cost-effectiveness of psychotherapy. A guide for practitioners, researchers, and policymakers. New York, Oxford: Oxford University Press 1999; 143–52.

Hoyer J, Margraf J. Angstdiagnostik. Grundlagen und Testverfahren. Berlin: Springer 2003.

Husen E, Bischoff C. Ambulante Maßnahmen zur Vor- und Nachbereitung stationärer psychosomatischer Rehabilitation. Effekte auf die Patientenurteile über die Behandlung. Praxis Klin Verhaltensmed Rehabil 1998; 44: 24–31.

Husen E, Bischoff C. Ambulante Maßnahmen zur Vor- und Nachbereitung stationärer psychosomatischer Rehabilitation. Erste Ergebnisse über Effekte auf Akzeptanz und Zufriedenheit der Patienten. DRV-Schriften 1999; 15: 359–60.

Husen E, Ehrhardt M, Bischoff C. Ambulante Maßnahmen zur Nachbereitung stationärer psychosomatischer Rehabilitation. Effekte auf die Patientenurteile über die Behandlung. Praxis Klin Verhaltensmed Rehabil 2000; 52: 10–5.

Irle H, Amberger S, Nischan P. Entwicklungen in der psychotherapeutisch/psychosomatischen Rehabilitation. DAngVers 2001; 7: 1–7.

Joyce AS, Ogrodniczuk J, Piper WE, McCallum M. A Test of the Phase Model of Psychotherapy Change. Can J Psychiatry 2002; 47: 759–66.

Junge A, Ahrens S. Stationäre psychosomatische Behandlung – Patientenmerkmale und Behandlungserfolg. Psychother Psychosom Med Psychol 1996; 46: 430–7.

Junkert-Tress B, Tress W, Hildenbrand G, Hildenbrand B, Windgassen F, Schmitz N, Hartkamp N, Franz M. Der Behandlungsabbruch – ein multifaktorielles Geschehen. PPmP 2000; 50: 351–65.

Kächele H. Wie lange dauert Psychotherapie? Psychother Psychosom Med Psychol 1990; 40: 148–51.

Kanfer F, Reinecker H, Schmelzer D. Selbstmanagement-Therapie – ein Lehrbuch für die klinische Praxis. Berlin: Springer 2000.

Kanfer KH, Reinecker H, Schmelzer D. Selbstmanagement-Therapie. Berlin: Springer 2000.

Kardorff E v. Kooperation, Koordination und Vernetzung. Anmerkungen zur Schnittstellenproblematik in der psychosozialen Versorgung. In: Röhrle B, Sommer G, Nestmann F (Hrsg). Netzwerkintervention. Tübingen: Dgvt 1998; 203–22.

Keßler BH. Klinisch-biographische Diagnostik. In: Stieglitz RD, Baumann U, Freyberger HJ (Hrsg). Psychodiagnostik in Klinischer Psychologie, Psychiatrie, Psychotherapie. Stuttgart: Thieme 2001; 195–209.

Kiresuk TJ, Sherman RE. Goal attainment scaling: a general method for evaluating comprehensive community health programs. Community Ment Health J 1968; 4: 443–53.

Klepsch R, Zaworka W, Hand I, Lünenschloß K, Jauernig G. Hamburger Zwangsinventar-Kurzform. Weinheim: Beltz 1993.

Klinck D. Computergestützte Diagnostik. Göttingen: Hogrefe 2002.

Klose C, Matteucci-Gothe R, Linden M. Die Vor- und Nachbehandlung in der stationären psychosomatischen Rehabilitation. Rehabilitation 2006; 45:359–368.

Kobelt A, Göbber J, Petermann F. Die Bedarfslage in der Rehabilitation und die Versorgung neuer Zielgruppen. Migranten in der psychosomatischen Rehabilitation. Bundesgesundheitsblatt 2011a; 54 (4): 475–481.

Kobelt A, Grosch E, Lamprecht F. Ambulante psychosomatische Nachsorge. Integratives Trainingsprogramm nach stationärer Rehabilitation. Stuttgart: Schattauer 2002.

Kobelt A, Grosch E. Indikation zur ambulanten Nachsorge (Curriculum Hannover) in der Psychosomatischen Rehabilitation. Der Psychotherapeut 2005; 50: 340–6.

Kobelt A, Jabben J, König R, Petermann F. Psychotherapeutische Vorbehandlung als wichtiges Kriterium für die Rehabilitationsprognose und den Rehabilitationserfolg in der psychosomatischen Rehabilitation? Eine rehabilitative und rechtliche Kontroverse. In: DRV-Schriften, Band 93; 2011b, 62–63.

Kobelt A, Lieverscheidt B, Grosch E, Petermann F. Ambulante psychosomatische Nachsorge und soziale Ungleichheit. Eine katamnestische Studie vor dem Hintergrund überwunden geglaubter Schichtspezifität. Der Psychotherapeut 2010c; 55: 43–48.

Kobelt A, Miede J. Strategische Überlegungen zum Schnittstellenmanagement am Beispiel der psychosomatischen Rehabilitation. In: Deck R, Glaser-Möller N, Remé T (Hrsg). Schnittstellen der medizinischen Rehabilitation. Lage: Jacobs 2010d; 27–45.

Kobelt A, Nickel L, Grosch E, Lamprecht F, Künsebeck HW. Inanspruchnahme psychosomatischer Nachsorge nach stationärer Rehabilitation. Psychother Psychosom Med Psychol 2004; 54: 58–64.

Kobelt A, Pfeiffer W, Winkler M, Petermann F. Erwerbsbezug in der psychosomatischen Rehabilitation. In: Petermann F. (Hrsg.) Neue Ansätze in der psychosomatischen Rehabilitation. Regensburg: Roderer; 2010a: 27–48.

Kobelt A, Schmid-Ott G, Künsebeck HW, Bümmerstede D, Lamprecht F. Ärztliche und nichtärztliche ambulante psychotherapeutische Versorgung im Raum Hannover. Ein fach-, schulen- und geschlechtsbezogener Vergleich. Nervenarzt 1998; 69: 776–81.

Kobelt A, Schmid-Ott G, Künsebeck HW, Grosch E, Hentschel J, Malewski P, Lamprecht F. Bedingungen erfolgreicher ambulanter Nachsorge nach stationärer psychosomatischer Rehabilitation. Praxis Klin Verhaltensmed Rehabil 2000; 52: 16–23.

Kobelt A, Winkler M, Göbber J, Pfeiffer W, Petermann F. Hängt die subjektive Prognose der Erwerbstätigkeit vom Migrationsstatus ab? Z Psychiatr Psychol Psychother 2010b; 58 (3): 189–197.

Kobelt A. Ambulante psychosomatische Nachsorge nach stationärer psychosomatischer Rehabilitation (Curriculum Hannover): Erste Ergebnisse der Fünfjahreskatamnese. Verhaltenstherapie und psychosoziale Praxis 2004; 36: 845–55.

Kobelt, A, Winkler M, Petermann F. Vorbereitung und Nachbereitung der medizinischen Rehabilitation am Beispiel der psychosomatischen Rehabilitation. Bundesgesundheitsblatt 2011b; 54 (4): 451–457.

Koch S, Hillert A. Therapeutische Interventionen auf psychosozialer Ebene- Konzeption, Durchführung und Wirksamkeit psychotherapeutisch fundierter berufsbezogener Interventionen. In: Hillert A, Müller-Fahrnow W, Radoschewski FM Medizinisch-beruflich orientierte Rehabilitation. Grundlagen und klinische Praxis. Köln: Deutscher Ärzteverlag 2009; 141–158.

Koch U, Potreck-Rose F. Stationäre psychosomatische Rehabilitation. Ein Versorgungssystem in der Diskussion. In: Strauss B, Meyer AE (Hrsg). Psychoanalytische Psychosomatik. Theorie, Forschung und Praxis. Stuttgart: Schattauer 1994; 193–212.

König K. Einführung in die stationäre Psychotherapie. Göttingen: Vandenhoeck & Ruprecht 1995.

Köpke KH. Optimierung von Reha-Leistungen in der gesetzlichen Rentenversicherung am Beispiel der Nachsorge. Manuskript in Vorbereitung im Rahmen eines Forschungsprojektes der Deutschen Rentenversicherung Bund Schleswig-Holstein 2007.

Kopta SM. The dose-effect relationschip in psychotherapy: a defining achievement for Dr. Kenneth Howard. Clin Psychol 2003; 59: 727–33.

Kordy H, Hannöver W. Zur Evaluation psychotherapeutischer Behandlungen anhand individueller Therapieziele. In: Ambühl R, Strauß B (Hrsg). Therapieziele. Göttingen: Hogrefe 1999; 75–91.

Kordy H, Kächele H. Der Einsatz von Zeit in der Psychotherapie. Psychotherapeut 1995; 40: 195–209.

Kriebel R, Paar GH, Schmitz-Buhl M, Raatz U. Veränderungsmessung mit dem Veränderungsfragebogen (VEV): Entwicklung einer Kurzform und deren Anwendung in der Psychosomatischen Rehabilitation. Praxis Klin Verhaltensmed Rehabil 2001; 53: 20–32.

Kriebel R, Paar GH. Psychosomatische Rehabilitation: Möglichkeit und Wirklichkeit. Zehn-Jahres-Bericht 1989–1999 der Gelderland-Klinik. Geldern: Keuck 1999.

Kuhl J, Kazén M. PSSI – Persönlichkeitsstil und Störungs-Inventar. Testmanual. Göttingen: Hogrefe 1997.

Kühner C. Fragebogen zur Depressionsdiagnostik nach DSM-IV (FDD-DSM-IV). Handanweisung. Göttingen: Hogrefe 1997.

Laireiter AR, Stieglitz RD, Baumann U. Dokumentation in der Klinischen Psychologie, Psychotherapie und Psychiatrie. In: Stieglitz RD, Baumann U, Freyberger HJ (Hrsg). Psychodiagnostik in Klinischer Psychologie, Psychiatrie, Psychotherapie. Stuttgart: Thieme 2001; 65–79.

Laireiter AR. Dokumentation in der Psychotherapie. In: Härter M, Linster HW, Stieglitz RD (Hrsg). Qualitätsmanagement in der Psychotherapie. Göttingen: Hogrefe 2003; 71–95.

Lambert M, Hill CE. Assessing psychotherapy outcomes and processes. In: Bergin AE, Garfield SL (eds). Handbook of psychotherapy and behavior change. New York: Wiley 1994; 72–113.

Lambert M. Bergin and Garfield's handbook of psychotherapy and behavior change. New York: Wiley 2003.

Lamprecht F, Kobelt A, Künsebeck H, Grosch E, Schmid-Ott G. Ergebnisse der 1-Jahres-Katamnese einer ambulanten wohnortnahen Nachsorge nach stationärer psychosomatischer Rehabilitation. Psychother Psychosom Med Psychol 1999; 49: 387–91.

Lang K, Schulz H, Lotz-Rambaldi W, Koch U. Behandlungsabbruch als nicht gelungene Inanspruchnahme – Entwicklung eines Vorhersagemodells für den Bereich der stationären psychosomatischen Rehabilitation. Rehabilitation 1999; 38: 160–6.

Lange C, Heuft G. Die Beeinträchtigungsschwere in der psychosomatischen und psychiatrischen Qualitätssicherung: Global Assessment of Functioning Scale (GAF) vs. Beeinträchtigungs-Schwere-Score (BSS). Z Psychosom Med Psychother 2002; 48: 256–69.

Lange M, Best M, Hessel A, Sieling W, Petermann F. Patientenorientierte Vorbereitung auf die psychosomatische Rehabilitation. In: Petermann F (Hrsg.). Neue Ansätze in der psychosomatischen Rehabilitation. Regensburg: Roderer, 2010; 113–131.

Lawall C. Rehabilitationsmanagement. Vorgehen der Krankenkassen. Trauma und Berufskrankheit 14 (Supplement 2) 2012; 213–216.

Leichsenring F. Borderline-Persönlichkeits-Inventar. Testmanual. Göttingen: Hogrefe 1997.

Lieberz K, Ciemer S. Hintergründe des Abbruchs von stationären Psychotherapien. Psychotherapeut 2000; 45: 286–91.

Löwe B, Gräfe K, Zipfel S, Witte S, Loerch B, Herzog W. Diagnosing ICD-10 depressive episodes: superior criterion validity of the Patient Health Questionnaire. Psychother Psychosom 2004; 73: 386–90.

Lupke U, Rohr W. Möglichkeiten und Perspektiven ambulanter psychosomatischer Rehabilitation. In: Schmidt-Ohlemann M, Zippel C, Blumenthal W, Fichtner HJ (Hrsg). Ambulante wohnortnahe Rehabilitation. Konzepte für Gegenwart und Zukunft. Ulm: Universitätsverlag 1998; 153–62.

MacKay C, Cox T, Burrows G, Lazzerine T. An inventory for the measurement of self-reported stress and arousal. Br J Soc Psychol 1978; 17: 283–4.

MacKenzie KR. The time-limited psychotherapies: an overview. American Psychiatric Press. Review of Psychiatry 1996; 15: 11–21.

Maercker A, Schützwohl M. Erfassung von psychischen Belastungsfolgen: Die Impact of Event-Skala-revidierte Version (IES-R). Diagnostica 1998; 2: 130–41.

Mallon T M, Cloeren M, Firestone L M, Bruch, H C. Contract case managers prove cost effective in federal workers' compensation programs. Military medicine 2008; 173 (3): 253–258.

Margraf J. Lehrbuch der Verhaltenstherapie. Berlin: Springer 2000.

Mark N. Teilstationäre prä-poststationäre psychotherapeutisch psychosomatische Behandlung. Praxis Klin Verhaltensmed Rehabil 1996; 36: 273–7.

Meck R, Maurer C, Wandl U. Back to work – how can this be achieved?. Therapeutische Umschau und medizinische Bibliographie 2007; 64 (8): 451–455.

Melchior, H. (2011). Vorhersage des längerfristigen Behandlungserfolgs anhand von Symptomverläufen und der Dauer stationärer Psychotherapie. Dissertation, Universität Hamburg. URL: http://ediss.sub.uni-hamburg.de/volltexte/2011/5437/

Mestel R, Heymann F von. Ein empirischer Vergleich der Schwierigkeiten mit der ICD-10 Psychodiagnostik in zehn psychosomatischen Kliniken. Psychotherapeut. PDP 2005; 4: 1–11.

Mestel R, Erdmann A, Schmid M, Klingelhöfer J, Stauss K, Hautzinger M. 1- bis 3-Jahres-Katamnese bei 800 stationär behandelten depressiven Patienten. In: Bassler M (Hrsg). Leitlinien zur stationären Psychotherapie: Pro und Kontra. Gießen: Psychosozial Verlag 2000; 243–73.

Mestel R, Heymann F von. Ein empirischer Vergleich der Schwierigkeiten mit der ICD-10 Psychodiagnostik in zehn psychosomatischen Kliniken. Psychotherapeut. PDP 2005; 4: 1–11.

Mestel R, Leichsenring F. Entwicklung einer änderungssensitiven Kurzskala zur Erfassung der Borderline-Symptomatik: CUT-20-R. In: van der Meer E, Hagendorf H, Beyer R, Krüger F, Nuthmann A, Schulz S (Hrsg). 43. Kongress der Deutschen Gesellschaft für Psychologie. Lengerich: Papst Science Publishers 2002; 365.

Mestel R, Vogler J, Klingelhöfer J. Rückmeldung der testpsychologisch ermittelten Ergebnisqualität in der stationären Psychosomatik. In: Bassler M (Hrsg). Störungsspezifische Ansätze in der stationären Psychosomatik. Gießen: Psychosozial Verlag 2001; 147–67.

Michalak J, Grosse Holtforth M, Veith A. Wo soll's denn nun eigentlich hingehen? Die Zielperspektive in der Psychotherapie. In: Kosfelder J, Michalak J, Vocks S, Willutzki U (Hrsg). Fortschritte der Psychotherapieforschung. Göttingen: Hogrefe 2005; 54–88.

Michalak J, Kosfelder J, Meyer F, Schulte D. Messung des Therapieerfolgs: Veränderungsmaße oder retrospektive Erfolgsbeurteilung. Z Klin Psychol Psychother 2003; 32: 94–103.

Mussell M, Mitchell JE, Crosby RD, Fulkerson JE, Hoberman HM, Romano JL. Commitment to treatment goals in prediction of group cognitive-behavioral therapy treatment outcome for women with bulimia nervosa. JCCP 2000; 68: 432–7.

Mussgay L, Terporten G, Mans E, Jürgensen R, Bast H, Grothgar B, Rüddel H. Behandlungsabbrüche in der stationären psychosomatischen Rehabilitation: Der Einfluss von Persönlichkeit, Diagnose und Lebenssituation. Praxis Klin Verhaltensmed Rehabil 2001; 53: 42–9.

Mussgay L, Terporten G, Rüddel H. Merkmale von Abbrechern einer stationären Rehabilitationsbehandlung. Klinisch-psychologisches Symposium der Fachgruppe Klinische Psychologie der Deutschen Gesellschaft für Psychologie 1996, Bamberg.

Neeb K, Winkler K, Schröder A, Mestel R. Welchen Einfluss hat eine Therapiezeitverkürzung auf den Behandlungserfolg stationärer Psychotherapie? Praxis Klin Verhaltensmed Rehabil 2001; 56: 333–40.

Norman G. Hi! How are you? Response shift, implicit theories and differing epistemologies. Qual Life Res 2003; 12: 239–49.

Nosper M. Der Erfolg psychosomatischer Rehabilitation in Abhängigkeit von der Behandlungsdauer. Psychother Psychosom Med Psychol 1999b; 49: 354–60.

Nosper M. Einzel- oder Gruppenpsychotherapie? Patientenmerkmale und Behandlungsergebnisse im Vergleich. Zeitschrift für Gruppentherapie und Gruppendynamik 2002; 38: 29–48.

Nosper M. Psychosomatische Rehabilitation. Ergebnis- und Prozessqualität von Einzel- und Gruppenpsychotherapien. Berlin: Logos 1999a.

Nosper M. Psychotherapie als kurative und rehabilitative Behandlungsmaßnahme. In: Friboes RM, Zaudig M, Nosper M (Hrsg). Rehabilitation bei psychischen Störungen. München: Elsevier Urban & Fischer 2005a; 96–109.

Nosper M. Sozialmedizinische Begutachtung von Rehabilitations- und Verlängerungsanträgen durch den Medizinischen Dienst der Krankenversicherung. In: Friboes RM, Zaudig M, Nosper M (Hrsg). Rehabilitation bei psychischen Störungen. München: Elsevier Urban & Fischer 2005b; 66–72.

Nübling R, Wille J, Steffanowski A, Körner M, Löschmann C, Schmidt J. Basisdokumentation Psychosomatische Rehabilitation – Erfahrungen auf der Grundlage einer zweijährigen Erhebung in fünf psychosomatischen Kliniken. DRV-Schriften 2004; 52: 55–7.

Oehlschlägel-Akiyoshi J. Dosis-Wirkungs-Analysen in nicht-randomisierten Studien: Begriffe, Methoden und Anwendungen am Beispiel der stationären Psychotherapie von Anorexia nervosa. Ulm: Dissertation Medizinische Fakultät der Universität 1998.

Ogles BM, Lambert MJ, Weight DG, Payne IR. Agoraphobia outcome measurement: A review and meta-analysis. Psychol Assess 1990; 2: 317–25.

Operationalisierte Psychodynamische Diagnostik OPD-2. Das Manual für Diagnostik und Therapieplanung. Bern: Hans Huber 2006.

Oppolzer A. Psychische Belastungsrisiken aus Sicht der Arbeitswissenschaft und Ansätze für die Prävention. In: Badura B, Schröder H, Klose J, Macco K (Hrsg) Fehlzeiten-Report 2009. Berlin: Springer 2010; 13–22.

Ostendorf F, Angleitner A. NEO-PI-R Neo-Persönlichkeitsinventar nach Costa, McCrae. Testmanual. Göttingen: Hogrefe 2004.

Paar GH, Grohmann S. Überlegungen zu einem „Allgemeinen Modell der psychosomatischen Rehabilitation" mit Ableitungen zur angemessenen Behandlungsintensität und erforderlichen Verweildauer. Rehabilitation 2000; 39: 8–16.

Paar GH, Kriebel R, Noack R. Eine empirische Analyse zum Therapieabbruch bei stationärer Psychotherapie in einer Psychosomatischen Fachklinik. In: Hahn P, Werner A, Bergmann G, Drinkmann A, Eich W, Hayden M, Herzog W (Hrsg). Modell und Methode in der Psychosomatik. Eine Bestandsaufnahme gegenwärtiger psychosomatischer Forschungs- und Arbeitsansätze. Weinheim: Deutscher Studien Verlag 1994; 292–6.

Palmer K T, Harris E C, Linaker C, Barker M, Lawrence W, Cooper C, Coogon D. Effectiveness of community- and workplace-based interventions to manage musculoskeletal-related sickness absence and job loss: a systematic review. Rheumatology 2012; 51 (2): 230–242.

Paul T, Thiel A. EDI-2 Eating Disorder Inventory Deutsche Version. Manual. Göttingen: Hogrefe 2004.

Paulitsch K. Praxis der ICD-10-Diagnostik. Ein Leitfaden für Psychotherapeuten und Psychologen. Wien: Facultas 2004.

Pudel V, Westenhöfer J. FEV – Fragebogen zum Essverhalten. Manual. Göttingen: Hogrefe 1989.

Reddin Long J. Goal agreement and early therapeutic change. Psychotherapy 2001; 38: 219–32.

Regli D, Bieber K, Mathier F, Grawe K. Beziehungsgestaltung und Aktivierung von Ressourcen in der Anfangsphase von Therapien. Verhaltensther Verhaltensmed 2000; 21: 399–420.

Reister G. Zum Umgang mit der Zeit in der Psychotherapie. Z Psychosom Med Psychother 2000; 46: 206–15.

Richter D. Die Dauer der stationären psychiatrischen Behandlung. Eine Übersicht über Methodik, Einflussfaktoren und Auswirkungen. Fortschr Neurol Psychiat 2001; 69: 19–31.

Rief W, Hiller W, Heuser J. SOMS – Screening für Somatoforme Störungen. Testmanual. Göttingen: Hogrefe 1997.

Rist F, Dirksmeier C. Leistungsdiagnostik bei psychischen Störungen. In: Stieglitz RD, Baumann U, Freyberger HJ (Hrsg). Psychodiagnostik in Klinischer Psychologie, Psychiatrie, Psychotherapie. Stuttgart: Thieme 2001; 145–58.

Rodewald F, Gast U, Emrich HM. Screening auf Komplexe Dissoziative Störungen mit dem Fragebogen für dissoziative Symptome (FDS). PPmP 2006; 56: 249–58.

Rosin U, Wilmers F. Determinanten des Abbruchs. Vorzeitige Beendigung der stationären Behandlung in einem psychosomatischen Krankenhaus. Ergebnisse von Nachbefragungen. Bad Krozingen, Werner-Schwidder-Klinik für Psychosomatische und Psychotherapeutische Medizin. Unveröffentlichter Bericht 1999.

Rösler M, Schaub RT. Diagnostik organischer Störungen. In: Stieglitz RD, Baumann U, Freyberger HJ (Hrsg). Psychodiagnostik in Klinischer Psychologie, Psychiatrie, Psychotherapie. Stuttgart: Thieme 2001; 379–64.

Rüddel H. Gibt es eine optimale Therapiedauer in der stationären psychosomatischen Rehabilitation? Prax Klin Verhaltensmed Rehabil 1996; 36: 262–4.

Rudolf G, Eich W. Die Entwicklung wissenschaftlich begründeter Leitlinien. Psychotherapeut 1999; 44: 124–126

Rudolf G, Laszig P, Henningsen, C. Dokumentation im Dienste der klinischen Forschung und Qualitätssicherung. Psychotherapeut 1997; 42: 145–55.

Ruff W, Leikert S. Entwicklungen von nicht behandelten Patienten und Therapieabbrechern – Katamnesen 10 Jahre nach dem Erstkontakt. Psychother Psychosom Med Psychol 1995; 45: 237–42.

Ruff W, Werner H. Behandlungsabbrüche in der stationären Psychotherapie. Z Psychosom Med Psychoanal 1988; 34: 125–39.

Safran JD, Wallner LK. The relative predictive validity of two therapeutic alliance measures in cognitive therapy. Psychol Assess 1991; 3: 188–95.

Schaaschmidt U, Fischer AW. AVEM – Arbeitsbezogenes Verhaltens- und Erlebensmuster. Frankfurt: Harcourt Test Services 2003.

Schandelmaier S, Ebrahim S, Burkhardt S C, de Boer W E, Zumbrunn T, Guyatt G H, Busse J W, Kunz R. Return to work coordination programmes for work disability: a meta-analysis of randomised controlled trials. PLoS One 7 (11) 2012; e49760.

Schaub HA. Case-Management und chronifizierte biopsychosoziale Problemlagen. Gruppenpsychother Gruppendynamik 1998; 34: 23–36.

Schauenburg H, Sammet I, Strack M. Verlauf der Symptombelastung und Vorhersage des Behandlungserfolges in der stationären Psychotherapie. Z Psychosom Med Psychother 2001; 47: 380–95.

Schepank H. Der Beeinträchtigungs-Schwere-Score (BSS). Ein Instrument zur Bestimmung der Schwere einer psychogenen Erkrankung. Göttingen: Beltz Test GmbH 1995.

Schmidt J, Steffanowski A, Nübling R, Lichtenberg S, Wittmann WW. Ergebnisqualität stationärer psychosomatischer Rehabilitation. Regensburg: Roderer; 2003.

Schmidt J. Evaluation einer psychosomatischen Klinik. Frankfurt: Verlag für akademische Schriften 1991.

Schmitz-Buhl SM, Kriebel R, Paar GH. Zeitsensitive Therapie: Zusammenhänge zwischen Therapiedauer, Therapiemotivation, Beschwerdestärke und Behandlungserfolg in der stationären psychosomatischen Rehabilitation. Praxis Klin Verhaltensmed Rehabil 1999; 45: 21–7.

Schröder K. Neuorientierung im Alltag. Entwicklung, Durchführung und Evaluation eines Transferseminars für die stationäre psychosomatische Rehabilitation. Diplomarbeit, Braunschweig 1998.

Schröder K. Selbststeuerung – Ziel oder Utopie? Von der Schwierigkeit, Behandlungserfolge aus Kliniken im Alltag umzusetzen. Promovierendentagung 2002 der Hans-Böckler-Stiftung. Münster: Verlag Westfälisches Dampfboot 2003a.

Schröder K. Transferförderung im Rahmen einer stationären psychosomatischen Rehabilitation. Dissertation, Braunschweig 2003b.

Schulte-Bahrenberg T. Therapieziele, Therapieprozess und Therapieerfolg. Pfaffenweiler: Centaurus 1990.

Schulz H, Barghaan D, Harfst T, Koch U: Psychotherapeutische Versorgung. Gesundheitsberichterstattung des Bundes 2008, 41.

Schulz H, Lang K, Lotz-Rambaldi W, Bürger W, Koch U. Analyse von Behandlungsabbrüchen in der stationären psychosomatischen Rehabilitation anhand von Basisdokumentationen zweier Klinikträger. Psychother Psychosom Med Psychol 1999; 49: 326–36.

Schumacher J, Klaiberg A, Brähler E. Diagnostische Verfahren zu Lebensqualität und Wohlbefinden. Göttingen: Hogrefe 2003.

Schumacher J, Wilz G, Gunzelmann T, Brähler E. Sense of Coherence Scale von Antonovsky – Teststatistische Überprüfung in einer repräsentativen Bevölkerungsstichprobe und Konstruktion einer Kurzskala. Psychother Psychosom Med Psychol 2000; 50: 472–82.

Seidenstücker G, Baumann U. Multimodale Diagnostik als Standard in der Klinischen Psychologie. Diagnostica 1987; 33: 243–58.

Seiler M. Veränderungsdimensionen in der Psychotherapie-Evaluation. Unveröffentlichte Diplomarbeit: Universität Leipzig 2003.

Sorembe V, Westhoff K. SESA – Skala zur Erfassung der Selbstakzeptierung. Testmanual. Göttingen: Hogrefe 1985.

Spitzer C, Mestel R, Klingelhöfer J, Freyberger H. Kurzform des Fragebogens zur Dissoziation (FDS-20). PPmP 2004; 54: 165–72.

Stangier U, Heidenreich T, Peitz M. Soziale Phobien. Ein kognitiv-verhaltenstherapeutisches Behandlungsmanual. Weinheim: Beltz Psychologie Verlags Union 2003.

Steenbarger BN. Duration and outcome in psychotherapy: an integrative review. Prof Psychol Res Pr 1994; 25: 111–9.

Steffanowski A, Lichtenberg S, Schmidt J, Huber C, Wittmann WW, Nübling R. Ergebnisqualität psychosomatischer Rehabilitation: Zielerreichungsskalierung auf der Basis einer strukturierten Therapiezielliste. Rehabilitation 2004; 43: 219–32.

Stephens B, Gross D P. The influence of a continuum of care model on the rehabilitation of compensation claimants with soft tissue disorders. Spine 2007; 32 (25): 2898–2904.

Stieglitz RD, Ahrens B, Freyberger HJ. Fremdbeurteilungsverfahren (Rating scales). In: Stieglitz RD, Baumann U, Freyberger HJ (Hrsg). Psychodiagnostik in Klinischer Psychologie, Psychiatrie, Psychotherapie. Stuttgart: Thieme 2001a; 95–106.

Stieglitz RD, Baumann U, Freyberger HJ (Hrsg). Psychodiagnostik in Klinischer Psychologie, Psychiatrie, Psychotherapie. Stuttgart: Thieme 2001b.

Stieglitz RD, Baumann U. Veränderungsmessung. In: Stieglitz RD, Baumann U, Freyberger HJ (Hrsg). Psychodiagnostik in Klinischer Psychologie, Psychiatrie, Psychotherapie. Stuttgart: Thieme 2001; 21–38.

Stieglitz RD. Diagnostik und Klassifikation psychischer Störungen. Göttingen: Hogrefe 2000; 304.

Strauss B, Burgmeier-Lohse M. Merkmale der „Passung" zwischen Therapeut und Patient als Determinante des Behandlungsergebnisses in der stationären Gruppentherapie. Z Psychosom Med Psychoanal 1995; 41: 127–40.

Strauss B, Schumacher J (Hrsg). Klinische Interviews und Ratingskalen. Göttingen: Hogrefe 2005.

Strupp HH, Horowitz LM, Lambert MJ. Measuring patient changes in mood, anxiety and personality disorders. Toward a core battery. Washington: APA 1994.

Terporten G, Mussgay L, Mans E, Bast H, Grothgar B, Jürgensen R, Rüddel H. Therapieabbruch in der psychosomatischen Rehabilitation. Rehabilitationswissenschaftliches Kolloquium 1999, Norderney.

Thomä H, Kächele H. Lehrbuch der psychoanalytischen Therapie 1. Grundlagen. Berlin: Springer 2006.

Tress W. Die Strukturale Analyse Sozialen Verhaltens – SASB. Ein Arbeitsbuch für Forschung und Ausbildung in der Psychotherapie. München: CIP-Medien Verlag 1993

Tritt K, Peseschkian H, Bidmon RK, Mühldorfer S, Loew TH. Psychodynamische Psychotherapie bei somatoformen Störungen im symptomatischen Monitoring. PDP 2002; 1: 212–24.

Truant GS, Lohrenz JG. Basic principles of psychotherapy. Introduction, basic goals, and the therapeutic relationship. Am J Psychother 1993; 47: 8–18.

Tryon GS, Winograd G. Goal consensus and collaboration. Psychotherapy 2001; 38: 385–9.

Tryon GS. The engagement quotient: One index of a basic counseling task. J College Student Personnel 1985; 26: 351–4.

Tscheulin D, Harms R. MakeMapsWin – Software zur Strukturalen Analyse Sozialen Verhaltens SASB. München: CIP-Medien 2001a.

Tscheulin D, Harms R. MakeMapsWin. Zur SASB Fragebogenmethode nach Benjamin. München: CIP-Medien Verlag 2001b.

Vauth R, Stieglitz RD. Diagnostik schizophrener Störungen. In: Stieglitz RD, Baumann U, Freyberger HJ (Hrsg). Psychodiagnostik in Klinischer Psychologie, Psychiatrie, Psychotherapie. Stuttgart: Thieme 2001; 405–17.

Verband Deutscher Rentenversicherungsträger (VDR). Behandlungsabbruch in der Rehabilitation. In: VDR (Hrsg). VDR-Statistik Rehabilitation des Jahres 2002. Frankfurt: VDR 2003.

Vermeulen S J, Heymans MW, Anema JR, Schellart AJM, van Mechelen W, van der Beek, AJ. Economic evaluation of a participatory return-to-work intervention for temporary agency and unemployed workers sick-listed due to musculoskeletal disorders. Scandinavian journal of work, environment & health 2013; 39 (1): 46–56.

Vogel H, Kurz S, Gerlich C, Faller H, Ellgring H. Verwendbarkeit von psychodiagnostischen Assessmentinstrumenten in Begutachtungs- und Prüfsituationen – eine empirische Analogstudie mit der SCL-90. Rehabilitationswissenschaftliches Kolloquium der Deutschen Rentenversicherung 2006; 64: 171–3.

Webendörfer S, Benoit D, Bischoff C, Limbacher K. Frühe Versorgung und Prozess-Steuerung psychosomatisch erkrankter Patienten über Integrierte Versorgung und Rehabilitation. In: DRV-Bund (Hrsg.) DRV-Schriften, Band 93. Bad Homburg: wdvGesellschaft, 2011; 66–67.

Wendisch M. Therapieziele – Unterschiede im ambulanten und stationären Setting. In: Ambühl H, Strauß B (Hrsg). Therapieziele. Göttingen: Hogrefe 1999; 293–317.

Westhoff G. Handbuch psychosozialer Messinstrumente. Göttingen: Hogrefe 1993.

Wierzbicki M, Pekarik G. A meta-analysis of psychotherapy dropout. Prof Psychol Res Pr 1993; 24: 190–5.

Willer B, Miller G. Client involvement in goal setting and its relationship to therapeutic outcome. Clin Psychol 1976; 32: 687–90.

Willutzki U, Koban C. Enhancing motivation for psychotherapy: The elaboration of positive perspectives (EPOS) to develop patients' goal structure. In: Cox M, Klinger E (eds). Perspectives on motivation. New York: Wiley 2004; 337–56.

Wittchen HU, Pfister H. Instruktionsmaterial zur Durchführung von DIA-X-Interviews. Frankfurt: Harcourt Test Services 1997.

Wittchen HU, Zaudig M, Fydrich T. SKID – Strukturiertes Klinisches Interview für DSM-IV. Achse I und II. Göttingen: Hogrefe 1997.

Wolf M, Gallas C, Kordy H. Zur diskriminanten Validität des Inventars zur Erfassung Interpersoneller Probleme. Z Klin Psychol Psychother 2005; 34: 233–40.

Wosgien M, Donaubauer B. Prädiktoren für vorzeitige Beendigungen und Therapieabbrüche in der psychotherapeutischen Behandlung. Freiburg: Unveröffentliche Diplomarbeit der Albert-Ludwigs-Universität 1999.

Young JE. Kognitive Therapie von Persönlichkeitsstörungen. Ein schemaorientierter Ansatz. Tübingen: DGVT 2006.

Zepf S, Marx A, Mengele U. Die ambulante psychotherapeutische Versorgungslage der Erwachsenen im Saarland. Psychotherapeut 2001; 46: 75–81.

Zielke M, Dehmlow A, Broda M, Carls W, Höhn U, Jahrreiss R, Keyserlingk H von, Kosarz P, Limbacher K, Meermann R, Missel P, Schuler P, Siegfried J, Sobottka B. Ermittlung prognostischer Indikatoren für die Wiederherstellung der Arbeitsfähigkeit im Verlauf der stationären Behandlung von psychosomatischen Erkrankungen. Prax Klin Verhaltensmed Rehabil 1995: 30: 139–47.

Zielke M, Dehmlow A, Wülbeck B, Limbacher K. Einflussfaktoren auf die Behandlungsdauer bei psychosomatischen Erkrankungen in der stationären Verhaltenstherapie. Praxis Klin Verhaltensmed Rehabil 1997; 37: 22–56.

Zielke M, Kopf-Mehnert C. Veränderungsfragebogen des Erlebens und Verhaltens (VEV). Weinheim: Beltz Test GmbH 1978.

Zielke M. Basisdokumentation in der stationären Psychosomatik. In: Zielke M, Sturm J (Hrsg). Handbuch stationärer Verhaltenstherapie. Weinheim: Beltz 1994; 995–1107.

Zielke M. Behandlungsdauer und Ergebnisqualität von stationären Behandlungs- und Rehabilitationsverläufen bei psychischen und psychosomatischen Erkrankungen – Ergebnisse langfristiger Prozessanalysen. Praxis Klinische Verhaltensmedizin und Rehabilitation 2012; 83: 8–46.

Zimmer D, Echelmeyer L. Fragebogen zur Lebensgeschichte. Tübingen: DGVT-Verlag 1978.

Zwerenz R. Entwicklung und Evaluation eines multimodalen internetbasierten Informationsangebots zur Vorbereitung auf die stationäre psychosomatische Rehabilitation. Unveröffentlichter Projektantrag. 2013

7 Sozialmedizin

G. H. Paar, R. Bückers und R. Kriebel

7.1 Einleitung und Problemaufriss

Sozialmedizin ist ein Querschnittsfach in der Medizin und insbesondere mit den Sozialwissenschaften verknüpft. Traditionell setzt sie sich mit Fragen von Gerechtigkeit und Solidarität auseinander, behandelt normative und ethische Fragen, sowie Grundsatzfragen des Gesundheitssystems. Sozialmedizin und Rehabilitation sind über die sozialmedizinische Begutachtung im Rahmen der Feststellung von Leistungsansprüchen aus individueller Sicht verknüpft. Verbindungen bestehen ferner in Zieldefinitionen sowie Behandlungs- und Betreuungsmethoden von Rehabilitanden, die sich über Krankheitsfolgen auf die Leistungsfähigkeit, die berufliche sowie soziale Integration und Fragen der Lebensqualität beziehen (Mittelstaedt et al. 2001).

Aus der Sicht der Rentenversicherungsträger sind Aufgaben und Leistungen der Sozialmedizin vor allem Auftragsleistungen. Die Rentenversicherung hat dazu immer wieder aktualisierte Standardwerke zur sozialmedizinischen Begutachtung auf der Grundlage des ICF herausgegeben (s. a. Schuntermann, Kap. 2.2.4).

2004 hat die Kommission Sozialmedizin (SOMEKO) im Verband der Deutschen Rentenversicherung die Rolle der Sozialmedizin in der sozialen Sicherung, die Weiterentwicklung der Qualität der sozialmedizinischen Beurteilung in der gesetzlichen Rentenversicherung sowie das Management der medizinischen Sachaufklärung untersucht (VDR 2004b; s. a. Grigoleit et al. 2004). Aus dieser Arbeit ging eine Projektgruppe zur „Qualitätssicherung der sozialmedizinischen Begutachtung" hervor, deren Abschlussbericht 2013 vorlag (Deutsche Rentenversicherung 2013). Nach Meinung der Kommission können die sozialmedizinischen Aufgaben am besten durch trägerspezifische Dienste durchgeführt werden, bei gleichzeitiger Kooperation zu anderen, vergleichend tätigen Diensten. Im Unterschied zu der von den deutschen Rentenversicherungsträgern vertretenen Auffassung von der Rehabilitation „in einer Hand" wird die sozialmedizinische Evaluation international durchaus verschieden organisiert (De Boer et al. 2007).

Die Qualität der sozialmedizinischen Leistungsentscheidung stellt eine Grundlage für die Gleichbehandlung der Versicherten dar. Qualitätsmanagement, Entwicklung von Leitlinien, die systematische Weiterentwicklung von Begutachtungsinstrumenten und Assessmentsystemen sowie angewandte Forschung in der Sozialmedizin sind notwendige Entwicklungsschritte. Gleichzeitig geraten Leistungsentscheidungen immer stärker unter den Vorbehalt der Ausgaben und Budgetentwicklung mit Ausstrahlung auf sozialmedizinische Begutachtungen und Empfehlungen. Mit dieser Verknappung von finanziellen Ressourcen ist das Ziel, eine bedarfsgerechte Versorgung aufrechtzuerhalten, erschwert, zumal Fragen der Über-, Unter- und Fehlversorgung in der Rehabilitation erst ansatzweise geklärt sind (Sachverständigenrat zur Begutachtung der Entwicklung im Gesundheitswesen 2002).

Ein zukünftiges Anliegen ist die Stärkung der Versicherten- und Patientenbelange (Robert Koch-Institut 2006). Die Kommission Sozialmedizin (SOMEKO) im Verband der

Deutschen Rentenversicherungsträger hat Vorschläge unterbreitet, wie der Versicherte aktiv in einen für ihn transparenten Begutachtungsprozess eingebunden werden kann (VDR 2004a).

Im Modell der Sachaufklärung („disability assessment") lassen sich drei Schritte unterscheiden:
- Informationssammlung
- Interpretation
- Dokumentation (Spanijer 2010)

Die Informationsquellen umfassen den Patienten, den behandelnden Arzt, Arbeitgeber, Kranken- und Rentenversicherung, gelegentlich auch Familienmitglieder und Partner. An Untersuchungsinstrumenten werden medizinische Untersuchungen, diagnostische Interviews, testpsychologische Verfahren und Leistungstests eingesetzt. Den Hintergrund bilden neben medizinischem und psychologischem Fachwissen Erfahrungswissen sowie kulturelle Normen und Werte.

Im folgenden Interpretationsschritt wird eine Entscheidung getroffen zur Einschätzung der funktionalen Gesundheitsstörungen des Patienten. Die vom Patienten angegebenen Beschwerden und sein Verhalten korrespondieren nicht immer mit den „objektiven" medizinischen Befunden wie beispielsweise bei Patienten mit unspezifischem Rückenschmerz („low back pain") oder chronischem Müdigkeitssyndrom (CFS). Hier kann es zu großen Differenzen in den Beurteilungen kommen. Zur Vereinheitlichung der Urteilsbildung können Leitlinien hilfreich sein; allerdings werden diese oft nicht der Komplexität des individuellen Falls gerecht. Durch Einsatz unterschiedlicher Untersuchungsmethoden, Zweitsichten durch Kollegen sowie durch ein klinisches Behandlungsteam kann die Varianz in der Interpretation der Befunde reduziert werden.

Im Dokumentationsschritt werden die Befunde schriftlich zusammengefasst. Zu fordern ist der Einsatz reliabler und valider Instrumente zur Dokumentation der sozialmedizinischen Befunde.

Das Ergebnis der sozialmedizinischen Beurteilung ist folgenreich, da es für den Patienten, die Kostenträger und für die Gesellschaft finanzielle und soziale Konsequenzen hat. Es bleibt zu bedenken, dass ein Haupteinflussfaktor auf den Beurteilungsprozess in der Person des Gutachters und seiner Interaktion mit den Patienten liegt (Spanijer 2010; Hesse u. Gebauer 2011).

7.2 Besonderheiten der psychosomatischen Rehabilitation

Im Fach der Psychosomatik bildet die Auseinandersetzung mit den subjektiven Faktoren beim Patienten und ihr Verständnis beim Behandler die Basis für Diagnostik und Behandlung. Die sich in der Interaktion darstellende Beziehungsdynamik beinhaltet hierbei eine bedeutsame Informationsquelle.

Die Bedeutung der psychosomatischen Störungen in der Sozialmedizin nimmt ständig zu, wenn man sich auf den Bereich der Beurteilung von Leistungsfähigkeit hinsichtlich der Erwerbsminderung bzw. der teilweisen Erwerbsminderung bezieht.

Seit Jahren stellen die psychischen Störungen die häufigste Ursache für Berentungen wegen verminderter Erwerbsfähigkeit dar (Irle et al. 2004). So lag der Anteil der Erwerbsminderungsrenten aufgrund psychischer Störungen 2010 für Männer bei 33,4 % (im Vergleich 1993 bei 12,5 %) und für Frauen bei 45,6 % (1993: 20,3 %). Zusammen betrug 2010 der Anteil für Frauen und Männer 39,3 % (1993: 15,4 %) (DRV-Schriften Band 22, 2012). Diese dramatische Entwicklung kann als Indikator für zunehmende psychosoziale Belastungen in der Arbeitswelt und der Gesellschaft gewertet werden.

Mit wachsender Bedeutung sozialmedizinischer Fragestellungen in der psychosomatischen Rehabilitation wächst auch das Spannungsfeld zwischen Behandlung und Beurteilung, welche im Rahmen des Entlassungsberichtes den Charakter eines sozialmedizinischen Gutachtens einnimmt. Aus der Doppelrolle als Psychotherapeut und gleichzeitigem Begutachter, in der sich der Behandler in der Rehabilitation befindet, ergibt sich eine besondere Problematik, die unter Umständen auch als besondere Chance für die Begutachtung gesehen werden kann, aber eine weniger günstige Chance für die Psychotherapie darstellen mag.

Besonders akzentuiert sich das Spannungsfeld in der Behandlung sogenannter „sozialmedizinischer Problempatienten". Damit ist eine zunehmend größer werdende Gruppe von „fremdmotivierten" Patienten gemeint, die primär aufgrund gesetzlicher Bestimmungen zur Rehabilitation kommen und die sich psychotherapeutisch-rehabilitativ als wenig bis nicht erreichbar zeigen. Für diese sogenannten „geschickten" Patienten steht die sozialmedizinische Beurteilung ganz im Vordergrund ihrer Rehabilitation, deren Durchführung in der Klinik eines besonderen Managements bedarf (Bückers et al. 2001).

Die Besonderheit der psychosomatischen Rehabilitanden im Vergleich zu den Patienten psychosomatischer (Akut-)Krankenhäuser ist in der ausgeprägten Chronizität der Störungen der Patienten psychosomatischer Rehabilitationskliniken zu sehen (Potreck-Rose u. Koch 1994; Zielke et al. 2004). Weniger die Stärke der Beeinträchtigungen als vielmehr deren Dauer und die damit schlechtere Prognose der Patienten ist von besonderer Relevanz für die Begutachtung in der psychosomatischen Rehabilitation. Aufgrund des hohen Chronifizierungsgrades gewinnen damit Verarbeitungsprozesse besondere Bedeutung für die Prognose der Leistungsfähigkeit.

7.3 Grundlagen und Begriffe

Die nachfolgenden sozialmedizinischen und sozialrechtlichen Grundlagen und Begriffe werden überblicksartig dargestellt. An dieser Stelle sei auf die einschlägigen Veröffentlichungen, Begutachtungshinweise, Leitlinien und Anhaltspunkte für die gutachterliche Tätigkeit verwiesen. Insbesondere berücksichtigen wir die „Leitlinien für die sozialmedizinische Begutachtung" (DRV 2012).

In der sozialmedizinischen Beurteilung werden insbesondere die individuellen Krankheitsfolgen im Hinblick auf die Funktions- und Leistungsfähigkeit des Versicherten im Alltag, vor allem aber im Erwerbsleben bewertet. Diese Bewertung hat den Charakter eines sozialmedizinischen Gutachtens, damit die Rechtsnatur eines Beweismittels und ist Entscheidungsgrundlage, ob die persönlichen Voraussetzungen für beantragte Sozialleistungen wie Leistungen zur Teilhabe am Arbeitsleben oder Renten wegen Erwerbsminderung gegeben sind (DRV 2012). Ein Gutachten ist „ein von einem medizinischen Sachverständigen angefertigtes Schriftstück, das die Anwendung allgemeiner Erfahrungsschätze des medizinischen Fachgebietes auf eine konkrete entscheidungserhebliche Fragestellung zum Gegenstand hat. Dabei werden mit besonderem Fachwissen Tatsachen ermittelt und/oder aus Tatsachen Schlussfolgerungen gezogen" (Ockenga 2003, S. 119).

In der sozialmedizinischen Beurteilung ist zu prüfen, welche körperlichen, geistigen, seelischen und sozialen Funktionen zur Ausübung beruflicher Tätigkeiten erhalten (positives Leistungsbild) oder dauerhaft bzw. über einen längeren Zeitraum (länger als 6 Monate) eingeschränkt sind (negatives Leistungsbild). Neben dieser qualitativen findet auch eine quantitative Beurteilung statt, um zu bestimmen, in welchem Umfang der Versicherte noch in der Lage ist, seine zuletzt ausgeübte Erwerbstätigkeit bzw. eine andere, der Restleistungsfähigkeit entsprechende Erwerbstätigkeit auszuüben.

Bei der Beurteilung der Leistungsfähigkeit sind vom Gutachter(team) die besonderen Anforderungen hinsichtlich der Wegefähigkeit, der körperlichen Arbeitsschwere, des Arbeitsablaufes, der Einflüsse des Arbeitsumfeldes, einschließlich psychischer Belastungen, der Arbeitszeit und der Arbeitsdauer, insbesondere im positiven Leistungsbild (Was kann der Versicherte noch leisten?) und im negativen Leistungsbild (Welche Belastungen sind zukünftig auszuschließen?) zu berücksichtigen. Dabei beziehen sich die Überlegungen zum einen auf die konkret ausgeübte letzte versicherungspflichtige berufliche Tätigkeit, zum anderen auch abstrakt auf den allgemeinen Arbeitsmarkt (s. Leitlinien zur sozialmedizinischen Begutachtung der Deutschen Rentenversicherung 2012).

Da die Beurteilung für den Versicherten nicht nur persönliche, sondern auch sozialrechtlich weitreichende Auswirkungen haben kann, muss der Gutachter nicht nur die einschlägigen sozialmedizinischen Fachbegriffe kennen, sondern auch die wesentlichen sozialrechtlichen Bestimmungen, damit er beurteilen kann, welche juristischen oder administrativen Entscheidungen aus seiner Festlegung resultieren.

7.3.1 Sozialrechtliche Bestimmungen und Begriffe

Ab dem 01.01.2001 sind die Renten wegen verminderter Erwerbsfähigkeit neu geregelt worden. Die frühere Unterteilung in „Berufsunfähigkeit" und „Erwerbsunfähigkeit" wurde mit Ausnahme von Übergangsvorschriften abgeschafft. Neue Begrifflichkeiten wurden – mit zum Teil veränderten Voraussetzungen – für den Leistungsbezug eingeführt: Die „teilweise Erwerbsminderungsrente" und die Rente wegen „voller Erwerbsminderung". Die „alte" Berufsunfähigkeitsrente gibt es nur noch für Personen, die vor dem 02.01.1961 geboren sind; sie genießen Vertrauensschutz.

Im Folgenden werden die gesetzlichen Bestimmungen der „vollen Erwerbsminderung", der „teilweisen Erwerbsminderung" und der „Berufsunfähigkeit" dargestellt.

Die Bestimmungen zur Arbeits(un)fähigkeit, zur stufenweisen Wiedereingliederung und einige Überlegungen zu den Leistungen zur Teilhabe am Arbeitsleben bilden den Abschluss dieses Abschnitts.

Auf die knappschaftlichen Besonderheiten und die versicherungsrechtlichen Voraussetzungen (hier: Wartezeit- und Pflichtbeitrags-Erfüllung) soll hier nicht eingegangen werden, da diese durch die Rentenversicherungsträger geprüft werden und für den Gutachter unerheblich sind.

Volle Erwerbsminderung

Voll erwerbsgemindert sind Versicherte, die wegen Krankheit oder Behinderung auf nicht absehbare Zeit außerstande sind, unter den üblichen Bedingungen des allgemeinen Arbeitsmarktes mindestens drei Stunden täglich erwerbstätig zu sein. Voll erwerbsgemindert sind auch Versicherte …, die wegen Art oder Schwere der Behinderung nicht auf dem allgemeinen Arbeitsmarkt tätig sein können (§ 43 SGB VI).

Die Feststellung „voll erwerbsgemindert" wird unabhängig von einem bestimmten Beruf getroffen. Zu prüfen ist, ob der Versicherte mindestens drei Stunden täglich irgendeiner körperlich leichten Tätigkeit, die es üblicherweise auf dem allgemeinen Arbeitsmarkt gibt, nachgehen kann.

Teilweise Erwerbsminderung

Teilweise erwerbsgemindert sind Versicherte, die wegen Krankheit oder Behinderung auf nicht absehbare Zeit außerstande sind, unter den üblichen Bedingungen des allgemeinen Arbeitsmarktes mindestens sechs Stunden täglich erwerbstätig zu sein (§ 43 SGB VI).

Das heißt: Ist ein Versicherter auf absehbare Zeit (d. h. mehr als 6 Monate) nur noch in der Lage, mehr als 3 Stunden aber weniger als 6 Stunden pro Tag (innerhalb einer Fünftagewoche) zu arbeiten und sind Leistungen zur Teilhabe nicht erfolgversprechend, so ist eine teilweise Erwerbsminderung gegeben.

Ist der Versicherte arbeitslos und ist seine Leistungsfähigkeit auf 3 bis unter 6 Stunden gesunken und gelingt es ihm nicht, unter den üblichen Bedingungen des Arbeitsmarktes einen Arbeitsplatz zu finden, der seinem Restleistungsvermögen entspricht und können ihm keine Verweisungstätigkeiten benannt werden, die in nennenswertem Umfang vorhanden sind, erhält er arbeitsmarktbedingt die volle Erwerbsminderungsrente. Hier greift die „konkrete Betrachtungsweise" des Bundessozialgerichts zur Arbeitsmarktlage, das von der Verschlossenheit des Teilzeitarbeitsmarktes bei eingeschränktem Leistungsvermögen ausgeht.

Auch bei der Feststellung der teilweisen Erwerbsminderung spielt der Hauptberuf keine Rolle. Ausschlaggebend ist allein eine auf 3 bis unter 6 Stunden gesunkene Leistungsfähigkeit für leichte körperliche Tätigkeiten des allgemeinen Arbeitsmarktes.

Rente wegen teilweiser Erwerbsminderung bei Berufsunfähigkeit

(1) Anspruch auf Rente wegen teilweiser Erwerbsminderung haben bei Erfüllung der sonstigen Voraussetzungen bis zum Erreichen der Regelaltersgrenze auch Versicherte, die
- vor dem 2. Januar 1961 geboren und
- berufsunfähig sind.

(2) Berufsunfähig sind Versicherte, deren Erwerbsfähigkeit wegen Krankheit oder Behinderung im Vergleich zur Erwerbsfähigkeit von körperlich, geistig und seelisch gesunden Versicherten mit ähnlicher Ausbildung und gleichwertigen Kenntnissen und Fähigkeiten auf weniger als 6 Stunden gesunken ist. Der Kreis der Tätigkeiten, nach denen die Erwerbsfähigkeit von Versicherten zu beurteilen ist, umfasst alle Tätigkeiten, die den Kräften und Fähigkeiten der Rehabilitanden entsprechen und ihnen unter Berücksichtigung der Dauer und des Umfangs ihrer Ausbildung sowie ihres bisherigen Berufs und der besonderen Anforderungen ihrer bisherigen Berufstätigkeit zugemutet werden können. Zumutbar ist stets eine Tätigkeit, für die die Versicherten durch Leistungen zur Teilhabe am Arbeitsleben mit Erfolg ausgebildet oder umgeschult worden sind. Berufsunfähig ist nicht, wer eine zumutbare Tätigkeit mindestens 6 Stunden täglich ausüben kann; dabei ist die jeweilige Arbeitsmarktlage nicht zu berücksichtigen (§ 240 SGB VI).

Bei der Prüfung der Berufsunfähigkeit prüft der Rentenversicherungsträger immer auch die Frage, auf welchen konkreten Beruf sich die Leistungseinschränkungen beziehen. Dies muss nicht zwangsläufig der zuletzt ausgeübte Beruf sein. Das Bundessozialgericht hat dazu festgestellt, dass der maßgebliche Beruf „die zuletzt ausgeübte rentenversicherungspflichtige Beschäftigung oder Tätigkeit (ist), die nicht nur vorübergehend auch eine nennenswerte Zeit ausgeübt wurde bzw. wird (BSG SozR 2200 § 1246 Nr. 66 und Nr. 130)".

Die Ausnahmen davon, welcher Beruf als der maßgebliche anzusehen ist, sollen hier nicht weiter beschrieben werden, da diese Feststellungen ebenso vom Rentenversicherungsträger (oder im Streitfall von den Sozialgerichten) getroffen wird, wie die Einordnung des maßgeblichen Berufs in die Berufsstufen.

! Zur Erklärung: Die Zuordnung zu einer Berufsstufe gibt Auskunft darüber, auf welche Tätigkeiten ein Versicherter verwiesen werden kann. Besteht die Möglichkeit, einen Versicherten auf Tätigkeiten und Berufe seiner Berufsstufe oder der nächst niedrigeren Berufsstufe zu verweisen, ist Berufsunfähigkeit zu verneinen.

Arbeitsfähigkeit/Arbeitsunfähigkeit

Anders als der Begriff der Leistungsfähigkeit, der ein Begriff der gesetzlichen Rentenversicherung ist, ist der Terminus Arbeitsfähigkeit/Arbeitsunfähigkeit ein Begriff aus der gesetzlichen Krankenversicherung. Am Ende einer medizinischen Rehabilitation muss sich das Gutachterteam nicht nur zur Leistungsfähigkeit, sondern auch zur Arbeitsfähigkeit äußern. In beiden Sozialversicherungszweigen ist das berufliche Anforderungsprofil für die jeweilige Beurteilung ausschlaggebend.

§ 2 Definition und Bewertungsmaßstäbe
(1) Arbeitsunfähigkeit liegt vor, wenn der Versicherte aufgrund von Krankheit seine zuletzt vor der Arbeitsunfähigkeit ausgeübte Tätigkeit nicht mehr oder nur unter der Gefahr der Verschlimmerung der Erkrankung ausführen kann. Bei der Beurteilung ist darauf abzustellen, welche Bedingungen die bisherige Tätigkeit konkret geprägt haben. Arbeitsunfähigkeit liegt auch vor, wenn aufgrund eines bestimmten Krankheitszustandes, der für sich allein noch keine Arbeitsunfähigkeit bedingt, absehbar ist, dass aus der Ausübung der Tätigkeit für die Gesundheit oder die Gesundung abträgliche Folgen erwachsen, die Arbeitsunfähigkeit unmittelbar hervorrufen (Arbeitsunfähigkeits-Richtlinie Gemeinsamer Bundesausschuss, Version vom 21.06.2012).

Ausgangspunkt für die Beurteilung der Arbeitsunfähigkeit ist die bisher ausgeübte oder eine ähnliche Erwerbstätigkeit. Maßgebend ist somit, welche beruflichen und gesundheitlichen Anforderungen mit der konkreten, zuletzt ausgeübten Erwerbstätigkeit verbunden sind. Folglich muss das festgestellte individuelle Leistungsprofil am beruflichen Anforderungsprofil gemessen werden.

Die medizinische Beurteilung von Arbeitsunfähigkeit bei beendeten Arbeitsverhältnissen bzw. bei Bezug von Leistungen als Arbeitsloser unterliegt anderen Kriterien:

> § 2 Definition und Bewertungsmaßstäbe
> (3) Bezieher von Arbeitslosengeld sind arbeitsunfähig, wenn sie krankheitsbedingt nicht mehr in der Lage sind, leichte Arbeiten in einem zeitlichen Umfang zu verrichten, für den sie sich bei der Agentur für Arbeit zur Verfügung gestellt haben. Dabei ist es unerheblich, welcher Tätigkeit der Versicherte vor der Arbeitslosigkeit nachging.
> (3a) Erwerbsfähige Leistungsberechtigte, die Leistungen zur Sicherung des Lebensunterhalts nach dem SGB II (Grundsicherung für Arbeitsuchende – „Hartz IV") beantragt haben oder beziehen, sind arbeitsunfähig, wenn sie krankheitsbedingt nicht in der Lage sind, mindestens drei Stunden täglich zu arbeiten oder an einer Eingliederungsmaßnahme teilzunehmen. (Arbeitsunfähigkeits-Richtlinie Gemeinsamer Bundesausschuss, Version vom 21.06.2012)

Zu § 2 (3a): Der Gemeinsame Bundesausschuss (G-BA) als oberstes Beschlussgremium der gemeinsamen Selbstverwaltung der Ärzte, Zahnärzte, Psychotherapeuten, Krankenhäuser und Krankenkassen in Deutschland hat mit dieser Änderung klargestellt, dass erwerbsfähige Hartz IV-Berechtigte verpflichtet sind, alle Möglichkeiten zur Beendigung ihrer Arbeitslosigkeit auszuschöpfen. Dabei ist grundsätzlich jede Arbeit zumutbar. Nur dann, wenn eine zu dem genannten Kreis gehörige Person nicht in der Lage ist, mindestens 3 Stunden täglich zu arbeiten oder eine Leistung zur Eingliederung bzw. eine ihr angebotene Arbeit oder Arbeitsgelegenheit („1-Euro-Job") aus

vorübergehenden, gesundheitlichen Gründen nicht wahrnehmen kann, ist sie arbeitsunfähig.

Bei erwerbsfähigen Leistungsberechtigten, die versicherungspflichtig beschäftigt sind, den sogenannten „Aufstockern", beurteilt sich die Arbeitsunfähigkeit nach § 2 Abs. 1 der Richtlinien.

Stufenweise Wiedereingliederung in das Erwerbsleben

Ab dem 01.05.2004 ist die Rentenversicherung entsprechend dem Gebot der vollständigen und umfassenden Leistungserbringung für eine sich an die medizinische Rehabilitation unmittelbar anschließende stufenweise Wiedereingliederung verantwortlich (BAR 2004b). Das Procedere der Durchführung der stufenweisen Wiedereingliederung durch die Krankenkasse bleibt von dieser Regelung unberührt.

> Im Falle der stufenweisen Wiedereingliederung ist von einer prospektiven Leistungsfähigkeit für 6 und mehr Stunden für die zuletzt ausgeübte Tätigkeit auszugehen. Hingegen können qualitative Leistungseinschränkungen bestehen, sofern es sich bei der letzten Tätigkeit um eine leidensgerechte Tätigkeit handelt. Außerdem setzt die stufenweise Wiedereingliederung das Vorhandensein eines Arbeitsplatzes voraus, Arbeitsunfähigkeit bei Beginn der Rehabilitation oder im Jahr zuvor gehäufte Arbeitsunfähigkeitszeiten von mehr als 2 Monaten.

Der Versicherte ist während der stufenweisen Wiedereingliederung arbeitsunfähig. Hier wird die Abhängigkeit der Beurteilung der Arbeitsfähigkeit von der der Leistungsfähigkeit besonders deutlich.

Ausschlussgründe für eine stufenweise Wiedereingliederung sind ein aufgehobenes Leistungsvermögen, ein laufendes Rentenverfahren oder der Bezug einer Erwerbsminderungsrente.

Leistungen zur Teilhabe am Arbeitsleben

Unter den Sammelbegriff „Leistungen zur Teilhabe am Arbeitsleben" (LTA) fallen grundsätzlich alle berufsbezogenen Hilfen, die erforderlich sind, um die Erwerbsfähigkeit des Patienten entsprechend seiner verbliebenen Leistungsfähigkeit zu erhalten, zu verbessern, herzustellen oder wiederherzustellen.

> **!** Schon während der medizinischen Rehabilitationsmaßnahme sollte die möglichst frühe Ermittlung eines Bedarfs an Leistungen zur Teilhabe am Arbeitsleben erfolgen, um nach der Behandlung schnell und effizient reagieren zu können. Außerdem sollten arbeitsbezogene Anforderungen und Belastungen in den unterschiedlichsten Settings frühzeitig thematisiert und Hilfen zu deren Bewältigung vermittelt werden.

Exemplarisch seien hier genannt:
- Vermittlung in oder Umbesetzung auf eine leidensgerechte Tätigkeit
- Trainingsmaßnahmen für psychisch erkrankte Menschen, z. B. in einem Berufstrainingszentrum
- Qualifizierungsmaßnahmen, wie berufliche Anpassung, Weiterbildung oder Ausbildung in überbetrieblichen Einrichtungen wie Berufsbildungswerken oder Berufsförderungswerken oder vor Ort in Betrieben
- behindertengerechte Arbeitsplatzausstattung oder -umrüstung
- Leistungen im Eingangsverfahren und im Berufsbildungsbereich einer Werkstatt für Behinderte (§ 40 SGB IX)
- finanzielle Hilfen an den Rehabilitanden (z. B. Kraftfahrzeugbeihilfe, Überbrückungsgeld oder Mobilitätshilfen)
- Zuschüsse an den Arbeitgeber

Die beruflichen Rehabilitationsberater der Rentenversicherungsträger sollten ebenso wie die Integrationsfachdienste, Schwerbehindertenvertreter, werks- bzw. betriebsärztlichen Dienste oder auch der Arbeitgeber einbezogen werden, um eine zeitnahe berufliche Wiedereingliederung anzustreben.

Im Falle von arbeitsbezogenen Schwierigkeiten im Sinne von Arbeitsplatzkonflikten sollte (nur mit Zustimmung des Rehabilitanden) an den Einsatz von Mediatoren, Konfliktberatern, Supervisoren oder ähnlich geschulten Vermittlern gedacht werden.

Eine „Darstellung von Problemkreisen und Formulierung von idealtypischen Anforderungen im Rahmen der medizinischen Rehabilitation unter dem Aspekt des Bezugs zur Arbeit" findet sich in der BfA-Arbeitshilfe „Eckpunkte arbeitsbezogener Strategien bei Leistungen zur medizinischen Rehabilitation" vom 29.04.2003 (erste Fassung 5/2000).

7.4 Diagnostik und Methodik der Beurteilung der sozialmedizinischen Leistungsfähigkeit in der Psychosomatik

7.4.1 Störungsbezogene Diagnostik (ICD-10), Schädigung in Struktur und Körperfunktion (ICF)

Die Klassifikation der störungsbezogenen Diagnostik erfolgt auf der Grundlage eines operationalisierten Klassifikationssystems für körperliche, psychische und psychosomatische Störungen, dem ICD-10. Zudem lassen sich auch Schweregrad und Verlauf charakterisieren. Um die Störung möglichst vollständig abzubilden, sollten dem Patienten diejenigen Diagnosen zugeordnet werden, wie sie sich aus der Symptomverteilung im Sinn der Komorbiditäten ergeben. Auf der Grundlage dieses Klassifikationssystems lassen sich Diagnosen stellen, die kommunizierbar, nachvollziehbar und überprüfbar sind. In der Rehabilitation sind die Diagnosen auf die sozialmedizinischen Einschränkungen zu beziehen und in absteigender Reihenfolge entsprechend der Relevanz aufzuführen (DRV 2012).

Generell gilt, dass die Diagnose allein für die sozialmedizinische Beurteilung nicht entscheidend ist. Erst die Verknüpfung mit den individuell unterschiedlich ausgeprägten Profilen von Aktivität und Teilhabe erlaubt im Einzelnen die Einschätzung des Leistungsvermögens und/oder die Festlegung von Zielen für eine Rehabilitation (DRV 2012; Schneider 2012).

Dennoch wird der Stellenwert der Diagnose für die Begutachtung kontrovers diskutiert. Einen extremen Standpunkt vertreten Ludolph und Schröter (1997) mit der Auffassung, dass Beschwerden allein durch die Nennung des Körperschadens zu erfassen sind. Die subjektiven Klagen des Patienten hätten nur dann eine Bedeutung, wenn sie durch objektive Befunde belegbar sind. Diese problematische Auffassung wird auch bei psychischen Erkrankungen vertreten, z. B. wenn bei einer mittelgradig depressiven Episode (F32.1) („Person … kann nur unter erheblichen Schwierigkeiten soziale, häusliche und berufliche Aktivitäten durchführen"; WHO 1991, S. 130) „automatisch" das Vorliegen einer schwerwiegenden Leistungseinschränkung bzw. Behinderung abgeleitet wird. Auch bei „neuen" Krankheiten wie der Fibromyalgie oder dem Chronic-Fatigue-Syndrom sowie für die Posttraumatische Belastungsstörung wird so argumentiert (Hausotter 2000; Widder 2000; Leonhardt u. Foerster 2003). Eine „Objektivierung" der subjektiven Beschwerdeschilderung fordert auch der RV-Träger in den Leitlinien (2012), wenn er festlegt, dass bei psychischen Störungen Einschränkungen der Leistungsfähigkeit sich in psychopathologischen Auffälligkeiten im Quer- und Langschnittbefund abbilden müssen.

Als hoch verifizierbare Diagnosen für Prüfärzte scheinen solche mit Biomarkern wie Dorsopathien zu gelten, als niedrig verifizierbar solche mit neurotischen, Persönlichkeits- und Verhaltensstörungen. In Norwegen scheint die steigende Anzahl der Rentenanträge insbesondere mit schwer verifizierbaren Diagnosen gekoppelt zu sein (Overland et al. 2008).

Eine Diagnose hat jedoch Relevanz für die Prognose und stellt damit zwar keine hinreichende, aber eine notwendige Bedingung für die Schweregradeinschätzung von Beschwerden und Symptomen dar.

Die ICF erlaubt eine Klassifikation der Gesundheitsstörung, die auf die Krankheitsfolgen bezogen ist. Entsprechend ihres bio-psycho-sozialen Ansatzes erlaubt sie, die medizinischen Defizite (Gesundheitsschaden) als auch die verbliebenen Fähigkeiten und Ressourcen zu klassifizieren, sowie den Einfluss von Kontextfaktoren (Umwelt und Person) einzuschätzen.

Die Implementierung der ICF in die sozialmedizinische Praxis steht erst in den Anfängen und die Operationalisierung und Differenzierung müssen im Expertenkreis weiter abgestimmt werden (DRV 2012, S. 19). Neben der sprachlichen Vereinheitlichung in einzelnen Bereichen der Gesundheitsversorgung erfolgt der Einsatz der ICF projektbezogen oder in modifizierter Form je nach Anwendungsbereich. So haben Linden et al. (2009) für die psychosomatische Rehabilitation mit dem Mini-ICF-Rating ein Erhebungsinstrument für Aktivitäts- und Partizipationsstörungen bei psychischen Erkrankungen, Nosper (2008) mit dem ECF AT 50 Psych, sowie Brütt et al. (2010) Fragebögen für die Selbstbeurteilung von Aktivität und Teilhabe bei psychischen Störungen entwickelt. Ansonsten besteht nur eine geringe Ausarbeitung in der ICF in Bezug auf psychische Störungen, sowohl was die Zuordnung auf der Ebene der Körperfunktionen als auch die fehlende bzw. mangelnde Ausarbeitung der Personen- und Umweltfaktoren betrifft.

Informationen über die Einschränkungen und ihre sozialen Implikationen müssen über andere Methoden als die Diagnose (sei es ICD-10, sei es ICF) gewonnen werden. Wichtig ist, verschiedene Datenquellen zu nutzen, denn nur über eine Methodenvielfalt gelingt es, die komplexen psychosozialen Sachverhalte und Funktionen angemessen zu erfassen.

Testpsychologische Untersuchung

In den testpsychologischen Instrumentarien nimmt der Patient über standardisierte und normierte Fragebögen eine Selbstbeschreibung vor, die es erlaubt, seine subjektiven Einschätzungen normativ mit unterschiedlichen Bezugsgruppen zu vergleichen. Einzusetzen sind nur solche Verfahren, die den Testgütekriterien (Objektivität, Reliabilität, Validität) in hohem Maße genügen und die ein angemessenes Kosten-Nutzen-Verhältnis für den Patienten aufweisen. Die meisten Rehabilitationskliniken nutzen im Rahmen von Aufnahme- und Entlassungstestungen fest etablierte Fragebogenpakete, die klinische und evaluative Fragestellungen abdecken und auch auf sozialmedizinische Fragen bezogen sind. Für die sozialmedizinischen Belange sind die Identifizierung und Quantifizierung von Störungsbereichen sowie die Persönlichkeits- und Leistungsdiagnostik von besonderer Relevanz. Bei der standardisierten Befunderhebung sind neben der Erfassung von psychischen Funktionen und Fähigkeiten auch die Erfassung von Aspekten der Motivation sowie der Belastungs- und Krankheitsverarbeitung von besonderer Bedeutung (ausgewählte psychologische Testverfahren im Überblick s. Anhang Dohrenbusch u. Strodick 2012). Als Fragebogen mit unmittelbarem Bezug zur Einschätzung der Leistungsfähigkeit ist der AVEM (Arbeitsbezogenes Verhaltens- und Erlebensmuster; Schaarschmidt u. Fischer 2008) hervorzuheben. Dieser erlaubt über 11 Dimensionen auch eine Typenbildung in Bezug auf gesundheitsförderliche sowie risikohafte Einstellungsmuster, die sich zur Rückmeldung an die Patienten eignen und zur Auseinandersetzung über problematisches, berufsbezogenes Verhalten und Einstellungen auch therapeutisch genutzt werden können.

Dohrenbusch et al. (2012) schlagen eine ergänzende testpsychologische Erfassung der Aktivitäts- und Fähigkeitsmaße des Mini-ICF vor. Mit diesem Vorgehen beabsichtigen sie, die Schwächen des Fremdratings im Mini-ICF bezogen auf die komplexen, aber relevanten ICF-Dimensionen auszugleichen. In Bezug auf die einzelnen Fähigkeiten stellen sie mögliche testdiagnostische Umsetzungen vor.

Die Ergebnisse der testpsychologischen Untersuchung können nur in der Zusammenschau mit dem klinischen Bild und den anderen Datenquellen in die Leistungsbeurteilung eingehen. Eine entsprechende psychologische Fachkompetenz des Gutachters muss vorausgesetzt werden.

Besondere Beachtung bei der Aus- und Bewertung der Testergebnisse bedarf die Anfälligkeit psychologischer Tests für situative Einflüsse und systematische intentionale Verzerrungen (Verfälschungstendenzen), wobei auch Instrumentarien der Fremdbeurteilung sowie das klinische Interview auf die aktive und kooperative Mitarbeit des Patienten angewiesen sind. Der Patient kann aufgrund der mehr oder weniger deutlichen Durchschaubarkeit von Testitems und der inhaltlichen Zielausrichtung des Tests sein Antwortverhalten verzerren. Er kann beispielsweise seine Symptombelastung stärker (Aggravation) oder seine kognitive Leistungsfähigkeit schwächer darstellen als sie tatsächlich sind.

Die Leistungsmotivation hat im Gutachten einen größeren Einfluss auf die Testergebnisse als die Schwere der neuropsychologischen Beeinträchtigungen (Merten 2005). Bei der Einschätzung der Glaubwürdigkeit des Testergebnisses ist zu unterscheiden zwischen einer „krankheitsbedingt übersteigerten Darstellung" (z. B. bei depressiven Störungen) und einer „motivational-willentlich übertriebenen Beschwerdedarstellung ohne unmittelbaren Krankheitsbezug" (DRV 2012, S.44). Kriterien zur Differenzierung von Aggravation und Simulation von kognitiven Beeinträchtigungen sind im Leitfaden der DRV zu finden (s. a. Merten u. Dohrenbusch 2012). Überdies liegen insbesondere für Leistungstests integrierte Plausibilitätsprüfungen vor. Eine testimmanente Konstruktion der Antwortskalen wirkt Täuschungstendenzen bzw. tendenziellem Antwortverhalten entgegen. Im Einzelfall stehen Zusatzskalen zur Erfassung von Einstellungen zum Test und dem Testverhalten zur Verfügung (z. B. „Offenheit" im FPI-R, „defensiver Antwortstil", K-Skala MMPI 2). Auf der anderen Seite können gerade auch die Antwortverzerrungen als Hinweise auf störungsspezifische Verarbeitungen des Patienten genutzt werden (z. B. Schmerzangaben ohne Tagesschwankungen). Sieht man die psychologische Testung – wie die übrigen Untersuchungen auch – als „Belastungserprobung", ergeben sich aus der damit verbunden Verhaltensbeobachtung wichtige Hinweise auf den Umgang mit Belastungen und die Motivationslage des Patienten, die im Weiteren über seine therapeutische Veränderbarkeit Auskunft geben.

Leistungstests („performance tests")

Diese sind im Einzelnen noch in der Entwicklung. Neben Anfälligkeit für Verfälschungstendenzen ist immer auch eine begrenzte Validität für die Vorhersage von der „Laborsituation" Klinik auf die tatsächliche Leistung draußen zu beachten („functional capacity evaluation", Innes 2006).

Im neuropsychologischen Bereich wird die Leistungsdiagnostik zunehmend über psychologische Tests vorgenommen. Eine Auswahl neuropsychologischer Tests zur Erfassung kognitiver Funktionsbereiche (z. B. Aufmerksamkeit, Gedächtnis) stellen Merten und Dohrenbusch (2012) vor. Bedenkt man, dass „Leistungstests jene Verhaltensanteile erfassen, die sich als innerhalb einer bestimmten Zeit erbrachte Arbeit einstufen lassen" (Dohrenbusch et al. 2012, S. 87), ergeben sich trotz aller Bedenken viele Übertragungsmöglichkeiten der Leistung und des gezeigten Leistungsverhaltens auch auf die außerklinische Situation.

Laboruntersuchungen

Diese werden in der Rehabilitation routinemäßig erhoben, sind aber für die psychosomatische Begutachtung nur im Einzelfall relevant (z. B. Medikamentenscreening).

Technisch-apparative Untersuchungen

Diese liegen in der Rehabilitation meist im Rahmen vorangegangener diagnostischer Abklärungen vor. Eine Aktualisierung von Untersuchungen ist nur im Einzelfall vertretbar, wenn ein direkter Bezug zur Leistungsfähigkeit belegbar ist. Die Untersuchungen sind nur mit Einverständnis des Patienten möglich und müssen zumutbar sein. Die Kosten-Nutzen-Relation ist in besonderer Weise zu beachten.

Das klinische Interview

Bei der psychosomatischen Begutachtung umfasst das klinische Interview neben der konkreten Fragestellung die Beurteilung etwaiger psychosozialer und somatischer Wechselwirkungen, die Diagnostik der Psychopathologie, sowie die relevanten persönlichen Entwicklungsbedingungen (Schneider 2007; zur kritischen Würdigung s. a. Dohrenbusch 2012). Bei der sozialmedizinischen Beurteilung müssen die Matrix persönlicher Vulnerabilitäten und Ressourcen gegeneinander abgewogen und die bestehenden Fähigkeiten, mit Belastungen und Herausforderungen in verschiedenen Lebensbereichen umzugehen, eruiert werden.

Unter psychodynamischer Betrachtungsweise der psychosomatischen Rehabilitation integriert das Interview Elemente des psychodynamischen Erstinterviews mit Nutzung szenischer, interaktiver und nonverbaler Informationen (s. OPD-2 2009) sowie der psychiatrischen Exploration. Eine aktiv-explorierende und offen-reflexive Interaktion ist hier zu realisieren (Schneider 2007). Unter einer beziehungsorientierten Sichtweise sind Übertragungs- und Gegenübertragungsprozesse zu berücksichtigen, auch in Bezug auf die Einschätzung der Glaubwürdigkeit der gemachten Angaben. In der Rehabilitation bestehen im Rahmen von Teambesprechungen (oft auch unter Supervision) und durch die Beziehungsgestaltungen zu verschiedenen Berufsgruppen (multiprofessionelles Team) günstige Voraussetzungen, um die gewonnenen Daten behutsam und reflektiert zu handhaben.

Ansonsten orientiert sich das klinische Interview zum sozialmedizinischen Gutachten an den Vorgaben der „Leitlinien für die sozialmedizinische Begutachtung" (DRV 2012). Für die sozialmedizinische Epikrise sind besonders die Aspekte „Arbeits- und Sozialanamnese" sowie „lebenspraktische Fertigkeiten hinsichtlich selbstständiger Lebensführung" hervorzuheben. Inkonsistenzen zwischen Freizeitaktivitäten und beruflichen Aktivitäten können bei der Schilderung des üblichen Tagesablaufes deutlich werden. Weiterhin bedeutsam ist die Meinung des Patienten über seine Beeinträchtigungen sowie die zu fordernde Konkretisierung der Beeinträchtigungen im Alltag und im Beruf. Letztere erfahren vor allem im Rahmen einer Rehabilitationsmaßnahme eine Validierung durch die Beobachtungsmöglichkeiten im Klinikalltag durch die verschiedenen Berufsgruppen.

7.4.2 Prozess der gutachterlichen Entscheidungsfindung

Kernaspekte der sozialmedizinischen Begutachtung enthalten die Schritte Erhebung/Sachaufklärung, Interpretation und Dokumentation. Dadurch liegt ein komplexer und folgenreicher Prozess vor, bei dem zwar die unmittelbaren Explorations- und Bewertungsschritte im Vordergrund stehen, diese aber immer vor dem Hintergrund der Kontextfaktoren des individuellen Patienten sowie der sozialpolitischen, arbeitsrechtlichen und ökonomischen Aspekte zu betrachten sind (Hesse u. Gebauer a. a. O.). Der Gutachter lässt somit implizit/explizit seine wert- und gesellschaftspolitische Position in seine Beurteilung einfließen.

Nach verwaltungsseitiger Prüfung, ob die versicherungsrechtlichen und die persönlichen, medizinischen Voraussetzungen des An-

7.4 Diagnostik und Methodik der Beurteilung der sozialmedizinischen Leistungsfähigkeit

tragsstellers für eine Rehabilitationsmaßnahme gegeben sind, erfolgt die gutachterliche, sozialmedizinische Expertise. Diese wird im Zusammenhang mit dem Rehabilitationsantrag von den Prüfärzten in der Rentenversicherung, im Verlauf der Rehabilitationsmaßnahme durch die Ärzte/das sozialmedizinische Team im Behandlungsprozess und im Rentenantragsverfahren durch Sachverständige der Rentenversicherung durchzuführen sein.

Im Fall eines Rehabilitationsantrags werden folgende Voraussetzungen geprüft:
- Rehabilitationsbedürftigkeit
- Rehabilitationsfähigkeit
- Rehabilitationsprognose
- Zumutbarkeit der Maßnahme
- Rehabilitationsziele

Die Rehabilitationsbedürftigkeit beschreibt die „individuelle Notwendigkeit einer Leistung zur Teilhabe aufgrund einer gesundheitlich bedingten erheblichen Gefährdung oder bereits eingetretenen Minderung der Erwerbsfähigkeit" (Irle u. Fischer 2012, S. 232–233).

Die Rehabilitationsfähigkeit meint das „Vermögen eines Versicherten in Abhängigkeit von seiner körperlichen und psychischen Verfassung, das Angebot der Gesamtheit der therapeutischen Leistungen in der Rehabilitation wahrzunehmen zu können" unter Berücksichtigung seiner Motivierbarkeit, affektiven Stabilität, Selbstreflexionsfähigkeit sowie Interaktions- und Gruppenfähigkeit (Irle u. Fischer a. a. O., S. 233).

Die Rehabilitationsprognose umfasst „eine fachliche Beurteilung" der „überwiegenden Wahrscheinlichkeit", „mit der das angestrebte Rehabilitationsziel zu erreichen sein wird …" auf der Basis der Schwere der Erkrankung, des bisherigen Verlaufs, der Rückbildungsfähigkeit und des Rehabilitationspotenzials unter Beachtung und Förderung individueller Ressourcen (Irle u. Fischer, a. a. O., S. 233). Dabei ist auch die Zumutbarkeit der geplanten Maßnahme zu prüfen.

Richtlinien für die Rehabilitationsziele sind:
- die Verbesserung der gesundheitsbezogenen Lebensqualität auf der Ebene der geschädigten Körperfunktionen und Strukturen (kurativ)
- die Überwindung/Kompensation von Beeinträchtigungen der Körperfunktionen sowie die Förderung von Aktivitäten und der Partizipation der Betroffenen (rehabilitativ)
- die Vermeidung weiterer Beeinträchtigungen (präventiv)

Im Begutachtungsprozess ist der Gutachter in seinem Urteil unabhängig und entscheidet in einer Abwägung von Erforderlichkeit und Verhältnismäßigkeit. Dabei greift er auf sein Regelwissen über medizinische Zusammenhänge zurück. Arbeitshilfen, abgeleitet aus den Gesetzen, Arbeitshilfen der Rentenversicherung sowie Leitlinien stehen ihm zur Verfügung, müssen aber auf den jeweiligen Patienten übertragen werden. Die medizinische Befundlage muss in das vom Gesetzgeber geschaffene Kategoriensystem der quantitativen und qualitativen Leistungsfähigkeit übersetzt werden. Gleichzeitig werden die individuellen Funktionseinschränkungen in ein zeitliches Kontinuum übertragen (Hesse u. Gebauer a. a. O.).

Zwischen der Befundlage und dem abgeleiteten Leistungsbild klafft – insbesondere bei Berücksichtigung sogenannter „weicher Daten" – ein „Unsicherheitskorridor" (Hesse u. Gebauer a. a. O.). Diesen Beurteilungsraum sucht der Gutachter mit seinem Erfahrungswissen auszufüllen. Hier greifen Interaktionsprozesse in den Begutachtungsprozess ein. Einstellung und Kommunikationsverhalten des Sozialmediziners im Begutachtungsprozess beeinflussen das Verhalten und die Kooperation des Patienten und damit die Qualität der erhobenen Information und die Genauigkeit des Assessments. Umgekehrt beeinflussen die Haltung und die Bereitschaft des Patienten zur Zusammenarbeit den Inhalt und den Verlauf des Untersuchungsprozesses und die Qualität der erhaltenen Informationen (van Rijsen et al. 2009). Eine möglichst treffsichere Prognose für den Ausgang der Rehabilitationsmaßnahme oder der Begutachtung im Rentenverfahren für die weitere Entwicklung der festgestellten Erkrankung und Leistungsverminderung schließt den Begutachtungsprozess ab. Hesse und Gebauer (a. a. O.) bezeichnen den hier skizzierten Prozess der sozialmedizinischen Begutachtung vom Input (Information) bis zum Output (Leistungsbeurteilung) in empirischer Hinsicht als „Black Box". Damit werden die immer wieder festzustellende hohe Varianz in den Beurteilungen und der hohe Forschungsbedarf plastisch umschrieben.

Eine scheinbar andere Situation, aber mit gleichem Ergebnis hinsichtlich einer hohen Varianz der Ergebnisse, stellt das „Gutachten nach Aktenlage" dar, eine besondere Herausforderung für Ärzte in der Rentenversicherung. Die Art der Fragestellung entscheidet, ob über die aktenmäßig bekannten Tatsachen hinaus eine weitere Sachaufklärung notwendig ist. Eine Arbeitsgruppe der SOMEKO (VDR 2004a) hat in einer „Entscheidungskaskade" den jeweils notwendigen Umfang sozialmedizinischer Sachaufklärung (Hinzuziehung weiterer Unterlagen, körperliche Untersuchung, weitere fachärztliche Aufklärung etc.) dargestellt. Der Gutachter soll selber entscheiden können, wie weit er unter Beachtung von Grundsätzen der Wirtschaftlichkeit und Sparsamkeit die Sachaufklärung vorantreibt. Die medizinischen Rehabilitationsentscheidungen in der DRV fallen zu 60 bis fast 100 % nach Aktenlage (Blindow 2004). Unter Zeitdruck wird der sozialmedizinisch tätige Arzt kaum die notwendig erscheinende Sachaufklärung durchführen können. Gerade wenn im Indikationsbereich Orthopädie der körperliche Untersuchungsbefund von den Gutachtern für die relevanteste Variable im Hinblick auf die Leistungsfähigkeit und Prognose gehalten wird, ergibt sich unter Umständen ein Informationsdefizit. Infolgedessen wird ein Teil der Informationsbeschaffung im Fall einer Rehabilitationsmaßnahme an die zuständige Rehabilitationseinrichtung verlagert.

Die sozialmedizinische Prüfung der Rehabilitationsbedürftigkeit ist insbesondere erforderlich bei:
- langandauernder Arbeitsunfähigkeit
- Langzeitarbeitslosigkeit
- laufendem Rentenverfahren (Antragstellung, Widerspruchsverfahren, Klageverfahren, Zeitrente)
- besonderer Gefährdung der beruflichen Integration wie Gefährdung des Arbeitsplatzes
- gescheitertem Verlauf einer beruflichen Rehabilitationsmaßnahme, gescheiterter beruflicher Ausbildung und beruflicher Orientierung, Wiederaufnahme einer Beschäftigung nach langer Pause
- Einstellung/Umstellung wegen krankheitsbedingter Einschränkungen

7.5 Standardisierung des leistungsdiagnostischen Vorgehens: Entwicklung von Algorithmen, Checklisten und Leitlinien

7.5.1 Medizinische Rehabilitation

In der Rehabilitationsmedizin sind Assessmentverfahren für die Feststellung der Rehabilitationsbedürftigkeit, -fähigkeit und -prognose und für die sozialmedizinische Beurteilung der Leistungsfähigkeit erst in Ansätzen entwickelt (VDR 2004a). Eine Arbeitsgruppe um Tittor (2004) hat ein Modell der Leistungsfähigkeit in Form einer Checkliste definiert. Die mittels halbstrukturierter Interviews, Tests und Verhaltensbeobachtungen eingeholten Daten ergeben die sogenannte konkret-individuelle erwerbsbezogene Leistungsfähigkeit, die unabhängig von beruflichen Anforderungen zu sehen ist. Für die zuletzt ausgeübte Tätigkeit kann das Profil der Fähigkeitsleistungen mit den speziellen Tätigkeitsanforderungen auf Übereinstimmungen hin untersucht werden und ergibt eine Aussage über die sogenannte konkret-individuelle berufsbezogene Leistungsfähigkeit.

Eine erste Version des Leistungsfähigkeitsmodells wurde für gastroenterologisch chronisch kranke Patienten erarbeitet (Tittor u. Luchs 2000) und in einer größeren Expertenrunde konsensfähig für andere in der Rehabilitationsmedizin relevante Erkrankungen weiterentwickelt (Tittor et al. 2004). Anwendungen zu diesem Modell liegen unseres Wissens bislang nicht vor. Die Schwäche dieser Ansätze liegt darin, dass sie im Wesentlichen von mechanischen körperlichen Belastungen ausgehen und die psychomentalen Belastungen heutiger Arbeitnehmer ungenügend berücksichtigen. Für den psychosomatischen Bereich sind diese Ansätze kaum umsetzbar.

7.5.2 Psychosomatische Rehabilitation

In der Psychosomatik stehen zahlreiche Entwicklungen teilweise standardisierter Entscheidungshilfen zur Unterstützung der Gutachter und zur Vereinheitlichung des Prozesses der Begutachtung zur Verfügung. Als Checkliste liegen die „Gelderländer Checkliste" (Kriebel et al. 2001) sowie die „Indikatorenliste zur Beurteilung von Reintegrationsprognose und Rehabilitationsbedarf" (Hesse et al. 2007) vor, als „Leitlinien" für die sozialmedizinische Begutachtung zum einen von der deutschen Rentenversicherung die „Sozialmedizinische Beurteilung bei psychischen und Verhaltensstörungen" (Stand: August 2012), zum anderen der „Leitfaden zur Begutachtung der beruflichen Leistungsfähigkeit bei psychischen und psychosomatischen Erkrankungen" (Schneider et al. 2012). Dieses Manual wurde in den Jahren 2008–2011 unter der koordinativen Leitung von W. Schneider und P. Henningsen mit den psychosomatischen Fachgesellschaften (DGPM, DKPM, DGPPR) einschließlich der Deutschen Gesellschaft für Neurowissenschaftliche Begutachtung (DGNP) entwickelt, kommentiert und autorisiert und liegt nun als von der AWMF anerkannte S2K-Leitlinie vor. Schon in der Erarbeitungsphase fanden unterschiedliche empirische Überprüfungen zur Evaluierung des Leitfadens statt. Im Folgenden werden die einzelnen Instrumentarien kurz vorgestellt.

Aus der praktischen Arbeit heraus erstellten Kriebel et al. (a. a. O.) zur Verbesserung der innerklinischen Kommunikation eine Checkliste von Gesichtspunkten zur sozialmedizinischen Beurteilung in der stationären

Rehabilitation. Diese Gesichtspunkte wurden nach unterschiedlichem Abstraktionsgrad geordnet, sodass die Liste in dreispaltiger Anordnung vorliegt. Übergeordneten Beurteilungsbereichen sind Beurteilungsklassen zugeordnet, die wiederum über einzelne Beurteilungshinweise spezifiziert werden. Die drei Beurteilungsbereiche der Liste mit den jeweiligen Bereichsklassen sind im Folgenden aufgeführt:

1. Einschätzung vom Schweregrad der Störung und der Störungsfolgen:
   - somatischer Befund (leistungsbezogen)
   - psychischer Befund (leistungsbezogen)
   - Schweregradeinschätzung
   - Krankheits-/Störungsfolgen
   - Komorbidität (leistungsrelevant)
   - Art der Beschwerdeschilderung (Dissimulation, Simulation, Aggravation)
2. Einschätzung der Umstellbarkeit des Patienten (Veränderungsmöglichkeit und Veränderungsfähigkeit):
   - chronifizierungsbegünstigende Bedingungen
   - arbeitsplatzbezogen
   - external/beschreibend
   - internal/erlebend
   - anamnestisch
   - behandlungsbezogen
   - verarbeitungsbezogen
   - ausgeprägtes Krankheitsverhalten
   - krankheitsfixierende Einstellungen/Haltungen
   - personale Risikofaktoren bzw. Ressourcen
   - familiäre Ressourcen/Risikofaktoren
   - soziale und materielle Ressourcen
3. Anregbarkeit der Therapiemotivation (Verhalten in der Klinik)

Die Checkliste gibt einen raschen Überblick über relevante Gesichtspunkte, die für die psychosomatische Begutachtung notwendig sein können. Die Gesichtspunkte sind zugleich Orientierungspunkte, die es dem Beurteiler ermöglichen, zu prüfen, inwieweit er alle infrage kommenden Aspekte berücksichtigt hat. Seine Aufgabe bleibt, die Kriterien zu gewichten und sie für den speziellen Fall auszuwählen. Die Beurteilungsbereiche geben einen sequenziellen Ablauf des Begutachtungsprozesses wieder. Dieser ist als schrittweiser, prozesshafter Vorgang zu konzipieren. Beispielsweise erlaubt erst die Berücksichtigung der Beurteilungsschritte 1 und 2 zusammen eine Prognose der Behandelbarkeit der Störung und ermöglicht eine adäquate Einschätzung der für den Patienten „zumutbaren Willensanspannung" zur Überwindung seiner Fähigkeitsstörungen. Die Anwendung der Checkliste hat sich in der Praxis bewährt und ist gut vermittelbar. Eine Überprüfung zur Übereinstimmung der Nutzer liegt bislang nicht vor.

Die Indikatorenliste IREPRO bietet ein systematisches Explorations- und Bewertungsschema für die sozialmedizinische Beurteilung der Reintegrationsprognose und der Rehabilitationsbedürftigkeit. Sie soll folgende Kriterien erfüllen:
- diagnoseunabhängige Anwendbarkeit bei allen psychischen Störungen
- geringer Zeitaufwand in der praktischen Anwendung
- gute gutachterliche Akzeptanz
- Berücksichtigung des bio-psycho-sozialen Gesundheitskonzeptes der ICF
- transparente und standardisierte Prognosebeurteilung

In einem mehrstufigen expertenbasierten Entwicklungsprozess wurde ein Manual entwickelt, das aus drei Elementen besteht:
- Beschreibung von 10 Indikatoren
- Bewertungsprofil
- 5 Ankerbeispiele zur Bewertung

Die 10 Indikatoren werden in drei Gruppen untergeordnet:
A Psychisches, soziales und körperliches Funktionsvermögen

7.5 Standardisierung des leistungsdiagnostischen Vorgehens

A-1 psychisches Funktionsvermögen
A-2 Tagesstruktur und Selbstversorgung
A-3 soziales Funktionsvermögen
A-4 körperliches Funktionsvermögen
B Krankheitsverlauf und Behandlungsperspektive
B-1 Krankheitsverlauf
B-2 Behandlungsperspektive
C Ressourcen
C-1 Ausbildungs- und Erwerbsbiografie
C-2 Reintegrationsmotivation
C-3 Bewältigungskompetenzen
C-4 fördernde und hemmende Kontextfaktoren

Für jeden Indikator soll in einer 5-stufigen Bewertungsskala die individuelle Merkmalsausprägung abgebildet werden. Parallel zur Bewertung der Indikatoren wird im Bewertungsprofil festgehalten, mit welchen therapeutisch/rehabilitativen Mitteln eine positive Entwicklung der Prognose unterstützt werden kann. Abschließend wird eine zusammenfassende Bewertung der Prognose und der Interventionsmöglichkeiten in einem Vorhersagezeitraum von 3 Jahren vorgenommen.

Nach entsprechender Schulung ist das Manual mit einem geringen Zeitaufwand zu bearbeiten. Die Indikatorenliste kann sowohl in der praktischen klinischen Arbeit, bei den ärztlichen Diensten der Rentenversicherung als auch in Qualitätszirkeln angewendet werden. Eine prognostische Validierung liegt vor (Hesse 2009).

Die Rehabilitationsleitlinie der DRV beinhaltet in einem allgemeinen Teil theoretische Vorüberlegungen zum bio-psycho-sozialen Modell und zur ICF, Grundlagen zur medizinischen Rehabilitation, zu Leistungen zur Teilhabe am Arbeitsleben und zu Erwerbsminderungsrenten. In einem zweiten Teil geht es um Aufbau und Prozess der sozialmedizinischen Begutachtung bei Menschen mit psychischen Störungen. In einem störungsspezifischen Teil werden einzelne psychische Störungsbilder in ihrer sozialmedizinischen Relevanz behandelt. Im Anhang gibt es eine Übersicht über psychodiagnostische Zusatzuntersuchungen und ein sozialmedizinisches Glossar.

Die Leitlinie AWMF-S2K mit Manual, Glossar und Ratingbögen entwickelt im ersten Teil ein Modell der beruflichen Leistungsfähigkeit („capacity and performance"). Im zweiten Teil werden die diagnostischen Merkmalsbereiche der beruflichen Leistungsbeurteilung ausgearbeitet. Dieser Teil ist folgendermaßen untergliedert:

A: Psychiatrische und psychosomatische Vorbefunde
B: Psychische und psychosomatische Funktionen
C: Krankheitsverarbeitung
D: Aktivität
E: Beurteilung tendenziöser Haltungen
F: Partizipation und berufliche Leistungsbeurteilung
G: Prognose

Die Leitlinien stellen sicherlich ein fundiertes, differenziertes und hochreflexives Werk dar und sind geeignet, den Status eines Standardwerks zu erhalten. Das Ziel der Autoren, Vorgehen bei der Begutachtung wie bei der gutachterlichen Entscheidungsfindung so transparent und nachvollziehbar wie möglich zu machen, ist erreicht. Aber Umfang und nicht immer gegebene Übersichtlichkeit machen es sicher notwendig, für den praktischen Gebrauch in der stationären psychosomatischen Rehabilitation Schritte der Umsetzungen und Anpassungen an den klinischen Alltag vorzunehmen. Hervorzuheben sind die ersten geleisteten empirischen Überprüfungen zum Leitfaden, die allerdings auch zeigen, dass zur tatsächlichen Verbesserung der Güte der Beurteilung die Gutachter einer intensiven Schulung bedürfen (Becker u. Schneider 2012).

Im Arbeitskreis der OPD hat sich eine Untergruppe gebildet, die eine spezielle Anpassung der OPD-2 an die spezifischen Belange und Erfordernisse für die psychosomatische Rehabilitation vornimmt, die auch im gegebenen stationären Rahmen praktikabel ist (OPD-Reha, Leiter: R. Dahlbender). Die OPD ist zum einen geeignet, den (sozialmedizinischen) Anforderungen eines standardisierten, strukturierenden, die eigenen Haltungen reflektierenden Erstinterviews zu genügen, zum anderen erlaubt sie auch eine längsschnittliche Betrachtung von Krankheitsentwicklung und -verarbeitung, sodass Chronifizierungsneigung und Veränderungsprognose valide abzuschätzen sind.

7.6 Die Begutachtungssituation

Die sozialmedizinische Begutachtungssituation im Rahmen der stationären psychosomatischen Rehabilitation weist grundsätzliche Gemeinsamkeiten hinsichtlich Grundhaltung, Problematik und Kontaktherstellung mit der forensisch-psychiatrischen Untersuchung (s. a. z. B. Foerster u. Venzlaff 2004; Foerster u. Winkler 2004) und mit der ambulanten psychosomatischen Begutachtung auf (Schneider u. Paar 2001). Es handelt sich um eine trianguläre Interaktions-Situation, bestehend aus dem Probanden, dem Gutachter und dem Auftraggeber.

Die Gutachtersituation in der stationären psychosomatischen Rehabilitation lässt sich insbesondere durch drei Besonderheiten kennzeichnen:

- **Verschiedene Fachkräfte sind in den Begutachtungsprozess mit einbezogen, d. h. die Beurteilung erfolgt mithilfe eines Rehabilitationsteams.** Das Rehabilitationsteam unterstützt die Sachaufklärung für die sozialmedizinische Beurteilung. Soweit möglich findet die sozialmedizinische Beurteilung ihren Abschluss in der Konsensbildung im Rehabilitationsteam. Divergenzen und Konvergenzen der verschiedenen Befunde können damit aufeinander bezogen werden, wodurch sich die Chancen, zu einer abgewogenen Urteilsbildung zu gelangen, verbessern.

- **Die Begutachtung ist regelhaft als Prozess in einer begrenzten Zeitphase definiert.** Die Beurteilung stellt keine Ein-Punkt-Untersuchung eines einzelnen Gutachters dar, sondern findet in einem zeitlich ausgedehnten Beobachtungsfeld statt. Der Patient zeigt sich unter den verschiedenen Anforderungen des Klinikalltags und den therapeutischen Maßnahmen. Damit werden Beobachtungen, die mit einer Belastungserprobung vergleichbar sind, gewonnen.

- **Die Begutachtungsphase dient (stärker als in anderen Settings) gleichzeitig der Prüfung der therapeutischen Ansprechbarkeit des Patienten.** Das gesamte Klima und gezielte psychoedukative Maßnahmen im Rahmen der Rehabilitation stellen förderliche Bedingungen für einen Perspektivenwechsel des Patienten zu einem psychosomatischen Krankheitsverständnis dar, auch bei jahrelang chronifizierten Störungen und fortgeschrittener Rentenentwicklung. Die Möglichkeiten, einen Patienten für ein psychosomatisches Krankheitsverständnis zu sensibilisieren, werden einschätzbar. Im Rahmen der psychosomatischen Rehabilitation wird also der Proband primär zum Patienten, der Gutachter ist Teil eines Rehabilitationsteams und der Auftraggeber ist im Regelfall der Rentenversicherungsträger.

7.6.1 Der Patient

Trotz oder gerade wegen dieser für den Begutachtungsprozess günstigen Rahmenbedingungen fühlt sich der Patient, mit im Vordergrund stehender sozialmedizinischer Fragestellung, häufig durch die psychosomatische Rehabilitationsmaßnahme sehr belastet. Bückers et al. (2001) haben die gesetzlichen Bestimmungen spezifiziert, die zur Einleitung einer Rehabilitation führen, ohne dass der Patient diese aus eigener Motivation heraus anstrebt bzw. anstreben muss. Diese fremdmotivierten Patientengruppen werden von den Autoren als „geschickte" Patienten bezeichnet, was zu unterscheiden ist von „sich geschickt verhalten".

Aus den Äußerungen der geschickten Patienten lässt sich entnehmen, dass sie sich wie in einer „Prüfungssituation mit ungewissem Ausgang fühlen", dass eine Besprechung „hinter verschlossenen Türen" stattfindet, dass ein „Urteil über sie gefällt wird". Sie erleben sich in der Situation als „hilflos, ohnmächtig" und möchten unter Umständen rasch wissen, wann und wie über sie entschieden wird („Freispruch oder Sanktion"). Es überwiegt ein Gefühl des „Ausgeliefertseins", sich leidvoll fügen zu müssen, nicht Einfluss nehmen zu können, des autoritär Undurchschaubaren („es wird über meinen Kopf hinweg entschieden"). Die Patienten reagieren auf diese erlebte Ausgangssituation unterschiedlich: überangepasst, vorsichtig abwartend, misstrauisch, distanziert, ärgerlich bis wütend, regressiv, trotzig oder vorwurfvoll resigniert.

Im Folgenden werden Zusammenhänge aus der Sicht des Patienten exemplarisch hervorgehoben, die sein spezielles Belastungserleben nachvollziehbarer machen.

Fallbeispiel

Der Patient, der einen Antrag auf Leistung zur Teilhabe am Arbeitsleben gestellt hat (oder einen Rentenantrag erwägt), erlebt bei sich einen Gesundheitsschaden, der, wie die häufigen Arbeitsunfähigkeitszeiten zeigen, auf eine gesundheitliche Einschränkung hinweist. In Bezug darauf hat er das Recht, einen Leistungsantrag zu stellen. Darin wird er häufig auch vom behandelnden Arzt unterstützt. Zusätzlich, oder unabhängig davon, kann sich der Patient mit Gesundheitsproblemen in einer existentiellen Notlage befinden, weil er z. B. arbeitslos ist und mit „50+" auch nach einer erfolgreichen Rehabilitation kaum Aussicht auf eine Stelle auf dem Arbeitsmarkt hat, sondern die mit jeder Sozialrechtsreform größer werdende Versorgungslücke bis zur rettenden Altersrente (ggf. auch mit Abzügen) mit Hartz IV überwunden werden muss. Die Abhängigkeit von der Agentur für Arbeit, dem Sozialamt oder dem Jobcenter wird häufig als kränkend, einschränkend, demütigend, entmündigend erlebt („Bevor ich zum Jobcenter gehe und Hartz IV beantrage, springe ich lieber von der Brücke") und unter Umständen schamvoll verschwiegen. Den Ausweg aus der Misere bildet eine Beantragung von Sozialleistungen. Die Ablehnung einer Rente entspricht dann subjektiv einem Todesurteil, da die Vorenthaltung mit dem Erleben eines „sozialen Todes" verknüpft wird, z. B. durch den vorweggenommen Umzug in eine kleine, günstigere Mietwohnung, die drohende Verschuldung, den Verbrauch der Altersvorsorge (z. B. Verwertung von Lebensversicherung), die man sich mühsam erspart hat oder durch den Verkauf des PKWs, was eine Einschränkung an Autonomie, Flexibilität und Freiheiten beinhaltet.

Betrachtet der Patient die Antragstellung auf Sozialleistungen wie einen üblichen Versicherungsfall – immerhin hat er jahrelang Beträge eingezahlt – wäre zu erwarten, dass man sich bei der Versicherung meldet (oft nur telefonisch oder schriftlich) und diese dann die Leistungsvoraussetzung prüft. In Abhängigkeit davon wird geleistet oder auch nicht. Ist man mit dem Ergebnis nicht einverstanden, legt man Widerspruch ein. Wird dieser abgelehnt, kann man klagen und/oder auch die Versicherung wechseln. Im sozialen Leistungsrecht der Rentenversicherung ist die Prüfung des „Versicherungsfalls" in der Regel mit einer persönlichen Vorstellung verbunden, sei es bei einem Gutachter oder in einer medizinischen Rehabilitationseinrichtung.

Warum ein Gutachten? Glaubt man dem Patienten oder dem behandelnden Arzt nicht, der zahlreiche Atteste ausgestellt hat? Muss sich der Patient als Simulant fühlen? Wieso wird eine Begutachtung von einem Psychiater oder Facharzt für psychotherapeutische Medizin vorgenommen oder ein Aufenthalt in einer psychosomatischen Rehabilitationseinrichtung gefordert?

Noch immer fühlen sich Patienten mit einer psychischen Diagnose missverstanden, stigmatisiert, als nicht wirklich krank anerkannt, sondern als Simulant verkannt. Im Falle einer angeordneten Rehabilitation kommt für den „Begutachtungsfall" eine fremde Umgebung mit vielleicht undurchschaubarer Maschinerie hinzu. Die Zuweisung zu einer psychosomatischen statt einer orthopädischen oder kardiologischen Rehabilitationseinrichtung kann für den Patienten wenig nachvollziehbar sein. Entsprechend erwartet er vom Aufenthalt lediglich eine Entscheidung über den vom ihm gestellten Umschulungs- oder Rentenantrag und stellt sein „Geschicktsein" offen dar. Somit versteht er die veranlasste

Rehabilitationsmaßnahme als eine duldungspflichtige Hürde im Rahmen seines Antragverfahrens. Eine Eigenmotivation ist nicht vorhanden oder sehr gering ausgeprägt und/oder wird sogar verneint.

Damit wird deutlich, in welcher Zwickmühle sich der Patient in der Begutachtungssituation während der psychosomatischen Rehabilitation befinden kann. Einerseits möchte er, dass es ihm gesundheitlich besser geht, er seine Arbeit wieder leisten, Geld verdienen und seine Freizeit aktiv gestalten kann. Verfolgt er diese Ziele, ist sein oftmals schon tief verankertes Ziel, die Rente oder die Umschulung zu erlangen, gefährdet („fortgeschrittene Rentenentwicklung", vgl. Plassmann u. Färber 1995). Neugier und eine gewisse Offenheit dem neuen psychosomatischen Angebot gegenüber steht die Angst vor einer nicht geplanten und nicht gewollten Veränderung entgegen. Dem Wunsch, sich anzuvertrauen und Entlastung von bestehenden körperlichen und seelischen Belastungen zu erhalten, steht die Befürchtung entgegen, dass sich dies nachteilig auf das Rentenanliegen auswirken könnte. Auf der anderen Seite könnte ein „Sichverweigern" ebensolche Nachteile mit sich bringen.

Diese Ambivalenzsituation, in der sich der Patient befindet, kann zu einer mehr oder weniger bewussten Konfliktlage führen. Im günstigen Fall kann der Patient seinen Wunsch nach rascher sozialmedizinischer Beurteilung mitteilen, im ungünstigeren Fall zeigt er sich überangepasst, macht scheinbar alles mit, um dann „zu kippen", wenn die sozialmedizinische Beurteilung trotz seiner (duldungspflichtigen) Bemühungen nicht seinen Vorstellungen entspricht. Damit kann die mögliche Chance, im Vorfeld eine Kosten-Nutzen-Abwägung des Rentenwunsches (vgl. Schmeling-Kludas u. Boll-Klatt 2003) mit dem Therapeuten zu erarbeiten, nicht genutzt werden und der Patient bleibt mit seiner ausschließlich negativen Verarbeitung der Nichtgewährung der sozialmedizinischen Leistung allein.

In den Rehabilitationskliniken werden verschiedene Versuche unternommen, die Transparenz der sozialmedizinischen Begutachtung für den Patienten zu erhöhen:
- verpflichtende sozialmedizinische Einführungsgruppen mit allgemeinen Informationen zu sozialmedizinischen Themen, fortlaufende sozialmedizinische Gruppen, in denen themenzentriert spezielle Fragen von Rehabilitation und Sozialmedizin bearbeitet werden, um die Patienten umfassend zu informieren und zu einer realistischen Einschätzung ihrer persönlichen Situationen zu verhelfen (z.B. Olbrich et al. 1998; Bückers et al. 2001; Schmeling-Kludas u. Boll-Klatt 2003)
- Modul Sozialmedizin: Psychoedukative Gruppe mit Klärung sozialmedizinischer Grundlagen, Darstellung typischer Problemkonstellationen im Rollenspiel und deren Verdeutlichung über Filmszenen (Bischoff et al. 2006)
- Modell des „reflektierenden Teams": Der Patient nimmt an der sozialmedizinischen Teambesprechung teil. Diese wird unter speziellen Regeln durchgeführt. Es wird weniger faktisch diagnostizierend als suchend konjunktivistisch formuliert. Ziel ist, dem Patienten die Perspektivenvielfalt seiner Probleme zu verdeutlichen (Andersen 1990).

7.6.2 Der Gutachter

Die Begutachtungssituation stellt an den Gutachter die Anforderung, sich auf den Patienten so einzustellen, dass dieser nicht zusätzliche und unnötige (vermeidbare) Belastungen durch den Begutachtungsprozess erfährt.

Der Gutachter ist gehalten, „unparteiisch und nach bestem Wissen und Gewissen" (zur Begrifflichkeit s. a. Foerster u. Venzlaff 2004,

S. 10f.) seinen Begutachtungsauftrag durchzuführen. Diese Forderungen sprechen für eine hohe Fachlichkeit, sachneutrale Haltung und Distanz der Begutachtungssituation. Die Einflussgrößen auf das Verhalten des Gutachters gegenüber dem Probanden lassen sich folgendermaßen zusammenfassen:
- eigene gesellschaftspolitische Wertvorstellungen
- eigene Körpererfahrung durch selbst und im unmittelbaren Umfeld erlebte Erkrankungen
- eigene Tagesform
- Abwehrhaltung bei klagsamen, missgestimmten Patienten
- bestehender Zeitdruck

Gleichzeitig tritt der Gutachter notwendigerweise in Beziehung zum Patienten – in der Rehabilitation noch intensiver als bei der externen Untersuchung. Die Gutachtensituation stellt gegenüber der üblichen Arzt-Patient-Beziehung eine andersgeartete Beziehungskonstellation dar (z. B. Foerster u. Winkler 2004):
- der Patient ist nicht zur (freiwilligen) Mitarbeit bei der Untersuchung verpflichtet
- es besteht keine Schweigepflicht dem Auftraggeber gegenüber
- der Gutachter fällt keine Entscheidung, sondern erstellt eine Entscheidungshilfe für den Rentenversicherungsträger

Die Herstellung einer Arbeitsbeziehung, auch in der Gutachtersituation, ist jedoch notwendig und unabdingbar, z. B. für die Erhebung des psychischen Befundes, der Anamnese, der Erfassung von Konfliktkonstellationen und komplexen (biografischen) Zusammenhängen.

! Der Gutachter muss sich also – wie im therapeutischen Kontext auch – als Person zur Verfügung stellen, kann nicht emotional abstinent bleiben, sondern muss sich seiner emotionalen Reaktionen (einschließlich Übertragungs- und Gegenübertragungsreaktionen) gerade auch auf den mehr oder weniger nachvollziehbaren Renten(versorgungs)wunsch des Patienten bewusst werden.

Entsprechend ist der Gutachter immer in Gefahr, die Grenzen zwischen Urteil und Vorurteil sowie zwischen moralischer und medizinischer bzw. psychosomatisch-psychotherapeutischer Sichtweise nicht einzuhalten. Der Gutachter kann sich aus der Expertenrolle in die Richterrolle gedrängt fühlen. Oder er kann sich in der Rolle dessen fühlen, der persönlich etwas zu vergeben hat und unreflektierte Neidgefühle auf den vermeintlichen Freiheitsgewinn des Antragstellers entwickeln.

Damit geraten Unparteilichkeit und sachliche Urteilsbildung außer Kraft und es kann zu einseitigen Identifizierungen des Gutachters bzw. des Rehabilitationsteams kommen: Überidentifizierung mit dem Patienten-Anliegen (Gutachter in der Rolle des Helfers und Retters) oder Überidentifizierung mit dem Anliegen des Auftraggebers (Gutachter in zynischer oder verdeckt aggressiver Verteidigung vermeintlicher gesellschaftlicher Ansprüche).

Diesem Rollenkonflikt, der aus der Parteinahme des Gutachters oder des Rehabilitationsteams resultiert, kann nur entgangen werden, wenn die Bereitschaft besteht, die eigene emotionale Reaktion zu erkennen und zu reflektieren, um die eigene Fähigkeit zu empathischem und distanziertem Umgang mit dem Patienten zu erhalten. Dieser Reflektionsprozess wird begünstigt im Rahmen eines Rehabilitationsteams, das Hilfe und Korrektiv im Hinblick auf die eigenen Übertragungs- und Gegenübertragungsgefühle darstellt und regelhaft Supervision erhält. Im Weiteren ist die Teilnahme an Balint-Gruppen, Intervisionen und Fortbildungen sowie an sozialmedizinischen Qualitätszirkeln zu empfehlen.

Neben dem Rollenkonflikt aus Parteilichkeit für den Patienten oder dem Auftraggeber

7.6 Die Begutachtungssituation

tritt verstärkt der Rollenkonflikt zwischen Psychotherapeut und Gutachter. Die besondere Beziehungsdynamik führt dazu, dass der Gutachter immer auch persönliche Mitteilungen und Offenbarungen des Patienten erhält, die bei einem sachgemäßen Abstand in der Begutachtungssituation nicht mitgeteilt werden. Dies umso mehr, wenn sich der Patient auf den Therapieprozess einlässt und dann tendenziell labilisiert Motive und Haltungen offenbart, die seiner Beweiserbringung für seine Einschränkungen entgegenstehen, die aber gleichwohl unter therapeutischem Aspekt bedeutsam sind. Der Gutachter bzw. die Mitarbeiter des Rehabilitationsteams müssen auf den kritischen Aspekt solcher Mitteilungen hinweisen.

Gleichzeitig übernimmt der Gutachter – in der Rehabilitation sogar ganz gezielt – therapeutische Funktionen in dem Sinne, dass er den Patienten anregt, über sein Krankheitskonzept, über sein „Nicht-Mehr-Können" bzw. „Nicht-Mehr-Wollen" zu reflektieren, damit auch andere Lösungen als die Rente für das Gesundheitsproblem erkennbar werden. Damit kann dieser unter Umständen in einen therapeutischen Prozess gebracht werden, den er nicht will, vor dem er Angst hat oder zu dem er keinen Auftrag gegeben hat. Dem er sich aber nicht z. B. durch Therapieabbruch entziehen kann, weil dies den Fortgang des Verfahrens verhindern könnte (Duldungspflichtigkeit).

Für den Umgang mit dem Rollenkonflikt Gutachter vs. Psychotherapeut haben verschiedene Rehabilitationskliniken unterschiedliche Lösungen gefunden:

- Olbrich et al. (a. a. O.) empfehlen eine Abgrenzung und Entkoppelung von Begutachtung und psychotherapeutischer Behandlung. Bei Patienten mit Rentenantrag bzw. Rentenwunsch hat die Begutachtung im Mittelpunkt des Rehabilitationsverfahrens zu stehen. Gleichzeitig werden sozialmedizinische Informationen als Gruppenveranstaltungen angeboten, um eine Einstellungsänderung hinsichtlich Beruf, Arbeit und Rente zu erzielen, ohne damit primär eine Symptomveränderung zu intendieren.
- Bückers et al. (a. a. O.) vertreten ein zweiphasiges Behandlungsvorgehen bei dieser Patientengruppe. In der ersten Phase erfolgen die rasche Bearbeitung der sozialmedizinischen Fragestellung und Mitteilung der Ergebnisse, sowie zeitgleich psychoedukative Maßnahmen zur Sozialmedizin, Psychosomatik und Psychotherapie (Motivations- und Sensibilisierungsphase). Nach Mitteilung der sozialmedizinischen Ergebnisse und deren Aufarbeitung ist dann für eine zweite Phase die bewusste Entscheidung des Patienten für oder gegen eine Fortsetzung der Behandlung gefordert – im Sinne eines psychotherapeutischen Beziehungsangebotes mit dem Schwerpunkt auf Problem- und Symptombearbeitung.
- Schmeling-Kludas und Boll-Klatt (a. a. O.) vertreten demgegenüber die Auffassung der Aufrechterhaltung der therapeutischen Handlungsfähigkeit bei Rentenpatienten auch während der Begutachtung, d. h. es wird versucht, ein tragfähiges Arbeitsbündnis herzustellen und der Rentenwunsch wird konsequent als Störung betrachtet.

Allen Ansätzen ist gemeinsam, dass sozialmedizinische Fragen und der Rentenwunsch offen und frühzeitig angesprochen werden müssen, dass der Rollenkonflikt von Patient und Rehabilitationsteam zwischen therapeutischem und gutachterlichem Anliegen verdeutlicht und für den Patienten transparent wird, wie das Rehabilitationsteam damit umgeht. Es geht darum, dem Patienten therapeutische Möglichkeiten aufzuzeigen, ohne ihn damit zu überfordern.

Zur Entschärfung des Rollenkonfliktes und zur Sicherung des Arbeitsbündnisses empfiehlt sich eine Rollenaufteilung (ein Rollensplitting) im psychosomatischen Behandlungsteam, das kann z. B. heißen:

- Ansprechen der sozialmedizinischen Fragen durch Sozialarbeiter
- Mitteilung des sozialmedizinischen Ergebnisses durch Chefarzt bzw. Oberarzt
- Bearbeitung der damit verbundenen emotionalen Reaktionen durch den Bezugstherapeuten, gerade auch dann, wenn die Erwartungen des Patienten vom Ergebnis abweichen

Von allen Autoren wird hervorgehoben, dass eine bessere Vorbereitung, Sensibilisierung und Motivierung des Patienten im Vorfeld der Rehabilitation wünschenswert und für beide Parteien von Vorteil wäre. Unter Beibehaltung des Prinzips „Rehabilitation vor Rente" geht es darum, in einem frühzeitigen Stadium den Patienten mit geeigneter Motivation in die Rehabilitation zu vermitteln.

7.6.3 Die Rentenversicherungsträger als Auftraggeber

Der Rentenversicherungsträger als Auftraggeber erwartet am Ende der stationären medizinischen Rehabilitation eine ausführliche, fundierte sozialmedizinische Stellungnahme, die die Wiedereingliederungsmöglichkeiten des Versicherten in das Erwerbsleben nachvollziehbar darlegt.

Da der Nutzen der psychosomatischen Rehabilitation sowohl für die Leistungsberechtigten als auch für den Kostenträger vielfach belegt ist und dem Verbleib im Arbeitsleben durchaus gesundheitsstabilisierende Funktion zukommen kann, beinhaltet die sozialmedizinische Stellungnahme der Rehabilitationskliniken immer auch eine Aussage über den Erfolg der erbrachten eigenen Leistungen.

Die Gültigkeit einer solchen Aussage ist allerdings mindestens durch zwei Faktoren eingeschränkt: zum einen durch die Arbeitsmarktsituation und zum anderen durch die Rehabilitationsprognose.

■ **Zur Arbeitsmarktsituation.** Nicht selten begrenzt die Arbeitsmarktsituation die Rehabilitationsmöglichkeiten des Patienten (z. B. Nichtrealisierbarkeit einer stufenweisen Wiedereingliederung, kein leidensgerechter Arbeitsplatz entsprechend den qualitativen Leistungseinschränkungen im Betrieb oder auf dem allgemeinen Arbeitsmarkt). Die möglichen Empfehlungen zur Erwerbssicherung gehen dann an der realen Arbeitswelt vorbei, was sich nachvollziehbar auf die Bereitschaft des Patienten auswirkt, sich für den Erhalt seiner Erwerbsfähigkeit zu engagieren.

Umgekehrt können beim Gutachter – oft unbemerkt – arbeitsplatz- oder berufsbezogene Einschätzungen Einfluss nehmen, z. B. bei Empfehlungen für Leistungen zur Teilhabe am Arbeitsleben, weil gut nachvollziehbar ist, dass der Patient nicht mehr unter den gegebenen Arbeitsbedingungen seinen Beruf ausüben will. Dies betrifft vor allem Patienten in pflegenden Berufen, die sich angesichts von Pflegenotstand nicht mehr mit ihrem Beruf identifizieren können und daher eine Umschulung anstreben.

■ **Zur Rehabilitationsprognose.** Bezogen auf die personalen Faktoren ergibt sich eine korrekte Einschätzung der Wiedereingliederungsmöglichkeiten des Patienten aus dem Ineinandergreifen von angemessenem Leistungsangebot in der Rehabilitationsklinik und der vorliegenden Rehabilitationsprognose.

Die Rehabilitationsprognose wird von den zuweisenden Trägern über die sozialmedizinische Rehabilitationsbegutachtung gestellt und dadurch auch der Zustrom zur Rehabilitation geregelt. Die Rehabilitationsbegutachtung hat im Rahmen von budgetierten Ressourcen und forcierter Mittelverteilung von Rehabilitationsleistungen möglichst zielgenau zu entscheiden, wer Zugang zur medizinischen und beruflichen Rehabilitation erhalten soll. Zu beurteilen sind die Rehabilitationsbedürftigkeit,

7.6 Die Begutachtungssituation

also die Voraussetzung des Antragstellers auf die Kann-Leistung „Rehabilitation" und die Rehabilitationsfähigkeit im Sinne spezifischer Merkmale der Antragsteller, die entsprechend der notwendigen Mitwirkungspflicht eine aktive und partnerschaftliche Mitarbeit ermöglichen und damit Erfolge der Maßnahme (Abwendung vorzeitiger Erwerbsminderung) überwiegend wahrscheinlich machen.

In der Praxis zeigt sich jedoch immer wieder eine wenig befriedigende Zugangssteuerung (Koch 2012). Kontrovers bleibt, inwieweit der Rehabilitationsbedürftigkeit und damit dem rechtlichen Vorgang („Rehabilitation vor Rente") mehr Gewicht beigemessen wird als der Rehabilitationsfähigkeit.

Aus rehabilitativer und sozialmedizinischer Sicht lassen sich verschiedene Empfehlungen und Entwicklungsmöglichkeiten benennen, um die noch bestehende Zuweisungsproblematik zu vermindern:

- Die Anfangsphase der Rehabilitation soll genutzt werden – auch über den Einsatz geeigneter Assessmentverfahren –, um bei bestehender Rehabilitationsbedürftigkeit die Rehabilitationschancen des Patienten zu bewerten. Damit lässt sich der Schwierigkeit begegnen, schon in einem sehr frühen Stadium, nämlich bei Antragstellung, eine Prognose der Erfolgsaussichten zu stellen.
- Um praxisorientiertes Lernen zu ermöglichen, sollten der sozialmedizinische Begutachtungsdienst der zuweisenden Träger und die Ärzte der Rehabilitationskliniken in einen regelhaften Austausch treten bzw. gemeinsame Fortbildungsveranstaltungen besuchen, wie dies einige Rentenversicherungsträger schon sicherstellen.
- Die Transparenz des Begutachtungsausganges sollte für das Rehabilitationsteam verbessert werden; in der Regel ist seine Aufgabe mit der Abfassung des Rehabilitationsentlassungsberichtes beendet. Es gibt zwar Rückmeldungen über die Qualität des Gutachtens (Peer-Review-Verfahren), aber praktisch keine über die weiteren Verfahrensabläufe.
- Es sollten Überlegungen zu alternativen Ablaufregelungen entwickelt werden. Die rechtlichen Bestimmungen lassen beispielsweise gegenwärtig nicht zu, den Grundsatz „Rehabilitation vor Rente" dahingehend zu modifizieren, dass ein Rentenantrag frühzeitig auch ohne durchgeführte Rehabilitation abgelehnt wird, wenn die Motivation des Antragstellers gering und eine aktive Mitarbeit eher nicht zu erwarten ist. Eine solche frühzeitige Ablehnung, verbunden mit dem Hinweis auf ambulante und stationäre Behandlungsmöglichkeiten, könnte dazu beitragen, krankheitsfixierenden Einstellungen oder chronifizierungsbegünstigenden Bedingungen zu begegnen und Ressourcen für ein aktives Krankheitsverhalten zu mobilisieren.

7.7 Empirische Untersuchungen zur sozialmedizinischen Leistungsbeurteilung

Empirische Untersuchungen, die die Struktur und Qualität sozialmedizinischer Leistungsbeurteilungen evaluieren, liegen in ersten Untersuchungen vor. Die Befunde lassen sich nach folgenden Themen gliedern:

- **Sozialmedizinische Typenzuordnung und sozialmedizinische Prognose nach Rehabilitation.** Untersuchungen zur Prognose der Erwerbstätigkeit suchen nach solchen Indikatoren, die mit hoher Validität die Gefährdung der Erwerbstätigkeit vorherzusagen vermögen.

Bei Patienten mit Rückenschmerzen und funktionellen Beschwerden erwies sich eine Skala zur „subjektiven Prognose der Erwerbstätigkeit" (Mittag et al. 2003) als hochprädiktiv hinsichtlich der Rentenantragstellung im Beobachtungszeitraum von 2 Jahren nach medizinischer Rehabilitation.

Im Rahmen psychosomatischer Rehabilitation suchten Sandweg et al. (2001) ebenfalls bei funktionellen muskuloskeletalen Erkrankungen nach Prädiktoren des Behandlungserfolges (i. S. einer Verringerung der Leitsymptomatik), kurzfristig (unmittelbar zum Rehabilitationsende) und langfristig (3 Jahre nach der Rehabilitation). Sowohl der kurz- als auch der langfristige Behandlungserfolg wurde vor allem durch einen nicht vorhandenen Rentenwunsch, eine geringe Anzahl ärztlicher Behandlungen sowie eine niedrige Arbeitsunfähigkeitszeit (in Wochen vor dem Behandlungsbeginn) prognostiziert. Für den kurzfristigen Erfolg waren zusätzlich die selbsteingeschätzte Verbesserung der körperlichen Funktionsfähigkeit und des psychischen Wohlbefindens sowie eine Veränderung in der Selbstwertregulation relevant; für den langfristigen Erfolg zusätzlich das Fremdurteil des Arztes bezüglich der Veränderbarkeit („psychodynamische" Verstehbarkeit der Situation des Patienten, Entwicklungsfähigkeit des Patienten; Aufklärungsvarianz 69 %).

Die Brauchbarkeit fremdeingeschätzter Entwicklungsmöglichkeiten des Patienten bestätigt sich auch in einer Studie zur prognostischen Validierung und Weiterentwicklung der IREPRO-Indikatorenliste (Hesse 2009). Die Indikatoren „Rehabilitationsmotivation" und „Behandlungsperspektive" leisteten den größten Beitrag zur Prädiktion des Erwerbsstatus (berufstätig ja/nein) 1 Jahr nach psychosomatischer Rehabilitation. Insgesamt klärten die 10 Indikatoren der IREPRO-Liste von Arzt oder Therapeut, ausgefüllt je nach Stichprobe 61 % bzw. 59 % der Varianz auf.

Neben diesen „weichen" Prädiktoren kommt als „harter" Indikator der Dauer der Arbeitsunfähigkeit vor der Behandlung überragende Bedeutung als negativer Prädiktor für die spätere Rückkehr an den Arbeitsplatz bzw. Wiederherstellung der Arbeitsfähigkeit zu. Dies bestätigen sowohl ältere Befunde (z. B. Zufferey 1998) als auch die neuere Untersuchung des Instituts für Rehabilitationsforschung Norderney an Rentenantragstellern im ambulanten Bereich (zusammenfassend: Hesse 2009 a. a. O.). Zum Zeitpunkt der Rentenantragstellung leisteten die Merkmale „Beurteilung des Leistungsvermögens am letzten Arbeitsplatz" zusammen mit „Tagen der Erwerbstätigkeit und der Krankheit in den letzten 5 Jahren vor Antragstellung" die beste Vorhersage auf das prognostizierte Merkmal (Rentenbezug ja/nein) nach 2 Jahren. Beeindruckend zeigte sich in der Untersuchung, dass der Schritt zur Rentenantragstellung offensichtlich einen kritischen Punkt der Veränderungsmöglichkeiten des Probanden darstellt. Nach der Antragstellung waren weder diejenigen, die inzwischen (zeit)berentet waren, noch diejenigen, die nicht berentet waren, stabil beruflich reintegriert. Bei Rentenantragstellung erhielten lediglich 16 % der Probanden eine Empfehlung zur Rehabilitation. Offensichtlich ist die Variable „laufendes Rentenverfahren" der bedeutsamste Prädiktor für den therapeutischen Misserfolg einer Rehabilitation (Zielke et al. 1995; Kulik et al. 2001).

Dies lässt sich auch bestätigen, wenn man die Patienten nach ihrer sozialmedizinischen Ausgangslage zu Beginn der Rehabilitation klassifiziert. Bückers et al. (2001) unterscheiden 3 Typen:
- Patienten mit einem Rentenantrag (Typ I)
- Patienten mit einem Antrag auf Leistungen zur Teilhabe am Arbeitsleben (Typ II)
- Patienten nach längerer Arbeitsunfähigkeit, die wegen Gefährdung der Erwerbsfähigkeit aufgefordert wurden, einen Rehabilitationsantrag zu stellen (Typ III)

Bei diesen „fremdmotivierten" oder „geschickten" Patienten fällt der Behandlungserfolg (Verminderung der Beschwerden, Veränderungserleben) insgesamt geringer aus. Im Vergleich zu den übrigen Patienten (bei Outcome und 18-monatiger Katamnese) innerhalb der Gruppe mit sozialmedizinischer Problemlage unterscheiden sich die Typ-I-Patienten signifikant hinsichtlich Krankheitserleben, Krankheitsverarbeitung und Krankheitseinstellung von Typ-II- und Typ-III-Patienten in Richtung stärkerer Chronifizierung und geringerer Veränderbarkeit (Schmitz-Buhl et al. 2006a, b).

■ **Qualität der sozialmedizinischen Begutachtung bei den Prüfärzten der medizinischen Rehabilitation (Feststellung der Rehabilitationsbedürftigkeit).** Die „Rehabilitationsbedürftigkeit" stellt eine zusammenfassende Bewertung wesentlicher sozialmedizinischer Faktoren wie Funktionseinschränkung, Fähigkeitsstörung, Kombination von Gesundheitsstörungen bzw. Multimorbidität, Risikokonstellation, Arbeitsunfähigkeitszeiten, bisherige Therapie, Kooperation mehrerer Therapieformen, Schulungsbedarf und Probleme bei der Krankheitsbewältigung dar (Cibis u. Hüller 2003). Die Beurteilung des Rehabilitationsbedarfs erfolgt im Allgemeinen durch Prüfärzte der Rentenversicherung nach Aktenlage. In einer Studie (Meng et al. 2005) wurde die Akten- und Untersuchungsbegutachtung bei Antragstellen mit orthopädischer Hauptindikation miteinander verglichen. Alle Probanden wurden zunächst prüfärztlich, d.h. mittels Aktenbegutachtung beurteilt und anschließend nach externer Randomisierung von internen und externen Untersuchungsgutachtern begutachtet. Der Vergleich erfolgte über eine Checkliste, die wesentliche sozialmedizinische Kriterien des Rehabilitationsbedarfs erfasst („Würzburger Checkliste"). Über 3 verschiedene Ärztegruppen zeigte diese eine vergleichbare Faktorenstruktur, die sich am besten über 5 Faktoren abbilden ließ: globale Beeinträchtigung, Rehabilitationsmotivation, -fähigkeit, -prognose, berufliche Leistungsfähigkeit, psychosoziale Belastung und Risikofaktoren.

Wie erwartet, belegt die Studie einen niedrigen Informationsstand der Prüfärzte durch die Häufigkeit an fehlenden Werten einzelner Beurteilungskriterien. Diese liegen für 5 Kriterien bei etwa 55 %. Insbesondere sind sie nicht in der Lage, die Skalen „berufliche Leistungsfähigkeit", „psychosoziale Belastung" und „Risikofaktoren" ausreichend zu beurteilen.

Sicher ist nach diesen Daten die von Blindow (2004) vertretene Auffassung zu optimistisch, dass bei sorgfältiger Prüfung der Dokumentationslage und ausreichender sozialmedizinischer Erfahrung das Risiko einer Fehlentscheidung in der Rehabilitationsbegutachtung nach Aktenlage relativ gering sein dürfte. Im Gegenteil zeigt die wachsende Zahl an Widerspruchsverfahren gegen eine abgelehnte medizinische Rehabilitation, dass hier seitens der Prüfärzte bei den Rentenversicherungsträgern ein dringender Korrekturbedarf in Richtung einer qualitätsgebesserten Entscheidung erforderlich ist.

■ **Qualität der sozialmedizinischen Leistungsbeurteilung im Qualitätssicherungsprogramm der Rentenversicherungsträger.** Im Peer-Review-Verfahren zum Rehabilitationsentlassungsbericht als externe Qualitätssicherungsmaßnahme findet sich ein Kapitel zur Bewertung der sozialmedizinischen Leistungsbeurteilung. Im Jahr 2013 wurde ein spezielles strukturiertes Peer-Review-Verfahren implementiert, um einen gemeinsamen Standard für die Qualität der Gutachten sicherzustellen (DRV 2013). Auf Empfehlung der SOMEKO begann 2005 eine Projektgruppe die Entwicklung dieses systematischen Verfahrens für die sozialmedizinische Beurteilung; seit 2007 wird seine Umsetzung erprobt. Es dient der Festlegung einheitlicher trägerübergreifender Qualitätskriterien und soll die Gleichbehandlung der Versicherten garantieren. Vorerst gilt das Verfahren nur für Rentenantragssteller bei Gutachten nach Aktenlage und/oder persönlicher Untersuchung. Die Ergebnisqualität des Verfahrens wird über Qualitätskriterien operationalisiert. Übergeordnete Kriterien, die sich auf das Gutachten als Ganzes beziehen („Nachvollziehbarkeit") werden von Einzelkriterien, die einzelne Aspekte des Gutachtens betreffen, unterschieden. Über Prüffragen werden die verschiedenen Kriterien spezifiziert. Eine erste wissenschaftliche begleitende Evaluation erbrachte hinsichtlich der Übereinstimmung der Peer-Beurteilungen Werte in erforderlicher (signifikanter) Höhe, die aber nicht über den Übereinstimmungsmaßen aus dem Entlassungsbericht lagen.

■ **Gutachterübereinstimmung.** Für die IRE-PRO-Liste liegen für stationäre psychosomatische Rehabilitationspatienten zwei unabhängige, aber gleichzeitige Einschätzungen durch das ärztliche und das psychotherapeutische Personal vor, ohne vorangehende Schulung. (zusammenfassend: Hesse 2009 a.a.O.). Die erreichten Übereinstimmungskoeffizienten (Kappa) waren zwar signifikant, lagen aber für 430 Patienten zwischen .51 und .40 und damit deutlich unter einem zu fordernden Wert von >.70.

Hesse und Gebauer (a.a.O.) führen verschiedene Faktoren auf, die sich für die niedrige Übereinstimmung der Gutachter anführen lassen:
- mangelnde Verifizierbarkeit von Diagnosen und von Arbeitsfähigkeit
- mangelnde Präzisierung und Operationalisierung von zentralen arbeitsbezogenen Beurteilungskonstrukten wie z.B. „Anforderungen des allgemeinen Arbeitsmarktes" oder „zumutbare Anstrengung"
- gutachterlich eingeschätzte hohe Verifizierbarkeitswerte mit Biomarkern für Dorsopathien, jedoch geringe für neurotische, Persönlichkeits- und Verhaltensstörungen (Overland et al 2008)
- die Person des Gutachters, seine Haltungen, Einstellungen (z.B sein prinzipieller Optimismus oder Pessimismus), Erfahrung sowie sein interaktionelles Reagieren auf den Patienten, welches zu unterschiedlichen Interpretationen ein und derselben Information führt
- Urteilsverzerrungen und Urteilsverankerungen des Gutachters, z.B. die Orientierung am ersten Eindruck, d.h. den gelesenen schriftlichen Informationen besonders bei unerfahrenen Urteilern (Kerstholt et al. 2006)

Abschließend bleibt bedenkenswert: Die sozialmedizinische Leistungsbeurteilung ist immer auch für den Betroffenen gesundheitsrelevant. So fühlen sich Erwerbsminderungsrentner im Allgemeinen gesundheitlich stärker beeinträchtigt als es der medizinische Berentungsanlass begründet. Eine schwedische Studie beschreibt eine erhöhte Mortalitätsrate bei Erwerbsminderungsrentnern im Vergleich zu gleichaltrigen nicht berenteten Personen, die nicht durch den Berentungsgrund erklärt wird (Wallman et al. 2006).

Literatur zu Kapitel 7

Anderson T. Das reflektierende Team. Dortmund: Modernes Leben 1990.

Arbeitskreis OPD (Hrsg.). Operationalisierte psychodynamische Diagnostik OPD-2. Bern: Hans Huber 2009.

Aschoff JC. Vom „Quantensprung" zwischen Festlegung einer psychiatrischen Diagnose und Einschätzung des Leistungsvermögens auf dem Arbeitsmarkt. Med Sach 1994; 90: 29–31.

Becker, D, Schneider, W. Empirische Überprüfung des Leitfadens zur Begutachtung der beruflichen Leistungsfähigkeit bei psychischen und psychosomatischen Erkrankungen. In Schneider et al. (Hrsg.) a. a. O. 2012; 335–342.

Bischoff C, Schultze H, Pein A von, Czikkely M, Limbacher K. Stationäre psychosomatische Rehabilitation bei Patienten mit chronischem Schmerz: Evaluation einer psychoedukativen sozialmedizinischen Gruppenintervention. DRV-Schriften 2003; 40: 470–2.

Bischoff, C, Schulze, H, v. Pein, A, Limbacher, K. Evaluation einer psycho-edukativen sozialmedizinischen Therapieeinheit für chronische Schmerzpatienten in der stationären psychosomatischen Rehabilitation. In: Müller-Fahrnow, W., Hansmeier, T., Karoff, M. (Hrsg.) Wissenschaftliche Grundlagen der medizinisch-beruflich orientierten Rehabilitation. Lengerich: Pabst Publ. 2006; 437–446.

Blindow, D. Möglichkeiten und Risiken einer Begutachtung nach Aktenlage – aus Sicht der Rentenversicherung. Med Sach 2004; 100: 85–87.

Brüggemann S, Klosterhuis H. Leitlinien für die medizinische Rehabilitation – eine wesentliche Erweiterung der Qualitätssicherung. RV aktuell 2005; 10/11: 467–75.

Brütt, AL, Schulz, H, Koch, U, Andreas, S. Psychometrische Überprüfung eines ICF-basierten Instruments zu Aktivitäten und Partizipation bei Patienten mit psychischen Störungen. Paper presented at the 61. Arbeitstagung des Deutschen Kollegiums für Psychosomatische Medizin (DKPM), Berlin 2010.

Bückers R, Kriebel R, Kruse C, Paar GH. Sozialmedizinische Beurteilung in der Gelderland-Klinik. In: Kriebel R, Paar GH (Hrsg). Psychosomatische Rehabilitation: Möglichkeit und Wirklichkeit. 10-Jahres-Bericht in der Gelderland-Klinik. Geldern: Keuck 1999; 149–58.

Bückers, R, Kriebel, R, Paar, GH. Der „geschickte" Patient in der psychosomatischen Rehabilitation – Leitlinien für die sozialmedizinische Beurteilung und Behandlung von fremdmotivierten Patienten. Rehabilitation 2001; 40: 65–71.

Bundesarbeitsgemeinschaft für Rehabilitation (BAR) Gemeinsame Empfehlung gem. § 13 Abs. 2 Nr. 2 SGB IX zur frühzeitigen Erkennung eines Bedarfs an Leistungen zur Teilhabe (Gemeinsame Empfehlung „Frühzeitige Bedarfserkennung") vom 16. Dezember 2004.

Bundesarbeitsgemeinschaft für Rehabilitation (Hrsg). Arbeitshilfe für die stufenweise Wiedereingliederung in den Arbeitsprozess. Frankfurt: Bundesarbeitsgemeinschaft für Rehabilitation 2004a.

Bundesarbeitsgemeinschaft für Rehabilitation (Hrsg). Gemeinsame Empfehlung gem. § 13 Abs. 2 Nr. 2 SGB IX zur frühzeitigen Erkennung eines Bedarfs an Leistungen zur Teilhabe (Gemeinsame Empfehlung „Frühzeitige Bedarfserkennung"). Frankfurt: Bundesarbeitsgemeinschaft für Rehabilitation 2004b.

Bundesarbeitsgemeinschaft für Rehabilitation (Hrsg). Rahmenempfehlungen zur ambulanten Rehabilitation bei psychischen und psychosomatischen Erkrankungen. Frankfurt: Bundesarbeitsgemeinschaft für Rehabilitation 2004c.

Bundesarbeitsgemeinschaft für Rehabilitation (Hrsg.) Arbeitshilfe für die stufenweise Wiedereingliederung in den Arbeitsprozess. Frankfurt a. Main: Ausgabe 2004d.

Bundesversicherungsanstalt für Angestellte, Landesversicherungsanstalten, Bundesknappschaft, Bahnversicherungsanstalt und Seekasse im Verband Deutscher Rentenversicherungsträger (Hrsg). Das ärztliche Gutachten für die gesetzliche Rentenversicherung. Hinweise zur Begutachtung. 1. überarb Fassung. Berlin: Bundesversicherungsanstalt für Angestellte 2001.

Cibis W, Hüller E. Die sozialmedizinische Begutachtung. In: Verband Deutscher Rentenversicherungsträger (Hrsg). Sozialmedizinische Begutachtung für die gesetzliche Rentenversicherung. Berlin: Springer 2003; 79–127.

Cibis W, Reck S. Weiterentwicklung der Sozialmedizin in der gesetzlichen Rentenversicherung – Bericht über die Arbeit der SOMEKO. Dtsch Rentenversicher 2004; 59: 117–22.

De Boer, WEL, Besseling, JJM, Willems, JHBM, Organisation of disability evaluation in 15 countries. Pratiques et Organisations de Soins 2007; 38: 205–217.

Deutsche Rentenversicherung (Hrsg.). Leitlinien für die sozialmedizinische Begutachtung. Berlin: Deutsche Rentenversicherung 2012.

Deutsche Rentenversicherung (Hrsg.). Qualitätssicherung der sozialmedizinischen Begutachtung. Berlin: Deutsche Rentenversicherung 2013.

Deutsche Rentenversicherung (Hrsg.). Sozialmedizinische Begutachtung für die gesetzliche Rentenversicherung. 7. Aufl. Berlin: Springer 2011.

Deutsche Rentenversicherung. Pschyrembel Sozialmedizin. Berlin: de Gruyter 2007.

Deutsche Rentenversicherung. Sozialmedizinisches Glossar der Deutschen Rentenversicherung. Deutsche Rentenversicherung Bund (Hrsg.) Berlin, DRV-Schriften 2009: 81.

Dickmann JRM, Broocks A. Das psychiatrische Gutachten im Rentenverfahren – wie reliabel? Fortschr Neurol Psychiatr 2007; 75:397–401.

Dohrenbusch, R, Schneider, W, Merten, T. Zur Bedeutung der Testpsychologie bei der ICF-orientierten Begutachtung. In Schneider et al. a.a.O. 2012; 65–125.

Dohrenbusch, R, Strodick, C. Ausgewählte psychologische Testverfahren. In Schneider et al. a.a.O. 2012; 585–602.

Dohrenbusch, R. Das Interview aus aussagepsychologischer Perspektive: Validierung explorationsbasierter Informationen. In Schneider et al. a.a.O. 2012; 149–165.

DRV-Schrift Rentenversicherung in Zeitreihen. Berlin: DRV 2012: 22.

Ebinger M, Muche R, Osthus H, Schulte RM, Gaus W, Jacobi E. Vorhersage der Erwerbstätigkeit ein bis zwei Jahre nach einer stationären Rehabilitationsbehandlung bei Patienten mit Erkrankungen des Bewegungsapparates. Z Gesundheitswissensch 2002; 10: 229–41.

Foerster K, Venzlaff U. Aufgaben und Stellung des psychiatrischen Sachverständigen. In: Venzlaff U, Foerster K (Hrsg). Psychiatrische Begutachtung. München: Urban & Fischer 2004; 3–16.

Foerster K, Winckler P. Forensisch-psychiatrische Begutachtung. In: Venzlaff U, Foerster K (Hrsg). Psychiatrische Begutachtung. München: Urban & Fischer 2004; 17–30.

Foerster K. Zur Beurteilung neurotischer Patienten bei sozialrechtlichen Fragen. Prax Psychother Psychosom 1987; 1: 1–11.

Gemeinsamer Bundesausschuss. Richtlinien des Gemeinsamen Bundesausschusses über die Beurteilung der Arbeitsunfähigkeit und die Maßnahmen zur stufenweisen Wiedereingliederung (Arbeitsunfähigkeits-Richtlinien) nach § 92 Abs. 1 Satz 2 Nr. 7 SGB V in der Fassung vom 1. Dezember 2003; veröffentlicht im Bundesanzeiger 2004, Nr. 61, S. 6501; zuletzt geändert am 19. September 2006; veröffentlicht im Bundesanzeiger Nr. 241, S. 7356; in Kraft getreten am 23. Dezember 2006; zuletzt geändert am 21.06.2012.

Gerdes N, Weis J. Zur Theorie der Rehabilitation. In: Bengel J, Koch U (Hrsg). Grundlagen der Rehabilitationswissenschaften. Themen, Strategien und Methoden der Rehabilitationsforschung. Berlin: Springer 2000; 41–68.

Grigoleit H, Schliehe F, Wenig M. Handbuch Rehabilitation und Vorsorge. St. Augustin: Asgard 2004.

Grosch E, Irle H, Kruse C, Legner R. Empfehlungen für sie sozialmedizinische Beurteilung psychischer Störungen. Hinweise für die Begutachtung. DRV-Schriften 2001; 30: 1–67.

Hackhausen W. Die persönlichen, sozialmedizinischen und rechtlichen Grundlagen der Rehabilitation und der gutachterlichen Entscheidungsfindung. In: Bochnik HJ, Hackhausen W (Hrsg). Personenorientierte Diagnostik und Beurteilung. München: Urban & Fischer 1999; 125–44.

Hausotter, W. Begutachtung der Fibromyalgie. Med Sach 2000; 96: 132–136.

Hesse, B, Gebauer, E, Heuft, G. Die IREPRO-Indikatorenliste – Eine Arbeitshilfe zur systematischen Beurteilung von Reintegrations-Prognose und Rehabilitationsbedürftigkeit in der psychiatrischen Rentenbegutachtung. Rehabilitation 2007; 46: 24–32.

Hesse, B, Gebauer, E. Sozialmedizinische Begutachtung im Rentenverfahren: Stellenwert, Forschungsbedarf und Chancen. Rehabilitation 2011; 50: 17–24.

Hesse, B. Prognostische Validierung und Weiterentwicklung der IREPRO-Indikatorenliste. Unveröffentlichter Abschlussbericht Institut für Rehabilitationsforschung Norderney Abteilung Sozialmedizin. Münster 2009.

Innes, E. Reliability and validity of functional capacity evaluations: an update. International Journal of Disability Management Research 2006; 1: 135–148.

Institut für Rehabilitationsforschung Norderney, Abteilung für Sozialmedizin. Indikatorenliste zur sozialmedizinischen Bewertung der Reintegrationsprognose und der Rehabilitationsbedürftigkeit bei Rentenantragstellern mit psychischen Störungen – IREPRO. Eine Arbeitshilfe für die Sozialmedizinische Begutachtung in der Rentenversicherung. Münster 2005.

Irle, H, Fischer, K. Die Begutachtung im Rahmen der Rehabilitation und Rentenverfahren wegen verminderter Erwerbsfähigkeit. In Schneider et al. a. a. O. 2012; 223–253.

Irle, H, Grünbeck, P, Klosterhuis, H. Rehabilitation vor Frühberentung bei Menschen mit psychischen Störungen. In: DRV (Hrsg.) 13. Rehabilitationswissenschaftliches Kolloquium. DRV-Schriften 2004; 52: 323–324.

Kerstholt, JH, De Boer, WEL, Jansen, NJM. Disability assessments: Effects of response mode and experience. Disability and Rehabilitation 2006; 28: 111–115.

Koch, U. Rehabilitation: Flexible Antworten auf neue Herausforderungen. DRV-Schriften 2012; 98: 25–26.

Körner M. ICF und sozialmedizinische Beurteilung der Leistungsfähigkeit im Erwerbsleben: Alles klar? – Ein Diskussionsbeitrag. Rehabilitation 2005; 44: 229–36.

Kriebel R, Paar GH (Hrsg). Psychosomatische Rehabilitation: Möglichkeit und Wirklichkeit. 10-Jahres-Bericht der Gelderland-Klinik. Geldern: Keuck 1999.

Kriebel R, Paar GH, Bückers R, Bergmann C. Entwicklung einer Checkliste zur sozialmedizinischen Beurteilung von Patienten in der psychosomatischen Rehabilitation. In: Schneider W, Henningsen P, Rüger U (Hrsg) Sozialmedizinische Begutachtung in Psychosomatik und Psychotherapie. Bern: Huber 2001; 243–70.

Kulik, B, Florian, I, Enge, D. Der Rentenantragsteller in der Rehabilitation – Eine Studie zur Umsetzung des Grundsatzes „Rehabilitation vor Rente" DRV-Schriften 2001; 26: 63–65.

Leonhardt M, Foerster K. Probleme bei der Begutachtung der posttraumatischen Belastungsstörung. Med Sach 2003; 99: 150–5.

Linden M. Das psychiatrische Gutachten im Rentenverfahren – wie reliabel? (Editorial) Fortschr Neurol Psychiatr 2007; 75:379–81.

Linden, M, Baron, S, Muschalla, B. Mini-ICF Rating für psychische Störungen (Mini-ICF-P). Ein Kurzinstrument zur Beurteilung von Fähigkeits- bzw. Kapazitätsstörungen bei psychischen Störungen. Bern: Huber 2009.

Ludolph, E, Schröder, F. Die professionelle chirurgisch-orthopädische Begutachtung – Forderungen an die Kompetenz der Sachverständigen. Med Sach 1997; 93: 12–116.

Meng, K, Cdrahal-Urbanek, J, Frank, S, Holderied, A, Vogel, H. Kriterien des Rehabilitationsbedarfs – Die Würzburger Checkliste zur Erfassung des Rehabilitationsbedarfs in der sozialmedizinischen Begutachtung. Gesundheitswesen 2005; 67: 701–708.

Merten, T, Dohrenbusch, R. Psychologische Methoden der Beschwerdevalidierung. In Schneider et al. (Hrsg.) a. a. O. 2012; 186–222.

Merten, T. Der Stellenwert der Symptomvalidierung in der neuropsychologischen Begutachtung. Eine Positionsbestimmung. Zeitschrift für Neuropsychologie 2005; 16: 29–45.

Mittag, O, Glaser-Möller, Ekkernkamp, M, Heon-Klin, V, Raspe, A, Raspe, H. Prädiktive Validität einer kurzen Skala zur subjektiven Prognose der Erwerbstätigkeit (SPE-Skala) in einer Kohorte von LVA-Versicherten mit schweren Rückenschmerzen oder funktionellen Beschwerden der Inneren Medizin. In: 12. Rehabilitationswissenschaftliches Kolloquium „Rehabilitation im Gesundheitssystem. DRV-Schriften 2003; 40: 84–85.

Mittelstaedt, G von, Gärtner, T. Die Zukunft der Sozialmedizin aus praktischer Sicht. Gesundheitswesen 2001; 63: 156–161.

Nosper, M. Entwicklung eines ICF-konformen Fragebogens für die Selbstbeurteilung von Aktivitäten und Teilhabe bei psychischen Störungen (ICF AT-50 Psych). In DRV-Schriften 2008; 77, Sonderausgabe der DRV

Ockenga, E. Das schriftliche medizinische Gutachten. Sozialversicherung 2003; 58: 118–127.

Olbrich D, Zicholas B, Klänke-Bossek H. Psychosomatische-psychotherapeutische Rehabilitation sozialmedizinischer Problempatienten – Erkundungsstudie zu Befunden, Verlauf und Behandlungsergebnissen. Rehabilitation 1998; 37: 7–13.

Olbrich D. Begutachtung und Psychotherapie – Spannungsfeld in der psychosomatischen Rehabilitation. In: Hocker KM (Hrsg). Methodenintegration in der psychosomatischen Rehabilitation. Frankfurt: Europäischer Verlag der Wissenschaften 1996; 117–33.

Overland, R, Overland, S, Nyborg, Johansen, K, Mykletun, A. Verifiability of diagnostic categories and work ability in the context of disability pension award: A survey of „gatekeeping" among general practitioners in Norway. BMC Public Health 2008; 8: 137.

Plassmann, R, Färber, K. Rentenentwicklung bei psychosomatisch Kranken. Rehabilitation 1995; 34: 23–27.

Potreck-Rose, F, Koch, U. Chronifizierungsprozesse bei psychosomatischen Patienten. Stuttgart: Schattauer 1994.

Raspe H. Mindestanforderungen an das ärztliche Gutachten zur erwerbsbezogenen Leistungsfähigkeit von Kranken mit chronisch-unspezifischen Schmerzen. Versicherungsmedizin 1997; 49: 118–25.

Rentsch HP. Grundlagen der „Internationalen Classification of Functioning, Disability and Health" (ICF). In: Rentsch HP, Bucher PO (Hrsg). ICF in der Rehabilitation. Idstein: Schulz Verlag 2005; 17–41.

Richtlinien des Gemeinsamen Bundesausschusses über die Beurteilung der Arbeitsunfähigkeit und die Maßnahmen zur stufenweisen Wiedereingliederung (Arbeitsunfähigkeits-Richtlinien) nach § 92 Abs. 1 Satz 2 Nr. 7 SGB V in der Fassung vom 1. Dezember 2003. Bekanntmachung im Bundesanzeiger Nr. 61 (S. 6501) vom 27. März 2004. Inkrafttreten: 1. Januar 2004a.

Richtlinien des Gemeinsamen Bundesausschusses über Leistungen zur medizinischen Rehabilitation (Rehabilitations-Richtlinie) nach § 92 Abs. 1 Satz 2 Nr. 8 SGB V in der Fassung vom 16. März 2004. Veröffentlicht im Bundesanzeiger Nr. 63 (S. 6769) vom 31. März 2004. Inkrafttreten: 01. April 2004b.

Robert Koch-Institut (Hrsg.) Bürger- und Patientenorientierung im Gesundheitswesen. Gesundheitsberichterstattung des Bundes. Heft 32. Berlin: Robert Koch-Institut 2006.

Sachverständigenrat zur Begutachtung der Entwicklung im Gesundheitswesen. Gutachten 2001/02: Bedarfsgerechtigkeit und Wirtschaftlichkeit. Bd. III: Über-, Unter- und Fehlversorgung. Baden-Baden: Nomos 2002.

Sandweg, R, Bernardy, K, Riedel, H. Prädiktoren des Behandlungserfolges in der stationären psychosomatischen Rehabilitation muskuloskelettaler Erkrankungen. Psychother Psychosom Med Psychol 2001; 51: 394–402.

Schaarschmidt, U, Fischer, AW. AVEM Arbeitsbezogenes Verhaltens- und Erlebnismuster. Manual. Göttingen: Hogrefe 2008.

Schepank H. Der Beeinträchtigungs-Schwere-Score (BSS). Ein Instrument zur Bestimmung der Schwere einer psychogenen Erkrankung. Göttingen: Beltz Test GmbH 1995.

Schmeling-Kludas, C, Boll-Klatt, A. Rechtliche Grundlagen der psychosomatischen Rehabilitation. Psychotherapeut 2003; 48: 255–259.

Schmitz-Buhl SM, Bückers R, Kriebel R, Paar GH. Qualitätssicherung in der psychosomatischen Rehabilitation – der fremdmotivierte „geschickte" Patient: Erfassung, Klinikmanagement, Behandlungsergebnisse. DRV-Schriften 2000; 20: 377–8.

Schmitz-Buhl SM, Kriebel R, Paar GH. Outcome- und Katamnesestudie Psychosomatik: Kurz- und Langzeiteffekte stationärer Rehabilitation unter Berücksichtigung der sozialmedizinischen Problemlage. In: Müller-Fahrnow W, Hansmeier T, Karoff M (Hrsg). Wissenschaftliche Grundlagen der medizinisch-beruflich orientierten Rehabilitation. Lengerich: Pabst Publishers 2006a; 463–74.

Schmitz-Buhl SM, Kriebel R, Paar GH. Sozialmedizinische Problemlage: Feindseligkeit und deren Verarbeitung. DRV-Schriften 2002; 33: 483–5.

Schmitz-Buhl SM, Kriebel R, Paar GH. Sozialmedizinische Problemlage vor Beginn und Beschwerdeerleben sowie berufliche Zufriedenheit und Eingliederung nach stationärer psychosomatischer Rehabilitation. DRV-Schriften 2006b; 64: 458–60.

Schmitz-Buhl, SM, Kriebel, R, Paar, GH. Outcome- und Katamnesestudie Psychosomatik: Kurz- und Langzeiteffekte stationärer Rehabilitation unter Berücksichtigung der sozialmedizinischen Problemlage. In: Müller-Fahrnow, W., Hansmeier, T., Karoff, M. (Hrsg.) Wissenschaftliche Grundlagen der medizinisch-beruflich orientierten Rehabilitation. Lengerich: Pabst Publ. 2006b; 463–474.

Schmitz-Buhl, SM, Kriebel, R, Paar, GH. Sozialmedizinische Problemlage vor Beginn und Beschwerdeerleben sowie berufliche Zufriedenheit und Eingliederung nach stationärer psychosomatischer Rehabilitation. In: DRV-Schriften 2006a; 64: 458–460.

Schneider W, Henningsen P, Rüger U (Hrsg). Sozialmedizinische Begutachtung in Psychosomatik und Psychotherapie. Bern: Huber 2001a.

Schneider W, Henningsen P, Rüger U. Sozialmedizinische Begutachtung in der Psychosomatik und Psychotherapie. Autorisierte Leitlinien, Quellentexte und Kommentar. Bern, Göttingen, Toronto: Huber 2001b.

Schneider W, Paar GH. Psychosomatisch-psychotherapeutischen Handeln zwischen Prävention, Therapie und Rehabilitation. In: Schneider W, Henningsen P, Rüger U (Hrsg). Sozialmedizinische Begutachtung in Psychosomatik und Psychotherapie. Bern: Huber 2002; 173–94.

Schneider, W, Fabra, M, Dohrenbusch, R. Das diagnostische Interview. In Schneider et al. a. a. O. 2012; 51–60.

Schneider, W, Henningsen, P, Dohrenbusch, R, Freyberger, H, Irle, H, Köllner, V u. Widder, B. (Hrsg.). Begutachtung bei psychischen und psychosomatischen Erkrankungen. Autorisierte Leitlinien und Kommentare. Bern: Hogrefe 2012.

Schneider, W, Paar, GH. Psychosomatisch-psychotherapeutisches Handeln zwischen Prävention, Therapie und Rehabilitation. In: Schneider, W., Henningsen, P., Rüger, U. (Hrsg.) Sozialmedizinische Begutachtung in Psychosomatik und Psychotherapie. Bern: Huber 2001; 173–194.

Schneider, W. Standards der sozialmedizinischen Leistungsbeurteilung in der psychosomatischen Medizin und Psychotherapie. Psychotherapeut 2007; 52: 447–462.

Schneider, W. Die psychosozialen Hintergrundsbedingungen von Begutachtungsfragestellungen bei psychischen und psychosomatischen Erkrankungen. In Schneider et al. a. a. O., 2012; 19–29.

Sozialgesetzbuch. Neuntes Buch (SGB IX) – (Rehabilitation und Teilhabe behinderter Menschen). Vom 19.06.2001 in der aktuellen Fassung.

Sozialgesetzbuch. Sechstes Buch (SGB VI) – (Gesetzliche Rentenversicherung). Vom 19.02.2002 in der aktuellen Fassung.

Sozialverband VdK Deutschland e. V. (Hrsg). Sozialrecht – Begutachtungsrelevanter Teil. (Buch und CD, Version 6.0) Bonn: Sozialmedizinischer Verlag Mönchengladbach 2005.

Spanijer, J. The Disability Assessment Structured Interview. Diss. Rijksuniversiteit Groningen 2010.

Steinke B, Phligus B. Moderne (zeitgemäße) Rehabilitation und Teilhabe. In: Bundesarbeitsgemeinschaft für Rehabilitation (Hrsg). Rehabilitation und Teilhabe, Wegweiser für Ärzte und andere Fachkräfte in der Rehabilitation. Köln: Bundesarbeitsgemeinschaft für Rehabilitation 2005; 7.

Tittor W, Luchs A, Nellessen G, Grosch E, Irle H, Kleffmann A, Lampe L, Legner R, Mösch W, Sinn-Behrendt A, Sturtz A, Toumi I. Die Relevanz eines Leistungsfähigkeitsmodells für eine einheitliche und standardisierte Leistungsdiagnostik. Rehabilitation 2004; 43: 209–18.

Tittor W, Luchs A. Überlegungen zur Standardisierung des leistungsdiagnostischen Vorgehens in der Rehabilitationsmedizin. Rehabilitation 2000; 39: 77–83.

van Rijsen, J, Schellart, AJM, Anema, JR, van der Beek, AJ. A theoretical frame work to describe communication process during medical disability assessment interviews. BMC Public Health 9375 2009.

Verband Deutscher Rentenversicherungsträger (Hrsg). Abschlussbericht der Kommission zur Weiterentwicklung der Sozialmedizin in der gesetzlichen Rentenversicherung. DRV-Schriften, Bd. 53. Bad Homburg: Wirtschaftsverlag 2004a.

Verband Deutscher Rentenversicherungsträger (Hrsg). Das ärztliche Gutachten für die gesetzliche Rentenversicherung. DRV-Schriften, Bd. 21. Frankfurt: VDR 2000.

Verband Deutscher Rentenversicherungsträger (Hrsg.) Das ärztliche Gutachten für die gesetzliche Rentenversicherung. DRV-Schriften Band 21, Frankfurt: VDR 2000b.

Verband Deutscher Rentenversicherungsträger (Hrsg.) Das Qualitätssicherungsprogramm der gesetzlichen Rentenversicherung in der medizinischen Rehabilitation. Instrumente und Verfahren Januar 2000. DRV-Schriften Band 18. Frankfurt: VDR 2000a.

Verband Deutscher Rentenversicherungsträger. Grundsatzpapier der Rentenversicherung zur internationalen Klassifikation der Funktionsstörung, Behinderung und Gesundheit (ICF). Dtsch Rentenversicher 2003; 58: 52–9.

Verband Deutscher Rentenversicherungsträger. Rentenversicherung in Zeitreihen. Frankfurt: VDR 2004b.

Wallmann TWH, Johansson, S, Rosengren, A. et al. The prognosis for individuals on disability retirement. An 18-year mortality follow up study of 6887 men and women sampled from the general population. BMC Public Health 2006; 6: 103.

Widder B. Schmerzsyndrome und Befindlichkeitsstörungen. In: Rauschelbach HH, Jochheim KA, Widder B (Hrsg). Das neurologische Gutachten. Stuttgart: Thieme 2000; 422–44.

Widder B. Vermeidbare Fehler bei neurologischen Begutachtungen. Nervenarzt 2001; 72: 755–63.

World Health Organization. International Classification of Functioning, Disability and Health – ICF. Geneva: WHO 2001.

World Health Organization. International Classification of Impairments, Disabilities and Handycaps (ICIDH). Geneva: WHO 1980. [Deutsch: Weltgesundheitsorganisation. ICIDH. Berlin: Ullstein Mosby 1995.]

World Health Organization. Tenth revision of the International Classification of Diseases, Chapter V (F): mental and behavioral disorders. Clinical descriptions and diagnostic guidelines. Geneva: WHO 1991. [Deutsch: Dilling H, Mombour W, Schmidt MH. Internationale Klassifikation psychischer Störungen: ICD-10, Kapitel V (F). Klinisch-diagnostische Leitlinien. Bern: Huber 1991.]

Zielke M, Borgart EJ, Carls W, Herder F, Lebenhagen J, Leidig S, Limbacher K, Meermann R, Reschenberg I, Schwickerath J. Ergebnisqualität und Gesundheitsökonomie verhaltensmedizinischer Problematik in der Klinik. Lengerich: Pabst Science Publishers 2004.

Zielke M, Dehmlow A, Broda M, Carls W, Höhn U, Jahrreis R, Keyserlingk H von, Kosarz P, Limbacher K, Meermann R, Missel P, Schuler P, Siegfried J, Sobottka B. Ermittlung prognostischer Indikatoren für die Wiederherstellung der Arbeitsfähigkeit im Verlauf der stationärer Behandlung von psychosomatischen Erkrankungen. Prax Klin Verhaltensther Reha 1995; 30: 139–47.

Zufferey, P, Cedraschi, C, Vischer, TL. Conservative inhospital management of low back pain patients. Factors predicting two-year outcomes. Rev Rhum Engl Ed 1998; 65: 320–327.

8 Qualitätsmanagement und Qualitätssicherung

8.1 Einleitung

J. Schmidt, R. Nübling und G. Schmid-Ott

»Wenn der Mensch nicht weiß, welchen Hafen er anlaufen soll, ist kein Wind der richtige«
(Seneca)

»Im Mittelpunkt unserer Bemühungen stehen unsere Patienten. Auf ihre Bedürfnisse haben wir unsere therapeutischen Angebote ausgerichtet…«
(typische Formulierung in vielen QM-Handbüchern bzw. -Leitbildern von Kliniken)

Nachfolgend geht es um die „Qualität" der stationären psychosomatischen Rehabilitation, konkreter um Qualitätsaspekte, die durch Maßnahmen der Qualitätssicherung (QS) und des Qualitätsmanagements (QM) gesichert, gefördert und weiterentwickelt werden sollen. Im Sektor der medizinischen Rehabilitation hat sich in den vergangenen 20 Jahren nach und nach ein duales System von externer Qualitätssicherung und internem Qualitätsmanagement entwickelt, das in seinem Durchdringungsgrad im deutschen Gesundheitswesen beispielhaft ist. Die Rehabilitationsträger (Deutsche Rentenversicherung, Gesetzliche Krankenversicherung) haben umfassende, einrichtungsübergreifende externe QS-Programme entwickelt und umgesetzt, die lückenlos alle Rehabilitationskliniken in Deutschland einbeziehen. Das einrichtungsinterne QM ist vom Gesetzgeber in die Verantwortung der Leistungserbringer (Rehabilitationseinrichtungen) gelegt worden, der Gesetzgeber hat darüber hinaus eine Zertifizierungspflicht der eingesetzten QM-Systeme verordnet.

Der Beitrag gibt einen Überblick über Zielsetzungen, Inhalte und Umsetzungsstand dieser „dualen" Aktivitäten und beleuchtet kritisch den aktuellen Sachstand. Zusammenfassende Darstellungen der historischen Entwicklung findet man z. B. bei Heine (2009) und Vogel und Neuderth (2003). Um es vorweg zu sagen: Die Qualität der psychosomatisch-psychotherapeutischen Versorgung ist den Autoren dieses Beitrags seit über 25 Jahren ein großes Anliegen. Neben die anfängliche Begeisterung sind inzwischen aber auch einige Bedenken getreten: Aus der Idee des QM hat sich ein regelrechter „QM-Markt" entwickelt, der Wettbewerb hat zu einer zunehmenden Flut verschiedenartigster Qualitätsversprechen (z. B. Zertifikate, Gütesiegel, Qualitätsberichte, Qualitätsportale etc.) geführt, die hinterfragt werden müssen. Gemäß der Leitfrage: „Ist da auch Qualität drin, wo Qualität drauf steht?" fällt es heute nicht nur Patienten schwer, die Reichweite und Aussagefähigkeit vielfältiger Qualitätsverheißungen angemessen zu bewerten.

8.2 Einige Grundbegriffe

Wer Qualität „sichern" oder „managen" will, benötigt eine Vorstellung darüber, was Qualität eigentlich ist bzw. was es zu sichern oder zu managen gilt.

8.2.1 Qualität

Eine allgemeingültige Definition von Qualität gibt es nicht. Es besteht Konsens darüber, dass „Qualität" nicht direkt beobachtet und gemessen werden kann. Vielmehr handelt es sich um ein theoretisches Konstrukt, das durch geeignete Indikatoren als messbare Größen weiter operationalisiert werden muss (Blumenstock 2011; Nübling u. Schmidt 1998a; Nübling u. Schmidt 1998b). Eine im Sozial- und Gesundheitsbereich vielfach verwendete Operationalisierung von Qualität stammt von Donabedian (1966, 1980), der die drei Dimensionen Struktur-, Prozess- und Ergebnisqualität unterscheidet. Dem Modell von Donabedian liegt die Annahme zugrunde, dass sich die drei Qualitätsdimensionen gegenseitig beeinflussen: Die vorhandenen Strukturen beeinflussen die Prozesse, die Prozesse wiederum bestimmen die Ergebnisqualität mit (Tab. 8-1).

Maßgeblich geprägt ist der Qualitätsbegriff durch die internationalen ISO-Normen. Nach DIN EN ISO ist Qualität der Grad, „in dem ein Satz inhärenter Merkmale Anforderungen erfüllt". Aus dieser Definition wird deutlich, dass Qualität nur vor dem Hintergrund festgelegter Anforderungen bestimmt werden kann. Der Begriff Qualität ist somit relativ, abhängig von bestimmten Qualitätsanforderungen und stellt den jeweiligen Überlappungsgrad solcher Anforderungen („SOLL") mit den tatsächlich beobachtbaren bzw. realisierten Eigenschaften („IST") dar. Im Glossar der Bundesarbeitsgemeinschaft für Rehabilitation (BAR) ist eine Anforderung definiert als „ein Erfordernis oder eine Erwartung, das oder die festgelegt, üblicherweise vorausgesetzt oder verpflichtend ist" (2009, S. 24). Qualitäts(an) forderungen („requirements for quality") für die psychosomatische Rehabilitation stellen vor allem diejenigen, die eine Leistung haben wollen und bezahlen, also die Kunden – insbesondere Rehabilitationsträger und Patienten. Daneben gibt es fachliche und gesetzliche Anforderungen, die zu berücksichtigen sind (z. B. in Bezug auf Patientensicherheit, Hygiene etc.). Es wird also deutlich, dass es „gute" und „schlechte" Qualität nur jeweils bezogen auf einen bestimmten Maßstab gibt. Verschiedene Stakeholder (z. B. Rehabilitationsträger, Einrichtungsträger, Fachleute, Patienten) können durchaus unterschiedliche Anforderungen bzw. Maßstäbe haben. Die Qualität derselben (Dienst-)Leistung kann somit unterschiedlich bewertet werden.

8.2.2 Qualitätskriterien und Qualitätsindikatoren

Für die Beurteilung der Qualität im Gesundheitswesen sind nach Jäckel (2009) klare und allgemein akzeptierte Vorstellungen von „guter Qualität" erforderlich. Vergleiche der tatsächlichen Qualität mit der geforderten Qualität geben Hinweise, an welchen Stellen Qualitätsverbesserungsmaßnahmen erforderlich sind. Nach Blumenstock (2011) werden Qualitätsmerkmale, die inhärent mit dem Leistungsgeschehen verbunden sind, auch als Qualitätskriterien bezeichnet (Jäckel 2009). Qualitätsindikatoren sind dann in einem weiteren Schritt Maße bzw. Bewertungsgrößen, deren Ausprägung eine Unterscheidung zwischen guter und schlechter Qualität von

8.2 Einige Grundbegriffe

Tab. 8-1 Beispiele für Qualitätsdimensionen in der psychosomatischen Rehabilitation (adaptiert nach Donabedian; BAR 2009, S. 32)

Qualitätsdimension	Inhalt der Dimension	Beispiele
Strukturqualität	Die richtigen **Voraussetzungen** haben: Rahmenbedingungen, die notwendig sind, um die vereinbarte Leistung zur Teilhabe erbringen zu können	• Vorhandensein eines Konzepts • Qualifikation, Aus-, Fort- und Weiterbildung der Mitarbeiter • personelle Ausstattung • Fachkunde • räumliche und sachliche Ausstattung der Einrichtung • Organisation der Einrichtung • Einbindung in Versorgungsstrukturen einschließlich der Selbsthilfe • interne Vernetzung (z. B. regelmäßige Teambesprechungen)
Prozessqualität	Das Richtige richtig **tun**: Planung, Strukturierung und Ablauf der Leistungserbringung (z. B. sachgerechte Durchführung aller medizinischen, pflegerischen und therapeutischen Tätigkeiten)	• Anamnese- und Untersuchungstechnik • interdisziplinäre Feststellung des individuellen Rehabilitations-, Förder- bzw. Hilfebedarfs • Vereinbarung individueller Rehabilitationsziele mit den Rehabilitanden • Dokumentation und Bewertung des Verlaufs • Zusammenarbeit im Team bzw. unterschiedlicher Bereiche • Beziehung zwischen Patient (Rehabilitand) und Klinikmitarbeitern • Kooperation mit den vor- und nachbehandelnden Einrichtungen, Diensten und der Selbsthilfe
Ergebnisqualität	Den erreichbaren Zustand **erreichen**: Ausmaß, in dem die angestrebten individuellen und generellen Ziele erreicht werden	• Besserung des Gesundheitszustandes • Teilhabe • Beitragsmonate (Rentenversicherung) • Patientenzufriedenheit • Veränderung gesundheitsbezogener Verhaltensweisen • (Beeinflussung) sozialmedizinische(r) Parameter

Strukturen, Prozessen und/oder Ergebnissen der Versorgung ermöglichen soll. Nach Jäckel (2009) messen sie die Qualität nicht direkt, sondern sind Hilfsgrößen, welche die Qualität einer Einheit durch Zahlen bzw. Zahlenverhältnisse indirekt abbilden (qualitätsbezogene

Kennzahlen). Relevantes Beispiel einer sektoral maßgebenden Qualitätskriterien-Qualitätsindikatoren-Systematik stellen die Kriterien der BAR (2009) dar, die verbindlich auch für alle Einrichtungen der psychosomatischen Rehabilitation gelten (s. a. Kap. 8.3.2).

8.2.3 Qualitätsmanagement (QM)

QM ist heute ein Oberbegriff, der alle qualitätsbezogenen Tätigkeiten umfasst. Dieser Begriffsinhalt wurde früher mit „Qualitätssicherung" umschrieben.

Die internationale Norm DIN EN ISO 9000 definiert QM als „aufeinander abgestimmte Tätigkeiten zum Leiten und Lenken einer Organisation bezüglich Qualität" (DIN 2005). Dies impliziert „alle Tätigkeiten des Gesamtmanagements, die im Rahmen des QM-Systems die Qualitätspolitik, die Ziele und Verantwortungen festlegen sowie diese durch Mittel wie Qualitätsplanung, Qualitätslenkung, Qualitätssicherung/QM-Darlegung und Qualitätsverbesserung verwirklichen" (GMQ 2013). Hierfür trägt die Führung eine nicht delegierbare Gesamtverantwortung: QM ist eine Managementaufgabe, welche die gesamte Organisation (z. B. alle Bereiche, alle Mitarbeiter einer psychosomatischen Rehabilitationsklinik) umfasst.

QM, das seine Wurzeln in der Regelungs- und Steuerungstechnik hat, gilt heute weltweit als eine Grundvoraussetzung für fähige Geschäftsprozesse, überlegene Produkte, exzellente Dienstleistungen und nicht zuletzt zufriedene Kunden (Holzner 2006). Die international verbreitete Methode, bei der Effektivitäts- und Effizienzkriterien eine große Bedeutung haben, zielt auf die Erzeugung einer hohen kundenorientierten Produkt- bzw. Dienstleistungsqualität als Grundlage für Kundenzufriedenheit und Kundenbindung. Basierend auf der Vorstellung, dass Qualität eine Grundbedingung ist, um im Wettbewerb bestehen zu können, soll durch QM das Qualitätsdenken zu einem strategischen Fokus werden, der in den Köpfen aller Mitarbeiter verankert werden muss. Durch QM sollen Qualitätsziele benannt, klare Verantwortlichkeiten geschaffen, betriebliche Abläufe (Prozesse) optimiert und die Kommunikation zwischen Abteilungen verbessert werden. Es sollen die Voraussetzungen für einen kontinuierlichen Verbesserungsprozess (KVP) geschaffen werden, sodass die Dienstleistungen einer Organisation stets den geforderten Anforderungen entsprechen. Über die Notwendigkeit eines umfassenden QM und die unternehmenspolitische Relevanz qualitätsorientierter Strategien besteht in weiten Teilen der Betriebswirtschaft und der Managementpraxis Konsens. Mehrere Studien konnten belegen, dass geeignete QM-Systeme die Rentabilität von Wirtschaftsunternehmen fördern können (Holzner 2006; Jochem 2010; Ryan 2000; Singhal et al. 2000). Während in diesem Bereich ein positiver Beitrag des QM auf den Unternehmenserfolg als unstrittig gilt (Holzner 2006), liegen vergleichbare Studien aus dem Gesundheitsbereich allerdings nicht vor.

8.2.4 QM-Systeme (Modelle)

In den vergangenen 20 Jahren haben sich auf dem Markt verschiedene QM-Systeme etabliert, die entweder branchenübergreifend sind oder speziell für den Gesundheitssektor entwickelt wurden. Hierbei können vereinfacht zwei Grundmodelle („Muttermodelle") unterschieden werden:
- der nachweisorientierte Ansatz: DIN EN ISO 9001:2000
- der selbstbewertungsorientierte, umfassende Ansatz im Sinne eines Total-Quality-Managements: EFQM (*European Foundation for Quality Management*)

8.2 Einige Grundbegriffe

Ausführliche Beschreibungen der wichtigsten QM-Systeme findet man z. B. bei Toepler (2004) und Widera (2006). Seit der Gesundheitsreform 2007 müssen stationäre medizinische Rehabilitationseinrichtungen per Zertifikat die Einführung und Umsetzung eines von der BAR anerkannten rehabilitationsspezifischen QM-Systems nachweisen. Eine Zertifizierung nach DIN EN ISO 9001 alleine genügt seither nicht mehr. Die erfolgreiche Implementierung eines QM-Systems in einer Rehabilitationsklinik erfolgt gewöhnlich in mehreren Schritten (Projektphasen). Vielfach werden hierzu externe QM-Beratungsfirmen herangezogen, welche die einzelnen Phasen begleiten.

Exkurs 1: BAR-anerkannte QM-Verfahren

Die Liste der auf der Ebene der BAR anerkannten QM-Verfahren umfasste am 11.10.2012 bereits insgesamt 33 QM-Verfahren. Hierzu gehören unter anderem folgende Verfahren (in Klammer jeweils die sogenannte „Herausgebende Stelle" (HGS) und die Anzahl der geeigneten Zertifizierungsstellen):
- QMS-REHA, Version 2.0 (DRV Bund; 12)
- IQMP-Reha, Auflage 3.0 (Institut für Qualitätsmanagement im Gesundheitswesen GmbH; 5)
- DEGEMED, Auditleitfaden 5.0 (Deutsche Gesellschaft für Medizinische Rehabilitation e. V.; 3)
- KTQ im Bereich Rehabilitation, Version 1.1 (KTQ GmbH; 12)
- systemQM Psychosomatik, Version 1.0 (systemQM e. V.; 2)

Beispiel: IQMP-Reha
Das QM-Verfahren „IQMP-Reha" wurde vom Institut für Qualitätsmanagement im Gesundheitswesen (IQMG) entwickelt (Kramer et al. 2004). Das IQMG wurde 2001 als 100%ige Tochter des Bundesverbandes Deutscher Privatkliniken e. V. (BDPK) gegründet. IQMP-Reha berücksichtigt andere bereits in der Praxis genutzte und anerkannte QM-Systeme und gewährleistet so eine Methodenkompatibilität. Jede Rehabilitationsklinik kann sich der Methode ihrer Wahl bedienen und auch auf Vorleistungen und Erfahrungen bei der Installation von internen QM-Programmen aufbauen. IQMP-Reha beinhaltet einen prozessbezogenen modularen Konzeptaufbau. Die Anforderungen an die medizinische Rehabilitation werden zunächst indikationsübergreifend beschrieben. Zusätzlich gibt es spezifische Kataloge für die bedeutsamsten Indikationen der medizinischen Rehabilitation in Deutschland (u. a. Psychosomatik). Die Kataloge sind von indikationsspezifischen Expertengruppen (Fachgruppen des BDPK sowie Mitgliedern von Fachgesellschaften) konsentiert. Sie konkretisieren die Punkte aus dem IQMP-Reha, die Bereiche abfragen, welche indikationsspezifisch jeweils unterschiedlich ausgestaltet werden, in Form von auf die Indikation zugeschnittenen Fragen und berücksichtigen dabei gegebenenfalls auch die fachspezifische Terminologie. Die Kataloge sind ein Hilfsmittel für die praxisnahe indikationsspezifische Ausgestaltung des IQMP-Reha, jedoch kein weiterer „Pflichtbaustein". Die indikationsbezogenen Spezifizierungen entsprechen der übergeordneten Systematik. Das IQMP-Reha versteht unter einem ausgezeichneten Qualitätsmanagement in der Rehabilitation, dass Qualität nicht nur gewährleistet, sondern aktiv „produziert" und kontinuierlich verbessert wird und somit kein „Zufallsprodukt" darstellt. Aus diesem Grund ist das Programm IQMP-Reha auf die Selbstbewertung der Einrichtung ausgerichtet, da diese wichtige Impulse für die interne Qualitätsentwicklung gibt. Eine Analyse von Herbold (2012) zeigt, dass mit Stand Januar 2012 das DEGEMED-Zertifizierungsverfahren mit großem Vorsprung vor allen anderen Verfahren lag (36,8 % aller Nennungen). An zweiter Stelle rangierte QMS-Reha (20,7 %), mit weiterem Abstand folgten IQMP-Reha (13 %), deQus (7,8 %) und KTQ-Reha (7,2 %).

8.2.5 Qualitätssicherung (QS)

Mit QS sind vielfältige Methoden und Verfahren gemeint, die zur Förderung, Gewährleistung, Kontrolle und Verbesserung von Qualitätsmerkmalen oder allgemeiner zur Erhaltung und Verbesserung der Versorgungsqualität beitragen sollen (z. B. Übersichten in Deutscher Bundestag 2001; Härter et al. 2003; Kawski et al. 2005; Nübling u. Schmidt 1998a). Vertrauensbildung durch Transparenz nach innen und außen, gezielte Schwachstellenanalysen inklusive Verbesserungsmaßnahmen und Motivationssteigerung aller am Behandlungsprozess Beteiligter stellen hierbei zentrale Aspekte dar (Lutz et al. 1995). Methodisch können einerseits qualitative Maßnahmen (z. B. Entwicklung und Implementierung von Leitlinien und Standards, Fort- und Weiterbildung, Schulungen, Supervision, Qualitätszirkelarbeit), andererseits empirisch gestützte Maßnahmen (systematische Datenerhebungen, z. B. Patientenbefragungen oder Mitarbeiterbefragungen) unterschieden werden. Der Begriff QS ist in den neueren ISO-Normen zwischenzeitlich in die Doppelbenennung „QS/QM-Darlegung" eingegangen. Hierbei stellt „QS/QM-Darlegung" einen Teilbereich des QM dar.

Sehr hilfreich für das Verständnis von QS ist das Paradigma der „problemorientierten" QS (Selbmann 1995; Viethen 1994a; Viethen 1994b; Nübling u. Schmidt 1998a), das eine stetige Abfolge zirkulärer Tätigkeiten beinhaltet:

Beobachten → Probleme erkennen → Probleme analysieren (Ursachen?) → geeignete Problemlösungen entwickeln und umsetzen → den Erfolg der Problemlösungen evaluieren

QS beginnt also immer mit der systematischen Beobachtung relevanter Merkmale (Ist-Erhebung). Danach werden diese Beobachtungsdaten einer Bewertung (z. B. über den Vergleich mit Soll-Werten in Form von Qualitätsstandards oder anderen Vorgaben) und Analyse unterzogen, mit dem Ziel, bei erkennbaren Abweichungen (Schwachstellen) geeignete Verbesserungsmaßnahmen einzuleiten und den Effekt dieser Maßnahmen wiederum zu kontrollieren.

Einen ähnlichen sich wiederholenden vierphasigen Problemlösungsprozess stellt der PDCA-Zyklus oder sogenannte Deming-Kreis dar:

Plan (Planen) → Do (Durchführen) → Check (Überprüfen) → Act (Agieren bzw. Verbessern)

Hierbei wird unter Planen das Erkennen von Verbesserungspotentialen, die Analyse des aktuellen Zustands und das Entwickeln einer geeigneten Problemlösung verstanden. Der PDCA-Zyklus gilt als Grundlage des kontinuierlichen Verbesserungsprozesses.

Traditionell wird im Gesundheitswesen zwischen interner und externer Qualitätssicherung unterschieden (z. B. Barth 1999; Nübling u. Schmidt 1998a; BAR 2009). Während „interne QS" solche qualitätsbezogenen Aktivitäten meint, die Gesundheitseinrichtungen (z. B. Rehabilitationskliniken) in weitgehender Eigenregie durchführen können, wird die „externe QS" von außen bestimmt und durchgeführt (z. B. durch Rehabilitationsträger, außenstehende Gremien). Hierbei kommen insbesondere QS-Maßnahmen mit externen Vergleichen zum Einsatz.

Im Rahmen des hier skizzierten dualen QS/QM-Systems der medizinischen Rehabilitation sind mit „externer QS" die QS-Programme der Rehabilitationsträger (DRV, GKV) gemeint, die für alle Leistungserbringer (Rehabilitationseinrichtungen) verbindlich sind. Die internen QS-Maßnahmen sind hingegen integraler Bestandteil des einrichtungsinternen QM.

8.3 Gesetzliche Grundlagen und ergänzende Vereinbarungen

8.3.1 Gesetzliche Vorgaben

Die gesetzlichen Vorgaben zu QS und QM für Rehabilitationseinrichtungen und Rehabilitationsträger sind in den Sozialgesetzbüchern IX (§ 20) und V (§ 135a und § 137d) zu finden. Nach § 137a Absatz 1 SGB V („Verpflichtung zur Qualitätssicherung") sind die Leistungserbringer zur Sicherung und Weiterentwicklung der Qualität der von ihnen erbrachten Leistungen verpflichtet. Die Leistungen müssen dem jeweiligen Stand der wissenschaftlichen Erkenntnisse entsprechen und in der fachlich gebotenen Qualität erbracht werden. Die Gesundheitsreform 2000 führte erstmalig im Jahr 1999 für den Bereich des SGB V eine gesetzliche Verpflichtung für alle Leistungserbringer ein,

- sich an einer externen, vergleichenden Qualitätssicherung zu beteiligen und
- ein internes Qualitätsmanagement einzuführen und weiterzuentwickeln (§ 135a Absatz 2 SGB V).

Analog legt § 20 Absatz 2 SGB IX fest, dass die Leistungserbringer ein Qualitätsmanagement sicherstellen müssen, dass durch zielgerichtete und systematische Verfahren und Maßnahmen die Qualität der Versorgung gewährleistet und kontinuierlich verbessert. Mit dem Gesetz zur Stärkung des Wettbewerbs in der gesetzlichen Krankenversicherung (GKV-WSG 2007) wurde darüber hinaus für alle stationären Rehabilitationseinrichtungen bestimmt, dass sie sich an einem Zertifizierungsverfahren nach § 20 Absatz 2a SGB IX zu beteiligen haben. Der damals neu eingefügte Absatz 2a legt fest, dass die Spitzenverbände der Rehabilitationsträger im Rahmen der Bundesarbeitsgemeinschaft für Rehabilitation grundsätzliche Anforderungen an ein einrichtungsinternes Qualitätsmanagement und an ein entsprechendes unabhängiges Zertifizierungsverfahren vereinbaren. Hierbei wurde vom Gesetzgeber intendiert, einerseits die Rehabilitationsspezifität möglicher QM-Verfahren zu sichern, andererseits die Prüfung der konformen Umsetzung durch unabhängige Stellen zu gewährleisten.

Nach § 20 Absatz 1 SGB IX vereinbaren die Rehabilitationsträger gemeinsame Empfehlungen zur Sicherung und Weiterentwicklung der Qualität der Leistungen, insbesondere zur barrierefreien Leistungserbringung, sowie für die Durchführung vergleichender Qualitätsanalysen als Grundlage für ein effektives Qualitätsmanagement der Leistungserbringer.

8.3.2 Vereinbarung zum internen Qualitätsmanagement nach § 20 Absatz 2a SGB IX

Auf Ebene der BAR wurde die „Vereinbarung zum internen Qualitätsmanagement nach § 20 Absatz 2a SGB IX" erarbeitet, die zum 1.10.2009 in Kraft getreten ist (BAR 2009a). Die grundsätzlichen Anforderungen an ein einrichtungsinternes QM für stationäre Rehabilitationseinrichtungen beziehen sich auf 11 rehabilitationsspezifische Qualitätskriterien und 79 Qualitätsindikatoren (Einzelpunkte unter einem Kriterium; vgl. Tab. 8-2 und Abb. 8-1). Bestandteil der Vereinbarung ist ein Manual, welches im Abschnitt A eine Übersicht über die Qualitätskriterien und im Abschnitt B Erläuterungen zu den Qualitätskriterien enthält.

Tab. 8-2 Übersicht über die Qualitätskriterien und Qualitätsindikatoren der BAR

1. Teilhabeorientiertes Leitbild

1.1 Bezug zum Unternehmenszweck (Rehabilitation)
1.2 Beteiligung der Mitarbeiter
1.3 schriftlich festgelegt
1.4 Kommunikation des Leitbildes
1.5 Transparenz im Unternehmen und gegenüber Partnern
1.6 regelmäßige interne Überprüfung, Anpassung, Aktualisierung

2. Einrichtungskonzept

2.1 Aussagen zur Organisation der Einrichtung (Strukturen und Prozesse)
2.2 Darstellung des Leistungsspektrums
2.3 Übereinstimmung mit den Rahmenvorgaben der Leistungsträger (z. B. Rehabilitations-Leitlinie)
2.4 Vereinbarkeit mit dem anerkannten fachwissenschaftlichen Diskussionsstand
2.5 schriftlich festgelegt
2.6 verbindlich vereinbart
2.7 Transparenz im Unternehmen und gegenüber Partnern
2.8 regelmäßige interne Überprüfung, Anpassung, Aktualisierung

3. Indikationsspezifische Rehabilitationskonzepte

3.1 schriftlich festgelegte Verantwortlichkeiten zur Erstellung, Prüfung und Freigabe der Behandlungskonzepte
3.2 definierte Rehabilitationsziele, Transparenz der Rehabilitationsziele für alle Beteiligten
3.3 interdisziplinärer Rehabilitationsansatz
3.4 ICF-basiert und teilhabeorientiert
3.5 schriftlich festgelegte, indikationsspezifische und funktionsorientierte Behandlungskonzepte
3.6 Messung/Überprüfung der Therapiezielerreichung
3.7 regelmäßige interne Überprüfung, Anpassung, Aktualisierung

4. Verantwortung für das Qualitätsmanagement in der Einrichtung

4.1 Verantwortlichkeit für das interne QM auf der Leitungsebene
    4.1.1 beschriebene Organisationsstruktur des Qualitätsmanagements einschließlich Verpflichtung der obersten Leitungsebene
    4.1.2 Angaben zur Verantwortlichkeit bei der Entwicklung von Qualitätszielen, der Qualitätsplanung, Überwachung und Bewertung
    4.1.3 Bereitstellung angemessener personeller und sachlicher Ressourcen für das Qualitätsmanagement
4.2 Qualitätsmanagementbeauftragter (QM-Beauftragter)
    4.2.1 Bestellung eines qualifizierten Qualitätsmanagementbeauftragten mit den erforderlichen Ressourcen
    4.2.2 Sicherstellung der erforderlichen Qualifikation und Erfahrung
    4.2.3 Bestimmung und Bereitstellung der erforderlichen zeitlichen Ressourcen
    4.2.4 schriftliche Benennung mit Aufgabenbeschreibung und Befugnissen
    4.2.5 Transparenz der Aufgaben und Befugnisse

8.3 Gesetzliche Grundlagen und ergänzende Vereinbarungen

Tab. 8-2 Fortsetzung

5. Basiselemente eines Qualitätsmanagement-Systems

5.1 Organisationsstruktur
    5.1.1 eindeutige Verantwortungszuordnung in den Prozessen
    5.1.2 Stellenbeschreibungen/Aufgabenbeschreibungen
    5.1.3 Organigramm
5.2 Dokumentation, verantwortliche Kontrolle und Steuerung
    5.2.1 Beschreibung und kontinuierliche Überwachung der rehabilitandenbezogenen, wesentlichen Kernprozesse in den Bereichen Aufnahme, Diagnose, Therapie und Überleitung einschließlich der relevanten Teil- und Unterstützungsprozesse.
    5.2.2 Beschreibung des Dokumentationssystems sowie Maßnahmen zur Einhaltung aller gesetzlichen und behördlich geforderten Anforderungen (z. B. Medizinprodukte, Hygiene, Brandschutz)
    5.2.3 internes Schnittstellenmanagement
    5.2.4 Ausrichtung des Prozessmanagements an fachlichen Qualitätsstandards
    5.2.5 Lenkung der rehabilitandenbezogenen Dokumente
5.3 Entwicklung von Qualitätszielen auf der Basis der internen Managementbewertung
    5.3.1 regelmäßige interne Managementbewertung und Ableitung messbarer Qualitätsziele auf Grundlage der internen Ergebnismessungen
    5.3.2 Bewertung und Ableitung von Maßnahmen sowie deren Überwachung
    5.3.3 Transparenz der Qualitätsziele und Zielerreichung in der Einrichtung
5.4 Regelhafte Selbstprüfung wesentlicher Prozesse (z. B. interne Audits oder Self-Assessments)
    5.4.1 Prüfungsplan
    5.4.2 Bereitstellung von qualifiziertem Personal
    5.4.3 Dokumentation der Prüfung
    5.4.4 Umgang mit Ergebnissen
    5.4.5 Korrekturmaßnahmen
5.5 Mitarbeiterbeteiligung aller Ebenen und Bereiche
    5.5.1 festgelegte, transparente und verbindliche interne Kommunikationsstrukturen
    5.5.2 umfassende Einbeziehung und differenzierte Beteiligung der Mitarbeiter im QM und Einsatz geeigneter Instrumente (z. B. regelmäßige Schulungen und andere Informationsmaßnahmen zum QM)
    5.5.3 Angaben zum Mitarbeiter-Feedback

6. Beziehungen zu Rehabilitanden/Bezugspersonen/Angehörigen/Behandlern/Leistungsträgern/Selbsthilfe

6.1 Information der Rehabilitanden
6.2 Einbeziehung der Erwartungen, Wünsche und Bedürfnisse der Rehabilitanden
6.3 Abstimmung verschiedener Interessenslagen (Rehabilitand, Behandler, Leistungsträger, Selbsthilfe)
6.4 Rehabilitations-Zielvereinbarungen und gemeinsame Auswertung
6.5 Schnittstellenmanagement zu Vor- und Nachbehandlern

Tab. 8-2 Fortsetzung

7. Systematisches Beschwerdemanagement

7.1 beschriebenes Verfahren und beschriebener Prozess einschließlich Verantwortlichkeiten
7.2 Statistik, Auswertung, Analyse und Konsequenzen

8. Externe Qualitätssicherung

8.1 Teilnahme an gesetzlich vorgeschriebenen externen Qualitätssicherungsverfahren (Struktur-, Prozess- und Ergebnisqualität)
8.2 Analyse der Ergebnisse und dokumentiertes Ziehen von Konsequenzen
8.3 schriftliche Festlegungen zu den Ergebnisauswertungen
8.4 Berücksichtigung im internen QM

9. Interne Ergebnismessung und -analyse (Verfahren)

9.1 rehabilitandenbezogener Einsatz von Assessments bei Aufnahme und Entlassung
9.2 Leistungen der rehabilitandenbezogenen und unterstützenden Prozesse (Prozessqualität)
9.3 Therapiezielerreichung (Ergebnisqualität)
9.4 Daten aus der Umsetzung einschlägiger gesetzlicher und behördlicher Forderungen
9.5 Arbeiten mit qualitätsorientierten Kennzahlen
9.6 Ergebnisse zu Qualitätszielen
9.7 Ermittlung der Rehabilitandenzufriedenheit
9.8 Rückmeldungen von Kunden (Rehabilitanden, Leistungsträger und Interessenspartner)
9.9 interne Qualitätszirkel und analoge Formen
9.10 Ableitung von Korrekturmaßnahmen und Empfehlungen für Verbesserungen

10. Fehlermanagement

10.1 Konzept zum Fehlermanagement
10.2 Statistik, Auswertung und Analyse
10.3 Konsequenzen, Korrekturmaßnahmen
10.4 Vorbeugemaßnahmen

11. Interne Kommunikation und Personalentwicklung

11.1 regelmäßige Konferenzen der Mitglieder der Klinikleitung und der Klinikleitung mit der nachgeordneten Ebene
11.2 regelmäßige Besprechungen von Teams und Stationen bzw. der Klinikleitung mit der „nachgeordneten" Ebene mit ihren Mitarbeitern (z. B. Fallbesprechungen)
11.3 regelmäßige interne Teamfortbildungen
11.4 regelmäßiges Reanimationstraining und schriftlich ausgearbeiteter „Erste-Hilfe-Plan"
11.5 schriftlich ausgearbeitete Regelungen für die Einarbeitung neuer Mitarbeiter
11.6 Erhebung des Fortbildungsbedarfs, Planung und Durchführung der Fort- und Weiterbildung

8.3 Gesetzliche Grundlagen und ergänzende Vereinbarungen

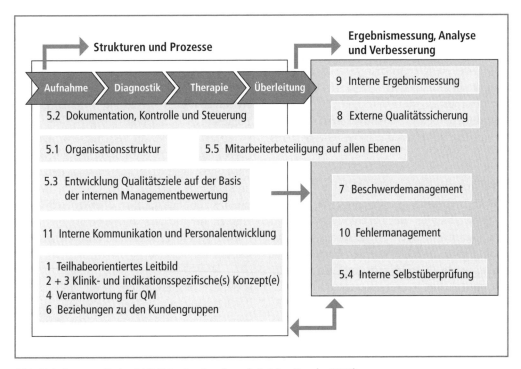

Abb. 8-1 Systematik der BAR-Kriterien (mod. nach Petri u. Toepler 2011)

Durch § 20 SGB IX in Verbindung mit der BAR-Vereinbarung sind folglich alle stationären Rehabilitationseinrichtungen verpflichtet, an einem QM-Verfahren teilzunehmen, das von der BAR anerkannt worden ist. Ein QM-Verfahren wird von der BAR dann anerkannt, wenn im betreffenden Verfahren sämtliche Qualitätsindikatoren erfüllt werden. Erforderlich ist ein Antrag, der von einer Herausgebenden Stelle (HGS) gestellt werden muss. Die HGS darf nicht gleichzeitig Zertifizierungsstelle sein (Unabhängigkeit der Zertifizierungsstellen). Die HGS des jeweiligen rehabilitationsspezifischen QM-Verfahrens trägt die Verantwortung für die Auswahl geeigneter Zertifizierungsstellen. Die BAR veröffentlicht eine Liste der anerkannten QM-Systeme, die im Internet einsehbar ist. Die erfolgreiche Umsetzung des anerkannten QM-Verfahrens muss über ein Zertifikat dokumentiert werden. Die stationären Rehabilitationseinrichtungen hatten innerhalb von drei Jahren nach Inkrafttreten der Vereinbarung zum internen Qualitätsmanagement ein gültiges Zertifikat nachzuweisen (Fristablauf war der 30.9.2012). Das Zertifikat ist zeitlich befristet. Nach Erstzertifizierung muss die stationäre Rehabilitationseinrichtung innerhalb von drei Jahren eine Re-Zertifizierung nachweisen. Neu auf dem Markt hinzutretende stationäre Rehabilitationseinrichtungen müssen innerhalb eines Jahres nach Inbetriebnahme der Einrichtung die geforderte Zertifizierung nachweisen. Nicht nach § 20 Absatz 2a SGB IX zertifizierten stationären Rehabilitationseinrichtungen wird der Versorgungs- bzw. Belegungsvertrag nach § 21 Absatz 3 SGB IX gekündigt.

8.3.3 Weitere Vereinbarungen und Regelungen

In drei weiteren Vereinbarungen bzw. Empfehlungen sind Grundsätze, explizite Vorgaben zur externen QS, zum internen QM und zur Zusammenarbeit enthalten, die man zum besseren Verständnis des dualen QS/QM-Systems kennen sollte:

- **Vereinbarung nach § 137d Absätze 1, 2 und 4 SGB V:** In dieser Vereinbarung zwischen den Spitzenverbänden der Krankenkassen und den Spitzenverbänden der Leistungserbringer (gültig ab 01.06.2008) werden Festlegungen zur externen QS und zum internen QM für alle gesetzlichen Krankenkassen und für stationäre Vorsorge- und Rehabilitationseinrichtungen mit einem Versorgungsvertrag nach den §§ 111, 111a SGB V sowie für ambulante Rehabilitationseinrichtungen getroffen.

- **Gemeinsame Empfehlung Qualitätssicherung nach § 20 Absatz 1 SGB IX:** In dieser Empfehlung der Rehabilitationsträger (DRV, BA, GUV, GKV etc.) vom 27.03.2003 werden Festlegungen zu Grundsätzen der QS (vgl. § 3), zu den Dimensionen der QS (vgl. § 4), zum Verfahren der externen QS (vgl. § 5), zur vergleichenden Qualitätsanalyse (vgl. § 6), zur Auswertung und Rückmeldung an Leistungserbringer (vgl. § 7) und zur Evaluation und Weiterentwicklung (vgl. § 9) getroffen. Nach § 7 Absatz 3 können die Leistungserbringer die Ergebnisse der QS veröffentlichen. Die Rehabilitationsträger verpflichten sich, derzeitige und geplante Verfahren der QS einer Evaluation im Hinblick auf ihre Wirksamkeit, ihren Nutzen für die Leistungsberechtigten sowie hinsichtlich ihrer Kosten zu unterziehen (vgl. § 9 Abs. 1)

- **Gemeinsame Erklärung:** In dieser Erklärung der Rehabilitationsträger (GKV, DRV, GUV) vom Oktober 1999 wurde eine Zusammenarbeit in der QS der medizinischen Rehabilitation vereinbart (z. B. gemeinsame Entwicklung von Programmen, die einen Vergleich der Einrichtungen untereinander ermöglichen, gegenseitige Anerkennung inhaltlich gleichartiger und gleichwertiger QS-Verfahren).

8.4 Externe QS durch die Rehabilitationsträger

8.4.1 Kurzdarstellung der Programme

Unter externer QS werden diejenigen Aktivitäten verstanden, die auf die Sicherstellung der Erfüllung vereinbarter oder vorgegebener Anforderungen ausgerichtet sind und von der Deutschen Rentenversicherung (DRV) und der Gesetzlichen Krankenversicherung (GKV), den beiden größten Leistungsträgern der medizinischen Rehabilitation in Deutschland, veranlasst werden (Farin u. Jäckel 2011). Bestandteil dieser externen QS sind qualitätsbezogene Datenerhebungen in Versorgungseinrichtungen (Messung von Qualitätsindikatoren), Klinikvergleiche bezüglich dieser Qualitätsparameter und entsprechende Ergebnisrückmeldungen an die Einrichtungen. Für die Rehabilitationseinrichtungen besteht eine Verpflichtung, sich an mindestens einem QS-Programm zu beteiligen: je nach federführendem Hauptbeleger entweder am Programm der DRV oder am Programm der GKV. Die wesentlichen derzeitigen Bestandteile der beiden Programme sind zusammenfassend in Tabelle 8-3 beschrieben.

Die DRV hat bereits 1994 begonnen, ein QS-Programm für die medizinische Rehabilitation zu entwickeln und umzusetzen. Seither hat sie eine Reihe unterschiedlicher Verfahren und Instrumente der Qualitätssicherung kontinuierlich in die Routineanwendung überführt. Alle rentenversicherungseigenen sowie die von der DRV federführend belegten Rehabilitationseinrichtungen oder Rehabilitationsfachabteilungen (aktuell insgesamt mehr als 1 000) nehmen an dem Verfahren teil (DRV Bund 2012). Die in der Psychosomatik eingesetzten Verfahren werden in diesem Buch gesondert dargestellt (Widera u. Beckmann Kap. 8.8; Klosterhuis 2011; Klosterhuis et al. 2010). Infolge der zunehmenden Erweiterung des QS-Programms hat sich auch die Rehabilitations-QS-Berichterstattung der DRV im Laufe der letzten Jahre kontinuierlich weiterentwickelt. 2011 umfasste sie bereits 23 unterschiedliche Berichte (Klosterhuis 2011). In den letzten Jahren hat die DRV Bund ein sogenanntes BQR-Konzept (Bewertung der Qualität von Rehabilitationseinrichtungen) entwickelt, welches eine Verdichtung der erhobenen QS-Informationen beinhaltet und zu einer Erhöhung der Wirksamkeit der Rehabilitations-QS beitragen soll (Beckmann 2012). Es sieht indikationsbezogene Bewertungen der Qualität von Rehabilitationseinrichtungen vor und orientiert sich konzeptuell an Definitionen von Qualitätsoptima mit „100 Qualitätspunkten" (= das maximal erreichbare Ergebnis).

Die GKV hat erstmals im Jahr 2000 mit Maßnahmen der externen QS begonnen, wobei das Verfahren infolge des GKV-WSG zum 01.04.2007 zwischenzeitlich wesentliche organisatorische und inhaltliche Veränderungen erfahren hat. Der routinehafte Einsatz des sogenannten QS-Reha®-Verfahrens ist im Jahr 2012 wieder aufgenommen worden. Nach Farin und Jäckel (2011) sind derzeit etwa 280 Rehabilitationsfachabteilungen zur Teilnahme an diesem Verfahren verpflichtet. Die Kosten der Auswertung der externen Qualitätssicherung tragen seit 2007 die Krankenkassen (§ 137d Abs. 1 Satz 2 und Abs. 2 Satz 3 SGB V). Die Modalitäten des aktuellen GKV-Programms sind in einem Methodenhandbuch (GKV 2011) veröffentlicht.

Tab. 8-3 Inhalte der externen QS-Programme

DRV-Programm	GKV-Programm	Psychosomatikspezifische Erhebungen bzw. Auswertungen	
		DRV	GKV
Erhebungen zur Strukturqualität von Rehabilitationseinrichtungen inklusive strukturnaher Prozessmerkmale (in mehrjährigen zeitlichen Abständen)	Erhebungen zur Struktur- und Prozessqualität mittels eines webbasierten Einrichtungsbogens (alle drei Jahre)	x	x
• Rehabilitandenbefragungen zur Zufriedenheit mit der Rehabilitationsmaßnahme und zur Beurteilung des Rehabilitationserfolges (8–12 Wochen nach Ende der Rehabilitation) • Rückmeldungen etwa alle 1,5–2 Jahre	• Erhebungen zur Ergebnisqualität mittels Vorher-Nachher-Befragung von Patienten und Klinikärzten (am Beginn der Rehabilitation und 6 Wochen nach Ende der Rehabilitation [Patienten] bzw. am Ende der Rehabilitation [Klinikärzte]) • Erhebungen zur Patientenzufriedenheit (integriert in die Nachbefragung, 6 Wochen nach Ende der Rehabilitation)	x	x
Bewertungen des individuellen Rehabilitationsprozesses durch erfahrene Mitarbeiterinnen und Mitarbeiter von Rehabilitationseinrichtungen (Peer-Review-Verfahren, in zweijährigen Intervallen)	– (im aktuellen Programm gestrichen)	x	
Dokumentation des therapeutischen Leistungsspektrums der Rehabilitationseinrichtungen (KTL-Leistungsdaten)	–		
Vorgaben für die Ausgestaltung der Rehabilitation in Form von Therapiestandards (RTS, Rehabilitations-Leitlinien)	–	x	
Visitationen	Visitationen		
Rehabilitandenstruktur	–		
Sozialmedizinischer Verlauf	–	x	

8.4.2 Gemeinsamkeiten und Unterschiede

Beiden externen QS-Programmen ist gemeinsam, dass die Definitionsmacht hinsichtlich Art und Umfang der zu erhebenden Qualitätsdaten bei den Rehabilitationsträgern liegt (dies betrifft auch Zielsetzungen, Anforderungen, Standards etc.). In beiden Fällen wurden die jeweils eingesetzten Instrumente größtenteils durch wissenschaftliche Institute entwickelt, wobei für den Bereich der psychosomatischen Rehabilitation zum großen Teil spezifische Erhebungsinstrumente (z. B. zur Messung der Ergebnisqualität) zur Anwendung kommen. In beiden Programmen finanzieren die Rehabilitationsträger Erhebungsunterlagen, Dateneingaben und Datenauswertungen (Farin u. Jäckel 2011). In beiden QS-Programmen erhalten die Rehabilitationseinrichtungen im Rahmen eines Rückmeldeverfahrens detaillierte Ergebnisberichte, die für das interne QM der Einrichtungen genutzt werden sollen. Dabei werden bei den klinikvergleichenden Analysen der Ergebnisqualität und der Patientenzufriedenheit in beiden Programmen sogenannte statistische Risikoadjustierungen durchgeführt.

Vom Umfang her ist das aktuelle GKV-Programm gegenüber seinem Vorgänger gestrafft worden (so wurde z. B. das recht aufwendige Peer-Review-Verfahren völlig gestrichen, sowie eine optionale Mitarbeiterbefragung), während das DRV-Programm in den letzten Jahren immer umfangreicher geworden ist. Ein wesentlicher Unterschied besteht darin, dass im DRV-Programm die Daten kontinuierlich als Stichprobe gezogen werden (z. B. 20 Fälle pro Monat und Rehabilitationsklinik bei der Rehabilitandenbefragung; insgesamt werden für die stationäre medizinische Rehabilitation ca. 100 000 Rehabilitandenfragebögen pro Jahr ausgewertet), während im GKV-Programm nur alle drei Jahre konsekutive Fälle einbezogen werden (Farin u. Jäckel 2011). Bei der Erfassung der Ergebnisqualität stützt sich das DRV-Programm ausschließlich auf Angaben der Rehabilitanden, während das neue GKV-Programm zusätzlich auch Vorher-Nachher-Beurteilungen von Klinikärzten vorsieht. Ein methodischer Unterschied liegt auch bezüglich der Veränderungsmessung vor: Während sich das DRV-Programm hier ausschließlich auf direkte Veränderungseinstufungen der Patienten (direkte Veränderungsmessung, Ein-Punkt-Erhebung) stützt, impliziert das GKV-Programm indirekte Veränderungsmessungen (Statusmessungen zu zwei Erhebungszeitpunkten), was wissenschaftlich differente Effektanalysen ermöglicht (Schmidt et al. 2003). Aktuell ist im GKV-Programm für den Indikationsbereich psychischer und psychosomatischer Störungen in der Vorher- und Nachherbefragung der HEALTH-Fragebogen („Hamburger Module zur Erfassung allgemeiner Aspekte psychosozialer Gesundheit für die therapeutische Praxis"; Rabung et al. 2009) integriert. Zur Erfassung patientenbezogener Basisdaten sowie der für die Einrichtungsvergleiche notwendigen konfundierenden Variablen wird im GKV-Programm außerdem ein indikationsspezifischer Arztbogen eingesetzt. Dieser soll vom Arzt bei Rehabilitationsbeginn und am Rehabilitationsende ausgefüllt werden und beinhaltet unter anderem die Rehabilitationsdiagnosen (gemäß ICD-10-GM), die Chronifizierungsdauer, eine Einschätzung der Rehabilitationsmotivation, den SF-8 (Fragen zum allgemeinen Gesundheitszustand zu Behandlungsbeginn; Ware et al. 2009; dt. Beilerlein et al. 2012) und das HoNOS-D-Rating (Frauenfelder 2006; Andreas et al. 2010).

Unterschiede zwischen den beiden QS-Programmen zeigen sich auch hinsichtlich Organisation und zusätzlichem Arbeitsaufwand für die beteiligten Reha-Einrichtungen. Das DRV-Programm wird in der Routine weitgehend durch Personal der DRV organisiert und durchgeführt. Die GKV hat aufgrund einer gesetzlichen Vorgabe ein externes Institut mit der Programmdurchführung (Organisation, Auswertung, Rückmeldung) beauftragt. In der Vergangenheit hatten die Abteilung Qualitätsmanagement und Sozialmedizin (AQMS; Universität Freiburg) und das Institut und Poliklinik für Medizinische Psychologie (Universität Hamburg) diese Aufgaben erfüllt. Im Rahmen der inhaltlichen Überarbeitung des QS-Reha®-Verfahrens hat nach einer europaweiten Ausschreibung das BQS-Institut die Rolle der Auswertungsstelle (AWST) nach § 299 Abs. 3 SGB V übernommen. Während beim DRV-Programm für die Einrichtungen zusätzliche Arbeitsaufwände im Wesentlichen nur durch das Peer-Review (z. B. Einsenden anonymisierter Berichte) und die Strukturerhebungen entstehen, obliegt im aktuellen GKV-Programm die Organisation der Patientenbefragungen (Verteilung bzw. Versand der Fragebögen, Controlling der Rückläufe) vollständig den Kliniken. Weiterhin müssen die Ärzte zu Beginn und am Ende der Reha als Datengeber (Arztbogen) mitwirken und es sind ebenfalls Strukturerhebungsbögen auszufüllen.

8.5 Interne QS-Maßnahmen als Bestandteil des internen QM

Das Thema QS ist für psychosomatische Rehabilitationskliniken keineswegs neu. Beginnend in den 1980er Jahren hatten einige dieser Kliniken (z. B. Klinik Bad Dürkheim, Klinik Bad Grönenbach, Klinik Berus, Klinik Schömberg) in diesem Bereich sogar Vorbildfunktion in der medizinischen Rehabilitation. Zum Thema QS in der Psychotherapie, Psychosomatik und psychosozialen Versorgung sind inzwischen umfassende Handbücher (z. B. Härter et al. 2003, Herzog et al. 2000, Laireiter u. Vogel 1998) und viele Einzelarbeiten (Nübling et al. 2007; Kawski et al. 2005; Kriz et al. 2010) erschienen, die Übersichten über unterschiedliche QS-Ansätze bzw. Detailinformationen zu einzelnen Maßnahmen liefern.

Die Grundidee der QS, das eigene Tun an bestimmten Maßstäben auszurichten und kontinuierlich zu überprüfen, ob das konkrete Handeln bzw. die Ergebnisse des Handelns mit diesen Maßstäben übereinstimmen, ist weder neu noch ungewöhnlich (Vogel 2004). Verschiedenartige Maßnahmen der QS haben in der Psychotherapie bereits eine lange Tradition, auch wenn der (Sammel-)Begriff QS erst ab Ende der 1980er Jahre zunehmend Eingang in den Sprachgebrauch gefunden hat. Typische Ansatzpunkte der „klassischen" QS betreffen für psychosomatische Kliniken z. B.:
- Behandlungskonzepte
- Standards zur Struktur- und Prozessqualität
- die Dokumentation
- die Fort- und Weiterbildung der Mitarbeiter
- Team- und Fallbesprechungen
- interne und externe Supervision der medizinisch-therapeutischen Mitarbeiter
- Qualitätszirkelarbeit (intern, extern)

Fragen danach, ob bestimmte Dinge in der Therapie getan werden oder ob diese Dinge „richtig" getan werden, sind zentraler Bestandteil von Supervision und Intervision, den klassischen „kontrollierenden" reflexiven Techniken in der Psychotherapie. Sie geben den Therapeuten wertvolle Rückmeldungen und gegebenenfalls auch Korrekturimpulse für ihre praktische Tätigkeit.

Neben dem erweiterten Fokus – QM/QS bezieht sich nicht nur auf psychotherapeutisches Handeln im engeren Sinne – kann das „Neue" der modernen QS-Ansätze vor allem in der systematischen empirischen Vorgehensweise gesehen werden: Der Explikation von Qualitätsmerkmalen, Versuchen, diese zu messen und transparent zu machen (= empirische Datenerhebungen mit dem Ziel, erreichte Qualität sichtbar zu machen), der Bewertung der erhobenen Qualitätsdaten mit ständiger Reflexion darüber, ob die erreichte Qualität den Erwartungen entspricht oder ob gezielt Maßnahmen zur Qualitätsverbesserung entwickelt und eingeleitet werden müssen, die dann gegebenenfalls hinsichtlich ihrer Zielerreichung ebenfalls zu evaluieren sind. Empirische QS-Ansätze sind in der psychosomatischen Rehabilitation seit den frühen 1990er Jahren auf einen „vorbereiteten" Boden gestoßen, was auch einen wichtigen historischen Hintergrund hatte. Noch Mitte der 1980er Jahre standen die psychosomatischen Rehabilitationskliniken vor einem zweifachen Legitimierungsproblem: Nicht nur wurde die Effektivität und Effizienz der Rehabilitation überhaupt massiv angezweifelt, sondern speziell auch die Effektivität und Effizienz psychotherapeutisch-psychosomatischer Versorgungsangebote. Der resultierende Rechtfertigungsdruck führte dazu, dass einzelne Kliniken und insbesondere private Einrichtungsträger sich entschlossen, eine bescheidene Infrastruktur zur Evaluation der Ergebnisse der psychosomatischen Rehabilitationsmaßnahmen zu schaffen (in der Sprache des heutigen QM: Man war gewillt, den fehlenden Nachweis der Ergebnisqualität zu erbringen.). In der Folge resultierten aus diesen Evaluationsbemühungen unter anderem die „Zauberberg-Studien" (Schmidt 1991; Wittmann et al. 2002), die „Berus-Studie" (Broda et al. 1996) oder die „BKK-Studie" (Zielke 1993), klinik- bzw. klinikträgerinterne Untersuchungen, die erstmals Belege für die Nützlichkeit analytisch bzw. verhaltenstherapeutisch orientierter Rehabilitationsbehandlungen erbrachten. Diese Studien waren Auslöser für eine Vielzahl weiterer systematischer Evaluationsstudien (zusammenfassend Wiegand-Grefe et al. 2007), die in der Summe das Ansehen und den Stellenwert der psychosomatischen Rehabilitation entscheidend verändert haben. Die psychosomatische Rehabilitation gilt als der am intensivsten evaluierte Indikationsbereich in der medizinischen Rehabilitation (DRV Bund 2009). Zwischenzeitlich liegt eine aussagekräftige Metaanalyse der Studienergebnisse vor, die sogenannte Mesta-Studie (Steffanowski et al. 2007), die den Erfolg der psychosomatischen Rehabilitation eindrucksvoll belegt. In die Metaanalyse gingen insgesamt 65 Studien mit insgesamt über 25 000 Patienten ein, deren mittlere Behandlungseffekte (Effektstärken) über alle Studien und Ergebnismaße zwischen $d = 0{,}51$ (Entlassungszeitpunkt) und $d = 0{,}41$ (1-Jahres-Katamnese) liegen. Betrachtet man nur Patienten spezifischer Störungsbereiche (z. B. depressive Patienten) bei Verwendung störungsspezifischer Messinstrumente (z. B. Depressionsskala), dann liegen die Effekte bei $d = 1{,}07$ (Entlassung) und $d = 0{,}76$ (1-Jahres-Katamnese). Unmittelbar nach der Maßnahme lassen sich somit große Effekte für das körperliche und psychische Befinden bei den meist schon langjährig erkrankten Rehabilitanden nachweisen. Nach einem Jahr zeigen sich noch mittlere Effektstärken. Bei den Prädiktoren der Behandlungsergebnisse kommt vor allem der stationären Behandlungsdauer eine große Bedeutung in dem Sinne zu, dass länger dauernde Behandlungen zu besseren Ergebnissen führen. Gesundheitsökonomisch relevant ist der deutliche Rückgang der Arbeitsunfähigkeitszeiten im Jahr nach der Rehabilitation. Volkswirtschaftlich kann von einer Kosten-Nutzen-Relation von bis zu 1:4 ausgegangen werden; der gesamtgesellschaftliche Nutzen der jährlich etwa 100 000 Behandlungen liegt bei über 3 Milliarden Euro pro therapiertem Patientenjahrgang.

Geht man davon aus, dass die Evaluation psychosomatischer Rehabilitation im Kern zwei Schritte umfasst, nämlich Messen und Bewerten (Kordy u. Scheibler 1984a, 1984b), wird evident, dass es zwischen den Begriffen Evaluation, QS und QM Überschneidungen gibt. Aufgrund dieser Gemeinsamkeiten hat die in den 1980er Jahren beginnende „wissenschaftliche Evaluationskultur" der psychosomatischen Rehabilitation die Entwicklung, Einführung und Akzeptanz empirisch gestützter QS-Modelle deutlich erleichtert. So sind für die Routineversorgung in den letzten 15 Jahren verschiedene empirisch gestützte QS-Systeme entwickelt worden, die der Ergebnisqualität als wichtigstem Qualitätsaspekt einen zentralen Stellenwert einräumen, zugleich aber auch relevante Ausgangs- und Behandlungsmerkmale erfassen. Bekannte Beispiele hierfür, die sich hinsichtlich Umfang (Basisdokumentation vs. umfassende Assessments), Datenquellen (Selbstangaben der Patienten, Fremdbeurteilungen) und Zielsetzung (z. B. Transparenz- und Beobachtungsfunktion, Verwertbarkeit für Therapieplanung und Entlassungsberichte, einrichtungsübergreifende Vergleiche, Forschungsfunktion) unterscheiden, sind:

- das BEDOK-System bzw. das „zweigleisige Modell" empirisch gestützter Qualitäts-

8.5 Interne QS-Maßnahmen als Bestandteil des internen QM

sicherung und seine Weiterentwicklung (Schmidt u. Nübling 1992; Nübling u. Schmidt, 1998a 1998b; Nübling et al. 2004)
- die AHG-Basisdokumentation (Zielke 1994)
- die DKPM-Basisdokumentation (Broda et al. 1993)
- die Psy-Bado (Heuft u. Senf 1998)
- die Psy-Bado-PTM (Tritt et al. 2003; von Heymann et al. 2003)
- das „Grönenbacher QS-System" (Mestel et al. 2001) oder
- das psychologische Routinelabor PRL (Gönner u. Bischoff 2002)

Beispiele für QS-Systeme mit integrierten Bewertungsalgorithmen sind weiterhin
- das „Stuttgart-Heidelberger Modell der Aktiven Internen Qualitätssicherung" (Kordy et al. 2003) sowie
- seine Weiterentwicklung „Web-AKQUASI" (Zimmer u. Moessner 2012).

In einigen Kliniken sind zwischenzeitlich elaborierte EDV-basierte QS-Systeme im Einsatz, die fest in den Routineablauf integriert sind und zum Teil Auswertungen auf hohem Niveau erlauben. So stellt etwa das PRL (Gönner u. Bischoff 2002) der Fachklinik Bad Dürkheim ein ökonomisches Qualitäts-Monitoring-System zur routinemäßigen testpsychologischen Eingangsdiagnostik, Therapieerfolgskontrolle und -ergebnisrückmeldung dar, welches neben störungsübergreifenden Verfahren auch den Einsatz störungsspezifischer Verfahren umfasst. Aus Sicht der Therapeuten ist das System gut in die therapeutischen Prozesse integriert und führt zu einer Verbesserung der Diagnostik, der Therapieerfolgskontrolle, der Reflexion über Therapieverläufe und der Dokumentation (Gönner u. Bischoff 2006).

Es herrscht Konsens darüber, dass zur transparenten Darstellung qualitätsrelevanter Merkmale kontinuierliche bzw. punktuelle Datenerhebungen mittels geeigneter Erhebungsinstrumente unerlässlich sind. Insbesondere zwei Bereiche sind auch für psychosomatische Fachkliniken von großer Relevanz:
- Patientenbefragungen
- Mitarbeiterbefragungen

In den modernen QM-Konzepten hat insbesondere die subjektive Patientenperspektive – auch aufgrund einer zunehmenden Wettbewerbsorientierung – einen großen Stellenwert erhalten. Gerade in der Rehabilitation ist der Einbezug der Patientenselbsteinschätzungen wichtig, weil die eigene Wahrnehmung von z. B. Gesundheitszustand, Leistungsmöglichkeiten und Motivation entscheidende Auswirkungen auf die Krankheitsverarbeitung und das tatsächliche Verhalten hat (Bengel et al. 2008). Entsprechend ist die „Ermittlung der Rehabilitandenzufriedenheit" auch in den BAR-Kriterien (s. a. Kap. 8.3.2) ein eigenständiger Qualitätsindikator. Psychosomatische Rehabilitationskliniken haben nachzuweisen, dass sie zur Erhebung und Bewertung der Zufriedenheit ihrer Kunden mit dem Leistungsangebot und den erbrachten Leistungen entsprechende Erhebungen durchführen. Im Zuge der QM-Debatte haben viele Kliniken bereits früh derartige Befragungen implementiert, die sich aber hinsichtlich der Systematik und der Erhebungsinstrumente nach wie vor deutlich unterscheiden. Aktuell reicht die Spanne von „hausgemachten" Fragebögen bis zur Verwirklichung fundierter Rückmeldesysteme auf wissenschaftlicher Grundlage. Letztlich war es kein Zufall, dass das erste deutschsprachige Messinstrument zur globalen Patientenzufriedenheit, der ZUF-8 (Schmidt et al. 1989), in einer psychosomatischen Klinik entwickelt und erprobt wurde. In den letzten Jahren sind verschiedene neue Fragebögen hinzugekommen (zusammenfassend Schmidt et al. 2011), die eine fundierte Erfassung der Patientenperspektive ermöglichen:
- PFB (Fragebogen zur Beurteilung der Rehabilitation; Steffanowski et al. 2006)

- KSPI-PS (Klinikspezifisches Patienten-Inventar zur Beurteilung der Leistungen in der psychosomatischen Rehabilitation; Spyra et al. 2006)
- QbQ (Qualitätsbeurteilungen durch Patienten; Zielke et al. 2006a, 2006b)

Fortlaufend durchgeführte Patientenbefragungen mit geprüften Instrumenten können wichtige Informationen und Rückmeldungen für das interne QM liefern. Sie sind Basis für zielgerichtete Verbesserungsmaßnahmen und erleichtern zugleich die Evaluation derselben. Professionelle EDV-gestützte Befragungstechniken haben sich zwischenzeitlich als praxistauglich erwiesen (Nübling et al. 2006; Steffanowski et al. 2006). Sie ermöglichen zeitnahe Rückmeldungen für Einzelkliniken und Verbünde. Die Auswertungen beinhalten gut lesbare optische Marker für Auffälligkeiten. Regelmäßige Ergebnisberichte (z. B. quartalsweise, monatlich) enthalten einrichtungsinterne Zeitvergleiche (z. B. gegenüber dem vorherigen Quartal) und gegebenenfalls adjustierte Vergleiche mit anderen Einrichtungen.

Neben Patientenbefragungen sind Mitarbeiterbefragungen ein weiteres zentrales Tool moderner QM/QS-Konzepte (Farin et al. 2002; Kriz et al. 2010, 2012). Ziele und Nutzen von Mitarbeiterbefragungen können sehr vielfältig sein (Asche-Matthey et al. 2001; Bungard et al. 2007). Die Mitarbeiter sind die zentrale Ressource einer Klinik und eine entscheidende Größe für deren langfristigen Erfolg. Die Einrichtung kann durch Art und Umfang ihrer Mitarbeiterorientierung, durch die Mitarbeiterführung und die Schaffung einer entsprechenden Unternehmenskultur entscheidenden Einfluss auf die Zufriedenheit der einzelnen Mitarbeiter mit ihren Arbeitsbedingungen nehmen. Strukturierte, professionelle Mitarbeiterbefragungen können vor diesem Hintergrund signifikante Hinweise auf Stärken und Schwächen in der internen Organisation und Kommunikation liefern, die gegebenenfalls Basis für die Einleitung wichtiger Korrekturmaßnahmen sind. Interne Transparenz über die Ergebnisse solcher Befragungen und die Wiederholung solcher Befragungen sind nötig und sinnvoll, einerseits um Effekte von mitarbeiterbezogenen Maßnahmen messbar und nutzbar zu machen, andererseits auch um das „Werkzeug Mitarbeiterbefragung" in der medizinischen Rehabilitation nachhaltig zu etablieren (Kriz et al. 2012).

Es ist wichtig, an die verwendeten Erhebungsinstrumente für Patienten- und Mitarbeiterbefragungen die gleichen Anforderungen wie an Qualitätsindikatoren zu stellen (Reiter et al. 2008): Sie sollten relevant, wissenschaftlich fundiert, hinsichtlich ihrer Gütekriterien überprüft und praktikabel sein. So kann es für die Aussagekraft von Patienten- oder Mitarbeiterbefragungen von großer Bedeutung sein, ob die verwendeten Instrumente diesen Anforderungen entsprechen.

Die hier skizzierten internen QS-Maßnahmen einer psychosomatischen Klinik sind heute integrierter Bestandteil interner QM-Systeme. Nach Einschätzung der Autoren hat sich der Implementierungsgrad empirisch gestützter QS-Ansätze (z. B. Monitoring-Systeme, Patientenbefragungen, Mitarbeiterbefragungen) in psychosomatischen Rehabilitationskliniken innerhalb der letzten 15 Jahre deutlich verbessert. Maßgeblich beteiligt an dieser Entwicklung waren externe Vorgaben, Fortschritte in der Computertechnologie sowie Wettbewerbsfaktoren. Zugleich ist aber auch eine größere Variabilität hinsichtlich Art und Inhalt der eingesetzten Maßnahmen und eine gewisse Intransparenz über die Güte vieler Messverfahren zu beobachten, die die Einordnung (Vergleichbarkeit) der intern erhobenen Qualitätsdaten bisweilen erheblich erschwert.

8.6 Externe Qualitätssicherung und internes Qualitätsmanagement in der psychosomatischen Rehabilitation – Bewertung des derzeitigen Umsetzungsstands

Nicht zuletzt aufgrund gesetzlicher Vorgaben sind QS- und QM-Maßnahmen inzwischen in der psychosomatischen Rehabilitation flächendeckend implementiert und fest verankert. Jede der etwa 120 psychosomatischen Rehabilitationseinrichtungen in Deutschland war und ist gefordert (Stichwörter: QM-Verpflichtung, Zertifizierungspflicht). Da die flächendeckende Umsetzung dieser Maßnahmen in den vergangenen 15 Jahren für Rehabilitationsträger und Leistungserbringer aber auch mit einem beträchtlichen Kostenaufwand für Entwicklung, Umsetzung und Routinisierung verbunden war, soll der derzeitige Umsetzungsstand deshalb nachfolgend kritisch beleuchtet werden. Bereits in seinem Gutachten „Bedarfsgerechtigkeit und Wirtschaftlichkeit – Band II: Qualitätssicherung in Medizin und Pflege" von 2000/2001 hatte der Sachverständigenrat darauf hingewiesen, dass es angesichts des hohen Aufwands und der mit qualitätssichernden Verfahren verbundenen Kosten wichtig sei, die bisherigen Erfahrungen mit QS-Verfahren kritisch zu überprüfen. Dabei gehe es insbesondere um die Fragen, ob der Nutzen den Aufwand rechtfertigt und wie QS-Verfahren zielgerecht eingesetzt werden können, um tatsächlich einen Beitrag zur Verbesserung der Ergebnisse der Gesundheitsversorgung zu leisten (Deutscher Bundestag, 2001, S. 58 f.).

8.6.1 Zum Stand der externen QS

Nach Klosterhuis et al. (2010) können die Qualitätsergebnisse des DRV-Programms an vielen Stellen als insgesamt positiv bewertet werden, zugleich zeigen sie aber auch deutliche qualitative Unterschiede zwischen den Rehabilitationseinrichtungen (s. a. Klosterhuis 2011). Auch Widera und Beckmann (s. a. Kap. 8.8) weisen auf „fachlich nicht begründete Qualitätsunterschiede zwischen den einzelnen Rehabilitationseinrichtungen" hin, die mithilfe der Rehabilitations-QS reduziert werden können. Diese Unterschiede finden sich in unterschiedlichem Maße z. B. in den Ergebnissen der Rehabilitandenbefragung und des Peer-Reviews, aber auch hinsichtlich der Erfüllung von Therapiestandards. Nach Widera u. Beckmann wurden im Jahr 2010 im gesamten Versorgungsbereich der psychosomatisch-psychotherapeutischen Rehabilitation die für Rehabilitanden mit depressiven Störungen festgelegten Mindestanforderungen für mehr als die Hälfte der evidenzbasierten Therapiemodule (ETM) nicht erfüllt.

Fakt ist, dass es in keinem anderen Sektor des deutschen Gesundheitswesen ähnlich umfassende, wissenschaftlich begleitete und flächendeckend umgesetzte externe QS-Programme wie im Bereich der medizinischen Rehabilitation gibt. So gesehen kann der bisherige Umsetzungsstand Ende 2012 insgesamt positiv bewertet werden. Die Stärken der externen QS-Programme liegen in ihrer Vielschichtigkeit (d. h. Einbeziehung von Aspekten der Struktur-, Prozess- und Ergebnisqualität), im Versuch, möglichst alle Rehabilitandengruppen und zugleich auch deren Besonderheiten einzubeziehen (d. h. breite Umsetzung über nahezu alle behandelten Erkrankungen, Verwendung indikativer Fragebögen, im Regelfall keine Beschränkung auf bestimmte Tracer-Diagnosen), in der starken Betonung der

Patientenperspektive (d. h. Ergebnisqualität wird primär über diejenigen gemessen, die im Mittelpunkt der psychosomatischen Rehabilitation stehen sollen) und in der Verwendung statistischer Risikoadjustierungen bei Klinikvergleichen (Farin u. Jäckel 2011).

Neben den genannten Stärken müssen die externen QS-Rehabilitationsprogramme aber auch unter dem Blickwinkel einiger Kritikpunkte diskutiert werden, von denen die wichtigsten abschließend kurz skizziert werden sollen (Farin u. Jäckel 2011; Vogel u. Neuderth 2003).

- **Evaluationsdefizit:** Es liegen zwar einige Hinweise auf die Wirksamkeit der Programme vor (Klosterhuis 2011), jedoch muss bemängelt werden, dass systematische Evaluationen der Wirksamkeit (Effektivität, „impact") und Kosten-Nutzen-Analysen (Effizienz) bisher noch nicht erfolgt sind. So ist etwa unklar, ob sich die Ergebnisqualität der psychosomatischen Rehabilitation seit Einführung von Rehabilitandenbefragungen oder der Vorgaben der Reha-Therapiestandards (RTS) verbessert hat (z. B. Rüddel et al. 2013). In der „Gemeinsamen Empfehlung Qualitätssicherung" nach § 20 Abs. 1 SGB IX (s. a. Kap. 8.3.3) hatten sich die Leistungsträger bereits 2003 verpflichtet, derzeitige und geplante Verfahren der QS einer Evaluation im Hinblick auf ihre Wirksamkeit, ihren Nutzen für die Leistungsberechtigten sowie hinsichtlich ihrer Kosten zu unterziehen.

- **Existenz zweier externer QS-Programme:** Es gibt seitens der DRV und GKV zwei getrennte QS-Programme, die inhaltlich nur teilweise übereinstimmen und die vor allem auch organisatorisch bzw. durchführungstechnisch unterschiedlich geregelt sind (RV-intern vs. unabhängiges Institut). Hier muss die Frage gestellt werden, ob diese Dualität unter Aspekten wie Kosten und Vergleichbarkeit sinnvoll ist, oder ob ein gemeinsames, vereinheitlichtes Programm – eventuell mit RV-trägerspezifischen Erhebungselementen – nicht sinnvoller wäre.

- **Umfang der Datenerhebungen:** Hier stellt sich – insbesondere aus Kostengründen – die Frage nach dem tatsächlich zweckmäßigen und erforderlichen Umfang der Datenerhebungen. Insbesondere das QS-Programm der DRV hat sich in den vergangenen 10 Jahren ständig erweitert, was mit einem erheblichen Mitteleinsatz verbunden ist. Vor diesem Hintergrund wurde das aktuelle QS-Programm der GKV im Umfang deutlich gekürzt.

- **Methodische und inhaltliche Probleme:** Das zwischenzeitlich im GKV-Programm gestrichene „Peer-Review-Verfahren" (mit dem Aspekte der Prozessqualität gemessen werden sollen) ist seit seiner Einführung umstritten. Fraglich ist, ob hierdurch nicht eher die Qualität der Entlassungsberichte als die Qualität von Prozessen erfasst wird (Vogel u. Neuderth 2003). Die beiden externen QS-Programme unterscheiden sich weiterhin hinsichtlich der für die Veränderungsmessung gewählten Methode (direktes vs. indirektes Verfahren). Dadurch ergeben sich unterschiedliche Bezugsgrößen, die nur bedingt miteinander vergleichbar sind. Problematisiert werden kann auch, dass die Patientenbefragungen sich allein an die Patienten des „federführenden" Belegers richten (z. B. DRV-Bund). Dies kann, wenn der federführende Beleger in einer Rehabilitationseinrichtung nur ein relativ kleines Patientenkontingent hat, bezüglich der Repräsentativität der Befunde zu Verzerrungen in den resultierenden Ergebnissen führen. In diesem Kontext stellt sich auch die Frage, wie die Ergebnisse der externen Befragungen (poststationäre Messung) mit den Ergebnissen interner Befragungen (Messung vor Entlassung) korrespondieren. Dieser Aspekt ist insbesondere für das interne QM relevant und bisher empirisch kaum untersucht worden.

- **Zeitpunkt der Rückmeldungen:** Seitens der Einrichtungen wird vielfach beklagt, dass keine zeitnahen Rückmeldungen aus den Datenerhebungen erfolgen. (Die Berichte an die Kliniken basieren im Regelfall auf „alten" Daten, meist sind über zwölf Monate vergangen.) Die späten Rückmeldungen machen eine zeitnahe Reaktion auf dokumentierte Qualitätsprobleme schwierig bzw. unmöglich.

- **Mit den QS-Programmen sind bisher kaum Belegungs- und Vergütungsanreize verbunden:** Obwohl von den Vertretern der Leistungsträger betont wird, dass die Teilnahme an einem QS-Programm belegungsrelevant ist, gibt es nach Farin und Jäckel (2011) wenig Belege dafür, dass hohe Qualität von den Leistungsträgern auch in systematischer Weise honoriert wird. Vor diesem Hintergrund werden alternative Ansätze einer ergebnisorientierten Vergütung wie „Pay for Performance" (P4P) diskutiert (Schrappe u. Gültekin 2011). Nach Einschätzung der Autoren sind Qualitätssteigerungen im Regelfall mit zusätzlichen Kosten verbunden und nur eher selten allein durch kostenneutrale oder gar kostensenkende Optimierungen von Struktur- und Prozessmerkmalen zu bewirken. So weist auch Rothgang (2009) aus ökonomischer Sicht darauf hin, dass Qualitätssteigerung nur zum Unternehmensziel wird, wenn einer Qualitätsverbesserung Nutzen in Form von höheren erzielbaren Preisen (Vergütungen) oder Marketingvorteilen (Marktanteile) gegenübersteht. Insofern setzt Qualitätssteigerung auch in der psychosomatischen Rehabilitation voraus, dass entsprechende Anreize für die Rehabilitationseinrichtungen gesetzt werden können. Diese sollten von der Politik und den Rehabilitationsträgern in geeigneter Form geschaffen werden. Ob die derzeitig verfügbaren Qualitätsdaten für P4P-Systeme hinreichend und derartige Vergütungsformen in der Rehabilitation praktikabel sind, sollte allerdings zuvor sorgfältig überprüft werden.

- **Defizite bezüglich Patienteninformation:** Das QS-Programm der DRV sieht gegenwärtig nur eine Rückmeldung der erhobenen Qualitätsdaten an die Rehabilitationseinrichtungen selbst vor. Nach § 7 Absatz 3 der „Gemeinsamen Empfehlung Qualitätssicherung" (s. a. Kap. 8.3.3) können die Leistungserbringer die Ergebnisse der QS veröffentlichen. Im Klartext bedeutet dies, dass potenzielle Rehabilitanden und andere Interessenten sich derzeit allenfalls indirekt (über die jeweilige Rehabilitationsklinik) über externe QS-Ergebnisse informieren können (vorausgesetzt, die Rehabilitationsklinik ist dazu bereit, die Ergebnisse ungefiltert herauszugeben). Gemessen an Forderungen nach Patientenorientierung, Partizipation und adäquater Patienteninformation erscheint diese Informationslücke unangemessen. Wünschenswert wäre es, wenn die klinikspezifischen QS-Ergebnisse der DRV über ein Internetportal öffentlich zugänglich wären und/oder die Rehabilitationseinrichtungen dazu verpflichtet würden, die Ergebnisse in Qualitätsberichten zu veröffentlichen. Hierzu sind gesetzliche Änderungen oder auch (nur) entsprechende Veränderungen in den Vereinbarungen der Leistungsträger erforderlich.

- **Ungenügende Betrachtung des Rehabilitations-Gesamtprozesses:** Die derzeitigen externen QS-Programme sind rein sektorale Programme, die zudem nur Teilausschnitte dieses Versorgungssektors erfassen: Sie beschränken sich im Wesentlichen auf den unmittelbaren Aufenthalt in der jeweiligen Rehabilitationseinrichtung. Nach Farin und Jäckel (2011) werden hierdurch weder der gesamte Rehabilitationsprozess (einschließlich Antragstellung und Zuweisung) berücksichtigt, noch die Schnittstellen zu anderen Versorgungssektoren. Sie plädieren deshalb zumindest partiell für eine zukünftige Harmonisierung mit den Qualitätsindikatoren der sektorenübergreifenden Qualitätssicherung.

Halten wir fest: Die QS-Programme der RV-Träger sind sehr sinnvolle Maßnahmen, die trotz einiger Probleme ihre grundsätzliche Praxistauglichkeit bewiesen haben. (Für das neue, gekürzte GKV-Programm liegen derzeit allerdings noch keine Erfahrungswerte vor.) Es handelt sich um systematische Qualitätskontrollsysteme, mit deren Hilfe einrichtungsbezogen der Erfüllungsgrad bestimmter – maßgeblich von den Rehabilitationsträgern definierter – Qualitätsanforderungen gemessen, in Form von Einrichtungsvergleichen dargestellt und an die Rehabilitationseinrichtungen rückgemeldet wird. Zielsetzung ist, das Qualitätsniveau einzelner Einrichtungen gegebenenfalls möglichst auf „gewünschte Level" anzuheben (Verminderung unplausibler Heterogenität der Leistungserbringung) und insgesamt eine Verbesserung von Rehabilitationsprozess und Rehabilitationserfolg zu erreichen. Um auf Grundlage der Rückmeldung „negativer" Ergebnisse jedoch tatsächlich Qualitätsverbesserungen in einer Einrichtung zu bewirken, bedarf es zum einen eines konstruktiven Dialogs mit der Einrichtung und zum anderen vor allem der konsequenten Einleitung und erfolgreichen Umsetzung gezielter QS-Verbesserungsprojekte in der Einrichtung.

Die DRV hat im Rahmen einer „sektoralen Strukturverantwortung" und ihrer Definitionsmacht stark in die Welt der Rehabilitationseinrichtungen eingegriffen und sehr differenzierte Anforderungen an Rehabilitationskliniken gestellt – eine Einflussnahme, die in ihrer Tiefe durchaus bemerkenswert ist (Vogel u. Neuderth 2003) und zu einem größeren Teil auch dem permanenten Rechtfertigungsdruck der Rehabilitation geschuldet ist. Die Zielsetzungen und Verfahrensweisen, die einen klaren sozialrechtlichen Hintergrund haben, wurden den Rehabilitationseinrichtungen massiv nahegebracht. Nach Einschätzung der Autoren haben das QS-Programm der DRV und die damit verbundenen konzeptuellen Vorgaben (bzgl. Anforderungen an Einrichtungen, Klassifikation therapeutischer Leistungen [KTL], Therapiestandards etc.) zu einer deutlichen Vereinheitlichung theoretischer Konzeptionen der (psychosomatischen) Rehabilitation und des Leistungsangebots beigetragen. Die QS-Aktivitäten haben insofern eine (gewollte) Homogenisierung zwischen den Rehabilitationseinrichtungen initiiert, d. h. viele Einrichtungen haben sich (gewollt oder ungewollt) an das System angepasst. Ob und in welchem Maße die externen QS-Programme die Ergebnisqualität der psychosomatischen Rehabilitation beeinflusst oder verbessert haben (was ein Hauptziel darstellt), kann derzeit mangels Evaluation nicht beantwortet werden.

8.6.2 Internes QM und Zertifizierung von Rehabilitationskliniken

Bedeutung und Verbindlichkeit des Themas QM/QS haben sich in den letzten 15 Jahren auch für alle psychosomatischen Rehabilitationskliniken entscheidend verändert. Maßgeblich an dieser Entwicklung beteiligt waren einschneidende gesetzliche Vorgaben (z. B. gesetzliche QM-Verpflichtung, Zertifizierungspflicht), Druck der Rehabilitationsträger (zunehmende Anforderungen, KTL, Therapiestandards, externe QS-Programme) und eine verschärfte Wettbewerbssituation unter den Einrichtungen. Stand es den Kliniken zu Beginn der 2000er Jahre noch frei, welches QM-System sie einführen und weiterentwickeln wollten (z. B. branchenübergreifende Ansätze wie DIN EN ISO, EFQM oder genuin-medizinische im Sinne von Selbmann wie etwa KTQ-Rehabilitation [Selbmann 2007]), mussten sie bis spätestens Oktober 2012 ein zertifiziertes QM-System nachweisen, welches die BAR-Anforderungen erfüllt (s. a. Kap. 8.3.2). War es in den 1990er Jahren noch ein echter Wettbewerbsvorteil, ein QM-System zu haben – man war sogar stolz, zu den Ersten

8.6 Externe Qualitätssicherung und internes Qualitätsmanagement

zu gehören –, so ist die QM-Zertifizierung inzwischen zu einer flächendeckenden Pflichtaufgabe geworden. Mit Stichtag 16.11.2012 umfasste die Liste der nach § 20 Absatz 2 SGB IX zertifizierten stationären Rehabilitationseinrichtungen – hier sind alle Indikationsbereiche enthalten – insgesamt 1 243 Kliniken. Zudem wurden 103 Rehabilitationseinrichtungen auf einer separaten Liste aufgeführt, die eine Zertifizierung beantragt hatten. Fakt ist also, dass nahezu alle stationären Rehabilitationseinrichtungen fristgerecht zum 30.09.2012 ein gültiges BAR-Zertifikat vorweisen konnten. Dies gilt auch für die etwa 120 psychosomatischen Kliniken. Mit dem BAR-Zertifikat haben die stationären Rehabilitationseinrichtungen formal nachgewiesen, dass ihre QM-Systeme die „grundsätzlichen Anforderungen an ein einrichtungsinternes Qualitätsmanagement für stationäre Rehabilitationseinrichtungen nach § 20 SGB IX" erfüllen. So gesehen kann der Umsetzungsstand zunächst als voller Erfolg gesehen werden: Die Rehabilitationskliniken haben ihre Pflicht erfüllt. Tatsache ist auch, dass es mittlerweile 33 von der BAR anerkannte QM-Verfahren gibt (Stand: 11.10.2012), also Wege, über die das vorgeschriebene Zertifikat erlangt werden kann. Auch wenn es vielfältige Parallelen zwischen diesen QM-Verfahren gibt und alle diese Verfahren die BAR-Kriterien (s. a. Kap. 8.3.2.) erfüllen – für den Laien und selbst für Experten ist diese Vielfalt kaum wirklich überschaubar. Fakt ist auch, dass sich Rehabilitationskliniken zunehmend auch mit der Möglichkeit zusätzlicher Zertifikate und mit einer Vielzahl unterschiedlicher Qualitätssiegel (von Patientenvereinigungen, Fachgesellschaften und anderen Interessengruppen) konfrontiert sehen. Bereits heute gesellen sich in vielen Kliniken aus Wettbewerbsgründen neben das „Pflicht-Zertifikat" auch andere „Qualitätsversprechungen" (an der Wand, im Internet, in Hausprospekten usw.). Wettbewerbsvorteile bieten aber eigentlich nur Zertifikate/Gütesiegel, die nicht alle besitzen. Umfragen in Akutkrankenhäusern weisen übrigens darauf hin, dass die meisten Patienten gar nicht wahrnehmen, ob ein Krankenhaus ein Zertifikat hat oder wofür (Selbmann 2007). Bezüglich des Erhaltes eines BAR-Zertifikats scheint also das von Luborsky et al. (1975) vielzitierte „Dodo-Bird-Verdict" der Psychotherapieforschung zu gelten: „Jeder hat gewonnen und alle müssen einen Preis bekommen." Angesichts der nach wie vor bestehenden Qualitätsunterschiede zwischen den Kliniken (s. a. Kap. 8.6.1 und 8.8) sollte jedoch kritisch hinterfragt werden, was ein solches Zertifikat tatsächlich über die Qualität einer psychosomatischen Rehabilitationseinrichtung aussagt bzw. in welchem Maße derartige Pflicht-Zertifizierungen einem „Qualitäts-Homogenitätsmythos" Vorschub leisten. Können Patienten, Partner und Leistungsträger wirklich darauf bauen, dass bestimmte Standards überall vergleichbar eingehalten werden?

Exkurs 2: Pro und Contra QM und Zertifizierung

Über Sinn und Unsinn von QM und Zertifizierungen streiten sich seit jeher nicht nur im Rehabilitationsbereich die Geister (z. B. Dollase 2007; Hille 2001; Mannheim-Rouzeaud 2004a, 2004b; Nübling u. Schmidt 1999; Palm 2006; Sprenger 1995; Vetter et al. 2007; Warzecha 2009). QM wird nicht überall hoch geschätzt, was sicher auch für psychosomatische Rehabilitationskliniken gilt.

Den QM-Befürwortern zufolge ist QM ein sinnvolles Instrument der Unternehmensführung, welches das Unternehmen zukunftsfähig macht. Sie betonen in der Regel vielfältige Nutzenaspekte des QM:
- starke Kundenorientierung als Basis für Kundenzufriedenheit und Kundenbindung
- Optimierung von Arbeitsabläufen, Verbesserung der Prozessqualität durch systematische

Planung, Strukturierung, Vereinheitlichung und Durchführung relevanter Prozesse in einer Einrichtung (sowohl medizinisch/psychotherapeutische als auch ergänzende Prozesse)
- eindeutige Regelungen für Verantwortlichkeiten und Zuständigkeiten
- optimaler Einsatz von finanziellen und personellen Ressourcen
- Arbeitsentlastung und größere Arbeitszufriedenheit durch effiziente und (teil-) standardisierte Abläufe
- Optimierung der internen und externen Kommunikations- und Kooperationsstrukturen (verbesserter Informationsfluss)
- Mehr Transparenz durch Dokumentation und Evaluation der Zielerreichung
- ständige Weiterentwicklung der Dienstleistungsqualität und damit verbesserte Patientenversorgung
- Kostensenkungen durch Verbesserungsmaßnahmen (z. B. präventive Fehlervermeidung, Minimierung von Schnittstellenproblemen, Übernahme von Best-Practice-Lösungen)

Nach Eindruck der Autoren enthalten die Hochglanzprospekte vieler QM-Beratungsfirmen gehäuft verheißungsvolle Slogans („bessere Qualität zu niedrigeren Kosten", „vielfältige Kosteneinsparungen", „verbesserte Marktchancen") und – diametral entgegengesetzt – wenig harte Daten (in Form von z. B. Belegen).

Seit jeher gibt es auch die Gegner und Skeptiker, für die QM keine sinnvolle Sache ist, weil QM
- seinen Ursprung in der Technik hat und deshalb auf Dienstleistungsbereiche oder den Gesundheitssektor nicht übertragbar sei,
- keinen nachgewiesenen Nutzen habe,
- (nur) Kosten verursache bzw. zu teuer sei,
- Arbeitsabläufe unangemessen „standardisieren" würde,
- keine Grundlage für Verbesserungen sei,
- der falsche Weg zu mehr Qualität sei („gescheitertes Modell"),
- kein Wert „an sich" zukomme,
- bisweilen nur bombastische Leerformeln beinhalten würde und auf trivialen Konzepten basiere,
- über keine überzeugenden Messkonzepte verfüge,
- nur bezüglich seiner Handbücher Qualität zum Ausdruck bringe,
- mit einer Aufblähung der Bürokratie verbunden sei,
- einen übergroßen Dokumentationsaufwand beinhalte und von der Arbeit abhalte,
- zu viele personelle Ressourcen für unproduktive Tätigkeiten binde,
- oftmals Unwichtiges zu Lasten des Wichtigen aufbausche,
- oftmals von Leuten propagiert und gemacht werde, die wenig von der Praxis verstehen und QM-Befürworter sich kritiklos einem System hergeben würden.

Bereits 1995 hatte der deutsche „Management-Guru" Reinhard Sprenger im Manager-Magazin unter dem Titel „Der große Bluff" darauf hingewiesen, dass QM vor allem ein großes Geschäft sei. Ebenfalls schon in den 1990er Jahren hatten Kritiker bemängelt, dass ein Zertifikat absolut nichts über die tatsächliche Qualität eines Unternehmens oder einer Institution aussagen würde. Jeder wisse, wo „Qualität" draufsteht, müsse noch lange nicht Qualität drin sein. Häufig wird auch das Führerschein-Beispiel zitiert: Eine bestandene Fahrprüfung garantiert noch lange nicht, dass sich der erfolgreiche Absolvent auch tatsächlich immer an die Verkehrsregeln hält – obwohl er über das notwendige Zertifikat (= Führerschein) verfügt.

Nicht nur QM-Kritiker stehen deshalb Zertifikaten kritisch gegenüber („Zertifizierungsnepp", „Zertifizierungswahn", „Zertifikate sagen nichts über Qualität aus, nützen wenig, sind Objekte der Koketterie oder Irreführung, Prestigebefriedigung."). Übrigens dominierte bei den Rehabilitationsträgern vor der Einführung der Zertifizierungspflicht durchaus die Meinung, dass QS-Systeme wichtiger als QM-Systeme und dass Zertifizierungen eher überflüssig sind (Heine 2009). Mit dem GKV-WSG wurde die (zusätzliche) Zertifizierungspflicht für alle stationären Rehabilitationseinrichtungen trotzdem gesetzlich verankert.

8.6 Externe Qualitätssicherung und internes Qualitätsmanagement

Auch was das interne QM und die Zertifizierungspflicht betrifft ergeben sich einige Ansatzpunkte zur Kritik (Farin u. Jäckel 2011; Farin 2007):

- **Evaluationsdefizit:** Analog zur externen QS muss bemängelt werden, dass systematische Evaluationen der Wirksamkeit (Effektivität, „impact") und Kosten-Nutzen-Analysen (Effizienz) von QM-Systemen und Zertifizierungen bisher noch nicht erfolgt sind. Bis Ende 2012 lagen zu diesem Thema – nicht nur für den Bereich der medizinischen Rehabilitation – keine belastbaren Erkenntnisse vor. Nach Farin und Jäckel (2011) ist somit noch ungeklärt, ob die Einführung und Aufrechterhaltung interner QM-Systeme auch wirklich dazu führt, dass Rehabilitanden medizinisch-therapeutisch besser behandelt werden oder zumindest mit der Behandlung zufriedener sind. Die bisherigen empirischen Befunde über Nutzenaspekte von QM und Zertifizierung, die auch aus anderen Versorgungssektoren stammen, zeigen zum Teil eher weniger ermutigende Resultate (Sack et al. 2010; Weiner et al. 2006). Die meisten Erkenntnisse, die derzeit über das Thema internes QM in der Rehabilitation überhaupt vorliegen, stammen aus Befragungen, die im Laufe der letzten Jahre punktuell den Stand der QM-Umsetzung beleuchtet haben (z. B. Eckert 2001; Körner et al. 2009; Okay 2010; Winkler 2009; s. auch Exkurs 3). Die Rücklaufquoten und die damit verbundenen Repräsentativitätsprobleme schränken die Aussagefähigkeit dieser Befragungen ein. In der Richtung sind die Bewertungen weitgehend positiv, sie stammen jedoch zumeist von QM-Beauftragten. Ein Beurteiler-Bias ist deshalb nicht auszuschließen.

  Dass bisher keine Aussagen zum Kosten-Nutzen-Verhältnis der gesetzlich vorgeschriebenen Maßnahmen vorliegen, ist aus Sicht der Autoren mehr als nur ein Schönheitsfehler. Grundsätzlich besteht ein QM-System aus Kosten (interner Aufwand, Zertifizierung, Systemerhalt, Nach-Audits etc.) und internem und externem Nutzen (Bruhn 1998). Geht man davon aus, dass die reinen Kosten für Vor- und Nachbereitung sowie die eigentliche Visitation durch ein Zertifizierungsunternehmen im Rahmen der Erstzertifizierung sich auf durchschnittlich 5 000 Euro pro Klinik belaufen, dann ergeben sich für 1 250 stationäre Einrichtungen Kosten von insgesamt 6 250 000 Euro – der interne Aufwand nicht mitgerechnet! Dem Aufwand sollte natürlich ein Ertrag/Nutzen für das Gesundheitssystem (und auch für die Rehabilitationskliniken) gegenüberstehen.

- **Partielle Vagheit der BAR-Kriterien:** Kritisiert werden kann, dass die Qualitätsindikatoren vielfach vage und unpräzise beschrieben sind. So werden z. B. für das Kriterium „Interne Ergebnismessung und -analyse (Verfahren)" unter anderem der „rehabilitationsbezogene Einsatz von Assessments bei Aufnahme und Entlassung" und die „Ermittlung der Rehabilitandenzufriedenheit" gefordert. Es fehlen jedoch Explikationen darüber, wie die Assessments bzw. Erhebungen zur Rehabilitandenzufriedenheit beschaffen sein sollen. Dies ermöglicht zwar Freiräume für die Umsetzung, birgt aber zugleich die Gefahr einer gewissen Umsetzungsbeliebigkeit (sehr einfache bis sehr komplexe Realisierungsvarianten sind denkbar).

- **Eher geringe theoretische Fundierung der QM-Modelle bei gleichzeitiger Abstraktheit (Simplifizierung komplexer Vorgänge):** Viele Ansätze erscheinen eher pragmatisch entstanden zu sein und orientieren sich trotz „vorgeschriebener" Einbeziehung rehabilitationsrelevanter Eckpunkte stark an der Philosophie der „Muttermodelle" des QM, die aus der produzierenden Industrie stammen (z. B. die DIN EN ISO-Normen 9001). Die QM-Modelle sind insofern nur begrenzt in der Lage, bestimmte Besonderheiten der psychosomatisch-psychotherapeutischen Rehabilitation abzubilden (z. B. Bedeutung der Qualität der therapeutischen Beziehung).

- **Relativ geringe Transparenz des Anforderungsniveaus der Zertifizierungsansätze:** Es ist vielfach nicht wirklich transparent, wie viele Abweichungen von den Anforderungen möglich sind, ohne das Zertifikat zu gefährden (Farin u. Jäckel 2011). Ab wann wird eine Abweichung als kritisch eingestuft? Welche Kriterien gibt es dafür?

- **Gütekriterien der Zertifizierungsansätze:** Nachweise der Reliabilität und Objektivität der Beurteilung bei Zertifizierungsansätzen fehlen, was insbesondere die externen Audits betrifft (Farin u. Jäckel 2011).

Exkurs 3: Bisherige Ergebnisse zur Einführung von QM und Zertifizierungen (Beispiele)

Körner et al. (2009) befragten im Rahmen einer Online-Erhebung insgesamt 456 QM-Beauftragte (QMB), wovon 329 den Online-Fragebogen durchgängig bis zum Ende ausfüllten (Teilnehmerquote: 38,8 %). 20 % der Befragten nannten als Hauptindikationsbereich ihrer Einrichtung Psychosomatik, 14 % Abhängigkeitserkrankungen. Die Ergebnisse zeigten, dass in nahezu allen teilnehmenden Rehakliniken ein QM-System eingeführt war. Innerhalb der Einrichtungen umfassten die QM-Systeme nahezu alle Bereiche. Koordiniert wurden Aufbau, Pflege und Weiterentwicklung des QM-Systems im Wesentlichen durch die QMB, die eine hohe Identifikation und Zufriedenheit mit ihrer Aufgabe und dem Ergebnis ihrer Arbeit bekundeten. Mit der QM-Einführung hatten sich die täglichen Abläufe in fast allen Häusern verändert (ca. 60 % stark, 35 % etwas). Nach Ansicht der QMBs hatten sich seit Einführung des QM-Systems die Klinikergebnisse in 32 % der Kliniken deutlich, in 48 % etwas verbessert. Den Leitungen wurde überwiegend bescheinigt, das QM-System zu akzeptieren, etwa 13 % der QMB äußerten sich hier skeptisch. Insgesamt wurde von drei Vierteln der QMB eine sehr gut funktionierende Zusammenarbeit mit der Leitung bestätigt. Gleichzeitig waren die QMB aber mit dem Interesse der Mitarbeiter an QM weniger zufrieden. Auch hielten viele der QMB die Mitarbeiterressourcen für QM sowie QM-Schulungen für nicht ausreichend. Konkrete Schwierigkeiten schienen die QMB im Umgang mit Einwänden und Widerständen gegen QM zu haben. Als wichtigste Impulsgeber für den kontinuierlichen Verbesserungsprozess wurden hauptsächlich QMB (70 % Nennungen), die Verwaltungsleitung (34 %) und Abteilungsleitungen (34 %) genannt. Insgesamt sahen die befragten QMB nach Körner et al. (2009) noch ungenutzte Potenziale in den Häusern. So würden die Möglichkeiten des QM-Systems zur Verbesserung der täglichen Arbeit sowohl von den Mitarbeitern als auch von der Leitung noch zu wenig genutzt. Zudem äußerten sich die QMB skeptisch, ob die Fähigkeiten und Ressourcen der Mitarbeiter optimal eingesetzt wurden.

Winkler (2009) untersuchte die internen und externen Auswirkungen einer Zertifizierung des deQus-Systems in stationären Sucht-Einrichtungen. Angeschrieben wurden die QMBs aller zertifizierten deQus-Mitglieder (27 Einrichtungen), die Rücklaufquote lag bei 55,5 %. Die Studie zeigte, dass die Entscheidung für eine Zertifizierung stark von der Erwartung beeinflusst wurde, Signale nach außen zu setzen. Die Erwartungen an externe Effekte (z. B. verbesserte Außenwirkung, höhere Wettbewerbsfähigkeit, höhere Belegung) waren wesentlich ausgeprägter als diejenigen an interne Effekte und sie waren den Einrichtungen auch wichtiger. Die Studie zeigt, dass die Erwartungen hinsichtlich der externen Effekte enttäuscht wurden. Die tatsächlich erzielten Verbesserungen bei den auf externe Effekte bezogenen Faktoren blieben weit hinter den Erwartungen zurück. Die Studie zeigte aber auch, dass die Einrichtungen größere interne Effekte erzielt haben, als sie erwartet hatten. Nach Winkler (2009) verdeutlicht dies, dass eine Zertifizierung im Wesentlichen zu positiven internen Effekten führt. Die größten Verbesserungen wurden im Bereich „Management" berichtet, insgesamt auch eine leichte spürbare Steigerung der Qualität. Als nur geringfügig wurden eine stärkere Identifikation der Mitarbeiter mit der Einrichtung und eine Verbesserung der Arbeitsmotivation und der Teambildung bewertet. Nach Ansicht Winklers (2009) treibt eine Zertifizierung die Qualitätsentwicklung in der jeweiligen Einrichtung systematisch voran, zum Nutzen der Patienten und auch der Mitglieder der Einrichtung.

Halten wir fest: Die psychosomatischen Rehabilitationskliniken haben die gesetzlichen Verpflichtungen zur Einführung eines internen QM-Systems und dessen Zertifizierung zwischenzeitlich fristgerecht erfüllt. Der konkrete Nutzen dieser Aktivitäten für die alltägliche Versorgungspraxis (insbesondere für die Ergebnisqualität der Rehabilitationsmaßnahmen) insgesamt und für die einzelnen Rehabilitationseinrichtungen kann aufgrund fehlender Evaluation derzeit allerdings noch nicht fundiert beurteilt werden. QM wird von den Autoren dieses Beitrags grundsätzlich als sinnvoller Ansatzpunkt für psychosomatische Einrichtungen gesehen, der jedoch ohne Zweifel auch Grenzen hat. QM-Systeme tragen dazu bei, wichtigste Dinge nicht nur zu benennen, sondern deren Umsetzung im Versorgungsalltag einer Einrichtung möglichst optimal zu regeln. Und dennoch ist ein BAR-Zertifikat allein noch keine „Qualitätsgarantie" für eine „fehlerfreie" psychosomatisch-psychotherapeutische Rehabilitationsmaßnahme – auch wenn dies manche Stakeholder gern nach außen vermitteln möchten. QM-Systeme können in einer psychosomatischen Klinik nur dann positive Wirkungen entfalten, wenn bei der Entwicklung und Routinisierung bestimmte Voraussetzungen erfüllt werden (hierzu gehört insbesondere, dass sie von „innen heraus" nach dem Prinzip der mehrfachen Beteiligung von Klinikmitarbeitern erarbeitet werden, dass sie sich auf das Wesentliche beschränken und nicht bürokratisch überladen werden; dass sie nur das „messen", was wirklich erforderlich ist und die Messkonzepte fundiert und angemessen sind). Ganz entscheidend ist, dass QM von Klinikleitung und Mitarbeitern täglich wirklich „gelebt", d. h. im alltäglichen Handeln beachtet und umgesetzt werden muss. QM funktioniert nur, wenn alle Beteiligten motiviert, lernfähig und lernbereit sind. So gesehen ist ein QM-System die erste Stufe auf der Qualitätsreise – mehr nicht! Grenzen erreicht jedes QM-System, wenn es die Rahmenbedingungen nicht ermöglichen, erkennbare Verbesserungspotenziale in einer Klinik umzusetzen. In einer repräsentativen Studie der Deutschen Gesellschaft für Qualität (DGQ 2011), in der Entscheider aus 300 deutschen Krankenhäusern, Rehabilitations- und Pflegeeinrichtungen befragt wurden, nannten die Befragten einen Mangel an Führungskompetenz und sozialen Skills als größtes Managementdefizit in Gesundheitseinrichtungen. Auch Mitarbeiterorientierung und -zufriedenheit in der eigenen Organisation seien nur Mittelmaß (Aussage von 40 % der Gesundheitsmanager). Inwieweit diese Feststellungen auch für psychosomatische Kliniken zutreffend sind, sei dahingestellt. Die Ergebnisse weisen aber auf einen Punkt hin, der auch für die QM-Diskussion von großer Bedeutung ist: Gute Führung beeinflusst die Mitarbeiterzufriedenheit und -motivation und wirkt sich positiv auf die Dienstleistungsqualität und die Zufriedenheit der Patienten aus! Da manche Qualitätsprobleme in Kliniken durchaus ein Nebenprodukt von defizitärem Management sein können, ist es unerlässlich, auch die Qualität der Führungskultur zu hinterfragen. Wenn es hier „klemmt", wird jedes QM-System deutliche Grenzen erreichen.

8.7 Resümee und Ausblick

Es besteht Konsens darüber, dass qualitätssichernde und -fördernde Maßnahmen im Bereich der psychosomatischen Rehabilitation wichtig sind. QM/QS ist allerdings für alle Beteiligten eine große Herausforderung, eine Aktivität, die in einem multiplen Spannungsfeld zwischen Förderung und Disziplinierung (Vogel 2004), zwischen Eigenverantwortung und Fremdbestimmung, zwischen Standardisierung und Individualisierung, zwischen Kosten und Wirtschaftlichkeit angesiedelt ist. Qualitätsbezogene Maßnahmen haben im Bereich der psychosomatischen Rehabilitation entscheidend dazu beigetragen, die Qualitätsziele und Qualitätsmaßstäbe dieses Versorgungssektors besser zu explizieren. Bei diesem Prozess haben sowohl die Rehabilitationsträger als auch der Gesetzgeber ihre Definitionsmacht gezielt und einschneidend genutzt, was die Entwicklung des QM/QS-Themas gravierend (mit)geprägt hat. Die Bedeutung dieser externen Richtungsvorgaben kann durchaus kontrovers diskutiert werden: Einerseits sind sie zu einem Motor der Entwicklung geworden, haben in den Einrichtungen die Voraussetzungen zur Etablierung von QM/QS-Strukturen geschaffen, haben zur Klärung und Vereinheitlichung wichtiger Qualitätsaspekte beigetragen (z. B. Therapiestandards oder Zertifizierungspflicht eines BAR-anerkannten QM-Verfahrens) und haben eine Diskussion dieser Aspekte ermöglicht. Auch haben sie dazu beigetragen, die Wahrnehmung der medizinischen Rehabilitation in der (Fach-)Öffentlichkeit positiv zu verändern: von der „Fango-Tango-Kur" hin zur spezialisierten, qualitätsgesicherten Rehabilitation mit klaren Zielsetzungen und Erfolgskontrolle. Die Angemessenheit, Ausgereiftheit, Konsensfähigkeit und Nützlichkeit so mancher dieser externen „Verordnungen" sollte andererseits aber auch kritisch hinterfragt werden. Umso bedauerlicher ist es, dass die Effekte der extern verordneten Maßnahmen (QS-Programme, Zertifizierungspflicht) bisher noch keiner systematischen Evaluation unterzogen worden sind. Berechtigte Fragen, etwa was der Mittel- und Ressourceneinsatz tatsächlich bewirkt hat, ob und welche Qualitätsparameter der psychosomatischen Rehabilitation sich seit Einführung der Maßnahmen bzw. Verpflichtungen in welchem Maße verändert haben und wie die Kosten-Nutzen-Relation aussieht, sind derzeit weitgehend noch nicht stichhaltig zu beantworten. Die gesetzliche Zertifizierungspflicht hat dazu geführt, dass im Jahr 2013 fast alle psychosomatischen Rehabilitationskliniken eine Zertifizierung nach den BAR-Kriterien vorweisen können. In der Außenwirkung wird also allen Kliniken eine hohe (Behandlungs-)Qualität bescheinigt. Aber sind alle Kliniken tatsächlich qualitativ gleich gut aufgestellt? Oder hat die Zertifizierungspflicht gar die Entstehung eines neuen Homogenitätsmythos bezüglich „Qualität" gefördert? Es muss bezweifelt werden, dass die Zertifizierungspflicht zu einem großen Sprung der Qualitätsentwicklung geführt hat. Vielmehr kann nach wie vor davon ausgegangen werden, dass zwischen zertifizierten Kliniken zum Teil erhebliche Qualitätsunterschiede bestehen, die den Stellenwert der Zertifizierung relativieren. Und wo es Unterschiede gibt, kann etwas verbessert werden. Wohl unstrittig ist, dass ein „richtiges" QM die Qualität von Kliniken fördern kann. QM ist aber auch das, was man daraus macht. Wird QM nicht fortlaufend „gelebt", dann besteht die Gefahr, dass auch durch BAR-Zertifikate nach außen glänzende Fassaden aufgebaut werden, die nicht halten, was sie verheißen (Abb. 8-2).

Es kann vermutet werden, dass nicht wenige Kliniken nach der Zertifizierung relativ

8.7 Resümee und Ausblick

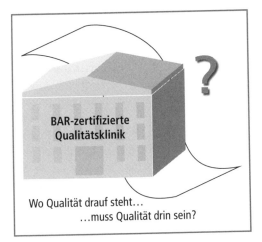

Abb. 8-2 Potentielle Gefahrenquelle – Qualitätsfassade

schnell wieder in den „alten Trott" verfallen, um dann wieder kurz vor der Re-Zertifizierung beeindruckende Aktivitäten an den Tag zu legen. Die Nachhaltigkeit des Projekts „Qualität" kann in diesen Fällen zu Recht angezweifelt werden.

Wo stehen wir in der Gesamtschau und wo sollte es hingehen? Wir haben aufgezeigt, dass sich im Bereich der psychosomatischen Rehabilitation bezüglich QM/QS in den vergangenen 20 Jahren sehr viel getan hat und das Thema Qualität einen hohen Stellenwert besitzt. Ebenfalls haben wir deutlich gemacht, dass es etliche Ansatzpunkte zur Kritik gibt und dass die sektoralen QM/QS-Bemühungen auch an Grenzen stoßen. Da fast alle Kliniken BAR-zertifiziert sind, ist es für Einrichtungen heute umso wichtiger, die tatsächliche Qualität des eigenen Tuns nach außen hin sichtbar zu machen: Qualität darf nicht nur behauptet werden, Qualität – insbesondere Ergebnisqualität – muss nachgewiesen werden! Qualitätsdarlegungen in Form empirischer Datenerhebungen – Basisdokumentationen, standardisierte Assessments, Patienten- und Mitarbeiterbefragungen, Routinekatamnesen etc. – spielen hier eine zentrale Rolle. Wenngleich ein funktionierendes QM-System ein breites Bündel von Maßnahmen umfasst, haben Datenerhebungen bzw. Qualitätsmessungen als Hilfsmittel des internen QM eine herausragende Bedeutung. Empirische Datenerhebungen geben wertvolle Rückmeldungen zum Ist-Zustand, sind Basis für die Einleitung gezielter Verbesserungsmaßnahmen und ermöglichen zugleich Außendarstellungen mittels Fakten. QM/QS ist sicher mehr als „nur" Datenerhebung, aber ohne adäquate Qualitätsmessungen wird QM/QS nicht funktionieren! Qualitätsmessungen mit Indikatoren sind die Grundlage für Transparenz und damit für einen Qualitätswettbewerb im Gesundheitswesen (Deutscher Bundestag 2012). Die Weiterentwicklung und Vereinheitlichung relevanter, valider, reliabler und praktikabler Qualitätsmessungen wird deshalb eine zukünftige Hauptherausforderung darstellen – auch deshalb, weil heute vielfach kritisiert wird, dass das deutsche Gesundheitssystem und seine Rahmenbedingungen (z. B. sektorale Gliederung, Anreizsysteme) zu wenig am Gesundheitsnutzen (= Ergebnisqualität) für Patienten bzw. Versicherte orientiert sei (z. B. Fachkommission für Gesundheitspolitik 2013; Porter u. Guth 2012). Zugleich stehen Forderungen im Raum, die Qualität bei der Vergütung der Rehabilitationskliniken zu berücksichtigen. Um aber Vergütungen oder Verträge stärker an der Ergebnisqualität auszurichten und Rehabilitanden gezielte Wahlentscheidungen zwischen Kliniken zu ermöglichen, wäre eine flächendeckende (Ergebnis-)Qualitätstransparenz notwendig, die einheitliche Qualitätsmessungen (als Voraussetzung für die Vergleichbarkeit) und öffentliche Zugänglichkeit der Ergebnisse erfordert. Von einem solchen System, das jeden Rehabilitanden in Deutschland in die Lage versetzt, alle Rehabilitationskliniken objektiv hinsichtlich bestimmter Qualitätsindikatoren zu vergleichen, sind wir aber heute noch weit entfernt. Alle bisherigen Ansätze der Qualitätstransparenz sind entweder nicht-öffentlich (z. B. externes QS-Programm der DRV), nur sehr begrenzt flächendeckend (z. B. Internetportale wie Qualitätskliniken.de) oder einrichtungs- bzw. trägerspezifisch (und damit sehr begrenzt miteinander vergleichbar, da jede Einrichtung bzw. jeder Träger unterschiedliche Qualitätsmessungen veröffentlicht). Deshalb sollte die Frage, ob zur qualitativen Weiterentwicklung der psychosomatischen Rehabilitation eine gesetzliche Veröffentlichungspflicht standardisierter Qualitätsmessungen nützlich wäre, bei weiteren Überlegungen kritisch reflektiert werden. Jedenfalls ist zu erwarten, dass die Debatte um Qualitätstransparenz im deutschen Gesundheitswesen zukünftig weiter zunehmen wird, gerade auch weil mündige Patienten diese zunehmend einfordern werden. Dem verständlichen Wunsch nach universaler Qualitätstransparenz stehen jedoch komplexe inhaltliche, methodische und rechtliche Probleme gegenüber (z. B. die Auswahl geeigneter Indikatoren, Bewertungsprobleme, die Problematik der Fallzahlen, die Risikoadjustierung, das Risiko einer Skandalisierung durch die Medien und andere Folgewirkungen von Veröffentlichungen). Diese Entwicklung dürfte sowohl Chancen als auch Risiken bergen, die gut gegeneinander abgewogen werden müssen (Deutscher Bundestag 2012).

8.8 Qualität der psychosomatisch-psychotherapeutischen Rehabilitation aus Sicht der Deutschen Rentenversicherung

T. Widera und U. Beckmann

8.8.1 Rehabilitation durch die Rentenversicherung

Die Deutsche Rentenversicherung (DRV) ist der größte Träger medizinischer Rehabilitation im gegliederten System der sozialen Sicherung in Deutschland. Damit leistet sie einen Beitrag dazu, dass chronisch kranke Arbeitnehmer länger am Leben in der Gesellschaft teilhaben und am Arbeitsleben teilnehmen können, Frühverrentungen und Pflegebedürftigkeit vermieden und so auch Beiträge für die Sozialversicherungsträger gesichert werden. Im Jahr 2013 wurden rund eine Million (n = 988 380) Leistungen zur medizinischen Rehabilitation von der DRV erbracht. Die Ausgaben der DRV für die medizinische und berufliche Rehabilitation in Deutschland beliefen sich 2013 auf 5,8 Milliarden Euro.

Wie Abbildung 8-3 zeigt, hat die psychosomatisch-psychotherapeutische Rehabilitation im Zuständigkeitsbereich der Rentenversicherung einen hohen Stellenwert: Im Jahr 2012 sind 149 485 Leistungen zur medizinischen Rehabilitation (stationär oder ambulant) wegen psychischer Störungen durchgeführt worden. Damit bilden die psychischen und Verhaltensstörungen nach den Krankheiten des

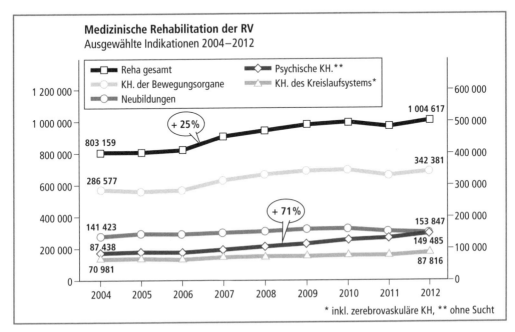

Abb. 8-3 Medizinische Rehabilitation der RV. Ausgewählte Indikationen 2004–2012
Quelle: Reha-Statistik-Datenbasis (RSD) der DRV, abgeschlossene Leistungen, amb. u. stat. Reha

Muskel-Skelett-Systems („Orthopädie") und den onkologischen Erkrankungen die drittgrößte Indikationsgruppe in der medizinischen Rehabilitation. Im Zeitverlauf zeigt sich eine steigende Bedeutung von medizinischen Rehabilitationsleistungen wegen psychischer Störungen. Vergleicht man die Jahre 2004 und 2012, so ist eine Zunahme psychischer Erkrankungen um 71 % festzustellen. Dieser Trend setzt sich weiter fort: Rehabilitationsprognosen der Deutschen Rentenversicherung gehen von einem Zuwachs von 10 % bei den psychosomatisch-psychotherapeutischen Rehabilitationen bis zum Jahr 2015 aus. Aussagen zur subjektiv wahrgenommenen Beschwerdelast bestätigen die Zunahme psychischer Befindlichkeitsstörungen: Fragt man die Rehabilitanden nach ihren Beschwerden vor Beginn der Rehabilitation, so geben immer mehr das Vorliegen von Erschöpfung, Niedergeschlagenheit, Angst oder Nervosität an. Dies gilt im Übrigen für Rehabilitanden mit psychischen Störungen ebenso wie für Rehabilitanden mit somatischen Krankheitsbildern.

Was die Häufigkeit psychischer Störungen anbelangt, wird kontrovers diskutiert (vgl. dazu Jacobi u. Preiß 2011; Wittchen et al. 2011).

Befürworter der Zunahme-Hypothese konstatieren eine hinreichende Validität der Diagnosen, berichten von einer Erhöhung von Risikofaktoren für psychische Erkrankungen und einer Abnahme von Schutzfaktoren gegen psychische Krankheiten in Beruf, Alltag und Freizeit und machen vor allem Stressoren aus dem Arbeitsleben (z. B. steigende Arbeitslosigkeit, unsichere Arbeitsverhältnisse, Über- und Unterforderung, wachsender Konkurrenzdruck, ständige Erreichbarkeit, erhöhte Anforderungen an Flexibilität und Mobilität, verlängerte Lebensarbeitszeit, Verwerfungen am Arbeitsmarkt), Belastungen aus der Gesellschaft (z. B. abnehmende familiäre Kohäsion und soziale Unterstützung, Wegfall bisher funktionierender sozialer Strukturen, Verlust von Solidarität untereinander, erhöhte Anforderungen an Sozialkompetenz) und prädisponierende Personenmerkmale (z. B. eine wachsende psychosoziale Kluft zwischen biologischer und sozialer Reifung, verbunden mit einem Aufschub der „Erwachsenen"-Rolle und ihren Verpflichtungen) für die Zunahme psychischer Erkrankungen verantwortlich.

Von anderen wird eine Zunahme psychischer Störungen eher angezweifelt. Metaanalysen finden lediglich einen starken Anstieg der Behandlungsraten, was bei oberflächlicher Betrachtung den Eindruck einer Zunahme psychischer Störungen vermittelt. Eine Verlagerung psychischer Störungen in eher somatische Diagnosen kommt unter anderem wegen einer rückläufigen Stigmatisierung psychischer Störungen seltener vor. Im Zuge der diagnostischen Differenzierung und Ausweitung besteht im Unterschied zu früher eine höhere diagnostische Breite und umfassendere Definition psychischer Erkrankungen. Patienten und Ärzte sind heute – vielleicht auch aufgrund eines besseren Informationsstands – sensibler, was psychische Probleme und Erkrankungen anbelangt. Nicht zuletzt stellen sich Markteffekte ein: Auch hier bestimmt das gesundheitsbezogene Angebot die Nachfrage. Klinische Behandlungen wegen psychischer Störungen nehmen gegebenenfalls zum Teil auch deswegen zu, weil die sonstige niedrigschwelligere Beratungsstruktur wegen psychischer Probleme fehlt. In der Folge verändern diese Entwicklungen auch die medizinische Diagnosestellung und das Inanspruchnahmeverhalten Betroffener. Vor diesem Hintergrund kann angenommen werden, dass psychische Störungen an Bedeutung gewinnen, ohne dass dies zwangsläufig einer „realen" Zunahme entspricht.

8.8.2 Reha-Qualitätssicherung der Rentenversicherung

Das Sozialgesetzbuch IX verpflichtet in § 20 die Leistungsträger zu gemeinsamen Quali-

8.7 Resümee und Ausblick

tätssicherungsaktivitäten (Reha-QS) und die Leistungserbringer zur Einführung eines einrichtungsbezogenen Qualitätsmanagementsystems inklusive Zertifizierung (Reha-QM). Die Qualitätsvorgaben für die Rehabilitation bei psychischen Störungen ergeben sich aus den Rahmenempfehlungen und Anforderungsprofilen des Rehabilitationsträgers DRV für diesen Versorgungsbereich, dem Reha-Qualitätssicherungsprogramm der DRV (vgl. dazu Reimann 2012) und den internen Qualitätsmanagement-Aktivitäten in den psychosomatischen Rehabilitationseinrichtungen bzw. Fachabteilungen (vgl. dazu BAR 2009; Cibis u. Stähler 2009). Im Folgenden beschränken wir uns auf die vielfältigen Aktivitäten zur Reha-QS der DRV. In der umfassenden – seit 1997 routinemäßig durchgeführten – Reha-QS der DRV werden zur Zeit sechs Instrumente eingesetzt (vgl. dazu Klosterhuis 2010a, b; Korsukéwitz u. Eusterholz 2011; Widera u. Beckmann 2011):
- Rehabilitandenbefragungen,
- Peer Reviews des Rehabilitationsprozesses,
- die Dokumentation therapeutischer Leistungen (KTL),
- evidenzbasierte Reha-Therapiestandards,
- sozialmedizinische Verläufe nach medizinischer Rehabilitation vor dem Hintergrund eines Verbleibs im Erwerbsleben und
- Beschreibung der Rehabilitandenstruktur.

Die Reha-QS soll über die transparente Darstellung der Leistungsvorgaben und erbrachten Leistungen dazu beitragen, dass Einsparungen nicht zu Lasten der Qualität vorgenommen werden. Dabei besteht ein wesentliches Ziel der Reha-QS der DRV darin, qualitätsrelevante Informationen über eine Rehabilitationseinrichtung mit Qualitätsergebnissen aus anderen Rehabilitationseinrichtungen in Beziehung zu setzen und miteinander zu vergleichen. Zu diesem Zweck wurde ein umfassendes Reha-QS-Berichtssystem eingeführt. Dadurch kann aufgezeigt werden, in welcher Weise sich die in den Vergleich einbezogenen Rehabilitationseinrichtungen hinsichtlich qualitätsrelevanter Merkmale unterscheiden und wo die Qualitätsstärken und -schwächen der jeweiligen Rehabilitationseinrichtung liegen. An der Reha-QS im Zuständigkeitsbereich der DRV sind rund 950 stationäre und 250 ambulante Rehabilitationseinrichtungen und Fachabteilungen beteiligt. Jährlich werden durchschnittlich 135 000 Fragebögen (Stichproben) verschickt und die Angaben von über 90 000 Patientinnen und Patienten ausgewertet. Es wurden bis dato mehr als 1 000 Ärztinnen und Ärzte als Peers geschult. Pro Jahr werden über 12 000 ärztliche Entlassungsberichte begutachtet (Stichproben) und die KTL-Daten von ca. 1 Million Entlassungsberichten analysiert. Im Rahmen der Qualitätsberichterstattung sind insgesamt 26 verschiedene Berichtstypen erstellbar. Alle weiteren Ausführungen beziehen sich auf Ergebnisse aus den einzelnen Programmpunkten der Reha-QS im Versorgungsbereich der psychosomatisch-psychotherapeutischen Rehabilitation.

8.8.3 Versorgungsstrukturen der psychosomatisch-psychotherapeutischen Rehabilitation

Die DRV als größter Rehabilitationsträger in Deutschland übernimmt Verantwortung für die Gestaltung der Strukturen der Rehabilitation in ihrem Versorgungsbereich. Die basalen Anforderungen für stationäre Rehabilitationseinrichtungen zur medizinischen Rehabilitation von Erwachsenen mit psychosomatischen und psychischen Störungen ergeben sich aus
- dem Rahmenkonzept zur medizinischen Rehabilitation in der gesetzlichen Rentenversicherung (DRV Bund 2007),
- den Anforderungsprofilen für den Versorgungsbereich der Rehabilitation bei psychischen Störungen (DRV Bund 2010a),
- den indikationsspezifischen Rehabilitationskonzepten zur Psychosomatik (VDR 1991) und

- den RV-weiten Anforderungen der DRV zur Strukturqualität von stationären medizinischen Rehabilitationseinrichtungen (DRV Bund 2010b).

Was die DRV als Rehabilitationsträger derzeit vor dem Hintergrund der Strukturqualität beschäftigt, ist der sogenannte Bologna-Prozess und seine Auswirkungen auf die Personalstruktur und die Stellenbesetzungen. Bei den personellen Anforderungen hat sich die DRV bisher auf die herkömmlichen Qualifikationen und Berufsabschlüsse bezogen. Durch die Bologna-Reform haben sich die Voraussetzungen tiefgreifend verändert. In zahlreichen für die Rehabilitation relevanten Berufsgruppen ändern sich mit den neuen Studiengängen sowohl Ausbildungsinhalte als auch -abschlüsse. Damit stehen dem Arbeitsmarkt zukünftig anstelle diplomierter Studienabgänger zunehmend einerseits Bachelor-Absolventen, andererseits Master-Absolventen zur Verfügung. Ferner bestehen für bisherige Ausbildungsberufe jetzt akademische Qualifizierungsmöglichkeiten, z. B. in der Pflege. Die Rentenversicherung sieht in den von ihr betriebenen und belegten Rehabilitationseinrichtungen einen großen Arbeitsmarkt, der sich mit den Veränderungen der Ausbildungsgänge auseinandersetzen muss. Sie hat daher entschieden, die Möglichkeiten, die sich aus der neuen Situation ergeben, intensiv zu prüfen. Im Wesentlichen verfolgt sie dabei folgende Ziele:

- die Absolventen mit den neuen Qualifikationen wo möglich zu integrieren,
- den Rehabilitationseinrichtungen ein transparentes Konzept der personellen Anforderungen zur Verfügung zu stellen,
- einen rentenversicherungsweit einheitlichen Umgang mit den Personalanforderungen zu gewährleisten, und
- bei alldem eine Verringerung der Qualität der rehabilitativen Versorgung zu verhindern.

Hier gilt es, ein ausgewogenes Verhältnis der unterschiedlichen Qualitätsniveaus herzustellen.

Jenseits der Bologna-Reform und ihren Auswirkungen auf die Personalstruktur wird eine nächste Strukturerhebung in der medizinischen Rehabilitation unter Einschluss der psychosomatisch-psychotherapeutischen Rehabilitation vorbereitet. Ziel der Strukturerhebung ist die Abbildung der sächlichen, personellen, diagnostischen und therapeutischen Ressourcen in den Rehabilitationseinrichtungen. Die Erfassung der Strukturqualität in Rehabilitationseinrichtungen erfolgt mithilfe eines indikationsspezifischen Fragebogens. Die in den Rehabilitationseinrichtungen vorgefundenen Strukturen werden an den RV-einheitlichen Strukturanforderungen gemessen.

8.8.4 Prozessqualität der psychosomatisch-psychotherapeutischen Rehabilitation

Zur Sicherung der Prozessqualität in der psychosomatisch-psychotherapeutischen Rehabilitation stehen der Reha-QS der DRV drei Instrumente zur Verfügung:

- das Peer-Review-Verfahren,
- die Dokumentation therapeutischer Leistungen (KTL) und
- Reha-Therapiestandards für depressive Störungen.

Mit dem Peer-Review-Verfahren wird die Qualität des Rehabilitationsprozesses erfasst. Dazu werden von dazu eigens geschulten Rehabilitationsmedizinern des jeweiligen Fachgebietes (Peers) die anonymisierten ärztlichen Entlassungsberichte sowie die individuellen Therapiepläne von zufällig ausgewählten Patienten nach Abschluss der Rehabilitation begutachtet (Stichproben). Eine Checkliste qualitätsrelevanter Prozessmerkmale sowie ein dazugehö-

8.7 Resümee und Ausblick

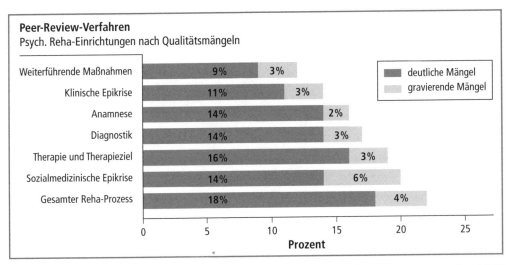

Abb. 8-4 Peer-Review-Verfahren. 2011. Vorgefundene Qualitätsmängel. Ausgewertet wurden 1.805 Reha-Entlassungsberichte des Jahres 2010 aus 125 psychosomatischen Reha-Einrichtungen.

riges Manual stellen dabei die Güte der Begutachtung sicher (vgl. dazu Baumgarten u. Klosterhuis 2007). Abbildung 8-4 verdeutlicht jene Stellen im Rehabilitationsprozess, die von den Peers als besonders problematisch in der psychosomatischen Rehabilitation beurteilt wurden. Hier sind gezielte Maßnahmen in den Rehabilitationseinrichtungen notwendig, um die Qualität der Rehabilitationsprozesse zu verbessern. Im Bereich der „Sozialmedizinischen Epikrise" vermissen die Gutachter in jedem fünften Rehabilitations-Entlassungsbericht eine umfassende und für den Einzelfall nachvollziehbare Darstellung der sozialmedizinischen Leistungsbeurteilung, d. h. insbesondere einen klar erkennbaren Zusammenhang zwischen der Beurteilung des qualitativen und quantitativen Leistungsvermögens, der Beeinträchtigung der Aktivität und Teilhabe im Erwerbs- und Alltagsleben und den erhobenen Befunden einer Schädigung von Körperfunktionen und Körperstrukturen. Ferner ist der für eine erfolgreiche Rehabilitation wichtige Bereich „Therapie und Therapieziel" bei fast einem Fünftel aller bewerteten Rehabilitationen durch erhebliche

Mängel gekennzeichnet. Es fehlt hier vor allem an einer Abstimmung zwischen Arzt und Patient über Rehabilitationsplan, -ziele und -verlauf. Aspekte der Partizipation und Patientenorientierung finden offensichtlich in der Praxis der Rehabilitation noch unzureichend Berücksichtigung. Des Weiteren bemängeln die Peers unter dem Stichwort „Gesamter Reha-Prozess", dass in 22 % der Fälle die Dokumentation im ärztlichen Entlassungsbericht keinen umfassenden Gesamteindruck des individuellen Rehabilitationsprozesses unter qualitativen Gesichtspunkten ermöglicht. Erfreulicherweise übersteigt der Anteil gravierender Mängel nur in einem Bereich die 3 %-Marke. Derzeit erfolgt auf der Grundlage des bisher zugrunde liegenden Arbeitsinstrumentes (Checkliste und erläuterndes Manual) eine vollständige Überarbeitung der Materialien des Peer-Review-Verfahrens, um seine Aussagekraft zu erhöhen und die Verständlichkeit, die Vollständigkeit und klinische Relevanz der Anforderungen zu optimieren.

Auswertungen zu den anhand der Klassifikation therapeutischer Leistungen (KTL) dokumentierten Therapien verdeutlichen das

Tab. 8-4 Therapeutische Versorgung (KTL). Psychosomatische und Orthopädische Reha 2011

		Anteil behandelter Rehabilitanden		Dauer der Reha-Leistungen (Stunden pro Woche)	
		Psych. Reha n = 110.939	Orthop. Reha n = 301.222	Psych. Reha	Orthop. Reha
A	Sport- und Bewegungstherapie	99 %	96 %	5,5	8,0
B	Physiotherapie	71 %	98 %	1,9	6,6
C	Information, Motivation, Schulung	100 %	100 %	3,2	5,2
D	Klinische Sozialarbeit, Sozialtherapie	83 %	70 %	1,2	0,9
E	Ergotherapie, Arbeitstherapie und andere funktionelle Therapien	69 %	57 %	1,6	1,6
F	Klinische Psychologie, Neuropsychologie	98 %	70 %	2,9	2,1
G	Psychotherapie	98 %	7 %	4,2	1,1
H	Reha-Pflege	73 %	47 %	2,4	2,1
K	Physikalische Therapie	83 %	98 %	3,3	7,6
L	Rekreationstherapie	65 %	40 %	2,5	3,0

Quelle: Reha-Statistik-Datenbasis (RSD), Datengrundlage: Entlassungsberichte 2011, Rehabilitanden der DRV.

Leistungsgeschehen in der Rehabilitation, indem sie Informationen zu Häufigkeit (Leistungsmenge), Dauer und Differenziertheit (Leistungsverteilung) der therapeutischen Versorgung in der Rehabilitation und den Prozentanteil entsprechend zu behandelnder Rehabilitanden darstellen. Für alle drei Bewertungskennzahlen liegen indikationsspezifische Zielkorridore vor, die auf Basis der empirischen Verteilung der KTL-Daten aller Rehabilitationseinrichtungen und rehabilitationsspezifischer Erfahrungswerte festgelegt wurden. Mit den Daten können Analysen zur Praxis der rehabilitativen Versorgung, zum Therapie-Regime einer Klinik, zu möglichen Behandlungsdefiziten und zur Einhaltung von therapeutischen Mindeststandards durchgeführt werden (vgl. dazu Beckmann u. Zander,

2007; Melchior et al. 2012; Zander et al. 2009). Tabelle 8-4 verdeutlicht das multimodal und multiprofessionell erbrachte Leistungsspektrum in der psychosomatisch-psychotherapeutischen Rehabilitation. Im Vergleich zur Gruppe aller orthopädischen Rehabilitanden erhielten psychosomatische Rehabilitanden des Jahres 2011 häufiger Rehabilitationsleistungen aus dem Bereich der Psychotherapie, Rekreation, klinischen Psychologie/Neuropsychologie, Ergotherapie und Sozialarbeit. Demgegenüber sind für sie weniger Rehabilitationsleistungen aus dem Bereich der physikalischen Anwendungen sowie Physiotherapie dokumentiert. Im Bereich der Sport- und Bewegungstherapie sowie bei Angeboten zu Information, Motivation und Schulungen unterscheiden sich die Anteile entsprechend behandelter Rehabili-

8.7 Resümee und Ausblick

tanden nicht wesentlich voneinander, in der psychosomatisch-psychotherapeutischen Rehabilitation entfallen jedoch weniger Stunden auf diese Leistungsarten.

Ferner besteht die Möglichkeit einer Auswertung der KTL-Daten (s. o.) vor dem Hintergrund der Frage: Inwieweit werden Rehabilitanden evidenzbasiert behandelt? In diesem Zusammenhang stellen Auswertungen zu den Reha-Therapiestandards dar, inwieweit Rehabilitanden mit entsprechender Diagnose gemäß den in den Reha-Therapiestandards formulierten Qualitätsanforderungen der DRV rehabilitiert werden. Das Vorgehen bei der Erarbeitung der jeweiligen Reha-Therapiestandards ist standardisiert, von der Literaturrecherche zur Identifizierung relevanter empirischer Studien zur Wirksamkeit rehabilitativer Leistungen bis zur Implementierung und Pilotphase (vgl. dazu Lindow u. Kranzmann 2012; Volke u. Lindow 2012).

Die Reha-Therapiestandards für die Rehabilitation von Patienten mit depressiven Störungen bestehen aus insgesamt 12 evidenzbasierten Therapiemodulen (ETM). Für alle ETM wurden Mindestanforderungen festgelegt, welche die therapeutischen Inhalte gemäß KTL-Dokumentation, Mindestanteile entsprechend zu rehabilitierender Patienten, Vorgaben für die Leistungsdauer und Zielgrößen für die Leistungshäufigkeit pro Woche oder pro Rehabilitation umfassen. Abbildung 8-5 zeigt drei Beispiele für die Erfüllung der Reha-Therapiestandards in der Rehabilitation depressiver Erkrankungen als eine Gesamtübersicht über alle einbezogenen Rehabilitanden des genannten Versorgungsbereichs. Es wurden Therapiemodule mit einem hohen, einem mittleren und einem geringen Erfüllungsgrad ausgewählt. Dabei handelt es sich um ETM 01 „Psychotherapie", ETM 05 „Entspannungstraining" und ETM 12 „Nachsorge und soziale Integration".

Als Mindestanforderungen für ETM 01 „Psychotherapie" sind unter anderem definiert:
- Psychotherapie mit dem Ziel einer Entwicklung und Stabilisierung der Persönlichkeit,
- Bearbeitung der aktuellen Problematik und Rezidivprophylaxe,
- mindestens 210 Minuten pro Woche,

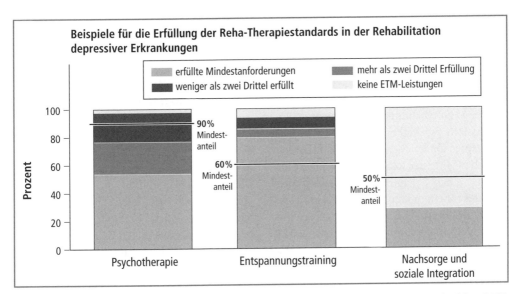

Abb. 8-5 Reha-Therapiestandards – Depressive Störungen. Datengrundlage: Entlassungsberichte 2011, n = 61.556; Quelle: Reha-QS der Rentenversicherung

- mindestens drei Mal pro Woche,
- bei mindestens 90 % der depressiven Rehabilitanden.

ETM 05 „Entspannungstraining" umfasst unter anderem die folgenden Qualitätsvorgaben:
- Vermittlung einer Entspannungstechnik,
- mindestens 180 Minuten pro Rehabilitation,
- mindestens vier Mal pro Rehabilitation,
- bei mindestens 60 % der depressiven Rehabilitanden.

Für ETM 12 „Nachsorge und soziale Integration" festgelegte Vorgaben sind:
- Maßnahmen zur Einleitung der Nachsorge, z. B. Beratung zu Themen wie ambulanten Therapien,
- mindestens 15 Minuten pro Rehabilitation,
- bei mindestens 50 % der depressiven Rehabilitanden.

Im gesamten Versorgungsbereich der psychosomatisch-psychotherapeutischen Rehabilitation wurden im Jahr 2010 die für Rehabilitanden mit depressiven Störungen festgelegten Mindestanforderungen für mehr als die Hälfte der evidenzbasierten Therapiemodule (ETM) nicht erfüllt. So werden nur 29 % dieser Rehabilitanden nach den Qualitätsvorgaben der Reha-Therapiestandards zur Nachsorge und sozialen Integration beraten. Die DRV fordert hier jedoch einen Mindestanteil von 50 % entsprechend zu rehabilitierender Patienten. Evidenzbasierte psychotherapeutische Leistungen in entsprechender Menge und Dichte erhält etwa die Hälfte der Rehabilitanden. Die DRV hat hier einen Rehabilitanden-Mindestanteil von 90 % für eine adäquate Rehabilitation festgelegt. Bei Entspannungstrainings liegt hingegen eine Übererfüllung vor. Eine verstärkte Orientierung der psychosomatisch-psychotherapeutischen Rehabilitation an den Zielstellungen der DRV ist zu empfehlen. Andererseits zeigen sich auch hier erhebliche Unterschiede zwischen den Rehabilitationseinrichtungen.

Einschränkend sei darauf verwiesen, dass die Zuordnung des Erhalts von Rehabilitationsleistungen auf der Leistungserfassung mittels KTL (s. o.) beruht. In der KTL darf eine Rehabilitationsleistung nur verschlüsselt werden, wenn sie bestimmte Qualitätsmerkmale erfüllt (Berufsgruppe, Qualifikation der Berufsgruppe, Mindestdauer, Vorgaben für die Gruppengröße usw.). Jeglicher Leistungserhalt, der den Anforderungen der KTL nicht entspricht, darf nicht dokumentiert werden und steht somit auch den Analysen zur Erfüllung der Reha-Therapiestandards nicht zur Verfügung. Des Weiteren bestehen in der Praxis nach wie vor Dokumentationsunsicherheiten, was die „richtige" Zuordnung der jeweiligen Leistungen zu einem ETM anbelangt, z. B. Abgrenzungsprobleme zwischen ETM 01 „Psychotherapie" und ETM 02 „Indikative Gruppen bei Komorbidität". Mit zunehmender Etablierung der Reha-Therapiestandards in der Versorgungspraxis ist eine Verringerung der Varianz der rehabilitativen Versorgung zwischen den Rehabilitationseinrichtungen, eine Verbesserung des Versorgungsgeschehens und damit auch der Versorgungsergebnisse in der Rehabilitation zu beobachten.

8.8.5 Ergebnisqualität der psychosomatisch-psychotherapeutischen Rehabilitation

Der Erfolg der Rehabilitation kann variieren, je nachdem anhand welcher Erfolgskriterien man das Behandlungsergebnis überprüft. Eine Messung des Rehabilitationserfolges auf der Grundlage von Kriterien des beruflichen Verbleibs wie Erwerbstätigkeit oder Eingliederung in Arbeit kann zu anderen Ergebnissen führen als eine Outcome-Messung über Befragungsdaten zur Zufriedenheit des Rehabilitanden mit der durchgeführten Rehabilitation und dem subjektiven Behandlungserfolg aus Rehabilitandensicht. Für die Reha-QS sind primär

8.7 Resümee und Ausblick

Erfolgskriterien zu betrachten, die von den Rehabilitationseinrichtungen auch zu beeinflussen sind.

Die Ergebnisse der Rehabilitandenbefragung informieren über die Zufriedenheit der Rehabilitanden sowie deren subjektive Einschätzung des Behandlungsergebnisses. Damit wird die DRV einer Forderung des SGB IX gerecht, das einen besonderen Schwerpunkt auf die Patientenorientierung legt. Die subjektive Einschätzung des Behandlungsergebnisses und die Motivation der Rehabilitanden stellen darüber hinaus grundlegend wichtige Faktoren für die Wiederaufnahme der Erwerbstätigkeit dar (vgl. dazu Widera 2010; Widera et al. 2011). Abbildung 8-6 gibt einen Überblick über die Zufriedenheit der an der Befragung teilnehmenden Rehabilitanden mit psychosomatischen Indikationen, die ihre Rehabilitation im Zeitraum Februar 2011 bis Juli 2012 abgeschlossen haben. Das Gesamturteil zu der durchgeführten Rehabilitation liegt bei 2,3 auf einer Skala von 1 (sehr gut) bis 5 (schlecht). Die patientenseitige Zufriedenheit ist mit einer Note von 1,6 am höchsten, wenn es um die pflegerische Betreuung durch das Gesundheits- und Krankenpflegepersonal geht. Andererseits äußern sich die Patienten mit einer Gesamtnote von 2,8 vergleichsweise unzufrieden mit den während der Rehabilitation erhaltenen Empfehlungen für die Vorbereitung auf die Zeit nach der Rehabilitation. Vermutlich fühlen sich die Rehabilitanden nicht ausreichend darüber informiert, an welchen weiterführenden Angeboten sie nach Ende der Rehabilitation teilnehmen können. Es wurde für sie eventuell kein Nachsorgeprogramm in die Wege geleitet. Die Rehabilitationseinrichtung hat ihnen z. B. nicht dabei geholfen, einen ambulanten Psychotherapeuten zu finden.

Als ein weiterer Bereich, der schlechter beurteilt wird, stellt sich die Nützlichkeit der

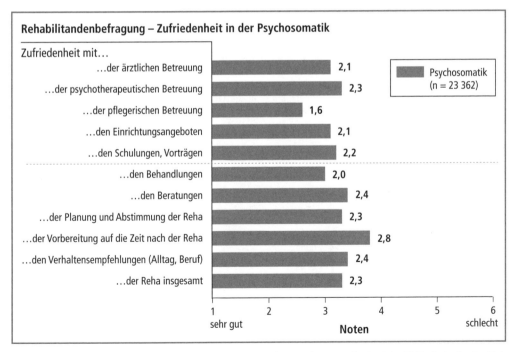

Abb. 8-6 Rehabilitandenbefragung – Zufriedenheit in der Psychosomatik, Bericht 2013, Reha in der Zeit Feb-11 bis Juli-12 abgeschlossen; Quelle: Reha-QS der Rentenversicherung

während der Rehabilitation erhaltenen Verhaltensempfehlungen für Alltag und Beruf (Note 2,4) dar. Gegebenenfalls orientieren sich die vermittelten Verhaltensvorschläge nicht genügend an der realen Umwelt der Rehabilitanden, sodass eine Übertragung auf die konkrete berufliche Tätigkeit und in den Lebensalltag nicht nachhaltig gelingen kann.

Wesentliches Ziel der Rehabilitation der Rentenversicherung ist es, möglichst lange die Erwerbsfähigkeit der Versicherten zu erhalten und so eine gesundheitlich bedingte Erwerbsminderungsrente zu verhindern oder zumindest zeitlich hinauszuschieben. Aufgrund dieser Vorgaben für die Rehabilitation der Rentenversicherung muss es folgerichtig von wesentlicher Bedeutung sein, den Erwerbsverlauf der Rehabilitanden, wie er sich nach einer medizinischen Rehabilitation empirisch darstellt, nachzuvollziehen. Im sogenannten „Sozialmedizinischen Verlauf nach medizinischer Rehabilitation" wird für einen Zeitraum von zwei Jahren nach Rehabilitation aufgezeigt, wie viele Rehabilitanden im Erwerbsleben verbleiben oder durch Berentung (Alters-, Erwerbsminderungsrente) und Tod ausscheiden. Als Indikator für Erwerbsfähigkeit oder Rente dienen dabei die RV-Beitragszahlungen oder der Rentenbezug. Damit geben die Auswertungen Hinweise auf den Erfolg der beruflichen Wiedereingliederung des Rehabilitanden nach der Rehabilitation (vgl. dazu Klosterhuis, Zollmann u. Grünbeck 2004). Abbildung 8-7 zeigt den Erwerbsverlauf nach einer im Jahr 2008 durchgeführten psychosomatisch-psychotherapeutischen Rehabilitation auf.

In den zwei Jahren nach der abgeschlossenen Rehabilitation waren 84 % der ehemaligen Rehabilitanden erwerbsfähig. Wieder erwerbsfähig zu sein muss nicht bedeuten, dass die Rehabilitanden erwerbstätig sind. Auch während einer Arbeitslosigkeit werden Beiträge zur Rentenversicherung gezahlt. Wieder erwerbstätig zu sein muss ebenso wenig heißen, dass der Rehabilitand wieder an seinen alten Arbeitsplatz bzw. in seinen alten Beruf zurückgekehrt

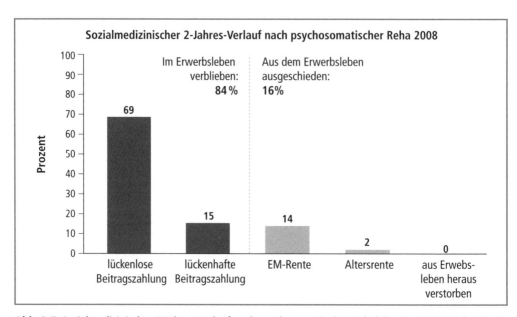

Abb. 8-7 Sozialmedizinischer 2-Jahres-Verlauf nach psychosomatischer Rehabilitation 2008. Reha-Statistik-Datenbasis (RSD) 2005–2012, n = 83.925, Beobachtungszeitraum: 2008 bis 2010; Quelle: Reha-QS der Rentenversicherung

8.7 Resümee und Ausblick

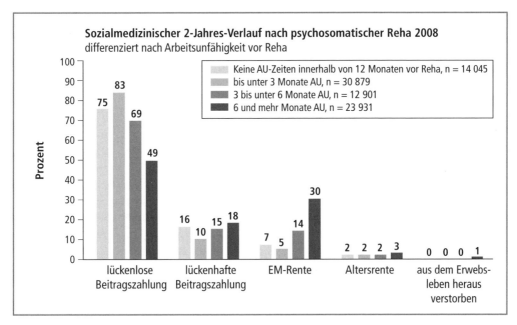

Abb. 8-8 Sozialmedizinischer 2-Jahres-Verlauf nach psychosomatischer Rehabilitation. Reha-Statistik-Datenbasis (RSD) 2005–2012, n = 83.925, Pflichtversicherte, Beobachtungszeitraum: 2008 bis 2010

ist. Es kann sich auch um eine neue Tätigkeit im alten Betrieb oder eine andere Tätigkeit auf dem Arbeitsmarkt handeln. Rund 16 % der ehemaligen Rehabilitanden bezogen eine Erwerbsminderungsrente oder eine Altersrente und waren daher nicht mehr pflichtversichert erwerbstätig. Eine Erwerbsminderungsrente wird erst bewilligt, wenn abgeklärt ist, dass sich auch durch (weitere) Rehabilitationsleistungen die Erwerbsfähigkeit nicht wiederherstellen lässt. Damit kann psychosomatische Rehabilitation als eine gute „Investition" angesehen werden, denn der Grundsatz „Rehabilitation vor Rente" wird auch bei psychischen Erkrankungen erfolgreich umgesetzt.

Bei der Interpretation der Daten ist zu berücksichtigen, dass unter anderem der Schweregrad der zugrundeliegenden Erkrankung den Verbleib im Erwerbsleben beeinflusst. Einen möglichen Indikator für die Krankheitsschwere stellen Zeiten der Arbeitsunfähigkeit (AU) dar: Betrachtet man die Dauer der AU vor Beginn der Rehabilitation in Abbildung 8-8, so stellt man – zumindest bei längeren AU-Zeiten – fest, dass eine dauerhafte berufliche (Re-)Integration umso seltener gelingt, je höher die Zahl der krankheitsbedingten Fehltage bei den Rehabilitanden ist. Ein Sonderfall besteht bei den Rehabilitanden, die keine AU-Zeiten vor der Rehabilitation aufweisen: Hier könnte eine Überforderung bis zum „Zusammenbruch" durchaus eine Rolle spielen, wie es auch in anderen Indikationsbereichen (z.B. akuter Myokardinfarkt) zu verzeichnen ist. Einschränkend sei des Weiteren darauf hingewiesen, dass die Erwerbstätigkeit von Rehabilitanden nicht zuletzt auch von der regionalen Arbeitsmarktlage vor Ort abhängt, d.h. einem Faktor, der weder von der DRV noch von der Qualität der durchgeführten Rehabilitationsmaßnahme oder gar von dem Rehabilitanden beeinflusst werden kann.

Ferner ist festzustellen, dass der Anteil an Erwerbsminderungsrenten aufgrund von psychischen Erkrankungen zugenommen hat (vgl. dazu Dannenberg et al., 2010; Fischer u. Irle 2009; Kaldybajewa u. Kruse 2012). Im Jahre 2011 erfolgten 36 % der Berentungen wegen verminderter Erwerbsfähigkeit aufgrund psychischer Erkrankungen.

8.8.6 Ausblick

Psychische Störungen erfahren eine zunehmende Bedeutung in der medizinischen Rehabilitation. Es sind jährliche Zuwächse von Rehabilitationsmaßnahmen wegen psychischer Störungen und bei den Erwerbsminderungsrenten zu verzeichnen (vgl. dazu Deutsche Rentenversicherung Bund 2014; Hibbeler 2011; Richter et al. 2008). 84 % der psychosomatischen Rehabilitanden verbleiben im Beobachtungszeitraum zwei Jahre nach einer medizinischen Rehabilitation im Erwerbsleben. Psychosomatisch-psychotherapeutische Rehabilitation ist unter diesem Aspekt durchaus erfolgreich. Sie weist überwiegend positive QS-Ergebnisse auf. Trotzdem bestehen genügend fachlich nicht begründete Qualitätsunterschiede zwischen den einzelnen Rehabilitationseinrichtungen, die mithilfe der Reha-QS reduziert werden (vgl. dazu Beckmann 2009). Aufgrund ihrer expliziten Teilhabeorientierung ist die psychosomatisch-psychotherapeutische Rehabilitation ein unverzichtbares Element in der Versorgung von Menschen mit psychischen Störungen, jedoch auch nur ein Teil einer Versorgungskette (vgl. dazu Degemed 2012; Petermann u. Koch 2009). Da psychische Gesundheitsstörungen, die zur Rente führen, nach wie vor als schwierig zu behandeln gelten, kommt der Optimierung der Rehabilitation („Rehabilitation vor Rente") eine Schlüsselrolle zu: Hier ist z. B. an eine Weiterentwicklung berufsbezogener Therapieansätze, d. h. eine verstärkte Verknüpfung von Rehabilitation mit Arbeit, zu denken.

Vergleicht man eine Vielzahl von Indikatoren für die psychische Gesundheit in Deutschland, lassen sich durchaus unterschiedliche Trends erkennen, die nicht alle uneingeschränkt im Sinne eines verschlechterten psychischen Befindens interpretiert werden können. Es zeigt sich zwar einerseits ein Anstieg bei Rehabilitationsleistungen, Erwerbsminderungsrenten, Arztbesuchen, Krankschreibungen, Krankenhausbehandlungen und Antidepressiva-Verschreibungen wegen psychischer Störungen (vgl. dazu Jacobi u. Preiß 2011). Andererseits sind jedoch auch sinkende Suizidraten sowie ein abnehmender Alkohol- und Nikotinkonsum belegt (vgl. dazu BMG 2012). Ferner ergeben sich seit Jahrzehnten konstante Zahlen bei schweren psychiatrischen Erkrankungen, etwa bei Schizophrenie. Weiterhin erweist sich die Befundlage zur Untersuchung der Lebensqualität in Deutschland als uneinheitlich und häufig unabhängig von gerade aktuellen Stressoren im Arbeits- und Sozialleben und ihren faktischen oder vermuteten Auswirkungen auf das Wohl der Gesellschaft. Nicht zuletzt haben sich die Arbeits- und Lebensbedingungen in den zurückliegenden Jahren und Jahrzehnten nicht nur verschlechtert, sondern an vielen Stellen unter anderem durch Berücksichtigung medizinischer, psychologischer und soziologischer Erkenntnisse auch verbessert (vgl. dazu OECD 2009).

Ungeachtet dessen muss mit den erhöhten Rehabilitations-Behandlungsraten und den zunehmenden Erwerbsminderungsrenten wegen psychischer Störungen bedarfsgerecht umgegangen werden. Als mögliche Aktionsfelder sind die verstärkte Nutzung sektorenübergreifender Versorgungsstrukturen, die Einrichtung von „Psycho"-Beratungs- oder Klinik-Stützpunkten, der Ausbau z. B. der Verhaltensmedizinischen Orthopädie (VMO) und die verstärkte Einstellung bzw. der zielorientierte Einsatz psychologischer, psychiatrischer und psychotherapeutischer Expertise und Qualifikation zu nennen.

Literatur zu Kapitel 8

Andreas S, Harfst T, Rabung S, Mestel R, Schauenburg H, Hausberg M, Kawski S, Koch U, Schulz H. The validity of the German version of the Health of the Nation Outcome Scales (HoNOS-D): a clinician-rating for the differential assessment of the severity of mental disorders. Int J Meth Psychiatr Res 2010, 19: 50–62.

Asche-Matthey B, Follert P, Farin E. Qualitätssicherung: Ein Mittel zur Verbesserung der Mitarbeiterzufriedenheit? Wirtschaftspsychologie 2001; 4: 206–212.

Barth M. Qualitätsentwicklung und -sicherung in der Altenpflege, München, Jena: Urban & Fischer 1999.

Baumgarten E, Klosterhuis H. Aktuelles aus der Reha-Qualitätssicherung: Peer Review-Verfahren ausgewertet – bessere Reha-Qualität, aber deutliche Unterschiede zwischen Reha-Einrichtungen. RVaktuell 2007: Jg. 54, H. 5, 152–154.

Beckmann U, Zander J. Neuauflage der Klassifikation therapeutischer Leistungen (KTL 2007). RVaktuell 2007; Jahrgang 54, Nr. 01/02., 25–26.

Beckmann U. „Qualitätsdialoge der RV-eigenen Reha-Einrichtungen" – Indikationsbereich psychosomatische und Abhängigkeitserkrankungen. RVaktuell 2009; Jg. 56, H. 5/6, 197–198.

Beckmann U. BQR – ein Konzept für vergleichende Reha-Qualitätsanalysen und ihre Konsequenzen. Vortrag – IQMG Jahrestagung „Externe QS als Motor im Wettbewerb der Reha-Einrichtungen" am 29. und 30.11 2012 in Berlin. (verfügbar unter: http://www.iqmp.de/pdf/327.pdf, Stand: 17.03.2013).

Beierlein V, Morfeld M, Bergelt C, Bullinger M, Brähler E. Messung der gesundheitsbezogenen Lebensqualität mit dem SF-8: Deutsche Normdaten aus einer repräsentativen schriftlichen Befragung. Diagnostica, 58, 2012, 145–153.

Bengel J, Wirtz M, Zwingmann C. Assessmentverfahren in der Rehabilitation. In Bengel J, Wirtz M, Zwingmann C (Hrsg): Diagnostische Verfahren in der Rehabilitation. Göttingen: Hogrefe 2008, 9–15.

Blumenstock G. Zur Qualität von Qualitätsindikatoren. Bundesgesundheitsbl 2011; 54: 154–159.

BMG – Drogenbeauftragte der Bundesregierung (Hrsg). Drogen- und Suchtbericht 2012.

Broda M, Bürger W, Dinger-Broda A, Massing H. Die Berus-Studie. Zur Ergebnisevaluation der Therapie psychosomatischer Störungen bei gewerblichen Arbeitnehmern. Berlin: Westkreuz-Verlag 1996.

Broda M, Dahlbender RW, Schmidt J. Rad M von, Schors R. DKPM-Basisdokumentation. Eine einheitliche Basisdokumentation für die stationäre Psychosomatik und Psychotherapie. Psychother Psychosom Med Psychol 1993; 43: 214–223.

Bruhn M. Wirtschaftlichkeit des Qualitätsmanagements. Qualitätscontrolling für Dienstleistungen. Berlin, Heidelberg: Springer 1998.

Bundesarbeitsgemeinschaft für Rehabilitation (BAR). Glossar für ein einrichtungsinternes Qualitätsmanagement für stationäre Rehabilitationseinrichtungen nach § R0 SGB IX. (Stand: 04.06.2009). Frankfurt a. M.: BAR 2009b.

Bundesarbeitsgemeinschaft für Rehabilitation (BAR). Vereinbarung zum internen Qualitätsmanagement nach § 20 Abs. 2a SGB IX. Frankfurt a. M.: BAR 2009a.

Bundesarbeitsgemeinschaft für Rehabilitation (BAR) (Hrsg.). Vereinbarung zum internen Qualitätsmanagement nach § 20 Abs. 2a SGB IX 2009.

Bungard W, Müller K, Niethammer C. Mitarbeiterbefragung...was dann? Heidelberg: Springer 2007.

Cibis W, Stähler TP (2009): Vereinbarung zum internen Qualitätsmanagement nach § 20 Abs. 2a SGB IX, Deutsche Rentenversicherung 2009; Nr. 5/2009, 454–456.

Dannenberg A, Hofmann J, Kaldybajewa K, Kruse E. Rentenzugang 2009: Weiterer Anstieg der Zugänge in Erwerbsminderungsrenten wegen psychischer Erkrankungen. RVaktuell 2010; H. 9, 283–293.

Degemed. Psychische und psychosomatische Erkrankungen im Erwerbsleben. Online unter: http://www.degemed.de/downloads/category/33-16.05.2012-symposium-psychische-und-psychosomatische-erkrankungen-im-erwerbsleben.html.

Deutsche Gesellschaft für Qualität (DGQ). Excellence Barometer 2010 – Gesundheitswesen. Frankfurt a. M.: DGQ-Pressestelle 2011 (verfügbar unter: http://www.mpm.med.uni-erlangen.de/e3102/e3302/inhalt3303/2011-6_Excellence-

Barometer-2010_Gesundheitswesen.pdf. Stand: 17.03.2013).

Deutsche Rentenversicherung Bund (2014): Positionspapier der Deutschen Rentenversicherung zur Bedeutung psychischer Erkrankungen in der Rehabilitation und bei Erwerbsminderung. Berlin.

Deutsche Rentenversicherung Bund. Reha-Bericht 2012. Die medizinische und berufliche Rehabilitation der Rentenversicherung im Lichte der Statistik. Berlin 2012.

DRV Bund (Hrsg.): Ergebnisqualität in der medizinischen Rehabilitation der Rentenversicherung. Workshop der Deutschen Rentenversicherung am 25.11.2008 in München. 1. Auflage 2009. Berlin: DRV Bund (Download unter: http://www.deutsche-rentenversicherung.de/cae/servlet/contentblob/208208/publicationFile/2116/wei_ergebnisqualitaet_2009.pdf) (15.05.2013).

Deutscher Bundestag. Gutachten 2001/2001 des Sachverständigenrates für die Konzertierte Aktion im Gesundheitswesen. Bedarfsgerechtigkeit und Wirtschaftlichkeit. Band II. Qualitätsentwicklung in Medizin und Pflege. Drucksache 14/5661. Berlin 2001.

Deutscher Bundestag. Sondergutachten 2012 des Sachverständigenrates zur Begutachtung der Entwicklung im Gesundheitswesen. Wettbewerb an der Schnittstelle zwischen ambulanter und stationärer Gesundheitsversorgung. Drucksache 17/10323. Berlin 2012.

DIN (Deutsches Institut für Normierung e. V.; Hrsg). DIN EN ISO 9000:2005-12. Qualitätsmanagementsysteme – Grundlagen und Begriffe (ISO 9000-2005). Berlin: Beuth Verlag 2005.

Dollase R. Sinn und Unsinn des Qualitätsmanagements, 2007 (verfügbar unter: http://www.uni-bielefeld.de/psychologie/ae/AE13/HOMEPAGE/DOLLASE/QM_Herford.pdf; Stand: 06.04.2013).

Donabedian A. Evaluating the quality of medical care. Milbank Mem Fund Q 1966; 44: 166–206

Donabedian A. Explorations in quality assessment and monitoring. Vol. 1. The definition of quality and approaches to its assessment. Ann Arbor, Mich.: Health Administration Press 1980.

DRV Bund (Hrsg.). Anforderungsprofil für eine stationäre Einrichtung zur medizinischen Rehabilitation von Erwachsenen mit psychosomatischen und psychischen Störungen 2010a.

DRV Bund (Hrsg.). Im Fokus – Psychosomatisch-psychotherapeutische Rehabilitation. In: Reha-Bericht 2012 – Die medizinische und berufliche Rehabilitation der Rentenversicherung im Licht der Statistik 2012; 83–91.

DRV Bund (Hrsg.). Rahmenkonzept zur medizinischen Rehabilitation in der gesetzlichen Rentenversicherung 2007.

DRV Bund (Hrsg.). Reha-Qualitätssicherung der Deutschen Rentenversicherung. Strukturqualität von Reha-Einrichtungen – Anforderungen der Deutschen Rentenversicherung – Stationäre medizinische Reha-Einrichtungen 2010b.

DRV Bund (Hrsg.). Statistik der Deutschen Rentenversicherung. Rehabilitation 2010. 2011: 184.

Eckert H. Qualitätsmanagement in Rehabilitationskliniken in der Bundesrepublik Deutschland – Eine repräsentative stratifizierte Studie zum Umsetzungsstand. Rehabilitation 2001; 40: 337–345.

Fachkommission für Gesundheitspolitik. Wie geht es uns morgen? Wege zu mehr Effizienz, Qualität und Humanität in einem solidarischen Gesundheitswesen. Heinrich-Böll-Stiftung. Berlin 2013.

Farin E, Jäckel WH. Qualitätssicherung und Qualitätsmanagement in der medizinischen Rehabilitation. Bundesgesundheitsbl 2011; 54: 176–184.

Farin E, Meixner K, Follert P et al. Mitarbeiterzufriedenheit in Rehabilitationskliniken: Entwicklung des Mizu-Reha-Fragebogens und Anwendung in der Qualitätssicherung, Rehabilitation 2002; 41: 258–267.

Farin E. Qualitätsmanagement in Rehabilitationskliniken. In: Hoefert HW (Hrsg). Führung und Management im Krankenhaus, 2. Aufl., Göttingen: Hogrefe 2007; 225–248.

Fischer K, Irle H. Psychische Störungen – Sozialmedizinische Bedeutung und Entwicklungen in der medizinischen Rehabilitation. RVaktuell 2009; H. 4, 149–157.

Frauenfelder F. Deutsche Version des Assessment-instruments Health of the Nation Outcome Scales (HoNOS-D). Pflegewissenschaft September 2006.

Gemeinsame Empfehlung Qualitätssicherung nach § 20 Abs. 1 SGB IX vom 27. März 2003 (verfügbar unter: http://www.bar-frankfurt.de/fileadmin/dateiliste/publikationen/gemeinsame-empfehlungen/downloads/Gemeinsame_Empfehlung_Qualitaetssicherung.pdf; Stand: 01.04.2013).

Gemeinsame Erklärung der Spitzenverbände der gesetzlichen Krankenversicherung, der Spitzenverbände der gesetzlichen Unfallversicherung, des Verbandes Deutscher Rentenversicherungsträger (VDR), der Bundesversicherungsanstalt für Angestellte (BfA) und der Bundesknappschaft über eine Zusammenarbeit in der Qualitätssicherung der medizinischen Rehabilitation (verfügbar unter: http://www.gkv-spitzenverband.de/media/dokumente/krankenversicherung_1/rehabilitation/qualitaetsmanagement/Reha_Gem_Erklaerung_01101999.pdf; Stand: 01.04.2013).

GMG (Qualität und Management im Gesundheitswesen). Glossar zur Qualitätssicherung (verfügbar unter: http://www.qmg.de/handbuch/glossar.htm; Stand: 01.04.2013)

Gönner S, Bischoff C. Akzeptanz eines psychometrischen Routinediagnostik- und Qualitätsmonitoringsystems bei Psychotherapeuten in der stationären psychosomatischen Rehabilitation. Die Rehabilitation 2006; 45, 5: 282–288.

Gönner S, Bischoff C. Das psychologische Routinelabor: Ein System zur routinemäßigen globalen und symptomspezifischen Ergebnisevaluation und -rückmeldung in der stationären psychosomatischen Versorgungspraxis. Bad Dürkheim 2002 (verfügbar unter: http://www.ahg.de/AHG/Standorte/Bad_Duerkheim/Qualitaet/Zahlen_Ergebnisqualitaet/index.html; Stand: 26.04.2013).

Härter M, Linster HW, Stieglitz RD (Hrsg). Qualitätsmanagement in der Psychotherapie. Grundlagen, Methoden und Anwendung. Göttingen: Hogrefe 2003.

Heine W. Qualitätssicherung und Qualitätsmanagement in der Rehabilitation – Entwicklungen der letzten Jahre, aktuelle Situation und Ausblick auf zukünftige Trends. In: AG MedReha (Hrsg). Reha wirkt! Qualitätsmanagement und Patientenerwartungen in der medizinischen Rehabilitation. Tagungsband zur Fachtagung 2009; 87–96.

Herbold R. Wahl des Zertifizierungsverfahrens nach BAR – eine Auswertung (verfügbar unter: http://blog.zeq.de/blog/blog-post/2012/01/16/wahl-des-zertifizierungsverfahrens-nach-bar-eine-auswertung.html; Stand: 01.04.2013).

Herzog T, Stein B, Wirsching M (Hrsg). Qualitätsmanagement in Psychotherapie und Psychosomatik. Stuttgart: Thieme 2000.

Heuft G, Senf W. Praxis der Qualitätssicherung in der Psychotherapie – Das Manual zur Psy-BaDo. Stuttgart: Thieme 1998.

Heymann F von, Zaudig M, Tritt K. Die diagnosebezogene Behandlungsdauer in der Psychosomatischen und Psychotherapeutischen Medizin: eine homogene Größe? Erste Ergebnisse der Multicenter-Basisdokumentation (Psy-Bado-PTM) als Grundlage qualitätssichernder Maßnahmen in der stationären Psychosomatik. Praxis Klinische Verhaltensmedizin und Rehabilitation 2003; 16: 209–221.

Hibbeler B. Medizinische Rehabilitation – Mehr psychische Erkrankungen. Deutsches Ärzteblatt, 2011; Jg. 108, H. 37, 1609.

Hille J. Qualität in der Suchtkrankenhilfe – Sinn und Unsinn, 2001 (verfügbar unter: www.hilleconsult.de/docs/qmsinn2001a.rtf; Stand: 06.04.2013).

Holzner D. Zur Wirtschaftlichkeit von Qualitätsmanagementsystemen. Eine empirische Untersuchung. München: TCW-Verlag 2006.

Irle H, Fischer K, Grünbeck P. Entwicklungen in der Rehabilitation bei psychischen Störungen. RVaktuell 2006; Jg. 53, H. 2, 62–70.

Jäckel WH. Definition und Typen von Qualitätsindikatoren. In: Ärztliches Zentrum für Qualität in der Medizin (äzq; Hrsg). Programm für Nationale VersorgungsLeitlinien – Qualitätsindikatoren. Manual für Autoren. äzq Schriftenreihe 2009, Band 36, 2–4.

Jacobi F, Preiß S. Epidemiologie psychischer Störungen, Behandlungsbedarf und Versorgungssituation. In: Senf W, Broda W, Praxis der Psychotherapie (5. vollst. überarbeitete Aufl.). Stuttgart: Thieme 2011; 16–25.

Jochem R. Was kostet Qualität? – Wirtschaftlichkeit von Qualität ermitteln. München: Hanser 2000.

Kaldybajewa K, Kruse E. Erwerbsminderungsrenten im Spiegel der Statistik der gesetzlichen Rentenversicherung – Unterschiede und Gemeinsamkeiten zwischen Männern und Frauen. RVaktuell 8/2012; 206–216.

Kawski S, Koch U, Lubecki P, Schulz H. Qualitätssicherung der Psychotherapie. In: Senf W, Broda M (Hrsg). Praxis der Psychotherapie. 3., völlig neu bearbeitete Auflage. Stuttgart: Thieme 2005; 379–386.

Klosterhuis H, Baumgarten E, Beckmann U, Erbstößer S, Lindow B, Naumann B, Widera T, Zander

J. Ein aktueller Überblick zur Reha-Qualitätssicherung der Rentenversicherung. Die Rehabilitation 2010; Jg. 49, 356–367.

Klosterhuis H. Reha-Qualitätssicherung der Rentenversicherung – Bewährte Instrumente, neue Fragestellungen. Vortrag anlässlich der IQMG-Jahrestagung am 20. und 21. Oktober 2011.

Klosterhuis H. Reha-Qualitätssicherung der Rentenversicherung – eine kritische Bestandsaufnahme. RVaktuell 2010; Jg. 57, H.8, 260–268.

Klosterhuis H, Zollmann P, Grünbeck P. Verlaufsorientierte Auswertungen zur Rehabilitation – aktuelle Ergebnisse aus der Reha-Statistik-Datenbasis. DRV 2004; Jg. 59, H. 5, 287–296.

Körner M, Rundel M, Kohl CFR. Ergebnisbericht der QMB-Befragung in der stationären medizinischen Rehabilitation – Online-Befragung 2009.

Kordy H, Hannöver W, Bauer S. Das Stuttgart-Heidelberger Modell zur Qualitätssicherung in der stationären Psychotherapie. In: Härter M, Linster HW, Stieglitz RD (Hrsg.). Qualitätsmanagement in der Psychotherapie. Göttingen: Hogrefe 2003; 289–304.

Kordy H, Scheibler D. Individuumsorientierte Erfolgsforschung: Erfassung und Bewertung von Therapieeffekten anhand individueller Behandlungsziele – Teil 1: Gibt es in der Ergebnisforschung eine „Lücke" für individuumsorientierte Verfahren? Zeitschrift für Klinische Psychologie, Psychopathologie und Psychotherapie 1984a; 32: 218–233.

Kordy H, Scheibler D. Individuumsorientierte Erfolgsforschung: Erfassung und Bewertung von Therapieeffekten anhand individueller Behandlungsziele – Teil 2: Anwendungs- und Auswertungsaspekte. Zeitschrift für Klinische Psychologie, Psychopathologie und Psychotherapie 1984b; 32: 309–318.

Korsukéwitz Ch, Eusterholz E. Qualitätssicherung der medizinischen Rehabilitation – die deutsche Perspektive. In: Qualitätsmanagement in Gesundheitssystemen. Rebscher H, Kaufmann St (Hrsg.) 2011; 319–333.

Kramer M, Clausing P, Müller-Fahrnow W. IQMP-Reha. Integriertes Qualitätsmanagement-Programm-Reha. Manual. IQMG – Institut für Qualitätsmanagement im Gesundheitswesen GmbH (Hrsg). Berlin: IQMP 2004.

Kriz D, Seiberth M, Rudolph M, Hanke U, Bergström A, Schmidt J, Nübling R. Mitarbeiterbefragung und dann? Der Umgang mit Ergebnissen im Spiegel wiederholter Befragungen. DRV-Schriften 2012; 98: 114–116.

Kriz D, Nübling R, Steffanowski A, Wittmann WW, Schmidt J. Patientenzufriedenheit in der stationären medizinischen Rehabilitation: Psychometrische Prüfung des ZUF-8. Zeitschrift für Medizinische Psychologie 2008; 17: 67–79.

Kriz D, Rieger J, Steffanowski A, Schmidt J, Nübling R. Psychometrische Analyse modularer Einheiten zur Erfassung verschiedener Aspekte von Mitarbeiterzufriedenheit. DRV-Schriften 2010; 88: 147–149.

Kriz D, Rieger J, Steffanowski A, Schmidt J, Nübling R. Psychometrische Analyse modularer Einheiten zur Erfassung verschiedener Aspekte von Mitarbeiterzufriedenheit. DRV-Schriften 2010; 88: 147–149.

Kriz D, Seiberth M, Rudolph M, Hanke U, Bergström A, Schmidt J, Nübling R. Mitarbeiterbefragung und dann? Der Umgang mit Ergebnissen im Spiegel wiederholter Befragungen. DRV-Schriften 2012; 98: 114–116.

Laireiter AR, Vogel H. (Hrsg). Qualitätssicherung in der Psychotherapie und psychosozialen Versorgung. Tübingen: DGVT-Verlag 1998.

Lindow B, Kranzmann A. Reha-Therapiestandards und Prozessqualität – Veränderung der Versorgungspraxis. DRV-Schriften 2012; 98: 495–497.

Luborsky L, Singer B, Luborsky L. Comparative studies of psychotherapies: Is it true that „everyone has won and all must have prizes"? Archives of General Psychiatry 1975; 32, 8: 995–1008.

Lutz W, Czogalik D, Kächele H. Ansätze zur Qualitätssicherung auf der Basis des Common Core Questionnaire. In: Buchheim P, Cierpka M, Seifert T (Hrsg). Konflikte in der Triade – Spielregeln in der Psychotherapie – Weiterbildungsforschung und Evaluation. Berlin: Springer 1995; 287–304.

Mannheim-Rouzeaud R. Qualitätssicherung auf Abwegen. Wie Machtansprüche an Stelle psychologischen Wissens sich auszubreiten suchen. Psychotherapeutenjournal, 2004b; Heft 4: 344–346.

Mannheim-Rouzeaud R. Qualitätssicherung und Qualitätsmanagement. Ein prächtiger Stoff für des Kaisers neue Kleider. Offener Brief an die KV Nordbaden vom 10.12.2004a (verfügbar unter: http://www.r-mannheim.de/qualit.htm; Stand: 06.04.2013).

Melchior H, Hoffmann J, Barghaan D, Schulz H, Widera T, Watzke B. Rehabilitation von Patienten mit depressiven Störungen – Vertiefende Analysen aktueller Daten des ärztlichen Entlassungsberichts. DRV-Schriften 2012; 98: 459–460.

Mestel R, Vogler J, Klingelhöfer J. Rückmeldung der testpsychologisch ermittelten Ergebnisqualität in der stationären Psychosomatik. In: Bassler, M (Hrsg). Störungsspezifische Ansätze in der stationären Psychosomatik. Giessen: Psychosozial-Verlag 2001; 147–167.

Nübling R, Schmidt J. Interne Qualitätssicherung in der stationären psychosomatischen Rehabilitation. Erfahrungen mit einem „zweigleisigen Modell". In Laireiter AR, Vogel H (Hrsg). Qualitätssicherung in der Psychotherapie und psychosozialen Versorgung. Tübingen: DGVT-Verlag 1998b; 335–353.

Nübling R, Schmidt J. Qualitätssicherung im Gesundheitswesen. Versicherungsmedizin, 1999; 51, Heft 4: 149–151.

Nübling R, Schmidt J. Qualitätssicherung in der Psychotherapie: Grundlagen, Realisierungsansätze, künftige Aufgaben. In: Laireiter AR, Vogel H (Hrsg). Qualitätssicherung in der Psychotherapie und psychosozialen Versorgung. Tübingen: DGVT-Verlag 1998a; 49–74.

Nübling R, Steffanowski A, Körner M, Rundel M, Kohl CFR, Löschmann C. Kontinuierliche Patientenbefragung als Instrument für das interne Qualitätsmanagement in Einrichtungen der Gesundheitsversorgung. Gesundheitsökonomie und Qualitätsmanagement 2007; 12: 44–50.

Nübling R, Wille J, Steffanowski A, Körner M, Löschmann C, Schmidt J. Basisdokumentation Psychosomatische Rehabilitation – Erfahrungen auf der Grundlage einer zweijährigen Erhebung in fünf psychosomatischen Kliniken. DRV-Schriften 2004; 52: 55–57.

Nübling R. Rieger J, Steffanowski A, Kriz D, Müller-Fahrnow W. Kontinuierliche Patientenbefragungen – Input für das interne Qualitätsmanagement. Zur Einführung eines Routinemonitoringsystems in den Kliniken der Paracelsus-Gruppe. DRV-Schriften 2006; 64: 166–169.

OECD – Organisation for Economic Cooperation and Development. Gesellschaft auf einen Blick 2009: OECD-Sozialindikatoren. OECD Publishing.

Okay Y. Qualitätsmanagement in Rehabilitationskliniken (IQMP-Reha) – Eine Studie zur Zufriedenheit mit den externen Beratungs- und Zertifizierungsprozessen und zu den Auswirkungen von Qualitätsmanagement auf die betriebliche Organisationsentwicklung. Diplomarbeit. Berlin: Humboldt-Universität 2010.

Palm W. Heilsames Qualitätsmanagement? Über die heillose Finanzmisere der GKV und das Qualitätsmanagement in Kleinpraxen. Verhaltenstherapie und psychosoziale Praxis 2006; Heft 2: 1–9.

Petermann F, Koch U. Psychosomatische Rehabilitation: Quo Vadis. Die Rehabilitation 2009; H. 48, 257–262.

Petri B, Toepler E. Qualität auf neuer Nachweisstufe. Umsetzung und Konsequenzen der Zertifizierung nach § 20 SGB IX. DRV-Schriften 2011; 93: 117–120.

Porter ME, Guth C. Chancen für das deutsche Gesundheitssystem. Von Partikularinteressen zu mehr Patientennutzen. Heidelberg: Springer Gabler 2012.

Qualitätssicherungsverfahren der Gesetzlichen Krankenkassen – Methodenhandbuch für die Umsetzung des QS-Reha®-Verfahrens in stationären Rehabilitationseinrichtungen für die somatischen und psychischen/psychosomatischen Indikationen (2010), Version: qs-reha 1.0 mh_sops, www.gkv-spitzenverband.de/Rehabilitation.gkvnet, abgerufen am 14.11.2014.

Rabung S, Harfst T, Kawski S, Koch U, Wittchen, HU, Schulz H. Psychometrische Überprüfung einer verkürzten Version der „Hamburger Module zur Erfassung allgemeiner Aspekte psychosozialer Gesundheit für die therapeutische Praxis" (HEALTH-49). Zeitschrift für Psychosomatische Medizin und Psychotherapie 2009; 55: 162–179.

Reimann A. Qualitätssicherung aus Sicht der Rehabilitationsträger. In: Schriftenreihe des Deutschen Sozialverbandes (SDSRV), Qualitätssicherung im Sozialrecht 2012; B. 61, 55–79.

Reiter A, Fischer B, Kötting J et al. QUALIFY: ein Instrument zur Bewertung von Qualitätsindikatoren. Z Arztl Fortbild Qual Gesundhwes (ZaeFQ) 2008; 101, 10: 683–688.

Richter D, Berger K, Reker T. Nehmen psychische Störungen zu? Eine systematische Literaturübersicht. Psychiatrische Praxis 2008; 35, 321–330.

Richter M, Schmid-Ott G, Muthny FA. Information und Partizipation von Patienten in der psychosomatischen Rehabilitation – Ausprägung und Zusammenhänge mit Zufriedenheit und Reha-Outcome. Psychiatrische Praxis 2011a; 38: 237–243.

Richter M, Schmid-Ott G, Muthny FA. Subjektive Anforderungen an die psychosomatische Rehabilitation und ihr Einfluss auf die Patientenzufriedenheit – „Basis- ‚Leistungs- und Begeisterungsfaktoren" nach dem Kano-Modell. Gesundheitswesen 2011c; 73: 169–176.

Richter M, Schmid-Ott G, Muthny FA. Ziele, Zielerreichung und Patientenzufriedenheit in der psychosomatischen Rehabilitation. Zschr Psychosom Med Psychoth 2011b; 57: 91–99.

Rothgang H. Ökonomische Aspekte der Qualitätssicherung. Vortrag. 6. Bremer Qualitätsforum „Qualitätssicherung in der GKV: Möglichkeiten der Weiterentwicklung nach Gründung des Qualitätsinstituts nach § 137a SGB V" am 08.09.2009 in Bremen.

Rüddel H, Mussgay L, Jürgensen R. Sind die Behandlungsergebnisse bei depressiven Patienten besser, wenn in der psychosomatischen Rehabilitation die RTS-Vorgaben eingehalten werden? DRV-Schriften 2013; 101: 159–160.

Ryan J. Making the Economic Case for Quality. American Society for Quality 2004.

Sack C, Lutkes P, Gunther W et al. Challenging the holy grail of hospital accreditation: a cross sectional study of inpatient satisfaction in the field of cardiology. BMC Health Serv Res 2010; 10: 120.

Schmidt J, Nübling R, Vogel H. Qualitätssicherung in der medizinischen Rehabilitation. Psychologische Beiträge zu einem modernen Trend in der Gesundheitsversorgung. Verhaltenstherapie und psychosoziale Praxis 1995b; 27, Heft 2: 245–263.

Schmidt J, Kriz D, Nübling R. Patienten-, Bewohner- und Angehörigenzufriedenheit. In: Reuschenbach B, Mahler C (Hrsg). Pflegebezogene Assessmentinstrumente. Bern: Huber 2011; 459–482.

Schmidt J, Lamprecht F, Nübling R, Wittmann WW. Veränderungsbeurteilungen von Patienten und von Haus- und Fachärzten nach psychosomatischer Rehabilitation – Ein katamnestischer Vergleich. PPmP Psychother Psychosom med Psychol 1994; 44: 108–114.

Schmidt J, Lamprecht F, Wittmann WW. Zufriedenheit mit der stationären Versorgung. Entwicklung eines Fragebogens und erste Validitätsuntersuchungen. Psychother med Psychol 1989; 39: 248–255.

Schmidt J, Lamprecht F. Psychosomatische Rehabilitation. Ergebnisse von Verlaufsstudien. In: Bundesarbeitsgemeinschaft für Rehabilitation [BAR; Hrsg]. Rehabilitation – Zukunft 2000. Essen: A. Sutter-Messe-Verlag 1992; 261–267.

Schmidt J, Nübling R, Lamprecht F, Wittmann WW. Patientenzufriedenheit am Ende psychosomatischer Reha-Behandlungen. Zusammenhänge mit Behandlungs- und Ergebnisvariablen und prognostische Bedeutung. In: Lamprecht F, Johnen R (Hrsg). Salutogenese. Ein neues Konzept in der Psychosomatik? Frankfurt a.M.: VAS-Verlag 1994; 271–283.

Schmidt J, Nübling R, Steffanowski A, Kriz D, Wittmann WW. Die Kurzskala BESS zur direkten Veränderungsmessung – Zusammenfassende Befunde aus mehreren Studien. DRV-Schriften 2008; 77: 101–103.

Schmidt J, Nübling R, Vogel H. Qualitätssicherung in der medizinischen Rehabilitation. Psychologische Beiträge zu einem modernen Trend in der Gesundheitsversorgung. Verhaltenstherapie und psychosoziale Praxis 1995b; 27, Heft 2: 245–263.

Schmidt J, Nübling R, Wittmann WW. Ergebnisse psychosomatischer Rehabilitation auf der Basis von fünf Programmevaluationsstudien. Praxis der Klinischen Verhaltensmedizin und Rehabilitation 2000; 13, Heft 52: 32–47.

Schmidt J, Nübling R. Qualitätssicherung in der Psychotherapie – Teil 1: Grundlagen, Hintergründe und Probleme. GwG-Zeitschrift 1994; Nr. 96: 15–25.

Schmidt J, Nübling R. Qualitätssicherung in der Psychotherapie – Teil 2: Realisierungsvorschläge und bereits vorhandene Maßnahmen. GwG-Zeitschrift 1995a; Nr. 99, 26: 42–53.

Schmidt J, Nübling R. ZUF-8. Fragebogen zur Messung der Patientenzufriedenheit. In: Brähler E, Schumacher J, Strauß B (Hrsg). Diagnostische Verfahren in der Psychotherapie. Göttingen: Hogrefe 2002; 392–396.

Schmidt J, Steffanowski A, Nübling R, Lichtenberg S, Wittmann WW. Ergebnisqualität stationärer

psychosomatischer Rehabilitation. Vergleich unterschiedlicher Evaluationsstrategien. Regensburg: S. Roderer Verlag 2003.
Schmidt J. Evaluation einer psychoanalytisch orientierten Klinik für psychosomatische Erkrankungen. In: Lösel F, Skowronek H (Hrsg). Beiträge der Psychologie zu politischen Planungs- und Entscheidungsprozessen. Weinheim: Deutscher Studien Verlag 1988, 118–122.
Schmidt J. Evaluation einer psychosomatischen Klinik. Frankfurt, Verlag für Akademische Schriften VAS 1991.
Schmidt J. Möglichkeiten und Grenzen von Kosten-Ergebnis-Analysen im Bereich Psychosomatik/Psychotherapie. In: Vogel H, Wasem J (Hrsg). Gesundheitsökonomie in Psychiatrie und Psychotherapie. Stuttgart: Schattauer 2004; 32–42.
Schmidt, J, Nübling R, Lamprecht F. Möglichkeiten klinikinterner Qualitätssicherung (QS) auf der Grundlage eines Basis-Dokumentations-Systems sowie erweiterter Evaluationsstudien. Gesundh-Wes 1992; 54: 70–80.
Schrappe M, Gültekin N. Pay for Performance (P4P) – Langfristige Effekte und Anreizwirkungen. Bundesgesundheitsbl 2011; 54: 166–170.
Selbmann HK. Ein Zertifikat allein schafft kein Vertrauen. Arzt und Krankenhaus 2007; 10: 3–6.
Selbmann HK. Konzept und Definition medizinischer Qualitätssicherung. In Gabel W (Hrsg). Qualitätssicherung im psychiatrischen Krankenhaus. Wien: Springer 1995; 3–10.
Singhal V, Hendricks K, Schnauber H. Mit Geduld zum Erfolg. US-Studie untersucht wirtschaftliche Entwicklung TQM-geführter Unternehmen. QZ 2000; 454, 12: 1537–1540.
Sprenger R. Der große Bluff. Manager-Magazin 1995; August: 128–136.
Spyra K, Erhart M, Müller-Fahrnow W, Rieger J. Das KlinikSpezifische PatientenInventar (KSPI) zur Beurteilung der Leistungen in der somatischen und psychosomatischen/Sucht-Rehabilitation (KSPI-SO/PS). Praxis Klinische Verhaltensmedizin und Rehabilitation 2006; 71: 47–65.
Steffanowski A, Löschmann C, Schmidt J, Wittmann WW, Nübling R. Meta-Analyse der Effekte stationärer psychosomatischer Rehabilitation – Mesta-Studie. Bern: Huber 2007.
Steffanowski A, Nübling R., Schmidt J, Löschmann C. Patientenbefragungen in den Medizinischen Rehabilitation – Computergestütztes Routinemonitoring der Struktur-, Prozess- und Ergebnisqualität. Prax Klin Verhaltensmed Rehabilitation 2006; 71: 35–46.
Toepler E. Internes Qualitätsmanagement im Krankenhaus und in der stationären Rehabilitation. Stuttgart: SAMA 2004 (verfügbar unter: http://www.sama.de/homepage/pdfs/Toepler%20%20Internes%20QM%20im%20Krankenhaus%20und%20in%20der%20station%E4ren%20Rehabilitation.pdf, Stand: 17.03.2013)
Tritt K, Heymann F von, Loew TH. et al. Patienten in stationärer psychosomatischer Krankenhaus-Behandlung: Patientencharakterisierung und Behandlungsergebnisse anhand der Psy-Bado-PTM. Psychotherapie 2003; 8: 244–251.
VDR. Reha-Kommission – Kommission zur Weiterentwicklung der Rehabilitation in der gesetzlichen Rentenversicherung. Abschlußberichte – Band III, Arbeitsbereich „Rehabilitationskonzepte", Teilband 3: „Psychische und neurologische Erkrankungen", Arbeitsgruppe 3 „Psychosomatik" 1991; – Teil III – 621–629 und 779–828.
Vereinbarung zur externen Qualitätssicherung und zum einrichtungsinternen Qualitätsmanagement in der stationären und ambulanten Rehabilitation und der stationären Vorsorge nach § 137d Absätze 1, 2 und 4 SGB V (verfügbar unter: http://www.gkv-spitzenverband.de/media/dokumente/krankenversicherung_1/rehabilitation/qualitaetsmanagement/Reha_Vereinbarung__137d_Abs_124_Stand_20080601.pdf; Stand: 01.04.2013).
Vetter K, Teichmann AT. Quo usque tandem… oder: Wie gewiss macht ein Zertifikat? Frauenarzt 2007; 48, 4: 318–320.
Viethen G. Qualitätssicherung in der Medizin. Teil 1. QualiMed 1994a; 2: 9–16.
Viethen G. Qualitätssicherung in der Medizin. Teil 2. QualiMed 1994b; 3: 10–22.
Vogel H, Neuderth S. Allgemeine medizinische und psychosomatische Rehabilitation. In: Härter M, Linster HW, Stieglitz RD (Hrsg). Qualitätsmanagement in der Psychotherapie. Grundlagen, Methoden und Anwendung. Göttingen: Hogrefe 2003; 327–352.
Vogel H. Qualitätssicherung: ein Arbeitsprogramm im Spannungsfeld zwischen Förderung und Disziplinierung. Psychotherapeutenjournal 2004; Heft 2: 121–127.
Volke E, Lindow B. Reha-Therapiestandards Depressive Störungen – Anforderungen und ak-

tuelle Versorgungspraxis. DRV-Schriften 2012; 98: 96–98.

Ware J, Kosinski M, Dewey J, Gandek B: How to Score and Interpret Single-Item Health Status Measures: A Manual for Users of the SF-8 Health Survey. Boston: QualyMetric; 2001.

Warzecha B. Problem: Qualitätsmanagement. Prozessorientierung, Beherrschbarkeit und Null-Fehler-Abläufe als moderne Mythen. Walsrode: Verlag für Planung und Organisation 2009.

Weiner B, Alexander J, Shortell S et al. Quality improvement implementation and hospital performance on quality indicators. Health Serv Res 2006; 41: 307–334.

Widera T, Beckmann B, Zander J, Radoschewski M. Wer hat Recht – Rehabilitand oder KTL-Dokumentation? Zur Übereinstimmung von Patientenangaben und ärztlichen Entlassungsberichten. RVaktuell 2011; Jg. 58, H. 10, 291–298.

Widera T, Beckmann U. Qualitätssicherung und Qualitätsmanagement in der medizinischen Rehabilitation. In: Leitfaden Medizinische Rehabilitation, Elsevier, München: Urban & Fischer Verlag, 1. Auflage 2011; 37–45.

Widera T. Aktuelles aus der Reha-Qualitätssicherung – neue Ergebnisse der Rehabilitandenbefragung. RVaktuell 2010; Jg. 57, H. 4, 153–159.

Widera T. Interne Qualitätsmanagement-Systeme in der medizinischen Rehabilitation. Deutsche Rentenversicherung 2006; Heft 4–5: 279–299.

Wiegand-Grefe S, Schmid-Ott G, Meermann R, Jacobi C, Paar GH, Lamprecht F. Ergebnisse einer Evaluation aller Wirksamkeitsstudien psychosomatischer Rehabilitation. Psychotherapie 2007; 12: 36–45.

Winkler H. Effekte von Zertifizierungen in Einrichtungen der Sucht-Rehabilitation. Suchtmagazin 2009; 2: 4–7.

Wittchen HU, Jacobi F, Rehm J et al. The size and burden of mental disorders and other disorders of the brain in Europe 2010. European Neuropsychopharmacology 2011; 21, 655–679.

Wittmann WW, Nübling R, Schmidt J. Evaluationsforschung und Programmevaluation im Gesundheitswesen. Zeitschrift für Evaluation 2002; 1, 1: 39–60.

Zander J, Beckmann U, Sommhammer B, Klosterhuis H. Therapeutische Versorgung in der medizinischen Rehabilitation – mehr Transparenz mit der Klassifikation therapeutischer Leistungen. RVaktuell 2009; Jg. 56, H. 5/6, 186–194.

Zielke M, Bischoff C, Borgart EJ, Buschmann HC, Carls W, Dehmlow A et al. Qualitätsbeurteilungen durch Patienten (QbP) – Konzeptuelle Gestaltung und Implementierung eines Entlassungsfragebogens nach verhaltensmedizinischer Behandlung und Rehabilitation. Praxis Klinische Verhaltensmedizin und Rehabilitation 2006a; 71: 12–17.

Zielke M, Dehmlow A, Herder F, Schmid F. Gütekriterien des Fragebogens „Qualitätsbeurteilungen durch Patienten" (QbP) auf der Grundlage von stationären Behandlungsverläufen bei psychischen und psychosomatischen Erkrankungen. Praxis Klinische Verhaltensmedizin und Rehabilitation 2006b; 71: 18–26.

Zielke M. Basisdokumentation in der stationären Psychosomatik: In: Zielke M, Sturm J (Hrsg). Handbuch stationärer Verhaltenstherapie. Weinheim: Beltz 1994; 995–1107.

Zielke M. Wirksamkeit stationärer Verhaltenstherapie. Weinheim: Psychologie Verlags-Union 1993.

Zimmer B, Moessner M. Therapieevaluation in der stationären Psychotherapie mit Web-AKQUASI. PiD 2012; 13: 68–71.

9 Kosten-Nutzen-Relation der psychosomatischen Rehabilitation aus gesundheitsökonomischer Perspektive

M. Zielke

9.1 Evaluationsforschung und Programmevaluation im Gesundheitswesen

9.1.1 Umdenken hin zu entscheidungsorientierter Versorgungsforschung

Die Notwendigkeit zur Eindämmung der Kosten im Gesundheitswesen leitet in immer stärkerem Maße einen Paradigmenwechsel in der Beurteilung medizinischer Behandlungsverfahren ein. Die traditionellen Formen der Evaluation von Therapiemaßnahmen folgen noch primär den Zielen einer angewandten Grundlagenforschung und der Überprüfung von Hypothesen und Theorien zur Ätiologie, Pathogenese und Therapie von Krankheiten; sie sind damit in erster Linie erkenntnisorientiert. Die seit einigen Jahren auch in der Medizin eingeführten Kosten-Nutzen-Analysen sind dagegen entscheidungsorientiert und folgen vornehmlich pragmatischen Zielsetzungen (Hasenbring 1996). Dabei geht es darum, den Kostenträgern im Gesundheitswesen rationale Entscheidungsgrundlagen zur Steuerung und Finanzierung von Gesundheitsleistungen zu liefern.

Wenn man heute einen ausgesprochenen Mangel an ergebnisbezogenen Studien in der Krankenversorgung konstatieren muss, ist dies letztlich auch das Ergebnis der Dominanz erkenntnis- und theorieorientierter Forschung in den Universitäten. Dabei werden wir angesichts der aktuellen Kostenentwicklungen im Gesundheitssystem eine qualifizierte Gesundheitsversorgung nur dann aufrechterhalten können, wenn das Kosten-Nutzen-Denken und die Orientierung an der Qualität der Behandlungsergebnisse sich bis in die kleinsten und individuellsten Entscheidungsprozesse hinein entwickelt hat.

Qualitätssicherung und Evaluationsforschung hängen eng miteinander zusammen. Evaluationsforschung ist die explizite Verwendung wissenschaftlicher Methoden, die den möglichst kausalen Nachweis der Wirksamkeit und Effizienz einer Intervention erbringen soll, um so den langwierigen und selten von Fachkompetenz getragenen Diskussionen vorzubeugen, wie das Gesundheitssystem weiterentwickelt werden kann. Fragen der Finanzierbarkeit, der Qualität der gesamten Versorgungskette, Versorgungsfehler und Versorgungslücken, adäquate Befriedigung gesundheitlicher Bedürfnisse und Fragen zur Erreichung von Zielgruppen bestimmen die aktuellen Veränderungen in der deutschen Gesundheitsversorgung.

Programmevaluationen sind angewandte Forschungsarbeiten, die eine Analyse der Kosten-Nutzen-Relation und der Kosteneffektivität von einzelnen Interventionen oder von kompletten Interventionspaketen zum Ziel haben. Wie Wittmann et al. (2002) ausführen, haben Sozialwissenschaftler vielerlei quantitative und qualitative Verfahren und Methoden entwickelt, um solche Aufgaben zu erfüllen.

In der Grundlagenforschung zur Wirksamkeit von Interventionen werden durch hoch kontrollierte Studien Störeinflüsse konstant gehalten, um wenige Kausalfaktoren effizient testen zu können. Die interne Validität wird dadurch maximiert. Metaanalysen synthetisieren dann das kausale Wirkungspotenzial unter optimalen Bedingungen. Die Kenntnis der Wirksamkeit unter hoch kontrollierten Bedingungen sagt nichts darüber aus, wie groß die Wirksamkeit unter den natürlichen Rahmenbedingungen der realen Versorgung ist. Aus der Umsetzung naturwissenschaftlicher Erkenntnisse in entsprechende Technologien ist seit langem bekannt, dass der Wirkungsgrad bei der Übertragung in die unverfälschte Realität in der Regel deutlich geringer ausfällt als theoretisch erwartet.

In der Evaluationsforschung und der Programmevaluation muss darauf geachtet werden, welche Versuchspläne und Datenanalysestrategien besonders geeignet erscheinen, welche diagnostischen Assessmentinstrumente verwendet werden und welche Zielfindungs-, Bewertungs- und Entscheidungshilfen für diese Art von Forschung indiziert sind. Randomisierte Kontrollgruppenpläne sind in den realen Versorgungssystemen besonders schwer zu implementieren, da sie erfordern würden, zufällig ausgewählten Patienten bestimmte Maßnahmen zumindest zeitweise vorzuenthalten, was versicherungsrechtliche, juristische und letztlich auch ethische Bedenken aufwerfen würde. Als besonders indiziert erscheinen deshalb längerfristig angelegte Zeitreihenstudien und Versuchspläne mit mehreren Messzeitpunkten, die als die stärksten quasiexperimentellen Designs gelten.

Als Kriterienmasse eignen sich besonders multiple Ergebnismaße, die den unterschiedlichen Interessen der Projektpartner („Stakeholder") entsprechen müssen. Programmevaluationen im Gesundheitswesen entstehen unter dem Einfluss unterschiedlicher Interessen und es ist erforderlich, gleichzeitig mehrere monetär und nicht monetär bewertbare Ziele zu erreichen. Zur Bewertung müssen daher Kosten-Nutzen-Analysen ebenso wie Kosten-Effektivitäts-Analysen herangezogen werden. Beide Varianten erfassen den gesamten Aufwand an Personal, Zeit und Ressourcen in monetären Größen. Während bei Kosten-Nutzen-Analysen auch die Ergebnisse in Geldeinheiten gemessen werden, ist dies bei Kosten-Effektivitäts-Analysen nicht der Fall. Dort einigt man sich auf psycho- oder biometrische Skalen (z. B. Symptomlisten, Fragebogen zur Lebensqualität und zur Krankheitsbewältigung) und analysiert die Wertigkeit von Veränderungspunkten oder von Effektgrößen.

9.1.2 Zum Problem der Wirtschaftlichkeit von Behandlungsmaßnahmen und Programmen

Betrachtet man die noch recht kurze Geschichte der Evaluationsforschung in der klinischen Psychologie und sicher auch in der Medizin, scheint es so zu sein, dass in bestimmten Stadien der Etablierung anwendungsbezogener Therapiemethoden unterschiedliche Bewertungskriterien herangezogen werden, um die Güte eines Behandlungskonzeptes und die wissenschaftlich-klinische Rechtfertigung zur Anwendung der Therapie zu untermauern.

Ein erstes Kriterium beschäftigt sich immer mit der theoretischen Stringenz und theoretisch-wissenschaftlichen Begründbarkeit einer Therapietheorie. Wenn sie diesen Ansprüchen, die überwiegend aus wissenschaftlichen Überlegungen und Kriterien abgeleitet werden, genügt, wird sie zunächst einmal als vertretbares Konstrukt angesehen und entsprechend „freigegeben" oder kritisiert. Ein zweites Kriterium stellt die Beurteilung des in einer Therapietheorie vermittelten und in ihr enthaltenen Wertesystems und Menschenbildes dar. Das Ergebnis dieser Beurteilung hängt von der Parallelität oder Kongruenz mit gerade aktuellen gesellschaftlichen Normen und Wertesystemen ab. Ein drittes Kriterium, das aus dem Methodeninventar der naturwissenschaftlichen Forschung entnommen wurde, ist die empirisch untersuchte Überlegenheit einer Therapiemethode in Relation zu Behandlungsalternativen oder Nicht-Behandlungen. Der vierte Bereich umfasst die Untersuchung der Kosten-Nutzen-Relation (d. h. der Wirtschaftlichkeit) und führt erstmalig ein quantitatives Verständnis in die Beurteilung von Therapiemethoden ein. Für den klinisch-psychologischen Forschungsbereich ist diese Fragestellung ebenso neu wie unbeachtet, wenn man einmal von ersten wissenschaftlichen Grundsatzdarstellungen absieht. Kosten-Nutzen-Untersuchungen begannen in den 1930er Jahren, als erstmals in den Vereinigten Staaten rechtlich verbindlich festgelegt wurde, dass Investitionen des Staates danach zu beurteilen sind, ob der aus ihnen erwachsene Nutzen größer als die entstehenden Kosten ist. Ebenso sind in der Bundeshaushaltsordnung und den Landeshaushaltsordnungen Formulierungen bezüglich öffentlicher Investitionskosten enthalten, die darauf verweisen, dass für geeignete Maßnahmen von erheblicher finanzieller Bedeutung Kosten-Nutzen-Untersuchungen anzustellen sind.

Einerseits ist die Tatsache, dass sich neuere, aus psychologischen Grundlagen abgeleitete Therapieverfahren mit dieser Fragestellung auseinandersetzen müssen, ein Hinweis darauf, dass die Frage der Finanzierung solcher Therapiemethoden bereits in etablierten staatlichen Gremien diskutiert wird, andererseits liegen kaum Erfahrungen und Forschungsmethoden vor, die solche Fragestellungen vorantreiben könnten.

Ein weiteres Problem besteht darin, dass Kosten-Nutzen-Untersuchungen von therapeutischen Maßnahmen nur im Forschungsverbund zwischen allen im Gesundheitsbereich Tätigen, wie z. B. Krankenkassen, Psychologen, Ärzten, Behandlungseinrichtungen, Patienten, realisierbar sind und dass man sich innerhalb dieses Verbundes über die Effizienzkriterien einigen muss, wenn die Ergebnisse auch gesundheitspolitisch tragfähig sein sollen.

9.1.3 Methoden der Effektivitäts- und Effizienzmessung

Bevor die Methodik der eigenen Untersuchung vorgestellt wird, soll, damit die Einordnung leichter fällt, ein kurzer theoretischer Überblick über die derzeitigen methodischen Grundlagen der Effektivitäts-/Effizienzforschung gegeben werden (Tab. 9-1).

Beurteilung nach der Effektivität

Hier handelt es sich um die klassische Fragestellung der wissenschaftlichen Psychotherapieforschung:
- Beeinflusst die Intervention den natürlichen Krankheitsverlauf?
- Ist die Intervention anderen Behandlungsformen überlegen?

Dieser Vergleich ist allerdings nur dann beweiskräftig, wenn es gelingt, die Vielzahl weiterer Einflussfaktoren auf das Behandlungsergebnis zu kontrollieren (ein Unterfangen, das sich in psychologischen Untersuchungen weitaus komplexer und schwieriger erweist als

Tab. 9-1 Methoden der Effektivitäts- und Effizienzmessung

- Beurteilung nach Effektivität
- Beurteilung nach Kosten
- Beurteilung nach Nutzen
- Beurteilung nach Kosten und Nutzen
- Beurteilung nach Kosten und Effektivität
- Beurteilung nach Effektivität und Nutzen

in pharmakologischen). Bei Effektivitätsmessungen im Gesundheitswesen sind besonders zwei Punkte zu beachten: Neben den Veränderungsurteilen durch Patient und Therapeut sollen die Auswirkungen auf beteiligte Dritte (von der Familie bis zum Arbeitgeber oder der Krankenkasse) einbezogen werden (z. B. die Zahl neuer Krankheitstage).

Die erzielten Veränderungen müssen in ihrer Qualität beurteilt (d. h. an gesondert formulierten Kriterien gemessen) werden. Solche Beurteilungskriterien können an bestimmten individuellen Zielen (z. B. Reduktion der Schmerzintensität bei Migräne) oder an dem Grad der Erreichung bestimmter Normen (ob z. B. mit einer Therapie der Blutdruck in den Normalbereich gesenkt werden konnte) festgemacht werden.

Häufig ist es für die Beurteilung der Therapie einer komplexen Störung sinnvoll, mehrere Ergebnisse in einer Effektivitätsangabe zusammenzufassen. Beispielsweise könnte man nur die Drogenabhängigen als erfolgreich behandelt ansehen, die eine berufliche und soziale Integration erreicht haben und drogenfrei sind. Hier wird also eine Beurteilung nach physischen, psychischen und sozialen Gesundheitskriterien gefordert (drei Messebenen).

Beurteilung nach den Kosten

Das bedeutet, der Vergleich von Therapieverfahren erfolgt lediglich nach den anfallenden Kosten. Bei einer stationären Behandlung ist im einfachsten Falle das Produkt von Tagessatz und Verweildauer heranzuziehen. Kosten von Dritten können auch Berücksichtigung finden, z. B. bei einem Arbeitsausfall.

Beurteilung nach dem Nutzen

Am häufigsten wird in der medizinischen Forschung der Nutzen durch Kosteneinsparung berechnet. So kann z. B. die Wirkung einer Therapie an der Anzahl der Reduzierung zukünftiger Krankheitstage (in monetären Angaben) oder an den Ausgaben der Krankenversicherung vor und nach der Therapie gemessen werden. Mit Nutzen ist in diesem Zusammenhang immer ein monetär quantifizierter Nutzen gemeint. Diese Berechnungen sind sehr schwierig, da durch das komplexe Zusammenspiel verschiedener Aspekte des Nutzens einer Intervention der Nutzen einzelner Variablen nicht komplett quantifiziert werden kann.

Beurteilung nach Kosten und Effektivität

Hier werden die Kosten einer Behandlung in Relation zur Effektivität gesetzt, d. h. es kann damit berechnet werden, was die Erreichung eines bestimmten therapeutischen Ergebnisses kostet. Soll dieses Konzept praktische Relevanz bekommen, reicht es nicht einfach aus, die Therapie mit dem günstigsten Verhältnis zu wählen, sondern es müssen natürlich Mindestanforderungen bezüglich der Effektivität und Obergrenzen für die Kostenseite berücksichtigt werden. In diesen Bereich gehören auch Studien, in denen retrospektiv die Konsequenzen psychologischer Behandlung für die Nutzung medizinischer Einrichtungen untersucht werden.

Beurteilung nach Kosten und Nutzen

Hier werden die Kosten einer Therapie in Relation zu deren Nutzen gesetzt. Die Schwierigkeit hierbei zeigt sich im Gegensatz zur Kosteneffektivitätsanalyse wieder in der Quantifizierung des Nutzens in monetären Einheiten, da eine umfassende Quantifizierung sowieso unmöglich erscheint.

Bewertung der vorgestellten Ansätze

Die vorgestellten einfachen Beurteilungsverfahren (nach Effektivität, Kosten und Nutzen) haben den Nachteil, dass sie jeweils nur einen

Aspekt berücksichtigen: Bei ausschließlichen Effektivitätsbeurteilungen können Therapieverfahren als einsatzfähig erscheinen, die jedoch aus Kostengründen nicht angewandt werden können. Bei reinen Kostenvergleichen bleibt der Therapieeffekt unberücksichtigt und man stellt nicht fest, ob eine etwas teurere Therapie vielleicht wesentlich bessere Ergebnisse erbringt. Bei reinen Nutzenberechnungen bleiben Therapiekosten unberücksichtigt, d. h. vermeintliche Nutzenvorteile einer Therapiealternative können durch höhere Kosten relativiert werden und sich damit als unökonomische Belastung darstellen.

Mehr Informationsgewinn erzielt man durch Beurteilungsverfahren, die sowohl Aufwand als auch das erzielte Ergebnis berücksichtigen. Kosten-Nutzen-Berechnungen erfordern im Vergleich mit Kosteneffektivitätsberechnungen einen ungleich höheren methodischen Aufwand, da der Nutzen auch in monetäre Einheiten transformiert werden muss. Für die hier interessierende Fragestellung, nämlich die Bestimmung der günstigsten Alternative zur Lösung eines bestimmten Problems, erscheint die Kosteneffektivitätsanalyse angemessener, zumal es gerade bei psychosomatischen Erkrankungen sinnvoll erscheint, Wirkungen auf unterschiedlichen Messebenen (soziale, psychische und medizinische) transparent zu machen.

9.2 Krankheitsverhalten und Inanspruchnahme gesundheitsbezogener Leistungen (Ressourcenverbrauch)

Dass sich Patienten mit psychischen und psychosomatischen Erkrankungen relativ lange in einem teilweise insuffizienten Überweisungskarussell organmedizinischer Spezialisten aufhalten, wurde durch zahlreiche Studien (Sturm u. Zielke 1988; Zielke 1993) nachgewiesen. Wenn wir über die Ursachen dieser Entwicklungen nachdenken, kommen wir auf eine Reihe von Faktoren, die wir heute als erste Teilbestandteile in der Aufrechterhaltung solcher Krankheitsprozesse ansehen können. Allerdings muss aus einer strengen wissenschaftlichen Perspektive eingeräumt werden, dass wir bislang nur wenige stichhaltige Antworten auf die Frage liefern können, ob die beobachteten Chronifizierungsprozesse Ursachen, Begleiterscheinungen oder Folgen von langen Krankheitsverläufen darstellen. Wir müssen sogar so weit gehen zu sagen, dass wir es mit zirkulären Krankheitsprozessen zu tun haben, deren Einzelfaktoren teilweise sowohl als Ursachenfaktoren, als Begleiterscheinungen und als Folgen von Krankheitsverläufen anzusehen sind, die wiederum in verschiedenen Phasen des Krankheitsverlaufes veränderte Funktionen innehaben können. So kann z. B. eine lange Krankschreibung sowohl die Folge oder Begleiterscheinung eines Krankheitsverlaufs darstellen, gleichzeitig sich jedoch als eine Bedingung (Ursache) für die weitere Chronifizierung dieses Krankheitsverlaufs herausbilden.

Ein in diesem Zusammenhang häufig benutzter Begriff ist die iatrogene Chronifizierung. Darunter versteht man die durch diagnostische und therapeutische Maßnahmen hervorgerufenen und aufrechterhaltenen Erkrankungen, die über einen längeren Zeitraum stabil bleiben oder sich noch weiter verfestigen.

Unbestreitbar ist, dass die traditionelle Behandlungs- und Überweisungspraxis den Anforderungen, die sich aus solchen iatrogenen Chronifizierungsprozessen ergeben, nicht Rechnung trägt. Bei vielen Patienten stellt man fest, dass sie häufig ihren Arzt wechseln, weil sie mit ihrem bisherigen Arzt unzufrieden sind. Durch dieses Wahl- und Wechselverhalten entstehen Mehrfach- und Wiederholungsuntersuchungen, die relativ kostenaufwendig sind und – dies ist viel gravierender – die es unmöglich machen, im Einzelfall die Daten eines individuellen Krankheitsverlaufs mit einer Gesamtübersicht aller Einzelinformationen zusammenzufügen und entsprechend zu bewerten.

Das Krankheitsverhalten von leidenden Menschen unter der Rubrik Ressourcenverbrauch zu diskutieren, mag für manchen sozialwissenschaftlich engagierten Kliniker, Forscher und auch für Patienten gewöhnungsbedürftig anmuten. Die zunehmende Durchdringung der Gesundheitsversorgung durch Marktprinzipien und eine zunehmende Transparenz des Leistungsgeschehens auch unter ökonomischen Gesichtspunkten drängt eine derartige Perspektive geradezu auf. Dies gilt besonders dann, wenn – wie im Bereich der psychischen Erkrankungen – in wirtschaftlich enger gewordenen Handlungs- und Finanzierungsspielräumen die Frage erneut und wiederholt diskutiert wird, ob Patienten mit psychischen Erkrankungen denn eigentlich krank seien und ob dieses Krankheitsverhalten durch das Gesundheitssystem wirklich finanziert werden müsse.

Die nachfolgenden Analysen werden zeigen, in welchem Ausmaß das Gesundheitssystem von Patienten mit psychischen Erkrankungen

9.2 Krankheitsverhalten und Inanspruchnahme gesundheitsbezogener Leistungen

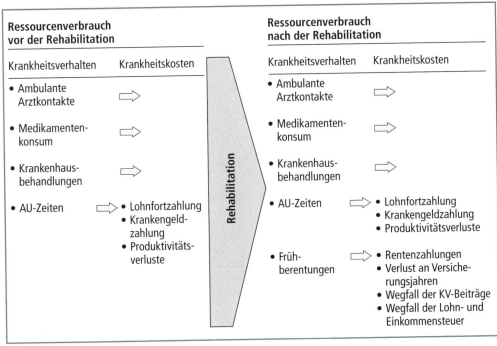

Abb. 9-1 Übersicht zu den einzelnen Ressourcenbereichen bei einer gesundheitsökonomischen Betrachtung von Evaluationsstudien

in Anspruch genommen wird. Gleichzeitig eröffnen sie insofern eine Perspektive, dass durch adäquate therapeutische und rehabilitative Strategien das Krankheitsverhalten und somit auch der Ressourcenverbrauch nachhaltig verändert werden können. Abbildung 9-1 gibt eine Übersicht über die Ressourcenbereiche, die zu berücksichtigen sind, will man Wirksamkeitsüberlegungen aus einer volkswirtschaftlichen Perspektive betrachten.

Zum Ressourcenverbrauch auf beiden Seiten einer Evaluation gehören
- die ambulanten Arztkontakte,
- der Medikamentenkonsum,
- die Behandlungen im Akutkrankenhaus und
- die Arbeitsunfähigkeitszeiten (AU-Zeiten).

Gerade die AU-Zeiten sind mit erheblichen Kosten verbunden, die durch unterschiedliche Partner finanziert werden.

Ergänzend zu den genannten Effektkriterien ist der Ressourcenverbrauch zu nennen, der durch krankheitsbedingte Frühberentungen entsteht. Bei psychischen Erkrankungen spielt dieser Bereich eine besonders große Rolle, weil das Frühberentungsalter von Patienten mit psychischen Erkrankungen wesentlich früher beginnt als bei anderen Krankheitsbildern und der dadurch entstehende Verlust an Versicherungsjahren ungleich höher ausfällt.

9.3 Die wachsende Bedeutung psychischer Erkrankungen in der Gesundheitsversorgung

9.3.1 Arbeitsunfähigkeitsgeschehen

Psychische Erkrankungen haben zumindest innerhalb der erwerbstätigen Bevölkerung in den letzten Jahren deutlich und kontinuierlich an Bedeutung gewonnen. Unter Berücksichtigung des Krankheitsgeschehens seit 1997 nehmen die Krankheitstage infolge von psychischen Erkrankungen bei gleichzeitigem Rückgang des Krankheitsgeschehens insgesamt zu. So stieg die Anzahl der Arbeitsunfähigkeitstage (AU-Tage) von 68 Tagen im Jahr

Tab. 9-2 Krankheitsgeschehen in Verbindung mit Krankschreibungen wegen psychischer Erkrankungen im Verlauf

Krankheitsgeschehen wegen psychischer Erkrankungen auf der Basis der Krankheitsartenstatistiken der DAK		
Jahrgang	AU-Tage je 100 Versicherte	Veränderungen seit 1997
1997	68	
1998	79	
1999	88	
2000	95	
2001	101	
2002	109	
2003	111	
2004	113	+66,2 %
Anteil der AU-Tage durch psychische Erkrankungen am gesamten Krankheitsgeschehen 2003; 2004		
Frauen	2003: 10,6 % 2004: 11,6 %	3. Stelle der Haupterkrankungsgruppen
Männer	2003: 7,4 % 2004: 8,4 %	4. Stelle der Haupterkrankungsgruppen
Wichtigste Einzeldiagnosen bei den AU-Tagen 2003		
F32 Depressive Episode	2,8 %	vierthäufigste Diagnose
F43 Reaktionen auf Belastungen	1,5 %	zehnthäufigste Diagnose

Tab. 9-3 Anteil der Diagnosegruppen im AU-Volumen aufgrund psychischer Erkrankungen (2004) (aus DAK 2005, S. 62)

Diagnosegruppen	Anteil der Diagnosegruppen im AU-Geschehen aufgrund psychischer Erkrankungen
F10–F19: Psychische Störungen durch psychotrope Substanzen	7 %
F20–F29: Schizophrenie und wahnhafte Störungen	6 %
F30–F39: Affektive Störungen	41 %
F40–F48: Neurotische Störungen	41 %
Übrige Störungen	5 %

1997 auf 113 Tage im Jahr 2004. Dies ist eine Zunahme des absoluten Krankheitsgeschehens um 66,7 % in nur 7 Jahren (Tab. 9-2).

Der Anteil psychischer Erkrankungen am gesamten Krankheitsgeschehen lag im Untersuchungsjahr 2003 mit 10,6 % aller AU-Tage bei den Frauen auf dem dritten Platz und mit 7,4 % aller AU-Tage bei den Männern auf dem vierten Platz aller Erkrankungen.

In einer Rangfolge der wichtigsten Einzeldiagnosen sind depressive Erkrankungen (ICD-10: F32 Depressive Episode) mit 2,8 % die vierthäufigste Diagnose. Reaktionen auf schwere Belastungen und Anpassungsstörungen (ICD-10: F43) rangieren auf Platz 10 der Einzeldiagnosen (Tab. 9-3).

Das spezifische Krankheitsgeschehen wird in der ICD-10 durch die beiden Diagnosegruppen F30–F39 „Affektive Störungen" und F40–F48 „Neurotische Störungen" dominiert. Beide Gruppen haben jeweils einen Anteil von 41 % an den Ausfalltagen aufgrund psychischer Erkrankungen insgesamt. Psychische Störungen durch psychotrope Substanzen (F10–F19) verursachen 7 % der Krankheitstage und Schizophrenie und wahnhafte Störungen (F20–F29) sind für 6 % der Ausfalltage infolge psychischer Störungen und Verhaltensstörungen verantwortlich.

Einen besonders starken Anstieg der Ausfalltage aufgrund psychischer Erkrankungen können wir bei Depressionen und bei Angststörungen beobachten (Tab. 9-4). Die Zahl der Krankheitstage wegen Depressionen stieg von 2000 bis zum Jahr 2004 um 42 %, die Zahl der Krankheitsfälle um 30 %. Der Gesamtumfang der Ausfalltage wegen Angststörungen nahm von 2000 bis 2002 um 31 % zu und verbleibt seitdem auf dem erreichten Niveau, sodass sich seit 2000 ein Zuwachs von 27 % bei den Krankheitstagen und von 17 % bei den Krankheitsfällen ergibt. Wie die Detailanalysen im DAK-Gesundheitsreport von 2005 ausweisen,

Tab. 9-4 Entwicklung der AU-Tage wegen Depressionen und Angststörungen zwischen 2000 und 2004 (Index: Jahrgang 2000 = 100) (aus DAK 2005, S. 64)

Diagnosen	2000	2001	2002	2003	2004
Depressionen	100	123	130	140	142
Angststörungen	100	115	131	123	127

hatten Männer im Vergleich zum Ausgangswert 2000 einen etwas höheren Anstieg bei den Depressionen zu verzeichnen als Frauen (AU-Tage: Männer +43 %, Frauen +41 %; AU-Fälle: Männer +39 %, Frauen +24 %).

Bei Angststörungen ergibt sich ein größerer Zuwachs bei den Frauen (s. Tab. 9-4). Die Krankheitstage wegen Angststörungen stiegen bei den Frauen um 36 % (Männer: +19 %) und die Erkrankungshäufigkeit (AU-Fälle) nahm bei den Frauen um 20 % zu (Männer um +14 %). Diese Entwicklung wird auch durch jüngste Veröffentlichungen des Robert-Koch-Instituts besonders hervorgehoben und bestätigt (Robert-Koch-Institut 2004, 2006).

Wie aus den regelmäßigen Berichten der Krankenkassen hervorgeht, setzt sich diese Entwicklung der Zunahme der Krankheitstage infolge psychischer Erkrankungen bis in die jüngsten Verlautbarungen von 2013 ungehindert fort.

Seriöse Versorgungsforscher melden inzwischen jedoch erhebliche Zweifel an, ob das Anwachsen der Krankheitstage tatsächlich als Zunahme der Neuerkrankungen zu werten ist – wie nahezu alle Krankenkassen und nicht wenige Versorgungsforscher schlussfolgern. Wie Zielke (2013a) aufzeigt, führt das Rationale der Krankenkassen, jeden AU-Fall im Verlauf eines Jahres als separaten Fall zu zählen, zu einer Überschätzung der damit verbundenen Patientenfälle. Dies gilt insbesondere, wenn die Betroffenen innerhalb eines Jahres mehrfach mit entsprechenden Zwischenzeiten von Arbeitsfähigkeit erkranken. Bei angenommenen drei AU-Fällen im Jahr kommen die Krankenkassen zu drei Krankheitsfällen, obwohl es sich lediglich um einen Personenfall handelt. Nur die Mitführung von Personenkennziffern über einen Zeitraum von 3 bis 5 Jahren würde Rückschlüsse darüber erlauben, ob wir es tatsächlich mit einer anwachsenden Inzidenzrate von Neuerkrankungen zu tun haben.

Belastbare Daten, ob ein zunehmend größerer Anteil der erwerbstätigen Bevölkerung in Deutschland erstmalig wegen psychischer Probleme erkrankt, existieren bislang nicht!

Wie Zielke (2013a) ausführt, müssen wir eher davon ausgehen, dass sich ein Rückgang kurzer Krankheitsfälle abzeichnet – insbesondere in angespannten wirtschaftlichen Lagen – und dass gleichzeitig der Anteil von Krankheitsfällen mit langen AU-Verläufen zunimmt. Die in Tabelle 9-5 aufgezeigte Entwicklung weist eindeutig auf einen solchen Trend hin.

Ein solcher Umstand würde erklären, warum nahezu alle Krankenkassen nicht müde werden, eine bedrohliche Entwicklung bei psychischen Erkrankungen anzumahnen. Die Ausgaben von Krankengeldzahlungen infolge psychischer Erkrankungen explodieren offensichtlich; jedoch nicht wegen zunehmender Neuerkrankungen (also nicht mehr Personenfälle), sondern wegen einer anwachsenden Erkrankungsdauer! Im Falle einer solchen Entwicklung hilft es nicht, die Anzahl der Behandler zu vergrößern; es müssten vielmehr vor allem die niedergelassenen Psychotherapeuten bessere sozialmedizinische Kenntnisse und Erfahrungen aufweisen, um kompetenter möglichen chronischen Entwicklungen entgegenwirken zu können.

Das Krankheitsgeschehen im Vorfeld von medizinischen Rehabilitationsmaßnahmen hat einen wesentlichen Einfluss auf den klinischen Behandlungsverlauf und die Krankheitsprognose. Auch unter gesundheitsökonomischen Aspekten sind diese prästationären Krankheitsverläufe von nicht zu vernachlässigender Bedeutung. Von besonderem Interesse ist dabei, ob sich das Krankheitsverhalten und der korrespondierende Ressourcenverbrauch vor medizinischen Rehabilitationsmaßnahmen in den letzten Jahren verändert haben. Die von Zielke et al. (2004) durchgeführten Vergleiche ergeben folgendes Bild: „Krankheiten der Atmungsorgane" haben mit 73 zu 93 AU-Fällen in der Untersuchung von 2004 geringere Fallhäufigkeiten gegenüber der Untersuchung von Zielke (1993). Durch eine um

9.3 Die wachsende Bedeutung psychischer Erkrankungen in der Gesundheitsversorgung

Tab. 9-5 Arbeitsunfähigkeitsfälle und -tage innerhalb von 2 Jahren bei ausgewählten Krankheitsgruppen, bezogen auf je 100 erwerbstätige Projektteilnehmer im Vergleich zur Studie von Zielke (1993) und einer aktuellen Patientenstichprobe aus dem Jahr 2004 (Zielke et al. 2004)

Diagnosegruppe	AU-Fälle je 100 erwerbstätige Projektteilnehmer in 2 Jahren		AU-Tage je 100 erwerbstätige Projektteilnehmer in 2 Jahren		Dauer je AU-Fall	
	Zielke 1993	Zielke et al. 2004	Zielke 1993	Zielke et al. 2004	Zielke 1993	Zielke et al. 2004
Krankheiten der Atmungsorgane	93	73	1091	1157	11	15
Psychiatrische Erkrankungen	92	61	4282	6877	51	111
Krankheiten des Kreislaufsystems	53	13	1846	901	43	65
Erkrankungen des Stütz- und Bewegungsapparates	73	29	1530	1025	24	34
Alle Krankheitsgruppen	468	300	11712	14198	27	47

4 Tage längere Krankheitsdauer je Fall wird dies jedoch weitgehend aufgefangen, sodass die Anzahl der durch diese Krankheitsgruppe entstandenen AU-Tage (je 100) nahezu identisch ist (Tab. 9-5).

Obwohl die Krankheitsfälle wegen psychiatrischer Erkrankungen 2004 mit 81 Fällen niedriger ausfallen als bei Zielke (1993), summieren sich die dadurch verursachten Krankheitstage (je 100) mit 6877 AU-Tagen auf einen Betrag, der um etwa 60 % größer ist als in der Untersuchung von Zielke (1993) (4282 AU-Tage je 100). Dieses Ergebnis ist vor allem darauf zurückzuführen, dass die AU-Dauer je Fall mit 111 Tagen mehr als doppelt so lang ist wie in der Vergleichsstudie (51 Tage je Fall).

„Erkrankungen des Kreislaufsystems" weisen im Jahre 2004 ebenfalls deutlich niedrigere Fallhäufigkeiten auf, die lediglich ein Viertel der AU-Fälle bei Zielke (1993) betragen. Die um 22 Tage längere Krankheitsdauer je Fall im Jahre 2004 (65 Tage zu 43 Tage) führt dazu, dass der Abstand zwischen den Vergleichsgruppen relativ verringert wird und sich die Zahl der entstandenen AU-Tage (je 100) mit 901 Tagen noch bis zur Hälfte der Vergleichsgruppe (1864 Tage) erhöht.

„Krankheiten des Stütz- und Bewegungsapparates" kommen aktuell mit 29 AU-Fällen (je 100) deutlich seltener vor als in der Untersuchung von vor 10 Jahren (73 AU-Fälle). Allerdings führt auch in dieser Krankheitsgruppe die deutlich längere Dauer je Krankheitsfall von 10 Tagen im Jahr 2004 dazu, dass die dadurch verursachten Arbeitsunfähigkeitstage mit 1025 AU-Tagen zu 1530 AU-Tagen in der Untersuchung von Zielke (1993) näher beieinander liegen als die korrespondierenden AU-Fälle.

Fasst man alle Krankheitsgruppen hinsichtlich des AU-Geschehens zusammen, ergibt sich ein äußerst interessantes Bild: Mit 300 AU-Fällen je 100 erwerbstätigen Projektteilnehmern werden in dem vorgestellten Jahr 2004 um 35,8 % weniger Krankheitsfälle festgestellt, als dies in der Studie von Zielke (1993) vor über 10 Jahren mit 468 AU-Fällen der Fall war.

Die Krankheitsdauer je Fall ist mit 47 Tagen in der aktuellen Untersuchung jedoch 20 Tage länger als in der Vergleichsstudie mit 27 AU-Tagen je Fall. Dies ist eine um 74 % längere durchschnittliche Krankheitsdauer. Unter Beachtung der beiden Kriterien AU-Fälle und AU-Dauer je Fall zeigen die Berechnungen, dass die jetzige Patientenstichprobe mit 14 198 AU-Tagen 21 % mehr Krankheitstage verursacht, als dies in der entsprechenden Erhebung vor über 10 Jahren festgestellt wurde (11 712 AU-Tage bei Zielke 1993).

Dies ist ein insgesamt überraschendes Ergebnis: Obwohl die Patienten seltener krankgeschrieben werden (d. h. weniger AU-Fälle registriert wurden), entsteht infolge dieser Krankschreibungen ein erheblich größerer Umfang an Arbeitsunfähigkeitstagen. Mit 47 zu 27 AU-Tagen je Krankheitsfall sind die Patienten der aktuellen Studie fast 3 Wochen länger arbeitsunfähig. Besonders augenfällig tritt dieser Umstand im AU-Geschehen infolge psychiatrischer Erkrankungen in Erscheinung. Mit durchschnittlich 111 Tagen je AU-Fall (15,8 Wochen) ist die fallbezogene Krankheitsdauer im Vergleich zu den von Zielke (1993) berichteten Daten von 51 AU-Tagen je Fall um 117 % länger als vor 10 Jahren.

Die Patienten der aktuellen Untersuchungsjahre bis 2004 werden seltener krankgeschrieben (weniger AU-Fälle) und sind gleichzeitig im Falle einer Krankschreibung wesentlich länger krank. Daraus resultiert trotz geringerer Krankheitsfälle eine um 20 % höhere Anzahl von Krankheitstagen. Ob sich hierin ein gesundheitspolitischer Trend abzeichnet oder ein Selektionsprozess hinsichtlich der für stationäre Behandlungen indizierten Patienten, kann auf dieser Datenbasis nicht beantwortet werden. Eines jedoch zeigen die Ergebnisse ganz eindeutig: Die Patienten sind seltener arbeitsunfähig, dafür aber umso länger. Auch hinsichtlich der damit verbundenen Arbeitsunfähigkeitskosten zeichnet sich insgesamt ein wesentlich höherer Ressourcenverbrauch ab.

9.3.2 Medizinische Rehabilitation

Krankheitsspektrum – Zeitliche Entwicklung

Fasst man stationäre und ambulante Leistungen zusammen, haben sich die medizinischen Reha-Leistungen der einzelnen Diagnosegruppen in den letzten Jahren unterschiedlich entwickelt. Dies zeigt die Gegenüberstellung der Rehabilitationsleistungen aus 2010 und aus 1995, dem letzten Jahr vor Einführung des Wachstums- und Beschäftigungsförderungsgesetzes (WFG).

Der Anteil an Leistungen bei Muskel-, Skelett- und Bindegewebserkrankungen, nach wie vor die größte Diagnosegruppe, betrug 1995 noch 46 %, 2010 hingegen nur noch 37 %. Ebenfalls rückläufig sind die Anteile der Herz-Kreislauf-Erkrankungen und Krankheiten des Stoffwechsels oder der Verdauungsorgane. Auf die anderen großen Diagnosegruppen wie Neubildungen und psychische Erkrankungen entfallen heute wesentlich mehr Leistungen. Diese zeitlichen Entwicklungen in den einzelnen Diagnosegruppen gehen bei Frauen und Männern in die gleiche Richtung (Abb. 9-2).

Entwicklung der medizinischen Rehabilitation bei psychischen Erkrankungen

Im Jahr 2010 stehen die psychischen Erkrankungen mit 125 445 stationären Rehabilitationen nach den Krankheiten des Bewegungsapparates und Krebserkrankungen an dritter Stelle in der Reha-Statistik der Deutschen Rentenversicherung. Die Ausgaben der Deutschen Rentenversicherung für die Rehabilitation psychischer Erkrankungen im Jahr 2010 betrugen knapp 600 Millionen Euro. Dies entspricht fast einem Fünftel der Gesamtausgaben für Leistungen zur medizinischen Rehabilitation (inkl. ergänzende Leistungen zur Teilhabe).

Die gesetzliche Rentenversicherung hat im Jahr 2010 fast eine Million Leistungen zur

9.3 Die wachsende Bedeutung psychischer Erkrankungen in der Gesundheitsversorgung

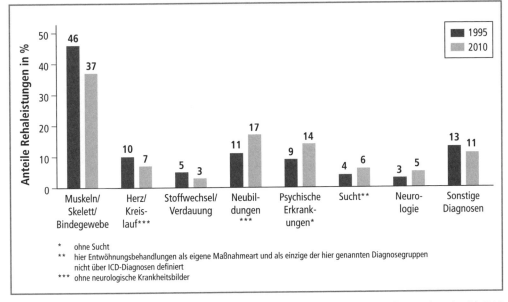

Abb. 9-2 Krankheitsspektrum der medizinischen Rehabilitation Erwachsener (ambulant und stationär) 1995 und 2010. Quelle: Statistiken der Deutschen Rentenversicherung „Rehabilitation".

medizinischen Rehabilitation erbracht. In den vergangenen Jahrzehnten war ein kontinuierlicher Anstieg der von der Rentenversicherung durchgeführten Rehabilitationen wegen psychischer Störungen beobachtbar. Nur zwischen 2003 und 2006 wurde – wie in allen Krankheitsgruppen – ein vorübergehender Rückgang verzeichnet. Ab 2007 gab es wieder einen deutlichen Anstieg der Rehabilitationen wegen psychischer Erkrankungen; dieser Trend setzt sich weiter fort (Abb. 9-3).

In der psychosomatisch-psychotherapeutischen Rehabilitation spielen Depressionen die größte Rolle; ihre verschiedenen Formen begründen einen beträchtlichen Anteil der psychosomatisch-psychotherapeutischen Rehabilitationsleistungen. Sie verteilen sich auf die beiden größten Diagnosegruppen psychischer Erkrankungen, die „Affektiven Störungen" und die „Neurotischen, Belastungs- und somatoformen Störungen."

Affektive Störungen zeichnen sich durch eine deutliche Veränderung der Stimmungslage und meist auch des Aktivitätsniveaus aus. Zu der Gruppe der neurotischen, Belastungs- und somatoformen Störungen gehören neben depressiven Anpassungsstörungen noch weitere, sehr unterschiedliche psychische Störungen. Teils stehen psychische, teils – wie bei den somatoformen Störungen – körperliche Beschwerden im Vordergrund. Des Weiteren finden sich in dieser Diagnosegruppe unter anderem Angsterkrankungen, Zwangsstörungen und die Posttraumatische Belastungsstörung. Neurotische, Belastungs- und somatoforme Störungen entstehen als psychische Reaktion auf Belastungssituationen, Traumata, innere oder äußere Konfliktsituationen (Abb. 9-4).

Frauen sind in der stationären psychosomatisch-psychotherapeutischen Rehabilitation mit 81 013 Rehabilitationsleistungen in 2010 fast doppelt so häufig vertreten wie Männer mit 44 881 Leistungen. Die Verteilung der verschiedenen Krankheitsbilder innerhalb der Geschlechter in der psychosomatisch-psychotherapeutischen Rehabilitation weist dagegen

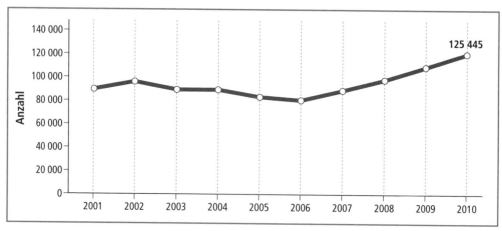

Abb. 9-3 Stationäre Leistungen zur psychosomatisch-psychotherapeutischen Rehabilitation 2001–2010. Quelle: Statistiken der Deutschen Rentenversicherung „Rehabilitation".

keine Unterschiede auf. Das Durchschnittsalter der Versicherten, die wegen einer psychischen Erkrankung im Jahr 2010 in der stationären Rehabilitation waren, ist mit 47,6 Jahren bei Frauen und 47,9 Jahren bei Männern nahezu gleich. Es fällt niedriger aus als in den meisten anderen Indikationsgebieten.

Die medizinische Rehabilitation psychisch Erkrankter findet ganz überwiegend in psychosomatisch-psychotherapeutischen Reha-Einrichtungen statt. Viele dieser Einrichtungen verfügen über fachliche Schwerpunkte, beispielsweise für die Rehabilitation bei Essstörungen, Schmerzstörungen, bei bestimmten Persönlichkeitsstörungen oder bei pathologischem Spielen („Spielsucht").

Die mittlere Behandlungsdauer betrug im Jahr 2010 39 Tage. Die Rehabilitation bei psychischen Störungen kann auch ganztägig ambulant erfolgen. In diesem Falle wohnen die Rehabilitanden zu Hause und besuchen tagsüber eine Reha-Einrichtung. Dort erhalten

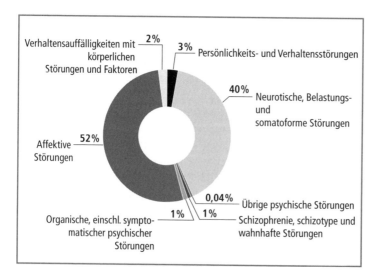

Abb. 9-4 Stationäre psychosomatisch-psychotherapeutische Rehabilitation Erwachsener: Diagnosespektrum 2010. Quelle: Statistiken der Deutschen Rentenversicherung „Rehabilitation".

sie an fünf bis sechs Wochentagen die gleiche Behandlung wie Rehabilitanden in der stationären Rehabilitation. Der Anteil ambulanter Leistungen beträgt allerdings nur etwa 2 %. Einerseits bevorzugen viele Versicherte das stationäre Setting für ihre psychosomatisch-psychotherapeutische Rehabilitation. Andererseits stehen ambulante Reha-Angebote nicht flächendeckend zur Verfügung.

Die Rentenversicherung will in der Weiterentwicklung der Rehabilitation bei psychischen Erkrankungen die Patientenorientierung stärken. Dies soll beispielsweise durch neue Konzepte in der stationären Rehabilitation geschehen, aber auch durch den weiteren Ausbau der ambulanten Rehabilitation. Berufsbezogene und umfeldbezogene Aspekte bezüglich des Wohnorts können so besser in die Rehabilitation integriert werden. Da immer mehr Rehabilitationsanträge für relativ „neue" psychische Erkrankungen wie beispielsweise die „Verhaltensstörungen durch pathologischen Gebrauch von Computer und Internet" („Computer-Spielsucht") gestellt werden, müssen auch hier neue Behandlungskonzepte entwickelt werden. Nicht zuletzt sollen auch die Angebote der Reha-Nachsorge durch eine Flexibilisierung von zeitlichem und inhaltlichem Ablauf zukünftig noch besser an den individuellen Bedarf angepasst werden.

9.3.3 Krankheitsbedingtes Berentungsgeschehen

In sozialmedizinischer Hinsicht stellen Rehabilitanden mit psychischen Erkrankungen eine Hochrisikogruppe dar. Psychische Erkrankungen sind nicht nur ein häufiger Grund für eine Rehabilitation. Sie führen auch die Statistik der Berentungen wegen Erwerbsminderung (Erwerbsminderungsrente, EM-Rente) an.

Im Jahr 2010 erhielten insgesamt 180 752 Versicherte mit Diagnoseangabe erstmals eine Rente wegen verminderter Erwerbsfähigkeit von der Rentenversicherung. Davon bezogen 70 946 Versicherte, also mehr als ein Drittel, die EM-Rente aufgrund einer psychischen Erkrankung als Erstdiagnose. Während die Gesamtzahl der EM-Renten in den vergangenen Jahren weitgehend konstant geblieben ist, hat der Anteil an EM-Renten aufgrund von psychischen Erkrankungen zugenommen. Inzwischen begründen psychische Erkrankungen bei Frauen 43 % und bei Männern 26 % der Neuberentungen wegen verminderter Erwerbsfähigkeit. Die Ursachen sind vielfältig, sie liegen beispielsweise in einer oftmals verspätet einsetzenden Diagnostik und Therapie. Demgegenüber sind die Anteile orthopädischer Diagnosen sowie von Krankheiten des Herz-Kreislaufsystems in der EM-Rentenstatistik in den letzten Jahren deutlich zurückgegangen und bewegen sich seit 2006 auf stabilem Niveau (Abb. 9-5).

Wie in den vorangehenden Daten dargestellt, ist seit mehreren Jahren eine Zunahme von Erwerbsminderungsrenten infolge von psychischen Erkrankungen zu beobachten. Dies gilt sowohl hinsichtlich der absoluten Fälle als auch bei den relativen Anteilen im gesamten Frühberentungsgeschehen. Als Ursachen für diese Entwicklung werden ein Diagnose-Shifting im Begutachtungsverfahren und/oder eine fortschreitende Verminderung des Leistungsvermögens und der korrespondierenden Erwerbsfähigkeit infolge von zunehmenden Belastungen der Arbeitswelt angenommen. Seriöse Versorgungsforscher bemängeln, dass die Bewertungen einer solchen Entwicklung je nach Interessenlage der „Stakeholder" in der Gesundheitsversorgung variieren; daher könnten sie allenfalls als Gedankenspiele verstanden werden.

Zielke (2013b) hat auf der Basis der Rentenstatistik der gesetzlichen Rentenversicherung eine Häufigkeitsanalyse der EM-Renten wegen einer Depression (ICD-10: F3) in den für Frühberentungen kritischen Altersjahrgängen

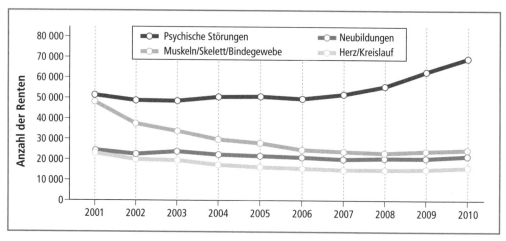

Abb. 9-5 Entwicklung der absoluten Anzahl der Renten wegen Erwerbsminderung nach ausgewählten Diagnosen 2001–2010. Ohne Fälle mit nicht erfasster 1. Diagnose und Renten für Bergleute wegen Vollendung des 50. Lebensjahres. Quelle: Statistik der Deutschen Rentenversicherung „Rehabilitation".

(48–52 Jahre) durchgeführt und in Relation zu den demografischen Entwicklungen bei den Erwerbstätigen (50–54 Jahre) in den korrespondierenden Altersjahrgängen gesetzt. Nach seinen Ergebnissen beträgt das mittlere Zugangsalter von EM-Renten wegen einer Depression bei langjährigen Verlaufsbetrachtungen (Zielke 1993, S 179 ff.) und ebenfalls im aktuellen Beobachtungszeitraum etwa 50 Jahre. Der Zuwachs an EM-Renten wegen einer F3-Erkrankung ist hinsichtlich der Fallzahlen (von 17 306 Fällen in 2005 auf 27 588 Fälle in 2010) und der relativen Anteile im Frühberentungsgeschehen (von 10,6 % in 2005 auf 15,3 % in 2010) deutlich nachweisbar (Tab. 9-6).

Die demografische Entwicklung der Geburten im Zeitraum von 1955 bis 1969 zeigt geburtenstarke Jahrgänge (Baby-Boomer-Jahrgänge), die nunmehr zwischen 2005 und 2010 in die erwerbsminderungskritischen Zeitfenster gelangen (Tab. 9-7). Die Anzahl der RV-Versicherten in der Altersspanne von 50 bis 54 Jahren nimmt im Beobachtungszeitraum von 2005 (n = 3 915 824) bis 2010 (n = 4 438 186) kontinuierlich zu. Der Zuwachs an EM-Renten wegen Depressionen verläuft nahezu deckungsgleich mit dem Anwachsen der Anzahl der nunmehr 50- bis 54-jährigen Erwerbstätigen. Die entsprechende Korrelation beträgt R = 0,987 (Abb. 9-6).

Zielke (2013b) folgert aus seinen Untersuchungen, dass Erwerbsminderungsrenten infolge von Depressionen als häufigste psychische Erkrankung im Beobachtungszeitraum tatsächlich und deutlich zunehmen. Die bisher auf der Ebene vager Vermutungen vertretenen Gründe hierfür spielen allenfalls eine marginale Rolle. Da die geburtenstarken Jahrgänge nunmehr in Risikofenster für Erwerbsminderungsrenten infolge psychischer Erkrankungen gelangen, ist dieser Zuwachs nahezu ausschließlich der demografischen Entwicklung geschuldet.

9.3 Die wachsende Bedeutung psychischer Erkrankungen in der Gesundheitsversorgung

Tab. 9-6 Verteilung an Erwerbsminderungsrenten und Renteneintrittsalter sowie Bevölkerungsanteile 45- bis 65-Jähriger im Verlauf von 2005 bis 2010

Jahrgang	2005	2006	2007	2008	2009	2010
EM-Rentenzugang (ICD 10: F3)	17 306	17 271	18 678	20 515	23 532	27 588
Alter in Jahren bei EM-Rentenzugang (EM-Rente, ICD 10: F3)	50,4	50,6	50,5	50,6	50,6	50,7
Alle EM-Rentenzugänge (ICD 10: A bis Z)	163 905	158 351	160 005	161 265	171 129	180 752
Anteil an EM-Rentenzugang (ICD 10: F3) an allen EM-Rentenzugängen (ICD 10: A bis Z)	10,6 %	10,9 %	11,7 %	12,7 %	13,8 %	15,3 %
Alter in Jahren bei EM-Rentenzugang (alle EM-Renten, ICD 10: A bis Z)	49,8	49,9	49,9	50,1	50,2	50,3
Aktiv RV-Versicherte (50–54 Jahre)	3 915 824	3 990 636	4 048 202	4 148 221	4 280 707	4 438 186
Bevölkerungsanteil (45–65 Jahre)	214 921 000	216 446 000	220 223 000	224 015 000	228 080 000	234 422 000

Tab. 9-7 Bevölkerungsentwicklung in der BRD zwischen 1955 und 1969 (Statistisches Bundesamt 2012)

Jahr	Bevölkerungszahl	Jahr	Bevölkerungszahl
1969	78 269 095	1961	73 668 454
1968	77 550 269	1960	73 146 809
1967	77 038 358	1959	72 542 990
1966	76 864 314	1958	72 030 866
1965	76 336 308	1957	71 475 035
1964	75 591 082	1956	70 943 204
1963	75 045 592	1955	71 349 915
1962	74 383 113		

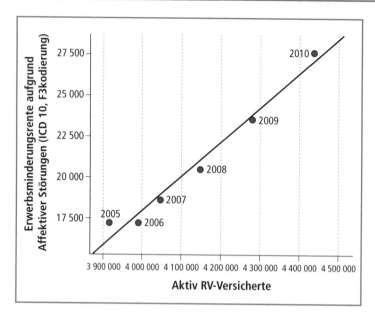

Abb. 9-6 Jahrgangsbezogener Verlauf der EM-Renten wegen Affektiver Störungen (ICD 10, F3) und aktiv RV-Versicherte

9.4 Monetäre Bewertung des Krankheitsgeschehens

9.4.1 Gesamtübersicht der Gesundheitsausgaben für psychische Erkrankungen

In einem 1999 veröffentlichten Gutachten haben sich Schwartz und seine Mitarbeiter von der Medizinischen Hochschule Hannover unter anderem damit beschäftigt, welche Erkrankungen in welchen Versorgungsbereichen unseres Gesundheitssystems welche Kosten verursachen. Es ist die bislang einzige umfassende Analyse der bundesdeutschen Gesundheitsausgaben in den einzelnen Versorgungssektoren (Schwartz et al. 1999).

In Tabelle 9-8 und der Balkengrafik (Abb. 9-7) sind die Gesundheitsausgaben für das Berechnungsjahr 1994 für Neurosen (ICD-9: 300), funktionelle Störungen (ICD-9: 306) und andere depressive Erkrankungen (ICD-9: 311) zusammengestellt. Die größte Indikationsgruppe bilden in nahezu allen Sektoren neurotische Erkrankungen, gefolgt von funktionellen Störungen und der eher

Tab. 9-8 Gesundheitsausgaben 1994 für Neurosen, funktionelle Störungen und andere depressive Zustände (aus Schwartz et al. 1999)

	Mio. €	% der Ausgaben für diesen Bereich
Ambulante Behandlung	484	11,65
Stationäre Behandlung (Akut)	767	18,47
Medizinische Rehabilitation	393	9,46
Arzneien	282	6,74
Entgelt Arbeitgeber	573	13,80
Sonstige Einkommensleistungen	607	14,60
BU/EU-Renten	1048	25,24
Gesamtausgaben	4154	100

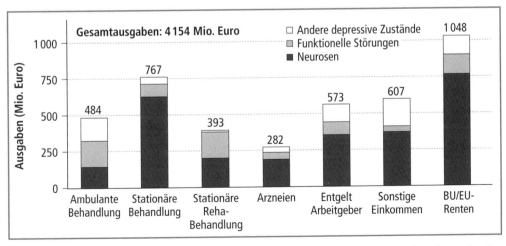

Abb. 9-7 Gesundheitsausgaben 1994 für Neurosen, funktionelle Störungen und andere depressive Zustände (aus Schwartz et al. 1999)

unspezifischen Krankheitsgruppe „Andere depressive Zustände".

Von den Ausgaben in Höhe von 4,154 Mrd. € entfällt der weitaus größte Einzelposten auf die krankheitsbedingten Frühberentungen (25,24%). Andere Einkommensersatzleistungen und Entgeltfortzahlungen der Arbeitgeber summieren sich auf 28,40 % aller Gesundheitsausgaben in diesem Indikationsbereich. Nur knapp die Hälfte (46,36 %) der indikationsspezifischen Gesundheitsausgaben werden für Behandlungsleistungen (ambulante Behandlung, stationäre Akutbehandlung, medizinische Rehabilitation, Arzneimittel) ausgegeben.

9.4.2 Hochnutzeranalyse von Gesundheitsausgaben

Wie Grobe et al. (2004) ausführen, verteilen sich die Ausgaben einer Krankenkasse insgesamt sehr ungleich auf Versicherte. Auf 20 % der Versicherten entfallen mehr als 90 % der innerhalb eines Jahres individuell zuordnungsfähigen Leistungen, auf die 2,5 % der Versicherten mit den höchsten Inanspruchnahmen entfallen noch nahezu die Hälfte aller Ausgaben.

Von den versichertenbezogenen zuordnungsfähigen Leistungen einer Krankenkasse insgesamt entfallen nach den Berechnungen von Grobe et al. (2004) 8,9 % auf psychische Störungen, 2,5 % dabei allein auf affektive Störungen. Mehr als 10 % der Versicherten mit hohen Inanspruchnahmen weisen als primäre Diagnose eine psychische Störung auf.

Wenn man die Betrachtung auf Versicherte mit extrem hohen individuell erfassten Ausgaben beschränkt, die in der Regel unter schwerwiegenden Erkrankungen leiden und entsprechende Diagnosen aufweisen, ergeben sich auf der Ebene von ICD-10-Diagnosekapiteln in der Subgruppe von 0,5 % der Versicherten mit den höchsten individuell zugeordneten Ausgaben drei Diagnosekapitel (Abb. 9-8): 19,7 % aller Versicherten in dieser Gruppe ist eine Krankheit des Kreislaufsystems zuzuordnen, 19,1 % weisen die Diagnose eines Malignoms auf, 14,6 % der Versicherten ist als vorrangige Diagnose eine psychische Störung zuzuordnen.

Insgesamt entfallen auf psychische Störungen in den Daten der GEK (Gmünder Ersatzkasse) 8,9 % der zuordnungsfähigen Ausgaben. Innerhalb der Gruppe mit extrem

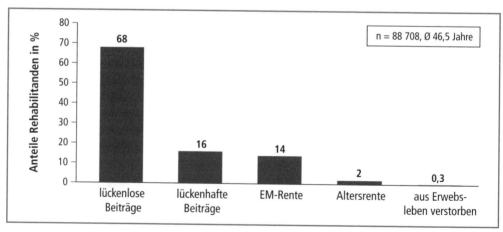

Abb. 9-8 Zuordnung von Versicherten zu vorrangigen Behandlungsdiagnosen, Subgruppe der 0,5 %-Versicherten mit den individuell höchsten Ausgaben (> 21 074 € in 2001) (nach Grobe et al. 2004). Quelle: Reha-Statistik-Datenbasis (RSD) 2002–2009

hohen Ausgaben lag der Anteil der Ausgaben für Versicherte mit psychischen Störungen bei 13,3 %, was weitgehend dem zuvor genannten Anteil der Versicherten mit der vorrangigen Diagnose einer psychischen Störung in dieser Subgruppe von 14,6 % entspricht.

Eine weitere diagnosebezogene Aufgliederung der Ausgaben im Hinblick auf psychische Störungen ergab einen Anteil von 2,5 % aller Ausgaben mit einer Zuordnung zu „Affektiven Störungen" (ICD-10: F30–39). Den „Neurotischen Störungen" (ICD-10: F40–48) waren 1,7 %, „Verhaltensstörungen durch psychotrope Substanzen" (ICD-10: F10–19) sowie „Schizophrenien" (ICD-10: F20–29) jeweils 1,6 % der Ausgaben zuzuordnen.

9.4.3 Krankheitsgeschehen vor der medizinischen Rehabilitation

Zielke et al. (2004) berichten über Krankheitskosten, die im Vorfeld von stationären medizinischen Rehabilitationsmaßnahmen entstehen. Als direkte Behandlungskosten kommen bei den Krankenkassen die Aufwendungen für die medizinische Versorgung (ambulante Behandlungen, Medikamente, Behandlungen im Akutkrankenhaus) und als indirekte Krankheitsfolgekosten die Zahlungen von Krankengeld ab dem 43. Tag der Arbeitsunfähigkeit in Betracht. Bei den Arbeitgebern spielen die Lohnfortzahlungen und die Produktivitätsverluste bei fortbestehender Arbeitsunfähigkeit eine wesentliche Rolle.

Wie aus Tabelle 9-9 ersichtlich ist, entfällt der weitaus größte Teil der Krankheitskosten in einem Zeitraum von 2 Jahren vor Beginn der medizinischen Rehabilitation mit 27 075 € auf den Arbeitgeber; die Aufwendungen durch die Krankenkasse belaufen sich auf 12 695 € je erwerbstätigem Patienten.

Zusammengefasst resultieren daraus Krankheitskosten vor der medizinischen Rehabilitation von 39 770 € je Fall innerhalb von 2 Jahren. Diese relativ hohen Gesamtfallkosten entstehen vor allem durch lange bis sehr lange AU-Fälle, bei denen eine beträchtliche Summe an Krankengeldzahlungen aufgewendet werden muss und die hohe Krankheitsfolgekosten durch erhebliche Produktivitätsverluste zur Folge haben.

Tab. 9-9 Direkte Behandlungskosten (Aufenthalte im Akutkrankenhaus, Medikamente, ambulante ärztliche Behandlung) und indirekte Krankheitsfolgekosten (Lohnfortzahlungen durch den Arbeitgeber, Zahlungen von Krankengeld durch die Krankenkasse und Produktivitätsverluste beim Arbeitgeber) im Verlauf von 2 Jahren vor der medizinischen Rehabilitation (bezogen auf den einzelnen erwerbstätigen Patienten) (aus Zielke et al. 2004)

Kostenbereich	Gesamtkosten (€)
Arbeitgeber (LF, PV) vom 1. Tag AU bis Ende AU	27 074,89
Krankenkasse (KG, KH, Ambulanz, Medikamente)	12 694,75
Krankenkasse und Arbeitgeber	39 769,64

KG = Krankengeld; LF = Lohnfortzahlung; PV = Produktivitätsverluste

9.5 Nutzen der medizinischen Rehabilitation in der Psychosomatik

Jede medizinische Leistung oder Intervention wird zu einem bestimmten Zweck durchgeführt. Für die Rehabilitation der Rentenversicherung sind die Ziele gesetzlich festgelegt. Es geht dabei um den Erhalt der Erwerbsfähigkeit. Dies bedeutet, die Auswirkungen der Krankheit auf die Erwerbsfähigkeit zu verringern, das vorzeitige Ausscheiden aus dem Erwerbsleben zu verhindern und die dauerhafte Eingliederung oder Wiedereingliederung in das Erwerbsleben zu erreichen.

Für die Beurteilung des Erfolges einer Rehabilitation sind verschiedene Bereiche oder Dimensionen des Erfolges zu berücksichtigen. An erster Stelle steht die Verbesserung des Gesundheitszustandes. Mehr oder weniger im Zusammenhang damit stehen die Vermeidung von Folgekrankheiten, die Bewältigung von Krankheitsfolgen, der Abbau von Risikofaktoren sowie die Rückkehr zur Arbeit.

Zur Messung des Ergebnisses der Rehabilitation werden Indikatoren oder Parameter aus den genannten Bereichen benötigt, die einen Erfolg anzeigen können. Indikatoren des Erfolges können sein:
- der Gesundheitszustand
- die Lebensqualität
- die Lebensgewohnheiten
- der Medikamentengebrauch
- die Häufigkeit von Arztbesuchen und Arbeitsunfähigkeitszeiten
- die Erwerbstätigkeit bzw. Frühberentung

Es gibt zahlreiche Untersuchungen, die insbesondere durch sogenannte Vorher-Nachher-Vergleiche Verbesserungen durch die Rehabilitation in den unterschiedlichsten Parametern gezeigt haben (Schliehe u. Haaf 1996). Auch die Ergebnisse der Patientenbefragung im Qualitätssicherungsprogramm der Rentenversicherung weisen aus, dass durch die Rehabilitation häufig Besserungen in vielen Beschwerdebereichen erzielt werden können (Dorenburg et al. 2001)

Die genannten gesundheitsbezogenen Parameter stehen zwar in engem Zusammenhang mit der Leistungsfähigkeit, deren Beurteilung allein reicht aber nicht aus. Es geht immer auch um den sozialmedizinischen Nutzen entsprechend der Zielsetzung der Rehabilitation. Andererseits sind durch die Rehabilitation natürlich keine Arbeitsmarktprobleme lösbar.

Bei der Rehabilitation durch die Rentenversicherung handelt es sich um eine historisch gewachsene Gesundheitsleistung, auf die gesetzlicher Anspruch besteht. Deshalb kann der Effekt dieser Leistung nicht insgesamt geprüft werden durch den Vergleich einer Gruppe, die eine Rehabilitation hatte, mit einer ähnlichen Gruppe, die keine Rehabilitation in Anspruch genommen hat. Dies gilt auch für viele andere medizinische Leistungen. Aus dem Routinedatenbestand der Rentenversicherung lässt sich jedoch die sozialmedizinische Prognose bestimmen. Das ist für eine Person die Beschreibung ihres Verbleibs im Erwerbsleben durch Beitragszahlungen bzw. ihres Ausscheidens aus dem Erwerbsleben, und zwar durch Frühberentung, Altersberentung oder Tod (Irle et al. 1998; Klosterhuis 2000).

9.5.1 Sozialmedizinischer 5-Jahres-Verlauf

In Abbildung 9-9 ist die sozialmedizinische Prognose für einige Rehabilitanden-Gruppen des Jahres 1996 dargestellt. Die Gruppen un-

9.5 Nutzen der medizinischen Rehabilitation in der Psychosomatik

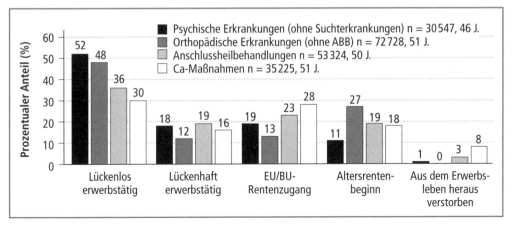

Abb. 9-9 Sozialmedizinischer 5-Jahres-Verlauf nach Rehabilitation (aus Rische 2004)

terscheiden sich durch die Art und Schwere der Erkrankungen mit entsprechenden Folgen. So fallen für Karzinompatienten die Sterberate von 8 % und die Frühberentungsrate von 28 % am höchsten aus. Die Gruppe der psychosomatisch erkrankten Patienten hat mit 70 % den größten Anteil derjenigen, die im Erwerbsleben verbleiben, nämlich 52 % lückenlos Erwerbstätige plus 18 % lückenhaft Erwerbstätige. Mit durchschnittlich 46 Jahren ist diese Gruppe auch die jüngste und deshalb ist ihr Anteil an Altersrentnern von 11 % der kleinste. Bei den beiden anderen Gruppen handelt es sich um die orthopädischen Erkrankungen im Antragsverfahren sowie alle Anschlussheilbehandlungen.

Wie Rische (2004) zusammenfassend darlegt, lässt sich über alle Rehabilitanden gesehen feststellen, dass gut 60 % der Rehabilitanden innerhalb des Nachbeobachtungszeitraumes im Erwerbsleben verbleiben. Das ist der Fall, obwohl diesen Versicherten vor Durchführung der Rehabilitation eine erheblich gefährdete oder sogar bereits geminderte Erwerbsfähigkeit attestiert wurde.

Aber auch das Ausscheiden aus dem Erwerbsleben kann nicht in jedem Fall als Misserfolg der medizinischen Rehabilitation gewertet werden: Zum einen kann nicht davon ausgegangen werden, dass ausnahmslos jede Rehabilitation in der Lage ist, eine Frühberentung zu verhindern. Es ist zwar Voraussetzung für die Bewilligung einer Rehabilitation, dass eine positive Erwerbsprognose besteht; diese prognostische Einschätzung wird sich aber nicht immer in jedem Einzelfall und nicht immer auch auf lange Dauer realisieren lassen. Hier geht es der Rehabilitation nicht anders als allen anderen medizinischen Interventionen auch.

Zum zweiten kann aber eine Rehabilitation, die nach medizinischen Maßstäben als erfolgreich anzusehen ist, aus anderen Gründen nicht zur Wiedereingliederung des Rehabilitanden ins Erwerbsleben führen. Die Bewilligung einer Erwerbsminderungsrente ist nicht nur von der gesundheitlichen Verfassung des Rentenantragstellers, auf die die Rehabilitation einen Einfluss ausüben kann, abhängig. Die Bewilligung ist auch abhängig von der Situation auf dem Arbeitsmarkt. Ergibt sich für den Rentenantragsteller mit seiner verbliebenen Leistungsfähigkeit keine Aussicht auf die Vermittlung eines Arbeitsplatzes, so wird eine Frührente gewährt. Dies galt für gut ein Drittel der frühberenteten Rehabilitanden des Rehabilitationsjahrgangs 1996. Die Rentenversicherung wird also in diesem Fall zur Deckung von Arbeitsmarktrisiken herangezogen.

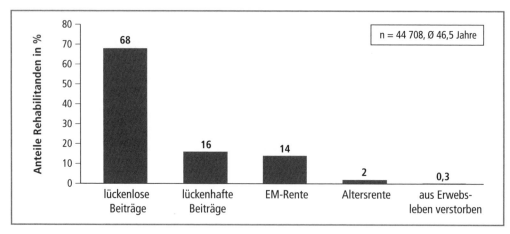

Abb. 9-10 Sozialmedizinischer 2-Jahres-Verlauf nach stationärer psychosomatischer-psychotherapeutischer Rehabilitation in 2007

Auf diese Sachverhalte kann durch die rehabilitativen Bemühungen der Rentenversicherung kaum Einfluss genommen werden. Das heißt, der Bezug einer Frührente im Verlauf des 5-Jahres-Beobachtungszeitraumes der sozialmedizinischen Prognose kann nicht umstandslos als Misserfolg der Rehabilitation gewertet werden.

Die Effekte der Rehabilitation beziehen sich auf folgende Punkte:
- Steigerung der Leistungs- und Erwerbsfähigkeit
- Verbesserung des Gesundheitszustandes und der Lebensqualität
- Verbleib der Rehabilitanden im Berufsleben
- Verringerung von Ausgaben auch in anderen Sektoren

Der sozialmedizinische Verlauf aus dem Jahre 2009 nach einer 2007 durchgeführten Rehabilitation zeigt, dass zwei Jahre nach einer stationären psychosomatisch-psychotherapeutischen Rehabilitation insgesamt 84 % der ehemaligen Rehabilitanden erwerbsfähig waren. Dabei waren rund 72 % im Verlauf der zwei Jahre mindestens einen Monat pflichtversichert beschäftigt. Eine Erwerbsminderungsrente bezogen nur 14 % der ehemaligen Rehabilitanden. Diese Ergebnisse sprechen für eine erfolgreiche Umsetzung des Prinzips „Rehabilitation vor Rente" auch bei psychischen Erkrankungen (Abb. 9-10).

9.5.2 Krankheitsgeschehen nach der medizinischen Rehabilitation

Veränderungen im Arbeitsunfähigkeitsgeschehen

Da sich deutliche geschlechtsspezifische Unterschiede im Krankheitsgeschehen zeigen, führen Zielke et al. (2004) Auswertungen bezüglich der AU-Fälle, der AU-Tage und der AU-Dauer je AU-Fall getrennt für Männer und Frauen durch (Tab. 9-10 u. 9–11).

■ **AU-Fälle je Patient.** Von der Tendenz her gibt es bei den Männern in den 2 Jahren vor der stationären Rehabilitation mit 2,67 AU-Fällen weniger Krankheitsfälle als bei den Frauen mit 3,08 AU-Fällen. In der Katamnese verringern sich die Krankheitsfälle in beiden Gruppen statistisch bedeutsam, wobei anzumerken ist,

9.5 Nutzen der medizinischen Rehabilitation in der Psychosomatik

Tab. 9-10 Vergleich des Krankheitsgeschehens (Arbeitsunfähigkeit [AU]) in der Übersicht für die Gesamtstichprobe (n = 200) sowie für Männer und Frauen (aus Zielke et al. 2004)

Patientengruppen	2 Jahre vorher	2 Jahre nachher	Differenz absolut	Differenz Prozent	Stat. Prüfung
AU-Fälle je Patient					
Männer (n = 46)	2,67	1,74	−0,93	−34,83	−3,155[2]
Frauen (n = 154)	3,08	2,55	−0,53	−17,20	−2,943[1]
Gesamtgruppe	2,99	2,40	−0,59	−19,60	−4,034[2]
AU-Tage je Patient					
Männer (n = 46)	183,80	61,26	−122,54	−66,67	−3,580[2]
Frauen (n = 154)	137,39	54,19	−83,20	−60,55	−5,588[2]
Gesamt	148,07	55,82	−92,25	−62,30	−6,708[2]
AU-Tage je AU-Fall					
Männer (n = 46)	68,74	35,23	−33,51	−48,74	−2,455[1]
Frauen (n = 154)	44,64	20,87	−23,77	−53,24	−5,616[2]
Gesamt	49,60	23,26	−26,34	−53,10	−6,248[2]

[1] signifikant bei p = 1,0 %; [2] signifikant bei p = 0,1 %

dass die Männer der klinischen Stichprobe 34,83 % weniger AU-Fälle aufzuweisen haben und der Rückgang bei den Frauen 17,2 % weniger Krankheitsfälle beträgt. Die Häufigkeit der Krankheitsfälle der weiblichen Patienten in der Katamnese entspricht weitgehend der Krankheitshäufigkeit der Männer im Voruntersuchungszeitraum.

In der Gesamtstichprobe verringert sich die Häufigkeit der AU-Fälle zwischen den beiden Untersuchungszeiträumen um 19,6 %. Die stationäre medizinische Rehabilitation bewirkt, dass die Patienten in einem recht langen Nachuntersuchungszeitraum von 2 Jahren seltener krank werden. Der Effekt bei den AU-Fällen ist bei den männlichen Patienten deutlich stärker ausgeprägt als bei den Frauen.

■ **AU-Tage je Patient.** Obwohl die Männer im Anamnesezeitraum weniger AU-Fälle aufzuweisen haben, entstehen bei ihnen mit 183,8 AU-Tagen je Patient deutlich mehr Krankheitstage als bei den Frauen mit 137,39 AU-Tagen. In der Nachuntersuchung verringert sich der Umfang an entstandenen AU-Tagen bei den Männern um insgesamt 122,54 Tage auf 61,26 Tage, bei den Frauen beträgt die Reduktion 83,2 Tage auf insgesamt noch 54,19 AU-Tage. Die absoluten Verringerungen sind bei den Männern deutlich ausgeprägter; die relativen Reduktionen sind mit 66,67 % bei den Männern und 60,55 % bei den Frauen nahezu identisch. Alle Veränderungen sind hochsignifikant. Der Gesamtumfang der Krankheitstage vermindert sich auf etwa ein Drittel des Ausgangsniveaus.

Tab. 9-11 Anteile einzelner Krankheitsgruppen an der Reduktion des AU-Geschehens (AU-Fälle, AU-Tage) aus Zielke et al. (2004)

Krankheitsgruppe	Reduktion der AU-Fälle	Anteil an der Gesamtreduktion
Psychiatrische Krankheiten	−45	38,46 %
Krankheiten der Atmungsorgane	−31	26,49 %
Symptome und schlecht bezeichnete Affektionen	−19	16,23 %
Alle Krankheitsgruppen	−117	100 %
Krankheitsgruppe	**Reduktion der AU-Tage**	**Anteil an der Gesamtreduktion**
Psychiatrische Krankheiten	−8 307	45,02 %
Symptome und schlecht bezeichnete Affektionen	−2 583	14,00 %
Krankheiten der Atmungsorgane	−1 852	10,03 %
Krankheiten des Kreislaufsystems	−1 840	9,97 %
Alle Krankheitsgruppen	−18 449	100 %

AU = Arbeitsunfähigkeit

■ **AU-Tage je AU-Fall.** Die Gründe für die höheren AU-Tage bei den Männern bei gleichzeitig selteneren AU-Fällen sehen Zielke et al. (2004) darin, dass die männlichen Patienten mit 68,74 AU-Tagen je Fall etwa 24 Tage länger krank sind als die weiblichen Patienten, bei denen die AU-Dauer je Fall 44,64 Tage beträgt. Dieser Unterschied wird in der Nachuntersuchung ein wenig vermindert. Die mittlere AU-Dauer je Fall beträgt bei den Männern dann noch 35,23 Tage und bei den Frauen 20,87 Tage. Bei beiden Patientengruppen zeigen sich in der Katamnese sehr signifikante Veränderungen in der Krankheitsdauer. Die Verkürzung liegt bei den Männern mit 33,51 Tagen um etwa 10 Tage über derjenigen der Frauen (−23,77 Tage); die relativen Veränderungen sind wegen der unterschiedlichen Ausgangsniveaus mit − 48,74 % und − 53,24 % als weitgehend identisch anzusehen.

Veränderungen der Behandlungen im Akutkrankenhaus

Die Anzahl der Krankenhausfälle (KH-Fälle) geht von 102 KH-Fällen auf 71 KH-Fälle zurück. Dies entspricht einer Veränderung um 30,39 %, die auf dem 5 %-Niveau signifikant ist. Während im Voruntersuchungszeitraum 67 Patienten mindestens einmal akutstationär behandelt werden mussten, sind es in den beiden Jahren nach der Rehabilitation noch 42 Patienten. Der Rückgang um 37,31 % ist auf dem 5 %-Niveau signifikant. Vice versa gab es in der Katamnese 25 Patienten mehr ohne stationäre Akutbehandlungen (Tab. 9-12).

Im Voruntersuchungszeitraum wurden insgesamt 2 070 KH-Tage registriert, in der Katamnese waren es 1 130 KH-Tage. Der Rückgang um 940 KH-Tage entspricht einer Reduktion von 45,41 %. Bezieht man das KH-Geschehen auf die Gesamtzahl der Patienten der Analysestich-

9.5 Nutzen der medizinischen Rehabilitation in der Psychosomatik

Tab. 9-12 Stationäre Behandlungen im Akutkrankenhaus in 2 Jahren vor der medizinischen Rehabilitation (Anamnese) und im Verlauf von 2 Jahren danach (Katamnese) aus Zielke et al. (2004)

	Anamnese	Katamnese	Differenz absolut	Differenz Prozent	Statistische Prüfung Z
Anzahl der Patienten (n) mit mindestens 1 KH-Fall	67	42	−25	−37,31	Chiquadrat 5,733[1]
Anzahl der Patienten (n) ohne KH-Fall	133	158	+25	+18,79	
Krankenhaustage der Patienten mit mindestens 1 KH-Fall					
Gesamt KH-Tage	2070	1130	−940	−45,41	−2,37[2]
Mittelwert KH-Tage	30,90	26,90	−4,00	−12,94	−0,341 n.s.
Bezug zur Gesamtzahl der Patienten (n = 200)					
Mittelwert KH-Tage je Patient	10,35	5,65	−4,70	−45,41	−2,355[1]
Anzahl der KH-Fälle	102	71	−31	−30,39	−2,002[1]
KH-Dauer je KH Fall	20,29	15,91	−4,38	−21,58	−2,137[1]

[1] signifikant bei p = 5,0 %;
[2] signifikant bei p = 1,0 %
KH = Krankenhaus; n.s. = nicht signifikant

probe (n = 200), verkürzt sich die KH-Dauer je Patient von 10,35 Tagen auf 5,65 Tage um 45,41 % und die Dauer der einzelnen Krankenhausfälle verkürzt sich von 20,29 Tagen in der Anamnese auf 15,91 Tage in der Katamnese. Diese Verkürzung um 4,38 Tage entspricht einer Verringerung der stationären Aufenthaltsdauer um 21,58 %. Das bedeutet, dass bei einer entsprechenden Notwendigkeit einer stationären Akutbehandlung im Krankheitsfalle die Patienten im Nachuntersuchungszeitraum schneller wieder aus dem Krankenhaus entlassen werden. Diese Verkürzung der Aufenthaltsdauer ist, wie auch die vorgenannten Veränderungen im KH-Geschehen, statistisch signifikant.

Die Krankenhausfälle sind um 30,4 % rückläufig, die dadurch verursachten Behandlungstage im Akutkrankenhaus gehen um 45,4 % zurück und die Aufenthaltsdauer im Akutkrankenhaus verkürzt sich um 21,6 %. Die Anzahl der Patienten ohne Krankenhausfall nimmt um 18,8 % zu.

Im Verlauf des 2-jährigen Untersuchungszeitraums nach Entlassung aus der psychosomatischen Rehabilitation kommt es zu ausgeprägten und hochsignifikanten Veränderungen bei den Krankenhausbehandlungen. Die Zahl der Krankenhauseinweisungen geht in der Gesamtgruppe um 30,4 % zurück. Dieser Rückgang bezieht sich nicht nur auf die psychiatrischen Erkrankungen, sondern er resultiert aus dem gesamten Diagnosespektrum.

Neben der doch recht ausgeprägten Verringerung der Krankenhaustage infolge der stationären Rehabilitation bei psychischen Erkrankungen ist aus den Einzelergebnissen besonders hervorzuheben, dass sich die Häufigkeit von Einweisungen ins Krankenhaus und korrespondierend der Umfang der entstandenen Krankenhaustage auch bei anderen Krankheitsbildern verringert. Dies trifft vor allem zu bei Krankheiten des Kreislaufsystems, der Atmungsorgane, der Verdauungsorgane, der Harn- und Geschlechtsorgane sowie bei Krankheiten des Skeletts, der Muskeln und des Bindegewebes. Als besonderer Effekt der psychotherapeutisch-rehabilitativen Behandlung darf ebenfalls gewertet werden, dass Krankenhauseinweisungen wegen unspezifischer oder nicht genau bezeichneter Krankheitsbilder im Katamnesezeitraum so gut wie nicht mehr vorkommen. Dies ist nicht zuletzt auf die in der psychosomatischen Behandlung erfolgten diagnostischen Präzisierungen zurückzuführen.

Veränderungen der ambulanten Arztkontakte

Zielke et al. (2004) berichten unter Berücksichtigung aller ambulanten Fachbereiche über einen Rückgang in der ambulanten ärztlichen Praxis von 12,66 Kontakten (−19,22 %). Wesentlich „betroffen" von diesen Veränderungen sind Fachärzte für Allgemeinmedizin und Internisten. Zur Differenzierung dieser Veränderungen haben die Autoren die akutmedizinischen Kontakte und die Kontakte bei Diplom-Psychologen und Psychotherapeuten noch einmal separat ausgewertet. Unter Berücksichtigung dieser Differenzierung ergibt sich eine Reduktion der akutmedizinischen Kontakte von 14,4 Arztbesuchen (entspricht einer Differenz von 28,6 %), die psychologischen und psychotherapeutischen Kontakte nehmen hingegen um 11,23 % zu (Tab. 9-13).

Wie aus den Untersuchungsergebnissen von Zielke et al. (2004) hervorgeht, suchen Patienten mit psychischen Erkrankungen noch 2 Jahre vor einer stationären Behandlung die ärztliche Praxis genauso häufig auf wie andere Versicherte auch. In Bezug auf die Praxiskontakte der dann stationär behandelten Patienten zeigt sich erst im letzten Jahr vor einer stationären psy-

Tab. 9-13 Ambulante Arztkontakte in den Bereichen Medizin und Psychotherapie/Psychologie je Projektpatient im Verlauf von 2 Jahren vor der fachpsychotherapeutischen Behandlung und 2 Jahre nach Abschluss der Therapie

Konsultationsbereiche	2 Jahre vor der stationären Behandlung	2 Jahre nach der stationären Behandlung	Differenz absolut	Differenz Prozent
Nur akutmedizinische Kontakte	50,35	35,95	−14,40	−28,60 %
(Npar-Test/Wilcoxon)	Z = −6,498		signifikant bei p = 0,1 %	
Einschließlich psychologischer/ psychotherapeutischer Kontakte	65,84	53,18	−12,66	−19,22 %
(Npar-Test/Wilcoxon)	Z = −4,644		signifikant bei p = 0,1 %	
Nur psychologische/psychotherapeutische Kontakte	15,49	17,23	+1,74	+11,23
(Npar-Test/Wilcoxon)	Z = + 0,580		n. s.	

n. s. = nicht signifikant
Npar-Test/Wilcoxon = Vergleich von zwei abhängigen Stichproben hinsichtlich ihrer zentralen Tendenz = Wilcoxon-Test (Wilcox 1989)

chotherapeutischen Behandlung und Rehabilitation ein beschleunigtes Anwachsen der Häufigkeit von Kontakten in der ärztlichen Praxis auf nahezu das Doppelte des Vorjahresniveaus. Es gibt offensichtlich kritische Phasen mit einer progredienten Verschlimmerung der Symptomatik und einem Anwachsen des Krankheitsgefühls, in denen die Patienten versuchen, über zunehmende Arztkontakte eine Klärung und Besserung zu erreichen. Ganz sicher ist diese Zunahme auch durch zahlreiche konsiliarische Maßnahmen bedingt, indem Untersuchungen in den jeweils anderen Fachdisziplinen veranlasst oder von den Patienten gefordert werden.

Als Folge der stationären Interventionen im Rahmen von medizinischen Interventionsmaßnahmen sinkt die Häufigkeit der Praxiskontakte in den primär akutmedizinischen Fachbereichen um mehr als 25 % in einem Zeitraum von 2 Jahren. Die Verringerung der Praxiskontakte führt jedoch nicht, wie Zielke bereits 1993 zeigen konnte, zu einem leichtfertigen Verzicht auf ärztliche Behandlungen bei schweren organischen Krankheitsbildern. Bei Patienten mit chronisch progredienten morbiden Krankheitsverläufen bleibt der Umfang der Praxiskontakte auf einem hohen Niveau stabil und nimmt noch leicht zu.

Die Reduktion ambulanter Arztkontakte ist nach Auffassung der Autoren unter anderem auch darauf zurückzuführen, dass differenzialdiagnostische Klärungsprozesse bis zum Beginn der stationären Behandlung weitgehend abgeschlossen sind und der diagnostische und therapeutische Klärungsprozess während der stationären Behandlung in der psychosomatischen Klinik von den nachfolgenden ambulanten ärztlichen Kollegen entsprechend berücksichtigt wird.

Veränderungen des Medikamentenverhaltens

Betrachtet man die Veränderungen bei den medikamentösen Verordnungen unter dem Blickwinkel der Indikationsgruppen, zeichnet sich folgendes Bild ab: Die größten absoluten Veränderungen finden bei den Verordnungen von Psychopharmaka statt. Der Verordnungsumfang reduziert sich von 134 Verordnungen in der Voruntersuchung auf 82 Verordnungen in der Katamnese. An zweiter Stelle bei den Absolutmengen verringern sich zwei Jahre nach der Therapie die Verordnungen von Analgetika und Antirheumatika von 106 auf 84 Verordnungen. Beide Veränderungsbereiche können in einen inhaltlichen Zusammenhang mit der erreichten gesundheitlichen Stabilisierung der Patienten gebracht werden und weisen darauf hin, dass ein relativ großer Anteil der Patienten tatsächlich das veränderte Medikamentenverhalten auch noch 2 Jahre nach Abschluss der stationären verhaltensmedizinischen Behandlung beibehalten hat.

Ähnliches gilt auch für den Indikationsbereich der Magen-Darm-Mittel (von 36 auf 27 Verordnungen), der Hypnotika und Sedativa (von 20 auf 15 Verordnungen), der Migränemittel (von 15 auf 9 Verordnungen) und eventuell auch für die Dermatika (von 13 auf 3).

Dass die Veränderungen bei den medikamentösen Verordnungen kein Indiz für einen leichtfertigen Umgang mit Medikamenten allgemein sind, kann man aus den Indikationsgruppen ablesen, bei denen es sich um Behandlungen von organischen Krankheitsbildern handelt. Dazu zählen in der Reihenfolge der Verordnungshäufigkeit Schilddrüsentherapeutika, Sexualhormone und ihre Hemmstoffe, Betarezeptorenblocker, Calciumantagonisten und ACE-Hemmer sowie Antihypertonika, Gynäkologika, Antihypotonika und Antidiabetika. Die Verordnungen sind bis auf geringfügige Schwankungen weitgehend konstant. Die Reduktion in diesen Gruppen ist offensichtlich darauf zurückzuführen, dass in der Phase vor Beginn der stationären psychosomatischen Behandlung Verordnungen stattgefunden haben, die lediglich von der Symptomatik des Erscheinungsbildes der jeweiligen

Indikationsgruppe zuzuordnen waren und die letztlich als Fehlindikationen bezeichnet werden könnten (Tab. 9-14).

Indikationsbereiche, die unmittelbarer mit der medikamentösen Behandlung von psychischen und psychosomatischen Erkrankungen in Zusammenhang stehen, werden unter Berücksichtigung der Verordnungsfälle wesentlich seltener genannt. Der Rückgang beträgt in diesen Gruppen etwa 40 % weniger Verordnungen. Die Indikationsgruppen zur Behandlung von chronischen körperlichen Erkrankungen erscheinen bei den Verordnungen in der Nachuntersuchung nur geringfügig vermindert und beziehen sich offensichtlich auf Gesundheitsprobleme, für die diese Indikationsgruppen auch tatsächlich indiziert sind. Das Gesundheitsverhalten der Patienten im Umgang mit Medikamenten aus unterschiedlichen Indikationsgruppen hat sich

Tab. 9-14 Veränderungen der medikamentösen Verordnungen nach Konsumfällen im Zeitraum von 4 Wochen vor der stationären Behandlung und 4 Wochen vor der Katamnese (Indikationsgruppen)

Indikationsgruppe (Auswahl)	Verordnungen und Konsumfälle		
	4 Wochen vor Aufnahme	4 Wochen vor Katamnese	Differenz absolut (Prozent)
Analgetika/Antirheumatika	106	84	−22 (−20,75)
Antidiabetika	5	4	−1
Antihypertonika	13	15	+2
Antihypotonika	5	6	+1
Betarezeptorenblocker, Calciumantagonisten und ACE-Hemmer	33	29	−4 (−12,12)
Broncholytika/Antiasthmatika	13	9	−4 (−30,76)
Dermatika	13	3	−10 (−76,92)
Gynäkologika	7	5	−2
Hypnotika/Sedativa	20	15	−5 (−25,00)
Magen-Darm-Mittel	36	27	−9 (−25,00)
Migränemittel	15	9	−6 (−40,00)
Mineralstoffpräparate	17	9	−8 (−47,05)
Psychopharmaka	134	82	−52 (−38,80)
Schilddrüsentherapeutika	44	46	+2
Sexualhormone und ihre Hemmstoffe	43	38	−5
Gesamt Konsumfälle	620	506	−114 (−18,38)
Statistische Prüfung	Chi^2: 11,54 p (df 1) signifikant bei p = 0,1 %		

offensichtlich insbesondere in den Bereichen verändert, in denen nach erfolgreicher stationärer verhaltensmedizinischer Behandlung und Rehabilitation eine gesundheitliche Stabilisierung eingetreten ist; die Weiterführung der medikamentösen Behandlung von chronischen organischen Erkrankungen wie z. B. Bluthochdruck, Diabetes mellitus, Schilddrüsenerkrankungen im Verlauf der 2-jährigen Nachuntersuchung spricht für das differenzierte Verantwortungsbewusstsein der Patienten im Umgang mit Medikamenten.

Die beiden Hauptgruppen der veränderten Konsumfälle bilden Psychopharmaka mit 45,61 % sowie Analgetika und Antirheumatika mit 19,29 %. Zusammen mit den Veränderungen bei den Magen-Darm-Mitteln (7,89 %) und den Dermatika (8,77 %) stellen diese vier genannten Indikationsgruppen insgesamt 81,56 % aller reduzierten Verordnungen. Alle anderen Indikationsgruppen bilden demnach lediglich noch knapp 20 % der Reduktionen. Wie die Autoren betonen, ist dieses veränderte Konsumverhalten als ausgesprochen sachbezogen zu bezeichnen, da es offensichtlich Problembereiche betrifft, die im Zusammenhang mit der stationären Behandlung bearbeitet werden konnten und die in einem Zeitraum von 2 Jahren nach dem Ende der stationären Rehabilitation das Handeln und den Alltag der Patienten nicht mehr in demselben Ausmaß belasten bzw. bestimmen.

9.6 Kosten-Nutzen-Bilanzen

Kosten-Nutzen-Erwägungen bei Entscheidungsprozessen hinsichtlich der Versorgungsstrukturen in der Krankenversorgung und bei individuellen Indikationsstellungen zu diagnostischen Maßnahmen und zur Behandlung von Erkrankungen werden in der Regel in der Gesundheitsversorgung noch immer als ein tendenziell abwegiges Bewertungsmuster angesehen. Auch in den Sozialwissenschaften gelten Kosten-Nutzen-Analysen noch nicht als „richtige" wissenschaftliche Forschung.

Wenn man heute einen ausgesprochenen Mangel an ergebnisbezogenen Studien in der Krankenversorgung konstatieren muss, ist dies letztlich auch das Ergebnis der Dominanz erkenntnis- und theorieorientierter Forschung in den Universitäten und Fachhochschulen. Dabei werden wir angesichts der aktuellen Kostenentwicklungen im Gesundheitssystem eine qualifizierte Gesundheitsversorgung nur dann aufrechterhalten können, wenn das Kosten-Nutzen-Denken und die Orientierung an der Qualität der Behandlungsergebnisse sich bis in die kleinsten und individuellsten Entscheidungsprozesse hinein entwickelt hat.

Diese Entwicklung wurde wesentlich forciert durch den in den letzten Jahren wachsenden Legitimationsdruck in allen Bereichen des Gesundheitssystems, so auch in der medizinischen Rehabilitation. Durch die Bereitschaft der Rentenversicherungsträger und auch innovationsfreudiger Krankenkassen, dem Bereich der arbeitsbezogenen Problemstellungen in der Bewertung der Rehabilitationskonzepte eine größere Bedeutung beizumessen, ist es möglich, diesbezügliche Kriterien (z. B. die Arbeitsfähigkeit) auch in die Liste der Evaluationsbereiche einzuführen. Dabei steht die Frage im Vordergrund, in welchem Ausmaß die medizinische Rehabilitation bei erheblich in ihrer Leistungs- und Erwerbsfähigkeit gefährdeten Patienten dazu beiträgt, eine Rückkehr ins Erwerbsleben sicherzustellen; die Frage der Kosten-Nutzen-Verhältnisse solcher Bemühungen betrachtet diese Krankheits- und Rehabilitationsverläufe dann unter einer volkswirtschaftlichen Perspektive.

9.6.1 Amortisationsverläufe der psychosomatischen Rehabilitation

In einer aktuellen Untersuchung ermittelt Rische (2004) auf der Basis von sozialmedizinischen Prognosen eine monetäre Kostenertragsbilanz der medizinischen Rehabilitation bei psychosomatischen Erkrankungen. Für die Rentenversicherung zählen als positive Ergebnisse einer Rehabilitation sowohl der Erhalt von Beitragsleistungen als auch nicht erfolgte Rentenzahlungen. Für einen im Erwerbsleben verbliebenen Rehabilitanden werden auf der Grundlage von Beitragseinnahmen von 450 € je Monat und 750 € für nicht gezahlte Erwerbsminderungsrenten bereits nach 5 Monaten die Kosten für die psychosomatische Rehabilitation in einer durchschnittlichen Höhe von 6000 € incl. der Zahlungen für das Übergangsgeld aufgebracht. Innerhalb dieses Zeitraums werden für diesen Fall 2250 € Beiträge eingezahlt und 3750 € an Rentenzahlungen eingespart (Abb. 9-11).

9.6.2 Kosten-Nutzen-Analyse und Return of Investment

Rische (2004) überträgt diese Betrachtung auf einen gesamten Rehabilitandenjahrgang und kommt auf der Grundlage der Ergebnisse der sozialmedizinischen Prognose des

9.6 Kosten-Nutzen-Bilanzen

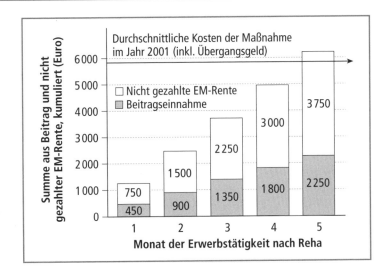

Abb. 9-11 Amortisationsverlauf der psychosomatischen Rehabilitation (aus Rische 2004)

DRV-Bund-Rehabilitationsjahrgangs 1993 für einen 5-Jahres-Zeitraum zu einer interessanten Modellrechnung. Aus dem Rehabilitationsjahrgang 1993 verbleiben etwa 61 % der Rehabilitanden pflichtversicherte Beitragszahler, 21 % gehen innerhalb des Beobachtungszeitraums mit einem Altersruhegeld aus dem Erwerbsleben und 16 % werden frühberentet (Tab. 9-15).

Nach Befragungen und anderen empirischen Untersuchungen ist davon auszugehen, dass von den Rehabilitanden insgesamt etwa 40 % vor der Rehabilitation unmittelbar von einer Frühberentung bedroht sind (Hansmeier et al. 1997). Die anderen 60 % sind zwar ebenfalls in ihrer Erwerbsfähigkeit erheblich gefährdet oder bereits gemindert, gehen aber

Tab. 9-15 Kosten-Nutzen-Bilanz der Rehabilitation (aus Rische 2004)

Rehabilitanden des Jahrgangs 1993		n = 321 725
Ergebnis der sozialmedizinischen 5-Jahres-Prognose	Anteil Beitragszahler	61 %
	Anteil Altersrentner	21 %
	Anteil BU/EU-Rentner	16 %
Anteil der einbezogenen Rehabilitanden	Anteil „verhinderter" Frührentner	24 %
	Anzahl „verhinderter" Frührentner	n = 75 745
Gewonnene Beiträge zur Rentenversicherung		1,1 Mrd. €
Ersparte Frührentenzahlungen		1,6 Mrd. €
Bilanzierter Ertrag		2,7 Mrd. €
Kosten		1,5 Mrd. €
5-Jahres-Bilanz		1,3 Mrd. €

subjektiv nicht von einer unmittelbar drohenden Frührente aus. Es wird erwartet, dass ihre Erwerbsfähigkeit durch die Rehabilitation entweder erheblich gebessert oder sogar wiederhergestellt werden kann.

Generell geht man in den Berechnungen davon aus, dass für alle Personen, die im Beobachtungszeitraum nicht frühberentet wurden, ein Rehabilitationserfolg zu konstatieren ist. Die von Rische (2004) durchgeführten Berechnungen beziehen sich jedoch ausschließlich auf die 40 % der Rehabilitanden, die vor der Rehabilitation unmittelbar von einer Berentung bedroht waren. Ausgehend von diesem Personenkreis muss für 16 % der Rehabilitanden trotz Rehabilitation eine Erwerbsminderungsrente gewährt werden, während bei den übrigen 24 % ein Rehabilitationserfolg festzustellen ist, und zwar im Sinne der Vermeidung der Frühberentung. Bei dieser Modellrechnung werden nur Kostenerträge für die Rentenversicherung selbst beziffert. Eine Quantifizierung des darüber hinausgehenden persönlichen Nutzens für den Versicherten oder auch der Erträge für andere Sozialversicherungsträger wird nicht untersucht. Außerdem bleibt unberücksichtigt, dass auch die Gruppe der tatsächlich Berenteten noch erhebliche Beitragszeiten nach der Rehabilitation aufweist. Wie in Tabelle 9-15 dargestellt, werden auf der Ertragsseite die dazu gewonnenen durchschnittlichen monatlichen Beitragsleistungen und ersparten durchschnittlichen monatlichen Rentenzahlungen addiert.

Auf Grundlage dieser Berechnung lässt sich ein Nutzen der DRV Bund für den Rehabilitationsjahrgang 1993 in Höhe von umgerechnet rund 2,7 Milliarden Euro quantifizieren. Diesen Erträgen stehen Kosten in Höhe von 1,5 Milliarden Euro gegenüber. Damit kann nach Einschätzung von führenden Vertretern der Rentenversicherungsträger für den Rehabilitationsjahrgang 1993 der DRV Bund, auch bei einer durchaus vorsichtigen Betrachtungsweise, ein Gewinn von rund 1,3 Milliarden Euro aufgrund vermiedener oder hinausgeschobener Frühberentungen angegeben werden.

Einen anderen Zugang haben Zielke et al. (2004) gewählt. Sie haben die krankheitsbezogenen Parameter unter Kosten- und Nutzengesichtspunkten aus der Perspektive der Krankenkassen und der Arbeitgeber im Verlauf untersucht. Hierbei wurde insbesondere beachtet, wie sich diese Kostenveränderungen bei den jeweiligen Trägern der Krankheitskosten und der Krankheitsfolgekosten auswirken.

Veränderungen der Krankheitskosten für die Krankenkassen

■ **Medizinische Versorgung.** Aus den vorangehenden Kostenbereichen haben Zielke et al. (2004) zusammengestellt, wie sich die Kosten für die medizinische Versorgung verändern. Hierunter werden die Praxiskosten, die Medikamentenkosten und die Behandlungskosten im Krankenhaus subsumiert. Da die einzelnen Posten ein unterschiedlich großes Volumen umfassen, wirken sich die Kostenreduktionen auch unterschiedlich stark auf das Gesamtergebnis aus. Bezogen auf den einzelnen erwerbstätigen Patienten vermindern sich die Ausgaben für Akutkrankenhausaufenthalte um 1 198,50 € (−45,41 %), die Ausgaben für die medikamentöse Behandlung verringern sich um 277,07 € (−15,78 %) und die Kosten für die ambulante ärztliche Versorgung betragen 550,00 € weniger als im Voruntersuchungszeitraum (−19,25 %). Zusammengefasst reduzieren sich die durchschnittlichen Aufwendungen für die medizinische Versorgung um einen Betrag von 2 025,57 €; dies entspricht einer Verringerung von 27,93 % (Tab. 9-16).

■ **Arbeitsunfähigkeitsgeschehen (Krankenkasse).** Die Krankenkasse erbringt Einkommensersatzleistungen ab dem 43. Tag der jeweiligen Arbeitsunfähigkeit. Da man es in der Mehrzahl der Krankheitsfälle mit langen AU-Zeiten zu tun hat, ergeben sich im Voruntersuchungs-

9.6 Kosten-Nutzen-Bilanzen

Tab. 9-16 Veränderungen der direkten Behandlungskosten (Aufenthalte im Akutkrankenhaus, Medikamente, ambulante ärztliche Behandlung) und der indirekten Behandlungsfolgekosten (Zahlungen von Krankengeld [KG] durch die Krankenkasse) im Vergleich von 2 Jahren vor der Behandlung und 2 Jahren nach der Behandlung (nur erwerbstätige Patienten, n = 200), bezogen auf den einzelnen erwerbstätigen Patienten

Kostenbereiche	2 Jahre vorher (€)	2 Jahre nachher (€)	Differenz absolut (€)	Differenz Prozent
Medizinische Versorgung				
Krankenhausaufenthalte	2 639,25	1 440,75	−1 198,50	−45,41
Medikamente	1 755,70	1 478,63	−277,07	−15,78
Ambulante Versorgung	2 857,00	2 307,00	−550,00	−19,25
Gesamt	7 251,95	5 226,38	−2 025,57	−27,93
Arbeitsunfähigkeitsgeschehen (Krankenkasse)				
Krankengeld je Patient	5 442,80	1 551,00	−3 891,80	−71,50
Gesamtausgaben Krankenkasse				
Krankenhaus, Medikamente, Ambulanz, Krankengeld	12 694,75	6 777,38	−5 917,37	−46,61

zeitraum erhebliche Aufwendungen bei der Krankenkasse für diesen Kostenbereich. Im Zeitraum von 2 Jahren vor der stationären Rehabilitation summieren sich die Krankengeldzahlungen auf 5 442,80 € je Patientenfall. Infolge der ausgeprägten Veränderungen gerade bei den langen AU-Zeiten in der Katamnese betragen die Ausgaben für das Krankengeld lediglich noch 1 551,00 € je Fall. Daraus resultieren Einsparungen von 3 891,80 € je erwerbstätigem Patienten. Es werden durchschnittlich 71,50 % weniger Ausgaben pro erwerbstätigem Patienten für diesen Bereich getätigt.

■ **Medizinische Versorgung und Krankengeldzahlungen.** Aus der Sicht der Krankenkassen müssen die Kosten für die medizinische Versorgung und für die Krankengeldzahlungen zusammengeführt werden: Beide Faktoren zusammengefasst ergeben Einsparungen von 5 917,37 € je Fall. Dies entspricht einer Reduktion um 46,61 %. Von dieser Gesamtdifferenz entfallen 34,2 % auf verminderte Ausgaben für die medizinische Versorgung und der bei Weitem überwiegende Teil von 65,8 % auf die Verringerung bei den Krankengeldzahlungen.

Veränderungen der Krankheitskosten für die Arbeitgeber

Als Kostenfaktoren, die für den Arbeitgeber von Bedeutung sind, gelten die Lohnfortzahlung bis zum 42. Tag und der Produktivitätsausfall (ebenfalls bis zum 42. Tag) sowie der Ausfall an Produktivität, der vom 43. Krankheitstag bis zum Ende der Arbeitsunfähigkeit verursacht wird.

Wie in Tabelle 9-17 dargestellt, vermindern sich die Lohnfortzahlungen um 2 258,03 € (−41,55 %), die bis zum 42. AU-Tag entstehenden Produktivitätsverluste um 2 906,72 €. Ein großer Kostenblock des AU-Geschehens für die Arbeitgeber resultiert aus den Produktivitätsverlusten ab dem 43. AU-Tag bis zum

Tab. 9-17 Veränderungen der indirekten Behandlungsfolgekosten (Lohnfortzahlungen [LF] durch den Arbeitgeber und Produktivitätsverluste [PV] beim Arbeitgeber) im Vergleich von 2 Jahren vor der Behandlung und 2 Jahren nach der Behandlung (nur erwerbstätige Patienten, n = 200) bezogen auf den einzelnen erwerbstätigen Patienten

Kostenbereiche	2 Jahre vorher (€)	2 Jahre nachher (€)	Differenz absolut (€)	Differenz Prozent
LF je Patient	5 434,33	3 176,30	−2 258,03	−41,55
PV bis zum 42. Tag der AU	6 994,48	4 087,76	−2 906,72	−41,55
PV vom 43. Tag bis zum Ende der AU	14 646,08	4 173,60	−10 472,48	−71,50
Gesamtkosten Arbeitgeber	27 074,89	11 437,66	−15 637,23	−57,75

jeweiligen Ende des Krankheitsfalls. Diese Aufwendungen verringern sich um 10 472,48 € je Patient. Die anteilige Reduktion in Bezug auf die vorstationären Kosten beträgt 71,50 %. Unter Einbeziehung aller Bereiche ergeben sich Veränderungen der für den Arbeitgeber relevanten Krankheitskosten von 57,75 %. Dies sind weniger Ausgaben für AU-bedingte Ausfälle von 15 637,23 € je erwerbstätigem Projektteilnehmer.

Veränderungen der Krankheitskosten für die Krankenkassen und die Arbeitgeber

Die Gesamtveränderungen der einzelnen Kostenbereiche und deren Anteil an den Veränderungen ergeben folgendes Bild: Die Aufwendungen für die Arbeitgeber vermindern sich von 27 074,89 € auf 11 437,66 €. Dies entspricht einer Veränderung um 57,75 % mit einem Volumen von 15 637,23 € je Patient. Die Aufwendungen der Krankenkassen betragen im Zeitraum von 2 Jahren vor der stationären Verhaltenstherapie 12 694,75 € und vermindern sich um 5 917,37 € auf 6 777,38 € im Nachuntersuchungszeitraum. Hierdurch entstehen Einsparungen von 46,61 %. Die Gesamtkosten für die Arbeitgeber und die Krankenkassen im Voruntersuchungszeitraum mit einem Volumen von 39 769,64 € verringern sich als Folge der rehabilitativen Behandlung um 21 554,60 € auf 18 215,04 € in der 2-jährigen Zeitspanne nach der Maßnahme. Dies entspricht einer Reduktion von 54,19 % (Abb. 9-12 u. 9-13).

Diese Verteilung macht deutlich, dass die verschiedenen Sozialpartner in einem volkswirtschaftlichen Geflecht gleichermaßen an den Einsparungen teilhaben. Nicht nur die Krankenkassen, sondern auch die Arbeitgeber werden in einem nicht unerheblichen Maße von den Krankheitskosten entlastet.

Kosten-Nutzen-Analysen

Die Krankheitskosten vermindern sich zwischen den beiden Beobachtungszeiträumen um 21 554,60 € je Patient. Diese Reduktion muss in Relation gesetzt werden zu den Kosten der stationären psychosomatischen Behandlungen. Zugrunde gelegt wurden die durchschnittlichen Tagespflegesätze. Bei einem durchschnittlichen Pflegesatz von 110 € pro Behandlungstag und einer mittleren Aufenthaltsdauer von 51,6 Tagen in der psychosomatischen Klinik kostet die stationäre Behandlung und Rehabilitation 5 676 € pro Patient. Unter Einbeziehung aller Kostenfaktoren und der erreichten Reduktion der Krankheitskosten in der Katamnese in Höhe von 21 554 €

9.6 Kosten-Nutzen-Bilanzen

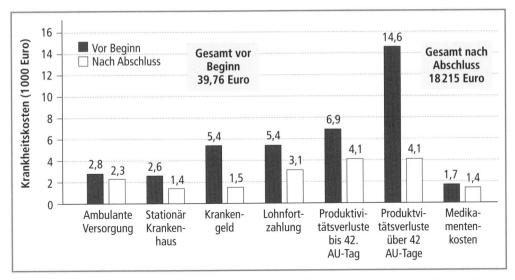

Abb. 9-12 Vergleiche der Krankheitskosten je Fall mit Bezug auf alle relevanten Kostenbereiche in 2 Jahren vor Beginn und nach Abschluss der stationären medizinischen Rehabilitation bei Patienten mit psychischen und psychosomatischen Erkrankungen (aus Zielke et al. 2004)

ergibt sich bei stationären Behandlungskosten (Investition) eine Kosten-Nutzen-Relation von 1 : 3,79. Das bedeutet, dass bei einer Investition von 1 € in die stationäre psychosomatische Behandlung und Rehabilitation eine Reduktion der Krankheitskosten und der Krankheitsfolgekosten von 3,79 € erzeugt wird (Abb. 9-14).

Die Relation dieses Kosten-Nutzen-Verhältnisses liegt geringfügig höher als in einer vergleichbaren Studie von Zielke (1993). Das hat unter anderem damit zu tun, dass die prästationären Krankheitskosten in unserer aktuellen Studie wegen umfangreicher Krankheitstage und längerer Krankheitsdauern höher ausfallen, als dies vor 10 Jahren der Fall war, und dass sich die stationären Verweildauern in den psychosomatischen Kliniken durch entsprechende vorgegebene Dauerkontingente kürzer gestalten.

Abb. 9-13 Vergleich der anteiligen Krankheitskosten je Fall in 2 Jahren vor Beginn und nach Abschluss der stationären medizinischen Rehabilitation für den Arbeitgeber und für die Krankenkassen (aus Zielke et al. 2004)

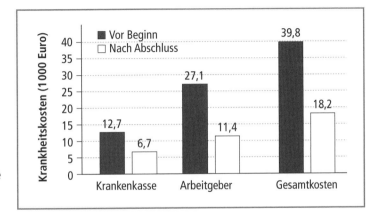

Stationäre Behandlungsdauer:	51,60 Tage
Pflegesatz:	110 €/Tag
Stationäre Behandlungskosten:	5676 €
Krankheitskosten in 2 Jahren vor der Behandlung:	39769,64 €/Patient
Krankheitskosten in 2 Jahren nach der Behandlung:	18215,09 €/Patient
Reduktion der Krankheitskosten:	**−21554,55 €/Patient**
Investition (Behandlung):	5676 €
Nutzen (Ausgabenreduktion):	21555 €
Kosten-Nutzen-Relation:	**1:3,78**

Abb. 9-14 Kosten-Nutzen-Verhältnisse von stationären psychosomatischen Behandlungen

„Return of Investment" (ROI) und Opportunitätsanalysen

Wittmann et al. (2002) weisen auf eine bereits 1949 von Brodgen entwickelte Gleichung zur Bewertung des ökonomischen Nutzens von Interventionen hin.

Nettonutzen: $U = n \times T \times d \times Sd\,(prod.) - n \times K$

Diese Gleichung wurde von Schmidt et al. (1982) aufgegriffen und in ihrer Bedeutung für die Bewertung von Ausbildungs- und Trainingsprogrammen vorgestellt und ist nach Einschätzung von Evaluationsforschern in gleicher Weise für psychotherapeutische und medizinische Interventionen anwendbar.

Zur Anwendung dieser Berechnung werden eine Reihe von Parametern benötigt. Als Ergebnis des Nettonutzens einer Intervention in Geldeinheiten (U) benötigt man die Anzahl der therapierten Patienten (n), die Zeitdauer, wie lange der Therapieeffekt anhält (T), die Effektgröße (d = standardisierte Mittelwertsdifferenz: Vorher-Nachher), die Standardabweichung der Produktivität einer Vergleichsgruppe in Geldeinheiten, die diese Intervention nicht benötigte (SD [prod.]) und die Gesamtkosten der Intervention pro Patient in Geldeinheiten (K).

Der Hauptgrund, weshalb die seit langem bekannte Gleichung nicht angewendet werden konnte, lag in der Schwierigkeit, den Parameter SD (prod.) vernünftig zu schätzen. Auf der Basis verschiedener volkswirtschaftlicher und betriebswirtschaftlicher Analysen kann die Standardabweichung der Produktivität, wie Schmidt et al. (1982) berichten, mit einem Wert von 0,7 angesetzt werden. Die mittlere Effektstärke der psychosomatischen Rehabilitation unter Berücksichtigung eines multiplen Ergebniskriteriums beträgt d = 0,7 (Stapel 2005).

Bei jährlichen betrieblichen Aufwendungen für Gehalt und Nebenkosten von 55000,00 € beträgt die Standardabweichung der Produktivität 38500,00 €. Bei einer untersuchten Dauer der Behandlungseffekte von 2 Jahren (T = 2), einer Effektstärke von d = 0,7 und stationären Behandlungskosten von 5676 € je Patient ergibt sich in dieser Formel ein Nettonutzen von 48224 € je Behandlungsfall.

n = 1 (Behandlungsfall)
T = 2
d = 0,7 (Effektstärke)

Sd (prod.) = 0,7 × 55000 € (Gehalt plus Nebenkosten) = 38500 €
K = Dauer und Kosten der Behandlung (51,6 Tage je 110 €) = 5676 €

U = 1 × 2 × 0,7 × 38500 − 1 × 5676
U = 48224 € je Fall

Das Berechnungsergebnis ist in hohem Maße abhängig von der erzielten Effektstärke und von der Dauer der erzielten Therapieeffekte. Bei geringeren Effektstärken von d = 0,2 (geringe Effektstärke) oder d = 0,5 (mittlere

9.6 Kosten-Nutzen-Bilanzen

Effektstärke) und bei kürzer befristeten Behandlungseffekten ergibt sich ein entsprechend geringerer Nettonutzen. Die Anwendung dieser Bewertungsmethode erlaubt ebenfalls die Berechnung von sogenannten „Break-even-Points", aus denen ablesbar ist, ab welcher Effektstärke und Effektdauer ein positiver „Return of Investment" erwartbar ist.

Dieser Ansatz der Opportunitätsanalyse unter Nutzung betriebswirtschaftlicher Grundlagen zur Produktivität kann möglicherweise dazu beitragen, die Akzeptanz für systematische Evaluationen im Gesundheitswesen zu erhöhen. Nach den vorliegenden Ergebnissen können wir uns der Bewertung des in Deutschland wohl methodenkritischsten Evaluationsforschers Wittmann (2002) nur anschließen, dass bislang der rein monetäre Nutzen von qualifizierten Interventionen massiv unterschätzt wird. Allerdings ist es dafür notwendig, auch monetär verwendbare Effektkriterien von vorn herein einzuschließen, weil nur dann eine ausreichende Qualität und Zuverlässigkeit der Daten erreicht werden kann.

Tab. 9-18 Standardisierte Kosten für eine Effektstärke ES = 1 unter Verwendung des GSI (Schweregradindex als Grad der psychischen Beeinträchtigung) und der Veränderungen zwischen den Aufnahme- und den Entlassungsbefunden (aus Nübling et al. 2005)

Psychosomatische Rehabilitation	
Spannbreite der Behandlungsdauer	50 Tage bis 58 Tage
Effektstärken (ES) für den GSI	ES: 0,80 bis 0,90
Kosten je Patient für ES = 1,0	6 000 € bis 6 600 €
Akutpsychosomatik	
Spannbreite der Behandlungsdauer	70 Tage bis 130 Tage
Effektstärken (ES) für den GSI	ES: 0,80 bis 0,90
Kosten je Patient für ES = 1,0	14 400 € bis 30 100 €

9.6.3 Kostenvergleiche bei standardisierten Effektstärken zwischen medizinischer Rehabilitation und Akutpsychosomatik

Nübling et al. (2005) sind noch einen Schritt weiter gegangen: Sie haben Effektstärkenmasse mit der Behandlungsdauer und den Behandlungskosten in Beziehung gesetzt und verglichen dann die Versorgungssektoren der medizinischen Rehabilitation und der Akutpsychosomatik unter Effizienzgesichtspunkten (Tab. 9-18).

Berechnungsgrundlage sind die Behandlungskosten je Patient bei einer standardisierten Effektstärke von ES = 1,0. In der psychosomatischen Rehabilitation beträgt die Spannbreite der Behandlungsdauer nach Angaben der Autoren zwischen 50 und 58 Tagen; in der Akutpsychosomatik werden Behandlungszeiten von 70 bis 130 Tagen berichtet. Bei gleicher psychometrischer Ausgangslage hinsichtlich der Krankheitsschwere und vergleichbaren mittleren Effektstärken von ES = 0,80–0,90 betragen die Kosten für einen standardisierten Behandlungseffekt je Patient in der psychosomatischen Rehabilitation zwischen 6 000 € bis 6 600 € und in der Akutpsychosomatik belaufen sich die vergleichbaren Kosten je Patient auf 14 400 € bis zu 30 100 €. Diese Unterschiede ergeben sich bei durchschnittlich gleichen Effektstärken durch kürzere Behandlungszeiten in der psychosomatischen Rehabilitation und wesentlich höhere Tagespflegekosten in der Akutpsychosomatik.

9.6.4 Früherkennung und Risikomodifikation in der Behandlung und Rehabilitation von psychischen Erkrankungen in Verbindung mit einem „Pay-for-Performance"-Ansatz

Welcher Verantwortliche im Gesundheitswesen, der sich mit Krankheitsverläufen von psychischen und psychosomatischen Erkrankungen beschäftigt, würde es nicht wünschen: Patienten und Patientinnen in einem möglichst frühen Stadium ihrer Krankheitsentwicklung für zielgerichtete und wirksame Behandlungsmaßnahmen zu gewinnen! Warum müssen die Betroffenen immer noch im Durchschnitt bis zu 7 Jahre eine Odyssee durchlaufen, bis fachgerechte psychotherapeutische und psychosomatische Behandlungen zu greifen beginnen? Es wird viel darüber geklagt, dass dies so sei; manchmal dient dieses Klagen auch ein wenig der eigenen Existenzsicherung von Behandlern. Es gibt eine Vielzahl von Vermutungen über die Gründe dieser nach wie vor bestehenden Chronizität von „Patientenkarrieren". Letztlich wissen wir wenig darüber. Nahezu alle Akteure des Gesundheitssystems werden für diesen Umstand verantwortlich gemacht; auf jeden Fall sind es immer die anderen.

Schumacher et al. berichteten 2011 erstmals über ein Projekt zur Früherkennung von psychischen Erkrankungen und ein aktives Zugehen auf die Patienten und Patientinnen in Verbindung mit einem konkreten Behandlungsangebot, das ohne große Hürden in Anspruch genommen werden konnte.

Insgesamt nahmen 300 Patienten an der Frühintervention teil. Die der Behandlung vorausgehende Krankheitsdauer betrug lediglich noch 4,4 Jahre. Bei 51,8 % der Patienten bestand die Symptomatik maximal ein Jahr. Die erreichte Klientel unterscheidet sich deutlich von dem Patientengut im Rahmen sonstiger regulärer Behandlungsmaßnahmen:

- höherer Anteil an Männern (55 % vs. 19 %)
- mehr Arbeitslose (37 % vs. 24 %)
- höherer Anteil an Arbeitsunfähigen bei Aufnahme (97 % vs. 44 %)
- nachhaltigere Wiederherstellung der Arbeitsfähigkeit (64 % vs. 50 %)

Die Analysen zur Effektivität der stationären Rehabilitationsmaßnahme beruhten auf den Outcome-Parametern „Krankenhaustage", „AU-Tage", „Krankengeldtage", „Medikamentenkosten", „Medikamentenverordnungen" und „EU-/BU-Berentungen".

Die Auswertungen erfolgten alters-, geschlechts- und Diagnose-adjustiert (direkte Standardisierung) sowie unter rechnerischer Einbeziehung der individuellen Versicherungszeiten in einem 36-monatigen Nachbeobachtungszeitraum – jeweils verglichen mit einer Kontrollgruppe über den gleichen Nachbeobachtungszeitraum, die nicht an dieser Intervention teilnahm.

Die Ergebnisse der Analysen zeigen durchgängig bei allen kontrollierten Outcome-Parametern einen positiven Effekt der stationären Maßnahme. Die Werte in der Interventionsgruppe liegen ausnahmslos substanziell und statistisch signifikant unter den Werten in der Kontrollgruppe (Behandlung unter Alltagsbedingungen).

Im Einzelnen zeigten sich folgende Ergebnisse:

- Die Anzahl an Krankenhaustagen liegt im Nachbeobachtungszeitraum mit durchschnittlich 8,43 Tagen um 7,94 Tage unter dem Durchschnittswert in der Kontrollgruppe (16,37 Tage) ($p < 0.01$).
- Die durchschnittliche Anzahl an AU-Tagen in der Interventionsgruppe liegt mit 175,74 Tagen um 27,26 Tage unterhalb des Werts in der Kontrollgruppe (203,0 Tage) ($p < 0.05$).
- Der Unterschied an Krankengeldtagen zwischen der Interventionsgruppe (101,99 Tage) und der Kontrollgruppe (135,52 Tage)

9.6 Kosten-Nutzen-Bilanzen

beträgt im Durchschnitt 33,53 Tage zugunsten der Teilnehmer an der Maßnahme ($p < 0.001$).

- Die Durchschnittskosten für verordnete Arzneimittel im Nachbeobachtungszeitraum belaufen sich in der Interventionsgruppe auf 1 218,86 € und in der Kontrollgruppe auf 1 810,56 €. Die Differenz zwischen den beiden Gruppen beträgt somit durchschnittlich 591,70 € ($p < 0.01$).
- In der Interventionsgruppe (25,47 Verordnungen) wurden während der Nachbeobachtungszeit im Schnitt 5,43 Medikamente weniger verordnet als in der Kontrollgruppe (30,9 Verordnungen) ($p < 0.001$).
- Die EU-/BU-Rate, also der Anteil an Personen mit einer Erwerbs- oder Berufsunfähigkeitsberentung im Nachbeobachtungszeitraum, beträgt in der Interventionsgruppe 14,6 % und in der Kontrollgruppe 19,5 %. Die Differenz von 4,9 Prozentpunkten ist – zumindest bei zweiseitiger Testung – allerdings nur randständig signifikant ($p = 0.078$).

Die positiven Resultate in der Interventionsgruppe bei den Krankenhaus-, AU- und Krankengeldtagen sowie bei den Medikamentenkosten und -verordnungen basieren dabei zumeist sowohl auf indikationsspezifischen, d.h. mit der spezifischen psychischen Erkrankung assoziierten Effekten, als auch auf indikationsunspezifischen Wirkungen.

Ein weiteres innovatives Vorgehen in diesem Projekt bestand in einer Verbindung einer in Aussicht genommenen Kostenreduktion der konsekutiven Krankheitskosten und einer Bonus-Malus-Zahlung eines Anteils der Behandlungsfallkosten in Abhängigkeit von der erzielten Reduktion. Ein solcher „Pay-for-Performance" war zu dem damaligen Zeitpunkt zumindest in der deutschen Gesundheitsversorgung ein Novum und ist es wohl auch noch jetzt.

Das methodische Vorgehen umfasste folgende Auswertungsschritte:

1. Prüfung auf individueller Ebene, wie viele Programmteilnehmer innerhalb eines Zeitraums von 36 Monaten nach Absolvierung der Maßnahme fallbezogen mindestens 35 % geringere gesundheitsbezogene Leistungsausgaben für Krankenhausaufenthalte, Krankengeld und verordnete Arzneimittel verursachen als der Durchschnitt einer Kontrollgruppe
2. Anschließende Analyse, wie viele der Programmteilnehmer, bei denen mindestens 35 % geringere Leistungsausgaben feststellbar sind, unter Berücksichtigung der Kostenbestandteile „individuelle gesundheitsbezogene Leistungsausgaben" sowie „durchschnittliche fallbezogene Kosten für die Durchführung und Evaluation des stationären Programms" unter den durchschnittlichen Kosten einer Kontrollgruppe liegen

Zwischen der Krankenkasse und der Behandlungsinstitution wurde vertraglich vereinbart, dass bei fallbezogenem Nachweis der Wirtschaftlichkeit eine Bonuszahlung in Höhe von 10 % der Fallpauschale durch die Krankenkasse fällig wird. Bei individuell nicht erreichter Wirtschaftlichkeit erfolgt im Gegenzug eine Malusrückzahlung an den Kostenträger in Höhe von ebenfalls 10 % der Fallpauschale (Details dazu finden sich bei Schumacher et al. 2011 sowie bei Zielke, Dörning u. Bitzer 2013).

Zur Bestimmung der individuellen gesundheitsbezogenen Leistungsausgaben der Teilnehmer im Vergleich zu den Durchschnittskosten der Kontrollgruppe wurde eine taggenaue Berechnung vorgenommen. Dabei wurde separat für jeden Teilnehmer jeder der bis zu 1 095 Nachbeobachtungstage mit den durchschnittlichen Kosten der Kontrollgruppenmitglieder verglichen, für die an dem jeweils entsprechenden Tag Informationen zu Leistungsausgaben vorlagen. Anschließend wurden die tageweise bestimmten Vergleichswerte über den jeweils spezifischen

Nachbeobachtungszeitraum jedes Programmteilnehmers aufaddiert und mit den kumulierten Durchschnittskosten der Kontrollgruppe verglichen.

Unter Beachtung verschiedener Substichproben erfüllten 63,64 % bzw. 72,79 % der Teilnehmer das vereinbarte Cut-off-Kriterium und verursachten um mindestens 35 % geringere Leistungsausgaben als der Durchschnitt der Kontrollgruppe.

Bei weiteren 11,19 bzw. 9,56 % waren ebenfalls geringere gesundheitsbezogene Folgekosten als in der Kontrollgruppe nachweisbar, die allerdings das 35 %-Kriterium nicht erreichten. Lediglich für 25,17 bzw. 17,65 % sind höhere gesundheitsbezogene Leistungsausgaben im Nachbeobachtungszeitraum im Vergleich zum Durchschnitt der Kontrollgruppe feststellbar.

Unter Einbezug der durchschnittlichen fallbezogenen Kosten für die Durchführung und Evaluation des stationären Programms konnte für insgesamt 60,84 bzw. 72,79 % ein positives Ergebnis im Sinne der vereinbarten Bonus-/Malus-Regelung konstatiert werden.

9.7 Behandlungsdauer und Ergebnisqualität in der medizinischen Rehabilitation

Im Verlauf der letzten 20 Jahre wurde die Verweildauer in der stationären medizinischen Rehabilitation von psychischen und psychosomatischen Erkrankungen erheblich verkürzt. Diese Entwicklung mit einem weiteren Rückgang der Behandlungszeiten setzt sich ungehindert fort. Die Gründe hierfür sind vielfältig und reichen von möglichen konzeptionellen Optimierungen der Rehabilitationskonzepte über die Herabsetzung klinikbezogener Durchschnittskontingente bis zur Deckelung des Ausgabenbudgets für medizinische Rehabilitationsmaßnahmen.

Wenn man die fehlende wissenschaftliche Bearbeitung des Themas und die wenigen öffentlichen Reaktionen von Versorgungseinrichtungen ins Blickfeld rückt, scheinen die Verkürzungen der Behandlungszeiten problemlos umzusetzen zu sein. Es entsteht der Eindruck, dass z. B. Verkürzungen der stationären Behandlungszeiten ohne Einbußen bei der Ergebnisqualität möglich geworden sind.

Bei der Untersuchung von Jahrgangsstichproben von Behandlungsverläufen erweist sich die Behandlungsdauer lediglich bei spezifischen Problemkonstellationen als Prädiktor für das Behandlungsergebnis (Zielke et al. 1997). Zur Analyse und Bewertung von Zusammenhängen zwischen den Veränderungen der Behandlungsdauer und den Veränderungen bei den Behandlungsergebnissen ist es hingegen erforderlich, Zeitreihen über mehrere Behandlungsjahrgänge hinweg zu untersuchen.

9.7.1 Ausgangslage

Zuverlässige verfügbare Behandlungsdaten hinsichtlich der stationären Behandlungsdauer von psychischen und psychosomatischen Erkrankungen sind kaum zu beschaffen, besonders wenn es um klinikbezogene oder konzeptbezogene Auswertungen (verhaltenstherapeutische Einrichtungen, psychodynamisch ausgerichtete Einrichtungen) geht. Offensichtlich überwiegen nicht selten ökonomisch begründete Vorbehalte zuungunsten einer weitergehenden Prozesstransparenz. Teilweise werden sogar extrem kurze Verweildauern bei bestimmten Krankheitsbildern als Marketingstrategie verwandt, um Belegungsvorteile bei Kostenträgern einzuwerben. Dies erschwert die wissenschaftliche Auseinandersetzung mit der Thematik erheblich. Inwieweit auch bei Kostenträgern die Frage gesunkener Fallkosten infolge kürzerer Behandlungszeiten bei den Kapazitätsberechnungen und bei den Zuweisungen an Kliniken eine Rolle spielen, ist ohne weitergehende Kenntnisse der diesbezüglichen internen Entscheidungsregeln und Bewertungsverfahren nicht beurteilbar. Als Indiz für die Brisanz der Thematik verkürzter Verweildauern mag der Sachverhalt gewertet werden, dass die Rehabilitationsforschung der letzten Jahre die Fragestellung nach den Auswirkungen veränderter Behandlungszeiten nicht aufgegriffen hat. Für die Versorgungsforschung ist diese Fragestellung von eminenter Bedeutung.

Empirische Analysen zu dieser Thematik sind eine ausgesprochene Rarität. Löschmann et al. (2006) haben im Rahmen der MESTA-Studie zur Evidenz stationärer psychosomatischer Rehabilitation eine Reihe von Einflussfaktoren auf die Behandlungsergebnisse untersucht und dabei auch die Behandlungsdauer ins Blickfeld gerückt. Zielke und Wittmann (2009) und Zielke et al. (2005) haben eine Reihe von Zusammenhangsanalysen hinsichtlich der Veränderungen der Behandlungszeiten unter einer Langzeitperspektive und den korrespondierenden Behandlungsergebnissen berechnet.

9.7.2 MESTA-Studie: Einflussfaktoren auf die Behandlungsergebnisse

In einer umfangreichen Metaanalyse haben Löschmann et al. (2006) quasi als Nebenergebnis untersucht, welche Einflussfaktoren auf die stationären Behandlungsergebnisse (Moderatorvariablen) identifizierbar sind. Tabelle 9-19 enthält eine Übersicht über die Untersuchungsergebnisse. Hierin abgebildet sind die Korrelationskoeffizienten zwischen einzelnen Moderatorvariablen und den Effektstärken (ES) zwischen den Aufnahmebefunden und der Entlassung aus der Klinik (A/E) sowie zwischen der Aufnahme in die Klinik und den katamnestisch gefundenen Veränderungen (A/K).

Die Behandlungsdauer hat neben dem Alter der Rehabilitanden und dem Bildungsgrad einen wesentlichen Einfluss auf die Behandlungsergebnisse. Dies trifft ganz besonders auf den Zusammenhang mit den langfristigen Behandlungsergebnissen zu. Hier ergibt sich ein Koeffizient von 0,42 (1 % Signifikanzniveau) zwischen der stationären Behandlungsdauer und dem Wirkungsgrad der Rehabilitation, gemessen nach einem katamnestischen Krankheitsverlauf zwischen 1 und 2 Jahren. Dieses Ergebnis ist besonders interessant, weil sich die in die Metaanalyse einbezogenen Studien über mehrere Untersuchungsjahrgänge mit unterschiedlich langen Behandlungszeiten verteilen. Dadurch wird ein methodischer Nachteil umgangen, der entsteht, wenn solche Zusammenhangsanalysen sich lediglich auf einen einzigen homogenen Jahrgang beschränken, in dem die Varianz der stationären Behandlungszeiten eher gering ist.

Tab. 9-19 MESTA-Studie – Einflussfaktoren auf die Behandlungsergebnisse (Löschmann et al. 2006)

Moderatorvariablen (Korrelation)	r ES (A/E)	r ES (A/K)
Alter in Jahren	−0,23	−0,38[2]
Geschlecht männlich	0,10	0,10
Bildungsgrad	0,40[2]	0,36[1]
Krankheitsdauer	0,05	0,07
Behandlungsdauer in der Klinik	0,27[1]	0,42[2]
Multiples R	0,60[1]	0,68[1]

[1] signifikant bei p = 5,0 %; [2] signifikant bei p = 1,0 %
ES = Effektstärken; r ES (A/E) = Effektstärken zwischen Aufnahmebefunden und der Entlassung aus der Klinik; r ES (A/K) = Effektstärken zwischen der Aufnahme in die Klinik und den katamnestisch gefundenen Veränderungen

9.7.3 Stationäre Behandlungsdauer im Langzeitverlauf bei Essstörungen

Behandlungsdauer

Sowohl bei den klinischen Behandlern als auch bei der Mehrzahl der Kostenträger ist es unbestritten, dass bei Patientinnen mit Essstörungen eher längere Behandlungszeiten erforderlich sind. Wenn man sich einmal die wenigen diesbezüglichen Behandlungsdaten anschaut, berichtet Zielke (2005) mit Bezug auf die Behandlungsjahrgänge 1982 bis 1985 von Behandlungszeiten von 95 Tagen bei Patientinnen mit einer Anorexia nervosa (bei ausschließlich regulär Entlassenen: 110 Tage) und von 84 Tagen bei Patientinnen mit einer Bulimia nervosa (bei ausschließlich regulär Entlassenen: 89 Tage). Unter Berücksichtigung

9.7 Behandlungsdauer und Ergebnisqualität in der medizinischen Rehabilitation

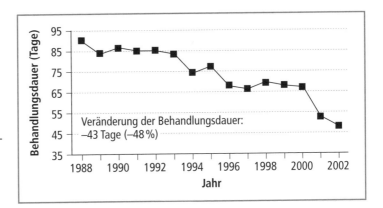

Abb. 9-15 Verteilung der Mittelwerte für die Behandlungsdauer 1988–2002 bei Essstörungen, ICD-10: F50.1, F50.2, F50.3, F50.4, F50.5, F50.8, F50.9

der Jahrgänge 1985 bis 1995 ergeben sich stationäre Behandlungszeiten von 87 Tagen bei Anorexia nervosa und von 78 Tagen bei Bulimia nervosa. In einer Untersuchung von Heymann et al. (2003), die auch Behandlungen im Akutkrankenhaus einschließt, wird eine Behandlungsdauer bei Patientinnen mit Essstörungen (F50) von 56 Tagen berichtet. Danach rangieren Essstörungen nach Zwangserkrankungen mit 72 Tagen und Persönlichkeitsstörungen mit 63 Tagen in stationärer psychotherapeutischer Behandlung auf dem dritten Platz bei den Behandlungszeiten.

Insgesamt beträgt die Untersuchungsstichprobe der Patientinnen mit Essstörungen n = 4 485 Patienten. Für jeden Jahrgang wurde eine Zufallsauswahl von 140 Patientinnen gezogen, um gleichgroße Jahrgangsstichproben zu erhalten. In Abbildung 9-15 zeigt sich eine kontinuierliche Veränderung der stationären Behandlungszeiten seit dem Ankerjahrgang 1988. Ausgehend von einer Dauer von 90 Tagen im Jahrgang 1988 finden wir eine kontinuierliche Verkürzung der Behandlungszeiten auf 47 Tage im Behandlungsjahrgang 2002. Eine über den allgemeinen Trend hinausgehende Verkürzung ergibt sich vom Jahrgang 2000 nach 2001. Der Rückgang um 43 stationäre Behandlungstage je Fall bedeutet eine Verringerung der Behandlungszeiten um 48 %. Man kann praktisch von einer Halbierung der Behandlungszeiten sprechen. Auch in den letzten Analysejahren setzt sich der Trend zur Verkürzung weiter fort und forciert sich sogar.

Zumindest die stationären Behandler beobachten diese Entwicklung mit Sorge, weil die Zeiten zur therapeutischen Auseinandersetzung, zur Eskalierung und Bearbeitung von Behandlungskonflikten und zur Identifizierung und Veränderung von übergeordneten Handlungsregeln und Handlungsschemata bei dieser Patientengruppe derart komprimiert worden sind – ganz abgesehen einmal von der Tatsache, dass nunmehr innerhalb derselben Zeit doppelt so viele Patienten behandelt werden (können) müssen mit der Konsequenz einer Verdopplung zumindest der korrespondierenden Aufnahmeuntersuchungen, der Entlassungsuntersuchungen und der Abfassung der Entlassungsberichte.

Behandlungsergebnisse bei Essstörungen im Verlauf 1988–2002

Abbildung 9-16 enthält die Verteilung der Behandlungsergebnisse aus der Perspektive der stationären Behandler im Verlauf seit 1988 auf einer 7-stufigen bipolaren Skala von sehr stark verschlechtert (Stufe 1) bis sehr stark verbessert (Stufe 7). Wir haben zur Verdeutlichung lediglich das obere Segment (zwischen Stufe 5 und Stufe 6) der Skala abgebildet. Wie auch

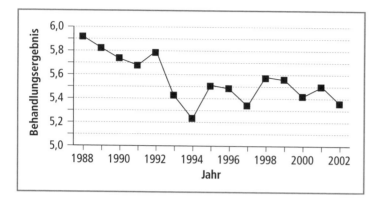

Abb. 9-16 Verteilung der Mittelwerte für das Behandlungsergebnis 1988–2002 bei Essstörungen, ICD-10: F50.1, F50.2, F50.3, F50.4, F50.5, F50.8, F50.9

unter Berücksichtigung aller Behandlungsdiagnosen fallen die Veränderungsangaben der Behandler bei den Essstörungen seit 1988 durchgehend weniger positiv aus. Auch hier findet man in den Behandlungsjahrgängen 1993 und 1994 einen forcierten Abwärtstrend, der jedoch im Folgejahrgang 1995 wieder aufgefangen wird und sich wiederum an den allgemeinen Trend anschließt. Natürlich kann man angesichts dieser Veränderungen argumentieren, dass es unerheblich ist, ob der Anteil der Patienten mit sehr starken positiven Veränderungen statt ursprünglich 30 % nunmehr lediglich 10 % ausmacht, während der Anteil, bei denen keine Verschlechterung eingetreten ist, weitgehend gleich bleibt.

Bei der Bewertung der Behandlungsergebnisse muss ebenfalls berücksichtigt werden, dass im Beobachtungszeitraum wesentliche Konzeptoptimierungen umgesetzt wurden, die ganz sicher dazu beigetragen haben, trotz dieser Abwärtsspirale von deutlich positiven Veränderungseinschätzungen der Behandler sprechen zu können.

Dauer seit Erstmanifestation bei Essstörungen im Verlauf 1988–2002

Das Verfolgen der Hypothese eines Zusammenhangs zwischen den Veränderungen in der Behandlungsdauer und den Veränderungen in der Ergebniseinschätzung ist zulässig, wenn klinisch relevante Merkmale identifiziert werden können, die im Zusammenhang mit den beiden Primärvariablen zu sehen sind und im Zeitverlauf nicht dem gleichen Trend folgen. Als Indikator für die Chronifizierung des Krankheitsgeschehens liegen in den Basisdokumentationen der stationären Behandlungsverläufe fallbezogene Angaben zur „Dauer seit Erstmanifestation" vor.

Die Angaben der stationären Behandler resultieren aus Befragungen der Patienten, wann die Probleme und Beschwerden begonnen haben, die zu der aktuellen stationären Behandlung geführt haben. Aus Abbildung 9-17 ist ersichtlich, dass die Krankheitsdauer bei Essstörungen vor Beginn der stationären Behandlung sich in einer Spannbreite von 7 Jahren bis zu 9 Jahren bewegt und im Mittel über den gesamten Untersuchungszeitraum 7,6 Jahre beträgt. Ein Trend in Richtung auf einen geringeren Chronifizierungsgrad, der korrespondierend als Erklärung verkürzter Behandlungszeiten herangezogen werden könnte, ist nicht zu beobachten. Vielmehr zeigen sich in den Jahrgängen 1996 mit 9,8 Jahren und in den Jahrgängen 2000 und 2001 mit einer Krankheitsdauer von knapp unter 9 Jahren höhere Chronifizierungsgrade. Im letzten Untersuchungsjahrgang pendelt sich dieser Wert jedoch wiederum auf den allgemeinen Durchschnittswert ein. Festzuhalten bleibt, dass ein Trend im Chronifizierungsgrad, der

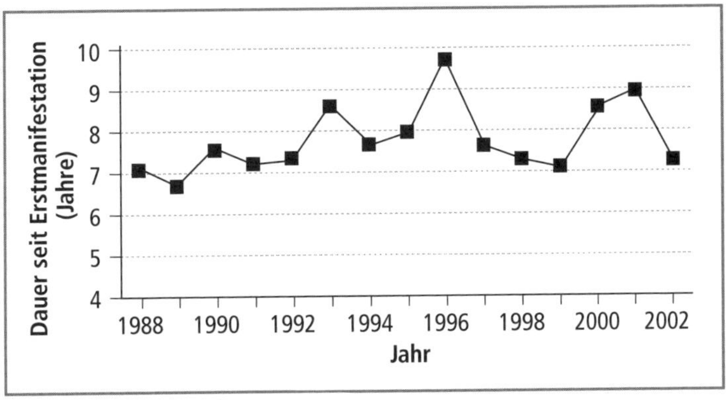

9.7 Behandlungsdauer und Ergebnisqualität in der medizinischen Rehabilitation

Abb. 9-17 Verteilung der Mittelwerte für die Dauer seit Erstmanifestation 1988–2002 bei Essstörungen, ICD-10: F50.1, F50.2, F50.3, F50.4, F50.5, F50.8, F50.91

sich korrespondierend zur Verkürzung der Verweildauer oder zur Veränderung der Behandlungsergebnisse verhält, nicht zu beobachten ist und somit auch nicht zur Erklärung bzw. Begründung der untersuchten Variablen herangezogen werden kann.

„Alerting-Korrelation" als klärende Trendanalyse

Die Methode der „Alerting-Korrelation" im Ansatz von Rosenthal et al. (2000) wurde bisher nicht im deutschsprachigen Raum im Rahmen von längerfristigen Verlaufsanalysen angewendet und sie erscheint auf den ersten Blick als ein eher ungewöhnliches Verfahren.

Man verzichtet auf die Varianzen der untersuchten Behandlungsjahrgänge hinsichtlich der in Aussicht genommenen Variablen und verwendet lediglich deren durchschnittliche Merkmalsausprägung. Die Lage der Mittelwertskombinationen für jeden Jahrgang bildet die Ausgangsbasis für die Berechnung der „Alerting-Korrelation". Im Falle unserer Analyse ergeben sich zwischen 1988 und 2002 15 Messzeitpunkte, über die eine Korrelation gerechnet wird.

Zur besseren Anschaulichkeit haben wir die Variablenverteilung in Abbildung 9-18 in einer Punktewolke unter Verwendung der Jahrgangspunkte dargestellt. Der Korrelationskoeffizient beträgt r (alerting)= 0,65 und

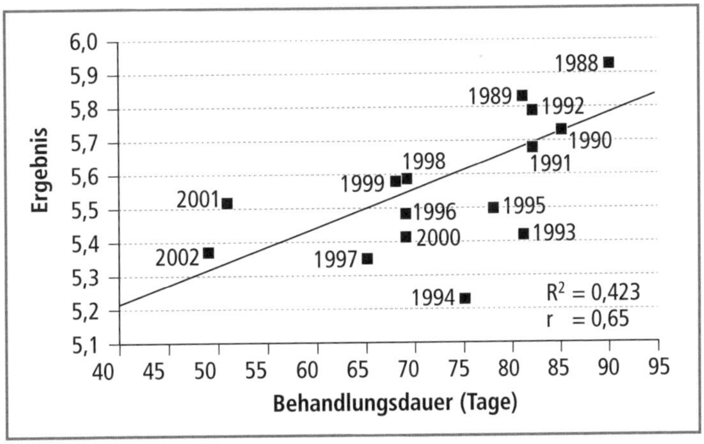

Abb. 9-18 „Alerting-Korrelation" zwischen der Verweildauer und den Ergebniseinschätzungen im Verlauf von 1988 bis 2002 (Essstörungen, Analysestichprobe: n = 1 960)

ist mit einer Irrtumswahrscheinlichkeit von 1% signifikant. Die Jahrgangsmessungen zwischen der Behandlungsdauer und den Behandlungsergebnissen ergeben einen hochsignifikanten Zusammenhang. Anschaulich nachvollziehbar wird dieser Zusammenhang, wenn man sich die Position der Jahrgänge im Koordinatensystem anschaut. Im oberen rechten Winkel befindet sich der Jahrgang 1988 mit der längsten Behandlungsdauer und dem besten Behandlungsergebnis. Jeweils in absteigender Reihe sind die konsekutiven Jahrgänge platziert mit dem Abschlussjahrgang 2002 der Analysestichprobe im unteren linken Winkel der Koordinaten. Ausreißerjahrgänge sind erwartungsgemäß auch hier die Jahre 1993 und ganz besonders 1994 mit deutlich schlechteren Behandlungsergebnissen bei immerhin noch 80 bzw. 75 Behandlungstagen.

Aus der Höhe des Korrelationskoeffizienten ist ersichtlich, dass durch diesen Zusammenhang 42,3% der gemeinsamen Varianz der Variablen erklärt werden können. Diese Höhe ist für klinische Stichproben sehr ungewöhnlich.

Die Methode der „Alerting-Korrelation" scheint nicht nur wegen der eindeutigen Ergebnisse ein brauchbares Verfahren zu sein, Zusammenhänge zwischen einzelnen Merkmalsbereichen zu identifizieren. Voraussetzung hierfür ist das Vorhandensein einer genügend großen Anzahl von Messzeitpunkten.

Zwischenzeitliche bis zum Behandlungsjahrgang 2007 durchgeführte Berechnungen auf der Basis der vorgenannten Methodik zeigen eindeutig eine Fortsetzung und Stabilisierung der Zusammenhänge zwischen der Behandlungsdauer und den Behandlungsergebnissen in der Weise, dass bei weiteren Verkürzungen der Behandlungszeiten mit geringeren Erfolgsquoten zu rechnen ist. Wie Zielke und Wittmann 2009 nachgewiesen haben, gelten diese Ergebnisse nicht nur für Essstörungen, sondern ebenso für depressive Erkrankungen, Angststörungen und Persönlichkeitsstörungen. Besonders betroffen von weiteren Verkürzungen der Behandlungszeiten und verminderten Behandlungsergebnissen sind nach deren Analysen jüngere Patienten und Patienten mit längeren prästationären Anamnesedauern.

Die beiden Autoren (2009, S. 45) weisen auf die besondere Brisanz in der Bewertung von Fragestellungen in der Versorgungsforschung hin, wenn behandlungsleitende Themenbereiche von führenden Stakeholdern mit einer hohen Regulierungskompetenz der Patientenströme berührt werden.

9.8 Das Fallpauschalensystem in der Behandlung psychischer Erkrankungen und „Diagnosis Related Groups" (DRG)

Der Gesetzgeber hat mit dem Krankenhausfinanzierungsgesetz den Selbstverwaltungspartnern den Auftrag erteilt, ein neues Entgeltsystem für den Bereich Psychiatrie, Psychotherapie und Psychosomatik (Psych-Bereich) zu entwickeln. Der Gesetzgeber orientiert sich dabei sehr stark am Krankenhausentgeltgesetz, das den Finanzierungsrahmen für den somatischen Bereich auf der Basis von „Diagnosebezogenen Fallgruppen" regelt. Mittlerweile liegen die Grundlagen für die sogenannten „PEPP-Entgelte" (= „Pauschalierte Entgelte für Psychiatrie und Psychosomatik") vor (Wöhrmann 2012).

Für nicht wenige Psychotherapeuten und Psychosomatiker ist damit der Traum von der hochgradigen Individualität des Behandlungsaufwandes geplatzt und verschiedentlich wird versucht, dieses Finanzierungssystem grundsätzlich infrage zu stellen (Meißner 2010). „Bei psychischen Erkrankungen kann man nicht nur den Patienten behandeln, sondern muss auch seine Lebensumstände, seine Familie und Arbeitsbedingungen mit einbeziehen" (Kruckenberg 2010, zit. n. Meißner s. o.).

Für den Bereich der medizinischen Rehabilitation gibt es eine Reihe von Initiativen und Vorschlägen zur Fallgruppenbildung und der entsprechenden Finanzierung (Müller-Fahrnow u. König 2008; Zielke 2008), die jedoch von den Versorgungsinstitutionen nie offensiv aufgegriffen wurden. Beide Systeme basieren auf einer klinisch begründeten Systematik von Behandlungsfallgruppen in enger Verbindung mit zugeordneten obligaten Behandlungselementen, die auch die Krankheitsschweregrade und die Behandlungsschweregrade berücksichtigen.

Möglicherweise haben aber auch die von den RV-Trägern umgesetzten durchschnittlichen Behandlungskontingente für die einzelnen Kliniken die Entwicklung von klinisch und therapeutisch begründeten Fallgruppen ad absurdum geführt. Unabhängig von der Zusammensetzung der jeweiligen Klientel darf eine Klinik keinen darüberliegenden Behandlungsdurchschnitt am Jahresende aufweisen. Solche Konzepte verhindern letztlich die sachbezogene Entwicklung von klinisch-therapeutisch begründeten Fallgruppen!

9.9 Fazit

Die Verwendung der bei der Gesetzlichen Krankenversicherung und der Rentenversicherung vorhandenen Daten zur Inanspruchnahme gesundheitsbezogener Dienstleistungen und zum Krankheitsgeschehen eröffnet neue Perspektiven der Versorgungsforschung. Während das Krankheitsgeschehen der Versicherten über lange Zeiträume nahezu ausschließlich unter versicherungsrechtlichen Gesichtspunkten erfasst und gespeichert wurde, bilden die Krankheitsdaten seit wenigen Jahren eine zuverlässige Grundlage für systematische wissenschaftliche Fragestellungen im Bereich der Versorgungs- und der Evaluationsforschung. In Verbindung mit sozialen und demografischen Faktoren ist es nunmehr möglich, die Bedeutung ausgewählter Krankheitsgruppen empirisch zu belegen, Risikogruppen zu beschreiben und Krankheitsverläufe nach spezifischen Interventionen über längere Zeitintervalle hinweg zu beobachten.

Psychische Störungen zeigen eine hohe und in den letzten Jahren zunehmende Bedeutung für das Erkrankungsgeschehen bereits im Erwerbspersonenalter. Im Vergleich zu anderen Erkrankungen zeigen sich bei diesen Diagnosen insbesondere überdurchschnittlich langdauernde Erkrankungsintervalle im Sinne von Arbeitsunfähigkeits- oder Verweilzeiten in Krankenhäusern. Trotz relativ geringer Fallzahlen bei Auswertungen zu Arbeitsunfähigkeiten sind bereits im Erwerbspersonenalter nach Auswertungen über mittelfristige Zeitintervalle erhebliche Anteile der Bevölkerung von behandlungsbedürftigen psychischen Störungen betroffen. Es mehren sich jedoch auch Zweifel daran, ob die von den Krankenkassen immer wieder proklamierte Zunahme psychischer Erkrankungen nicht einen Fehlschluss darstellt, der durch die Grundlagen der Krankheitsartenstatistiken entsteht. Die offensichtlich ansteigenden Fehltage wegen psychischer Erkrankungen entstehen weniger durch ein Ansteigen der Neuerkrankungen als vielmehr durch längere Krankheitsdauern je Krankheitsfall.

Die zu beobachtende Zunahme (sowohl absolut als auch in Relation zu anderen Erkrankungen) von Erwerbsminderungsrenten infolge psychischer Erkrankungen scheint eher durch demografische Effekte bedingt zu sein. Es lassen sich nahezu identische Fallhäufigkeiten zwischen der Zunahme von Erwerbsminderungsrenten wegen psychischer Erkrankungen und einer Zunahme von Erwerbspersonen in kritischen Altersjahrgängen aufzeigen.

Trotz des nachgewiesenen ausgeprägten Krankheitsverhaltens von Patienten mit psychischen und psychosomatischen Erkrankungen zeigen die Verlaufsanalysen zum Erwerbsgeschehen der Deutschen Rentenversicherung Bund (DRV Bund) ganz eindeutig, dass der Vergleich der direkten Kosten für eine qualifizierte medizinische Rehabilitation mit dem Ertrag (z. B. Beitragszahlungen und nicht zu zahlende Erwerbsminderungsrenten) einen positiven Saldo ergibt. Bereits durch einen 5-monatigen Verbleib im Erwerbsleben werden die Kosten für eine psychosomatische Rehabilitation ausgeglichen.

Die stationär behandelten Patienten werden in einem 2-jährigen Nachuntersuchungszeitraum seltener krank, sind im Krankheitsfalle kürzer krank und auch Behandlungen im Akutkrankenhaus werden seltener notwendig und fallen ebenfalls wesentlich kürzer aus. Während der stationären Behandlung und Rehabilitation lernen die Patienten offensichtlich ein verändertes Krankheitsverhalten, wodurch sie in der Lage sind, sich auch in einem Zeitraum von 2 Jahren nach dem Ende der stationären Behandlung schneller wieder gesundheitlich zu stabilisieren. Ein weiterer Effekt ist darin zu sehen, dass die weiterführenden behandelnden Ärzte infolge der diagnostischen Präzisierungen während der medizinischen Rehabilitation in der Lage sind, zielorientierter mit den Patienten umgehen zu können, weil ihnen eindeutigere diagnostische Zuordnungen der von den Patienten berichteten Beschwerden und Krankheitsereignissen vorliegen.

Gesundheitsökonomische Evaluationen rufen neben der Hoffnung auf faire Bewertungen und Optimierung bestehender Programme auch vielerlei Ängste hervor, im Spiegel der angelegten Messlatten entweder nicht bestehen zu können oder unfair bewertet zu werden. Im Vorfeld von entsprechenden Evaluationsaktivitäten ist es in ganz besonderer Weise erforderlich, mit den in einem Evaluationsprogramm involvierten Interessenträgern („Stakeholder") die möglichen Kriterien abzustimmen, auf deren Basis Ergebnisse akzeptiert werden können. Prinzipiell zählen hierzu die direkt Betroffenen wie Patienten, aber auch das Versorgungs- und Interventionspersonal, und die indirekt Betroffenen wie die Kosten- und Leistungsträger (Krankenkassen und Rentenversicherungsträger), Gesundheitspolitiker sowie die wissenschaftliche und allgemeine Öffentlichkeit. Neben den wissenschaftlichen Anforderungen und Prinzipien gilt es, auch diese „Stakeholder-Interessen" angemessen zu berücksichtigen. Was nützt eine methodisch bestens angelegte Evaluationsstudie, die vornehmlich von theoretischen Interessen geleitet, von den „Umsetzern" im Gesundheitssystem aber als realitätsfern bewertet und als kaum umsetzbar angesehen wird!

Die Krankheitskosten nach medizinischen Rehabilitationsmaßnahmen vermindern sich in einem Zeitraum von 2 Jahren nach der Behandlung um 21 554,60 € je Patient. Diese Reduktion muss in Relation gesetzt werden zu den Kosten der stationären verhaltensmedizinischen psychosomatischen Behandlungen.

Bei einem durchschnittlichen Pflegesatz von 110 € pro Behandlungstag und einer mittleren Aufenthaltsdauer von 51,6 Tagen in der psychosomatischen Klinik kostet die stationäre Behandlung und Rehabilitation 5 676 € pro Patient. Unter Einbeziehung aller Kostenfaktoren und der erreichten Reduktion der Krankheitskosten in der Katamnese in Höhe von 21 554 € ergibt sich bei stationären Behandlungskosten (Investition) eine Kosten-Nutzen-Relation von 1 : 3,79. Das bedeutet, dass bei einer Investition von 1 € in die stationäre psychosomatische Behandlung und Rehabilitation eine Reduktion der Krankheitskosten und der Krankheitsfolgekosten von 3,79 € erzeugt wird.

Opportunitätsanalysen auf der vergleichenden Grundlage betriebswirtschaftlich ermittelter Produktivitätsberechnungen von gewerblichen Arbeitnehmern ergeben einen Nettonutzen von 48 224 € je Behandlungsfall. Dieser Ansatz der Opportunitätsanalyse unter Nutzung betriebswirtschaftlicher Grundlagen zur Produktivität kann möglicherweise dazu beitragen, die Akzeptanz für systematische Evaluationen im Gesundheitswesen zu erhöhen und die Ergebnisqualität auch unter einer gesundheitsökonomischen Perspektive stärker in den Vordergrund zu rücken. Die vorgestellten Ergebnisse zum „Return of Investment" (ROI) sind jedoch in hohem Maße abhängig von den erzielten Effektstärken, von der Dauer der Therapieeffekte und von den jeweiligen Behandlungskosten. Bei Tagespflegesätzen von bis zu 300 € und Behandlungszeiten von über 70 Tagen (die dem Verfasser raliter bekannt sind) ist der „Break-even-Point" eines positiven ROI bereits bei Weitem nicht mehr realisierbar.

Die medizinische Rehabilitation von psychischen und psychosomatischen Erkrankungen ist unter gesundheitsökonomischen Aspekten das am besten untersuchte Versorgungselement in der deutschen Gesundheitsversorgung und erweist sich bei standardisierten Effektstärkevergleichen, z. B. mit der

Akutpsychosomatik, als deutlich überlegen. Allerdings weisen die Zusammenhangsanalysen zwischen den Verkürzungen der stationären Behandlungszeiten und den damit einhergehenden schlechteren Behandlungsergebnissen darauf hin, dass die Einsparungen der Behandlungsfallkosten durch kürzere Behandlungszeiten nicht ohne negative Folgen geblieben sind. Dies gilt nicht nur für die hier berichteten Ergebnisse zu den Krankheitsverläufen bei Essstörungen (Zielke u. Wittmann 2009).

Es wird dringend empfohlen, differenzielle störungsbezogene Behandlungszeitkorridore für die stationäre medizinische Rehabilitation auf der Basis von Schweregradstratifizierungen zu entwickeln und festzulegen (Zielke 2006) und von den weitgehend undifferenzierten Durchschnittskontingentierungen Abstand zu nehmen.

Literatur zu Kapitel 9

Deutsche Angestellten Krankenkasse DAK (Hrsg). DAK – Gesundheitsreport 2005, Schwerpunkt Angst und Depressionen. Hamburg: Eigenverlag 2005.

Deutsche Rentenversicherung Reha-Bericht 2012 Die medizinische und berufliche Rehabilitation der Rentenversicherung im Licht der Statistik 2013.

Dorenburg U, Huck-Langer K, Nischan P, Winnefeld M. Kontinuierliche, klinikvergleichende Patientenbefragung im Reha-Qualitätssicherungsprogramm der Rentenversicherung: Konzept, Methodik, Erfahrungen. In: Satzinger W, Trojan A, Kellermann-Mühlhoff P (Hrsg). Patientenbefragungen in Krankenhäusern – Konzepte, Methoden, Erfahrungen. St. Augustin: Asgard 2001; 361–9.

Grobe TG, Dörning H, Schwartz FW. Versichertenbezogene Leistungen und Ausgaben der Krankenkassen – Die Bedeutung psychischer Störungen. Prax Klin Verhaltensmed Rehabil 2004; 67: 193–9.

Hansmeier T, Müller-Fahrnow W, Klosterhuis A, Spyra K. Kosten-Nutzen-Bewertung der medizinischen Rehabilitation der RV und die Auswirkungen des WFG. Die Angestelltenversicherung 1997; 44: 226–33.

Hasenbring M. Kosten-Nutzen-Analyse in der Schmerztherapie: Beispiel Rückenschmerz. Prax Klin Verhaltensmed Rehabil 1996; 35: 182–5.

Irle H, Klosterhuis H, Grünbeck P. Sozialmedizinische Prognose nach stationärer medizinischer Rehabilitation in der Angestelltenversicherung. Prax Klin Verhaltensmed Rehabil 1998; 42: 51–60.

Löschmann C, Steffanowski A, Schmidt J, Wittmann W, Nübling R. MESTA-Studie – Evidenz stationärer psychosomatischer Rehabilitation. Unveröffentlichter Forschungsbericht 2006.

Klosterhuis H. Analysemöglichkeiten mit Routinedaten der Sozialversicherung. In: Bengel J, Koch U (Hrsg). Grundlagen der Rehabilitationswissenschaften – Themen, Strategien und Methoden der Rehabilitationsforschung. Berlin, Heidelberg, New York: Springer 2000; 451–66.

Meißner M. DRG in der Psychiatrie: An den Bedürfnissen vorbei. Deutsches Ärzteblatt 2010, 107(10).

Müller-Fahrnow W, König HH (Hrsg). Fallgruppen in der medizinischen Rehabilitation Prax Klin Verhaltensmed Rehabil 2008; 80.

Nübling R, Löschmann C, Steffanowski A, Wittmann WW. Effektivität und Effizienz der stationären Behandlung psychisch Kranker – Vergleich zwischen den Versorgungssektoren Rehabilitation und Akutpsychosomatik. DRV-Schriften 2005; 52: 472–5.

Rische H. Welchen Nutzen hat die medizinische Rehabilitation der gesetzlichen Rentenversicherung? Prax Klin Verhaltensmed Rehabil 2004; 67: 200–5.

Robert-Koch-Institut (Hrsg). Gesundheitsberichterstattung des Bundes: „Angststörungen". Berlin: Robert-Koch-Institut 2004.

Robert-Koch-Institut (Hrsg). Gesundheitsberichterstattung des Bundes: „Gesundheit in Deutschland". Berlin: Robert-Koch-Institut 2006.

Rosenthal R, Rosnow R, Rubin DB. Contrasts and effect sizes in behavioral research – a correlation approach. Cambridge: University Press 2000.

Schliehe F, Haaf HG. Zur Effektivität und Effizienz der medizinischen Rehabilitation. Dtsch Rentenversicher 1996; 10–11: 666–89.

Schmidt KH, Hunter JE, Pearlman K. Assessing the economic impact of personal programs on workforce productivity. Personal Psychology 1982; 35: 333–47.

Schumacher A, Kristof O, Zielke M. Früherkennung und Risikomodifikation bei psychosomatischen Störungen – Erste Ergebnisse zu einem Frühinterventionsprogramm der Gmünder Ersatzkasse und der AHG Klinik Waren. In: Zielke M (Hrsg) Indikation zur stationären Verhaltenstherapie und medizinischen Rehabilitation bei psychischen und psychosomatischen Erkrankungen, Lengerich: Pabst Science Publishers 2011: 571–590.

Schwartz FW, Bitzer EM, Dörning H, Grobe TG, Krauth C, Schlaud M, Schmidt T, Zielke M. Gutachten: Gesundheitsausgaben für chronische Krankheit in Deutschland – Krankheitskosten und Reduktionspotenziale durch verhaltensmedizinische Risikomodifikation. Lengerich: Pabst Science Publishers 1999.

Stapel M. Wirksamkeit stationärer Verhaltenstherapie bei depressiven Erkrankungen in der Psychosomatik. Inauguraldissertation zur Erlangung des akademischen Grades eines Doktors der Sozialwissenschaften der Universität Mannheim. Lengerich: Pabst Science Publishers 2005.

Sturm J, Zielke M. „Chronisches Krankheitsverhalten": Die klinische Entwicklung eines neuen Krankheitsparadigmas. Prax Klin Verhaltensmed Rehabil 1988; 1: 17–27.

von Heymann F, Zaudig M, Tritt K. Die diagnosebezogene Behandlungsdauer in der Psychosomatischen und Psychotherapeutischen Medizin: eine homogene Größe? Erste Ergebnisse der Multicenter-Basisdokumentation (Psy-BaDo-PTM) als Grundlage qualitätssichernder Maßnahmen in der stationären Psychosomatik. Lengerich: Papst Science Publishers 2003: Heft 62.

Wilcox RR. Comparing the variances of dependent groups. Psychometrica 1989; 54: 305–15.

Wittmann WW, Nübling R, Schmidt J. Evaluationsforschung und Programmevaluation im Gesundheitswesen. Z Evaluation 2002; 1: 39–60.

Wöhrmann S Neues Entgeltsystem für den Psych-Bereich 2012, VdeK Magazin.

Zielke M. Patientenfallgruppen in der medizinischen Rehabilitation am Beispiel der Rehabilitation von Patienten mit psychosomatischen Erkrankungen unter besonderer Berücksichtigung depressiver Störungsbilder. Prax Klin Verhaltensmed Rehabil 2008; 80: 143–160.

Zielke M. Wirksamkeit stationärer Verhaltenstherapie. Weinheim: Psychologie Verlags Union 1993.

Zielke M. Behandlungsdauer und Ergebnisqualität von stationären Behandlungsverläufen bei Patientinnen mit Essstörungen. In: Vogelgesang M, Schuhler P, Zielke M (Hrsg). Essstörungen – Klinische Behandlungskonzepte und praktische Erfahrungen. Lengerich: Pabst Science Publishers 2005: 179–98.

Zielke M. Entwicklung differenzieller Behandlungszeitkorridore für die stationäre medizinische Rehabilitation auf der Basis einer Schweregradstratifizierung von psychischen und psychosomatischen Erkrankungen. Prax Klin Verhaltensmed Rehabil 2006; 74: 301–8.

Zielke M. Erwerbsminderungsrenten wegen psychischer Erkrankungen und demographische Entwicklung. Zeitschrift für Psychosomatische Medizin und Psychotherapie 2013b; 59 (1): 91–92.

Zielke M. Erwerbsminderungsrenten wegen psychischer Erkrankungen und demographische Entwicklung. 2013 In DRV Bund (Hrsg.) 22. Rehabilitationswissenschaftliches Kolloquium vom 4. bis 6. März 2013 in Mainz. DRV-Schriften Bd. 10: 327–328.

Zielke M. Inzidenzraten psychischer Erkrankungen auf der Basis von Krankheitsartenstatistiken der Krankenkasse: Fehleinschätzungen mit fatalen Folgen 2013a In Lutz W, Bergmann-Warnecke K (Hrsg.) 8. Workshopkongress für Klinische Psychologie und Psychotherapie in Trier. Abstractband, Universität Trier: 221–222.

Zielke M, Wittmann WW (Hrsg). Behandlungsdauer und Behandlungsergebnisse: Auf dem Prüfstand der Psychotherapieforschung. Prax Klin Verhaltensmed Rehabil 2009; 80.

Zielke M, Dörning H, Bitzer EM Früherkennung und Risikomodifikation in der behandlung und Rehabilitation psychosomatischer Erkrankungen In Stelzig, Rathner, Klaushofer (Hrsg) Die Folgen der (Nicht)Diagnose psychischer Erkrankungen. Medizinische, rechtliche, wirtschaftliche und ethische Aspekte. Wien: Jan Sramek Verlag 2013.

Zielke M, Dehmlow A, Wülbeck B, Limbacher K. Einflussfaktoren auf die Behandlungsdauer bei psychischen und psychosomatischen Erkrankungen in der stationären Verhaltenstherapie.

Prax Klin Verhaltensmed Rehabil 1997; 37: 22–56.

Zielke M, Schumacher A, Kristof O (2010) Ergebnisparameter der unmittelbaren Behandlungseffekte eines Früherkennungs- und Frühinterventionsprogramms bei psychischen Erkrankungen in Bezug auf klinisch-psychologische Kriterien. In DRV Bund (Hrsg) 19. Rehabilitationswissenschaftliches Kolloquium „Vernetzung in der Rehabilitation – Kommunikation und Vernetzung". DRV-Schriften Bd. 88, 2010: 464–465.

Zielke M, Borgart EJ, Carls W, Herder F, Kirchner F, Kneip V, Lebenhagen J, Leidig S, Limbacher K, Lippert S, Meermann R, Reschenberg I, Schwickerath J. Ergebnisqualität und Gesundheitsökonomie verhaltensmedizinischer Psychosomatik in der Klinik – Krankheitsverhalten und Ressourcenverbrauch von Patienten mit psychischen und psychosomatischen Erkrankungen: Ergebnisse verhaltensmedizinischer Behandlung und Rehabilitation im Langzeitverlauf. Lengerich: Pabst Science Publishers 2004.

Zielke M, Wittmann W, Stapel M. Behandlungsdauer und Ergebnisqualität in der stationären Psychosomatik: Ergebnisse langfristiger Prozessanalysen. DRV-Schriften 2005; 59: 469–71.

10 Weiterentwicklung in der psychosomatischen Rehabilitation

U. Koch und H. Schulz

10.1 Hintergrund: Entwicklung und Einordnung der psychosomatischen Rehabilitation in das Gesundheitssystem

In den letzten 30 Jahren ist innerhalb der medizinischen Rehabilitation ein Versorgungsangebot entstanden, das sich auf 175 Fachabteilungen und ein Bettenangebot von ca. 15 000 Behandlungsplätzen stützt. Hier werden jährlich etwa 130 000 stationäre Maßnahmen mit einer durchschnittlichen Verweildauer von 37 Tagen durchgeführt (Deutsche Rentenversicherung Bund 2012).

Seit etwa Mitte der 1970er Jahre war über viele Jahre hinweg im Bereich der psychosomatischen Rehabilitation ein kontinuierlicher, intensiver Wachstumsprozess zu verzeichnen. Die Gründe für das beeindruckende Wachstum der psychosomatischen Rehabilitation, die in dieser Form nur in Deutschland existiert, sind vielfältig. Die Psychiatrie-Enquête (Bericht zur Lage der Psychiatrie in der Bundesrepublik Deutschland; Deutscher Bundestag 1975) deckte eindrucksvoll die damalige defizitäre Versorgungssituation psychisch Kranker in Deutschland auf. Dabei wurden auch die einseitig psychopharmakologisch ausgerichtete Behandlung der Patienten und die gleichzeitig bestehenden Defizite in der psychotherapeutischen und soziotherapeutischen Versorgung von psychisch Kranken dargestellt. Mit ihrer explizit psychotherapeutischen Schwerpunktsetzung trägt die psychosomatische Rehabilitation dieser Kritik Rechnung.

Ein anderer Grund ist in der ebenfalls in den 1970er Jahren beginnenden Differenzierung der Angebote in der medizinischen Rehabilitation in Deutschland zu sehen. So entwickelte sich zu diesem Zeitpunkt aus den seinerzeit eher generisch und zum Teil noch an Kurkonzepten orientierten Angeboten ein in Bezug auf die verschiedenen rehabilitativen Indikationen spezialisiertes Angebot. Es entstanden Fachkliniken für kardiologische, neurologische oder auch onkologische Rehabilitation. Unter dieser Perspektive stellte die Entwicklung der psychosomatischen Rehabilitation eine konsequente Fortführung dieses Differenzierungsprozesses dar.

> „Psychosomatische Rehabilitation" wird heute definiert als ein indikationsspezifischer Angebotstyp der medizinischen Rehabilitation, bei dem im Rahmen eines ganzheitlichen Rehabilitationskonzeptes psychotherapeutischen Behandlungsmaßnahmen ein besonderer Stellenwert zukommt.

Der Begriff „psychosomatische Rehabilitation" ist seit langer Zeit umstritten, weil missverständlich. Er vermittelt fälschlicherweise den Eindruck, dass in den Kliniken der psychosomatischen Rehabilitation vorrangig Patienten mit psychosomatischen Störungen behandelt werden. Ganz abgesehen davon, dass eine klare Definition des Begriffes „psychosomatische Erkrankungen" nicht gegeben ist, ist festzustellen, dass die Gruppe der „psychosomatischen Erkrankungen" keineswegs die häufigste in diesen Kliniken behandelte Diagnosegruppe darstellt. Es dominieren vielmehr Patienten mit affektiven Störungen, Anpassungsstörungen oder Angststörungen. Vergleiche des Diagnosespektrums von Patienten in der psychosomatischen Rehabilitation mit denen der psychotherapeutischen Krankenhausversorgung wie auch der psychiatrischen Krankenhausversorgung weisen auf sich stark überschneidende Diagnosespektren hin. Da klare Abgrenzungskriterien in Bezug auf die individuelle Zuweisung einzelner Patienten zu den unterschiedlichen Versorgungssystemen fehlen, liegen hierin die wesentlichen Gründe für immer wieder auftretende Konflikte, sowohl zwischen den Leistungsanbietern der Bereiche als auch zwischen den verschiedenen zuständigen Kostenträgern.

Bezogen auf den oben diskutierten Wachstumsprozess ist sicher auch relevant, dass die stationären Angebote in der psychosomatischen Rehabilitation im Vergleich zur psychotherapeutischen Krankenhausbehandlung, bedingt durch eine weniger dichte Personalausstattung, vergleichsweise kostengünstig erbracht werden können.

10.2 Behandlungsergebnisse der psychosomatischen Rehabilitation

Die erfolgreiche Implementierung der psychosomatischen Rehabilitation ist weiterhin in Zusammenhang zu stellen mit der in diesem Bereich sehr früh etablierten Kultur der Evaluationsforschung. Diese bestätigt mit einer großen Zahl von methodisch anspruchsvoll konzipierten Untersuchungen die generelle Wirksamkeit der psychosomatischen Rehabilitation. Die Ergebnistrends lassen sich wie folgt zusammenfassen; es zeigen sich:
- vergleichsweise niedrige Abbruchraten (8,9 %) (vgl. Lang et al. 2006)
- statistisch und klinisch bedeutsame Veränderungen in einer Vielzahl von psychometrischen Testvariablen (z. B. Lebenszufriedenheit, Depressivität, Ängstlichkeit)
- durchgängig hochsignifikante Verbesserungen in Beschwerdebereichen (z. B. Schmerzen, Herz-Kreislauf-Störungen, Anspannung)
- bedeutsame Veränderungen der kostenrelevanten Ergebnisvariablen in nahezu allen Studien (z. B. Arbeitsunfähigkeitszeiten, ambulante Arztbesuche, Krankenhaustage, Medikamentenkonsum)

Darüber hinaus konnte in Kosten-Nutzen-Analysen die gesundheitsökonomische Effizienz der Maßnahmen belegt werden (Zielke 2008).

Eine umfangreiche Metaanalyse zu den Effekten stationärer psychosomatischer Rehabilitation (MESTA-Studie) bestätigt diese Einschätzungen (Steffanowski et al. 2007). Sie bezieht sich auf 65 Outcome-Studien aus der stationären Rehabilitation von Patienten mit psychischen bzw. psychosomatischen Erkrankungen im Zeitraum von 1980 bis September 2004 sowie auf Primärdaten aus zehn Programmevaluationsstudien (Schmidt et al. 2000, 2003; Wittmann et al. 2002). Einschlusskriterium für die Metaanalyse war das Vorliegen wenigstens einer Kontrollbedingung (Prätest oder eine unbehandelte Vergleichsgruppe). Die Ergebnisse der Analyse verdeutlichen, dass sich für die Rehabilitation von psychischen bzw. psychosomatischen Erkrankungen bei Patienten mit depressiven Störungen mittlere bis große Behandlungseffekte ergeben. Auch Patienten mit Angststörungen profitieren deutlich zum Entlassungs- und Katamnesezeitpunkt. Eine Übersicht über die durchschnittlich erreichten Effektstärken der nach verschiedenen Merkmalsbereichen gruppierten Outcome-Kriterien gibt Tabelle 10-1, die nach Effekten zum Zeitpunkt der Beendigung der Behandlung sowie zum Katamnesezeitpunkt differenziert.

Eigene Untersuchungen am Institut für Medizinische Psychologie des Universitätsklinikums Hamburg-Eppendorf weisen auf die Notwendigkeit einer differenziellen Analyse der Behandlungsergebnisse hin (Barghaan et al. 2005; Watzke et al. 2008). An einer großen und repräsentativen Untersuchungsgruppe von 2971 in der psychosomatischen Rehabilitation behandelten Patienten wurden die Veränderungen im Rahmen einer Zweipunktmessung (nach Erhalt des Bewilligungsbescheides durch die Rentenversicherung und 6 Monate nach Beendigung der Behandlung) erfasst. Als Erfolgsparameter wurden die Effektstärkenveränderungen in einer Kurzform des SCL-90-R (SCL-9; Klaghofer u. Brähler 2001) verwendet. Mit diesem Verfahren werden vergleichbar dem „General Severity-Index" (GSI) robust psychische Beeinträchtigungen erfasst.

Tab. 10-1 Ergebnisse (mittlere Effektstärken) in verschiedenen Outcome-Bereichen zum Entlassungs- und Katamnesezeitpunkt: MESTA-Studie des eqs-Instituts (Steffanowski et al. 2007)

	Beginn-Entlassungs-Vergleiche (58 Studien)		Beginn-Katamnese-Vergleiche (45 Studien)	
	M	SD	M	SD
Körperlich	0,52	0,26	0,36	0,17
Psychisch	0,69	0,37	0,57	0,41
Kognitiv	0,44	0,35	0,40	0,32
Sozial	0,41	0,26	0,38	0,33
Funktional	0,47	0,25	0,48	0,35
Sozialmedizinisch	0,45	0,21	0,36	0,23
Allgemeinbefinden	0,64	0,50	0,40	0,29
Alle Effekte	0,55	0,31	0,49	0,35

Die Abbildungen 10-1 bis 10-4 zeigen, dass der durchschnittliche Therapieerfolg in erheblichem Maße von Alter, der Entlassungsdiagnose und der gewählten Klinik abhängig ist. Die psychotherapeutische Orientierung (reine Verhaltenstherapie [VT], reine Psychoanalyse [PA] oder Mischformen [VT/PA]) spielt dagegen nur eine untergeordnete Rolle.

Um angemessene Vergleiche zwischen Einrichtungen vornehmen zu können, ist insbesondere zu beachten, dass Unterschiede der Charakteristika der Patienten zwischen Einrichtungen bestehen können, die mit dem Behandlungserfolg im Zusammenhang stehen, d.h. die die Erfolgswahrscheinlichkeit geringer oder höher ausfallen lassen. Gemäß

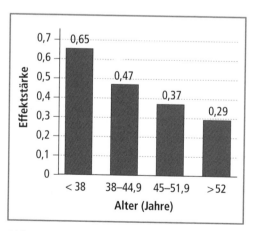

Abb. 10-1 Abhängigkeit der Behandlungseffekte vom Alter (Altersquartile SCL-9)

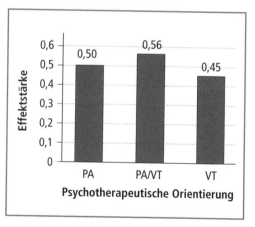

Abb. 10-2 Abhängigkeit der Behandlungseffekte von der Therapiemethode

10.2 Behandlungsergebnisse der psychosomatischen Rehabilitation

dem unterschiedlichen Patientenklientel (Case Mix) von Einrichtungen weisen diese – bei angenommener gleicher Behandlungsqualität – eine unterschiedliche Wahrscheinlichkeit auf, Therapieerfolge bei ihren Patienten zu erzielen. Daher sollten die unterschiedlichen

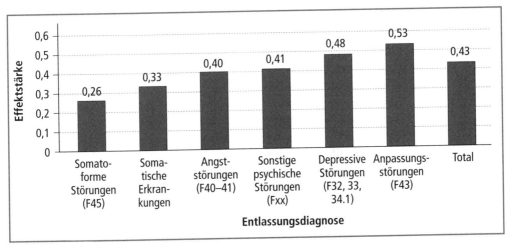

Abb. 10-3 Effektstärken nach 1. Entlassungsdiagnose (SCL-9)

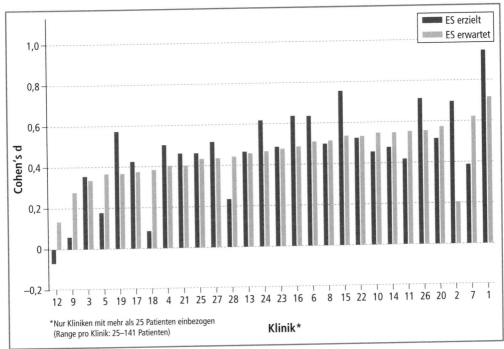

Abb. 10-4 Effektstärken in Abhängigkeit von der einzelnen Klinik (SCL-9) ohne und mit Risikoadjustierung (Watzke et al. 2008)

Ausgangsbedingungen statistisch kontrolliert werden, d. h. es sollte eine sogenannte Risikoadjustierung vorgenommen werden. Neben Alter und Diagnose sind insbesondere Chronifizierung und Bildung relevante Störfaktoren (Confounder) (Schulz et al. 2004; Watzke et al. 2008).

Ebenso wie in anderen Indikationsgruppen der Rehabilitation wurden auch im Bereich der psychischen bzw. psychosomatischen Erkrankungen, und zwar für die größte Diagnosegruppe – Patienten mit Depression – mittlerweile Rehabilitationstherapiestandards entwickelt und auf ihre Praktikabilität und Akzeptanz überprüft (Steinmann et al. 2012). Grundlage dafür bilden Analysen der verfügbaren nationalen und internationalen Evidenz für einzelne Therapieelemente (Dirmaier et al. 2012). Dabei bleibt jedoch bisher ungeklärt, inwieweit diese auch

- in der klinischen Routine allgemein,
- speziell im Setting der psychosomatischen Rehabilitation und
- dort in Kombination mit anderen evidenzbasierten therapeutischen Leistungen wirksam sind.

Hier besteht noch erheblicher Forschungsbedarf.

10.3 Aktuelle Weiterentwicklungen in der psychosomatischen Rehabilitation

Die Begrenzungen der finanziellen Ressourcen im Gesundheitswesen haben auch in der medizinischen Rehabilitation einen erheblichen Veränderungsdruck erzeugt und Weiterentwicklungen sowie Umgestaltungen zur Folge gehabt. Dies gilt auch für die Rehabilitation psychisch und psychosomatisch Kranker. Nachfolgend werden einige dieser Veränderungstrends dargestellt. Eingegangen wird dabei auf Bemühungen bzw. Erfordernisse, den Zugang des Patienten zur psychosomatischen Rehabilitation zu verbessern, die Implementierung von medizinisch-beruflichen Konzepten und die Entwicklung von ambulanter Rehabilitation für psychisch und psychosomatisch Kranke.

10.3.1 Ansätze zur Verbesserung des Zugangs zur stationären psychosomatischen Rehabilitation

Ein schon häufig formulierter Kritikpunkt im Zusammenhang mit der Entwicklung der psychosomatischen Rehabilitation betrifft ablaufende Chronifizierungsprozesse bei psychisch Kranken, bevor diese ein ihren Problemlagen angemessenes Behandlungsangebot erhalten. Die von Potreck-Rose und Koch (1994) hierzu vorgelegte Expertise bestätigt die Existenz dieses Problems nachhaltig. Ein substanzieller Anteil der in den psychosomatischen Rehabilitationskliniken behandelten Patienten erhält, wie die analysierten Studien zeigen, erst nach einer erheblichen Latenzzeit eine stationäre psychotherapeutische Behandlungsmaßnahme. Wenn auch weniger ausgeprägt, gilt dieses Problem auch für die deutlich seltener eingeleitete psychotherapeutische Krankenhausbehandlung. Unabhängig von der eingangs erwähnten ungeklärten Frage einer klaren Abgrenzungsmöglichkeit von Krankenhaus- und Rehabilitationsversorgung stellt sich deshalb auf alle Fälle die Notwendigkeit, Strategien zu entwickeln, mit denen ein früherer Zugang von psychisch und psychosomatisch Kranken zur stationären psychotherapeutischen Krankenhaus- wie Rehabilitationsbehandlung erreicht werden kann.

Die hierbei in den letzten Jahren verfolgten Ansätze hatten unterschiedliche Zugänge des Patienten zur stationären psychotherapeutischen Behandlung im Blick. Sie betreffen sowohl den Wechsel von Patienten aus der ambulanten und stationären somatisch orientierten Akutversorgung als auch den aus der ambulanten psychotherapeutischen bzw. psychiatrischen Versorgung. In der ambulanten Akutversorgung wird seit einigen Jahren ein konzeptuell sehr sinnvoller Ansatz verfolgt, nämlich durch von den Ärztekammern organisierte Fortbildungen und Schulungsmaßnahmen von Ärzten in der psychosomatischen Grundversorgung die Wissensbasis für das Verständnis und die Behandlungsmöglichkeiten psychosomatischer Erkrankungen zu verbessern. Solche qualifikatorischen Verbesserungen wären auch für im Krankenhaus tätige somatisch orientierte Ärzte dringend wünschenswert. Relevant sind in diesem Zusammenhang auch Auswirkungen qualifikatorischer Verbesserungen, die durch die Etablierung des Facharztes für Psychosomatische Medizin und Psychotherapeutische Medizin, des Facharztes für Psychiatrie und Psychotherapie und durch die im Psychotherapeutengesetz geregelte Ausbildung zum Psychologischen Psychotherapeuten erreicht wurden. Die

Auswirkungen der zuvor geschilderten Maßnahmen für die Zuweisungsprozesse zur stationären Behandlung sind im Detail noch nicht abschätzbar und können grundsätzlich in unterschiedliche Richtungen gehen: Patienten werden früher ambulant psychotherapeutisch behandelt und bedürfen einer stationären Behandlung nicht mehr, stationär behandlungsbedürftige Patienten werden wegen der besseren psychodiagnostischen Kenntnisse der genannten Berufsgruppen früher erkannt und in stationäre Behandlung überwiesen, oder es kommt wegen der partiellen Konkurrenz der ambulanten Behandlergruppen zur stationären Versorgung zu neuen Latenzen und Schnittstellenproblemen. Eine andere Verbesserungsmöglichkeit stellen psychosomatische Liaison- und Konsiliardienste in den Akutkrankenhäusern dar, zu deren Aufgaben auch die frühzeitige Diagnostik von Patienten mit rehabilitationsbedürftigen psychosomatischen Störungen gehört. Hier ist die Versorgungssituation gegenwärtig noch sehr defizitär: Nur etwa 10 % der Krankenhäuser verfügen über entsprechende Dienste (Herzog et al. 2003).

Optimierungsstrategien an den Übergängen der Behandlungskette sollten aber nicht nur auf den Abbau größerer zeitlicher Latenzen zielen, sondern z. B. auch eine angemessenere Informationsübergabe zwischen den behandelnden Institutionen und die gezielte Vorbereitung von Patienten berücksichtigen. Hier bestehen insofern Defizite, als ein substanzieller Anteil der Patienten (Schätzungen gehen hier von einem Viertel bis einem Drittel der Patienten aus) mit einem stark somatisch geprägten Krankheitsverständnis und entsprechenden Behandlungserwartungen in die Kliniken kommen (Peters u. Löwenberg 1993) und in der Initialphase nicht selten erhebliche Anpassungsprobleme zeigen. Die Möglichkeiten, Patienten diesbezüglich besser vorzubereiten, wurden in letzter Zeit modellhaft erprobt (Best et al. 2009; Bischoff et al. 2005; vgl. auch De Vries u. Petermann 2012).

10.3.2 Maßnahmen zur medizinisch-beruflichen Orientierung in der psychosomatischen Rehabilitation

Die Rehabilitationskommission zur Weiterentwicklung der Rehabilitation der gesetzlichen Rentenversicherung des Verbandes Deutscher Rentenversicherungsträger (VDR) kam bei ihrer kritischen Bestandsaufnahme zur Situation der Rehabilitation der Rentenversicherung Anfang der 1990er Jahre zu der Feststellung, dass das Ziel, durch die medizinische Rehabilitation eine angemessene und wirksame Hilfe zur beruflichen Teilhabe zu geben, häufig nicht in befriedigendem Umfang erreicht wird (vgl. Verband Deutscher Rentenversicherungsträger 1991). Die Kommission stellte vor allem Defizite bezüglich des Informationsstandes zum Anforderungsprofil der Rehabilitanden an ihren Arbeitsplatz, der berufsbezogenen Funktions- und Leistungsdiagnostik bei ärztlichen Therapeuten sowie der berufsbezogenen Fachberatung in den Rehabilitationseinrichtungen fest. Die Ergebnisse der neueren Rehabilitationsforschung zum Thema „Return to work" stützen die damalige Einschätzung der Reformkommission. Sie zeigen zwar, dass bezogen auf das Kriterium „Berufliche Reintegration" die medizinische Rehabilitation bei Teilgruppen einerseits deutliche Erfolge aufzuweisen hat, es gibt aber auch Hinweise darauf, dass das Potenzial noch nicht voll ausgeschöpft ist.

Optimierungsansätze, die darauf zielen, die Diskrepanz zwischen der Zielsetzung „Return to work" und der Realität zu verringern, werden seit vielen Jahren in der Rehabilitation diskutiert. Zu nennen sind hier insbesondere Ansätze im Rahmen der medizinisch-beruflichen Rehabilitation und Konzeptionen der medizinisch-beruflichen Orientierung.

Angebote der **medizinisch-beruflichen Rehabilitation (MBR)**, die bereits Anfang der 1970er Jahre begonnen wurden, gestalten sich in Abhängigkeit von den Problemlagen sehr unterschiedlich in Art und Umfang der Leistungen. Sie richten sich nicht an das gesamte Spektrum von Rehabilitanden, sondern haben einen indikativen Schwerpunkt im Bereich der neurologischen Rehabilitation und decken hier, schon aus Aufwandsgründen, nur einen begrenzten Ausschnitt aus dem Spektrum möglicher Berufe ab. Insgesamt handelt es sich bezüglich des Aufwandes, des zeitlichen Bedarfs und des Prozesses um ein sehr aufwendiges Verfahren, das für die psychosomatische Rehabilitation keine besondere Bedeutung erlangt hat.

Konzepte der **medizinisch-beruflichen Orientierung (MBO)** finden sich zunehmend seit Mitte der 1990er Jahre. Ausgangspunkt sind dabei gesundheitlich bedingte, spezifische berufliche Problemlagen. Mit den MBO-Konzepten soll bei der Gestaltung der diagnostischen und therapeutischen Maßnahmen in der medizinischen Rehabilitation eine stärkere Fokussierung der berufsbezogenen Perspektive erreicht werden. Gleichzeitig sollen rehabilitationsmedizinische Maßnahmen und Maßnahmen zur Teilhabe am Erwerbsleben besser aufeinander abgestimmt werden. Zielgruppen sind alle rehabilitativen Indikationen, der Schwerpunkt der bisherigen Modellansätze liegt aber eindeutig im Bereich der psychosomatischen Erkrankungen. Die Neurorientierung der rehabilitativen Konzeption soll im Wesentlichen ohne eine Veränderung der zeitlichen Dauer der Rehabilitationsmaßnahme und des Gesamtaufwands erreicht werden.

Die in den bisherigen MBO-Modellen erprobten Maßnahmen lassen sich nach ihren Ansatzpunkten im Rehabilitationsprozess gruppieren. Orientiert an Slesina et al. (2004) lassen sich die folgenden Initiativen unterscheiden.

■ **Ansätze zur Spezifizierung des erwerbsbezogenen Rehabilitationsbedarfs und der damit verbundenen Assessment-Verfahren.** Dazu gehören einerseits Screeningverfahren zur Identifikation von Rehabilitandengruppen, für die ein besonderer Bedarf für berufsbezogene Interventionen besteht, andererseits Assessment-Strategien zur Spezifizierung des qualitativen und quantitativen Bedarfs für entsprechende rehabilitative Interventionen. Diese Diagnostik fokussiert vor allem auf den Vergleich der beruflichen Anforderungen des Rehabilitanden mit seinem Fähigkeitsprofil, um arbeitsbedingte Überforderungen differenziert zu beschreiben (Integration von Menschen mit Behinderungen in die Arbeitswelt [IMBA], http://www.imba.de; Merkmalsprofile zur Eingliederung Leistungsgewandelter und Behinderter in Arbeit [MELBA], http://www.baua.de/nn_27756/de/Informationen-fuer-die-Praxis/Handlungshilfen-und-Praxisbeispiele/Toolbox/Verfahren/MELBA.html; Ertomis Assessment Methode [EAM], http://doku.iab.de/mittab/1997/1997_2_MittAB_Plath.pdf). Andere Ansätze richten sich auf die Beurteilung des funktionellen Leistungsvermögens (Evaluation der funktionellen Leistungsfähigkeit [EFL], http://www.europeanforum.org/pdf/Referat-Mueller.pdf).

■ **Entwicklung und Umsetzung von implementierungsfähigen berufsorientierten Interventionsmodulen.** Diese betreffen ein breites Spektrum von Maßnahmen, das von arbeitsplatzbezogenem Leistungstraining zur Wiedererlangung bzw. Sicherung der Leistungsfähigkeit im Beruf bis hin zu verhaltenstherapeutischen Angeboten zur Bewältigung des beruflichen Alltags reicht.

■ **Maßnahmen zur beruflichen Neuorientierung.** Darunter fallen unter anderem psychologische Eignungsuntersuchungen, Belastungserprobungen, Berufsfindung und Arbeitserprobungen. Letzteres geschieht zum Teil in Kooperation mit Berufsförderungswerken, nahe gelegenen Betrieben oder auch mit dem betriebsärztlichen Dienst. Die Interventionen sind teils integriert in den Zeitrahmen der medizinischen Rehabilitation, teils finden sie direkt im Anschluss an die Maßnahme statt.

■ **Vorbereitung und Unterstützung der Rückkehr zur Arbeit.** Auch hier gibt es ein breites Spektrum von sehr unterschiedlichen Maßnahmen. Exemplarisch genannt seien psychologische Interventionen zur Unterstützung der Rückkehr des Rehabilitanden in den Beruf bei krankheitsbedingten Ängsten (Keck u. Löschmann 2005), Maßnahmen der stufenweisen Wiedereingliederung (Bürger 2004), die intensivierte Nachsorge (Ennepetaler Modell; vgl. Karoff 1998) sowie die konsiliarische Beratung zwischen Betriebsarzt und Rehabilitationsarzt (Haase et al. 2002).

Die Entwicklung und Implementierung der MBO-Modelle stützt sich auf Erfahrungen und Ergebnisse aus wissenschaftlich begleiteten Modellprojekten, von denen mehrere in das **rehabilitationswissenschaftliche Verbundforschungsprogramm** (Rentenversicherung, Bundesministerium für Bildung und Forschung) integriert waren. Die in den beiden Förderphasen bearbeiteten Projekte haben für den Bereich der psychosomatischen Rehabilitation vor allem Erkenntnisse für das Assessment und die Qualitätssicherung sowie zur Interventions- und Nachsorgegestaltung berufsbezogener Maßnahmen in der medizinischen Rehabilitation erbracht. Zu nennen sind hier Ansätze zur Diagnostik beruflichen Bewältigungsverhaltens oder zur beruflichen Belastungserprobung, zur Optimierung berufsbezogener Therapiemaßnahmen und zur zielorientierten Beratung zur Rückkehr zur Arbeit.

Als Zwischenfazit zu den Modellprojekten lässt sich feststellen, dass diese Projekte wesentlich zu der heute sehr viel intensiver geführten Diskussion um eine medizinisch-berufliche Orientierung in der medizinischen Rehabilitation beigetragen und diese zumindest in Teilbereichen auf eine bessere empirische Basis gestellt haben.

Wichtig ist aus Sicht der Autoren allerdings, das MBO-Modell nicht mit Ansprüchen und Erwartungen zu überfordern, um Enttäuschungen bei entsprechenden Umsetzungsversuchen vorzubeugen. Es gilt, realistische Zielsetzungen zu formulieren, die die institutionellen Rahmenbedingungen der medizinischen Rehabilitation berücksichtigen. In der Regel dürften die berufsreintegrierenden Maßnahmen vorrangig der Vorbereitung und Motivierung der Rehabilitanden dienen. Eine Erreichung weitergehender Zielsetzungen erscheint nur aussichtsreich, wenn die Rentenversicherung als zuständiger Kostenträger wenigstens für Teilgruppen von Rehabilitanden einen höheren zeitlichen und personellen Aufwand für die Durchführung medizinisch-beruflicher Rehabilitationsmaßnahmen einplanen und auch Überlegungen bezüglich entsprechender Nachsorgemaßnahmen anstellen würde.

10.3.3 Die Entwicklung eines ambulanten rehabilitativen Angebotssystems für psychisch und psychosomatisch Kranke

Im Gegensatz zu anderen Ländern ist das System der medizinischen Rehabilitation in Deutschland traditionell durch eine starke Bevorzugung stationärer Angebote geprägt. Sieht man von frühen Ansätzen zur ambulanten Rehabilitation bei Suchtkranken ab, werden erst seit Anfang der 1990er Jahre Initiativen zum Ausbau eines ambulanten Angebotssystems ernsthaft diskutiert. Anstoß hierfür waren Forderungen seitens der Gesundheitspolitik, ebenso wie interne Entwicklungen in der Rentenversicherung und Initiativen der gesetzlichen Krankenkassen (Koch u. Bürger 1996).

10.3 Aktuelle Weiterentwicklungen in der psychosomatischen Rehabilitation

Neben vermuteten Kostenvorteilen werden auf inhaltlicher Ebene Vorteile der ambulanten bzw. teilstationären Rehabilitation angeführt, die sich vor allem aus der Wohnortnähe der Leistungserbringung ergeben. Diese bietet grundsätzlich bessere Möglichkeiten sowohl für eine stärkere Vernetzung mit anderen Angeboten des Gesundheits- und Sozialsystems als auch für eine zeitlich flexiblere Form der Leistungserbringung. Probleme im Umfeld des Patienten könnten besser berücksichtigt und Angehörige leichter hinzugezogen werden. Bei ambulanten Maßnahmen besteht prinzipiell auch die Möglichkeit einer parallelen Berufstätigkeit. Ambulante rehabilitative Maßnahmen sollen stationäre Angebote in bestimmten Fällen ergänzen oder ersetzen. Im Falle der Ergänzung folgen sie entweder verkürzten oder regelhaft durchgeführten stationären Maßnahmen. Ambulante bzw. teilstationäre rehabilitative Maßnahmen können aber auch neue Zielgruppen ansprechen, die mit stationären Angeboten bislang nicht erreicht wurden.

Während es in der zweiten Hälfte der 1990er Jahre vor allem in der Orthopädie und ansatzweise auch in der Kardiologie und Neurologie zu einem deutlichen Ausbau ambulanter bzw. teilstationärer rehabilitativer Angebote gekommen ist, wurden entsprechende Entwicklungen im Indikationsbereich der psychosomatischen Erkrankungen deutlich später und zurückhaltender initiiert. Die Gründe für diese Latenz sind nicht geklärt. Die oben aufgeführten, für eine ambulante Rehabilitation sprechenden konzeptionellen Argumente sollten eigentlich in gleichem, wenn nicht sogar in stärkerem Maße für psychisch und psychosomatisch Kranke mit ihren häufig bestehenden Problemen der sozialen Interaktion und Integration gelten. Im Sinne der stationären Rehabilitation lässt sich dagegen argumentieren, dass zumindest bei einem Teil der Patienten mit psychischen Erkrankungen eine vorübergehende Distanzierung aus dem gewohnten Umfeld die Einleitung von Veränderungsprozessen begünstigen kann. In wohnortfern gelegenen Rehabilitationskliniken sind diese Patienten zudem weniger Ängsten vor Stigmatisierung bei der Nutzung von Behandlungseinrichtungen für psychisch Kranke ausgesetzt als in der wohnortnahen ambulanten Behandlung.

Basis der ambulanten Rehabilitation für psychisch und psychosomatisch Kranke waren die von der Bundesarbeitsgemeinschaft für Rehabilitation entwickelten träger- und indikationsübergreifenden Anforderungen (Bundesarbeitsgemeinschaft für Rehabilitation 2000, 2004). Diese Empfehlungen differenzieren sich in einen allgemeinen (indikationsübergreifenden) und einen indikationsspezifischen Teil.

Im **allgemeinen Teil** sind unter anderem Aspekte des Rehabilitationsverständnisses, der Indikationsstellung, der Rehabilitationsziele, der Angebots- und Leitungsstruktur, der erforderlichen Berufsgruppen, der räumlichen und technischen Ausstattung und der Qualitätssicherung festgestellt. Die **indikationsspezifischen Teile** definieren die besonderen Anforderungen für einzelne Rehabilitationsindikationen. Für die ambulante Rehabilitation psychisch und psychosomatisch Kranker liegen diese seit 2003 vor. Grundsätzlich handelt es sich bei diesen ambulanten Angeboten entsprechend dem Konzept der Bundesarbeitsgemeinschaft für Rehabilitation um Konzepte, die sich stark an den Zielperspektiven und Leistungsanforderungen der stationären Rehabilitation orientieren. Dies gilt auch für den Indikationsbereich psychischer und psychosomatischer Erkrankungen. Das hier verfolgte Konzept stellt, bezogen auf das Spektrum der in der internationalen Literatur beschriebenen ambulanten Modelle, nur eine mögliche Variante dar und ist anschaulicher beschrieben durch die Begriffe „ambulant" bzw. „teilstationär" bzw. „tagesklinischer Ansatz".

Das im Konzept der Bundesarbeitsgemeinschaft für Rehabilitation genannte **Diagnosespektrum** (ICD-10) für die ambulante Rehabilitation psychisch und psychosomatisch Kranker umfasst depressive Störungen, Belastungs- und Anpassungsstörungen, Angststörungen, somatoforme Störungen, psychosomatische Erkrankungen, körperliche Störungen, bei denen psychische Faktoren eine wesentliche Rolle spielen, sowie Teilgruppen anderer psychischer Störungen (z. B. Persönlichkeitsstörungen).

Individuelle Voraussetzungen für eine ambulante Rehabilitation sind die Mobilität, physische und psychische Belastbarkeit, die Erreichbarkeit der Einrichtung in zumutbarer Fahrzeit (max. 45–60 Minuten), die Sicherstellung der häuslichen Versorgung sowie die Sicherstellung der sonstigen medizinischen Versorgung.

Als nicht indiziert wird ein ambulantes Angebot im Bereich der psychischen Erkrankungen angesehen, wenn folgende, den Erfolg gefährdende oder beeinträchtigende Bedingungen dagegensprechen:
- Erfordernis intensiver klinischer Mitbehandlung bei psychischer bzw. somatischer Komorbidität
- durchgängig notwendige Stützung durch ein stationäres Setting wegen verminderter psychophysischer Belastbarkeit
- zu erwartende, die Rehabilitationsziele gefährdende Fortführung beruflicher Aktivitäten
- Verbesserung sozialer Kompetenz und Beziehungsfähigkeit nur durch Integration in ein vollstationäres Setting
- Risiko therapiebedingter emotionaler Labilisierung, welche die eigenen Bewältigungsmöglichkeiten überfordert
- Sicherstellung ausreichender Compliance nur im stationären Rahmen möglich
- Erfordernis engmaschiger Betreuung bzw. kontinuierlicher Verfügbarkeit von Kriseninterventionen wegen ausgeprägter Symptomatik
- erforderliche Fremdkontrolle bei schädlichen Verhaltensweisen (z. B. Substanzmissbrauch)

Die konkrete **Umsetzung** der ambulanten Rehabilitation für psychisch und psychosomatisch Kranke entwickelt sich bisher eher langsam. Diese Erfahrung wurde zwar auch im Implementierungsprozess der ambulanten Rehabilitation bei anderen Indikationsbereichen gemacht, die Umsetzungswiderstände scheinen aber in diesem Bereich stärker ausgeprägt (Bischoff 1998). Im Jahre 2011 wurden bundesweit von der Rentenversicherung insgesamt 4 025 ambulante bzw. teilstationäre Maßnahmen durchgeführt. Dies entspricht einem Anteil von 3 % der insgesamt 135 216 in diesem Jahr durchgeführten Rehabilitationsmaßnahmen für psychisch Kranke (ohne Sucht; Deutsche Rentenversicherung Bund 2012).

Dort, wo die ambulante Konzeption modellhaft erprobt wurde (Bischoff et al. 1998; Rüddel u. Jürgensen 1998), hat sich diese als grundsätzlich praktikabel erwiesen. In der Untersuchung von Rüddel et al. (2002) zeigten sich im Vergleich stationäres versus ambulantes bzw. teilstationäres Konzept tendenziell bessere Effekte unter stationären Bedingungen sowohl im Depressionsmaß (ADS) als auch im „General Severity-Index" (SCL-90-R). Die Kombination von stationärer mit teilstationärer Behandlung erwies sich im GSI sogar leicht überlegen. Die Untersuchung von Linden (2004) kommt zu vergleichbaren Ergebnissen. Auch hier sind die Outcome-Unterschiede zwischen stationärer und ambulanter Behandlung nicht sehr ausgeprägt und tendenziell unter der Kombinationsbedingung am günstigsten.

Als Zwischenfazit zu den ambulanten bzw. teilstationären rehabilitativen Konzepten für psychisch und psychosomatisch Kranke ist Folgendes festzustellen: Die bisher praktizierten Modelle orientieren sich im Wesentlichen am stationären Behandlungskonzept der psychosomatischen Rehabilitation. Sie haben nach unserer Einschätzung noch kein eigenständiges Profil entwickeln können und werden von den zuweisenden Instanzen nicht in dem

10.3 Aktuelle Weiterentwicklungen in der psychosomatischen Rehabilitation

Maße als Behandlungsalternative in Betracht gezogen, wie dies prinzipiell möglich wäre. Eine konsequentere Nutzung der sich aus der Wohnortnähe ergebenden Vorteile, wie z. B. des intensiveren Einbezugs des sozialen und beruflichen Umfeldes in die Behandlung oder der stärkeren Vernetzung mit lokalen Vor- und Nachbehandlern, ist bisher nicht nachweisbar. Eine Realisierung von ambulanten Konzepten mit zeitlich flexibler gestalteten Behandlungsangeboten (wechselnde Dichte und Frequenz der Maßnahmen) steht ebenso noch aus wie die Nutzung der Möglichkeiten einer parallel zur Behandlung ausgeübten Berufstätigkeit. Verantwortlich hierfür sind im Wesentlichen die vergleichsweise starren Vorgaben und kontrollierten Rahmenbedingungen des Konzeptes der Bundesarbeitsgemeinschaft für Rehabilitation.

Keine eigenständigen ambulanten rehabilitativen Angebotsformen, aber ohne Zweifel sinnvolle weiterführende Ansätze stellen die inzwischen an einigen Orten erprobten **Nachsorgemaßnahmen** dar (Gönner et al. 2006; Husen u. Bischoff 1998; Kobelt et al. 1998; Kobelt u. Schmid-Ott 2010; Lamprecht et al. 1999; Münch u. Riebel 1998). Sie zielen nach der stationären psychosomatischen Rehabilitation auf die Verfestigung des Therapieerfolges. Vor dem Hintergrund der sehr geringen Studienanzahl können allerdings Schlussfolgerungen zur Wirksamkeit nur sehr bedingt gezogen werden. Wünschenswert sind insbesondere Wirksamkeitsstudien, die randomisierte Designs umsetzen, was allerdings aufgrund der Gegebenheiten der Versorgungsrealität schwierig umzusetzen ist, da vor allem die Angebote der Rentenversicherung den Patienten inzwischen im Regelverfahren zur Verfügung stehen. Ergänzend ist in diesem Zusammenhang auch auf vielversprechende Ansätze zu verweisen, moderne Kommunikationsformen, insbesondere das Internet, zu nutzen und eine räumlich – und zum Teil auch zeitlich – flexible Form der Nachsorge zu ermöglichen. Auch für diese Angebote gilt allerdings, dass bisher keine ausreichende Anzahl an Studien vorliegt, die die Wirksamkeit dieser Maßnahmen, vor allem in der Routineversorgung, belegen können (Ceynowa et al. 2013).

10.4 Fazit und weitere Entwicklungstendenzen

In den letzten 30 Jahren hat sich im System der medizinischen Rehabilitation ein indikationsspezifischer stationärer Behandlungsansatz etabliert, der unter dem zum Teil kontrovers diskutierten Begriff „psychosomatische Rehabilitation" eingeführt wurde. Zentrale Interventionen innerhalb des ganzheitlich verstandenen Rehabilitationsansatzes sind psychotherapeutische Maßnahmen. Für die Wirksamkeit der psychosomatischen Rehabilitation gibt es inzwischen gute empirische Evidenz. Die Weiterentwicklung der Rehabilitation für psychisch und psychosomatisch Kranke fokussierte in den letzten Jahren vor allem auf eine Verbesserung der Zugänge zur Rehabilitation, auf eine stärkere Integration von beruflichen Maßnahmen in die medizinische Rehabilitation und auf die Entwicklung von ambulanten Angebotsformen. Relevant sind aber auch einige weitere Entwicklungen, die nachfolgend nur kurz skizziert werden.

Die Rehabilitation in Deutschland wird inzwischen zunehmend durch das von der WHO entwickelte **ICF-Konzept** (Konzept der Internationalen Klassifikation der Funktionsfähigkeit, Behinderung und Gesundheit) bestimmt. Die darin beinhaltete eindeutige Orientierung auf Aktivitäten und Teilhabeaspekte betrifft alle Aspekte von Diagnostik und Zielfestlegung bis hin zur Maßnahmengestaltung. Für die in der psychosomatischen Rehabilitation tätigen Berufsgruppen ist es wichtig, sich mit den in der ICF verankerten Grundsatzpositionen intensiv auseinanderzusetzen. Eine konsequente ICF-Orientierung bedeutet eine stärkere Konzentration auf die Krankheitsfolgen. Eine Schwierigkeit für die Umsetzung des ICF-Ansatzes stellt die gegenwärtig noch fehlende klare Operationalisierung des Ansatzes dar. Diese Umsetzungsaufgabe ist im Bereich der psychischen Erkrankungen mit besonderen Schwierigkeiten verbunden, da die vorliegenden diagnostischen Klassifikationssysteme hier eine klare Trennung von Krankheits- und Krankheitsfolgeaspekten oftmals nicht vorsehen. Erste Ansätze zur Entwicklung von sogenannten Core Sets und darauf aufbauenden Erhebungsverfahren liegen bereits vor (Brütt et al. online first; Cieza et al. 2004).

Deutliche Weiterentwicklungen hat es in den letzten Jahren bezüglich der Einführung psychologischer **Routinediagnostik** gegeben. Hier gibt es inzwischen eine Reihe von sorgfältig geprüften Instrumenten, wie z.B. SF-36 (Bullinger u. Kirchberger 1998) oder SCL-90-R (Franke 1995), zum Teil auch lizenzkostenfreie wie unter anderem Health-49 (Rabung et al. 2009) oder PHQ-D (Löwe et al. 2002). Zu den Vollinstrumenten gibt es inzwischen auch jeweils verschiedene Kurzversionen (vgl. u. a. Prinz et al. 2008) und die Nutzung einzelner Instrumente ist in einigen Kliniken inzwischen Teil eines umfassenden Qualitätsmanagements. Die Ergebnisse der eingangs eingesetzten Verfahren werden den Therapeuten zeitnah für die Therapieplanung zur Verfügung gestellt. Andere Kliniken kombinieren die Eingangsmessung mit Abschluss- und Follow-up-Messungen und Dokumentationsdaten, um den Erfolg unter Routinebebedingungen zu untersuchen. Einzelne Kliniken haben auch Intermediärmessungen implementiert, die den Therapeuten bereits im Verlauf der Rehabilitation Rückmeldungen über den erreichten Zwischenstand bezüglich der Behandlungsziele geben.

Eine andere, in ihrer Bedeutung zurzeit noch nicht ganz abzuschätzende Entwicklung betrifft die Implementierung von stationären psychosomatischen Angeboten in die „somatische Rehabilitation". Als Beispiel ist die an mehreren Kliniken etablierte **verhaltensme-**

dizinische Orthopädie zu nennen. Innerhalb einiger orthopädischer Kliniken wurden Untereinheiten gebildet, in denen die gezielt zugewiesenen orthopädischen Patienten mit gleichzeitig hoher psychischer Belastung ein in die Standardrehabilitation integriertes, intensiviertes psychologisches Angebot erhalten. Dieses sieht unter anderem eine psychologische Abklärung bei Beginn der Rehabilitation, eine interdisziplinäre Behandlungsplanung, ein differenziertes gruppentherapeutisches Angebot (Schmerz- und Belastungsgruppe, progressive Muskelrelaxation, edukative Einheiten) sowie Einzelgespräche vor. In der Regel verlängert sich die Behandlung dieser Patientengruppe von 3 auf 4 Wochen. Inzwischen wurde das Konzept auch bei onkologischen und kardiologischen Rehabilitanden mit komorbiden psychischen Störungen erprobt.

Die bislang vorliegenden wenigen Evaluationsstudien zeigen, dass mit dem skizzierten Behandlungsansatz in einigen rehabilitationsrelevanten Parametern deutlich bessere Behandlungserfolge erzielt werden können als unter Standardbedingungen (vgl. Kluth 2005). Offen bleibt allerdings die Frage, ob die Entwicklung einer integrierten verhaltensmedizinischen Rehabilitation sich auf die Zahl der in psychosomatischen Fachkliniken behandelten Rehabilitanden reduzierend auswirken wird. Es könnte sich allerdings auch um eine neue Zielgruppe handeln, die durch die Fachkliniken bisher nicht erreicht wurde.

Literatur zu Kapitel 10

Barghaan D, Watzke B, Koch U, Schulz H. Analyse von Ausgangs-, Prozess- und Outcomedaten von Rehabilitationsmaßnahmen der BfA für Patienten mit psychischen/psychosomatischen Störungen. Abschlussbericht. Hamburg: Institut und Poliklinik für Medizinische Psychologie, Universitätsklinikum Hamburg-Eppendorf, 2005.

Bischoff C. Teilstationäre Behandlung: Eine Bedarfsanalyse bei Patienten der Psychosomatischen Fachklinik Bad Dürkheim. Prax Klin Verhaltensmed Rehabil 1998; 44: 32–8.

Best M, Lange M, Karpinski N, Hessel A, Söpper-Terborg B, Sieling W, et al. Psychosomatische Rehabilitation: Effekte einer prästationären Beratung durch die Rentenversicherung. Die Rehabilitation. 2009; 48(05): 283–7.

Bischoff C, Gönner S, Ehrhardt M, Limbacher K. Ambulante vor- und nachbereitende Maßnahmen zur Optimierung der stationären psychosomatischen Rehabilitation – Ergebnisse des Bad Dürkheimer Prä-Post-Projekts. Verhaltenstherapie. 2005; 15(2): 78–87.

Bischoff C, Husen E. Zufriedenheit von Patienten mit ambulanten prästationären Maßnahmen zur psychosomatischen Rehabilitation. Psychother Psychosom Med Psychol 1999; 49: 381–6.

Bischoff C, Schmitz B, Limbacher K. Konzept eines teilstationären Angebotes zur Rehabilitation psychosomatischer Patienten. Prax Klin Verhaltensmed Rehabil 1998; 44: 45–51.

Brütt AL, Schulz H, Andreas S. Development of an ICF-based core set of activities and participation for patients with mental disorders: an approach based upon data. Clinical Rehabilitation. online first.

Bullinger M, Kirchberger I. SF-36. Fragebogen zum Gesundheitszustand: Manual. Göttingen: Hogrefe 1998.

Bürger W. Stufenweise Wiedereingliederung nach orthopädischer Rehabilitation. Teilnehmer, Durchführung, Wirksamkeit und Optimierungsbedarf. Rehabilitation 2004; 43: 152–61.

Bundesarbeitsgemeinschaft für Rehabilitation. Rahmenempfehlungen zur ambulanten medizinischen Rehabilitation. Frankfurt: Bundesarbeitsgemeinschaft für Rehabilitation 2000.

Bundesarbeitsgemeinschaft für Rehabilitation. Rahmenempfehlungen zur ambulanten medizinischen Rehabilitation. Frankfurt: Bundesarbeitsgemeinschaft für Rehabilitation 2004.

Ceynowa M, Schulz H, Dirmaier J & Watzke B. Effektivität einer psychotherapeutischen E-Mail-Nachsorge (eMaNa) nach kognitiv-verhaltenstherapeutischer Depressionsbehandlung. Posterpräsentation, Kongress für Klin. Psychologie u. Psychotherapie/Symposium der FG Klin. Psychologie und Psychotherapie der DGPs. 9.–11. Mai 2013, Trier.

Cieza A, Ewert T, Ustun TB, Chatterji S, Kostanjsek N, Stucki G. Development of ICF Core Sets for patients with chronic conditions. J Rehab Med. 2004; 44: 9–11.

Deutscher Bundestag – 7. Wahlperiode. Bericht zur Lage der Psychiatrie in der Bundesrepublik Deutschland. Zur psychiatrischen und psychotherapeutisch-psychosomatischen Versorgung der Bevölkerung. Drucksache 7/4201. Bonn: Dr. Hans Heger 1975.

Deutsche Rentenversicherung Bund. Statistik der Deutschen Rentenversicherung Rehabilitation. Leistungen zur medizinischen Rehabilitation, sonstige Leistungen zur Teilhabe und Leistungen zur Teilhabe am Arbeitsleben der gesetzlichen Rentenversicherung im Jahre 2011. Berlin: Deutsche Rentenversicherung Bund; 2012.

de Vries U, Petermann F. Psychosomatische Rehabilitation: Konzepte und Ergebnisse. Physikalische Medizin, Rehabilitationsmedizin, Kurortmedizin. 2012; 22(06): 316–22.

Dirmaier J, Steinmann M, Krattenmacher T, Watzke B, Barghaan D, Koch U, et al. Non-Pharmacological Treatment of Depressive Disorders: A Review of Evidence-Based Treatment Options. Reviews on Recent Clinical Trials. 2012; 7(2).

Franke GH. SCL-90-R. Die Symptom-Checkliste von Derogatis – Deutsche Version. Göttingen: Beltz 1995.

Gönner S, Bischoff C, Ehrhardt M, Limbacher K. Effekte therapiezielorientierter kognitiv-verhaltenstherapeutischer Nachsorgemaßnahmen auf den Therapietransfer im Anschluss an eine stationäre psychosomatische Rehabilitationsbehandlung. Rehabilitation. 2006; 45: 369–76.

Haase I, Riedl G, Birkholz LB, Schäfer A, Zellner M. Verzahnung von medizinischer Rehabilitation und beruflicher Reintegration. Arbeitsmedizin, Sozialmedizin, Umweltmedizin 2002; 37: 331–5.

Herzog T, Stein B, Söllner W, Franz M. Konsiliar- und Liaisonpsychosomatik und -psychiatrie Stuttgart: Schattauer-Verlag; 2003.

Husen E, Bischoff C. Ambulante Maßnahmen zur Vor- und Nachbereitung stationärer psychosomatischer Rehabilitation – Effekte auf die Patientenurteile über die Behandlung. Prax Klin Verhaltensmed Rehabil 1998; 44: 24–31.

Karoff M. Optimierung der beruflichen Reintegration in der kardiologischen Rehabilitation durch Vernetzung von medizinischer und beruflicher Rehabilitation. In: Bundesversicherungsanstalt für Angestellte (Hrsg). Rehabilitation 1998. Berlin: Bundesarbeitsgemeinschaft für Rehabilitation 1998; 54–71.

Keck M, Löschmann C. Zusammenhang von Angst und Depressivität mit der beruflichen Wiedereingliederung bei jüngeren Patienten der Arbeiterrentenversicherung. Dtsch Rentenversicher 2005; 2/3: 127–39.

Klaghofer R, Brähler E. Konstruktion und teststatistische Prüfung einer Kurzform der SCL-90-R. Z Klin Psychol Psychiatr Psychother 2001; 49: 115–24.

Kluth W. Wirksamkeitsvergleich zwischen verhaltensmedizinisch orientierter orthopädischer Rehabilitation und einer Standardrehabilitation. Psychologische Dissertation. Institut für Medizinische Psychologie, Universitätsklinikum Hamburg-Eppendorf 2005.

Kobelt A, Schmid-Ott G. Results of long-term follow-up study of inpatient psychotherapy followed by systematic outpatient psychotherapeutic aftercare. Psychology, Health & Medicine. 2010; 15: 94–104.

Kobelt A, Schmid-Ott G, Künsebeck HW, Grosch E, Lamprecht F. Ambulante Rehabilitation zur Nachbetreuung stationärer Psychotherapie. Prax Klin Verhaltensmed Rehabil 1998; 44: 13–8.

Koch U, Bürger W. Ambulante Rehabilitation. Ziele, Voraussetzungen und Angebotsstruktur. Expertise im Auftrag des Bundesverbandes deutscher Privatkrankenanstalten e. V. Schriftenreihe zum Gesundheits- und Sozialwesen IV. Bonn: Bundesverband Deutscher Privatkrankenanstalten 1996.

Lamprecht F, Kobelt A, Künsebeck H-W, Grosch E, Schmid-Ott G. Ergebnisse der Einjahres-Katamnese einer ambulanten wohnortnahen Nachsorge nach stationärer psychosomatischer Rehabilitation. Psychother Psychosom Med Psychol 1999; 49: 387–91.

Lang K, Koch U, Schulz H. Abbrüche stationärer Psychotherapien – Lassen sich vor Behandlungsbeginn patientenseitige Prädiktoren bestimmen? Z Klin Psychol Psychother 2006, 35: 267–75.

Linden M. Das therapeutische Milieu in der teilstationären Rehabilitation. Erkenntnisse aus der Forschung, Umsetzung in die Praxis. In: Bundesversicherungsanstalt für Angestellte (Hrsg).

Ambulante Rehabilitation. Bundesarbeitsgemeinschaft für Rehabilitation 2004; 95–105.

Löschmann C, Steffanowski A, Wittmann WW, Nübling R. Metaanalyse der Effekte stationärer psychosomatischer Rehabilitation – MESTA-Studie. Psychother Psychosom Psych Med 2005; 55: 51.

Löwe B, Spitzer RL, Zipfel S, Herzog W. Gesundheitsfragebogen für Patienten (PHQ-D). Manual und Testunterlagen. 2. Aufl. Karlsruhe: Pfizer 2002.

Münch J, Riebel U. Ambulante weiterführende Psychotherapie als Rehabilitationsleistung nach stationärem psychotherapeutischem Heilverfahren. Prax Klin Verhaltensmed Rehabil 1998; 44: 19–23.

Peters M, Löwenberg H. Erwartungen an die Behandlung in einer Psychosomatischen Klinik. Z Psychosom Med Psychoanal 1993; 39: 38–50.

Potreck-Rose F, Koch U. „Chronifizierungsprozesse bei psychosomatischen Patienten" – Ergebnisse einer Expertise. Stuttgart, New York: Schattauer 1994.

Prinz U, Nutzinger DO, Schulz H, Petermann F, Braukhaus C, S. A. Die Symptom-Checkliste-90-R und ihre Kurzversionen: Psychometrische Analysen bei Patienten mit psychischen Erkrankungen. Phys Med Kuror Rehab 2008; 18: 337–43.

Rabung S, Harfst T, Kawski S, Koch U, Wittchen H-U, Schulz H. Psychometrische Überprüfung einer verkürzten Version der „Hamburger Module zur Erfassung allgemeiner Aspekte psychosozialer Gesundheit für die therapeutische Praxis" (HEALTH-49). Z Psychosom Med Psychother. 2009; 55: 162–79.

Rüddel H, Jürgensen T. Teilstationär psychosomatische Rehabilitation in der Psychosomatischen Fachklinik St. Franziska-Stift Bad Kreuznach. Prax Klin Verhaltensmed Rehabil 1998; 44: 39–44.

Rüddel H, Jürgensen R, Terproten G, Mans E. Vergleich von Rehabilitationsergebnissen aus einer psychosomatischen Fachklinik mit integriertem vollstationärem und teilstationärem Rehabilitationskonzept. Rehabilitation 2002; 41: 189–91.

Schmidt J, Nübling R, Wittmann WW. Ergebnisse psychosomatischer Rehabilitation auf der Basis von fünf Programmevaluationsstudien. Prax Klin Verhaltensmed Rehabil 2000; 52: 32–47.

Schmidt J, Steffanowski A, Nübling R, Lichtenberg S, Wittmann WW. Ergebnisqualität stationärer psychosomatischer Rehabilitation. Vergleich unterschiedlicher Evaluationsstrategien. Regensburg: Roderer 2003.

Schulz H, Barghaan D, Watzke B, Koch U, Harfst T. Klinikvergleiche als Instrument der Qualitätssicherung in der Rehabilitation von Patienten mit psychischen/psychosomatischen Störungen: Bedeutung von Risikoadjustierung. Zeitschrift für ärztliche Fortbildung und Qualität im Gesundheitswesen. 2004; 98:663–72.

Slesina W, Weber A, Weber U, Schian HM. Berufliche Orientierung in der medizinischen Rehabilitation zum Erhalt des Erwerbslebens. Hamburg: Feldhaus 2004.

Steffanowski A, Löschmann C, Schmidt J, Wittmann WW, Nübling R. Meta-Analyse der Effekte stationärer psychosomatischer Rehabilitation – MESTA-Studie. Bern: Hans Huber, 2007.

Steinmann M, Barghaan D, Volke E, Dirmaier J, Watzke B, Koch U, et al. Reha-Therapiestandards für die Rehabilitation von Patienten mit depressiven Störungen: Akzeptanz und Praktikabilität der Pilotversion aus Sicht der anwendenden Einrichtungen. Phys Med Rehab Kuror 2012; 22: 336–43.

Verband Deutscher Rentenversicherungsträger. Empfehlungen zur Weiterentwicklung der medizinischen Rehabilitation in der gesetzlichen Rentenversicherung. Bericht der Reha-Kommission des VDR. Frankfurt: Verband Deutscher Rentenversicherungsträger 1991.

Watzke B, Barghaan D, Lang K, Rabung S, Koch U, Schulz H. Behandlungsergebnisse in der Rehabilitation von Patientinnen und Patienten mit psychischen /psychosomatischen Erkrankungen im Klinikvergleich. Physikalische Medizin Rehabilitationsmedizin, Kurortmedizin. 2008; 18: 329–36.

Wittmann WW, Nübling R, Schmidt J. Evaluationsforschung und Programmevaluation im Gesundheitswesen. Z Evaluation 2002; 1: 39–60.

Zielke M. Kosten-Nutzen der psychosomatischen Rehabilitation aus gesundheitsökonomischer Perspektive. In: Schmidt-Ott, G., Lamprecht, F., Wiegand-Grefe, S., Jacobi, C., Paar, G., Meermann, R., editors. Rehabilitation in der Psychosomatik. Stuttgart: Schattauer; 2008. 399–444.

Abkürzungsverzeichnis

BAR	Bundesarbeitsgemeinschaft für Rehabilitation	ICIDH	International Classification of Impairments, Disabilities and Handicaps; Internationale Klassifikation der Schädigungen, Fähigkeitsstörungen und Beeinträchtigungen
BSG	Bundessozialgericht		
DGE	Deutsche Gesellschaft für Ernährung		
DGEM	Deutsche Gesellschaft für Ernährungsmedizin	IRENA	Intensivierte Rehabilitationsnachsorge
DGPPR	Deutsche Gesellschaft für Klinische Psychotherapie und Psychosomatische Rehabilitation	KTL	Klassifikation therapeutischer Leistungen
		MDK	Medizinischer Dienst der Krankenversicherung
DSM-IV	Diagnostic and Statistical Manual of Mental Disorders, 4th Edition; Diagnostisches und Statistisches Manual Psychischer Störungen, 4. Version	PDKT	psychodynamische Kurzzeittherapie
		PsychPV	Psychiatrie-Personalverordnung
GKV	gesetzliche Krankenversicherung	PsychThG	Psychotherapeutengesetz
GRV	gesetzliche Rentenversicherung	RPK	Rehabilitation psychisch Kranker
ICD	International Statistical Classification of Diseases and Related Health Problems; Internationale Klassifikation der Krankheiten	SGB IX	Neuntes Buch des Sozialgesetzbuches
ICF	International Classification of Functioning, Disability and Health; Internationale Klassifikation der Funktionsfähigkeit, Behinderung und Gesundheit		

Sachverzeichnis

A

Abbruch s. Behandlungsabbruch
Abhängigkeitserkrankungen 89, 328, 354, 365
Adhärenz 66
Adipositas 270
ADS (Allgemeine Depressionsskala) 353
Affektive Störung 80, 501, 510
AIT (Arbeitsplatzbezogene Interaktionelle Therapie) 302–303
Aktive Technik 229
Aktivität 10, 14, 19, 327
Aktualisierungstendenz 174
Akuterkrankung 71
Akutversorgung 553
Alerting-Korrelation 539
Alexander, Franz 229
Allgemeine Depressionsskala (ADS) 353
Ambulante Arztkontakte, Veränderung 520–521
Ambulante Gruppenveranstaltung 346
Ambulante psychotherapeutische Versorgung 111
Ambulante Rehabilitation 76–81, 556–557
– Ausschlusskriterien 78
– Behandlungsdauer 363
– Diagnosespektrum 557–558
– rechtliche Rahmenbedingungen 76–77
– Voraussetzungen 78, 558
AMDP 328
Amortisationsverlauf 524
Anaklitisches Persönlichkeitsmuster 68
Anamnese 225, 418
Angstbewältigungstraining 156–158
Angststörung 256–257, 353, 501
Anorexia nervosa 159, 258, 536–537
Anschlussheilbehandlung 55
Antidepressiva 63, 249, 255
Antragsverfahren 55
Arbeits- und Sozialanamnese 418
Arbeitsbezogene Rehabilitation s. Berufsbezogene Therapie
Arbeitsbezogene Verhaltens- und Erlebensmuster (AVEM) 45
Arbeitsfähigkeit 412
– subjektive 37
Arbeitsgemeinschaft für Methodik und Dokumentation in der Psychiatrie s. AMDP
Arbeitsplatzbezogene Interaktionelle Therapie (AIT) 302–303
Arbeitsunfähigkeit 73, 284, 412, 432, 500, 516–517
– Dauer 500
– Definition 412
– Geschlechtsabhängigkeit 500, 517
– Kosten 527–528
– Studie 503
Arbeitswelt 26, 84, 430
– Prävention 27
– Teilhabe 413
– Wiedereingliederung 413
Arzt-Patient-Beziehung 224, 234
Assessmentverfahren 50, 421, 555
– sozialmedizinische Prüfung 421
Assignment 50
Aufnahmeuntersuchung 225
Autogenes Training 248
AVEM (Arbeitsbezogene Verhaltens- und Erlebensmuster) 45

B

Balint, Enid u. Michael 229–230
BAR-Qualitätskriterien und -indikatoren 448–451
Barriere, ICF 13

Basisdokumentation 349
Beeinträchtigung, soziale 326
Befundlage 225
Begleitevaluation 168
Behandlungsabbruch 372–377
– Geschlechtsabhängigkeit 375
Behandlungsangebote, berufsbezogene
  s. Berufsbezogene Therapie
Behandlungsdauer 90, 363–371, 535–540
– ambulante Rehabilitation 363
– Einflussfaktoren 364
– konzeptspezifische 370
– Mindestdauer 366
– Regelverweildauer 370
– stationäre Rehabilitation 363
Behandlungselemente 90
Behandlungsergebnis 81, 373, 549–552
Behandlungsfolgekosten 528
Behandlungskosten 513, 527–529
Behaviorismus 177
Behinderung 10, 12, 67, 327
Belastungserprobung 285
Belastungsstörung, posttraumatische 23, 170, 257, 353
Bellak, Leopold 230
Berentung 507–508
Berufsbezogene Leistungsfähigkeit 421
Berufsbezogene Therapie 168, 282
– Behandlungskonzepte 282
– Gruppenkonzepte 284
– Indikationsstellung 284
– Intervention 283, 290–291
– Strukturqualität 290
Berufsrückkehr 293, 297, 305
Berufsunfähigkeit 88, 411–412
Beschäftigungsfähigkeit teilhabeorientiert sichern (Betsi®) 35–36
Beschwerdemanagement 372–377
Betriebsmedizin, GUSI®-Präventionsprogramm 36
Betsi® (Beschäftigungsfähigkeit teilhabeorientiert sichern) 35–36
Beurteilungsmerkmal 10, 18
Beutel, Manfred E. 233
Bewältigungsprozess 48

Bewältigungsstrategie 155
Bewegungstherapie 262
Beziehungsdiagnostik 355
Bezugstherapeut 212
– Aufgaben 215
– Diagnostik 215
– historische Entwicklung 213
– Setting 216
Binder, Jeffrey L. 233
Bio-psycho-soziales Krankheitsmodell 1, 5, 12, 13, 329, 416
Biofeedback-Verfahren 248
Bipolare Störung 256, 351
Bipolares Modell
– Infektionsmodell 6
– Kontinuumsmodell 6, 8
Bondingpsychotherapie 180
Borderline-Störung 69, 257–258
Boreham, John 230
Bulimia nervosa 159, 258, 536–537
Bundesarbeitsgemeinschaft für Rehabilitation 76, 111, 327, 369
Burnout(-Syndrom) 35, 282

C

CHIMPs (Children of mentally ill parents) 33–34
Chronifizierung 70, 498, 553
Chronische Erkrankungen 48, 70, 153
Compliance-Problem 252
Core Set 560
Curriculum Hannover 386–390

D

Dauer s. Behandlungsdauer
Davanloo, Habib 230
Delphi-Expertenrunde 338
Depression/Depressive Erkrankung 22, 249, 255, 352, 501
– Behandlung 161
– Diagnostik 351
– postpartale 33
Deutsche Rentenversicherung Bund
  s. Rentenversicherung

Diagnosis Related Groups (DRG) 541
Diagnostik 55, 89, 118–120, 225
– körperliche Untersuchung 225
– Lebensqualität 355
– Phasen 89
– psychodynamische 356
– psychometrische 349–357
– spezifische 356
– störungsbezogene 349–357
– therapiebezogene 356–357
Differenzialindikation 73–74, 337–340
– analytische Psychotherapie 339
– psychodynamische Psychotherapie 337–340
– Verhaltenstherapie 337–340
Disability 49
Dissoziation 258
Domäne 10
Dosis-Effektstudie 366
DRG (Diagnosis Related Groups) 541
DRV Bund s. Rentenversicherung
DSM-IV-Diagnostik 351
Dysthymie 255

E

EBM (Evidence-Based Medicine) 64
Effektivität/Effizienz 149–150, 495
Effektstärke 549
Eingangsdiagnostik 119–120
Einzeltherapie 218–219, 227–236
Eltern-Kind-Einheiten 33
Emotionstheorie 177–178
Entdramatisierung 155
Entlassung, vorzeitige 372
Entlassungsbericht 58, 409
Entspannungsverfahren 246–249
Epidemiologie 325
Erfahrungsorientierte Psychotherapie 177
– Definition 177
– Forschung 180–181
– Verfahren 178
Ergebnisqualität 90–91, 442–443
Ergotherapie 168
Ernährung 268

– nach den Gesetzen des Islam 271
– vegane 270
– vegetarische 270
Ernährungsabhängige Erkrankung 268
Ernährungstherapie 268–269
– Rehabilitationsnachsorge 271
Erwerbsfähigkeit 326, 411–412, 514, 527–528
– s.a. Arbeitsfähigkeit
Erwerbsleben s. Arbeitswelt
Erwerbsminderungsrente 409, 411–412, 515, 526
– Geschlechtsabhängigkeit 409, 508
Erwerbsunfähigkeit 284, 345, 410–412, 433
Erwerbsunfähigkeitsrente 22
Essstörung 159, 163–164, 258, 353–354
– Behandlungsdauer 536–537
– Behandlungsergebnis 537
Evaluation 50, 58–59
Evaluationsforschung 493–497
Evidence-Based Medicine (EBM) 64
Evidenzbasierte Therapiemodule (ETM) 461

F

Fähigkeitsstörung 83, 328
Faktorenanalyse 357
Fallpauschalensystem 541
Familie
– Präventionsprogramme 32
– Risiko- und Resilienzfaktoren 30
Familienintervention 33–34
Family focused Residential Program 33
Feldtheorie 174
Ferenczi, Sándor 229
Förderfaktoren 10, 13
Fokalkonflikt 228
Fokalsatz 231
Fokaltherapie 227–236
– historische Entwicklung 228–229
– Kernkonflikt 228
– Zentrierung 231
Fokus 228, 231
Fokusformulierung 231, 235
Fremdbeurteilung 352, 354–355
French, Thomas 229

Freud, Sigmund 228
Frühberentung 508, 516, 525
Funktionale Gesundheit 10
Funktionale Probleme 9, 13, 331
– Lebenserwartung 9
Funktions- und Leistungsdiagnostik 55
Funktionseinschränkung 433
Funktionsfähigkeit, ICF 9, 20
Funktionsstörung
– ICF 83, 328
– körperliche 259–260

G

Gefühl, Definition 177
Gelderländer Checkliste 421
General Severity-Index 549, 558
Gesprächs(psycho)therapie 173, 179
– Ätiologie 173
– konzeptioneller Rahmen 174
– Setting 173
– Wirksamkeit 175
Gestalttherapie 179
Gesundheit 5
– Definition 7
– funktionale 10, 49
– seelische 5
– somatische 5
Gesundheitsausgaben
– Behandlungskosten 513
– Krankheitskosten vor Rehabilitation 513–514
– psychische Erkrankungen 511–512
Gesundheitsbildung 213, 269, 281
Gesundheitsförderung 22
Gesundheitsförderung und Selbstregulation durch individuelle Zielanalysen (GUSI®) 34–46
Gesundheitsmodell 8
Gesundheitsökonomie 493–544
Gesundheitspsychologie 8, 264–268
Gesundheitsschaden 48–49
Gesundheitstraining 267
Gesundheitsversorgung 500
Gewichtsreduktion 268, 272

Gill, Merton M 233
Gindler, Elsa 261
Göttinger Modell 222
Großklinik 1
Gruppenarbeit 58, 87, 149, 212, 221–223
Gruppenbehandlung 90, 221–223, 236–246
– Eine-Sitzung-Konzept 223
– Kleingruppentermin 160
– Problemlösegruppe 222–223
– störungsspezifische Gruppe 222
– zieloffene Gruppe 222
Gruppenbezogene Faktoren 243
Gruppenformen 237
Gruppenmodell 221
Gruppen(psycho)therapie 139, 162, 237
– Modelle 244–245
– Prozess, Behandlungsergebnis 242–243
– Wirkfaktoren 87, 239
GSI s. General Severity-Index
Gütekriterien 460, 468
GUSI® (Gesundheitsförderung und Selbstregulation durch individuelle Zielanalysen) 34–46
Gutachten, sozialmedizinisches 410
Gutachter, Entscheidungsfindung 418–419

H

Handicap 49
Handlungsfähigkeit 37
Heterogene Gruppe 237
– Gruppenwirkfaktoren 239
Hilfe zur Selbsthilfe 274
Home-Based Early Intervention 33
Homogene Gruppe 237
Humanistisch orientierte Kliniken
– Programmevaluation 186
– störungsspezifische Evaluation 184–185
Humanistische Psychologie 177
Humanistische Psychotherapie 177–189, 356
– Wirksamkeit 181–182
Humanistisches Paradigma 183
Hypnose 248

Sachverzeichnis

I

ICD-10 63, 67, 89, 215, 250, 330, 350, 415–418, 557
- Diagnostik 351
- Fragebogen 352

ICD (International Statistical Classification of Diseases and Related Health Problems) 9, 12

ICF (International Classification of Functioning, Disability and Health) 1, 9, 49–50, 70, 85, 330, 415–418, 560
- Bedeutung 20
- Grenzen 20
- Zielsetzung 20

Ich-starker Patient 230

ICIDH (International Classification of Impairments, Disabilities and Handicaps) 2, 9

ICIDH-2 49

Imaginatives Verfahren 249

Impairment 49, 326

Indikation 78–79, 88, 260, 337–340
- allgemeine 88–89
- intrakonzeptionelle 339
- Krankenhausbehandlung 331
- Rehabilitation 325–331
- spezielle 89
- Verhaltenstherapie 148

Indikationsstellung 79, 162, 171

Indikatorenliste IREPRO 422

Individuelles Therapieziel 358, 369

Individuumsbezogene Faktoren 243

Informations- und Aufklärungsprogramme 169

Integriertes Qualitätsmanagement-Programm-Reha s. IQMP-Reha

Integritätsbereich 211

Intensivierte Rehabilitationsnachsorge (IRENA) 383
- Therapiefelder 383

Interaktionsmodell 47, 83

Internationale Klassifikation der Funktionsfähigkeit, Behinderung und Gesundheit s. ICF

Internationale Klassifikation der Krankheiten s. ICD

Internationale Klassifikation der Schädigungen, Fähigkeitsstörungen und Beeinträchtigungen s. ICIDH

Interpersonelle Variablen 69

Interraterreliabilität 350

Intervention 50, 59
- berufsbezogene 283, 290–291
- kognitive 151
- präventive 23, 26
- rehabilitative 56
- störungsspezifische 63–64

Interview, klinisches 418

Intrakonzeptionelle Indikation 339

Introjektives Persönlichkeitsmuster 68

IQMP-Reha 445

IRENA s. Intensivierte Rehabilitationsnachsorge

IREPRO s. Indikatorenliste IREPRO

IRES-Fragebogen 355, 360

Islam, Ernährung 271

Item 18, 349
- personzentriertes 8
- verhaltenzentriertes 7

J

Jugend 25

K

Katamnesestudie 87, 150, 338

Kategorie 10

Kausalitätsmodell 47, 83

Kindheit 25

Klassifikation therapeutischer Leistungen (KTL) 76, 272, 279, 350

Kleine Schule des Genießens 163–165

Kleingruppentermin 160

Klinikernährung 268

Klinische Sozialarbeit 273

Klinisches Interview 418

Körperfunktionen 10, 14, 18

Körperliche Beschwerden 353

Körperorientierte Verfahren 259–262
Körperpsychotherapie 260
Körperstrukturen 10, 14, 19
Körperübung 260
Kognitiv-behaviorales Modell 150–173
– Evaluation 157
Kognitive Verhaltenstherapie 146, 155, 356
– kognitive Intervention 151
Kommission Sozialmedizin (SOMEKO) 407
Komorbidität 67, 87, 238
Konfliktspezifität 142
Konsiliardienst 111, 554
Kontextfaktoren 2, 10, 12–13, 83, 329, 416
Kontraindikation 89
– Rehabilitation 327
Konzentrative Bewegungstherapie 261
Konzeptqualität 86–87
Kooperation 213
Kosten-Effektivitäts-Analyse 494
Kosten-Nutzen-Analyse 493–544, 549
Kosten-Nutzen-Rechnung 48
Krankengymnastik 260, 262–263
Krankenhausbehandlung 2, 326
– Indikation 331
– Rahmenbedingungen 332
– Ziel 331
Krankenkasse 1, 326, 363, 524–526
Krankheitsbewältigung 57, 164
Krankheitsfolgen 49
Krankheitsfolgenmodell 49, 78, 83, 221, 337
Krankheitsgeschehen 500, 516–517
– Krankenhausfälle 518–519
Krankheitskosten 528
– Arbeitgeber 527–528
– Arbeitsunfähigkeit 527–528
– Krankenkasse 526–527
Krankheitsmanagement 264
Krankheitsverhalten 47
Krebserkrankungen 163–164
Kurative Psychotherapie 331
Kurz(psycho)therapie 129–130, 227–236
– Phasenmodell 90
– Verhaltenstherapie 148

L

Laboruntersuchung 417
Lachauer, Rudolf 231, 235
Lebensbereich 10, 16
Lebensqualität 16, 20, 264, 355, 516
Leistung 10, 15
Leistungen zur medizinischen Rehabilitation 11, 370
Leistungsangebot 335
Leistungsbeurteilung 415–420, 433
Leistungsfähigkeit 11, 15, 71, 433
– Beurteilung 411
– Modell 421
Leistungstest 417
Leitungsteam 86
Liaisondienst 111, 554

M

Malan, David 230
Mann, James 230
MBOR (Medizinisch-beruflich orientierte Rehabilitation) 293–306
Medikamentenverhalten, Veränderung 521–522
Medikation 225
Meditation 249
Medizinisch-berufliche Orientierung 554–555
Medizinisch-berufliche Rehabilitation 554
Medizinisch-beruflich orientierte Rehabilitation (MBOR) 293–306
Mehrebenendiagnostik 352
Mehrgenerationenperspektive
– Begriffsklärung 29
– Prävention 28
Mental Health Impact Assessment 24
MESTA-Studie 536, 549
Migräneprophylaxe 247
Mitarbeiterzufriedenheit 120
Mobbing 168
Motivationstraining 346
Multimethodalität 212
Multiprofessionalität 212

Muskelaufbautraining 263
Muskoloskelettale Erkrankung 503
Mutter-Kind-Interaktion 24

N

Nachsorge 213, 380–394, 559
- IRENA 383–384
- Ziele 382
Neurotische Störungen 501
Normalitätskonzept 11

O

Opportunitätsanalyse 530
Orthopädie
- Medizinisch-beruflich orientierte Rehabilitation (MBOR) 300
- verhaltensmedizinische 560–561

P

Parents under Pressure 33
Partizipation s. Teilhabe
Passive Therapie 264
Patienten
- Ängste 345
- mit niedriger Motivation 140
Patientenerwartung 69
Patientengruppe 222
Patienteninformation 166–167, 213, 346
Patientenmotivierung 345
Patientenschulung 264–269
Patientenvariablen 66
Patientenzufriedenheit 125–127
- Fragebogen 125
- Klinikvergleich 126
Persönlichkeitsbezogene Merkmale, Behandlungsergebnis 242
Persönlichkeitsdiagnostik 355
Persönlichkeitsstil 155
Persönlichkeitsstörung 354
Persönlichkeitsstruktur 68
Personal 80, 86–87, 114–125, 277–278
Personalanhaltszahlen 121
Personalbelastung 123

Personaldichte 115
Personbezogene Faktoren, ICF 13
Pflegeberufe, Rehabilitationskonzept 304
Pflegepersonal 277–278
Physiotherapie 224, 262–263
Plenartermin 160
Posttraumatische Belastungsstörung 23, 170, 353
Prä-Post Projekt, Fachklinik Bad Dürkheim 384
Prästationäre Rehabilitation 346
Prävention 21
- Arbeitsplatz 27
- Begriffsklärung 28
- Ebenen 29–30
- Mehrgenerationenperspektive 28
Präventionsprogramme, Familien mit psychisch kranken Eltern 32
Präventive Intervention 23, 26
Praxis-Shift 66
Preventive Intervention Project 32
Prinzip der Sparsamkeit 174
PRN s. Psychosomatische Reha-Nachsorge der DRV Westfalen
Problemlösung 164
Problemstellung 74
Prognose s. Rehabilitationsprognose
Programmevaluation 493–497
- humanistisch orientierte Kliniken 186
Prozess-erlebnisorientierte Therapie 179
Prozessqualität 442–443
Psychiatrische Rehabilitation 114
Psychische Störung 112
- Diagnoseverteilung 112
Psychische Symptomatik 352
Psychoanalyse 177, 228, 235
Psychodrama 179
Psychodynamische Betrachtungsweise 129
Psychodynamische Kurzzeittherapie 129–130
Psychodynamische Psychotherapie
- Definition 128
- Modelle 129–130
- störungsspezifische 141–145
- Wirksamkeit 141
Psychoedukation 56, 264–268

Psychoedukatives Interventionsmodell 163
Psychohygiene 278–279
Psychological Mindedness 69
Psychologischer Test 416
Psychometrische Diagnostik 349–357
Psychopharmaka 249, 521
- Psychotherapie 253
Psychopharmakotherapie 249–259
- Patienteninformation 252
- Psychotherapeut 250
- Störungsbilder 255–259
Psychose 89, 286
Psychosomatik, Medizinisch-beruflich orientierte Rehabilitation (MBOR) 293–306
Psychosomatische Reha-Nachsorge (PRN) der DRV Westfalen 390–392
Psychotherapeutengesetz 236
Psychotherapeutische Beziehung 234
Psychotherapeutische Intervention 58, 64
Psychotherapie
- Differenzialindikation 337–340
- Effektivität 338
- erfahrungsorientierte 177
- Forschung 61, 68, 239
- Motivation 69
- psychodynamische 128–145
- Psychopharmaka 253
- Standards 64
- störungsspezifische 142–144
- Wirkvariablen 62

Q

Qualifikation
- ärztliches Personal 117
- Pflegepersonal 118
- psychologisches Personal 118
Qualitätsindikatoren 448–450
Qualitätskriterien 448–451
Qualitätsmanagement 58–59, 441–484
- Arzt-Patienten-Beziehung 234
Qualitätssicherung 441–484
Qualitätssicherungsprogramm 91

R

Rank, Otto 229
Rational-emotive Therapie 146
Rehabilitation
- Abgrenzungen 47–50
- Amortisationsverlauf 524
- Aufgaben 50–54
- Definition 47–50
- Diagnosegruppen 505
- Erfolgsindikatoren 514
- Finanzierung 111
- Frauenanteil 112
- Indikation 325–331
- Kontraindikation 327, 330
- Konzept 49, 369
- Kosten-Nutzen-Bilanz 524–534
- medizinisch-beruflich orientierte 293–306
- Organisations- und Behandlungsprinzipien 90, 211–212
- Phasen 368
- Rahmenbedingungen 332
- Suchterkrankung 112
- Theorie 47–50
- Theoriemodell 48, 83
- Ziele und Aufgaben 84–85, 211
Rehabilitationsbedürftigkeit 78, 328, 419–420
- sozialmedizinische Begutachtung 433
- sozialmedizinische Prüfung 420
- Würzburger Checkliste 433
Rehabilitationserfolg 57
Rehabilitationsfähigkeit 55, 78, 329–330, 419
- Assessmentverfahren 421
Rehabilitationsforschung 70
Rehabilitationsklinik
- Tagesklinik 79
- verhaltensmedizinische 151
Rehabilitationsnachsorge, intensivierte (IRENA) 384
Rehabilitationsplan 90
Rehabilitationsprognose 419, 430
Rehabilitationsteam 57, 90
Rehabilitationswissenschaftliches Verbundforschungsprogramm 557

Sachverzeichnis

Rehabilitationsziele 78, 84–85, 419
– Core Sets 560
Rehabilitationszyklus 50
Rehabilitative Intervention 56
Rekreativverfahren 279–281
Relaxation nach Jacobson 247
Rente 433, 507–508
Rentenanspruch 411–412
Rentenversicherung 326, 363, 383, 407, 430, 504, 514, 524
– Leitlinienprogramm 421
Resilienzfaktoren, familiäre 30
Ressourcenverbrauch 498–499
Return of Investment (ROI) 530
Rezidivierende Depression 256
Risikofaktoren, familiäre 30
Routinediagnostik 560

S

Salutogenese 273, 356
Schädigung 11, 83, 328
Schematherapie 166
Schmerzbewältigungsgruppe 160
Schmerzstörung 258–259
Schmerzsyndrom 164
Selbstaktualisierungstendenz 174
Selbstbeurteilung 351
Selbstmanagement 265
Selbstmanagementtraining, ressourcenorientiertes 38–39
Selbstregulation 37
Setting 22, 76
Sexuelle Funktionsstörung 162, 163
SFP (Strengthening Families Program) 33
Small, Leonard 230
Somatische Erkrankungen 24
Somatisierungsstörung 80, 258–259
Somatoforme Beschwerden 353
Somatoforme Störungen 505
SOMEKO s. Kommission Sozialmedizin
Sozialanamnese s. Arbeits- und Sozialanamnese
Sozialarbeit 272–276
Soziale Beratung 58

Soziale Phobie 257
Sozialgesetzbuch 71
Sozialmedizin, Definition 407
Sozialmedizinische Begutachtung 425–431
– Fallbeispiel 426
– Gutachter 427–428
– Patient 425–426
– Rehabilitationsbedürftigkeit 433
Sozialmedizinische (Leistungs-)Beurteilung 227, 410, 433
– empirische Untersuchung 432–435
– Gelderländer Checkliste 421
– Indikatorenliste 422
Sozialmedizinische Leistungsfähigkeit, Diagnostik 415–420
Sozialmedizinische Problempatienten 409
Sozialmedizinische Prognose 514–515
– Prädiktoren 432
Sozialmedizinische Sachaufklärung 418–420, 425
Sozialmedizinische Typenzuordnung 433
Sozialmedizinischer 5-Jahres-Verlauf 514–515
Sozialmedizinischer Nutzen 514
Sozialpädagogik 272–276
Sozialrecht 410–411
Sozialtherapie 284
Soziotherapie 168
Spezifische Diagnostik s. Diagnostik, spezifische
Spiel, Rekreativverfahren 279
Sporttherapie 161, 168, 262–263
Stakeholder 167
Stationäre Behandlung 77
Stationäre Psychotherapie 111
Stationäre Rehabilitation 82–89
– Behandlungsdauer 363
– Entlassung 89
– Versorgungssystem 110
– Vorbereitung 346
Stationäre Verhaltenstherapie 148
Stationäres Versorgungssystem 110
Stationsarzt 224
Störung, Definition 150

Störungen, somatoforme s. Somatoforme Störungen
Störungsbezogene Diagnostik 352
Störungsbilder 255–259
– Diagnostik 349–357
Störungsorientierung 152
Störungsspezifische Evaluation, humanistisch orientierte Kliniken 184–185
Störungsspezifische Intervention 63–64
Störungsspezifische Psychotherapie 63, 142–144
Störungsspezifische Verhaltenstherapie 152
Störungsspezifisches Behandlungskonzept 150–173, 237
Störungsspezifität 63, 150, 164, 239
– kognitiv-behaviorales Behandlungskonzept 150–173
– Psychodynamische Psychotherapie 141–145
Störungstheorie 150
Störungsunspezifisches Konzept 237
Stoffwechselerkrankung 268
Strengthening Families Program (SFP) 33
Stress 284, 286
Stressbelastung, Prävention 27
Strukturelle Beeinträchtigung 334
Strukturqualität 86–87, 442–443
Strupp, Hans H. 233
Suizidalität 89, 328
Symbolisierungsprozess 173
Symptomspezifität 142

T

Teamarbeit 212, 219, 226
Teilhabe 11, 16, 19–20
– Beeinträchtigung 327
– Leistungen 328
Testdiagnostik 119
Theorie der kognitiv-affektiven Verarbeitung und Veränderung 177
Theoriemodell der Rehabilitation 48
Therapeutengruppe 87, 221
Therapeutenteam 122
Therapiemanual 66

Therapieplanung 70, 72
Therapieziel 72, 358–362
– Taxonomie 360
Transfer 378–379

U

Überidentifikation 144
Überlebensstrategie 155
Umweltfaktoren 11, 13
Unabhängigkeitsmodell 7
Unipolare Depression 255, 351

V

Vegane Ernährung 270
Vegetarische Ernährung 270
Verfahren, rekreative s. Rekreativverfahren
Verhaltensanalyse 147
– horizontale 166
– vertikale 166
Verhaltensauffälligkeit 24
Verhaltensmedizin 152, 160
Verhaltensmedizinische Orthopädie 560–561
Verhaltenstherapeutische Klinik 148
Verhaltenstherapie 145–150, 212
– klinische, Konzeptentwicklung 172
– kognitive 146, 151, 155, 356
– Menschenbild 146
– Prinzipien 147
– stationäre 148
– störungsspezifische 152
– Therapieziel 149
– Verfahren 148
– Wirksamkeitsuntersuchung 149–150
– wissenschaftshistorisch 146
Versorgungsforschung
– Definition 109
– entscheidungsorientierte 493–494
– zentrale Themen 110
Versorgungskonzept 151
Versorgungsstruktur 335
Vertikale Verhaltensanalyse 166
Vorgeschichte, medizinische 418

Sachverzeichnis

W

Werkstatt für Fokaltherapie 230
Wiedereingliederung, berufliche 413
Wirkfaktoren 239, 337
- Bedeutung 240
- Faktorenanalyse 241
- Forschung 242–243
- Fragebogen 241
- Studien 241
- subjektive 241
- therapeutische Faktoren 241
- Varianzanteile des Therapieerfolgs 240
Wirkfaktorenstudien 241
Wirkvariablen, psychotherapeutische 62
Wirtschaftlichkeit 494–495
Wissenschaftlicher Beirat Psychotherapie 64, 87
Work-Ability-Index 37
Würzburger Checkliste 433
Würzburger Screening 297

Z

Zielfindung 360
Zielformulierung 359
- Klassifikationssystem 361
Zürcher Ressourcenmodell (ZRM) 38–39
Zwangsstörung 164, 256–257, 353

Bewegung, Geist und Psyche

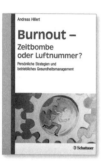

Andreas Hillert
Burnout – Zeitbombe oder Luftnummer?
Persönliche Strategien und betriebliches Gesundheitsmanagement

Differenziert geht der renommierte Autor, Psychotherapeut und Berater Andreas Hillert auf die Grundlagen psychischer Gesundheit und die Kriterien seelischer Belastung ein. Mit Beispielen aus der Praxis zeigt der Autor, wie sich arbeitsbezogene Gesundheitsstörungen äußern und was jeder Einzelne tun kann, um nicht auszubrennen.

2014. 144 Seiten, 5 Abb., 4 Tab., kart.
€ 24,99 (D) / € 25,70 (A) | ISBN 978-3-7945-3042-7

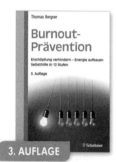

Thomas Bergner
Burnout-Prävention
Erschöpfung verhindern – Energie aufbauen | Selbsthilfe in 12 Stufen

„Burnout-Prävention" ist ein effektives Selbsthilfeprogramm in 12 Stufen, mit dem Sie Ihre eigenen Präventionsmaßnahmen gegen Burnout entwickeln können. Thomas Bergner vereint in seinem Buch wissenschaftliche Erkenntnisse mit seiner 20-jährigen praktischen Erfahrung in der Beratung von Menschen mit Burnout.

3., überarb. Aufl. 2015. 320 Seiten, 95 Übungen, 27 Tests, 18 Abb., 29 Tab., kart.
€ 29,99 (D) / € 30,90 (A) | ISBN 978-3-7945-3088-5

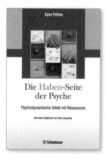

Egon Fabian
Die Haben-Seite der Psyche
Psychodynamische Arbeit mit Ressourcen

Auf der Basis eines tiefenpsychologisch begründeten Konzepts stellt Egon Fabian die „flexibel fokussierte" Gegenübertragung auf gesunde und kreative Persönlichkeitsaspekte als wichtigstes therapeutisches Instrument für eine positive Beziehungserfahrung des Patienten heraus und belegt dies an Beispielen.

Mit einem Geleitwort von Peter Joraschky | 2015. 182 Seiten, 10 Abb., 2 Tab., kart.
€ 29,99 (D) / € 30,90 (A) | ISBN 978-3-7945-3130-1

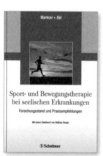

Valentin Z. Markser, Karl-Jürgen Bär (Hrsg.)
Sport- und Bewegungstherapie bei seelischen Erkrankungen
Forschungsstand und Praxisempfehlungen

Die Autoren zeigen auf der Grundlage evidenzbasierten Wissens auf, wann eine klare Indikation für Sport- und Bewegungstherapie bei der Behandlung seelischer Erkrankungen vorliegt.

Mit einem Geleitwort von Mathias Berger | 2015. 244 Seiten, 22 Abb., 21 Tab., geb.
€ 39,99 (D) / € 41,20 (A) | ISBN 978-3-7945-2993-3

Schattauer

www.schattauer.de